La NUEVA GUÍA MÉDICA *de* REMEDIOS CASEROS

La NUEVA GUÍA MÉDICA *de* REMEDIOS CASEROS

SOLUCIONES SENCILLAS, IDEAS INGENIOSAS Y CURAS POCO COMUNES PARA AYUDARLE A SENTIRSE MEJOR RÁPIDAMENTE

POR LOS EDITORES DE **Prevention**.

RODALE

Primera edición en tapa dura por Rodale Inc. en 2010.
Esta edición en rústica se publicó en 2011.

© 2011 por Rodale Inc.

Los libros de Rodale pueden comprarse para uso promocional, para fine empresariales o para ventas especiales. Para más información, favor de dirigirse a: Special Markets Department, Rodale Inc., 733 Third Avenue, New York, NY 10017.

Impreso en los Estados Unidos de América
Rodale Inc. hace el máximo esfuerzo posible por usar papel libre de ácidos ♾ y reciclado ♻.

Arte iconográfico © de iStock photo
Diseño del libro por Carol Angstadt

Library of Congress Cataloging-in-Publication Data

[Big doctors book of home remedies. Spanish.]
    La nueva guía médica de remedios caseros : soluciones sencillas, ideas ingeniosas y curas poco comunes para ayudarle a sentirse mejor rápidamente / por los editores de Prevention.
        p.   cm.
    Includes index.
    ISBN-13 978-1-60529-395-0   tapa dura (hardcover)
    1. Medicine, Popular.   I. Prevention (Emmaus, Pa.)   II. Title.
RC81.B5418   2010
616—dc22   2010000495
ISBN 978-1-60529-394-3 rústica (paperback)

2 4 6 8 10 9 7 5 3   tapa dura (hardcover)
2 4 6 8 10 9 7 5 3 1 rústica (paperback)

www.rodalebooks.com

Índice

PIE DE ATLETA 421
18 soluciones para estar bien parado

PIEL GRASA 425
7 razones para dar la cara de nuevo

PIEL RESECA Y COMEZÓN INVERNAL 428
10 posibilidades para parar la picazón

PRESIÓN ARTERIAL ALTA 431
26 ideas para darle la baja

PROBLEMAS CON DIENTES POSTIZOS 438
20 motivos para sonreír de oreja a oreja

PROBLEMAS DE LA MEMORIA 442
21 rutas del recuerdo

PROBLEMAS DE LA PRÓSTATA 449
18 aliados para acabar con el malestar

PSORIASIS 455
21 protectores de la piel

QUEMADURA SOLAR 463
24 remedios refrescantes

QUEMADURAS 468
15 sugerencias sanadoras

RESACA 473
19 conquistadores de la cruda

RESFRIADOS 478
32 aliados para vencer el virus

RONCHAS 487
10 recursos para dejar de rascarse

RONQUIDOS 489
13 soluciones silenciadoras

ROSÁCEA 494
12 consejos para cuidar su cutis

ROZADURA 497
12 calmantes para la piel irritada

SANGRADO NASAL 501
15 directrices para detenerlo

SARPULLIDO 504
15 soluciones para salvarse el pellejo

SÍNDROME DEL INTESTINO IRRITABLE 509
19 vencedores viscerales

SÍNDROME DEL TÚNEL CARPIANO 515
17 medidas para mimar sus muñecas

SÍNDROME PREMENSTRUAL 520
26 formas de sobrellevar los síntomas

SINUSITIS 526
13 combatientes contra infecciones

SOBREPESO 530
34 opciones para librarse de las libras de más

SOFOCOS 539
13 conquistadores de calentones

TAQUICARDIA 545
13 maneras de regularse el ritmo

TENDINITIS 548
10 tratamientos para los tendones

TORCEDURAS 552
17 recomendaciones para recuperarse rápido

Introducción

No podemos identificar el momento exacto en la historia de la humanidad en que empezaron a existir los remedios caseros, pero imaginamos que lo que sucedió fue algo así: un burdo martillo, hecho con una piedra, cayó encima de un dedo desafortunadamente colocado. Enseguida apareció un dolor punzante, quizás acompañado de un grito prehistórico. Nuestro ancestro talachero seguramente no tenía acceso a una compresa fría de gel, pero es probable que instintivamente haya buscado conseguir alivio de otra manera, quizás sumergiendo su mano en un arroyo frío cercano o tal vez frotándose el dedo hasta que se le calmara el dolor. Probablemente no se haya tratado de un enfoque muy sofisticado que digamos si lo juzgamos por nuestros estándares modernos. . . ¡pero le dio resultado!

Cualquiera que haya sido su origen, los remedios caseros han pasado la prueba del tiempo. Se desarrollaron por necesidad, cuando la atención médica formal no existía, o bien, no les estaba ampliamente disponible a todos. Nuestros antecesores se valieron de cualquier cosa que tuvieran a la mano para tratar sus diversas enfermedades y luego compartieron con los demás lo que les funcionaba, pasándolo de boca en boca.

Lo más asombroso acerca de los remedios caseros es que no sólo han sobrevivido, sino que han florecido a lo largo de la evolución de la medicina moderna. Pese a todos los avances maravillosos que han transformado nuestra manera de tratar las enfermedades y las lesiones, los remedios caseros tienden a ser nuestra primera elección para todas menos las afecciones más graves. Y es fácil comprender por qué: porque son económicos (¡incluso gratuitos!), porque son prácticos y, sobre todo, porque funcionan.

Para los propósitos del presente libro, hemos definido un remedio casero como uno que puede emplear por su propia cuenta, usando materiales que probablemente tenga a su disposición. Como verá en las páginas siguientes, usted podrá elegir entre cientos de sugerencias y técnicas. La gran mayoría de estos remedios provienen de entrevistas exhaustivas con doctores en medicina y otros profesionales de la salud, todos los cuales son expertos en sus respectivos campos. Ellos nos han ayudado a separar el grano de la paja para así crear un recurso definitivo de remedios caseros para su biblioteca.

Como le dirán los miembros de nuestro panel de expertos, mientras ciertos remedios han sido respaldados por la investigación clínica, muchos otros han sido comprobados en el laboratorio de la vida real. En otras palabras, no sabemos por qué son eficaces; simplemente lo son. En efecto, un buen número de estos remedios ahora se incluyen rutinariamente en el enfoque clínico de nuestros doctores.

Los remedios presentados aquí sirven para tratar una amplia gama de problemas de salud, desde los levemente molestos hasta los más serios. Generalmente, cualquier afección crónica —como el asma o la diabetes, por ejemplo— requiere atención médica apropiada. En este caso, los remedios caseros pueden ser útiles para aliviar los síntomas y prevenir brotes agudos o complicaciones, siempre y cuando su médico los autorice. Asimismo, nunca suspenda un medicamento ni haga cambios a su plan de tratamiento sin antes consultar a su doctor.

Casi todos los problemas de salud que se cubren en este libro van acompañados de un recuadro titulado "Cuándo consultar al médico".

Por favor lea esta información cuidadosamente y considérela con seriedad. En ocasiones, la atención médica profesional es crucial para obtener el diagnóstico y tratamiento apropiados. No hay tiempo que perder y a la larga probablemente no le beneficiará probar un remedio casero tras otro.

Por fortuna, tales situaciones de emergencia son más la excepción que la regla. Usted puede emplear remedios caseros para la gran mayoría de los problemas comunes de salud y, en el proceso, continuar con la inmemorial tradición de autocuidado que echó raíces desde hace milenios. ¡Deje que este libro sea su guía hacia una salud óptima!

—Los editores de *Prevention*

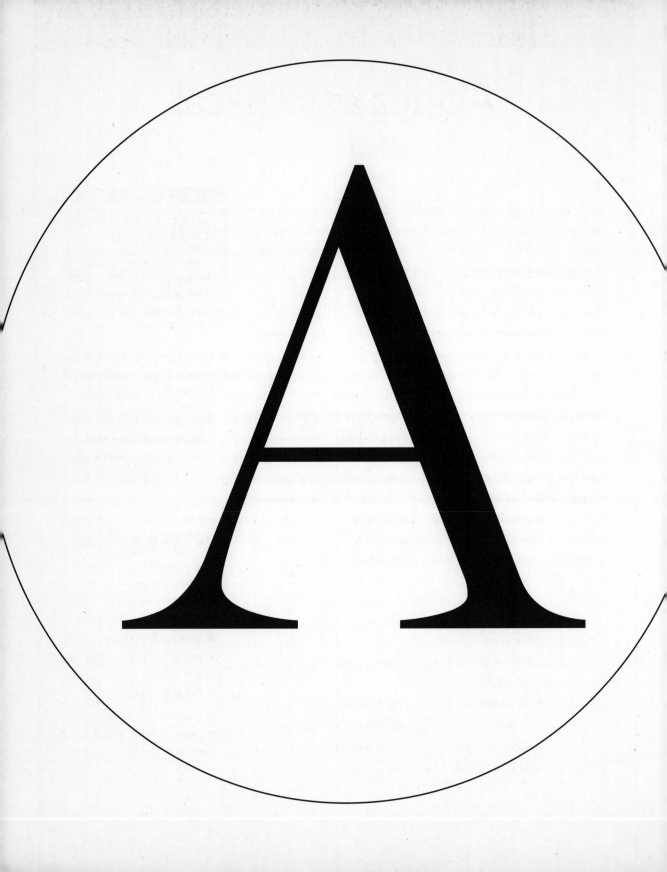

Acidez estomacal

25 extinguidores del ardor

La causa más común de la acidez (agruras, acedía) ocasional es comer demasiada comida, demasiado rápido, dice el Dr. Samuel Klein. Pero no es la única. También puede ser causada por ciertos alimentos, algunos medicamentos que se venden con receta e incluso el estrés.

La acidez ocurre cuando los jugos gástricos ácidos que normalmente se encuentran en el estómago fluyen en sentido inverso hacia el esófago —lo que también se conoce como reflujo—, haciendo que su pecho se sienta como si se estuviera incendiando. Normalmente, el esfínter esofágico inferior (EEI) mantiene cerrada la abertura que está entre el esófago y el estómago. Como una olla en la estufa que se desparrama cuando su contenido empieza a hervir, un estómago demasiado lleno ejerce una presión excesiva sobre el EEI. El resultado: acidez o reflujo ácido. El estómago tiene un revestimiento protector que lo protege del ácido, pero el esófago no tiene dicho revestimiento. Por eso arde cuando el ácido estomacal fluye hacia arriba y a veces arde tanto que uno hasta podría llegar a pensar que está sufriendo un ataque al corazón.

A continuación están las sugerencias que ofrecen nuestros expertos para extinguir el ardor.

■ **COMA EN CANTIDADES MÁS PEQUEÑAS.** Los ácidos estomacales pueden ser impulsados hacia el esófago cuando hay demasiada comida en el estómago. Entre más se llene el estómago, más ácido será impulsado hacia arriba, dice el Dr. Klein.

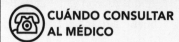

CUÁNDO CONSULTAR AL MÉDICO

Si está presentando acidez (agruras, acedía) con regularidad sin una razón aparente, es momento de llamar al médico, dice el Dr. Samuel Klein.

¿Con cuánta regularidad? Como regla básica, dos o tres veces a la semana durante más de 4 semanas, dice el Dr. Francis S. Kleckner. Aunque la acidez usualmente es provocada por un simple reflujo ácido, él advierte que también puede ser una señal de úlcera.

Consulte al médico de inmediato si su acidez va acompañada de cualquiera de los síntomas siguientes, dice el Dr. Klein. Podría significar que está sufriendo un ataque al corazón o que está padeciendo algún otro trastorno serio.

■ Dificultad o dolor al tragar

■ Vómito con sangre

■ Heces con sangre o de color negro

■ Falta de aliento

■ Mareo o aturdimiento

■ Dolor que se irradia hacia el cuello y el hombro

■ **LIMITE LOS ALIMENTOS "ARDIENTES".** Ciertos alimentos son más propensos a causar acidez que otros. Los alimentos grasosos, entre ellos la carne y los productos lácteos, tienden a permanecer en el estómago durante mucho tiempo y a fomentar la producción excedente de ácido, dice el Dr. Larry I. Good. También es bueno evitar las frutas y los jugos cítricos, la cebolla, el tomate (jitomate), la cerveza, el vino y demás bebidas alcohólicas.

■ **CÓRTELE AL CACAO.** El principal alimento que debe evitar cuando tiene acidez es el chocolate, porque el chocolate les da un doble golpe a quienes sufren de acidez. El chocolate es casi pura grasa y también contiene cafeína. (Sin embargo, hay una buena noticia para los adictos al chocolate. El chocolate blanco, aunque es igual de grasoso, contiene poca cafeína).

■ **LO PICANTE NO SIEMPRE ES MALO.** Los chiles y sus parientes picantes podrían parecer como los principales culpables de la acidez, pero no lo son. Muchas personas que padecen acidez pueden comer alimentos picantes sin que les aumente el dolor, dice el Dr. Klein. Sin embargo, hay quienes no pueden.

■ **LIMITE LA LECHE.** La grasa, las proteínas y el calcio que contiene la leche pueden estimular la secreción de ácidos estomacales. "Algunas personas recomiendan tomar leche para aliviar la acidez, pero esto es problemático —dice el Dr. Klein—. Sí alivia al bajar por el esófago, pero estimula la secreción de ácido en el estómago".

■ **NO SEA UN SALADO.** En un estudio de investigación realizado en Suecia de 3.153 pacientes con reflujo ácido se descubrió que aquellos que agregaban una cantidad adicional de sal de mesa a su comida presentaban una probabilidad un 70 por ciento mayor de desarrollar una forma crónica de la enfermedad de reflujo gastroesofágico.

■ **AYUNE ANTES DE ACOSTARSE.** No coma nada después de las 8:00 p.m., dice el Dr. Donald Castell. El estómago necesita 3 horas completas para vaciarse antes de que usted se vaya a acostar. Los ácidos estomacales pueden hacerle más daño al esófago cuando usted está recostado, aumentando así su riesgo de desarrollar cáncer.

■ **AGARRE UN ANTIÁCIDO.** "Un antiácido que se venda sin receta como *Maalox* o *Mylanta* generalmente aliviará rápidamente la acidez ocasional", dice el Dr. Klein. Estos productos ayudan a neutralizar el ácido que hay en el estómago, mientras que los bloqueadores de ácido como *Pepcid AC*, *Zantac 75* y *Tagamet* pueden disminuir la producción de ácido en el estómago

Curas culinarias

Un remedio muy socorrido para la acidez (agruras, acedía) es tomar pequeños sorbos de una mezcla de una cucharadita de vinagre de manzana en medio vaso de agua durante la comida. "Yo lo he usado muchas veces y definitivamente funciona", dice Betty Shaver, una experta en remedios caseros. Tal vez parezca rara la sugerencia de tomar un ácido cuando hay un problema de acidez, admite, pero hay ácidos buenos y ácidos malos. Para obtener el mejor resultado posible, trate de conseguir vinagre de manzana no filtrado que contenga el sedimento o la "madre de vinagre".

Los antiácidos sí ayudan

Los auxiliares digestivos que se venden sin receta generalmente son eficaces y seguros. Esto sería de esperarse, ya que los estadounidenses pagan miles de millones de dólares al año por estos medicamentos. Los antiácidos que obtuvieron las calificaciones más altas de nuestros expertos son muchos de las marcas más comunes, todos los cuales están compuestos de una mezcla de hidróxido de magnesio e hidróxido de aluminio. (Uno estriñe y el otro tiende a producir diarrea; al combinarlos, se contrarrestan sus efectos secundarios respectivos).

Aunque esta mezcla produce pocos efectos secundarios, no es una buena idea tomar estos antiácidos durante más de un mes o posiblemente dos, dice el Dr. Francis S. Kleckner. Son tan eficaces que podrían enmascarar un problema serio que requiera atención médica, dice. Nuestros expertos concuerdan en que los antiácidos líquidos, si bien no son tan prácticos como las tabletas, generalmente son más eficaces.

durante varias horas. Puede tomar estos medicamentos antes o después de comer. (Para mayor información acerca de los antiácidos, vea el recuadro "Los antiácidos sí ayudan" arriba).

■ **CUENTE CON CHICLE.** El chicle puede aliviar temporalmente la acidez, dice el Dr. Timothy McCashland. "Estimula el flujo de saliva, lo cual neutraliza el ácido y ayuda a que los jugos gástricos vuelvan a bajar al estómago. En un pequeño estudio de investigación realizado en la Gran Bretaña, se descubrió que mascar chicle duplica la producción de saliva, y aunque no es tan eficaz como tomar un antiácido, es un remedio 100 por ciento natural que está disponible en un dos por tres", dice el Dr. McCashland.

■ **MINIMICE LAS MENTAS.** Aunque a menudo se emplea para aliviar el malestar estomacal, la menta (hierbabuena) empeora la acidez porque hace que disminuya la presión en el esfínter esofágico inferior, permitiendo que el ácido suba hacia el esófago.

■ **CUIDADO CON LA CAFEÍNA.** Las bebidas cafeinadas como el café, el té y las gaseosas de cola pueden irritar un esófago ya inflamado. La cafeína también relaja el esfínter.

■ **EVITE LAS GASEOSAS.** En un estudio de investigación realizado en la Universidad de Arizona con personas que tenían problemas para dormir se descubrió que una de cada cuatro sufría de acidez en la noche. Una razón clave: tomaban bebidas gaseosas. La acidez y el dióxido de carbono que contienen las gaseosas pueden abrumar a la barrera muscular que está entre el estómago y el esófago, permitiendo que el ácido estomacal fluya hacia arriba, dice el Dr. Ronnie Fass.

■ **PURIFIQUE EL AIRE.** "No importa si el humo proviene de su propio cigarrillo o del cigarrillo de otra persona: evítelo", recomienda el Dr. Francis S. Kleckner. Resulta que el humo del cigarrillo relaja su esfínter y aumenta la producción de ácido.

Remedios herbarios para acabar con la acidez

Si va a una tienda de productos naturales, lo más probable es que encuentre diversas hierbas reconocidas por su capacidad de combatir la acidez (agruras, acedía). Un investigador de hierbas, Daniel B. Mowrey, Ph.D., estudió las pruebas y concluyó que algunos remedios herbarios sí alivian y previenen la acidez.

Jengibre. Esta hierba, dice el Dr. Mowrey, es la más útil. "Yo la he visto funcionar tantas veces que estoy convencido —dice—. No estamos seguros de cómo funciona, pero parece absorber el ácido y tiene el efecto secundario de calmar los nervios". Tómelo en forma de cápsulas justo después de comer. Empiece con dos cápsulas y aumente la dosis según sea necesario. Sabrá que ha tomado suficiente, dice el Dr. Mowrey, cuando empiece a tener un sabor a jengibre en la garganta.

Hierbas amargas. También es útil una clase de hierbas llamadas amargas (*bitters*) que se han empleado durante muchos años en ciertas partes de Europa, dice el Dr. Mowrey. Algunos ejemplos de hierbas amargas comunes son la raíz de genciana y el hidraste (sello dorado, acónito americano). "Yo soy testigo de que sí funcionan", dice. Las hierbas amargas se pueden tomar en forma de cápsula o como extracto líquido, justo antes de comer.

Hierbas aromáticas. Las hierbas aromáticas, como la nébeda (hierba gatera, calamento) y el hinojo también tienen fama de ser buenas para la acidez, pero los estudios de investigación que se han realizado sobre estas hierbas son esporádicos, dice el Dr. Mowrey.

■ **MÍDASE LA CINTURA.** El estómago podría compararse con un tubo de dentífrico, explica el Dr. Kleckner. Si usted aprieta el tubo por la mitad, dice, algo va a salir por arriba. Un rollo de grasa alrededor del vientre aprieta el estómago tanto como una mano podría apretar el tubo de dentífrico. Sin embargo, lo que sale en este caso es ácido estomacal.

■ **CAMBIE EL CINTURÓN.** Recuerde la analogía del tubo de dentífrico, dice el Dr. Kleckner. "Muchas personas pueden conseguir alivio de la acidez simplemente al usar tirantes en vez de un cinturón".

■ **SI VA A LEVANTAR ALGO, DOBLE LAS RODILLAS.** Si dobla el cuerpo a la altura del estómago, lo comprimirá, impulsando el ácido hacia arriba. "Doble las rodillas —dice el Dr. Kleckner—. Esta no sólo es una manera de controlar el ácido, sino que también es mejor para su espalda".

■ **REVISE SUS MEDICAMENTOS.** Según la Alianza Nacional de la Acidez, diversos fármacos que se venden con receta pueden agravar la acidez, entre ellos los que se emplean para tratar el asma y las dificultades para respirar, los problemas cardíacos, la presión arterial, la artritis y la inflamación, la osteoporosis, así como ciertas hormonas, la quimioterapia y aquellos que actúan en el sistema nervioso. Si usted sufre de acidez y está tomando algún fármaco que se venda con receta, revíselo con su médico, dice el Dr. Kleckner.

■ **TÓMELOS A LA HORA ADECUADA.** Los antiácidos que se venden sin receta y los fármacos que se venden con receta para disminuir el flujo de ácido funcionan mejor si se los toma a la hora de irse a acostar, dice el Dr. Castell.

■ **RECLÍNESE EN LUGAR DE RECOSTARSE.** Si se recuesta en una posición completamente horizontal, la gravedad irá en su contra. "El agua no corre cuesta arriba y tampoco lo hace el ácido", dice el Dr. Kleckner. Para lograr este efecto, eleve la cabeza de su cama de 4 a 6 pulgadas (10 a 15 cm). Coloque bloques de concreto debajo de las patas de la cama o deslice una cuña debajo del colchón del lado de la cabecera de la cama. (Por otra parte, usar más almohadas no siempre funciona). Mantener inclinada la cama le ayudará a aliviar la acidez.

■ **DUERMA SOBRE SU COSTADO IZQUIERDO.** El esófago entra al estómago por el lado derecho. Al dormir sobre su costado izquierdo, evitará que los alimentos que todavía estén en su estómago hagan presión sobre la abertura del esófago, lo cual podría provocar reflujo, dice el Dr. Castell.

■ **LLÉVESELA CON MÁS CALMA.** "El estrés —dice el Dr. Klein— puede provocar un aumento en la producción de ácido en el estómago. Algunas buenas técnicas de relajación pueden ayudarle a disminuir su nivel de tensión, permitiendo que vuelva a equilibrar su química corporal desequilibrada".

(*Nota:* si encuentra en este capítulo términos que no entiende o que jamás ha visto, favor de remitirse al glosario en la página 604).

PANEL DE EXPERTOS

EL **DR. DONALD CASTELL** ES PROFESOR DE MEDICINA DE LA DIVISIÓN DE GASTROENTEROLOGÍA Y HEPATOLOGÍA Y DIRECTOR DEL PROGRAMA DE TRASTORNOS ESOFÁGICOS DE LA UNIVERSIDAD MÉDICA DE CAROLINA DEL SUR EN CHARLESTON.

EL **DR. RONNIE FASS** ES PROFESOR DE MEDICINA DEL CENTRO DE CIENCIAS DE LA SALUD DE LA UNIVERSIDAD DE ARIZONA EN TUCSON.

EL **DR. LARRY I. GOOD** ES ANTIGUO MIEMBRO DEL GRUPO DE ENFERMEDADES GASTROINTESTINALES DE LONG ISLAND EN MERRICK, NUEVA YORK. TAMBIÉN FUE PROFESOR ADJUNTO DE MEDICINA DE LA UNIVERSIDAD ESTATAL DE NUEVA YORK EN STONY BROOK.

EL **DR. FRANCIS S. KLECKNER** ES GASTROENTERÓLOGO EN ALLENTOWN, PENSILVANIA.

DR. SAMUEL KLEIN ES PROFESOR WILLIAM H. DANFORTH DE MEDICINA Y CIENCIAS DE LA NUTRICIÓN Y DIRECTOR DEL CENTRO PARA LA NUTRICIÓN HUMANA DE LA FACULTAD DE MEDICINA DE LA UNIVERSIDAD DE WASHINGTON EN ST. LOUIS.

EL **DR. TIMOTHY MCCASHLAND** ES PROFESOR ADJUNTO DE MEDICINA INTERNA DEL CENTRO MÉDICO DE LA UNIVERSIDAD DE NEBRASKA EN OMAHA.

DANIEL B. MOWREY, PH.D., ES UN PSICÓLOGO QUE SE ESPECIALIZA EN PSICOFARMACOLOGÍA.

BETTY SHAVER ES HERBOLARIA EN GRAHAMSVILLE, NUEVA YORK E IMPARTE CONFERENCIAS SOBRE REMEDIOS HERBARIOS Y OTROS REMEDIOS CASEROS.

Acné

15 armas para la guerra de los granos

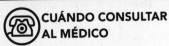

CUÁNDO CONSULTAR AL MÉDICO

El acné se clasifica en cuatro grados, el primero de los cuales corresponde a un episodio leve, con la aparición de unos cuantos granos (barros) y espinillas. Al otro extremo del espectro, los casos de cuarto grado a menudo van acompañados de inflamación grave que se torna roja o morada. Esto debe considerarse como una señal de alerta que le está indicando que es hora de consultar a un dermatólogo. "Si le están saliendo muchos granos en el rostro o si tiene acné quístico (forúnculos grandes y dolorosos sobre o debajo de la piel), definitivamente es hora de consultar al médico", dice la Dra. Francesca Fusco. El acné grave puede dejar cicatrices permanentes si no se trata correctamente. Un dermatólogo le puede ofrecer medicamentos que se venden con receta que ayudarán a eliminar el acné grave. Por ejemplo, las cremas, las lociones y los geles tópicos que contienen vitamina A o peróxido de benzoilo pueden ayudar a destapar los poros y disminuir las bacterias.

El acné se considera como un rito natural de iniciación a la adolescencia. De hecho, alrededor del 85 por ciento de los adolescentes tienen granos (barros) y la mitad de ellos presentan casos de acné lo suficientemente graves como para requerir tratamiento médico. Los adolescentes desarrollan acné cuando unas hormonas llamadas andrógenos, los cuales aumentan la cantidad de grasa que produce la piel, empiezan a circular en mayor cantidad en el torrente sanguíneo.

Sin embargo, los adolescentes no son los únicos que padecen estas horribles erupciones cutáneas. El acné también puede asediar a las mujeres que están pasando por cambios hormonales debido a la menstruación, las pastillas anticonceptivas, el embarazo e incluso la menopausia temprana.

"En el caso de los hombres, el acné puede empezar y terminar con la adolescencia pero a las mujeres les pueden salir imperfecciones, granos y erupciones desde la pubertad hasta más allá de la menopausia", dice la Dra. Laurie J. Polis.

En realidad, "acné" es un término que engloba una variedad de síntomas, entre ellos los granos, el acné miliar, las espinillas y los quistes dérmicos. Es una afección que hace que los poros de la piel se tapen, causando lesiones inflamadas y no inflamadas.

A pesar de la creencia popular, ni el cabello sucio ni el chocolate contribuyen al acné. Sin embargo, ciertas pruebas han vinculado la típica alimentación estadounidense de hamburguesas y papas a la francesa grasosas con las erupciones crónicas. Por ejemplo, en un estudio de investigación publicado en la revista médica, se descubrió que los hombres jóvenes que tenían una dieta a base de alimentos con valores bajos en el índice glucémico —es decir, una dieta relativamente carente de alimentos chatarra— presentaron un número significativamente menor de lesiones de acné que aquellos que comían alimentos con valores altos en el índice glucémico.

No obstante, los expertos concuerdan en que la genética es uno de los principales factores de riesgo para sufrir del acné crónico. Por consiguiente, si tanto su padre como su madre tuvieron acné de adultos, hay una gran probabilidad de que usted también lo vaya a tener. Pero presentar el riesgo de tener acné y tenerlo en realidad son dos cosas distintas. Generalmente tiene que estar presente algún otro factor para que se dispare una erupción, explica la Dra. Francesca Fusco. Algunos ejemplos de dichos factores son fluctuaciones hormonales, estrés, exposición al sol o cambios estacionales. Ciertos tipos de maquillaje, así como los anticonceptivos orales, también pueden provocar la aparición de granos.

Entonces, ¿qué puede hacer para que su cutis se mantenga terso y libre de granos y espinillas? Empiece con las siguientes sugerencias.

■ **CAMBIE DE MAQUILLAJE.** "El maquillaje hecho a base de aceite es muy problemático —dice la Dra. Fusco—. El problema no está en los pigmentos que contienen las bases, los rubores, las cremas limpiadoras y los humectantes nocturnos, ni tampoco en el agua que contienen estos productos. El único problema está en el aceite". El aceite generalmente es un derivado de ácidos grasos, y cumple con el propósito de mantener la piel suave y tersa. Sin embargo, en algunas personas puede causar erupciones.

"Si es propensa al acné, use un maquillaje que no esté hecho a base de aceite y evite aplicarse más capas de maquillaje mineral a lo largo del día —dice la Dra. Fusco—. Existen ciertas pruebas preliminares que sugieren que el maquillaje mineral en polvo contribuye al acné inflamatorio, el cual tiene una apariencia de pequeños granitos rojos".

■ **LEA LAS ETIQUETAS.** Lo más importante que debe buscar en una etiqueta es el término "*noncomedogenic*" (no comedogénico), dice la Dra. Fusco. Además, evite los productos cosméticos que contengan *lanolins* (lanolinas), *isopropyl myristate* (miristato de isopropilo), *sodium lauryl sulfate* (laurilsulfato de sodio), *laureth-4* (lauret-4) y *D & C red dyes* (colorantes rojos D y C). Al igual que el aceite, estos ingredientes son demasiado espesos para la piel.

■ **ENJABÓNESE.** "Lávese la cara para eliminar completamente su maquillaje todas las noches", dice la Dra. Fusco. Use un jabón suave dos veces al día y enjuáguese bien el rostro para eliminar cualquier capa jabonosa que haya quedado. Un buen enjuague le ayudará a eliminar cualquier suciedad, células muertas de la piel y todos los rastros de limpiador que hayan quedado. Salpicarse la cara de cinco a diez veces con agua fresca deberá de ser suficiente, dice.

Trucos de Hollywood para ocultar el acné

¿Que a las celebridades nunca les sale acné? "Por supuesto que sí —dice el maquillador de Hollywood, Maurice Stein—. La diferencia es que ellos no pueden dejar que sus granos (barros) se les noten".

Stein ha sido un maquillador durante más de 30 años, retocando caras famosas en películas como *M*A*S*H*, *Una chica divertida* y las películas originales de la serie *El planeta de los simios*.

La única manera de combatir un grano que sale en el momento equivocado es declarándole la guerra. Entonces, he aquí dos estrategias de combate desde las trincheras de Hollywood. Stein dice que él las ha usado en "algunos de los rostros más cotizados del mundo".

Ponga a prueba su maquillaje. El maquillaje correcto bloqueará completamente la decoloración, ya sea rosa, roja o morada. Como realmente no se puede determinar el nivel de pigmento de un producto tan sólo viéndolo, es necesario que se lo pruebe. "Tome una gota de maquillaje y aplíque-sela frotando —sugiere Stein—. Si el color es tan sólido que no puede ver su propio cutis debajo del maquillaje, entonces sabrá que tiene un alto nivel de pigmento y que le cubrirá bien el grano".

Cúbrase con capas. "Cuando cubro un grano en el rostro de una celebridad, empleo dos capas finas de base con una capa de polvo suelto translúcido entre cada capa", dice Stein. Esto ayuda a que cada capa se fije.

■ **PÍLDORAS PROBLEMÁTICAS.** Los estudios de investigación sugieren que ciertas pastillas anticonceptivas, como *Ovral* (norgestrel y etinilestradiol), *Loestrin* (acetato de noretindrona y etinilestradiol) y *Norinyl* (noretindrona y etinilestradiol) pueden agravar el acné. Si está tomando píldoras anticonceptivas y tiene un problema de acné, discútalo con su doctor. Tal vez sea posible que le recete otra marca o que le indique otro método de control natal.

"Diversas marcas de anticonceptivos orales pueden ayudar a reducir el acné moderado y promover un cutis más limpio y de apariencia más saludable —dice la Dra. Polis—. Pídale a su dermatólogo o a su ginecobstetra que le dé recomendaciones. Sólo recuerde que puede tardar uno o dos meses antes de que empiece a notar una mejoría en su piel".

Otros medicamentos, entre ellos el litio (para los trastornos del estado de ánimo), los esteroides (como la prednisona) y los medicamentos tiroideos también pueden contribuir al acné, dice la Dra. Fusco. Hable con su médico sobre las erupciones de acné como efecto secundario potencial de estos medicamentos.

De otro modo, no hay mucho más que pueda hacer para que un grano desaparezca más rápido.

■ **ELIMINE LAS ESPINILLAS.** La parte negra de una espinilla no es mugre. De hecho, los dermatólogos no están seguros de qué es, pero sí saben que exprimir una espinilla no hará que le salga un grano. "Si usted tiene muchos poros tapados o espinillas, pruebe algún tratamiento tópico que contenga ácido retinoico (*retinol*, *Retin-A*, *Tazorac* y otros) —dice la Dra. Polis—. Estos medicamentos aflojan las células pegajosas y facilitan su remoción". También debe acudir con una cosmetóloga altamente capacitada para que periódicamente le abra los poros con vapor y se los limpie, dice, o bien, use tiras para limpiar los poros como las de la marca *Biore*.

■ **PRUEBE PRODUCTOS ANTIACNÉ.** Puede combatir un ataque de acné con productos que se venden sin receta como el ácido salicílico (*salicylic acid*), el peróxido de benzoilo (*benzoyl peroxide*) o el azufre (*sulfur*). "Mi primera elección es el ácido salicílico —dice la Dra. Fusco—. Destapa los poros tapados y exfolia la capa superior de la piel. Además, no hay muchas personas que sean alérgicas al ácido salicílico". Su segunda elección es el peróxido de benzoilo, que destapa los poros y también es bacteriostático, lo que significa que puede ayudar a disminuir la cantidad y la resistencia de las bacterias que hay en la piel, de modo que les sea más difícil multiplicarse en los poros. El azufre también ayuda a disminuir el enrojecimiento de la piel y seca el área.

Los productos antiacné que se venden sin receta vienen en varias formas, entre ellas geles, líquidos, lociones y cremas. También vienen en todo un rango de concentraciones y entre más

fuertes sean, mayor será la probabilidad de que irriten la piel. La piel seca, en particular, puede ser sensible al peróxido de benzoilo.

Sin importar cuál producto antiacné que se venda sin receta elija, los expertos recomiendan que empiece con algún producto de menor concentración y que luego vaya incrementándola gradualmente. En el caso del peróxido de benzoilo, una concentración baja sería de alrededor del 2,5 por ciento; para el ácido salicílico y el azufre, sería del 0,5 al 3 por ciento. "En casos de sensibilidad, es una buena idea que pruebe el producto primero aplicándoselo en un área pequeña de piel —por ejemplo, en la parte lateral del rostro— durante unos cuantos días antes de aplicarse un producto nuevo en todo el rostro", aconseja la Dra. Polis.

"Asegúrese de limpiarse bien el cutis antes de aplicarse cualquier medicamento antiacné que se venda sin receta —agrega la Dra. Fusco—. Y si tiene el cutis sensible, espere un poco después de haberse limpiado antes de aplicarse el tratamiento".

Quizá note algún enrojecimiento al principio, lo cual es normal. Pero si el enrojecimiento no desaparece o si se convierte en un sarpullido, suspenda el producto por completo.

■ **HÁGASE UN *PEEL*.** Los *peels* (y los productos) tanto de ácido glicólico (*glycolic acid*) como de ácido salicílico (*salicylic acid*) pueden ayudar a combatir el acné, pero los que usan ácido salicílico brindan un efecto más prolongado contra los granos y los poros tapados, dice la Dra. Polis.

■ **SÁLGASE DEL SOL.** Los medicamentos antiacné pueden causar reacciones adversas tras la exposición a la luz solar. Por lo tanto, deberá minimizar el tiempo que pase bajo la luz del Sol y bajo lámparas infrarrojas hasta que sepa cómo reaccionará su piel. Más importante aún, advierte la Dra. Polis, es que sepa que la luz solar agrava el acné. "La mayoría de las personas piensan que ayuda a limpiar el cutis, pero esta es una reacción temporal y exponerse al sol en realidad puede provocar un brote de acné de dos a cuatro semanas después de la exposición", dice.

■ **UN REMEDIO A LA VEZ.** Tenga cuidado de no mezclar tratamientos. Si está usando un producto antiacné que se venda sin receta, suspenda su uso si el médico le receta otro medicamento para su acné. Vaya introduciendo lentamente los productos hasta que vea cómo reacciona su piel, dice la Dra. Fusco. Por ejemplo, el peróxido de benzoilo es un pariente cercano de la tretinoína (*Retin-A*) y de otros productos que contienen derivados de la vitamina A; por lo tanto, no use ambos al mismo tiempo.

■ **DESINFLÁMELO CON UNA INFUSIÓN.** Los estudios de investigación han demostrado que usar una loción al 2 por ciento de una infusión herbaria reduce significativamente los brotes de acné. Si un grano (barro) está rojo o inflamado, remoje una bolsa de infusión de manzanilla en agua fría y luego aplíquesela sobre la piel durante más o menos 30 segundos, sugiere la Dra. Polis. La manzanilla es un antiinflamatorio natural y ayudará a calmar un grano testarudo.

■ **NO SE TOQUE EL ROSTRO.** "Tocarse o frotarse frecuentemente el rostro, que es algo que todos hacemos sin pensar, puede agravar el acné", dice la Dra. Polis. De hecho, la frotación que provoca el teléfono celular es un culpable común del acné que sale a lo largo de la línea de la quijada o en la barbilla.

■ **EVITE EXPRIMÍRSELOS.** No exprima los granos o el acné miliar. Un grano es una inflamación y al exprimirlo, podría enrojecerse más e incluso causar una infección. Por otra parte, exprimir un grano puede hacer que estalle la pared del poro y derramar su contenido sobre la piel, provocando la aparición de otro grano. La única excepción son los granos que tienen la cabeza llena de pus amarillo. Estos granos generalmente se pueden exprimir haciendo presión suave y una vez que ha salido el pus, sanará más rápido.

(*Nota*: si encuentra en este capítulo términos que no entiende o que jamás ha visto, favor de remitirse al glosario en la página 604).

PANEL DE EXPERTOS

LA **DRA. FRANCESCA FUSCO** ES PROFESORA CLÍNICA ADJUNTA DE DERMATOLOGÍA EN EL CENTRO MÉDICO MOUNT SINAI DE LA CIUDAD DE NUEVA YORK.

LA **DRA. LAURIE J. POLIS** ES DERMATÓLOGA COSMÉTICA CERTIFICADA QUE TRABAJA EN SOHO SKIN AND LASER DERMATOLOGY EN LA CIUDAD DE NUEVA YORK.

MAURICE STEIN ES COSMETÓLOGO Y MAQUILLISTA DE HOLLYWOOD. ES EL PROPIETARIO DE CINEMA SECRETS, UN PROVEEDOR DE PRODUCTOS DE BELLEZA PARA EL PÚBLICO EN GENERAL Y PROVEEDOR DE PRODUCTOS DE BELLEZA PARA LA INDUSTRIA DEL ENTRETENIMIENTO EN BURBANK, CALIFORNIA.

Adicción

11 maneras de vencer conductas malsanas

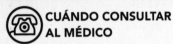

CUÁNDO CONSULTAR AL MÉDICO

La negación es uno de los rasgos distintivos de la adicción. Las personas que tienen una adicción a las drogas, el alcohol u otra cosa, a menudo insisten que su comportamiento es normal, incluso cuando todo lo que hay a su alrededor es destrucción.

¿Sus amistades, familiares o compañeros de trabajo le han tratado de sugerir que tal vez tenga un problema? Escúchelos. Observe su comportamiento reciente. Pregúntese si tal vez ellos podrían estar viendo algo que usted no ve.

"Trate de resolver los problemas por sí mismo —aconseja Tom Horvath, Ph.D.—. Trate de reducirlo o de dejarlo por completo y pídale a los que lo rodean que lo apoyen. Si ha tratado una o varias veces de hacerlo sin lograr llegar muy lejos o con la suficiente rapidez, entonces es hora de buscar la ayuda de un profesional".

Un hombre que siempre se toma unos cuantos tragos cuando sale del trabajo, ¿bebe por "placer" o es un alcohólico? ¿Y qué podemos decir de la mujer que se come todo lo que hay en su refrigerador cuando está cansada o deprimida o de los millones de estadounidenses que pasan horas sentados frente al televisor o navegando por la internet?

¿Diversiones inofensivas o adicciones?

La mayoría de las personas exhiben conductas compulsivas que desearían cambiar. Encuentran algo que les gusta y les hace sentirse bien y luego lo hacen una y otra vez, como mecanismo para lidiar con lo que los aqueja, dice Tom Horvath, Ph.D.

Tendemos a pensar en las adicciones en su forma más grave: por ejemplo, el drogadicto que roba para comprar más drogas o el jugador compulsivo que deja todos los ahorros de su familia en las maquinitas de los casinos. Pero muchos estadounidenses tienen adicciones más leves. Sienten ansia por ingerir sustancias o tener experiencias que los hacen sentir bien temporalmente, pero que a menudo tienen consecuencias nocivas a largo plazo.

Si usted sospecha que tiene una adicción —al alcohol, los cigarrillos, las apuestas, la comida, la internet o cualquier otra cosa— hágase esta pregunta: ¿dicho comportamiento le ha causado suficientes problemas como para que haya considerado que tenga que reducirlo o suspenderlo por completo? "En algunos casos, no queda claro si el uso que hace una persona de alguna sustancia refleja abuso o una adicción más seria", dice el Dr. Peter A. DeMaria Jr. Las técnicas siguientes pueden ayudarle a determinar si su problema es un comportamiento compulsivo que puede controlar usted solo o si se trata de una adicción más seria que requiera la ayuda de un profesional.

■ **HAGA UNA LISTA DE PROS Y CONTRAS.** Para la mayoría de las personas, es difícil reconocer que tienen una adicción. Una manera de averiguarlo es haciendo una lista de las ventajas y las desventajas del comportamiento que le está causando problemas.

Primero, anote todo lo que le agrada de la sustancia o actividad. Por ejemplo, si usted bebe, la lista podría incluir cosas tales como "me ayuda a relajarme" o "me agrada la sensación de euforia que me produce".

En segundo lugar, anote los beneficios que obtendría al dejarlo: "sería más productivo si no bebiera" o "tendría menos pleitos con mi pareja los viernes en la noche".

Ahora, compare las listas. ¿Le parece que los costos de su comportamiento pesan más que los beneficios? Usted acaba de reconocer que tiene un problema y este es el primer paso que ha dado para lograr hacer los cambios necesarios, dice el Dr. Horvath.

El Dr. DeMaria también sugiere que les pregunte a sus amistades y familiares de qué modo le está afectando la sustancia o actividad en su vida y si perciben que sus comportamientos estén teniendo consecuencias negativas. Si responden que sí, necesita decidir por usted mismo cuáles son las medidas que está dispuesto a tomar para controlar algunas de sus conductas.

Uno nunca se cura de una verdadera adicción, agrega, pero sí puede lograr que sus adicciones estén bajo control.

■ **DÉJELO DESDE YA O POCO A POCO.** Algunas personas van dejando gradualmente sus adicciones, por ejemplo, inicialmente fumando 10 cigarrillos menos al día o jugando a las apuestas una vez a la semana en lugar de todas las noches. Para otras personas es más fácil parar de la noche a la mañana.

Ambos métodos pueden ser eficaces. "Cuando lo van dejando gradualmente, las personas generalmente se sienten menos atemorizadas, de modo que se sienten más motivadas", dice el Dr. Horvath. Parar en seco es más difícil al inicio, pero el proceso es menos tardado. "Es más oneroso al principio, pero es más fácil de mantener porque el período de transición es más breve", explica.

■ **ALÉJESE DEL ANSIA.** Cualquiera que trate de dejar sustancias o comportamientos adictivos pasará por un período de abstinencia. El deseo —de fumarse un cigarrillo más, de tomar una copa más o de pasar un día más en el casino— puede ser insoportablemente intenso.

"Yo les aconsejo a las personas que se alejen de las tentaciones", dice el Dr. Horvath. Distráigase llamándole a un amigo, saliendo a caminar alrededor de la cuadra, lavando los trastes. Haga lo que sea por distraer su mente para que deje de sentir ansias.

En otras palabras, reconozca cómo se está sintiendo. Admita que se siente mal. Pero no se deje vencer. "Sólo porque tenga comezón no significa que se tenga que rascar", agrega el Dr.

Horvath. Sea fuerte. Las ansias desaparecerán al cabo de unos minutos o incluso segundos y el deseo en general a menudo se esfumará en uno o dos meses.

■ **MANTÉNGASE OCUPADO.** "Muchas de las personas que se comprometen a vencer una adicción se quedan sentadas en su casa todo el tiempo", dice el Dr. DeMaria. Si no se mantiene ocupado, ya sea haciendo ejercicio o con pasatiempos y otras actividades que lo mantengan física y mentalmente activo, se encontrará centrándose cada vez más en la adicción.

"El ejercicio puede ser especialmente útil, porque es una manera de volverse a conectar con cosas que son saludables", agrega.

■ **REVOLUCIONE SU MENTE.** Una manera de distraerse de las ansias es pensando en algo —lo que sea— a gran velocidad. Cuente las tejas del techo lo más rápido que pueda. Trate de leer títulos de libros al revés. Haga cálculos mentales repetitivos, como restar 7 de 1.000, 7 de 993 y así sucesivamente.

"Cuando hace este tipo de cosas rápidamente, le ocupan toda la mente y puede vencer el deseo", dice el Dr. Horvath.

■ **OJO CON TODO LO RELACIONADO.** Si apenas dejó de fumar, lo último que necesita es pasar una noche entera en una fiesta donde todos van a estar fumando. Si ha estado obsesionado con la internet, probablemente sería una buena idea que evitara comprar sus regalos de Navidad en línea.

Alcohólicos Anónimos (AA), SMART Recovery y otros programas de autoayuda les enseñan a sus miembros a evitar todas las personas, lugares o cosas que están relacionados con su adicción. "Algunas personas alterarán su ruta cuando salen a caminar o mientras conducen su auto para evitar aquellas partes de la ciudad donde solían comprar drogas, o bien, se alejan de las personas que eran una mala influencia para ellos —dice el Dr. DeMaria—. En el caso del tabaquismo, hablar por teléfono podría ser un agente provocador. Tiene que reconocer sus propios agentes provocadores y averiguar cómo usted va a responder cuando se tenga que enfrentar a ellos".

Conforme va pasando el tiempo, descubrirá que estos agentes provocadores irán perdiendo poder.

■ **CAMBIE LOS MALOS POR BUENOS.** Es útil evitar las tentaciones cuando está empezando a combatir una adicción, pero nadie puede evitar todas las fuentes de tentación indefinidamente. Sin embargo, sí puede cambiar sus hábitos o su manera de manejar el ansia, dice el Dr. DeMaria. Por ejemplo, cuando se le antoje fumar, masque chicle. En algunos casos, el sustituto puede ser temporal —probablemente no quiera comer apio durante el resto de su vida cada vez que tenga hambre— pero algunos sustitutos pueden llegar a convertirse en hábitos saludables que sí podrá mantener toda la vida. Al cabo de un tiempo, sus nuevos hábitos tomarán el lugar de los viejos.

■ **HÁGASE LAS COSAS MÁS DIFÍCILES.** Las adicciones están basadas en hábitos, lo que significa que las personas a veces satisfacen sus deseos sin pensar en lo que están haciendo. Por ejemplo, los fumadores se fuman cigarrillos que no recuerdan haber prendido. Las personas con trastornos alimenticios pueden saquear el refrigerador sin darse cuenta siquiera que se salieron de la sala.

Una manera de romper con los hábitos inconscientes es hacer que sea más difícil repetirlos. Por ejemplo, un fumador podría colocar su cajetilla de cigarros dentro de una caja y luego tapizar la caja con ligas elásticas. Tal vez siga fumando, pero al menos ya no lo va a hacer en automático.

El mismo método funciona con otras adicciones. Apague la computadora cuando se salga de la internet y tal vez hasta podría agacharse debajo del escritorio para desenchufarla. Saque de su casa todo el alcohol, la pornografía y demás cosas "prohibidas". Cuando ponga obstáculos entre usted y su adicción, se verá obligado a pensar en lo que está haciendo, lo cual, a su vez, hará que le sea más fácil superarla, dice el Dr. Horvath.

■ **DESCUBRA OTRAS SATISFACCIONES.** Meramente dejar las conductas nocivas no es suficiente. Para alcanzar el éxito, necesita reemplazar su adicción por algo positivo.

"Para desarrollar nuevos hábitos, necesita ir cambiando gradualmente las fuentes de satisfacción en su vida", dice el Dr. Horvath. Esto podría ser algo tan simple como crear un estilo de vida más saludable. Por ejemplo, en lugar de pasar toda la noche frente al televisor, váyase a la cama más temprano y descanse más. También puede centrar más de su energía en comer alimentos saludables, hacer ejercicio con regularidad o incluso trabajar

como voluntario algunas horas a la semana en una organización de beneficencia. También es una buena idea pasar tiempo con sus amistades, porque los estudios han demostrado que entre mayor sea el apoyo social que tenga una persona, menor será la probabilidad de que recaiga.

■ **ASISTA A UN GRUPO DE APOYO.** Hay miles de grupos de autoayuda para superar cualquier tipo de adicción: al alcohol, las drogas, al sexo, al hábito de comer compulsivamente y a la internet, por nombrar sólo unas cuantas. Estos grupos son gratuitos, no requieren que cuente con un seguro de gastos médicos y pueden ser muy eficaces, ya sea por sí mismos o en combinación con una terapia, dice el Dr. DeMaria.

En un grupo de apoyo, estará con personas que están en diversas etapas de su recuperación, dice el Dr. DeMaria. "Ya han pasado por lo mismo antes y pueden servirle de modelos y mentores".

Cada grupo tiene una combinación distinta de mensajes y personalidades. Si asiste a una reunión que no le acabe de sentar bien, no eche la idea en saco roto. "Yo generalmente les aconsejo a las personas que asistan a cuando menos seis juntas distintas para que puedan encontrar un grupo que les agrade", dice.

También es importante que tenga presente que distintos grupos ofrecen distintos caminos hacia la recuperación. Además del modelo tradicional de Alcohólicos Anónimos (AA), otras opciones incluyen SMART Recovery, Moderation Management, Women for Sobriety, LifeRing Secular Recovery y Secular Organizations for Sobriety. Incluso aunque no pueda encontrar un grupo en su localidad, la mayoría ofrecen apoyo en línea en diversos formatos.

■ **APRENDA DE LAS RECAÍDAS.** Casi todas las personas que batallan con una adicción recaen en un momento u otro. Espere que esto ocurra, dice el Dr. Horvath. No se desaliente y no se dé por vencido.

"Cuando recaiga, pregúntese por qué ocurrió. Luego aprenda de la experiencia —dice el Dr. Horvath—. La persistencia es la virtud más importante. Todas las personas que sigan luchando tendrán éxito. Eventualmente, se le irán acabando las maneras de cometer errores y construirá una vida que elimine los problemas de adicción y que también esté llena de satisfacciones y placeres que no hubieran sido posibles mientras seguía inmerso en un comportamiento adictivo".

(*Nota*: si encuentra en este capítulo términos que no entiende o que jamás ha visto, favor de remitirse al glosario en la página 604).

PANEL DE EXPERTOS

EL **DR. PETER A. DEMARIA JR.** ES PROFESOR CLÍNICO ADJUNTO DE PSIQUIATRÍA Y CIENCIAS CONDUCTUALES DE LA FACULTAD DE MEDICINA DE LA UNIVERSIDAD TEMPLE EN FILADELFIA.

TOM HORVATH, PH.D., ES EL PRESIDENTE DE PRACTICAL RECOVERY SERVICES, UN CENTRO PARA EL TRATAMIENTO DE ADICCIONES EN LA JOLLA, CALIFORNIA, Y PRESIDENTE DE SMART RECOVERY, UN GRUPO DE APOYO ORIENTADO A LA ABSTINENCIA PARA PERSONAS CON COMPORTAMIENTOS ADICTIVOS.

Aftas

16 medidas para estas molestias

Si alguna vez ha tenido un afta (úlcera en la boca), seguramente ha quedado sorprendido al ver cómo algo tan pequeño puede causar tanto ardor. Nadie sabe a ciencia cierta por qué a algunas personas les salen aftas y a otras no. Para la mayoría de las personas, una quemadura por comer pizza caliente sana en dos o tres días con poco o nada de dolor, pero para otras, puede causar una lesión que no sanará durante dos semanas. Algunos expertos piensan que las aftas son el resultado de un desequilibrio en la química corporal que se presenta después de una enfermedad, un episodio de fiebre u otra situación que agobie el organismo, lo cual conduce a una menor inmunidad. Se piensa que la genética, ciertos alimentos, cepillarse los dientes con demasiada fuerza, las dentaduras mal ajustadas, masticarse la parte interna de la boca y el estrés emocional contribuyen a la aparición de aftas dolorosas parecidas a un cráter.

 CUÁNDO CONSULTAR AL MÉDICO

Un afta debe sanar en dos semanas cuando mucho. Si el afta dura más que eso o si le está impidiendo comer o beber, consulte a su dentista. También será necesario que le llame si tiene más de cuatro aftas a la vez o si le han estado saliendo con mucha frecuencia, dice Chris Kammer, D.D.S.

Cualquiera que sea su causa, medicar un afta no es tarea fácil. Nada se queda bien pegado a la piel bucal y la boca es uno de los lugares más atestados de bacterias de todo el organismo. Los remedios para las aftas tienen un propósito doble: proteger el afta para minimizar el dolor y matar los organismos nocivos.

La buena noticia es que las aftas tienden a ser más prevalentes en personas jóvenes, volviéndose cada vez menos frecuentes con la edad. Pero mientras eso suceda, una boca llena de aftas puede hacerle la vida imposible. He aquí algunas estrategias para eliminarlas.

■ **ELIMÍNELAS CON ENJUAGUE.** Hay enjuagues que ayudan a normalizar el nivel de acidez de la boca para combatir las aftas, dice Janet Maccaro, Ph.D., C.N.C. Ella sugiere enjuagarse con agua salada, infusión de equinacia (equiseto) o jugo de áloe vera (sábila, acíbar, atimorreal).

■ **LEA LAS ETIQUETAS.** Busque algún medicamento para aftas en forma de líquido o gel que contenga *benzocaine* (benzocaína), *menthol* (mentol), *camphor* (alcanfor), *eucalyptol* (eucaliptol) o alcohol. A menudo le causarán ardor al principio y necesitará aplicárselos repetidamente porque no se pegan, pero sí son eficaces.

■ **PÓNGASE UNA PASTA.** Algunas pastas que se venden sin receta forman un "vendaje" protector sobre el afta. Para que funcionen las pastas como *Orabase*, seque el afta con el extremo de un hisopo (escobilla, cotonete) de algodón y luego aplíquese inmediatamente la pasta usando el otro extremo del hisopo. Sólo funciona para aftas que apenas hayan empezado a salir.

■ **TRÁTELAS CON TÉ.** Varios expertos, entre ellos el dermatólogo Jerome Z. Litt, recomiendan aplicar una bolsa húmeda de té negro sobre el afta. El té negro contiene tanino, una sustancia astringente que podría dejarlo "gratamente sorprendido" por su capacidad de aliviar el dolor, dice. Hay algunos medicamentos que se venden sin receta que contienen tanino, como el *Tanac*.

■ **CÚBRASELAS.** "Hay un producto en el mercado que se llama *canker cover* ('cubridor de aftas') que ofrece un alivio inmediato para las aftas", dice Chris Kammer, D.D.S. Se trata de un parche adhesivo y disoluble que cubre el afta y libera un gel que adormece el área y la cura. "Un parche se queda en su lugar durante 12 horas y trata completamente la mayoría de las aftas en 24 horas", explica el Dr. Kammer.

■ **VÉNZALAS CON VINAGRE.** Mezcle una cucharadita de vinagre de manzana en 6 a 8 onzas (280 a 240 ml) de agua tibia y agregue una cucharadita copeteada de calcio y magnesio en polvo (*calcium-magnesium powder*), recomienda Georgianna Donadio, Ph.D. "Llene el resto del vaso con agua fría y tómese la mezcla a sorbos. Sus aftas pronto desaparecerán", dice.

■ **ALÍVIELAS CON ÁLOE.** La planta ubicua de "primeros auxilios" conocida como áloe vera también brinda alivio para las aftas. "Exprima un poco de gel de una hoja de áloe vera —recomienda el Dr. Kammer—. Seque el afta con un hisopo de algodón y luego aplíquese el gel, repitiendo la aplicación según sea necesario", dice.

■ **EVITE LOS IRRITANTES.** El café, las especias, las frutas cítricas, los frutos secos con un alto contenido del aminoácido arginina (especialmente las nueces), el chocolate y la fresa irritan las aftas e incluso pueden causarlas en algunas personas.

■ **ELIMÍNELAS CON ESCABECHE.** "Puede tratar pequeñas aftas aisladas aplicándoles alumbre (*alum*), que es una especia que se usa para preparar el escabeche", dice James B. Towry, D.O. El alumbre es el principio activo de las barras hemostáticas, que son un remedio de los botiquines tradicionales para curar rasguños y pequeñas cortadas por afeitarse. "Es un antiséptico que alivia el dolor y que además puede evitar que la infección empeore", dice el Dr. Towry. Puede encontrar alumbre en la sección de especias de la mayoría de los supermercados. Aplique el alumbre en polvo directamente sobre el afta. Tenga presente que le causará ardor en el área y una sensación general de que se le está frunciendo la boca. "Sin embargo, si una persona tiene muchas aftas o aftas muy grandes, no debe usar este tratamiento", dice.

■ **NEUTRALÍCELAS.** El dolor de un afta generalmente es causado por los ácidos y enzimas digestivas que la están carcomiendo. Para neutralizar estos ácidos y acelerar la curación, mastique tabletas masticables de *Pepto-Bismol*, *Tums* o *Rolaids* o póngase una tableta directamente sobre el afta y permita que se disuelva, dice el Dr. Kammer.

■ **MEJÓRESE CON MAGNESIA.** Como una alternativa al antiácido, puede usar una pequeña cantidad de leche de magnesia como enjuague bucal sustituto. "O aplíquesela sobre el afta tres o cuatro veces al día", dice el Dr. Kammer.

■ **CEPÍLLESE CON CUIDADO.** Es importante que mantenga su boca y sus dientes limpios mientras esté sanando un afta, pero debe ser cuidadoso. Es importante que evite lastimar un afta que está sanando con un cepillo o palillo de dientes para que no se vuelva a lesionar. Además, si usted es propenso a las aftas, lea la etiqueta de las pastas dentífricas. El *sodium lauryl sulfate* (laurilsulfato de sodio), el cual se usa como detergente en algunas pastas de dientes, pueden provocar aftas en algunas personas. Otros dentífricos contienen triclosano (*triclosan*), un ingrediente antimicrobiano que puede ayudar a que sanen.

■ **COMBÁTALAS CON LISINA.** La L-lisina es uno de los aminoácidos esenciales y parece tener cierto poder contra las aftas. Para evitar que recurran las aftas, tome 1.000 miligramos de L-lisina al día con el estómago vacío, dice Craig M. Wax, D.O.

■ **ATEMPÉRELAS CON TORONJIL.** Es decir, con una crema de toronjil (melisa). Mientras que el jugo de toronja bien podría ser lo último que debería aplicarse sobre un afta dolorosa, la hierba medicinal toronjil puede ser calmante. El Dr. Jacob Teitelbaum recomienda aplicarse una crema de toronjil según sea necesario para aliviar el dolor de un afta.

Curas culinarias

Comer 4 cucharadas de yogur sin sabor al día puede ayudar a prevenir las aftas al enviar bacterias útiles que ayuden a contrarrestar las bacterias "malas" que hay en su boca, dice el Dr. Jerome Z. Litt. Busque un yogur que contenga cultivos activos de *Lactobacillus acidophilus*.

■ **RECURRA A LAS VITAMINAS.** Craig Zunka, D.D.S., recomienda exprimir el aceite de una cápsula de vitamina E directamente sobre el afta. Repita esto varias veces al día para mantener bien aceitado el tejido. Además, al primer cosquilleo de un afta, tome 1.000 miligramos de vitamina C con bioflavonoides y luego disminuya la dosis a 500 miligramos tres veces al día durante los 3 días siguientes. Es muy importante que tome vitamina C con bioflavonoides, dice, porque la vitamina C por sí sola no funciona para las aftas. Para quienes crónicamente tienen aftas, también puede ser útil el remedio homeopático *Borax 12X*.

(*Nota*: si encuentra en este capítulo términos que no entiende o que jamás ha visto, favor de remitirse al glosario en la página 604).

PANEL DE EXPERTOS

GEORGIANNA DONADIO, PH.D., ES LA DIRECTORA DEL INSTITUTO NACIONAL DE SALUD INTEGRAL, UN PROGRAMA DE CERTIFICACIÓN EN TRATAMIENTOS HOLÍSTICOS PARA PROFESIONALES DE LA MEDICINA.

CHRIS KAMMER, D.D.S., ES DENTISTA DEL CENTRO DE ODONTOLOGÍA COSMÉTICA EN MIDDLETON, WISCONSIN.

EL **DR. JEROME Z. LITT** ES DERMATÓLOGO Y PROFESOR CLÍNICO ADJUNTO DE DERMATOLOGÍA DE LA FACULTAD DE MEDICINA DE LA UNIVERSIDAD CASE WESTERN RESERVE EN CLEVELAND.

JANET MACCARO, PH.D., C.N.C., ES NUTRIÓLOGA HOLÍSTICA Y ASESORA CERTIFICADA EN NUTRICIÓN EN SCOTTSDALE, ARIZONA Y PRESIDENTA DE LA EMPRESA DR. JANET'S BALANCED BY NATURE PRODUCTS.

EL **DR. JACOB TEITELBAUM** ES INTERNISTA QUE CUENTA CON CERTIFICACIÓN PROFESIONAL Y DIRECTOR MÉDICO DE LOS CENTROS PARA EL TRATAMIENTO DE LA FIBROMIALGIA Y LA FATIGA, UBICADOS POR TODO EL PAÍS.

JAMES B. TOWRY, D.O., ES DERMATÓLOGO CERTIFICADO POR EL CONSEJO DE LA ASOCIACIÓN DE OSTEOPATÍA DE LOS ESTADOS UNIDOS DE JONESBORO, ARKANSAS.

CRAIG M. WAX, D.O., ES MÉDICO FAMILIAR CERTIFICADO POR EL CONSEJO DE LA ASOCIACIÓN DE OSTEOPATÍA DE LOS ESTADOS UNIDOS DE MULLICA HILL, NUEVA JERSEY.

CRAIG ZUNKA, D.D.S., ES DENTISTA EN FRONT ROYAL, VIRGINIA Y ANTERIOR PRESIDENTE Y ASESOR DEL CONSEJO DE LA ASOCIACIÓN DENTAL HOLÍSTICA. TAMBIÉN ES DIPLOMADO DEL CONSEJO DE HOMEOPATÍA DENTAL.

Agotamiento por calor

24 recursos refrescantes

Las señales de agotamiento por calor a menudo aparecen repentinamente, a veces después del ejercicio excesivo, una transpiración abundante y un consumo inadecuado de líquidos. El organismo pierde la capacidad de enfriarse y su temperatura empieza a elevarse, llegando en ocasiones hasta 104°F (40°C). Los síntomas se asemejan al inicio de un estado de choque (conmoción). "Puede sentirse débil, mareado o preocupado —dice el Dr. James L. Glazer—. Puede presentar dolor de cabeza o frecuencia cardíaca acelerada y sentirse nauseabundo".

Las personas que trabajan al aire libre, los atletas, las personas de edad avanzada y los niños pequeños son los que más comúnmente se ven afectados por enfermedades relacionadas con el calor. Pero nadie es inmune cuando el clima es caluroso y húmedo. Ciertos medicamentos —entre ellos los diuréticos, los fármacos para la presión arterial, los medicamentos para las alergias, las medicinas para la tos y el resfriado (catarro), los laxantes y las benzodiazepinas— pueden disminuir la capacidad del organismo para regular su temperatura, aumentando así el riesgo de presentar agotamiento por calor.

A continuación nuestros expertos indican lo que debe hacer si sospecha que usted u otra persona tiene agotamiento por calor.

■ **QUÍTESE DEL CALOR DE INMEDIATO.** Vaya a un lugar fresco y

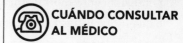

CUÁNDO CONSULTAR AL MÉDICO

Si no se trata, el agotamiento por calor puede convertirse en una insolación (hipertermia), la cual puede ser mortal. Sin embargo, a veces es difícil hacer la distinción entre ambas afecciones.

Por supuesto, nadie pasa de sentirse perfecto a estar al borde de la muerte, sin importar cuánto calor haga, dice Larry Kenney, Ph.D.

Por este motivo, una persona que no responda al cabo de 30 minutos a las medidas de autoayuda para tratar el agotamiento por calor deberá ser llevada al médico. Es importante que le presten atención médica de emergencia lo antes posible, dice el Dr. Kenney, quien advierte que podrían desarrollarse complicaciones posibles como choque e insuficiencia renal.

"Si tiene agotamiento por calor, lo peor que le pasará es que se desorientará. Si tiene dificultades para caminar o pierde la consciencia, entonces está desarrollando hipertermia", dice el Dr. Kenney.

sombreado o a un edificio con aire adicionado. Esto es tan crucial como obvio, dice el Dr. Glazer. Si se sigue elevando su temperatura corporal, el agotamiento por calor puede avanzar rápidamente hasta convertirse en insolación (hipertermia), que es una afección más seria y potencialmente mortal. Incluso volver a estar bajo el sol muchas horas después puede causar una recaída en algunos casos.

■ **BEBA AGUA FRÍA.** Necesita hidratarse, de modo que empiece a beber mucha agua u otros líquidos, dice el Dr. Glazer. Para mantenerse hidratado en climas calurosos y prevenir el estrés por calor, la Administración de Salud y Seguridad Ocupaciones (*OSHA* por sus siglas en inglés) recomienda que beba una taza de agua cada 15 minutos mientras esté al aire libre.

■ **DESCANSE.** Acuéstese con las piernas y los pies ligeramente elevados.

■ **AFLÓJESE EL ATUENDO.** Esto ayuda a que el organismo se enfríe más rápido.

■ **ESTIMULE EL ENFRIAMIENTO.** Pídale a alguien que le rocíe agua fría o que se la aplique con una esponja y luego que lo abanique con un periódico doblado. La evaporación del agua es muy refrescante, dice el Dr. Glazer.

■ **ADIÓS AL ALCOHOL.** Pueden ser refrescantes cuando está acalorado, pero las bebidas alcohólicas causan deshidratación y pueden hacer que empeore un caso de agotamiento por calor, dice el Dr. Glazer.

■ **SUPERVISE SUS SÍNTOMAS.** Si no se siente mejor en 30 minutos, busque atención médica, dice el Dr. Glazer.

■ **ESPERE UNA SEMANA.** El hecho de haber tenido agotamiento por calor lo vuelve más vulnerable a las condiciones calurosas durante alrededor de una semana después del incidente, dice el Dr. Glazer. Tenga especial cuidado de no hacer ejercicio extenuante y de evitar el clima caluroso.

Para evitar el agotamiento por calor, siga estos consejos de los expertos.

■ **EVITE EL EJERCICIO EN CIERTOS CLIMAS.** Ajuste su horario de modo que pueda hacer ejercicio más temprano o más tarde en el día. Evite hacerlo cuando haya mucho calor y humedad.

■ **TOME BEBIDAS ELECTROLÍTICAS.** El *Gatorade*, que quizá es el ejemplo más conocido de estas bebidas, es ampliamente utilizado por los deportistas profesionales. Por ejemplo, los equipos de fútbol norteamericano a menudo tienen entrenamientos dos veces al día durante los meses de julio y agosto y los jugadores que sudan mucho pueden perder mucho potasio y sodio, dice el anterior entrenador titular de los *Jets* de Nueva York, Bob Reese, Ph.D. "En todo momento hay *Gatorade* y agua disponible en el campo de juego", dice.

■ **EVITE LAS TABLETAS DE SAL.** Aunque antes se repartían rutinariamente a los atletas y a cualquier otra persona que las quisiera, ahora la mayoría de los doctores las consideran una medicina nociva. "Hacen lo opuesto de lo que deberían hacer —dice Larry Kenney, Ph.D.—. La mayor cantidad de sal en el estómago hace que los líquidos se queden ahí más tiempo, lo que contribuye a que haya menos líquido disponible para la producción necesaria de sudor".

■ **ALÉJESE DEL ALCOHOL.** Las bebidas alcohólicas aceleran la deshidratación, dice Danny Wheat, el entrenador del club de béisbol de la Universidad Cristiana de Texas. El equipo a menudo juega en climas de más de 100°F (37,7°C) en Fort Worth, Texas. "Siempre hacemos hincapié en que los jugadores deben limitar su consumo de bebidas alcohólicas la noche antes del día del juego", dice.

■ **CÓRTELE A LA CAFEÍNA.** Al igual que el alcohol, la cafeína acelera la deshidratación y puede hacer que una persona sude más de lo normal, dice el Dr. Kenney.

■ **CANCELE LOS CIGARRILLOS.** El tabaquismo constriñe los vasos sanguíneos y puede alterar su capacidad de aclimatarse al calor.

■ **ACLIMÁTESE POCO A POCO.** Si viaja a algún lugar de clima más caluroso del que hay donde usted vive, dése una semana para aclimatarse a las condiciones antes de empezar a hacer ejercicio, dice el Dr. Glazer.

■ **LLÉVESELA CON CALMA.** Sea lo que sea que esté haciendo al aire libre, debe hacerlo con mayor lentitud de lo usual cuando haya un calor extremo.

■ **ENFRÍESE CON AGUA FRÍA.** Es útil empaparse la cabeza y el cuello con agua fría cuando el clima es caluroso y seco, dice el Dr. Kenney, porque el agua se evapora y lo refresca. "En climas húmedos —dice—, el beneficio no es tan importante".

■ **FABRÍQUESE SU PROPIO ABANICO.** Use un periódico, una gorra de béisbol o cualquier otra cosa que tenga para soplarse aire fresco.

■ **SÚBASE A LA BÁSCULA.** El agotamiento por calor no necesariamente se desarrolla en un día. Usted podría deshidratarse gradualmente a lo largo de varios días. "Durante los campamentos de entrenamiento, pesamos a los jugadores todos los días para asegurarnos que estén recuperando el agua que pierden al sudar durante los entrenamientos", dice el Dr. Reese.

■ **CONFÍE EN SU METEORÓLOGO.** Si bien es cierto que las predicciones de 2 pulgadas (5 cm) de nieve a veces se convierten en nevadas de 10 pulgadas (25 cm), cuando se trata de calor y humedad durante el verano, las predicciones meteorológicas generalmente son bastante precisas. Cuando el meteorólogo diga que va a hacer suficiente calor como para freír un huevo en la acera, no elija ese día para empezar a pintar su casa.

■ **SÁLVESE CON UN SOMBRERO.** Elija un sombrero que le haga sombra sobre el cuello y que esté bien ventilado. Por ejemplo, un sombrero de ala ancha con muchos hoyuelos es una buena elección. "Los vasos sanguíneos de su cabeza y cuello están cerca de la superficie de la piel, de modo que en esas áreas uno tiende a acumular o perder calor con mucha rapidez —dice el Dr. Kenney—. La parte superior de la cabeza es especialmente sensible en personas calvas o que se están quedando calvas".

■ **QUÉDESE CON LA CAMISA.** "Uno está más expuesto al calor radiante cuando no trae la camisa puesta —dice Lanny J. Nalder, Ph.D.—. Una vez que empiece a sudar, la camisa puede hacer las veces de un dispositivo refrescante cuando el viento sople sobre la tela mojada".

■ **USE ROPA HOLGADA Y LIGERA.** Elija mezclas de algodón y poliéster. Estas respiran mejor que las telas 100 por ciento de algodón o 100 por ciento de nilón de tejido apretado.

■ **USE COLORES CLAROS.** Los colores claros reflejan el sol y por lo tanto, absorben menos calor, dice el Dr. Nalder, mientras que los colores oscuros lo captan más.

(*Nota*: si encuentra en este capítulo términos que no entiende o que jamás ha visto, favor de remitirse al glosario en la página 604).

PANEL DE EXPERTOS

EL **DR. JAMES L. GLAZER** ES EL DIRECTOR ADJUNTO DEL DEPARTAMENTO DE MEDICINA FAMILIAR Y DE LA DIVISIÓN DE MEDICINA DEL DEPORTE DEL CENTRO MÉDICO DE MAINE EN PORTLAND.

LARRY KENNEY, PH.D., ES PROFESOR DE FISIOLOGÍA Y CINESIOLOGÍA DEL CENTRO DE INVESTIGACIÓN FISIOLÓGICA DE NOLL DE LA UNIVERSIDAD ESTATAL DE PENSILVANIA EN UNIVERSITY PARK.

LANNY J. NALDER, PH.D., ES PROFESOR EMÉRITO DE SALUD, EDUCACIÓN FÍSICA Y RECREACIÓN DE LA UNIVERSIDAD ESTATAL DE UTAH EN LOGAN.

BOB REESE, PH.D., ES EL ANTERIOR ENTRENADOR TITULAR DE LOS JETS DE NUEVA YORK Y ANTERIOR PRESIDENTE DE LA SOCIEDAD DE ENTRENADORES ATLÉTICOS DE FÚTBOL. ES PROFESOR ADJUNTO DE LA UNIVERSIDAD JEFFERSON DE CIENCIAS DE LA SALUD EN ROANOKE, VIRGINIA.

DANNY WHEAT ES ENTRENADOR ATLÉTICO DEL EQUIPO DE BÉISBOL DE LOS HORNED FROGS EN LA UNIVERSIDAD CRISTIANA DE TEXAS EN FORT WORTH.

Alergias
15 formas de aliviar los síntomas

Las alergias son el resultado de un sistema inmunitario que se ha salido de control. Se presentan cuando el sistema inmunitario presenta una reacción exagerada a una sustancia normalmente inofensiva, como el polen, la caspa felina o el polvo. Alrededor de uno de cada cinco estadounidenses sufre de estornudos, tos, respiración sibilante, pecho constreñido, dificultad para respirar, comezón en los ojos, urticaria (ronchas) y sarpullidos, todos los cuales son los síntomas distintivos de una alergia.

¿Cómo se puede distinguir entre un resfriado (catarro) y una alergia? El Dr. David Lang ofrece esta regla general: si tiene síntomas nasales y se siente como si tuviera un resfriado sólo que con más comezón y estornudos y estos síntomas le duran más de dos semanas, entonces lo que tiene probablemente sea una alergia.

Hay una variedad casi infinita de alergias. Pero la mayoría de los agentes provocadores, llamados alérgenos, estimulan al sistema inmunitario a través de cuatro rutas básicas: ingestión (por ejemplo, al comer cacahuates/maníes o camarones), inyección (como cuando le inyectan penicilina), absorción a través de la piel (al tocar hiedra venenosa) e inhalación (al respirar la caspa felina).

En el caso de las alergias a los alimentos y a los fármacos, la única opción es evitar aquellos que le causen alergias. Para prevenir o tratar las alergias por contacto causadas por plantas venenosas, vea

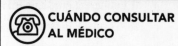

CUÁNDO CONSULTAR AL MÉDICO

Si usted tiene una alergia conocida y presenta cualquiera de los síntomas siguientes, será necesario que consulte a su médico.

■ Verdugones, también conocidos como urticaria o ronchas, que aparecen en respuesta a la exposición a un alérgeno. Pueden ser indicativos del inicio de un choque anafiláctico, que es una reacción alérgica lo suficientemente grave como para ser mortal. Consiga atención médica de inmediato.

■ Respiración sibilante: un sonido silbante al respirar.

■ Asma: congestión en el pecho que es lo suficientemente grave como para dificultar la respiración, a menudo acompañada de respiración sibilante.

■ Un ataque alérgico que no responde a medicamentos que se venden sin receta en un período de una semana.

"Si sus síntomas alérgicos están impidiendo que haga las cosas que quiere hacer o hacen necesario que usted falte al trabajo o a la escuela, entonces deberá consultar a un médico", dice el Dr. David Lang.

"Urticaria por plantas" en la página 576. Pero cuando quiera obtener alivio de alergias por inhalación, es probable que la respuesta esté debajo de sus propias narices, porque el polvo casero, el polen, la caspa de los animales y el moho son los alérgenos más comunes.

"El polvo casero tiene un poco de todo —dice el Dr. Thomas Platts-Mills—. Diferentes personas son alérgicas a diferentes cosas —los pedacitos de cucaracha son bastante potentes, en realidad— pero la causa más común de problemas es el ácaro de polvo".

El ácaro de polvo es un pariente casi microscópico de las garrapatas y las arañas. Pero los ácaros vivos no son los que causan problemas. En cambio, las personas reaccionan a la materia fecal que estos ácaros depositan en las alfombras, la ropa de cama y los muebles tapizados. Los restos de los ácaros muertos también provocan alergias.

Los ácaros de polvo se han aislado en muestras de polvo tomadas en los cinco continentes principales del mundo y a menudo son un alérgeno potente para las personas que sufren de alergias y asma. Debido a que los ácaros de polvo necesitan calor y humedad para sobrevivir y que sólo pueden vivir a una altitud de menos de 1.500 metros sobre el nivel del mar, no se encuentran en ciertas regiones de los Estados Unidos como Denver, Vail, Santa Fe y Lake Tahoe.

Otro alérgeno común, la cucaracha, es omnipresente. "Aunque la mayoría de las especies de cucarachas viven en el trópico, también se encuentran en América del Norte, particularmente en las casas ubicadas en las grandes ciudades", dice el Dr. Lang. Otro hecho que no nos sorprende es que el alérgeno de las cucarachas se encuentra con mayor abundancia en las áreas de las cocinas donde hay desperdicios de alimentos.

Es difícil escaparse de los alérgenos que se transportan por el aire. En casi todas las regiones del mundo, el aire se llena de polen con regularidad estacional. El moho crece donde sea que esté oscuro y húmedo, por ejemplo, debajo de las alfombras, en sótanos oscuros y en garajes y cobertizos de almacenaje donde hay fugas de agua. Y con los millones de perros y gatos que hay en los Estados Unidos, no es fácil evitar la caspa de estos animales. Si usted es sensible a cualquiera de estos alérgenos —probablemente porque ha heredado una propensión a estas alergias— al entrar en contacto con ellos, se desencadenará una reacción que le provocará estornudos, respiración sibilante y comezón.

Por fortuna, hay muchas cosas que puede hacer para minimizar el malestar. Las siguientes sugerencias comprobadas y recomendadas por los doctores le ayudarán a encaminarse hacia una vida sin jadeos ni ojos llorosos.

■ **SUAVICE SUS SÍNTOMAS.** Es imposible evitar cierto grado de exposición a lo que sea que le cause alergias. Las inyecciones para las alergias, las cuales son administradas por el médico, son excelentes para asegurar que sus incursiones al mundo real sean placenteras en lugar de dolorosas. Pero tampoco necesita depender de ellas. Los antihistamínicos no sedantes que se venden sin receta, los cuales están disponibles en la farmacia de su localidad, funcionan de maravilla para aliviar el goteo nasal, la comezón y el enro-

Cómo los hogares se convirtieron en un paraíso para los ácaros

Durante los años 40, la llegada de las aspiradoras fue recibida con entusiasmo. Al cabo de poco tiempo, ninguna ama de casa de los Estados Unidos podía vivir sin una de ellas.

Pero la misma tecnología que nos facilitó la vida ha contribuido indirectamente a agravar un problema médico común: la alergia a los ácaros de polvo.

"La aspiradora hizo que las alfombras fueran más atractivas que los tapetes", dice el Dr. David Lang. Gracias a la calefacción central, los hogares tendían a estar más calientes durante todo el año. Si a eso le agregamos el aislamiento de las casas y las lavadas con agua fría (por cortesía de la crisis de energéticos), terminamos con un ambiente perfecto para la proliferación de los ácaros de polvo.

jecimiento de los ojos y además, son medicamentos bien tolerados. Sin embargo, según del Consejo Conjunto de Alergias, Asma e Inmunología, el medicamento más eficaz para tratar las alergias nasales es un esteroide intranasal en aerosol, el cual sólo se puede conseguir con receta médica.

■ **ACONDICIONE EL AIRE.** Esta recomendación se debe emplear tanto en su hogar como en su auto. Quizás sea la medida más importante que puede tomar para aliviar los problemas causados por el polen, además de que puede ser útil para evitar los problemas causados por otros dos de los principales alérgenos inhalados: el moho y los ácaros de polvo.

"La idea esencial es crear un cierto tipo de oasis —dice el Dr. Richard Podell—. Lo que debe lograr es que su casa sea un santuario, un lugar al que pueda escaparse".

Los acondicionadores de aire ayudan de dos maneras. Mantienen un nivel bajo de humedad, lo cual dificulta la proliferación de ácaros y moho y también pueden limpiar el aire mientras lo

están enfriando si instala un filtro de aire. Pero lo que realmente le brinda el mayor beneficio es el hecho de sellar su casa, dice el Dr. Podell. Si mantiene las ventanas abiertas, el ambiente será esencialmente igual adentro que afuera de la casa, es decir, ambos estarán llenos de polen.

Si cuando sale a caminar, usted empieza a jadear y a estornudar, imagine qué le pasaría si atravesara todas esas nubes de polen a 55 millas por hora (88,5 km por hora). Sea sensato y también recuerde prender el aire acondicionado cuando ande en su auto.

■ **INSTALE UN FILTRO DE AIRE.** Puede conseguir alivio del polen, el moho y la caspa de los animales al mantener limpio el aire de su casa. Los filtros de alto rendimiento para partículas en suspensión (*HEPA filters*) son los más eficaces. Cuando utilice un filtro de aire en su recámara (dormitorio, cuarto), recuerde mantener la puerta cerrada para disminuir el volumen total de aire que la máquina tenga que limpiar.

Sin embargo, los filtros de aire no sirven de mucho para combatir los ácaros de polvo. Los

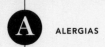

Los gatos libres de alérgenos no existen

Quizá haya escuchado todas las noticias que han salido sobre los gatos "libres de alérgenos". La mayoría de estos animales cuestan varios miles de dólares, pero los expertos dicen que estas promesas no son más que mentiras. "Yo aún no he visto datos cuantitativos que comprueben que estos animales carezcan de Fel d 1, el alérgeno felino principal", advierte el Dr. Scott P. Commins, Ph.D. Por lo tanto, antes de que compre uno de estos animales, él sugiere que espere a que se publiquen estudios de investigación confiables que indiquen indiscutiblemente que estos gatos, en efecto, estén libres de alérgenos.

ácaros muertos flotan en el aire sólo durante unos cuantos minutos antes de caer y esto no es suficiente tiempo para que el filtro los aspire.

■ **USE UN DESHUMIDIFICADOR.** Los problemas alérgicos que causan los ácaros de polvo se pueden impedir si usted mantiene seco el aire en su casa.

Los ácaros de polvo no proliferan en un ambiente con un nivel bajo de humedad, es decir, inferior a alrededor del 45 por ciento, dice el Dr. Platts-Mills. "En general, entre más seco esté el ambiente, mejor".

Recuerde vaciar el contenedor de agua de la unidad con frecuencia y de limpiarlo con regularidad (siguiendo las instrucciones del fabricante) para prevenir el crecimiento de moho. Si su deshumidificador le causa problemas a un niño o alguna otra persona que sea sensible al aire seco, pruebe usar un humidificador pequeño en la recámara de la persona afectada.

■ **LIMPIE SU HOGAR SIN EXAGERAR.** Las personas que padecen alergias se sienten mejor cuando hay un mínimo de polvo y suciedad. Pero su casa necesitará más que una simple sacudida con un trapo seco, ya que esto sólo hace que los

alérgenos empiecen a flotar en el aire. En cambio, limpie las superficies duras y los pisos con un trapo ligeramente húmedo. Trate de no usar aerosoles o productos que contengan sustancias químicas ásperas u olores que pueden irritar las vías respiratorias.

En áreas húmedas, use una solución blanqueadora. El cloro mata el moho y a diferencia de otras sustancias químicas exóticas (y potencialmente peligrosas), lo puede comprar en el supermercado. Limpie las superficies de los baños según sea necesario. En la etiqueta de los blanqueadores, se sugiere que limpie los pisos, el vinilo, los azulejos y la tarja de la cocina con una solución de ¾ de taza de blanqueador por galón (3,81 litros) de agua. Deje la solución durante 5 minutos sobre la superficie a limpiar y luego enjuague el área. Use un fungicida normal para los lugares más difíciles de limpiar, como el sótano. Por supuesto, si usa blanqueador para limpiar telas, estas perderán su color.

Si usted es alérgico al polvo casero, la caspa de los animales o algún otro alérgeno casero común, contrate a alguien más para que limpie su alfombra, como una compañía que se dedique a la limpieza profesional o al lavado de alfombras. Le sale más barato pagar lo que cobran que tener que lidiar con una reacción alérgica.

Dicho lo anterior, algunos investigadores creen que nuestro estilo de vida occidental exageradamente esterilizado hace que nuestro sistema inmunitario se confunda, se desequilibre y sea incapaz de distinguir entre nuestros amigos y nuestros enemigos. De hecho, cada vez hay más pruebas que indican que el sistema inmunitario inmaduro de un bebé se puede desarrollar adecuadamente sólo si está expuesto a algunas bacterias.

■ **AISLE A SUS MASCOTAS.** Los amigos peludos que viven en muchos de nuestros hogares pueden agravar las alergias. La caspa felina generalmente es la más problemática, pero los perros, los pájaros, los conejos, los caballos y otras mascotas con pelo también pueden provocar reacciones alérgicas. "Un paseo a la semana por una recámara es todo lo que se necesita para que la mascota siga provocando una alergia a la caspa", dice el Dr. Podell.

"Por desgracia, ninguna medida secundaria será comparable al beneficio que se obtendrá al sacar la mascota de la casa —dice el Dr. Lang—. Sin embargo, si el gato o el perro se va a vivir a otro lugar, puede persistir un nivel clínicamente relevante del alérgeno en ciertos 'reservorios', como los sofás y sillones tapizados, el papel tapiz y otras áreas, durante varios meses". Por lo tanto, sea paciente.

Si no puede imaginarse la vida sin su mascota (como es el caso de muchas personas), convierta su recámara en un refugio, sellándola del resto de la casa y haciéndola un territorio absolutamente prohibido para su mascota. Hay pruebas que sugieren que el baño frecuente de los gatos o perros reduce el nivel de alérgenos.

■ **CÚBRASE CON UN CUBREBOCAS.** Póngase un cubrebocas cuando esté haciendo cualquier cosa que le haga quedar expuesto a un alérgeno problemático. Una tarea sencilla como aspirar puede expulsar grandes cantidades de polvo y contaminantes al aire, donde quedarán suspendidos durante varios minutos, dice el Dr. Lang. De forma similar, trabajar en el jardín puede exponerlo a grandes volúmenes de polen. Un pequeño cubrebocas que le cubra la nariz y la boca, conocido profesionalmente como respirador para polvo/rocío, puede evitar que el polen llegue a sus pulmones. La compañía 3M fabrica una versión eficaz y económica que podrá conseguir en la mayoría de las ferreterías.

■ **PROHÍBA EL TABACO.** El humo del tabaco es un irritante importante no sólo para el fumador, sino también para todas las demás personas que están a su alrededor. El humo puede empeorar las alergias, de modo que si quiere respirar con más facilidad, haga que su hogar, su oficina y su auto sean ambientes libres del humo del tabaco.

■ **FORTIFIQUE CON FUNDAS.** Cubra sus almohadas, colchón y base con fundas a prueba de alérgenos. Estas fundas servirán de barrera entre usted y cualesquiera alérgenos que se encuentren en su interior. Busque fundas cuya tela tenga un tejido de 10 micrones, que es un tejido lo suficientemente apretado como para evitar el paso de los alérgenos del ácaro de polvo. Algunas de las compañías que venden estos productos son American Allergy Supply, National Allergy Supply, Allergy Control Products y en www.stopallergy.com.

■ **LAVE CON AGUA CALIENTE.** Para eliminar los ácaros de polvo y sus residuos, debe lavar las sábanas y las colchas en agua que esté a cuando menos 130°F (54,5°C). Para verificar la temperatura del agua, pare la lavadora cuando ya esté llena y sumerja un termómetro para carne en el agua. (¡Por supuesto, esto sólo funciona en lavadoras que tienen la tapa en la parte superior!) Si le preocupa que alguien se vaya a quemar si ajusta el calentador de agua a esta temperatura, considere llevar la ropa de cama a un servicio de lavandería profesional donde le aseguren que la ropa de cama será lavada a una temperatura suficientemente elevada.

■ **DÍGALES ADIÓS A LAS ALFOMBRAS.** Las alfombras pueden lucir bien, pero son un hogar casi perfecto para los ácaros de polvo y el moho. Además, las alfombras de tejido apretado son muy eficaces para atraer y retener polen y caspa de animales. Incluso es probable que limpiarlas con vapor no sirva de nada.

"El vapor no es lo suficientemente caliente para matar los ácaros", dice el Dr. Platts-Mills. Lo único que hace la limpieza con vapor es que el área que está debajo de la alfombra quede más caliente y más húmeda, creando las condiciones ideales tanto para los ácaros como para el moho.

■ **OPTE POR LOS TAPETES.** En vez de alfombras, ponga tapetes y obtenga dos beneficios importantes. Primero, así eliminará el mayor recolector de polvo, polen, caspa de ani-

males y moho de su hogar. Segundo, le será mucho más fácil mantener su hogar libre de alérgenos. Los tapetes se pueden lavar a temperaturas lo suficientemente elevadas como para matar los ácaros de polvo. Asimismo, el piso que está debajo del tapete, por cortesía de su tejido más holgado, se mantiene más fresco y seco, creando condiciones particularmente hostiles para el moho y los ácaros.

"Los ácaros no pueden sobrevivir en un piso seco y pulido —dice el Dr. Platts-Mills—. Este tipo de piso se seca en segundos, en comparación con los días enteros que tarda en secar una alfombra limpiada con vapor".

■ **ADQUIERA ALMOHADAS SINTÉTICAS.** A los ácaros de polvo les agradan las almohadas sintéticas (rellenas de *Hollofil* y *Dacron*) tanto como las que están hechas de pluma de ganso y hule espuma, pero las almohadas sintéticas sí cuentan con una ventaja importante: se pueden lavar en agua caliente para que así se mueran los ácaros de polvo.

■ **DESPEJE SU ESPACIO.** Las flores secas, los libros, los animalitos de peluche y otros toques decorativos recolectan polvo y alérgenos. Por lo tanto, trate de tener los menos posibles o de plano, deshágase de ellos.

■ **ESTABLEZCA UN SANTUARIO.** Si instalar un sistema de aire acondicionado centralizado le resulta demasiado costoso y si tampoco desea arrancar las alfombras en todos los cuartos de su casa, todavía hay esperanza. Convierta un solo cuarto en un santuario.

"La mayoría de las personas pasan la mayor cantidad de su tiempo en casa en su recámara (dormitorio, cuarto)", dice el Dr. Platts-Mills. Al convertir tan sólo un cuarto en un área libre de alérgenos puede servir de mucho para aliviar sus síntomas alérgicos.

Haga esto prendiendo el aire acondicionado en su recámara durante el verano, sellándola del resto de la casa (manteniendo la puerta cerrada), quitando las alfombras y colocando tapetes en su lugar, cubriendo la cama y las almohadas con fundas a prueba de alérgenos y manteniéndola libre de polvo.

(*Nota*: si encuentra en este capítulo términos que no entiende o que jamás ha visto, favor de remitirse al glosario en la página 604).

PANEL DE EXPERTOS

EL **DR. SCOTT P. COMMINS, PH.D.,** ES CATEDRÁTICO BECADO DE ALERGIAS E INMUNOLOGÍA DEL CENTRO DE ASMA Y ENFERMEDADES ALÉRGICAS DE LA UNIVERSIDAD DE VIRGINIA EN CHARLOTTESVILLE.

EL **DR. DAVID LANG** ES EL JEFE DE ALERGIAS E INMUNO-LOGÍA DEL INSTITUTO RESPIRATORIO DE LA CLÍNICA CLE-VELAND EN OHIO.

EL **DR. THOMAS PLATTS-MILLS, PH.D.,** ES PROFESOR DE MEDICINA Y JEFE DE LA DIVISIÓN DE ALERGIAS E INMU-NOLOGÍA DEL CENTRO MÉDICO DE LA UNIVERSIDAD DE VIRGINIA EN CHARLOTTESVILLE.

EL **DR. RICHARD PODELL** ES PROFESOR CLÍNICO DEL DEPARTAMENTO DE MEDICINA FAMILIAR DE LA UNIVER-SIDAD DE MEDICINA Y ODONTOLOGÍA DE NUEVA JERSEY-FACULTAD DE MEDICINA ROBERT WOOD JOHNSON EN PISCATAWAY.

Amamantamiento

19 sugerencias para dar pecho sin problemas

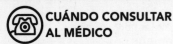

CUÁNDO CONSULTAR AL MÉDICO

Si siente que sus senos están inflamados, tiene fiebre o tiene síntomas parecidos a los de una gripe, llame a su médico. Usted podría tener mastitis, una infección de los senos.

La mastitis generalmente se trata con 10 días de antibióticos. Si eso le receta el doctor, asegúrese de terminarse todo el medicamento aunque los síntomas ya hayan desaparecido. Esto ayuda a prevenir que recurra la infección.

La lactancia es una manera maravillosa de forjar un vínculo entre una madre y su bebé y la leche materna es el alimento casi perfecto de la naturaleza. No sólo contiene todos los nutrientes esenciales que necesita el bebé, sino que también ayuda a protegerlo de las infecciones.

Algunos estudios han demostrado que la lactancia disminuye significativamente el riesgo de diarrea y neumonía durante el primer año de vida de un bebé, así como de alergias, infecciones de oído y otras enfermedades mucho más allá del primer año.

Menos de una hora después de nacer, un bebé llevado a término es físicamente capaz de amamantar. "Muchos hospitales ponen al bebé piel con piel sobre el pecho de la madre justo después de nacer y observan cómo el bebé encuentra el pezón y empieza a lactar por sí solo. ¡El bebé sabe lo que tiene que hacer! —dice Kittie Frantz, R.N., C.P.N.P.—. Pídale al personal que la esté atendiendo que haga esto cuando dé a luz. Se sorprenderá".

Entre las ventajas de la lactancia están que uno no tiene que preparar ni lavar biberones, ni tampoco comprar preparados infantiles. Además, tiene un suministro de leche ya listo en todo momento.

A continuación nuestros expertos explicarán cómo puede usted amamantar a su bebé sin problemas.

■ **PREPÁRESE UN POCO.** "Es menos probable que los pezones se le agrieten y le duelan si los prepara desde antes frotándolos diariamente con una toallita para hacerlos más 'resistentes'", dice Ellen Kamhi, Ph.D., R.N.

A

■ **ASEGURE EL SUMINISTRO.** Haga que su bebé se acostumbre a amamantar y establezca su suministro de leche, amamantándolo exclusivamente durante las primeras 6 semanas. Espérese para ofrecerle una mamila y no le dé un chupón (tete, chupete) a menos que esté segura de que ya sabe cómo amamantar. "Este es el secreto para asegurar un suministro abundante de leche", dice.

■ **NÚTRASE BIEN.** Aunque ya no está "comiendo para dos", parte de lo que come sí pasa a la leche materna y, por lo tanto, a su bebé. "Además, una nutrición adecuada es esencial para la producción de leche", agrega la Dra. Kamhi. Ella recomienda consumir muchas proteínas, vitaminas, minerales y ácidos grasos esenciales. "La avena, las algas y los alimentos verdes pueden ayudar a brindarle los nutrientes adicionales que necesita durante este ciclo de su vida —dice—. Y este es el momento de prestar particular atención a las fuentes de alimentos orgánicos, ya que los pesticidas y los herbicidas sí pasan a través de la leche".

■ **PROCURE POSICIONARLO BIEN.** Asegúrese de que la boca de su bebé esté bien abierta antes de colocárselo en el seno; el bebé debe prenderse de la areola (que es el área más oscura que rodea al pezón), dice Frantz. Usted debe poder ver más de la areola por encima del labio superior del bebé que por debajo de su labio inferior. "Siéntese reclinada en una silla o sofá cómodos y colóquese al bebé vestido sólo con el pañal sobre su pecho desnudo, dado que el contacto piel con piel hace que empiece a buscar el seno —dice Frantz—. El bebé se arrastrará hacia abajo y hacia un lado para tratar de colocarse debajo del seno. Luego cuando su barbilla toque el seno, abrirá bien su boca y se prenderá del mismo. Realmente es algo maravilloso ver a los bebés hacer esto", dice. Una vez que su bebé haga esto en el hospital o en casa, lo único que tendrá que hacer es colocarlo cerca de su seno y él se encargará del resto. "Esto le facilitará las cosas cuando esté fuera de casa. Sólo póngase un chal sobre el hombro y sobre el bebé para taparse", dice.

■ **CÁMBIELO DE LADO.** Deje a su bebé en un seno siempre y cuando esté tragando leche después de cada una o dos chupadas. Si ve que se está quedando dormido o si se desprende del seno, hágalo eructar y cámbielo de lado. Déjelo amamantar en el otro seno durante el tiempo que lo desee, hasta que se quede dormido o se vuelva a desprender. En general, el tiempo que tardará en amamantarlo es de 20 a 30 minutos durante el período de recién nacido, aunque también es normal que tarde más, dice Frantz.

■ **NO SEA FAVORITISTA.** Si cualquiera de sus senos le duele por estar lleno de leche, asegúrese de que el bebé tome cantidades iguales de leche de ambos senos. "Usualmente, un bebé tomará de un seno (supongamos que el derecho), lo drenará y pasará al otro —explica Donna Hallas, Ph.D., C.P.N.P.—. Pero puede quedar satisfecho cuando sólo ha vaciado la mitad de la leche que hay en el seno izquierdo. Para evitar que se acumule la leche, la próxima vez que lo amamante, empiece con el seno con el que haya terminado la vez anterior, dice.

Como recordatorio, póngase un seguro en el sostén del lado donde vaya a empezar la siguiente vez.

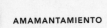

■ **AMAMÁNTELO A MENUDO.** "Las mamás primerizas a menudo se asombran al ver la frecuencia con la que su bebé quiere ser amamantado. Sus familiares y amistades bien intencionadas pueden darle consejos que serían más apropiados para quienes alimentan a sus bebés con mamila", dice Frantz. Es probable que durante las primeras semanas esté amamantando a su bebé de 8 a 12 veces cada 24 horas.

■ **CONVIÉRTASE EN AVE NOCTURNA.** "Los bebés son nocturnos durante sus primeras 3 semanas de vida. Usted descubrirá que su recién nacido tomará más leche durante la noche que en la mañana", dice Frantz. También verá que estará más despierto y más sonriente en la noche. Este ritmo es normal para un recién nacido. "Por lo tanto, amamántelo mucho en la noche, duerma siestas o levántese más tarde en la mañana y tenga presente que esto mejorará en unas cuantas semanas", dice.

■ **ACOMÓDESE CON UNA ALMOHADA.** Una almohada para lactancia en forma de herradura les permitirá a usted y a su bebé estar más cómodos durante las sesiones de lactancia. Este cojín se ajusta a su cintura y sirve bien para descansar el brazo. Dos marcas populares de almohadas para lactancia son *Boppy* y *My Brest Friend*.

■ **QUE ESTÉ CÓMODO, PERO NO TANTO.** Si su bebé se queda dormido mientras está lactando pero llora cuando lo pone en su cuna, "entonces hizo que se sintiera demasiado cómodo —dice Frantz—. Si envuelve al bebé en una cobija o lo arropa demasiado, a menudo se quedará dormido antes de haber terminado de ama-

mantar. Se sentirá como si estuviera otra vez en el útero", dice. Y tenga presente que un bebé que está acalorado al grado que empieza a sudar es más propenso al síndrome de muerte súbita del lactante, dice Frantz.

■ **OLVÍDESE DEL JABÓN.** Cuando se esté enjabonando, sáltese los pezones, porque el jabón los reseca. Los pequeños chichones que hay alrededor de la areola son glándulas que producen un aceite antiséptico, de modo que no es necesario que se los lave. "Ahora también sabemos que este aceite le ayuda al bebé a oler el pezón y así lo puede encontrar más rápido", dice Frantz.

■ **DEJE QUE SE SEQUEN SOLITOS.** Antes de cubrirse después de amamantar, asegúrese de que sus pezones estén secos, dice la Dra. Hallas. Y no use almohadillas para lactancia que retengan la humedad, particularmente las que están hechas de plástico.

■ **PÓNGASE EN LA POSICIÓN APROPIADA.** La mayoría de las veces, el dolor de pezones ocurre cuando un bebé se prende y chupa el pezón desde el ángulo incorrecto, dice la Dra. Hallas. "Si escucha tronidos o chasquidos mientras su bebé está amamantando, entonces no está bien prendido del seno —dice—. Suavemente introduzca un dedo en la boca de su bebé y sepárelo y luego ajuste su posición de modo que su boca esté en la posición correcta sobre el pezón". El ardor cesa al corregir la posición, pero es posible que su pezón tarde uno o dos días en sanar. Para acelerar la curación, deje que sus pezones se sequen al aire cuando termine de amamantar, exprima el seno para sacar un poco de leche y frótela sobre su pezón adolorido. La leche que queda al terminar de amamantar contiene muchos lubricantes, además de un antibiótico natural, dice.

¿No puede sacarse la leche con una bomba? También puede untarse los pezones adoloridos con vitamina E, aceite de aguacate (palta) o aceite de almendras para lograr un efecto calmante, agrega la Dra. Kamhi.

■ **USE EL SOSTÉN ADECUADO.** "Para su comodidad y buena apariencia, es importante que use un sostén (brasier) para lactancia que le brinde un buen soporte", dice la Dra. Hallas. Resista la tentación de comprar demasiados sostenes al principio, porque sus senos irán cambiando, dice. En cambio, espere unos días después de que le haya bajado la leche. "Para encontrar un buen sostén para lactancia, le recomiendo que consulte a alguien que realmente sepa cómo medir a las mujeres", agrega.

A continuación ofrecemos algunos consejos que le ayudarán a seleccionar un buen sostén para lactancia.

■ Elija un sostén que sea 100 por ciento de algodón, en lugar de los que estén hechos de nilón.

■ Asegúrese de que la apertura de la copa sea lo suficientemente grande y que no comprima sus senos, ya que esto podría hacer que se le tapen los conductos de leche.

■ Verifique que sea fácil abrir y cerrar el sostén con una sola mano. Esto le ayudará a ser discreta.

■ Cerciórese de que los tirantes le queden cómodos y que el sostén no le quede apretado alrededor del pecho.

■ **CUIDADO CON LOS CONDUCTOS.** La ropa apretada, su propia anatomía, la fatiga o los períodos prolongados sin amamantar pueden hacer que los conductos de leche se tapen. "Esto puede provocar que algunas áreas del seno se calienten, se enrojezcan y a veces, que se pongan duras o hinchadas —dice la Dra. Kamhi—. Si se ignora, un conducto tapado puede conducir a una infección. En la mayoría de los casos, puede tratar este problema aplicándose compresas calientes sobre el área enrojecida y luego sacando la leche manualmente y amamantando a su bebé".

■ **USE COMPRESAS CALIENTES.** Si usted produce más leche de la que puede tomar su bebé y tiene los senos llenos y adoloridos, aplíquese compresas calientes y húmedas, dice Frantz. Esto hace que se abran los conductos para que la leche fluya más libremente. Amamante a su bebé con más frecuencia y durante más tiempo y tome suficientes líquidos para orinar más a menudo.

■ **EVITE EL ESCURRIMIENTO.** Para detener el escurrimiento de leche, use el talón de su mano para oprimir el pezón hacia su pecho. O compre almohadillas para lactancia reutilizables que se puedan lavar en casa. Las almohadillas 100 por ciento de algodón funcionan bien.

■ **FORTALÉZCASE CON FENOGRECO.** De manera similar a la oxitocina, una hormona que naturalmente está presente en el organismo, las semillas de fenogreco (alholva) ayudan a estimular la producción de leche en las mujeres que están amamantando. La dosis recomendada es de ½ a 1½ cucharaditas de semillas al día o cápsulas de 600 a 700 miligramos al día. Empiece con una dosis baja y vaya incrementándola lentamente si es necesario. "El fenogreco puede hacer que la orina adquiera un aroma a almíbar de arce (miel de maple) y en casos raros, esto puede dar como resultado un diagnóstico incorrecto de la enfermedad de la orina con olor a almíbar de arce (leucinosis) en un lactante", agrega la Dra. Kamhi.

■ **AUMENTE LA PRODUCCIÓN.** Podrá hacer esto con unas hierbas clasificadas como "galactagogos". "Estas hierbas se han usado tradicionalmente para incrementar el flujo de leche", dice la Dra. Kamhi. Aparte del fenogreco, entre los galactagogos encontramos el cardo bendito, el agnocasto (sauzgatillo), las semillas de hinojo, el eneldo, la cimifuga negra (cohosh negro), el cardo de leche (cardo de María), la ortiga menor y el lúpulo. "Puede empezar a tomar cualquiera de estas hierbas en pequeñas cantidades (una taza de la infusión o 10 gotas de tintura al día) y luego aumentar la dosis una vez que haya deter-

minado que ni usted ni el bebé estén presentando efectos adversos", dice.

(*Nota*: si encuentra en este capítulo términos que no entiende o que jamás ha visto, favor de remitirse al glosario en la página 604).

PANEL DE EXPERTOS

KITTIE FRANTZ R.N., C.P.N.P., ES DIRECTORA DE LA CLÍNICA DE LACTANTES DEL CENTRO MÉDICO DE LA UNIVERSIDAD DEL SUR DE CALIFORNIA EN LOS ÁNGELES Y ENFERMERA PEDIÁTRICA. HA TRABAJADO CON MADRES LACTANTES DESDE 1963. TAMBIÉN FUNGIÓ DURANTE 20 AÑOS COMO LÍDER DE LA LIGA INTERNACIONAL DE LA LECHE.

DONNA HALLAS, PH.D., C.P.N.P., ES ENFERMERA PEDIÁTRICA Y PROFESORA DE ENFERMERÍA PEDIÁTRICA DE LA ESCUELA DE ENFERMERÍA DE LA UNIVERSIDAD DE NUEVA YORK.

ELLEN KAMHI, PH.D., R.N., ES INSTRUCTORA CLÍNICA DE THE NATURAL NURSE DEL DEPARTAMENTO DE MEDICINA FAMILIAR DE LA UNIVERSIDAD STONY BROOK EN NUEVA YORK.

LA **DRA. CAROLYN RAWLINS** ES OBSTETRA EN MUNSTER, INDIANA Y ANTERIOR MIEMBRO DEL CONSEJO DE ADMINISTRACIÓN DE LA LIGA INTERNACIONAL DE LA LECHE.

Ampollas

21 maneras de manejar el malestar

Las ampollas son la manera que tiene su organismo de decirle que basta, que no puede más. Ya sea por demasiada fricción o demasiada ambición, las ampollas —al igual que los calambres musculares o el dolor de caballo— sirven para obligarlo a llevársela con más calma y para prepararlo mejor para la actividad física. "Una ampolla se forma cuando se rompe el tejido celular y se libera plasma (el líquido que está dentro de la ampolla). La capa exterior de piel es la medida que emplea el organismo para prevenir una infección", dice Georgianna Donadio, Ph.D.

Aunque la mayoría de estos remedios son para las ampollas que salen en los pies, muchos de ellos se pueden aplicar a las ampollas que salen por fricción en las manos o en cualquier otro lugar donde su organismo le esté pidiendo que no se exceda.

TRATAMIENTO DE AMPOLLAS

A continuación los expertos le recomiendan cómo manejar el malestar que producen las ampollas.

■ **TOME UNA DECISIÓN.** Una vez que le haya salido una ampolla, tiene que decidir si la va a proteger y dejarla en paz, o bien, si la va a reventar y drenar el líquido que contiene.

"Yo creo que esto depende del tamaño de la ampolla —dice la Dra. Suzanne Tanner—. Un purista probablemente le dirá que no se la

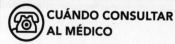

CUÁNDO CONSULTAR AL MÉDICO

Consulte a su doctor si su ampolla es muy grande (más de 2 pulgadas/5 cm) o si cree que podría estar infectada. Entre los síntomas de infección están dolor persistente, fiebre, costras amarillentas, salida de pus y enrojecimiento que va más allá del borde de la ampolla. Si padece alguna afección que provoque que le salgan ampollas, como eczema, varicela o impétigo, también será necesario que consulte a su médico.

Dos pares son mejores que uno

Si usted es propenso a las ampollas, quizá sea una buena idea que use dos calcetines (medias) en cada pie para protegerlos más. Si va a caminar mucho o si va a ir de excursión, póngase dos pares de calcetines para disminuir la probabilidad de que haya fricción. El par interno deberá estar hecho de algún material más delgado y que absorba la humedad, como acrílico o seda, y el par externo deberá estar hecho de algodón.

reviente, porque así no correrá el riesgo de que se le infecte. Pero para la mayoría de la gente, esta alternativa simplemente no es muy práctica".

Aunque todavía quedan algunos puristas, la mayoría de los expertos concuerdan en que lo mejor es drenar las ampollas grandes y dolorosas y cualquier otra ampolla que probablemente se vaya a reventar sola. Si decide reventarla, usted puede decidir cómo y cuándo. Pero deje intactas las ampollas más pequeñas que no le causen dolor.

■ **PROTÉJELA CON PIEL DE TOPO.** Si decide no drenar la ampolla, una manera de protegerla es cortando una almohadilla de tela de piel de topo (*moleskin*) en forma de rosca y colocándola sobre la ampolla. "La ampolla queda en la abertura central", dice la Dra. Tanner. La tela circundante absorberá gran parte de los golpes y la fricción que ocurren al realizar sus actividades cotidianas. Siempre y cuando la piel esté limpia y seca, la tela de piel de topo pegajosa se adherirá bien.

■ **ESTERILICE.** Si elige drenar una ampolla, primero límpiela y limpie también la piel circundante y luego esterilice la aguja que vaya a usar para pincharla. "Esterilice la aguja calentándola con un cerillo (fósforo) durante unos cuantos segundos (dejándola enfriar después) o lavándola con una loción antiséptica —dice la Dra. Donadio—. Luego pinche la ampolla y permita que salga el plasma". Lávese la ampolla varias veces al día con una loción antiséptica y haga presión sobre el lugar donde salió el plasma con una gasa doblada, dice.

■ **NO SE QUITE LA CUBIERTA.** Deje el pedazo de piel que se ha desprendido sobre la ampolla. Esta piel sirve como un vendaje natural, dice la Dra. Audrey Kunin.

■ **O PÓNGALE UNA CUBIERTA ARTIFICIAL.** El Dr. Randy Wexler recomienda ampliamente las cubiertas para ampollas que se venden sin receta. "En realidad funcionan bastante bien", afirma el Dr. Wexler.

■ **REVÍSTALA CON UN VENDAJE.** Si una ampolla se le revienta por casualidad, lávela con agua y jabón y aplíquele algún ungüento con triple antibiótico como *Neosporin*.

■ **REVÍSTALA CON ALGO SENCILLO.** Después de haber tratado una ampolla, manténgala cubierta y protegida mientras sana. Quizá quiera usar gasas o vendajes especiales, pero hay otra cosa mucho más simple que puede usar. "Mi primera elección son los vendajes adhesivos", dice Richard M. Cowin, D.P.M.

Sin embargo, se recomienda usar gasas para las ampollas que son demasiado grandes como para cubrirlas con un vendaje adhesivo. Mantenga la gasa en su lugar con cinta adhesiva a prueba de agua. Pero independientemente del vendaje que elija usar, cámbieselo una vez al día.

■ **USE *SECOND SKIN*.** Si ya ha tratado y cubierto su ampolla pero quiere regresar a su estilo de vida activo, pruebe usar *Spenco Second Skin*, el cual es un material esponjoso que absorbe la presión y disminuye la fricción sobre las ampollas y la piel circundante.

■ **DÉLE UN POCO DE AIRE.** Retire el vendaje cuando se vaya a ir a dormir y deje que la ampolla se oree. "El aire y el agua son muy buenos para la curación —dice el Dr. Cowin—, de modo que le será útil remojarla en agua y dejarla expuesta al aire durante la noche".

■ **CAMBIE LOS VENDAJES MOJADOS.** Si el vendaje se moja, debe cambiarlo. Cámbielo con frecuencia si le sudan mucho los pies o si alguna actividad que haya realizado hace que el vendaje se empape de sudor o se humedezca.

■ **UTILICE UN UNGÜENTO.** Si la ampolla le da comezón y ardor, use un poco del ungüento antihemorroides de la marca *Preparation H*. Este ungüento no sólo le aliviará el malestar, sino que también recubrirá la ampolla con una capa protectora.

■ **SOLUCIÓNELO CON SAL DE MAR.** Para imitar las propiedades curativas del agua de mar, Janet Maccaro, Ph.D., C.N.C., sugiere que use la siguiente compresa para tratar las ampollas: combine ⅛ de taza de agua helada con ¼ de taza de sal de mar. "Aplique la mezcla sobre una toa-llita húmeda y colóquela sobre la ampolla durante una hora", dice.

■ **ALÍVIELA CON ÁLOE VERA.** Resulta que el gel de áloe vera (sábila, acíbar, atimorreal) es tan bueno para las ampollas como para las quemaduras. Aplíquese un poco de gel puro de áloe vera directamente extraído de la planta sobre la ampolla y cúbrala con una venda adhesiva o gasa. Sin embargo, no use productos de áloe vera comerciales, pues algunos contienen alcohol, el cual puede causar un efecto secante.

■ **ELIJA UN ENJUAGUE BUCAL.** El clásico enjuague bucal de la marca *Listerine* también sirve para tratar ampollas. Humedezca una bolita de algodón con *Listerine* y aplíqueselo sobre la ampolla tres veces al día hasta que el área "se seque" y le deje de doler, dice la Dra. Maccaro.

■ **EVITE QUE SE INFECTE.** Si su ampolla esté en carne viva y le sale pus, cúbrala con un ungüento antibiótico como *Neosporin* unas cuantas veces al día para evitar que se infecte, dice la Dra. Kunin.

CÓMO PREVENIR LAS AMPOLLAS

La prevención siempre es la mejor opción, entonces a continuación se indica cómo evitar que le salgan ampollas.

■ **TRATE CON UNA TALONERA.** Las ampollas se forman en la parte trasera del pie cuando la parte del zapato que sostiene el talón roza en el lugar incorrecto, dice el Dr. Cowin. El remedio es bastante sencillo. "Lo único que tiene que hacer es colocar una talonera en su zapato", dice.

■ **CUENTE CON LAS CALCETAS.** Como regla general, evite la moda de no usar calcetines (medias). "A las personas que no usan calcetines, todo el tiempo les están saliendo ampollas en la parte trasera del talón", dice el Dr. Cowin. Él recomienda que los que quieran lucir sus tobillos sin padecer las consecuencias, inviertan en unos "calcetines bajos que sólo queden puestos alrededor del pie".

■ **DESODORICE SUS PIES.** Es menos probable que le salgan ampollas si sus pies se mantienen secos en lugar de húmedos. Una manera de mantenerlos secos es aplicándoles un antitranspirante una vez al día.

■ **COMPRE ZAPATOS EN LA NOCHE.** Sus pies se hinchan durante el transcurso del día, de modo que si compra zapatos en la mañana, puede que le queden chicos después. Para asegurar que sus zapatos nuevos tengan suficiente espacio, cómprelos después del almuerzo. Y cerciórese de que tengan mucho espacio libre alrededor de los dedos de sus pies; cuando esté de pie, debe quedar un espacio del ancho de 1 pulgada (2,5 cm) entre el extremo del zapato y su dedo más largo.

■ **PREVÉNGALAS CON PLANTILLAS.** Las plantillas químicamente tratadas pueden evitar que le salgan ampollas en la planta del pie. Spenco fabrica una versión de plantillas altamente recomendada. Las mejores plantillas son las que se han impregnado con burbujas de nitrógeno, brindan algo de amortiguamiento y ayudan a que el pie se deslice sobre la suela interna del zapato en lugar de que se quede pegado a la misma, dado que esto es una de las causas de ampollas, dice el Dr. Cowin.

■ **OJO CON LOS CALCETINES TUBULARES.** Aunque quizá se sienta tentado a usar aquellas maravillas amorfas sin talón mejor conocidas como calcetines tubulares (*tube socks*), lo mejor es evitarlos. "Yo personalmente no confío en los calcetines tubulares —dice el Dr. Cowin—. Yo creo que nunca quedan bien ajustados. Para prevenir las ampollas, es necesario usar calcetines normales, bien ajustados".

(*Nota*: si encuentra en este capítulo términos que no entiende o que jamás ha visto, favor de remitirse al glosario en la página 604).

PANEL DE EXPERTOS

RICHARD M. COWIN, D.P.M., ES CIRUJANO PODOLÓGICO Y DIRECTOR DE ADVANCED FOOT SURGERY EN LADY LAKE, FLORIDA, Y DIPLOMADO DEL CONSEJO DE CIRUGÍA PODOLÓGICA DE LOS ESTADOS UNIDOS Y DEL CONSEJO DE CIRUGÍA AMBULATORIA DEL PIE DE LOS ESTADOS UNIDOS.

GEORGIANNA DONADIO, PH.D., ES LA DIRECTORA DEL INSTITUTO NACIONAL DE SALUD INTEGRAL, UN PROGRAMA DE CERTIFICACIÓN EN TRATAMIENTOS HOLÍSTICOS PARA PROFESIONALES DE LA MEDICINA.

LA **DRA. AUDREY KUNIN** ES DERMATÓLOGA COSMÉTICA DE KANSAS CITY, MISSOURI Y FUNDADORA DE LA PÁGINA *WEB* EDUCATIVA SOBRE DERMATOLOGÍA WWW.DERMADOCTOR.COM.

JANET MACCARO, PH.D., C.N.C., ES NUTRIÓLOGA HOLÍSTICA Y ASESORA CERTIFICADA EN NUTRICIÓN EN SCOTTSDALE, ARIZONA Y PRESIDENTA DE LA EMPRESA DR. JANET'S BALANCED BY NATURE PRODUCTS.

LA **DRA. SUZANNE TANNER** ES CIRUJANA ORTOPÉDICA DE LOUISIANA CROSSE, WISCONSIN. SE ESPECIALIZA EN MEDICINA DEPORTIVA.

EL **DR. RANDY WEXLER** ES PROFESOR ADJUNTO DEL DEPARTAMENTO DE MEDICINA FAMILIAR DEL CENTRO MÉDICO DE LA UNIVERSIDAD ESTATAL DE OHIO EN COLUMBUS.

Angina de pecho

10 consejos cardioprotectores

Muchas personas confunden los síntomas de la angina de pecho con los síntomas de un ataque al corazón. La angina no es tan seria, pero poco le falta para serlo. Es más bien una señal de advertencia que le está indicando que necesita cuidar su corazón.

La angina ocurre cuando no llega suficiente sangre y oxígeno al corazón, lo cual puede provocar una sensación temporal de náusea o mareo y un ardor o dolor estrujante en el pecho. La angina en sí no es una enfermedad. Es un síntoma de algún problema subyacente, generalmente una enfermedad de las arterias coronarias.

"Cuando tiene una angina crónica que va empeorando (lo que significa que sus episodios se van volviendo más frecuentes o que ocurren al realizar menos actividad), corre un riesgo mucho más elevado de tener un 'evento cardíaco' repentino, como un ataque al corazón o un paro cardíaco repentino —dice el Dr. David M. Capuzzi, Ph.D.—. Por desgracia, hasta un 50 por ciento de las personas que tienen un ataque al corazón no presentan una angina de pecho antes del ataque a modo de advertencia".

Cualquier cosa que aumente la demanda de oxígeno del corazón, como el ejercicio o el estrés emocional, puede provocar un episodio de angina. Esto es especialmente probable si el suministro de sangre al corazón ha disminuido a causa del estrechamiento de uno o más vasos sanguíneos que van hacia el mismo. Los ataques normalmente durante menos de cinco minutos y es poco probable que causen daños permanentes al corazón. Sin embargo, los problemas subyacentes sí pueden poner su vida en peligro.

 CUÁNDO CONSULTAR AL MÉDICO

La mayoría de las personas con angina tienen un tipo de angina llamada angina crónica estable. Esto significa que ocurre de manera predecible, es decir, mientras están haciendo ejercicio o cuando están emocionalmente estresados, y que su dolor dura 5 minutos o menos. La mayoría de los casos de angina crónica estable pueden manejarse fácilmente con medicamentos y cambios en el estilo de vida.

Por otra parte, la angina inestable es mucho más grave. El malestar puede surgir de la nada y puede durar 20 minutos o más.

"Si nota cualquier cambio en el patrón usual de sus episodios de angina —si el dolor o la falta de aliento se intensifican— vaya a la sala de urgencias de inmediato", aconseja el Dr. David M. Capuzzi, Ph.D.

Rumbo al hospital, mastique dos tabletas de aspirina. "La aspirina vuelve la sangre más fina y puede ayudar a disolver los coágulos sanguíneos que pudieran estar bloqueando la circulación de sangre al corazón", dice el Dr. Capuzzi.

El malestar que produce la angina puede aliviarse con nitroglicerina, betabloqueadores u otros medicamentos que sirvan para dilatar las arterias o para satisfacer la demanda de oxígeno del corazón. Además, es esencial que se hagan cambios en el estilo de vida para reducir los episodios de angina y evitar que el problema empeore.

■ **CONTROLE SU COLESTEROL.** Junto con otras sustancias grasosas que hay en la sangre, el colesterol se va acumulando lentamente sobre el revestimiento de las arterias y restringe el flujo de sangre hacia el corazón. Si usted está teniendo episodios de angina, esto probablemente significa que la acumulación de estas sustancias grasosas ya ha llegado a niveles peligrosos, dice el Dr. Howard Weitz.

Mantenga su nivel de colesterol total por debajo de 200. Además, su nivel de lipoproteínas de baja densidad (colesterol LBD o colesterol "malo") idealmente deberá ser menor que 100. "Aparte de tomar medicamentos, reducir su ingesta de grasa saturada y aumentar su consumo de fibra a base de cereales integrales son dos de las maneras más eficaces de controlar el nivel de colesterol", dice la Dra. Christine Gerbstadt, R.D.

La grasa saturada se encuentra principalmente en las carnes grasosas, en los productos lácteos hechos con leche entera (como leche entera, quesos, mantequilla, crema y helado), en los postres grasosos y en alimentos chatarra. Si tiene un nivel elevado de colesterol, limite su consumo de carne roja a cortes magros no más de dos veces por semana y evite los alimentos chatarra hechos con mantequilla u otros tipos de grasas, sugiere la Dra. Gerbstadt.

■ **FAVOREZCA LA FIBRA.** La fibra que se encuentra en los cereales integrales, las legumbres, las frutas y otros alimentos de origen vegetal ayuda a evitar que el colesterol pase a través de la pared intestinal hacia el torrente sanguíneo. Los alimentos ricos en fibra también llenan más a uno, lo que significa que naturalmente se comerá menores cantidades de otros alimentos más grasosos.

■ **COMA MUCHAS FRUTAS Y VERDURAS.** La alimentación baja en grasas y carente de carne no es del agrado de todas las personas, pero para aquellos que sufren de angina, sí es una manera ideal de controlar parcialmente la enfermedad coronaria subyacente. La mayoría de las dietas vegetarianas tienden a ser bajas en grasa y también le brindan una abundancia de antioxidantes. A su vez, estos compuestos químicos ayudan a evitar que el colesterol se pegue a las paredes arteriales.

"La alimentación por sí sola puede hacer que el nivel de colesterol se reduzca hasta en un 20 por ciento —dice el Dr. Weitz—. Al mismo tiempo, su riesgo de sufrir un ataque al corazón disminuye hasta en un 25 por ciento si puede reducir su nivel de colesterol LBD a 100 o menos, lo cual hace que la placa arterial se vuelva más estable y que sea menos probable que se desprenda y forme coágulos. Los pacientes frecuentemente necesitan tanto hacer cambios en su dieta como un medicamento para reducir el nivel de colesterol para lograr esta meta".

■ **MUÉVASE MÁS.** "El ejercicio es un factor muy importante en la prevención de las enfermedades de las arterias coronarias, aunque generalmente nos aseguramos de que las personas también tomen un medicamento apropiado", dice el Dr. Weitz. Procure hacer algún tipo de ejercicio de moderado a intenso, como caminar aprisa durante 30 minutos al día, 7 días a la semana. Si lleva algún tiempo sin hacer ejercicio, empiece caminando tan sólo 5 minutos al día, sugiere la Dra. Gerbstadt, y luego vaya incrementando gradualmente la duración de sus caminatas.

Si ha sufrido de angina, asegúrese de hablar con su médico antes de empezar a hacer ejercicio. Él le aconsejará que vaya adquiriendo gradualmente una mejor condición física, por ejemplo, empezando con caminatas cortas o caminando en agua en una alberca (piscina) e incrementando la intensidad a lo largo de un período de semanas o meses. "Puede agregar la natación a su programa de ejercicio una vez que una prueba basal de unos cuantos meses no muestre señales de angina durante la actividad", dice la Dra. Gerbstadt.

■ **EJERCÍTESE MÁS TARDE.** La mañana puede ser riesgosa para las personas con angina debido a que los niveles de las hormonas responsables de la respuesta de luchar o huir, como el cortisol y la norepinefrina, se elevan durante la noche y llegan a su máximo en la mañana, dice la Dra. Gerbstadt. Los niveles de estas hormonas permanecen elevados más o menos hasta el mediodía, por lo que hacer ejercicio intenso durante la mañana probablemente no sea una buena idea para la mayoría de estos pacientes.

"No salga a correr ni levante objetos pesados ni haga cualquier otro tipo de ejercicio estresante durante la mañana —dice la Dra. Gerbstadt—.

Lo que hace el médico

Durante años, el Dr. Ralph Felder, Ph.D., autor y cardiólogo, ha estado comiendo todos los días lo que él llama los alimentos de los siete años adicionales: vino tinto (5 onzas/150 ml al día), chocolate amargo (2 onzas/56 gramos al día), frutas y verduras (4 tazas al día), pescado (tres raciones de 5 onzas/140 gramos a la semana), ajo (un diente al día) y frutos secos (2 onzas/56 gramos al día). "Coma estos siete alimentos todos los días en las dosis recomendadas y le estará agregando de 5 a 6 años en promedio a su vida", dice. De hecho, un estudio de investigación publicado en la revista médica *British Medical Journal* sugiere que las personas que consumen estos alimentos con regularidad pueden disminuir su riesgo de desarrollar enfermedades cardíacas en más de un 75 por ciento. "El chocolate amargo y las frutas y las verduras reducen la presión arterial. El ajo y los frutos secos disminuyen el nivel de colesterol LBD (o "colesterol malo"). El pescado ayuda a protegerlo de las arritmias cardíacas, la coagulación sanguínea y la inflamación —dice el Dr. Felder—. Combinados, estos alimentos ayudan a proteger el endotelio (el revestimiento similar al teflón que cubre los vasos sanguíneos) y reducen el riesgo de padecer enfermedades cardíacas".

Tómela con calma en la mañana y siga las indicaciones de su médico. Algunas personas que padecen angina de pecho nunca deben levantar pesas pesadas o hacer ejercicios de entrenamiento de fuerza que requieran empujar con fuerza hacia abajo, dado que esto impide que la sangre regrese de otras partes del organismo al corazón, lo cual puede provocar una angina".

■ **NO SE EJERCITE DESPUÉS DE COMER.** Las comidas abundantes, especialmente aquellas que contienen grasas saturadas de carnes grasosas o alimentos fritos, son desencadenantes comunes de la angina porque la sangre que se va al intestino durante la digestión no le está disponible al corazón, explica el Dr. Weitz.

■ **MANTÉNGASE EN UN PESO SALUDABLE.** Esas libritas de más que tienden a acumularse con los años son una carga muy pesada para el corazón. Por una parte, el corazón tiene que trabajar más arduamente para llevar sangre a todo ese tejido corporal excedente. Además, el sobrepeso puede conducir a un nivel elevado de colesterol, el cual dificulta la circulación de la sangre.

■ **HÚYALE AL HUMO.** Ya sea que usted mismo fume o que regularmente esté expuesto al humo de cigarrillo, ahora es el momento de ahuyentar el humo. Fumar incluso un solo cigarrillo hace que temporalmente disminuya el suministro de oxígeno al corazón, lo cual puede provocar una angina dolorosa.

■ **TOME ASPIRINA.** Si su estómago lo aguanta, los expertos generalmente concuerdan en que tomar una aspirina de 81 miligramos al día es una buena protección. No aliviará el dolor de la angina, pero sí disminuirá el riesgo de que se formen coágulos sanguíneos que puedan conducir a un ataque al corazón. De hecho, tomar una aspirina todos los días puede reducir el riesgo de desarrollar enfermedades de las arterias coronarias en un 28 por ciento. "Anteriormente, los doctores solían recomendar dosis más elevadas (hasta de 325 miligramos), pero a estas dosis, generalmente existe un mayor riesgo de hemorragia, dice el Dr. Ralph Felder, y probablemente no valga la pena correr el riesgo.

■ **CUÍDESE CALMÁNDOSE.** El estrés emocional es una parte inevitable de la vida diaria, pero cuando hay mucha tensión y ansiedad, aumenta la demanda de sangre y oxígeno, lo cual puede dar como resultado una angina. Hacer ejercicio con regularidad es una manera excelente de reducir el estrés. Algunas personas meditan. Otras practican yoga o la respiración profunda. Experimente con diversas técnicas para encontrar la que mejor le funcione a usted.

(*Nota*: si encuentra en este capítulo términos que no entiende o que jamás ha visto, favor de remitirse al glosario en la página 604).

PANEL DE EXPERTOS

EL **DR. DAVID M. CAPUZZI, PH.D.,** ES PROFESOR DE MEDICINA, BIOQUÍMICA Y FARMACOLOGÍA MOLECULAR Y ES EL DIRECTOR DEL CENTRO PARA LA PREVENCIÓN DE ENFERMEDADES CARDIOVASCULARES DEL HOSPITAL UNIVERSITARIO THOMAS JEFFERSON EN FILADELFIA.

EL **DR. RALPH FELDER, PH.D.,** ES CARDIÓLOGO.

LA **DRA. CHRISTINE GERBSTADT, R.D.,** ES LA PORTAVOZ NACIONAL DE LA ASOCIACIÓN DIETÉTICA DE LOS ESTADOS UNIDOS Y PRESIDENTA DE NUTRONICS HEALTH.

EL **DR. HOWARD WEITZ** ES DIRECTOR DEL INSTITUTO JEFFERSON DEL CORAZÓN DEL HOSPITAL UNIVERSITARIO THOMAS JEFFERSON Y VICEPRESIDENTE SÉNIOR DEL DEPARTAMENTO DE MEDICINA DE LA UNIVERSIDAD MÉDICA JEFFERSON, AMBOS EN FILADELFIA.

Ansiedad

19 *tips* tranquilizantes

La ansiedad es una reacción natural a algunas de las situaciones más desafiantes de la vida. En dosis pequeñas y ocasionales, puede ser algo bueno, motivándole a cumplir con una fecha límite, aprobar un examen o hacer una presentación bien diseñada. Como parte de lo que se conoce como la respuesta de luchar o huir, la ansiedad desencadena ciertos cambios fisiológicos que le permiten lidiar con situaciones estresantes, sean importantes o triviales. Su frecuencia cardíaca se acelera, empieza a respirar más rápido y sus músculos se ponen tensos para que usted pueda entrar en acción si necesitara hacerlo.

Ahora bien, si su ansiedad se vuelve tan grave que se apodera de su pensamiento y merma su capacidad de funcionar, entonces es posible que usted padezca algún trastorno de ansiedad. Alrededor de 25 millones de estadounidenses padecen estos trastornos, los cuales incluyen los ataques de pánico, los trastornos generalizados de ansiedad, las fobias, el trastorno de estrés postraumático y el trastorno obsesivo-compulsivo. Los trastornos de ansiedad requieren atención médica y a veces, medicamentos.

Millones se encuentran en algún lugar entre estos dos extremos. Se preocupan demasiado pero no padecen un trastorno real. Las personas que viven crónicamente preocupadas son capaces de funcionar

CUÁNDO CONSULTAR AL MÉDICO

Puede ser difícil distinguir la preocupación de la ansiedad. "Si la ansiedad restringe su vida, consiga atención médica", aconseja el Dr. Bernard Vittone. También será necesario que consulte al médico si:

■ Sufre más de un ataque de pánico al mes

■ Se siente nervioso o ansioso la mayor parte del tiempo, particularmente si su preocupación está relacionada con situaciones que no harían que otras personas se sintieran ansiosas

■ Frecuentemente padece insomnio, temblores, mala concentración, músculos tensos o palpitaciones cardíacas

■ Se siente nervioso en situaciones específicas, como cruzar puentes o pasar por túneles

■ Se refugia del miedo o la preocupación tomando fármacos, bebiendo alcohol o comiendo en exceso

■ Está obsesionado o pensando constantemente en el pasado o el futuro

■ Tiene miedo de hacerse daño a usted mismo o a los demás

a diario, pero su ansiedad les deteriora la salud emocional y física. El Dr. Edward M. Hallowell lo llama "preocupación tóxica persistente".

"Prácticamente nos entrenamos para preocuparnos, lo cual sólo refuerza el hábito —dice el Dr. Hallowell—. Las personas que viven constantemente preocupadas a menudo se sienten vulnerables si no se están preocupando por algo".

Pero sí hay una buena razón para que dejen de hacerlo. La preocupación excesiva, o ansiedad, se relaciona con un mayor riesgo de sufrir depresión, enfermedades cardíacas y otras afecciones médicas.

A continuación nuestros expertos le dan algunas sugerencias para que deje de preocuparse en exceso.

■ **RESPIRE LENTO Y PROFUNDO.** Cuando está ansioso, tiende a dejar de respirar o a respirar con demasiada rapidez o con poca profun-

didad, y eso hace que se sienta aún más ansioso. "La regulación de la respiración es una medida antiansiedad sorprendentemente eficaz", dice el Dr. Bernard Vittone. Él recomienda inhalar lentamente por la nariz mientras se aprieta una fosa nasal, mantener la respiración durante alrededor de 10 segundos y finalmente exhalar lentamente por la boca. Luego, se repite el proceso mientras aprieta la otra fosa nasal. Para cerciorarse de que esté respirando correctamente, ponga una mano sobre su diafragma, justo por debajo de su tórax. Sienta cómo se eleva con cada inhalación y cómo desciende con cada exhalación. Practique esta técnica con regularidad a lo largo del día durante alrededor de un minuto a la vez o cada vez que se esté sintiendo ansioso.

■ **ENTRE EN CONTACTO.** Entre más aislado se sienta, más probable será que se preocupe, dice el Dr. Hallowell, quien recomienda una dosis diaria de contacto humano. Vaya a un restaurante, al supermercado o una biblioteca e inicie una conversación con alguien. Llámele por teléfono a un amigo o pariente. Sentirse conectado disminuye la ansiedad, dice.

■ **MEJOR MEDITE.** Realice algún tipo de actividad meditativa durante al menos 15 minutos, tres o cuatro veces al día. Los estudios de investigación han demostrado que la meditación puede disminuir significativamente la ansiedad. Encuentre un lugar callado, despeje su mente y relájese activamente, dice el Dr. Vittone. "Centre su atención en un mantra, haga que su mente se convierta en una pizarra en blanco o cualquier otra cosa que le funcione".

Curas culinarias

Para calmarse antes de irse a la cama, tómese un vaso de leche tibia. "Este antiguo remedio tradicional de beber leche tibia en realidad sí ayuda", dice el Dr. Bernard Vittone. La leche contiene el aminoácido triptófano, que puede provocar un cierto grado de relajación. La infusión de manzanilla es otros remedio tradicional para aliviar la ansiedad y se han obtenido pruebas en estudios realizados en tubos de ensayo que indican que esta hierba contiene compuestos que producen una acción calmante. Los expertos recomiendan beber una taza de la infusión al menos tres veces al día.

Cómo elegir un terapeuta

El Dr. Edward M. Hallowell ofrece estos *tips* para elegir un profesional en salud mental, por ejemplo, un trabajador social clínico con licencia, un psicólogo o un psiquiatra. Para empezar, consulte a dos o tres profesionales con licencia que tengan una buena reputación en su comunidad. Tenga presentes las siguientes preguntas cuando se entreviste con cada uno de ellos.

■ ¿Tiene un temperamento agradable y un buen sentido del humor?

■ ¿Se siente tranquilo cuando está en su presencia?

■ ¿Muestra un deseo sincero de tratar de entenderlo y ayudarlo?

■ ¿Lo trata con dignidad y respeto?

■ ¿Es honesto, amable y no defensivo?

■ ¿Está dispuesto a explicarle su método, incluidas sus estrategias, sus metas y la duración del tratamiento?

■ ¿Lo hace sentirse aceptado?

■ ¿Puede comprender sus antecedentes y herencia cultural, en caso de que sean relevantes?

■ ¿Lo trata como un igual o como si usted fuera una persona llena de errores o defectuosa?

■ ¿La mayoría de las veces se va de las sesiones sintiéndose más esperanzado y con mayor control sobre su vida?

■ ¿Siente que el terapeuta entiende su dolor?

■ ¿Se siente seguro revelándole sus sentimientos más profundos y sabiendo que los va a mantener en confidencia?

■ ¿Le deja tareas a realizar entre cada sesión?

Cuando esté conversando con terapeutas potenciales, tenga presente que los estudios de investigación han demostrado que tanto el estilo personal de un terapeuta, como por ejemplo su capacidad para tener empatía, es más importante en la determinación del éxito terapéutico que la preferencia teórica o la elección de técnicas del profesional, explica el Dr. Hallowell.

Estos *tips* también sirven si está buscando ayuda para la depresión, los síntomas de la cual a menudo van entrelazados con aquellos de la ansiedad u otros trastornos mentales serios. (Para mayor información acerca de la depresión, vea la página 127).

■ **PIENSE EN EL PRESENTE.** Preste atención a lo que esté ocurriendo en este momento y no a lo que haya ocurrido en el pasado ni a lo que pudiera ocurrir en el futuro. Tome 1 día, 1 hora o incluso 1 minuto a la vez, dice el Dr. Vittone.

■ **ENTRE EN ACCIÓN.** No sea una víctima pasiva, dice el Dr. Hallowell. Si, por ejemplo, le preocupa su trabajo, su salud o sus finanzas, elabore un plan para resolver problemas potenciales. Abra una cuenta de ahorros o haga una cita con su jefe para hablar de su desempeño en el trabajo. El hecho de actuar reduce la ansiedad.

■ **SEA REALISTA.** O al menos, infórmese bien, dice el Dr. Hallowell. La preocupación exagerada a menudo nace de una falta de información. Si el director de su empresa no lo saluda cuando se cruza con él en el pasillo, quizá usted empiece a preocuparse de que no esté haciendo bien su trabajo. Pero tal vez el director haya estado pensando en algún asunto personal y ni siquiera se haya percatado de su presencia.

■ **ELIMINE LOS ESTÍMULOS.** Las personas que son muy ansiosas necesitan disminuir la estimulación, dice el Dr. Vittone. Elimine algunas de las cosas que exijan su atención. Apague el radio de su auto, no conteste el teléfono cuando esté en casa, tómese un descanso para salir de la oficina a almorzar. . . y no se lleve su teléfono celular.

■ **NIÉGUESE LAS NOTICIAS.** Apague su televisor. Deje el periódico matutino en el porche. Dejar de enterarse de las noticias durante unos cuantos días puede disminuir la sensación de ansiedad y aminorar las preocupaciones personales.

■ **VISLUMBRE LO PEOR.** Pregúntese, "¿Qué es lo peor que podría pasar?" "¿Qué tan malo sería?" "¿Cuál es la probabilidad de que eso ocurra?"

Lo peor que puede suceder generalmente no es tan malo, dice el Dr. Vittone. Además, rara vez ocurre. Más adelante, quizá hasta se pregunte por qué se molestó en preocuparse por eso.

■ **ANÓTELO.** Llevar un diario o escribir sus preocupaciones en papel puede ayudarle a mirarlas desde otro punto de vista y a liberarlo para que pueda idear soluciones, dice el Dr. Vittone.

■ **PREPÁRESE PARA LA CAMA.** Es decir, en la noche. "Dése un tiempo para descansar y relajarse", dice el Dr. Vittone. Tómese de 30 a 50 minutos para hacer algo tranquilo y no estresante antes de irse a acostar. Lea una novela ligera, mire

Lo que hace el médico

El Dr. Bernard Vittone, quien se considera como un hombre "más ansioso que la persona común", elimina la preocupación haciendo ejercicio durante 30 a 40 minutos cada día después del trabajo. También trata de visualizar su ansiedad como una energía que le ayuda a realizar su trabajo de mejor manera y con mayor eficiencia. Además, se toma pequeños descansos para meditar y despejar su mente.

Si usted sufre de ansiedad, él sugiere que haga ejercicio durante al menos media hora cada día. Pruebe correr, andar en bicicleta, caminar o nadar. La acción repetitiva de estas actividades produce el mismo efecto calmante de la meditación. Por supuesto, el yoga y los estiramientos también son buenas opciones. Entre más vigoroso sea el ejercicio, mayor será la cantidad de ansiedad que podrá eliminar de su organismo.

Córtele a la cafeína

Nada es peor para la ansiedad que la cafeína, dice el Dr. Bernard Vittone. La cafeína, que se encuentra en bebidas como el café, el té negro y las gaseosas de cola, así como en ciertos medicamentos como el *Excedrin*, afecta a los neurotransmisores del cerebro, causando ansiedad. Los estudios de investigación han demostrado que las personas que están predispuestas a la ansiedad y aquellos que sufren de trastornos de pánico son especialmente sensibles a los efectos de la cafeína.

La cafeína es engañosa, dice el Dr. Vittone. Por ejemplo, cuando usted se toma una taza de café, es más probable que se sienta más enérgico durante una hora después de habérsela tomado. Pero de dos a doce horas después de eso, la cafeína empieza a surtir el efecto de producir ansiedad. Debido a esta reacción retrasada, las personas rara vez vinculan su ansiedad con el cafecito mañanero.

Si usted consume mucha cafeína, haga esta prueba: absténgase de consumir café y otros alimentos que contengan esta sustancia durante dos semanas. Luego, bébase tres tazas de una sola sentada y observe cómo se siente. Es probable que note una mayor tensión muscular, preocupación, nerviosismo o aprensión varias horas después.

"Yo realmente soy partidario de que estas personas traten de eliminar la cafeína por completo", dice el Dr. Vittone. Si eso es mucho pedir, entonces limite su consumo a una taza al día de café, té negro o gaseosas de cola.

---

un programa cómico en la televisión o dése un baño de tina con agua tibia. Evite realizar tareas activas como los quehaceres domésticos.

■ **RÍASE DE USTED MISMO.** Vea sus preocupaciones desde otro punto de vista. Pregúntese: "¿Qué tiene de cómico esta situación?" "Cuando me acuerde de esto en dos años, ¿me estaré riendo?"

Si podemos encontrar el humor en una situación, inmediatamente se disipa la amenaza, dice el Dr. Vittone.

■ **COMPARTA SUS PREOCUPACIONES.** Nunca se preocupe solo. "Cuando hablamos de nuestras preocupaciones, se disipa su toxicidad", dice el Dr. Hallowell. Hablar de nuestras preocupaciones nos ayuda a encontrar soluciones y nos permite darnos cuenta que no son tan agobiantes como creíamos.

■ **APRENDA A SOLTAR.** Las personas que crónicamente se están preocupando por algo tienen dificultades para soltar. Quizá usted se aferre a una preocupación como si al hacerlo, el problema se fuera a solucionar, dice el Dr. Hallowell. No se solucionará. Entonces entrénese para soltar. Él sugiere hacer algún tipo de meditación o visualización, usando su propia técnica. Una paciente "ve" sus preocupaciones en la palma de su mano y luego les sopla para que se las lleve el viento. Otra se ducha y "observa" cómo sus pre-ocupaciones se van por el desagüe. "No se sienta como un fracaso si al principio no puede hacerlo", dice. Siga practicando.

■ **CONSIÉNTASE MENOS.** Deje de tratarse como si fuera una persona frágil. Si usted cree que es frágil, entonces esta creencia se convierte en una profecía autocumplidora. En vez, aprenda a convertir la ansiedad en un estímulo en lugar de un impedimento. Por ejemplo, si está a punto de dar un discurso, imagínela como una situación emocionante en lugar de amenazadora.

■ **ENCUENTRE EL RETO.** La ansiedad a menudo surge cuando las personas están tratando de cumplir con demasiadas responsabilidades. En vez de ver su vida ajetreada como algo negativo, imagínela como una vida llena de acción, enriquecedora o desafiante. Por ejemplo, si actualmente está educando a sus hijos, considere que algún día va a extrañar su presencia en casa. La manera en que interpreta las cosas marca toda la diferencia del mundo, dice el Dr. Vittone.

■ **EVITE EL ALCOHOL.** La cerveza, el vino y otras bebidas alcohólicas pueden empeorar la ansiedad. "El alcohol disminuye la ansiedad cuando inicialmente se lo toma —dice el Dr. Vittone—. Pero cuando va desapareciendo este efecto inicial, produce el efecto contrario". Las personas a menudo se sienten más ansiosas el día después de una noche en la que bebieron mucho, dice. Evite el alcohol o limite su consumo a una o dos bebidas al día.

(*Nota*: si encuentra en este capítulo términos que no entiende o que jamás ha visto, favor de remitirse al glosario en la página 604).

PANEL DE EXPERTOS

EL **DR. EDWARD M. HALLOWELL** ES PSIQUIATRA Y FUNDADOR DEL CENTRO HALLOWELL DE SALUD COGNITIVA Y EMOCIONAL EN SUDBURY, MASSACHUSETTS Y EN LA CIUDAD DE NUEVA YORK.

EL **DR. BERNARD VITTONE** ES PSIQUIATRA Y FUNDADOR DEL CENTRO NACIONAL PARA EL TRATAMIENTO DE FOBIAS, ANSIEDAD Y DEPRESIÓN DE WASHINGTON, D. C.

Arrugas

17 ideas para cortarles el paso a los años

La calidad de muchos tipos finos de vino y whisky de malta escocés mejora espectacularmente con el añejamiento. Por desgracia, eso no ocurre con nuestra piel, la cual va perdiendo humectación, elasticidad y resistencia a medida que envejecemos, provocando la aparición de arrugas.

La piel está sujeta a dos tipos de envejecimiento, dice Coyle S. Connolly, D.O. El primer tipo, el envejecimiento intrínseco, está genéticamente programado. No hay mucho que se pueda hacer al respecto sin la ayuda de un dermatólogo. El segundo tipo, el envejecimiento extrínseco o fotoenvejecimiento, es el resultado de los daños provocados principalmente por un exceso de exposición a la luz solar.

Usted puede combatir el fotoenvejecimiento paso a paso tomando decisiones inteligentes. Esto es lo que los expertos aconsejan para evitar que las arrugas —aquellos recordatorios del millaje que marca su propio odómetro personal— cobren un precio demasiado alto en su piel.

■ **DUERMA BOCA ARRIBA.** Dormir sobre uno u otro costado o boca abajo con la cara sobre la almohada causa arrugas, dice el Dr. Connolly. Algunas personas que duermen boca abajo desarrollan un pliegue diagonal sobre la frente, por encima de las cejas. Dormir boca arriba puede eliminar este problema.

■ **SOSTENGA LA CABEZA EN ALTO.** No deje que se le forme el hábito de sostenerse la cabeza con las manos. La presión constante puede causar arrugas, dice el Dr. Connolly.

■ **USE ANTEOJOS OSCUROS.** Una área verdaderamente problemática para las arrugas es la zona que rodea a los ojos. Estas arrugas,

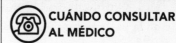

CUÁNDO CONSULTAR AL MÉDICO

A menudo se recomiendan un tratamiento activo del cutis para las arrugas. Las cremas activas para el cuidado de la piel contienen uno o más de seis ingredientes que hacen algo más que sólo humectarla. También ayudan a disminuir las arrugas, hacen que la piel luzca más brillante y más joven y estimulan a los fibroblastos (las células del tejido conectivo que fabrican el colágeno), lo cual ayuda a reducir las arrugas finas y las manchas.

El uso de un "agente activo" ayuda a hidratar la piel, dice la Dra. Audrey Kunin. Si su cutis se siente seco incluso después de usar una crema activa con filtro solar, agregue un humectante a su tratamiento, dice.

Los ingredientes que deben contener dichos productos son vitamina C, péptidos de cobre GHK (*Neutrogena Visibly Firm*), ácido glicólico (*Total Skin Care Glycolic Gel*), N6-furfuriladenina (*Kinerase* en crema o loción), ácido alfa-lipoico (*Z. Bigatti Re-Storation Deep Repair Facial Serum*) y tretinoína, un derivado de la vitamina A (*RoC Retinol ActifPur Anti-Wrinkle Treatment*).

llamadas patas de gallo, a menudo salen por entrecerrar los ojos. Una manera de evitarlas o lograr que se vuelvan menos pronunciadas es usando anteojos oscuros cada vez que salga de casa. Un par de anteojos con protección para rayos ultravioleta también puede proteger sus ojos de un tipo de melanoma que se puede formar en la parte trasera del ojo, dice la Dra. Audrey Kunin.

■ **RELAJE SU ROSTRO.** Fruncir el ceño o sonreír demasiado, o cualquier otra expresión facial que se repita con demasiada frecuencia, hace que las arrugas se vuelvan más profundas.

Por esta misma razón, los expertos aconsejan que no haga ejercicios faciales. Estos ejercicios hacen que crezcan los músculos faciales al igual que los *curls* de bíceps hacen que crezcan los bíceps, dice la Dra. Kunin. Los movimientos normales que se repiten a diario ya provocan suficientes arrugas. Sonreír hace que le salgan patas de gallo, fruncir el ceño hace que le salgan arrugas profundas en el entrecejo y levantar las cejas para poner cara de sorpresa hace que le salgan líneas horizontales a lo largo de la frente.

■ **DEJE DE ECHAR HUMO.** El tabaquismo hace que su piel envejezca más aprisa, dice el Dr. Connolly. Y por varias razones. Le quita oxígeno y nutrientes importantes a su cutis y además, daña las fibras de colágeno que hacen que la piel se mantenga firme y elástica. Las acciones de fruncir constantemente la boca para inhalar y de entrecerrar los ojos para que no les entre el humo contribuyen aún más a las arrugas prematuras. Pero la piel de su rostro no es la única que padece las consecuencias del tabaquismo. Un estudio de

investigación recientemente realizado en la Universidad de Michigan sugiere que el tabaquismo está vinculado con el envejecimiento de la piel, incluso con la que se encuentra en la parte interna de los brazos.

■ **PROTÉJASE DEL SOL.** La mayoría de las arrugas son el resultado de una exposición excesiva a la luz solar. El bronceado de hoy conduce a las arrugas de mañana, ya sea que se broncee bajo techo o al aire libre. "Evidentemente, la exposición excesiva a la luz solar aumenta la probabilidad de que le salgan arrugas", dice la Dra. Kunin. Use un filtro solar, de preferencia alguno que tenga un factor de protección solar (FPS) de 30 y con protección contra los rayos ultravioleta (UV) A y B (también conocido como filtro solar de amplio espectro). La Dra. Kunin recomienda los productos que contengan *titanium oxide* (óxido de titanio) u *zinc oxide* (óxido de cinc).

El Dr. Connolly concuerda vehementemente con esto: "Es importantísimo usar un filtro solar todos los días. Esto significa que también debe usarlo en días nublados y durante los meses de invierno, no sólo en el verano". Apliquese el filtro solar a primera hora de la mañana siempre que vaya a salir de casa, incluso en días nublados. Si tiene la piel seca, busque algún filtro solar que contenga un humectante, el cual hará que se le rellene el cutis y ayudará a prevenir que se le reseque demasiado, dice el Dr. Connolly.

■ **LAVE SU ROPA CON FILTRO SOLAR.** *Rit Sun Guard* es un producto que se agrega a la lavadora de ropa y que sirve para proteger su piel de la luz solar. "Este producto aumenta la capacidad que tiene la tela de evitar que los rayos UV lleguen a la piel y le brinda un factor de protección solar equivalente al que le brindaría un filtro solar con FPS de 30", dice la Dra. Kunin.

Simplemente agréguelo al ciclo de lavado y luego enjuague y seque la ropa de la manera en que usualmente lo hace. Un tratamiento con *Rit Sun Guard* sirve para más de 20 lavadas, dice la Dra. Kunin. "Normalmente, la ropa tiene un factor de protección solar de 4, lo cual no sirve para nada cuando se trata de filtrar los rayos UVA que son más largos. Si bien estos rayos no causan quemaduras solares como los rayos UVB, sí es más probable que a la larga causen los daños que se relacionan con las arrugas y el cáncer de piel", dice.

■ **EVITE LAS CAMAS DE BRONCEADO.** Veinte minutos en una cama de bronceado equivale a estar todo un día en la playa sin filtro solar. Olvídelas por completo para evitar que le dañen la piel, sugiere la Dra. Kunin. "Si quiere lucir un bronceado, utilice alguna loción autobronceadora o apliquese un polvo bronceador encima de su maquillaje", dice.

■ **USE UN SOMBRERO.** Ya sea que vaya a ir a la playa o a pasar un largo rato bajo el sol de mediodía, póngase un sombrero con un ala de 4 pulgadas (10 cm) de ancho para que el sol no le pegue en la cara ni en el cuello, dice la Dra. Kunin.

Pero evite los sombreros de paja de tejido abierto sin revestimiento interno. Estos permiten que los rayos del Sol penetren directamente a través del sombrero. Además, tenga presente que las gorras de béisbol no le protegen los oídos, la parte trasera del cuello y ni siquiera la mayor parte de su rostro cuando está bajo el sol intenso.

Elija un sombrero con una visera extra larga y revestido con tela que lo proteja del sol, dice la Dra. Kunin. "Este tipo de sombreros le dan la protección adicional que necesita para limitar la probabilidad de que le salgan arrugas".

■ **SÁLGASE DEL SOL DE MEDIODÍA.** Esto significa de 10:00 a.m. a 4:00 p.m. durante la primavera, el verano y el otoño, y de 10:00 a.m. a 2:00 p.m. durante el invierno. Estas son las horas pico durante las cuales la radiación ultravioleta está a su máximo nivel.

■ **RESGUÁRDESE EN LA SOMBRA.** Las arrugas son causadas por una exposición excesiva al sol. Por lo tanto, es importante que periódicamente se vaya a resguardar a la sombra durante los días soleados. Cuando esté en la playa o en su patio trasero, siéntese debajo de una sombrilla grande. Cuando esté de excursión o nadando en el agua, si no hace demasiado calor, use ropa de tejido apretado, ya que ayuda a que los rayos UV no lleguen a su piel.

■ **USE UN HUMECTANTE.** Si tiene la piel seca, el uso diario de un humectante puede rellenarle la piel y ocultar temporalmente las arrugas más pequeñas que se forman sobre la superficie, dice el Dr. Connolly. "No es una solución a largo plazo para las arrugas, pero sí hará que su piel luzca más saludable".

■ **CÚBRALAS CON "C".** Apliquese diariamente una crema o ungüento tópico que contenga vitamina C. Usted notará una mejoría considerable en la calidad general de su piel, dice el Dr. Connolly. "Las cremas con vitamina C ayudan a formar colágeno y eliminan los radicales libres, los cuales dañarán su piel o provocarán la aparición de arrugas si no se les atiende", dice. Las cremas y los ungüentos con vitamina C se venden sin receta y están disponibles en muchas farmacias.

■ **RECURRA AL RETINOL.** Aplíquese una crema con retinol en la noche para rellenar las arrugas. Las cremas con retinol son menos fuertes y más delicadas que aquellas que contienen *Retin-A*, las cuales sólo se venden con receta médica, dice el Dr. Connolly. También es posible que le resequen un poco la piel, entonces úselas sólo cada tercera noche si empieza a notar un enrojecimiento o resequedad excesivos, agrega.

■ **EXFOLIE LAS CÉLULAS MUERTAS.** Los alfa-hidroxiácidos (AHA), los cuales se encuentran en las plantas y las frutas, también son un ingrediente de ciertas cremas, lociones y geles. Estos compuestos exfolian las células muertas de la superficie de la piel para dejar al descubierto las células más jóvenes que están debajo de esta capa. Y además rellenan las áreas que causan arrugas. El ácido glicólico (*glycolic acid*) es el AHA más común y hay versiones de productos con AHA sin fragancia para la piel sensible que rodea los ojos.

Si su piel es demasiado sensible para los AHA, puede probar algún producto con beta-hidroxiácidos (BHA), como el ácido salicílico (*salicylic acid*). Este compuesto se usa como ingrediente en humectantes y limpiadores y exfolia la piel al igual que un AHA pero sin causar tanta irritación.

■ **CONSUMA PESCADO Y LINO.** Dos ajustes en su alimentación pueden ayudarle a mantener bien humectada la piel. Coma pescados como el salmón, la trucha, las sardinas y el atún, los cuales son ricos en ácidos grasos omega-3, al menos dos veces a la semana, para ayudar a humectar la piel seca. El aceite de lino (linaza), que también está repleto de ácidos grasos omega-3, se puede mezclar con el jugo de fruta o se puede agregar a las ensaladas y verduras. Es perecedero, por lo que deberá mantenerlo en refrigeración.

■ **PÓNGASE UN POCO DE PAPAYA.** Trate de usar la cáscara de papaya (fruta bomba, lechosa) dos veces al mes. Las mismas enzimas que digieren las proteínas y que hacen que esta fruta tropical sea un buen agente digestivo también pueden digerir la capa externa de la piel. Muela 2 cucharadas de papaya lavada y pelada en un procesador de alimentos y agréguele 1 cucharada de copos de avena secos (los copos de avena ayudan a eliminar la suciedad de la piel). Aplíquese esta mezcla sobre el cutis limpio y déjela reposar durante 10 minutos. Luego, retírela con una toallita para la cara mojada, haciendo movimientos circulares hacia afuera.

(*Nota*: si encuentra en este capítulo términos que no entiende o que jamás ha visto, favor de remitirse al glosario en la página 604).

PANEL DE EXPERTOS

COYLE S. CONNOLLY, D.O., ES DERMATÓLOGO Y PROFESOR CLÍNICO ADJUNTO DE LA UNIVERSIDAD DE MEDICINA OSTEOPÁTICA DE FILADELFIA Y PRESIDENTE DE CONNOLLY DERMATOLOGY EN LINWOOD, NUEVA JERSEY.

LA **DRA. AUDREY KUNIN** ES DERMATÓLOGA COSMÉTICA EN KANSAS CITY, MISSOURI Y FUNDADORA DE LA PÁGINA *WEB* EDUCATIVA SOBRE DERMATOLOGÍA WWW.DERMADOCTOR.COM.

Asma

29 recomendaciones para respirar tranquilo

Quizá usted piense que el asma es una enfermedad de la infancia y no una que represente un gran problema para los adultos. No obstante, de los 22 millones de estadounidenses que padecen asma, sólo 9 millones son niños. En los Estados Unidos, cada día acuden 5.000 personas a la sala de urgencias, 1.000 se hospitalizan y 11 fallecen a causa del asma.

Por supuesto, las personas que sufren de asma no siempre tienen que internarse en un hospital. El asma puede causar síntomas ocasionales y de corta duración, como falta de aliento, tos o respiración sibilante. Pero a menos que esté bien controlada, puede interferir sutilmente con sus actividades normales y salirse de control con mucha rapidez. De hecho, una persona con "asma leve" puede tener un ataque mortal.

El asma ocurre cuando las vías aéreas principales de los pulmones, llamadas bronquiolos, se inflaman y se vuelven exageradamente sensibles a ciertos factores provocadores. Durante los ataques, los pulmones producen moco adicional y las paredes de los bronquiolos se estrechan, dificultando la respiración.

Aún no existe una cura, pero casi todas las personas que sufren de asma pueden reducir drásticamente —y quizás hasta eliminar— los síntomas. Si actualmente está tomando medicamentos para el asma, es posible que pueda disminuir su dosis o frecuencia en más de un 50 por ciento si lleva un estilo de vida conducente a controlarla, dice el Dr. Thomas F. Plaut.

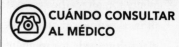

CUÁNDO CONSULTAR AL MÉDICO

Los síntomas del asma a menudo son sutiles al principio, pero pueden volverse mucho más serios en muy poco tiempo. Informe a su médico de cualquier cambio en sus patrones usuales de respiración.

También será necesario que consulte a su médico si su dificultad para respirar, tos o falta de aliento empeora después de tomar su medicamento de rescate. Esto significa que el asma no está bien controlada y que usted corre un mayor riesgo de tener un ataque más serio.

A continuación están algunas de las tácticas que recomiendan los doctores.

■ **AVERIGÜE SI TIENE ALERGIAS.** Más del 70 por ciento de los adultos que padecen asma tienen alergias que desencadenan o empeoran sus síntomas. "Todas las personas que diariamente toman medicamentos para el asma necesitan averiguar si tienen alergias", dice el Dr. Plaut. Recuerde los momentos en que le hayan aparecido los síntomas y qué era lo que estaba haciendo entonces. Cualquier patrón que pueda identificar podría ayudar a indicarle si usted tiene una alergia. Quizá sea una buena idea que lleve un diario para anotar cualquier cosa relacionada con el asma. Un alergista certificado puede identificar los alérgenos a los que usted es sensible mediante la elaboración de un historial clínico detallado y haciéndole pruebas en la piel para ver su reacción a alérgenos inhalados, entre ellos el polen (de árboles, pastos, hierbas), el moho, el ácaro de polvo, las cucarachas y la caspa de las mascotas, dice el Dr. David Lang.

■ **SOSPECHE DE LOS SULFITOS.** Comúnmente se sospecha, pero rara vez se confirma, que las alergias alimentarias son un factor relevante en el asma, dice el Dr. Lang. Generalmente, las alergias que tienen influencia en los síntomas del asma son las causadas por alérgenos inhalados. Dicho lo anterior, se calcula que del 5 al 10 por ciento de las personas asmáticas sufren de una sensibilidad a los sulfitos, unas sustancias que a menudo se agregan al vino, a la cerveza, a la fruta deshidratada y a los alimentos congelados.

■ **PROCURE EVITAR EL POLEN.** Es uno los principales factores desencadenantes del asma. Las plantas se polinizan durante temporadas específicas del año, de modo que una vez que sepa cuáles tipos de polen son los que le disparan el asma, tome medidas para evitarlos. Quédese adentro de 5:00 a.m. a 10:00 a.m. y en días secos, calurosos y con mucho viento, cuando el conteo de polen tiende a estar al máximo. Durante los meses calurosos, mantenga las ventanas cerradas y prenda el aire acondicionado en su casa. Estas dos medidas pueden hacer que disminuya el conteo de polen en el interior de su casa hasta en un 90 por ciento o más, dice el Dr. Lang. El aire acondicionado también elimina la alta humedad en el interior de su casa, la cual promueve la proliferación de moho y ácaros de polvo.

El polen de la ambrosía es el alérgeno de polen más común para los estadounidenses. La temporada de esta planta va de agosto a noviembre y generalmente llega a su máximo nivel a principios o mediados de septiembre. Consulte un periódico o programa televisivo de su localidad para verificar los conteos diarios de polen y así poder determinar cuándo es mejor que no salga.

■ **VENTILE SU BAÑO.** El moho es un factor desencadenante común de asma y prolifera en los baños y otras áreas donde hay mucha humedad. Por lo tanto, es esencial que estas zonas cuenten con una buena ventilación. Prenda el ventilador de su baño cada vez que se bañe o se duche para disminuir la humedad que el moho necesita para crecer.

El uso de un jalador para quitar el agua de los azulejos del baño es una estrategia maravillosa para prevenir el moho que sólo le llevará alrededor de 30 segundos, dice el Dr. Plaut.

■ **BAÑE A SUS MASCOTAS CADA SEMANA.** Los perros y los gatos están llenos de caspa, que es una combinación de células de la piel y proteínas alergénicas que pueden provocar ataques de asma. Algunas personas que sufren de asma y que tienen mascotas podrían descubrir que son alérgicas a la caspa y en algunos casos, la única solución es sacar a la mascota de la casa. Cuando menos, bañe a su mascota cada semana, con o sin champú, para disminuir la caspa. Y no permita que su mascota entre a su recámara (dormitorio), dice el Dr. Lang.

■ **ABRA LA VENTANA CUANDO COCINE.** Los olores fuertes —por ejemplo, un sartén para freír humeante o los aceites acres de la cebolla y el ajo— pueden irritar las vías respiratorias y desencadenar ataques de asma. Abra las ventanas durante los meses en los que el conteo de polen sea bajo o utilice un extractor cuando cocine para que se salgan estos olores.

■ **INSTALE PURIFICADORES DE AIRE.** Durante los meses fríos, los sistemas de calefacción central hacen que circule polvo por toda la casa. Una de las mejores maneras de controlar esto es instalando purificadores eléctricos de aire en lugar de usar los filtros estándares para calefactores, dice el Dr. Plaut. Estos dispositivos se pueden conseguir a través de compañías que se dedican a instalar sistemas de calefacción (*heating contractors*) y actúan casi como si fueran imanes de polvo. En inglés se llaman *electronic air cleaners*.

■ **DISMINUYA SU EXPOSICIÓN A LOS ÁCAROS DE POLVO.** Pese a su nombre, estas criaturas microscópicas se alimentan de las células de piel muertas que hay en su casa. Cuando mueren, sus cuerpos se secan y se convierten en polvo. Son potentes desencadenantes de asma y debido a que a las personas diariamente se les desprenden millones de células de piel, los ácaros de polvo son difíciles de eliminar. Pero sí se pueden disminuir.

Lave las sábanas, las fundas de almohadas y las toallas de baño al menos una vez a la semana en agua que esté a una temperatura de cuando menos 130°F (54,5°C) para matar tanto los ácaros adultos como sus huevecillos, dice el Dr. Plaut.

"También es importante enfundar las almohadas, los colchones y las bases de cama con cubiertas que estén hechas específicamente para actuar como barrera contra el ácaro de polvo. Estas cubiertas se consiguen en las tiendas que venden artículos para personas alérgicas", agrega. Algunas de las compañías que venden estos productos son American Allergy Supply, National Allergy Supply y Allergy Control Products.

Curas culinarias

 Si usted o cualquier miembro de su familia tiene asma, incluya pescado en el menú al menos dos veces por semana.

Los pescados grasosos como el atún, el salmón y la caballa (escombro) contienen grasas beneficiosas llamadas ácidos grasos omega-3. El asma es una enfermedad inflamatoria y estos ácidos grasos ayudan a mitigar los muchos procesos del cuerpo que generan inflamación.

■ **INVIERTA EN UN BUEN FILTRO DE AIRE.**
Un buen purificador de aire, idealmente uno que tenga un filtro de alto rendimiento para partículas en suspensión (*HEPA filter*), realmente puede ayudar a eliminar los alérgenos del aire en el interior de su casa, dice el Dr. Elson Haas.

■ **ELIMINE LAS PLAGAS.** Los estudios de investigación han demostrado que las cucarachas —que proliferan en las mismas regiones que los humanos— pueden provocar asma. Al igual que los ácaros de polvo, los cadáveres secos y las heces fecales de las cucarachas se convierten en polvo y pueden desencadenar un episodio de asma, dice el Dr. Plaut.

Es muy difícil eliminar las cucarachas, incluso aunque mantenga su casa rechinando de limpia. Una de las maneras más seguras de controlar las cucarachas es espolvoreando ácido bórico en las áreas donde se congregan, por ejemplo, alrededor de las tuberías de drenaje o a lo largo de la base de los muebles de cocina y baño.

"Si lo puede evitar, es mejor que no contrate a un exterminador para que fumigue su casa", dice el Dr. Plaut. Los vapores pueden irritar las vías aéreas durante varios días, lo cual hará que empeoren los síntomas del asma. Muchas personas asmáticas son muy sensibles a la exposición a sustancias químicas en la casa y la oficina, agrega el Dr. Haas.

■ **PROHIBIDO FUMAR.** El humo del cigarrillo es extremadamente irritante. No sólo desencadena ataques de asma sino que también puede aumentar el riesgo de sufrir asma en niños. Si fuma, aproveche los parches de nicotina, los medicamentos que se venden con receta o los programas para dejar de fumar. Hágales saber a los demás que está prohibido fumar en su casa.

■ **FAVOREZCA LOS FLAVONOIDES.** Combata la inflamación que acompaña al asma al comer alimentos ricos en flavonoides, que son unos pequeños cristales que se encuentran en la cebolla, la manzana, el arándano y la uva que les confieren sus tintes azulados, amarillentos o rojizos. Los flavonoides no sólo fortalecen las paredes de los vasos capilares, sino que también son antioxidantes, por lo que ayudan a proteger las membranas de las vías respiratorias de los daños causados por la contaminación. Coma un par de raciones de alimentos ricos en flavonoides todos los días.

■ **TOME ACEITE DE PESCADO.** Algunos estudios de investigación preliminares han demostrado que las dietas que incluyen ciertos ácidos grasos llamados ácido gama-linolénico y ácido eicosapentaenoico —los cuales se encuentran en pescados grasosos como el salmón, las sardinas, el atún y la caballa (escombro)— pueden mejorar la calidad de vida de las personas asmáticas y disminuir su dependencia de los medicamentos de rescate. Además, los estudios de investigación han demostrado que el aceite de pescado disminuye parcialmente la reacción a los alérgenos que pueden desencadenar ataques en algunas personas asmáticas. Otros estudios han sugerido que los suplementos de aceite de pescado pueden prevenir los ataques de asma inducidos por el ejercicio. "La mejor fuente natural de ácidos grasos omega-3 es el pescado, particularmente el salmón u otros pescados de agua fría", dice el Dr. Plaut. Las cápsulas de aceite de pescado son una buena alternativa, pero pueden causar "eructos con sabor a pescado". "Esto generalmente se puede evitar si toma las cápsulas congeladas justo antes de comer", agrega.

■ **MEJÓRESE CON MAGNESIO.** Las personas asmáticas a menudo tienen un nivel bajo de magnesio. Los estudios de investigación han demostrado que tomar un suplemento de magnesio puede mejorar el funcionamiento pulmonar y disminuir la reacción de las vías bronquiales. El magnesio adicional puede ayudar a disminuir la tensión muscular y los espasmos en las vías respiratorias, explica el Dr. Kendall Gerdes. Pero las dosis elevadas de magnesio (350 miligramos o más) pueden causar calambres, flatulencia o diarrea en algunas personas, entonces tome la cantidad que le permitan sus intestinos. El Dr. Gerdes sugiere empezar con 100 miligramos dos veces al día y aumentar la dosis gradualmente hasta que empiece a presentar algunos de estos efectos secundarios. Luego disminuya la dosis poco a poco hasta que los problemas desaparezcan y manténgase con esa dosis. Asegúrese de tomar una forma de magnesio que pueda ser fácilmente absorbida por el organismo, dice el Dr. Gerdes. El citrato de magnesio, el cloruro de magnesio y el glicinato de magnesio son buenas opciones.

Nota: si tiene problemas cardíacos o renales, asegúrese de hablar con su médico antes de tomar suplementos de magnesio.

■ **CUÍDESE CON QUERCETINA.** Este flavonoide, que se extrae de ciertas frutas y verduras, entre ellas la manzana, la cebolla y la cáscara blanca de las frutas cítricas, ayuda a reducir las reacciones histamínicas que pueden conducir al asma. La quercetina también se puede tomar como suplemento, dice el Dr. Haas, quien recomienda de 250 a 300 miligramos dos o tres veces al día, junto con 500 a 1.000 miligramos de vitamina C. A dosis más elevadas, la vitamina C tiene un leve efecto antihistamínico y antialérgico. Debido a que el asma es una afección seria e individualizada, es una buena idea que hable con su médico antes de hacer cualquier cambio a su plan de tratamiento, agrega.

■ **MANTÉNGASE ACTIVO.** Un estilo de vida activo puede ayudar a controlar el asma mucho mejor que uno sedentario. La actividad física ayuda a incrementar la capacidad pulmonar y puede hacer que las personas requieran una menor dosis o un consumo menos frecuente de medicamentos. Todos los pacientes asmáticos deberían hablar con su médico sobre un programa de acondicionamiento físico. Es importante que primero hagan algún tipo de calentamiento, como estiramientos, correr a un paso moderado o correr distancias cortas a toda velocidad durante 20 a 30 minutos antes de hacer ejercicio.

■ **EVITE EL EJERCICIO CUANDO EL AIRE ESTÉ FRÍO.** El aire frío puede irritar las vías respiratorias y desencadenar un episodio de asma. Sin embargo, es importante que haga ejercicio a lo largo de todo el año. Si usted disfruta de esquiar o patinar en hielo, asegúrese de usar una máscara para crear un reservorio de aire caliente, aconseja el Dr. Plaut. Si nota que está teniendo más episodios de asma durante los meses fríos, considere realizar alguna otra actividad típica de los meses de clima caluroso. La natación es especialmente buena porque el aire húmedo alivia las vías respiratorias y disminuye el riesgo de ataques.

■ **APRENDA OTRA MANERA DE RESPIRAR.** La mayoría de las personas respiran usando sólo los músculos del pecho. Esto dificulta que los pulmones se vacíen completamente de aire. Para las personas que padecen asma, es importante que también usen el diafragma. Este músculo grande que está entre el pecho y el abdomen hace que su respiración sea más potente y ayuda a sacar el aire "usado" de los pulmones, lo cual puede disminuir la sensación de que le falta el aliento, explica el Dr. Plaut.

Para que la respiración diafragmática (también llamada respiración abdominal) se convierta en un hábito, es necesario que practique. Varias veces al día, recuéstese boca arriba, colocando una mano sobre su vientre y la otra sobre su pecho. Al inhalar, la mano que está sobre su vientre deberá subir ligeramente, mientras que la mano que está sobre su pecho apenas deberá moverse.

■ **TOQUE UN INSTRUMENTO DE VIENTO.** La respiración diafragmática es necesaria para tocar un instrumento de lengüeta, como el oboe, el saxofón o la trompeta, dice el Dr. Plaut. Aunque usted no tenga talento musical, tocar uno de estos instrumentos es un gran ejercicio para sus músculos respiratorios.

■ **CONTROLE EL ESTRÉS.** El yoga, la autohipnosis, la respiración profunda y otras técnicas para disminuir el estrés son buenas técnicas para lidiar con el asma porque ayudan a que las vías aéreas se abran más completamente, dice el Dr. Plaut.

■ **LÁVESE LAS MANOS A MENUDO.** Los episodios de asma aumentan en el otoño y el invierno, cuando son más comunes los resfriados (catarros). Incluso un resfriado leve puede provocar que el asma sea más difícil de controlar. Las infecciones virales son un factor desencadenante común de los ataques de asma.

Los virus de la gripe pueden sobrevivir durante horas en las perillas de las puertas, en los barandales e incluso en el dinero. Al lavarse las manos con frecuencia —al menos cada par de horas— usted podrá eliminar estos virus antes de que tengan la oportunidad de infectarlo. Algunas personas tienen asma infecciosa, lo que significa que se les dificulta respirar sólo cuando tienen un resfriado o gripe, dice el Dr. Haas.

■ **OJO CON LA ASPIRINA.** Cerca de un 5 por ciento de las personas asmáticas son sensibles a la aspirina, el ibuprofeno y otros analgésicos similares, conocidos como fármacos antiinflamatorios no esteroideos (AINE). En quienes son sensibles, estos fármacos pueden iniciar un ataque de asma u otros problemas respiratorios dentro de las 3 horas siguientes a haberlos tomado. Si tiene asma y sinusitis crónica con pólipos nasales, la probabilidad de que desarrolle una sensibilidad a la aspirina (conocida como "enfermedad respiratoria exacerbada por la aspirina") es más o menos de un 33 por ciento, dice el Dr. Lang.

Si necesita tomar analgésicos para aliviar algún dolor crónico —por ejemplo, el causado por la artritis— puede que su doctor le aconseje que se cambie a acetaminofén u otros analgésicos que presenten una menor probabilidad de desencadenar ataques de asma. Debido a que el acetaminofén también puede presentar una "reacción cruzada" en personas sensibles a la aspirina, debe tomar acetaminofén de potencia normal en vez de las presentaciones de máxima potencia y siempre debe evitar no sólo la aspirina sino también los medicamentos que se conocen como AINE, entre ellos el ibuprofeno, el naproxeno y otros, dice el Dr. Lang. Si tiene una sensibilidad a la aspirina, puede presentar una reacción seria a la misma y a estos otros fármacos, la cual incluso puede poner su vida en peligro.

■ **NO SE AGUANTE LA ACIDEZ.** El flujo ascendente de ácidos estomacales que causan el característico dolor de la acidez (agruras, acedía) también puede provocar ataques de asma. Una de las mejores maneras de prevenir la acidez es comiendo poco cuatro o más veces al día, en vez de comer mucho dos o tres veces al día, dice el Dr. Plaut. Además, no coma nada 2 horas antes de irse a la cama. Para ayudar a evitar que el ácido estomacal fluya hacia arriba, incline su cama colocando bloques de 4 a 6 pulgadas (10 a 15 cm) de alto debajo de las patas que están en la parte de la cama donde queda su cabeza.

También puede tratar la acidez con antiácidos o fármacos supresores de ácido que se venden sin receta como cimetidina (*Tagamet*) y ranitidina (*Zantac*) o con inhibidores de la bomba de protones (*Prilosec*).

■ **DRENE SUS SENOS NASALES.** Millones de estadounidenses padecen infecciones de los senos nasales cada año y la inflamación y el drenaje de mucosidad pueden empeorar el asma. La sinusitis a menudo requiere tratamiento con antibióticos, pero quizá pueda prevenir estas infecciones drenando sus senos nasales en casa, dice el Dr. Plaut.

Mezcle ½ cucharadita de sal en una taza de agua tibia. Coloque la solución en una bombilla de goma en forma de pera (disponible en las farmacias), un *neti pot* o una taza medidora. Use la solución para enjuagar una fosa nasal y luego repita el procedimiento en la otra fosa nasal. Las personas que son susceptibles a las infecciones de los senos nasales deben repetir el tratamiento al menos una vez al día. Si estas infecciones le dan con menos frecuencia, drene sus senos nasales sólo al primer indicio de un resfriado (catarro) o cuando sus síntomas alérgicos sean peores de lo normal.

■ **ACTÚE APRISA AL SUFRIR UN ATAQUE.** No ignore las primeras señales de un ataque de asma, incluso aunque los síntomas —dificultad para respirar, tos o respiración acelerada— parezcan leves al principio. Utilice su medicamento de rescate lo antes posible. Este ayudará a revertir el estrechamiento de las vías aéreas antes de que el ataque se agrave, dice el Dr. Plaut.

■ **SAQUE CUENTAS.** Muchos inhaladores tienen un contador de dosis integrado. Si usa medicamentos para controlar el asma, lo peor que le puede pasar es descubrir que su inhalador está vacío justo cuando necesita usarlo. Para evitar esto, pegue un pedazo de cinta adhesiva en su inhalador y pinte una marca en la cinta cada vez que lo use. Si lo usa con regularidad —por ejemplo, dos inhalaciones al día— puede calcular la fecha en que se terminará dividiendo el número total de dosis que contiene el inhalador entre el número de dosis que se administra al día.

■ **O USE UN DOSIFICADOR.** El dosificador, que se puede conseguir en tiendas o catálogos que venden artículos para personas con alergias, se ajusta a los inhaladores medidos y automáticamente lleva la cuenta de cuántas dosis le quedan.

■ **USE UN MEDIDOR DE FLUJO PICO.** Un medidor de flujo pico es un dispositivo que mide la velocidad a la cual el aire sale de los pulmones. Se puede conseguir en las farmacias y es una manera invaluable de detectar el estrechamiento de las vías respiratorias que ocurre antes de un ataque de asma. Una lectura de 80 a 100 por ciento indica que su respiración es saludable, dice el Dr. Plaut. Una lectura más baja podría indicar que necesita una mayor dosis de medicamento o que su asma no está adecuadamente controlada. Lleve un diario que incluya la siguiente información: nivel de flujo pico, frecuencia y gravedad de los síntomas, número de dosis de medicamentos y exposición a posibles factores desencadenantes. Al consultar este diario con regularidad, podrá identificar aquellos factores que hacen que empeore su asma y también aquellos que hacen que mejore, dice el Dr. Plaut.

(*Nota*: si encuentra en este capítulo términos que no entiende o que jamás ha visto, favor de remitirse al glosario en la página 604).

PANEL DE EXPERTOS

EL **DR. KENDALL GERDES** ES EL DIRECTOR DE ENVIRON-MENTAL MEDICINE ASSOCIATES EN DENVER.

EL **DR. ELSON HAAS** ES DIRECTOR DEL CENTRO MÉDICO PREVENTIVO DE MARIN, UNA INSTITUCIÓN DE SALUD INTEGRAL EN SAN RAFAEL, CALIFORNIA, Y AUTOR DE SIETE LIBROS SOBRE SALUD Y NUTRICIÓN.

EL **DR. DAVID LANG** ES EL JEFE DE ALERGIAS E INMUNO-LOGÍA DEL INSTITUTO RESPIRATORIO DE LA CLÍNICA CLE-VELAND EN OHIO.

EL **DR. THOMAS F. PLAUT** ES AUTOR DE VARIOS LIBROS SOBRE EL ASMA.

Astillas

7 formas de sacarlas o evitarlas

En la bien conocida fábula de Androcles y el león, una pequeña astilla hizo que el poderoso león casi se rindiera a los pies del muchacho. Y si alguna vez se le ha enterrado una astilla, entonces usted ya entiende el punto de vista del león.

El dolor que provoca una astilla enterrada en una mano o un pie —o todavía peor, en un lugar más sensible— es suficiente para doblar hasta al más fuerte. Por desgracia, a veces puede ser muy difícil sacarlas.

"Las astillas son pequeños pedazos de madera, vidrio, metal u otro material que se queda atrapado debajo de la piel —dice la Dra. Dee Anna Glaser—. Aunque generalmente son pequeñas, tienden a causar dolor. Independientemente de que estén muy enterradas o en la superficie, es necesario sacarlas lo antes posible para que no causen una infección".

A continuación está lo que algunos de los expertos recomiendan para sacarlas sin dolor —o sin tanto dolor— con el fin de que las astillas no se conviertan en un problema más serio.

■ **PRIMERO PIDA AYUDA.** Primero, pídale a un ser querido que esterilice unas pinzas limpiándolas con alcohol para frotar o calentándolas con un encendedor o un cerillo (fósforo) prendido. "Es difícil causarse dolor a uno mismo, de modo que lo mejor es que le pida a su esposo, esposa u otra persona que lo quiera que le eche una mano", dice la Dra. Glaser.

Agarre la parte de la astilla que haya quedado afuera con las pinzas estériles y jálela suavemente en la dirección en que haya

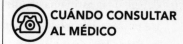

CUÁNDO CONSULTAR AL MÉDICO

Acuda con un profesional de la salud si tiene una astilla muy grande o muy enterrada que no se pueda sacar fácilmente, aconseja la Dra. Dee Anna Glaser. Las astillas muy enterradas pueden requerir que el doctor le haga una pequeña incisión para extraerlas. "Pero a menos que se las saquen, casi siempre se le infectarán", dice.

A propósito de infecciones, las personas diabéticas o inmunocomprometidas deben consultar al médico si tienen una astilla muy enterrada, sugiere la Dra. Glaser. "Estas personas corren un mayor riesgo de presentar una infección más seria".

Otro caso en el que será necesario consultar a un doctor es cuando la astilla sea de metal y no de madera y su última vacuna contra el tétanos le haya sido administrada hace más de cinco años, dice la Dra. Glaser.

entrado, dice la Dra. Glaser. Si la astilla está encajada en la piel, esterilice una aguja con alcohol para frotar, un encendedor o un cerillo y luego haga un pequeño hoyo en la piel encima del extremo de la astilla. Luego, levante la piel para dejar expuesta la astilla, coloque la aguja debajo de la astilla hasta que pueda tomarla con las pinzas y jálela hacia afuera.

Por último, pídale a su ayudante que verifique que toda la astilla haya salido. Si no, repita los pasos anteriores. "Para las astillas realmente pequeñas o que no salen enteras al primer intento, use una lupa para ver mejor", dice la Dra. Glaser.

■ **LUEGO LÍMPIESE.** Después de que haya salido la astilla completa, limpie la herida con agua oxigenada, permitiendo que las burbujas hagan su trabajo en el área, aconseja el Dr. Joseph Bark.

Luego, si es necesario, póngase un vendaje para mantener limpia la herida; de otro modo, déjela descubierta al aire, dice la Dra. Glaser. En cualquier caso, esté atento a cualquier señal de infección (enrojecimiento, pus, mayor dolor, hinchazón e incluso aparición de rayas rojas en el área). "La aplicación de un ungüento antibiótico después de haber limpiado el área será útil para el proceso de curación", dice.

■ **TOME MEDIDAS PREVENTIVAS.** La Dra. Glaser dice que algunas astillas se pueden evitar con un poco de prevención. Ella recomienda las siguientes pautas preventivas.

■ Use zapatos en todo momento siempre que esté afuera y cuando esté caminando sobre pisos, terrazas o malecones de madera sin terminar.

■ Recoja de inmediato el vidrio roto y las virutas de metal en su casa. Tenga cuidado cuando esté manipulando vidrio roto y use zapatos de suela dura para proteger sus pies.

■ Utilice guantes gruesos cuando esté manipulando plantas con espinas, puntas afiladas y púas.

■ Tenga cuidado cuando esté aplicando fricción a algún objeto al realizar tareas como de carpintería. "Si no tiene cuidado, un pequeño pedazo de madera se puede desprender y encajársele en la piel —dice la Dra. Glaser—. Entonces, de nuevo, utilice guantes".

(*Nota*: si encuentra en este capítulo términos que no entiende o que jamás ha visto, favor de remitirse al glosario en la página 604).

PANEL DE EXPERTOS

EL **DR. JOSEPH BARK** ES DERMATÓLOGO EN LEXINGTON, KENTUCKY, Y DIRECTOR DE SKIN SECRETS, UNA CLÍNICA PARA EL CUIDADO DE LA PIEL.

LA **DRA. DEE ANNA GLASER** ES PROFESORA DEL DEPARTAMENTO DE DERMATOLOGÍA DE LA FACULTAD DE MEDICINA DE LA UNIVERSIDAD DE ST. LOUIS EN MISSOURI.

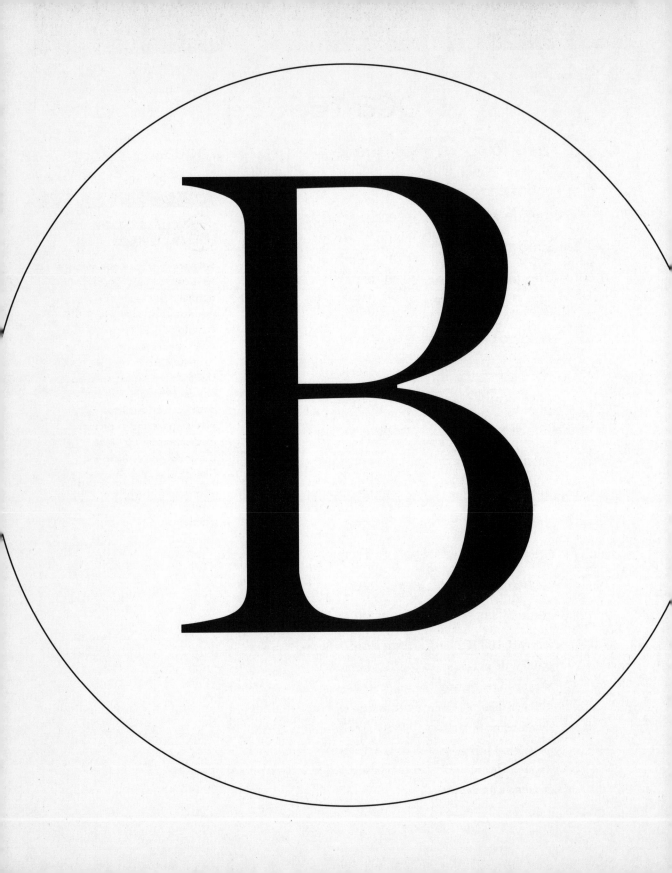

Boca reseca

16 soluciones que le harán la boca agua

Las bolitas de algodón, el aserrín y el desierto del Sahara son tan sólo tres imágenes que vienen a la mente de las personas que sufren de resequedad bucal. Esta molesta resequedad oral puede afectar casi a cualquiera, pero ciertas personas son más susceptibles a ella. Sin importar su causa, la resequedad de boca, oficialmente conocida como xerostomía, puede ser debilitante. Si no se trata, puede conducir a úlceras (aftas, boqueras, fuegos) dolorosas en la boca, un cariado dental galopante e incluso la pérdida de dientes y otros problemas de salud oral. La boca necesita un flujo adecuado de saliva para recubrir y lubricar los tejidos bucales, lo que a su vez ayuda a prevenir las caries dentales y las enfermedades de las encías.

Según Robert H. Hill II, D.D.S, la resequedad de boca afecta a una amplia diversidad de personas, entre ellas los adultos mayores en quienes la boca se va resecando naturalmente con la edad, así como personas que tienen diabetes, depresión o una enfermedad autoinmunitaria conocida como el síndrome de Sjögren. En el caso de los pacientes de cáncer, la resequedad de boca a menudo es un resultado de la quimioterapia o la radiación y se les aconseja que consulten tanto a un oncólogo como a un dentista.

CUÁNDO CONSULTAR AL MÉDICO

Siempre que note que su boca haya estado más reseca de lo normal durante más de unos cuantos días (por ejemplo, cuando se está aliviando de un resfriado o catarro), llame a su dentista, dice Robert H. Hill II, D.D.S. "Si su problema tiene una causa médica, su dentista podrá contactarse con su médico para hablar de los medicamentos que está tomando y de su historial clínico", dice. No hay razón por la cual tenga que esperar hasta que sea evidente que tiene un problema.

Con mucha frecuencia, la resequedad de boca es un efecto secundario de los fármacos que se venden con receta, dice el Dr. Hill. Cientos de medicamentos causan resequedad de boca, entre ellos algunos que son comúnmente recetados, como los betabloqueadores, los diuréticos, los anticolinérgicos, los antihistamínicos, los antidepresivos y algunos analgésicos. A medida que la población va envejeciendo y que el uso de fármacos que se venden con receta se va haciendo más común, va aumentando también la prevalencia de la resequedad bucal. "La buena noticia es que estamos atendiendo a pacientes que, a los 90 años de edad, todavía tienen todos sus dientes", dice el Dr. Hill. La mala noticia es que los medicamentos que nos están permitiendo vivir más tiempo podrían estar causando el malestar relacionado con la resequedad de boca.

A continuación nuestros expertos ofrecen algunas sugerencias que le ayudarán a aliviar la resequedad, conservar el tejido blando y prevenir las caries dentales.

■ **MASQUE CHICLE SIN AZÚCAR.** La acción de masticar estimula las glándulas salivales. Pruebe algún chicle sin azúcar que contenga xilitol, un agente edulcorante que disminuye las bacterias que causan la caries, recomienda Dan Peterson, D.D.S. El Dr. Peterson también recomienda el chicle de la marca *Trident Advantage*, la cual contiene *Recaldent*, un agente remineralizante que les brinda tanto calcio como fosfato a los dientes.

■ **BEBA POR SU BIEN BUCAL.** Tomar pequeños sorbos de agua a lo largo del día puede hacer mucho por aliviar la resequedad bucal, dice el Dr. Hill. Beba agua embotellada durante el día para que los fluidos sigan fluyendo.

Todos debemos tomar ocho vasos de 8 onzas (240 ml) de agua al día, dice Anne Bosy, M.Ed., M.Sc. Entre más actividades realice, más agua necesitará tomar. Si va a ir al gimnasio a hacer ejercicio, llévese una botella de agua. ¿Va a estar todo el día en una junta con uno de sus principales clientes? Ponga jarras de agua en la mesa.

■ **ELIMÍNELA CON ENJUAGUE.** La resequedad crónica hará que su boca se irrite y le duela con más facilidad, porque una de las funciones principales de la saliva es neutralizar los ácidos erosionantes que produce la placa dentobacteriana. Para conseguir algo de alivio oral, enjuáguese la boca con una mezcla de ¼ de cucharadita de bicarbonato de sodio, ⅛ de cucharadita de sal y una taza de agua tibia. Esta combinación calmante neutraliza los ácidos y saca la infección de los tejidos gingivales.

■ **CUENTE CON LOS CARAMELOS.** Chupe un caramelo sin azúcar para estimular el flujo de saliva, dice el Dr. Peterson, quien recomienda los caramelos de sabor a frutas críticas o a menta, porque estos estimulan una mayor producción de saliva.

■ **VÉNZALA CON VERDURAS.** Una alimentación rica en fibra y otros nutrientes no digeribles también parece estimular las glándulas salivales. Bosy sugiere incluir alimentos fibrosos, como zanahorias, apio y manzanas crudas, en sus comidas y meriendas (refrigerios, tentempiés). Estos alimentos de textura áspera también le limpian la lengua al masticar y tragar, lo cual es bueno para la higiene bucal en general.

■ **DESECHE LOS DULCES.** Si tiene la boca reseca, limite su consumo de alimentos azucarados, dulces y pegajosos. La falta de saliva hará que estos alimentos se le queden pegados a los dientes, elevando el riesgo de que le salgan caries, dice el Dr. Peterson.

■ **OLVÍDESE DE LOS VICIOS.** El Dr. Hill dice que dos vicios comunes, el alcohol y el tabaquismo, pueden empeorar las cosas. "Definitivamente debería tratar de dejarlos para ver si así mejora su resequedad", dice.

■ **ELIJA UNA BUENA PASTA DE DIENTES.** Cuando la producción de saliva es baja, el riesgo de que le salgan caries y que desarrolle enfermedades de las encías es elevado. El Dr. Peterson recomienda cepillarse al menos dos veces al día con una pasta dental fluorada de máxima potencia que haya sido aprobada por la Asociación Dental de los Estados Unidos.

Curas culinarias

La resequedad de boca puede hacer que sienta como si le estuvieran desgarrando el esófago cuando traga alimentos que contienen poca humedad. Por lo tanto, écheles salsa a los alimentos secos para hacerlos más apetitosos, aconseja Dan Peterson, D.D.S. Si frecuentemente toma líquidos a lo largo de una comida, aumentará el contenido de humedad en su boca y esto hará que se le facilite tragar los alimentos, además de que ayudará a mejorar el sabor de los mismos.

Si tiene la boca reseca, no use una pasta dental que contenga el agente espumante llamado *sodium lauryl sulfate* (laurilsulfato de sodio), dado que puede irritar el tejido gingival, dice el Dr. Peterson. Él recomienda los dentífricos de las marcas *Rembrandt's Natural* o *Biotene's Dry Mouth Toothpaste*.

Este es un programa de tratamiento con fluoruro que recomienda el Dr. Peterson para proteger aún más sus dientes: después del cepillado y justo antes de irse a acostar, usando el cepillo de dientes o un hisopo (escobilla, cotonete) de algodón, aplíquese pasta dental en las encías y los dientes. Déjela reposar durante un minuto, luego mueva la boca durante otro minuto para esparcir la pasta a todos sus dientes y encías. Escupa el excedente pero no se enjuague la boca. Váyase a la cama con el residuo de fluoruro sobre estas superficies. Haga esto de nuevo en la mañana y no coma ni beba nada durante 30 minutos después de este tratamiento. Este procedimiento se debe hacer una o dos veces al día durante 4 a 6 semanas.

■ **SEA SELECTIVO CON SU ENJUAGUE.** "Si tiene una enfermedad de las encías, puede que su dentista le recomiende usar algún enjuague bucal antiséptico, como el de la marca *Listerine* —dice el Dr. Hill—. Pero si también tiene resequedad, será mejor que evite los enjuagues que contengan alcohol". Hay productos que se venden sin receta que no contienen alcohol. Para proteger aún más sus dientes, busque algún enjuague bucal sin alcohol que también contenga fluoruro, recomienda el Dr. Hill.

■ **CAMBIE SU CEPILLO CON FRECUENCIA.** Cuando su cepillo dental ya tiene una acumulación de pasta dental entre las cerdas, entonces es hora de comprarse uno nuevo, dice Bosy. Con el tiempo, los cepillos dentales pueden albergar bacterias e infectar su boca con las bacterias que causan el mal aliento. Gastar un poco de dinero en un cepillo dental nuevo cada par de meses es una inversión sabia para mantener alejadas las bacterias y el mal aliento.

■ **LÁVESELOS CON MÁS FRECUENCIA.** La saliva cumple con muchas funciones, desde facilitar el habla hasta iniciar la digestión de los alimentos que comemos. Otra de las funciones clave de la saliva es mantener los dientes limpios y libres de suciedad y placa dentobacteriana, indica el Dr. Hill. La saliva recubre y lubrica los dientes, dificultando así que la placa dentobacteriana se adhiera a los mismos y les cause daño. Si a usted le falta saliva, es aún más importante que su higiene bucal sea impecable. "Sería una buena idea que usara hilo dental y se cepillara los dientes hasta tres veces al día —aconseja el Dr. Hill—, después de cada comida".

■ **REMOJE SUS DENTADURAS.** Las dentaduras hacen que las personas que tienen la boca reseca sean más susceptibles a las infecciones por levaduras, dado que estos organismos se adhieren al plástico. Para prevenir las infecciones, remoje las dentaduras durante toda la noche en una mezcla de 1 parte de cloro blanqueador en 10 partes de agua, recomienda el Dr. Peterson. Enjuáguelas bien en la mañana antes de colocárselas.

■ **HUMEDEZCA EL AIRE.** Use un vaporizador de aire frío en su recámara (dormitorio, cuarto) para que el aire se humedezca y así disminuya la resequedad de boca durante la noche, dice el Dr. Peterson. Si generalmente respira por la boca, haga un esfuerzo por respirar por la nariz en la noche para evitar que la saliva se evapore mientras duerme.

■ **MEJÓRESE CON UN MULTIVITAMÍNICO.** La deficiencia de varias vitaminas, particularmente de riboflavina y vitamina A, pueden robarle humedad a su boca. La anemia perniciosa causada por la deficiencia de vitamina B_{12} también puede causar resequedad bucal. Si ese es su caso, pruebe tomar un suplemento multivitamínico y de minerales diariamente para combatir la resequedad, sugiere el Dr. Peterson.

■ **USE UN SUSTITUTO DE SALIVA.** Para una mayor comodidad y una mejor lubricación general de su boca, Bosy sugiere los sustitutos de saliva que se venden sin receta en la forma de enjuagues, geles y aerosoles para las personas que tienen resequedad bucal crónica o que producen poca o nada de saliva. Estos sustitutos de saliva contienen muchas de las mismas enzimas y minerales que contiene la saliva natural y ayudan a mantener lubricados los tejidos bucales. Úselos dos o tres veces al día (una de esas veces deberá ser justo antes de irse a acostar).

(*Nota*: si encuentra en este capítulo términos que no entiende o que jamás ha visto, favor de remitirse al glosario en la página 604).

PANEL DE EXPERTOS

ANNE BOSY, M.ED., M.SC., ES LA CIENTÍFICA PRINCIPAL Y FUNDADORA DEL SISTEMA ORAFRESH EN TORONTO, CANADA. TAMBIÉN CONOCIDA COMO LA "DOCTORA DEL ALIENTO", BOSY ES INTERNACIONALMENTE RECONOCIDA COMO UNA EXPERTA DESTACADA EN EL CAMPO DE LA INVESTIGACIÓN DEL MAL ALIENTO Y HA TRATADO A MILES DE PACIENTES CON RESEQUEDAD BUCAL RELACIONADA CON EL MAL ALIENTO.

ROBERT H. HILL II, D.D.S., ES DENTISTA EN AVERILL PARK, NUEVA YORK. ÉL HA TENIDO SU CONSULTA PRIVADA DESDE 1978.

DAN PETERSON, D.D.S., ES DENTISTA EN GERING, NEBRASKA. HA EJERCIDO LA ODONTOLOGÍA DURANTE MÁS DE 25 AÑOS Y HA TRATADO A CIENTOS DE PACIENTES QUE PADECEN EL SÍNDROME DE LA BOCA SECA.

Bronquitis

10 consejos para terminar con la tos

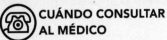

CUÁNDO CONSULTAR AL MÉDICO

La bronquitis requiere atención médica si:

■ Su tos sigue empeorando, en lugar de mejorar, después de una semana.

■ Tiene fiebre o está tosiendo sangre.

■ Es una persona mayor y le da una tos seca cuando está padeciendo otra enfermedad.

■ Le falta el aliento y también tiene una tos muy profusa.

■ Es una persona de edad avanzada.

■ También padece alguna enfermedad cardíaca o pulmonar.

Gracias a la ley de Murphy, cuando tenemos bronquitis casi podemos estar seguros de que nos provocará un acceso de tos en el momento más inoportuno: a la mitad de un largo sermón, durante una presentación importante en el trabajo o en la madrugada cuando toda la familia está tratando de dormir.

La bronquitis es una infección e inflamación del revestimiento de los bronquios, que son las vías aéreas que conectan la tráquea con los pulmones. A menudo es provocada por una infección de las vías respiratorias altas, y si no mejora, la bronquitis puede convertirse en una neumonía.

En muchos aspectos, la bronquitis se parece mucho a un resfriado (catarro). Generalmente es causada por un virus, dice el Dr. Randy Wexler, motivo por el cual los antibióticos no sirven de mucho. Sin embargo, a veces la bronquitis es causada por bacterias y en esos casos, los antibióticos sí pueden curarla.

La bronquitis aguda frecuentemente se resuelve sola en una o dos semanas. Pero las personas que padecen bronquitis crónica pueden tener tos y respiración sibilante durante meses. Aunque hay que dejar que la bronquitis siga su curso, hay cosas que puede hacer para respirar mejor mientras la esté padeciendo.

■ **CANCELE LOS CIGARRILLOS.** Esto es lo más importante que debe hacer, especialmente si sufre de bronquitis crónica. Deje de fumar y la probabilidad de que se deshaga de la bronquitis aumentará drásticamente.

■ **NIÉGUESE A SER UN FUMADOR PASIVO.** Evite a las personas

Las razones por las que los antibióticos generalmente no sirven

Al primer indicio de tos, fatiga, respiración sibilante, dolor de garganta, molestias en el pecho y febrícula que caracterizan a la bronquitis, muchas personas le piden a su médico que les recete un antibiótico. Sin embargo, los antibióticos generalmente son una pérdida de tiempo, porque hasta el 95 por ciento de todos los casos de bronquitis son causados por virus, los cuales son invulnerables a los antibióticos. Las bacterias provocan sólo un pequeño porcentaje de todos los casos de bronquitis aguda.

Los doctores a menudo se muestran renuentes a recetar antibióticos porque hay muy pocas pruebas que indiquen que en realidad sirvan para acortar la duración de la enfermedad o aliviar sus síntomas. Sin embargo, sí hay ciertas pruebas que sugieren que los broncodilatadores —que son medicamentos para el asma que abren las vías aéreas— sí pueden aliviar los síntomas. En comparación con pacientes que tomaron un placebo, los pacientes que usaron broncodilatadores presentaron una mayor probabilidad de dejar de toser dentro de un período de una semana de haber iniciado el tratamiento con estos medicamentos. Los pacientes que usaron broncodilatadores también regresaron antes a trabajar que los pacientes que tomaron una pastilla de azúcar. Sin embargo, los médicos advierten que es más probable que los broncodilatadores funcionen en pacientes que tienen las vías bronquiales inflamadas. Los broncodilatadores como el albuterol (*Ventolin*) generalmente vienen en la forma de inhaladores.

que fumen y si su cónyuge fuma, quizá su tos le sirva de incentivo para dejar el hábito. El tabaquismo de otras personas podría estar causando su bronquitis. La exposición al humo del cigarrillo (que se conoce como fumar pasivamente) puede provocar bronquitis.

■ **CONSUMA BASTANTE CALCIO.** "La bronquitis es la 'enfermedad del bajo nivel de calcio' —dice Georgianna Donadio, Ph.D.—. Aparece cuando el funcionamiento del sistema inmunitario es más bajo y los niveles bajos de calcio sí suprimen a dicho sistema." Sólo asegúrese de consumir cantidades suficientes de calcio y vitamina D, particularmente durante el invierno, dice. "Yo recomiendo tomar cápsulas de 800 miligramos de vitamina D al día y al menos 500 miligramos de una combinación de calcio y magnesio en polvo al día, dado que el polvo es mucho más eficaz que las tabletas", dice.

■ **INHALE AIRE HÚMEDO Y CALIENTE.** El aire húmedo y caliente ayuda a vaporizar la mucosidad. Si tiene mucosidad espesa o dificultades para expectorarla, el vaporizador le ayudará a aflojar las secreciones. También puede cerrar la puerta del baño y dejar que corra el agua caliente de la ducha (regadera), inhalando el vapor caliente.

Es especialmente importante que ponga un humidificador en su casa durante el invierno, porque los sistemas de calefacción secan no sólo el aire, sino también sus membranas mucosas. Cuando estas membranas se secan, le es más difícil al sistema inmunitario eliminar los gérmenes de su organismo con eficacia, volviéndolo más susceptible a enfermedades como la bronquitis.

■ **VAPORÍCESE CON *VAPORUB*.** Para ayudar a suprimir la tos relacionada con la bronquitis, frótese un ungüento tópico supresor de tos como el de la marca *Vicks VapoRub*, sugiere la Dra. Rachel Schreiber. El *VapoRub* contiene alcanfor, un supresor de la tos y analgésico tópico que se extrae del árbol de alcanfor; eucaliptol, un extracto herbario supresor de la tos; mentol, un supresor de tos y analgésico tópico extraído del aceite de menta; así como aceite de hoja de cedro, aceite de nuez moscada, timol y aceite de trementina. Todos estos ingredientes se usan para suprimir la tos en la medicina ayurvédica de la India. La Dra. Schreiber recomienda aplicar *VapoRub* en el pecho justo antes de dormir.

■ **EVITE CIERTOS ALIMENTOS.** "Una de las mejores maneras de atender cualquier afección que afecte a los pulmones es dejando de comer alimentos que generan mucosidad —recomienda

Ellen Kamhi, Ph.D., R.N.—. Esto puede variar dependiendo de la sensibilidad de cada individuo, pero el trigo y los productos lácteos son los principales culpables en la mayoría de los casos", dice. La Dra. Kamhi sugiere que las personas con bronquitis tomen principalmente sopa de verduras hecha en casa y beban infusiones herbarias calientes.

■ **ALÍVIESE CON UN REMEDIO AFRICANO.** Uno de los mejores remedios para la bronquitis es una hierba africana llamada *Pelargonium sidoides* (puede conseguirla como extracto de glicerina en la mayoría de las tiendas de productos naturales), dice la Dra. Judith Stanton. "Tómese 1 gotero cada 2 horas", dice. Otros tratamientos naturales útiles incluyen la raíz de astrágalo, la equinacia (equiseto), el ajo, la raíz de regaliz (raíz de orozuz) y la vitamina C. Por supuesto, también es importante que duerma bien, beba muchos líquidos y evite las bebidas alcohólicas, dice.

■ **PIENSE EN LA PREVENCIÓN.** Los lactantes, los niños pequeños, los fumadores, las personas con enfermedades cardíacas o pulmonares y las personas de edad avanzada son los que corren el mayor riesgo de contraer bronquitis. También es más probable que su bronquitis vaya empeorando hasta convertirse en una neumonía. Las personas vulnerables deben evitar el trabajo extenuante y hacer ejercicio al aire libre en los días en que el aire está muy contaminado.

(*Nota*: si encuentra en este capítulo términos que no entiende o que jamás ha visto, favor de remitirse al glosario en la página 604).

PANEL DE EXPERTOS

GEORGIANNA DONADIO, PH.D., ES LA DIRECTORA DEL INSTITUTO NACIONAL DE SALUD INTEGRAL, UN PROGRAMA DE CERTIFICACIÓN EN TRATAMIENTOS HOLÍSTICOS PARA PROFESIONALES DE LA MEDICINA.

ELLEN KAMHI, PH.D., R.N., ES INSTRUCTORA CLÍNICA DE THE NATURAL NURSE DEL DEPARTAMENTO DE MEDICINA FAMILIAR DE LA UNIVERSIDAD STONY BROOK EN NUEVA YORK.

LA **DRA. RACHEL SCHREIBER** ES DOCTORA CERTIFICADA POR EL CONSEJO EN ALERGIAS/INMUNOLOGÍA Y MEDICINA INTERNA Y RECIENTEMENTE FUE NOMINADA POR EL CONSEJO DE INVESTIGACIÓN DEL CONSUMIDOR DE LOS ESTADOS UNIDOS COMO UNA DE LAS DOCTORAS MÁS DESTACADAS DE LOS ESTADOS UNIDOS.

LA **DRA. JUDITH STANTON** ES INSTRUCTORA CLÍNICA DE LA UNIVERSIDAD DE CALIFORNIA EN BERKELEY Y DE LA UNIVERSIDAD DE CALIFORNIA EN SAN FRANCISCO Y MÉDICO DEL HOSPITAL ALTA BATES EN BERKELEY, CALIFORNIA.

EL **DR. RANDY WEXLER** ES PROFESOR ADJUNTO DEL DEPARTAMENTO DE MEDICINA FAMILIAR DEL CENTRO MÉDICO DE LA UNIVERSIDAD ESTATAL DE OHIO EN COLUMBUS.

Bursitis

15 directrices desinflamatorias

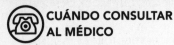 **CUÁNDO CONSULTAR AL MÉDICO**

La bursitis dolorosa puede calmarse con un poco de cuidado y cariño. Pero si es causada por una infección o un ataque de gota, entonces será necesario que vaya al médico. ¿Cómo puede saberlo? Un indicio definitivo es cuando la articulación está sensible, caliente y roja. Pero a veces estas señales no se presentan aunque tenga una infección, de modo que lo mejor será que consulte a su doctor cuando tenga un ataque de bursitis.

La bursitis es una inflamación de los sacos de líquido que están entre las articulaciones, llamados bursas, que permiten que el cuerpo se mueva suavemente y sin fricción. Hay más de 150 bursas anidadas en los hombros, las rodillas y demás articulaciones. El dolor de la bursitis aumenta cada vez que un movimiento repetido somete a una articulación específica a un esfuerzo excesivo, como cuando pasa todo el día jugando tenis o golf, causándole un intenso dolor en el hombro. El sitio donde se presenta la bursitis con más frecuencia es el hombro, seguido del codo y la rodilla.

La bursitis ataca, retrocede y luego ataca de nuevo. La etapa aguda dolorosa de la bursitis dura de 4 a 5 días, o a veces más. Esta manía que tiene la bursitis aguda de aparecer y desaparecer es fastidiosa para las personas que la padecen y frustrante para quienes están tratando de determinar cuáles son los tipos de tratamientos que en realidad funcionan.

Por el momento, no hay una "cura" para la bursitis. Pero mientras la ciencia médica siga investigando para descubrirla, a continuación nuestros expertos ofrecen algunos remedios comprobados que podrían brindarle un alivio temporal.

■ **ALÍVIESE CON UN ACRÓNIMO.** El acrónimo "*R.I.C.E.*" corresponde a las siglas en inglés de un método de tratamiento que se usa frecuentemente para ayudar a aliviar las afecciones inflamatorias como la bursitis, dice la Dra. Carolyn Dean, N.D. Las siglas significan lo siguiente:

R: Repose la articulación durante las etapas iniciales de la bursitis. Si tiene bursitis en el hombro o codo, use un cabestrillo para quitarle presión a la articulación.

I: Póngase hielo (en inglés, "*ice*") sobre el área durante 10 minutos y luego quítelo durante otros 10 minutos, repitiendo este proceso. "No coloque el hielo directamente sobre la piel. En vez, envuélvalo en un trapo", dice la Dra. Dean.

C: Use compresión. Si la articulación está hinchada, el uso de una venda de compresión suave evitará que se acumule más líquido en la misma, dice la Dra. Dean.

E: Eleve su pierna si tiene bursitis en la rodilla o el tobillo.

■ **LUEGO CUENTE CON LO CALIENTE.** Después de que haya pasado la fase aguda de la inflamación, aplíquese compresas calientes en el área afectada para acelerar la curación, dice Janet Maccaro, Ph.D., C.N.C.

■ **LUBRÍQUESE CON ACEITE.** El aceite de melaleuca es maravilloso para calmar el proceso inflamatorio, dice Georgianna Donadio, Ph.D. Ponga un poco de aceite de melaleuca en una bolita de algodón y apliquéselo directamente sobre la articulación adolorida, según sea necesario, aconseja.

■ **CÁLMESE CON CAYENA.** Prepare una pomada natural para calentar la articulación

afectada combinando 1 parte de pimienta de Cayena con 4 a 6 partes de vaselina, sugiere la Dra. Donadio. Luego aplíquese la mezcla directamente sobre el área adolorida. Este es un remedio chino que funciona bien, dice.

■ **SOLUCIÓNELA CON SAL.** Pero que sea sal de Epsom. La Dra. Maccaro recomienda darse un baño con sales de Epsom una vez a la semana para aliviar la bursitis, agregándole también al agua de la bañadera (tina, bañera) varias gotas de aceite esencial de romero.

■ **ALÉJESE DEL ÁCIDO.** Para ayudar a aliviar el ardor de la bursitis y alentar una curación más rápida, disminuya la cantidad de ácido en su organismo. Por lo tanto, la Dra. Maccaro sugiere que evite comer alimentos que generan ácido como la sal, las bebidas cafeinadas, la carne roja, el azúcar refinada, los alimentos procesados y las plantas solanáceas como el tomate (jitomate), la papa y la berenjena.

■ **DESINFLÁMELA NATURALMENTE.** Antes de que empiece a tomar medicamentos, intente tratar la bursitis con antiinflamatorios naturales, dice la Dra. Dean. "El remedio más eficaz es una combinación de magnesio, vitamina C (extraída de alimentos y orgánica) y enzimas pancreáticas —dice—. Tome una dosis de magnesio tamaño angstrom, 1.000 miligramos de vitamina C y dos tabletas de enzimas pancreáticas, tres veces al día". Busque un producto de magnesio que diga "*angstrom*" en la etiqueta. En inglés, las enzimas pancreáticas se llaman "*pancreatic enzymes*".

■ **ALÍVIESE CON ACEITE DE RICINO.** Cuando el dolor ya no sea agudo, Allan Tomson,

D.C., recomienda una compresa de aceite de ricino (higuerilla), que es tan simple de preparar como eficaz. Aplíquese el aceite de ricino sobre la articulación afectada. Coloque algodón o un trapo de lana sobre el aceite y luego póngase una almohadilla térmica encima.

■ **BRÍNDESE UN BÁLSAMO.** Cuando se usan junto con los tratamientos estándares, los remedios alternativos pueden acelerar la curación. Un remedio que vale la pena probar es el bálsamo del tigre (*Tiger Balm*), que es una pomada china para masaje que contiene mentol, el cual puede aliviar el dolor de la bursitis cuando se usa una o dos veces al día. Si no puede encontrarlo en la tienda de productos naturales de su localidad, puede preparar una pomada hecha en casa al mezclar agua y cúrcuma (azafrán de las Indias) en polvo (una especia que se usa en las recetas hindúes) hasta que se forme una pasta.

■ **MUÉVALA SUAVEMENTE.** Una vez que el dolor haya dejado de ser agudo, es una buena idea que empiece a hacer ejercicios suaves. Si su problema está en el codo o el hombro, los doctores recomiendan que columpie libremente el brazo para aliviar el dolor. Al principio, sólo haga ejercicios durante un par de minutos a la vez, pero hágalos con frecuencia a lo largo del día.

"Es necesario que mantenga el rango de movimiento —dice el Dr. Edward Resnick—. No queremos que el hombro se quede rígido, pero tampoco es una buena idea que lo estire de más".

El Dr. Resnick recomienda doblar el cuerpo hacia adelante estando de pie, apoyándose con el brazo sano colocando la mano sobre el asiento de una silla. Permita que cuelgue el brazo que le duele y luego colúmpielo hacia atrás y hacia adelante, de lado a lado y por último, en círculos hacia la derecha y hacia la izquierda.

Algunos expertos recomiendan hacer ejercicios calmantes en un *jacuzzi*, en una bañadera (bañera, tina), en una tina de hidromasaje o en una alberca (piscina). Deje que su extremidad flote sobre la superficie del agua, luego muévala suavemente, sin hacer esfuerzo.

■ **ESTÍRESE.** Es muy importante que haga ejercicio después de un ataque de bursitis. Una recomendación común es hacer estiramientos para que la articulación recupere su movimiento normal y completo.

Un movimiento primario de estiramiento que es muy eficaz para las articulaciones rígidas de los hombros es el que se conoce como el estiramiento de gato. Póngase de manos y rodillas, con las manos ligeramente por delante de la cabeza y luego mantenga los codos estirados mientras se estira hacia atrás, bajando los glúteos hacia los talones.

Otro estiramiento consiste en pararse de frente a una esquina y caminar los dedos hacia arriba por la pared, dice el Dr. Resnick. "El objetivo es tratar de poner la axila en la esquina. Así sabrá que el ejercicio está siendo eficaz".

■ **AYÚDESE CON AJO.** El ajo es fabuloso para cualquier proceso inflamatorio, incluida la bursitis, dice la Dra. Donadio. Ella sugiere hacer una pasta de ajo machacado y colocarla en un pedazo de manta de cielo (estopilla, bambula). Para evitar que los aceites del ajo irriten la piel, doble la manta de cielo de seis a ocho veces, para que quede bien gruesa. Luego, coloque la manta de cielo sobre la articulación y una compresa o bolsa de agua caliente encima de la manta durante 10 a 15 minutos. Repita esto dos veces al día. "Los vapores del ajo pasarán directamente a la articulación y bajarán la inflamación", dice la Dra. Donadio.

■ **SUMINÍSTRESE SEMILLA DE LINO.** A las personas con bursitis recurrente a veces les recomiendan aceite de semilla de lino (linaza), el cual contiene ácidos grasos omega-3, los cuales son reconocidos por su capacidad de reducir la inflamación. Agregue de una a dos cucharadas del aceite al aliño (aderezo) de la ensalada.

■ **EMPIECE SU DÍA SIN DOLOR.** Cuando la bursitis ataca, la Dra. Maccaro recomienda tomar una brebaje preparado con 2 cucharadas de vinagre y 2 cucharadas de miel en agua. Repita esto dos veces al día durante dos semanas.

■ **SEA PACIENTE.** La bursitis generalmente tarda alrededor de 10 días —a veces más, a veces menos— en sanar. Si todos los remedios parecen no brindarle alivio alguno, el tiempo se encargará de aliviar el dolor, dicen los doctores.

(*Nota*: si encuentra en este capítulo términos que no entiende o que jamás ha visto, favor de remitirse al glosario en la página 604).

PANEL DE EXPERTOS

LA **DRA. CAROLYN DEAN, N.D.,** ES LA DIRECTORA MÉDICA DE VIDACOSTA SPA EL PUENTE, UN SPA MÉDICO EN COSTA RICA QUE SE INAUGURARÁ EN EL 2010.

GEORGIANNA DONADIO, PH.D., ES LA DIRECTORA DEL INSTITUTO NACIONAL DE SALUD INTEGRAL, UN PROGRAMA DE CERTIFICACIÓN EN TRATAMIENTOS HOLÍSTICOS PARA PROFESIONALES DE LA MEDICINA.

JANET MACCARO, PH.D., C.N.C., ES NUTRIÓLOGA HOLÍSTICA Y ASESORA CERTIFICADA EN NUTRICIÓN EN SCOTTSDALE, ARIZONA Y PRESIDENTA DE LA EMPRESA DR. JANET'S BALANCED BY NATURE PRODUCTS.

EL **DR. EDWARD RESNICK** ES UN CIRUJANO ORTOPEDISTA DEL HOSPITAL DE LA UNIVERSIDAD TEMPLE EN FILADELFIA.

ALLAN TOMSON, D.C. ES QUIROPRÁTICO EN NECK, BACK, & BEYOND, UN CENTRO DE SANACIÓN INTEGRAL EN FAIRFAX, VIRGINIA.

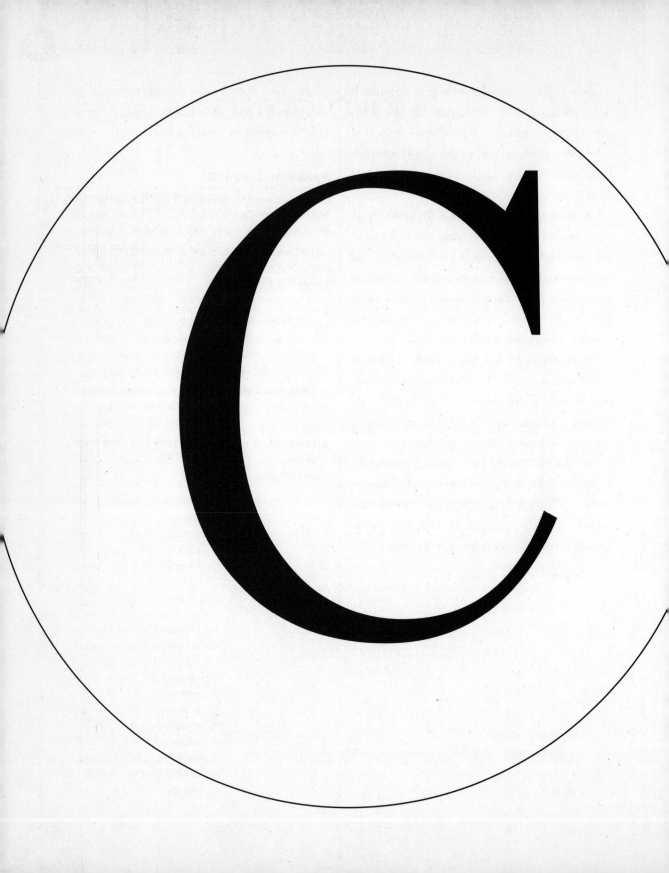

Cabello graso

15 tácticas para ganarle a la grasa

Si usted es de los que cree que los rubios se divierten más, considere lo siguiente: también tienen el cabello más grasoso. Y las personas que tienen el cabello sedoso y muy fino son las que más problemas tienen con el sebo capilar. "El cabello de textura fina es más propenso a ser grasoso porque hay espacio para más cabellos por pulgada cuadrada —dice el especialista en el cuidado del cabello, Philip Kingsley—. Como cada cabello tiene sus propias glándulas sebáceas, hay más glándulas cubriendo una circunferencia más pequeña de cabello".

Los rubios de cabello fino tienen hasta 140.000 glándulas sebáceas en el cuero cabelludo, dice Kingsley. Compare eso con los pelirrojos, que tienen un promedio de 80.000 a 90.000 cabellos en la cabeza. Ellos rara vez tienen el cabello graso, dice. Los de cabello café o negro normalmente se encuentran entre estos dos extremos.

Sin embargo, el color del cabello no es el único factor que interviene en que el cabello sea graso. "Los andrógenos u hormonas masculinas también controlan el flujo de sebo —dice Kingsley—. Las personas de piel grasosa tienen el cabello más grasoso, dado que la piel grasosa puede ser indicativa de una respuesta a los andrógenos". El estrés aumenta los niveles de andrógenos en el torrente sanguíneo tanto en mujeres como en hombres.

Realmente no tiene nada de malo tener el cabello graso, pero sí puede ser un poco fastidioso. "Hace que el cabello se vea lacio y sin vida y dificulta el estilizado —dice el dermatólogo Jason R. Lupton—. Las personas que tienen el cuero cabelludo y el cabello grasos son más propensas a la caspa y al acné".

Como no hay nada que pueda hacer para cambiar el tipo de cabello que le ha dado la Madre Naturaleza (aunque sí su color), a continuación nuestros expertos brindan recomendaciones para lidiar con el cabello graso.

■ **LÁVELO CON FRECUENCIA.** Lo más importante que puede hacer para combatir un cuero cabelludo excesivamente grasoso es lavarse el cabello con champú al menos una vez al día. Esto parecería ser obvio, pero muchas personas con el cabello graso no lo hacen por una creencia popular equivocada. "Algunas personas temen que lavarse el cabello con champú con mucha frecuencia puede resecar el cuero cabelludo y causar caspa, pero en realidad, lo que causa la caspa es una acumulación de sebo, de modo que lavarse el cabello a menudo es lo mejor que puede hacer", dice la Dra. Judith Hellman.

■ **PRUEBE LAS VARIEDADES HERBARIAS.** El estilista profesional David Daines sugiere usar productos naturales. "Yo les digo a mis clientes que busquen algún champú más natural o hecho a base de hierbas y que lean las etiquetas —dice—. Los ingredientes como la manzanilla y la milenrama (real de oro, alcaina) parecen tener propiedades secantes".

■ **BUSQUE UN CHAMPÚ ESPECIAL.** Si eso no le funciona, la siguiente línea de defensa es probar un champú hecho específicamente para cabello graso. "Los productos que se venden sin receta incluyen los que contienen selenio, zinc, ácido salicílico o incluso alquitrán —dice la Dra. Hellman—. Un dermatólogo puede recetarle algún champú medicinal".

■ **EMPLEE LA TÉCNICA EXACTA.** Un error común que cometen las personas con cabello graso es que se frotan demasiado duro cuando se están lavando el cabello con champú. Esto sólo irrita el cuero cabelludo y empeora la situación, dice Daines. "El cabello graso debe lavarse con champú una sola vez, sin frotar ni tallar demasiado el cuero cabelludo sino concentrándose en el cabello en sí".

■ **ABANDONE EL ACONDICIONADOR.** Si su cabello graso tiende a irse aplastando conforme va avanzando el día, lo último que debe hacer es cubrirlo con más aceite. "Los aceites naturales del cuero cabelludo actuarán como acondicionador —dice el Dr. Lupton—. El acondicionador sólo hará que su cabello se vea más grasoso y lacio".

■ **ACONDICIÓNELO ADECUADAMENTE.** Si su cabello es largo y propenso a la orzuela, entonces deberá acondicionarlo sólo en las puntas, dice Daines. "Generalmente no necesitará acondicionar el cabello corto, dado que usualmente se corta con más frecuencia", dice. Sin embargo, sí debe aplicarse un acondicionador si se tiñe el cabello o practica la natación, recomienda la Dra. Hellman.

■ **APLÍQUESE UN ASTRINGENTE.** Puede ayudar a retrasar la secreción de sebo aplicándose un astringente hecho en casa directamente sobre el cuero cabelludo. Kingsley sugiere mezclar partes iguales de hamamelis y enjuague bucal, usando almohadillas de algodón para aplicárselo en el cuero cabelludo. El hamamelis sirve para cortar la grasa y el enjuague bucal tiene propiedades antisépticas, dice. Si su cuero cabelludo es muy grasoso, use este remedio antes de cada vez que se lave el cabello con champú.

■ **SEA CREATIVO AL SECÁRSELO.** Si no se estiliza, el cabello graso tiende a ser lacio y sin vida. Para darle más volumen, sea creativo al secárselo con pistola de aire, dice Kingsley. Use un cepillo para levantar el cabello desde las raíces o dóblese hacia adelante y cepíllese suavemente el cabello por encima de la cabeza.

■ **CUIDADO CON EL CEPILLADO.** "Tenga cuidado de no cepillarse demasiado el cabello —dice el Dr. Lupton—. Esto arrastrará el sebo desde el cuero cabelludo al resto de su cabello".

■ **CUIDE LA CANTIDAD.** El Dr. Lupton también recomienda no exagerar la cantidad de gel u otro producto estilizador que se aplique en el cabello, porque después podría ser difícil quitarlo bien con el champú.

■ **CONSIGA EL CORTE CORRECTO.** Venza el cabello lacio y aplastado pidiéndole a su estilista que le haga un corte que le dé más volumen a su cabello. "Las modas actuales están tendiendo a los cortes parejos a la altura de la barbilla o quizá un poco más largos. Si tiene el cabello graso, quizá deba cortárselo un poco más corto. Tendrá que hacerlo por ensayo y error —dice Daines—. Depende de usted y de su esti-lista probar diferentes cortes y estilos. Debe cambiar su estilo de corte de cabello de la misma forma en que cambiaría su estilo de vestir. Si su estilista no quiere cambiarle el corte, cambie de estilista".

■ **APRENDA A RELAJARSE.** Cuando está bajo estrés, el organismo produce más andrógenos. Y estas hormonas hacen que aumente la producción de sebo. ¿El consejo de Kingsley? Relájese. Experimente con diferentes técnicas de relajación, como la meditación, el *tai chi* y el yoga, y luego practique la que mejor le funcione.

(*Nota*: si encuentra en este capítulo términos que no entiende o que jamás ha visto, favor de remitirse al glosario en la página 604).

PANEL DE EXPERTOS

DAVID DAINES ES UN ESTILISTA PROFESIONAL DE GIL FERRER EN LA CIUDAD DE NUEVA YORK.

LA **DRA. JUDITH HELLMAN** ES PROFESORA DE DERMATO-LOGÍA DEL HOSPITAL MOUNT SINAI EN LA CIUDAD DE NUEVA YORK.

PHILIP KINGSLEY ES FUNDADOR DE VARIAS CLÍNICAS TRI-COLÓGICAS EN LONDRES Y LA CIUDAD DE NUEVA YORK. ES MIEMBRO Y ANTIGUO PRESIDENTE DEL INSTITUTO DE TRICÓLOGOS Y HACE MÁS DE 50 AÑOS QUE EJERCE COMO TRICÓLOGO (ESPECIALISTA EN EL CUIDADO DEL CABELLO).

EL **DR. JASON R. LUPTON** ES UN DERMATÓLOGO CON CERTIFICACIÓN PROFESIONAL Y TIENE SU CONSULTA PRI-VADA EN DEL MAR, CALIFORNIA.

Callos y callosidades

17 opciones para alisarlas y aliviarlas

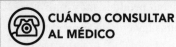

CUÁNDO CONSULTAR AL MÉDICO

Las personas que padecen diabetes o cualquier tipo de sensación disminuida en los pies nunca deben tratarse a sí mismas. La diabetes afecta los pequeños vasos sanguíneos que hay en todo el organismo, incluidos los pies. Esto conduce a una menor circulación, lo cual hace que las heridas tarden más en sanar y tengan una menor capacidad de resistir una infección.

Si tiene algún trastorno circulatorio, estará bien si su piel permanece intacta. Pero si la piel sufre cualquier tipo de abrasión o se abre, se puede convertir en algo muy peligroso. Si no puede sentir muy bien la presión o el dolor, quizá no se dé cuenta que se ha abierto la piel o tal vez no se percate de la gravedad de la herida, por lo que podría terminar con una infección seria.

Esos pequeños chichones y bolitas que pueden darles a sus pies una apariencia espantosa no son nada más que una acumulación de células muertas de la piel. Estos callos y callosidades se forman por la fricción e irritación diarias causadas por los zapatos o los huesos adyacentes del pie.

"Los callos y las callosidades son el mecanismo de defensa del cuerpo para protegerlo de la frotación sobre los pequeños espolones de hueso —dice la Dra. Audrey Kunin—. Si el hueso no está totalmente liso y hay un punto que se protruye en un punto de presión, la piel se engrosará para proteger ese hueso". A medida que vaya aumentando la presión, también irá creciendo la callosidad. Si desarrolla un núcleo duro, se convierte en un callo. Y tanto las callosidades como los callos no sólo son poco atractivos, sino que también pueden resultar dolorosos.

"Las personas pueden vivir con las callosidades más fácilmente que con los callos —dice Richard M. Cowin, D.P.M.—. Cuando salen callos dolorosos en los dedos de los pies, es como si tuviera un dolor de muelas muy fuerte; pueden arruinarle el día".

Por lo tanto, para empezar todos y cada uno de los días con el pie derecho, fíjese en las siguientes recomendaciones.

■ **ALIVIE LA PRESIÓN.** Lo mejor que puede hacer para prevenir las callosidades o callos o evitar que empeoren es dispersar la presión, dice la Dra. Kunin. Tal vez esto implique que tenga que deshacerse de los zapatos que le froten ciertos lugares del pie. "Y puede aliviar la presión de los callos con pequeños parches para callos —dice—. Yo los llamo parches en forma de rosca, pues son pequeñas almohadillas esponjosas con un hoyo en el centro que rodean el callo, quitándole presión".

■ **ALÉJESE DE LO AFILADO.** Resista la tentación de jugar al cirujano. No se rebane las callosidades ni los callos con navajas para afeitar, tijeras u otros instrumentos afilados, dice la Dra. Kunin.

■ **AYÚDESE CON ABRASIVOS.** "El secreto para eliminar los callos y las callosidades consiste en afinar la piel en esa área", dice la Dra. Kunin. Una lima para callosidades o piedra pómez excoriará ligeramente el área y eliminará las capas superiores de la piel. Termine el tratamiento con un poco de crema para manos. Si tiene callosidades particularmente grandes, hágase este tratamiento como parte de su rutina diaria justo después de ducharse o bañarse.

■ **APLIQUE ASPIRINAS.** Esta es otra manera de suavizar las callosidades más difíciles. Muela cinco o seis tabletas de aspirina hasta que queden hechas polvo. Mezcle el polvo con $\frac{1}{2}$ cucharadita de agua y $\frac{1}{2}$ cucharadita de jugo de limón hasta que se forme una pasta. Úntesela sobre la piel endurecida del pie, luego meta el pie en una bolsa de plástico y envuelva todo con una toalla caliente. La combinación del plástico y el calor ayudará a que la pasta penetre la piel endurecida. Déjela reposar durante al menos 10 minutos. Luego quítese la toalla y la bolsa de plástico y talle el área con una piedra pómez. Toda la piel muerta y endurecida de la callosidad debe de desprenderse y descamarse fácilmente. Debido a la remota probabilidad de que presente una reac-

ción, no se aplique aspirina en la piel si es alérgico o sensible a la misma.

■ **REMUÉVALOS CON REGALIZ.** "El regaliz (orozuz) contiene sustancias similares al estrógeno que literalmente suavizan la piel endurecida de los callos y callosidades", dice Georgianna Donadio, Ph.D. La Dra. Donadio sugiere preparar una pasta de regaliz hecha en casa. "Muela unos cuantos palitos de regaliz, mezcle el polvo con $\frac{1}{2}$ cucharadita de vaselina y frótese la mezcla en los callos y callosidades", aconseja la experta.

■ **EVITE LOS PARCHES MEDICINALES.** Los emplastos o medicamentos que se venden sin receta para los callos y callosidades son puro ácido, el cual no sabe distinguir la diferencia entre los callos y callosidades y la piel normal. Por lo tanto, aunque probablemente le eliminen el callo o la callosidad, puede que también le carcoman la piel normal.

Si no puede evitar usar emplastos para callos y otros productos con ácido salicílico que se vendan sin receta, los cuales vienen en forma de líquidos, ungüentos y parches, siga el consejo de Suzanne M. Levine, D.P.M., P.C.: aplíqueselo sólo sobre el área problemática, evitando la piel circundante. Si va a tratar un callo, primero coloque un parche en forma de rosca no medicinal alrededor del mismo para proteger la piel adyacente. Nunca use este tipo de productos más de dos veces por semana y consulte al médico si no hay señales de mejoría al cabo de dos semanas.

■ **RECUPÉRESE CON UN REMOJO.** "El dolor del callo puede estar causado por una inflamación y agrandamiento de la bursa, un saco de líquido que está entre el hueso y el callo —señala la Dra. Levine—. Para aliviar temporalmente el dolor, remoje sus pies en una solución de sales de Epsom y agua tibia. Esto reducirá el tamaño de la bursa y les quitará algo de presión a los nervios circundantes. Pero tenga presente que si vuelve a ponerse unos zapatos apretados, la bursa pronto volverá a crecer, causándole dolor".

■ **ELIMÍNELOS CON LIMÓN.** Remoje sus pies en agua tibia durante unos cuantos minutos y luego aplíquese una compresa de limón, aconseja Janet Maccaro, Ph.D., C.N.C. Para hacer la compresa, remoje una toallita para la cara en jugo de limón caliente. "Luego ponga un poco de aceite de melaleuca en una bolita de algodón y aplíquelo en su callo dos o tres veces al día", sugiere.

■ **APLÍQUELE ÁLOE.** Remueva una callosidad partiendo una hoja de áloe vera (sábila, acíbar, atimorreal) y pegando el lado que tiene gel sobre la callosidad, dice la Dra. Carolyn Dean, N.D. "Déjese la hoja pegada durante toda la noche y a la mañana siguiente tállese la callosidad con una toallita para la cara seca o piedra pómez", dice.

Curas culinarias

Si tiene mucho tejido calloso, Suzanne M. Levine, D.P.M., P.C., recomienda remojar los pies en una infusión muy diluida de manzanilla. La infusión aliviará y suavizará la piel endurecida. También le manchará los pies, pero las manchas se quitan fácilmente con agua y jabón.

■ **SUAVÍCELOS CON LINO.** Para suavizar una callosidad dura, la Dra. Maccaro sugiere remojar los pies en agua tibia y luego aplicar una compresa de aceite de semilla de lino (linaza). Para hacer la compresa, empape una franela con aceite de semilla de lino caliente. Luego ponga la franela sobre la callosidad o callo y envuelva todo con envoltura plástica, dejándolo actuar durante toda la noche.

■ **MEZCLE ACEITE Y VINAGRE.** "Puede preparar un remojo excelente para los pies mezclando partes iguales de vinagre blanco y aceite de ricino (higuerilla) y calentando la mezcla en una cacerola vieja —dice la Dra. Dean—. Es engorroso, pero funciona de maravilla. Después de remojar los pies en la mezcla, de preferencia cerca de una bañadera (bañera, tina), lávese el aceite y use una piedra pómez para remover la piel muerta". Guarde la solución en la cacerola y vuelva a calentarla según sea necesario.

■ **FRÓTELOS CON CALÉNDULA.** Aplique aceite de caléndula en sus callosidades y callos todos los días para suavizarlos, dice la Dra. Maccaro.

■ **DÉLES ESPACIO A LOS CALLOS SUAVES.** Los callos suaves, que son los que salen entre los dedos de los pies, requieren cuidados distintos que los callos normales. Los callos suaves son causados por la frotación entre los huesos de dos dedos adyacentes, dice el Dr. Cowin, "de modo que tendrá que poner algo suave ahí para separar los dedos de los pies. Puede comprar separadores o espaciadores para los dedos de los pies, que sencillamente son pequeños pedazos de hule espuma que se colocan entre los dedos".

■ **ALIMÉNTESE CON ÁCIDOS GRASOS.** Si tiene la piel seca y resquebrajada y tiende a formar callosidades y callos, es posible que tenga una deficiencia de ácidos grasos esenciales, dice la Dra. Dean. Por lo tanto, suavice su piel de adentro para afuera al consumir ácidos grasos omega-3 en la forma de aceite de pescado o aceite de lino. Tome 3 gramos al día de cualquiera de estos, dice.

■ **ELIMÍNELOS CON UN EXFOLIANTE.** Combine 1 parte de aceite de oliva con 1 parte de sal de mesa. "Aplíquese la mezcla en las callosidades y los callos cuando se esté duchando para exfoliarlos y luego enjuague la sal con agua. Así le quedará la piel más suave", explica el Dr. Jay Zimmerman.

Para evitar problemas, dice el Dr. Cowin, use zapatos que le queden bien y que no tengan el tacón muy alto. "En ocasiones especiales, no le hará daño usar tacones altos —dice—, pero para el uso diario, son mejores los zapatos de tacón bajo".

"Si no puede evitar los zapatos de tacón alto —agrega la Dra. Levine—, busque alguna marca de zapatos que vengan con un colchón adicional en la parte delantera del pie o pídale a su zapatero que le agregue un colchón de hule espuma en esa parte. Y si tiene callosidades en la parte trasera del talón, evite los zapatos de talón abierto hasta que el área haya sanado".

■ **CERCIÓRESE DE QUE LE QUEDEN BIEN.** "Lo más importante en lo que debe fijarse al comprar zapatos es que le queden bien —dice

Terry L. Spilken, D.P.M.—. Independientemente de que cuesten $20 ó $200 dólares, si no le quedan bien, le van a dar problemas. Asegúrese de que tengan la longitud adecuada; es necesario que quede un espacio de 1 pulgada (2,5 cm) entre la parte superior de su dedo más largo y la punta del zapato. (Y el dedo más largo del pie no necesariamente es el dedo gordo). El zapato deberá ser lo suficientemente ancho para que entre bien el pie y también deberá tener suficiente espacio en la parte donde van los dedos para que los dedos del pie no queden presionados el uno contra el otro".

"Busque zapatos de materiales naturales que respiren, como la piel. Y recuerde que al pie le hace el mismo daño estar en un zapato demasiado grande que en uno demasiado pequeño —dice—. Si el zapato es demasiado grande, el pie se resbalará dentro del mismo, causando fricción. Y la fricción que se produce al frotar el pie contra el zapato puede hacer que le salgan callos y callosidades con la misma facilidad que un zapato pequeño que le apriete el pie".

(*Nota*: si encuentra en este capítulo términos que no entiende o que jamás ha visto, favor de remitirse al glosario en la página 604).

PANEL DE EXPERTOS

RICHARD M. COWIN, D.P.M., ES CIRUJANO PODOLÓGICO Y DIRECTOR DE ADVANCED FOOT SURGERY EN LADY LAKE, FLORIDA, Y DIPLOMADO DEL CONSEJO DE CIRUGÍA PODOLÓGICA DE LOS ESTADOS UNIDOS Y DEL CONSEJO DE CIRUGÍA AMBULATORIA DEL PIE DE LOS ESTADOS UNIDOS.

LA **DRA. CAROLYN DEAN, N.D.,** ES LA DIRECTORA MÉDICA DE VIDACOSTA SPA EL PUENTE, UN SPA MÉDICO EN COSTA RICA QUE SE INAUGURARÁ EN EL 2010.

GEORGIANNA DONADIO, PH.D., ES LA DIRECTORA DEL INSTITUTO NACIONAL DE SALUD INTEGRAL, UN PROGRAMA DE CERTIFICACIÓN EN TRATAMIENTOS HOLÍSTICOS PARA PROFESIONALES DE LA MEDICINA.

LA **DRA. AUDREY KUNIN** ES UNA DERMATÓLOGA COSMÉTICA EN KANSAS CITY, MISSOURI Y FUNDADORA DE LA PÁGINA *WEB* EDUCATIVA SOBRE DERMATOLOGÍA WWW.DERMADOCTOR.COM.

SUZANNE M. LEVINE, D.P.M., P.C., ES CIRUJANA PODOLÓGICA Y PODÓLOGA CLÍNICA DEL HOSPITAL DE NUEVA YORK-CENTRO MÉDICO CORNELL.

JANET MACCARO, PH.D., C.N.C., ES NUTRIÓLOGA HOLÍSTICA Y ASESORA CERTIFICADA EN NUTRICIÓN EN SCOTTSDALE, ARIZONA Y PRESIDENTA DE LA EMPRESA DR. JANET'S BALANCED BY NATURE PRODUCTS.

TERRY L. SPILKEN, D.P.M., ES LA ANTERIOR RECTORA Y ACTUAL PROFESORA ADJUNTA ASOCIADA DE LA UNIVERSIDAD DE MEDICINA PODOLÓGICA DE NUEVA YORK EN LA CIUDAD DE NUEVA YORK.

EL **DR. JAY ZIMMERMAN** ES UN DERMATÓLOGO CON CERTIFICACIÓN PROFESIONAL E INSTRUCTOR CLÍNICO DEL DEPARTAMENTO DE DERMATOLOGÍA DE LA UNIVERSIDAD DE CALIFORNIA EN LOS ÁNGELES.

Caspa

18 sugerencias para detener la descamación

Los dermatólogos afirman que casi todo el mundo la padece hasta cierto punto, y a menudo este provoca un círculo vicioso, comenta la Dra. Maria Hordinsky. Si uno no presta atención a esta afección, la caspa aumenta. Esto, a su vez, puede provocar comezón, lo cual nos lleva a rascarnos. Y si nos rascamos demasiado fuerte podemos producir una herida en el cuero cabelludo y dejarlo abierto a una infección. Afortunadamente, este círculo vicioso de comezón y rascarse puede evitarse con algunos sencillos remedios caseros.

■ **LÁVESE CON CHAMPÚ A MENUDO.** Todos los expertos coinciden en este punto: lávese el cabello con frecuencia. "Generalmente, entre más a menudo se lave el cabello con champú, más fácil resultará controlar la caspa", dice la Dra. Patricia Farris.

■ **DELE SUAVE.** Según Philip Kingsley, especialista en el cuidado del cabello, la caspa a menudo es debida a un cuero cabelludo demasiado grasoso. Lavarlo a diario con un champú suave diluido con la misma cantidad de agua puede controlar la grasa sin empeorar el cuero cabelludo.

■ **ACUDA AL ANTICASPA.** Si los champús normales no funcionan, cambie a una fórmula anticaspa. Los champús anticaspa están clasificados según sus ingredientes activos, los cuales actúan de diferentes maneras, afirma Yohini Appa, Ph.D. Los champús de brea

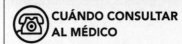

CUÁNDO CONSULTAR AL MÉDICO

La caspa grave en realidad es una enfermedad conocida como dermatitis seborreica, la cual requiere medicamentos que se venden con receta. Consulte a su médico si tiene:

■ Irritación del cuero cabelludo

■ Gruesas escamas a pesar de utilizar de manera regular champús anticaspa

■ Costras amarillentas

■ Manchas rojas, sobre todo en el escote

La biología de la caspa

La caspa se caracteriza por que se produce una regeneración o recambio celular acelerado. Es decir, las células de la superficie de la piel se acumulan como loco.

"Normalmente las células nuevas tardan 21 días en emigrar a la superficie del cuero cabelludo, donde se desprenden", explica Yohini Appa, Ph.D. "En una situación ideal, es un proceso invisible, pero con la caspa, la célula llega a la superficie en la mitad de tiempo". Como resultado, las células se acumulan en el cuero cabelludo formando montones antes de desprenderse. Y cuando se desprenden, lucen como diminutas escamas blancas.

Según la Dra. Appa, otra causa de la caspa es una infección por levaduras en el cuero cabelludo. Y aunque los cambios hormonales y estaciones no causan la caspa, pueden agravarla, dice.

(*tar*) retrasan la producción de células, mientras que los champús con ácido salicílico (*salicylic acid*) eliminan las células muertas antes de que se amontonen. Además, ambos champús tienen propiedades antifúngicas y ayudan a combatir la invasión de microbios de levaduras, que es una de las causas de caspa más persistentes. Entre los otros ingredientes de champús anticaspa están la piritiona de zinc (*zinc pyrithione*) y el sulfuro de selenio (*selenium sulfide*). Estos reducen la regeneración o recambio celular. Por su parte, otro ingrediente llamado sulfuro (*sulfur*) al parecer provoca una leve irritación en la piel, apenas suficiente para causar el desprendimiento de las escamas.

■ **BRÍNDESE BREA.** "Para casos muy persistentes recomiendo las fórmulas basadas en brea (*tar*)", explica el Dr. Farris. "Enjabónese con el champú de brea y luego déjeselo de 5 a 10 minutos para que el producto pueda actuar". La mayoría de personas se enjuagan los champús anticaspa demasiado rápido; hay que dejarlo actuar durante un tiempo. Busque una de estas dos marcas: *Sebutone Tar Shampoo* y *MG 217 Medicated Tar Shampoo*. Hoy en día las fórmulas más recientes de brea son mucho más fragantes que las olorosas soluciones del pasado.

■ **NO SE EXCEDA.** Si los champús de brea —o cualquier otro preparado anticaspa— son demasiado fuertes para usarlos diariamente, altérnelos con su champú habitual, recomienda el Dr. Farris.

■ **NO MEZCLE LO NEGRO CON LO RUBIO.** Si tiene el cabello teñido de un color claro, evite los champús de brea. En casos raros, pueden dar al cabello blanco, rubio, decolorado o teñido una decoloración marrón temporal, dice el Dr. Farris.

■ **ENJABÓNESE DOS VECES.** Enjabónese siempre dos veces con un champú anticaspa, dice el Dr. R. Jeffrey Herten. Forme espuma en cuanto entre a la ducha (regadera). Déjesela hasta que casi haya acabado de darse la ducha (regaderazo), después enjuague su cabello muy bien. Después vuelva a enjabonarse el cabello rápidamente por segunda vez y enjuáguelo. El segundo lavado dejará un poquito de la medicación en el cuero cabelludo para que pueda actuar hasta que se lave la próxima vez.

■ **CÚBRALO.** Para mejorar la eficacia de los

Curas culinarias

 Visite la cocina con una toalla en la mano para probar estos remedios alimenticios para la caspa:

TÉ VERDE. Acabe con la caspa con una taza de té verde retacado de antioxidantes, el cual exfoliará de manera natural las escamas secas sin deshidratar la piel. Deje en infusión dos bolsitas de té verde en 1 taza de agua caliente durante 20 minutos o toda la noche. Cuando se enfríe, masajee el cuero cabelludo con este fuerte té.

TOMILLO. Esta hierba culinaria tan común tiene fama de tener suaves propiedades antisépticas que pueden aliviar la caspa. Prepare un excelente enjuague hirviendo 4 cucharadas colmadas (copeteadas) de tomillo seco en 2 tazas de agua durante 10 minutos. Cuele la infusión y déjela enfriar. Vierta la mitad de la mezcla sobre el cabello limpio y húmedo, asegurándose de que el líquido cubre el cuero cabelludo. Introdúzcalo masajeando suavemente. No se enjuague. Guarde el resto para otro día.

ACEITE DE OLIVA. Si bien un exceso de grasa en el cuero cabelludo puede causar problemas, un tratamiento ocasional con aceite caliente ayuda a soltar y suavizar las escamas de la caspa, afirma el Dr. R. Jeffrey Herten. Caliente levemente unas cuantas onzas de aceite de oliva en la estufa. Huméctese el cabello (de lo contrario el cabello absorberá todo el aceite en lugar de llegar al cuero cabelludo), luego aplique el aceite directamente al cuero cabelludo con un pincel o una bolita de algodón. Divida el cabello progresivamente para tratar sólo el cuero cabelludo. Póngase una gorra para la ducha y déjesela durante 30 minutos. Luego elimine el aceite con un champú anticaspa.

champús medicinales, póngase una gorra para la ducha sobre el cabello húmedo después de enjabonarlo. Déjesela durante una hora y luego, enjuague normalmente.

■ **ALTÉRNELOS.** Si ha encontrado una marca de champú que le funciona, siga usándolo, recomienda el Dr. Howard Donsky. Pero no acumule existencias de un champú anticaspa. Puede que su cuero cabelludo se vuelva inmune al ingrediente activo del champú, una afección conocida como taquifilaxia, explica el Dr. Jerome Litt. Su única opción es cambiar a un nuevo champú anticaspa con una formulación diferente.

■ **HAGA QUE PENETRE MASAJEANDO.** Según la Dra. Farris, cuando se esté lavando el cabello, masajee suavemente el cuero cabelludo con las yemas de los dedos para ayudar a que se desprendan las escamas. No obstante, la Dra. advierte que no se rasque el cuero cabelludo, ya que puede provocar llagas que son peores que la caspa.

■ **QUITE LAS ESCAMAS.** El Dr. Joseph F. Fowler Jr. recomienda un producto que se consigue sin receta llamado *Psoriasin Scalp Multi-Symptom Psoriasis Relief Liquid* para personas con problemas de escamas y costras especialmente rebeldes. Aplíquelo al cuero cabelludo a la hora de acostarse y cúbrase el cabello con una gorra para la ducha. Lávese el cabello por la mañana. Aunque puede utilizarlo todas las noches, el Dr. Fowler recomienda aplicarlo una vez por semana. "Es demasiado engorroso para usarlo a diario", afirma el experto.

■ **USE ACONDICIONADOR.** Los champús anticaspa pueden ser un poco fuertes para su cabello, afirma la Dra. Farris. Por ello es buena idea aplicarse acondicionador después de cada champú para contrarrestar sus efectos.

■ **APROVECHE EL ACEITE DE MELALEUCA.** El aceite de melaleuca es un antiséptico natural que contiene unas sustancias conocidas como terpenos que penetran en las capas superiores del cuero cabelludo, haciendo que sus poderes desinfectantes se absorban más profundamente que la mayoría de productos. Busque champús que lo contengan, como el de la marca *Nature's Gate Organics Tea Tree & Blue Cypress Shampoo*.

■ **SALGA AL SOL.** "Una breve exposición solar es buena para la caspa", dice el Dr. Fowler. La razón es que la luz directa ultravioleta tiene un leve efecto antiinflamatorio sobre las afecciones de la piel que cursan con escamas. Y eso puede explicar por qué la caspa tiende a ser menos grave en verano. Pero por supuesto, aconseja el Dr. Fowler, utilice el sentido común. No tome el sol, sólo pase un poco de tiempo al aire libre. Limite la exposición solar a 30 minutos o menos cada día. Y aplíquese su filtro solar normal sobre la piel expuesta al sol. "Tiene que equilibrar los beneficios del sol sobre su cuero cabelludo con su efecto perjudicial sobre la piel en general", aconseja.

■ **CÁLMESE.** Tenga en cuenta el papel que desempeñan las emociones en provocar o empeorar las afecciones de la piel como la caspa y otras formas de dermatitis. Según el Dr. Fowler, estas afecciones a menudo empeoran con el estrés. Por lo tanto, busque maneras de combatir el estrés. Haga ejercicio, medite, aléjese del mundanal ruido y no se preocupe demasiado por su caspa.

(*Nota*: si encuentra en este capítulo términos que no entiende o que jamás ha visto, favor de remitirse al glosario en la página 604).

PANEL DE EXPERTOS

YOHINI APPA, PH.D., ES DIRECTORA DE EFICACIA DE LOS PRODUCTOS EN LA CORPORACIÓN NEUTROGENA EN LOS ÁNGELES.

EL **DR. HOWARD DONSKY** ES PROFESOR CLÍNICO DE DERMATOLOGÍA EN LA FACULTAD DE MEDICINA Y ODONTOLOGÍA DE LA UNIVERSIDAD DE ROCHESTER. ES DERMATÓLOGO EN EL CENTRO DE DERMATOLOGÍA Y COSMÉTICA DE ROCHESTER EN NUEVA YORK.

LA **DRA. PATRICIA FARRIS** ES PROFESORA CLÍNICA ADJUNTA DE DERMATOLOGÍA EN LA FACULTAD DE MEDICINA DE LA UNIVERSIDAD DE TULANE EN NUEVA ORLEÁNS Y DERMATÓLOGA EN METAIRIE, LOUISIANA.

EL **DR. JOSEPH F. FOWLER JR.** ES DERMATÓLOGO Y PROFESOR CLÍNICO ADJUNTO EN LA UNIVERSIDAD DE LOUISVILLE EN KENTUCKY.

EL **DR. R. JEFFREY HERTEN** ES DERMATÓLOGO EN SAN LUIS OBISPO, CALIFORNIA, Y ANTIGUO PROFESOR CLÍNICO ADJUNTO DE DERMATOLOGÍA EN LA UNIVERSIDAD DE CALIFORNIA EN IRVINE.

LA **DRA. MARIA HORDINSKY** ES PROFESORA Y PRESIDENTA DEL DEPARTAMENTO DE DERMATOLOGÍA EN LA UNIVERSIDAD DE MINNESOTA EN MINNEAPOLIS–ST. PAUL.

PHILIP KINGSLEY ES FUNDADOR DE VARIAS CLÍNICAS TRICOLÓGICAS EN LONDRES Y LA CIUDAD DE NUEVA YORK. ES MIEMBRO Y ANTIGUO PRESIDENTE DEL INSTITUTO DE TRICÓLOGOS Y HACE MÁS DE 50 AÑOS QUE EJERCE COMO TRICÓLOGO (ESPECIALISTA DEL CABELLO).

EL **DR. JEROME Z. LITT** ES DERMATÓLOGO Y PROFESOR CLÍNICO ADJUNTO DE DERMATOLOGÍA EN LA FACULTAD DE MEDICINA DE LA UNIVERSIDAD CASE WESTERN RESERVE EN CLEVELAND Y AUTOR DE UN LIBRO ACERCA DE DIVERSAS AFECCIONES CUTÁNEAS Y REACCIONES A MEDICAMENTOS.

Ciática

17 armas para un ataque de nervios

Casi todo el mundo padece dolor de espalda en alguna ocasión, pero solamente unos cuantos desafortunados tienen que soportar el atroz dolor de la ciática.

El nervio ciático se extiende hacia la región de la baja espalda por la parte posterior de las piernas hasta los tobillos y los pies. Cualquier cosa que someta el nervio a presión —un disco vertebral herniado, un espolón óseo o una desviación de la columna vertebral— puede provocar fuertes dolores punzantes en las asentaderas o en las piernas.

Entre los adultos jóvenes y activos un disco herniado en la causa más habitual de ciática. Esta afección se produce cuando la pared externa del disco, que normalmente funciona como un amortiguador entre las vértebras, se revienta y el material interno de amortiguación se introduce en el canal espinal, donde comprime la raíz del nervio.

La ciática suele ser breve, pero algunas veces persiste durante años. Incluso sencillas actividades diarias —como inclinarse, estornudar o hacer de vientre— pueden provocar ataques. Una vez que el nervio se ha irritado o dañado, el dolor puede continuar incluso cuando uno no hace nada.

Es esencial consultar al médico al primer síntoma, ya que hay muchas cosas que pueden causar ciática y el nervio puede quedar dañado de manera permanente si no se recibe tratamiento rápidamente. A veces es necesario recurrir a la cirugía, pero normalmente la ciática se puede controlar con una combinación de medicamentos y asistencia médica domiciliaria. A continuación nuestros expertos le ofrecen unas cuantas maneras de acabar con el dolor y proteger el nervio de más daños.

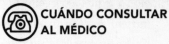 **CUÁNDO CONSULTAR AL MÉDICO**

Lo único bueno de la ciática es que el dolor normalmente es temporal. A menudo uno comienza a sentirse mejor en 4 ó 5 días y la mayoría de la gente estará bastante recuperada a las 6 semanas.

"No hay por qué alarmarse si tiene ciática, pero puede ser extraordinariamente doloroso", explica el Dr. John G. Heller.

Aun así, agrega que es importante ir con el médico, ya que probablemente necesitará medicación para controlar el dolor. Además, también querrá asegurarse de que no se arriesga a sufrir un daño permanente en el nervio.

Una de las señales de advertencia más serias es la pérdida de la función muscular, por ejemplo, arrastrar el pie. Aún más grave es la pérdida del control del intestino o la vejiga. Si tiene uno de estos síntomas, no espere a ir con su médico habitual, advierte el Dr. Heller. Vaya directamente a la sala de emergencias.

■ **ENFRÍESE LA ESPALDA.** Al primer signo de dolor, aplique una compresa fría (una bolsa pequeña de cubitos de hielo envuelta en un paño fino) en la baja espalda durante 15 ó 20 minutos a la vez, cada 2 ó 3 horas. Manténgala fría durante 24 a 48 horas. El frío reduce la inflamación y ayuda a prevenir los dolorosos espasmos musculares, afirma el Dr. Andrew J. Cole.

Lo más sencillo es utilizar una bolsa de gel, la cual puede conseguir en las tiendas de productos deportivos y de equipamiento médico. Las bolsas permanecen flexibles incluso cuando se enfrían en el congelador, se adaptan a los contornos de la baja espalda y aplican el frío justo donde se necesita. De ser necesario, se puede aplicar incluso una bolsa de verdura congelada. Envuelva primero lo que vaya a utilizar en una toalla fina para proteger la piel.

■ **LUEGO, CALIÉNTESE.** John J. Triano, D.C., Ph.D. aconseja que después de aplicar frío durante un día o dos, cambie al calor. Coloque una bolsa de agua caliente o una almohadilla térmica en la baja espalda durante 15 minutos a la vez. Repita el tratamiento cada hora y continúe haciéndolo mientras piense que le ayuda. El calor relaja los músculos y ayuda a prevenir los dolorosos espasmos musculares. También aumenta la circulación y limpia las toxinas que causan dolor alrededor del nervio.

No obstante, aunque el calor le haga sentirse muy bien, no lo utilice durante más de 15 minutos a la vez. "Aplicar calor durante períodos más largos puede provocar una inflamación de rebote, lo cual hará que el dolor empeore después", explica el Dr. Triano.

■ **TOME MEDICAMENTOS ANTIINFLAMATORIOS.** El Dr. Cole recomienda que a la primera señal de dolor de ciática, tome aspirina, ibuprofeno (*Motrin*), naproxeno (*Aleve*) u otro fármaco antiinflamatorio no esteroideo (AINE). Estos medicamentos impiden que el organismo produzca prostaglandinas, unas sustancias químicas inflamatorias que aumentan el dolor y la hinchazón. Tome los medicamentos cuatro veces al día, siguiendo las instrucciones de la etiqueta.

Si la aspirina o el ibuprofeno le descomponen el estómago, está bien tomar acetaminofeno (*Tylenol*). Pero tenga en cuenta que principalmente funciona como analgésico. Tiene poco efecto sobre la inflamación.

"Normalmente recomiendo naproxeno", afirma el Dr. Triano. "Es un buen antiinflamatorio y descompone el estómago algo menos que la aspirina o el ibuprofeno".

■ **NADE.** O simplemente camine en el agua. La combinación de agua tibia y ejercicio suave a menudo relajará los músculos y aliviará los espasmos y el dolor. Además, el agua sostiene el peso del cuerpo, lo cual puede que alivie la dolorosa presión en la espalda.

"La natación y los ejercicios acuáticos se encuentran entre las mejores herramientas de rehabilitación que existen", afirma el Dr. John G. Heller. Resulta especialmente eficaz para personas que al principio encuentran que otros tipos de ejercicio son demasiado dolorosos.

La mayoría de gimnasios públicos ofrecen clases de ejercicios acuáticos, indica el Dr. Heller, y las asociaciones locales contra la artritis a menudo financian clases de ejercicios acuáticos en centros comunitarios o en las *YMCA* (abreviatura de *Young Men's Christian Association*, una cadena de gimnasios públicos de los EE. UU.). Los movimientos que se realizan en las clases son perfectos para las personas que padecen o han padecido dolor de espalda o ciática, afirma el Dr. Heller.

No es recomendable nadar en pleno ataque de ciática, pero está bien cuando el dolor ha disminuido un poco, dice el Dr. Heller. También es una buena estrategia preventiva para las personas que han tenido ciática en el pasado.

■ **CAMINE SI LE RESULTA CÓMODO.** Caminar es uno de los mejores ejercicios para aliviar y prevenir la ciática. Mantiene los músculos flexibles y mejora la circulación de todo el cuerpo, incluso la del área del nervio dañado.

Si se encuentra usted en la fase aguda de la ciática y caminar le provoca dolores punzantes y agudos, no lo haga, advierte el Dr. Triano. "Pero si lleva ya unos cuantos días padeciendo el dolor y es principalmente un dolor sordo, es importante que intente poco a poco superar las molestias que le ocasione y camine o realice otras formas de ejercicio suave".

■ **FORTALEZCA CIERTOS MÚSCULOS.** Nos referimos a los músculos del torso, los cuales rodean y sostienen la columna vertebral. Estos músculos también se conocen como la cintura pélvica. Según el Dr. Cole, "la contracción abdominal básica es un buen ejercicio para fortalecer los músculos".

Las contracciones son fáciles de hacer. Acuéstese boca arriba con las rodillas dobladas en un ángulo de unos 90 grados y los pies planos sobre el piso, los brazos a los lados del cuerpo. Levante la cabeza y los hombros del piso utilizando los músculos abdominales superiores. Extienda los brazos al frente. Luego baje los hombros al piso con un movimiento lento y controlado. No debe elevar los hombros más de una pulgada o dos (2,5 ó 5 cm), ya que eso somete a demasiada presión al músculo que une la columna vertebral con las piernas y aumenta la tensión sobre la baja espalda, explica el Dr. Cole.

■ **RECIBA UN MASAJE.** No revertirá el daño subyacente al nervio o a los discos, pero puede reducir los espasmos musculares y aumentar la flexibilidad. "Los masajes hacen que la gente se sienta mejor y eso permite avanzar en su rehabilitación", afirma el Dr. Cole.

■ **DEPENDA DE SUS PIERNAS.** Tanto si usted padece ciática actualmente como si la ha padecido en el pasado, realizar las posturas y movimientos adecuados —el modo en que se mueve cada día— resulta fundamental. Por ejemplo, inclinarse desde la cintura es una de las peores cosas que puede hacer. Si está haciendo algo más extenuante que recoger un calcetín (media), arrodíllese o póngase en cuclillas y utilice los músculos de las piernas para volver a subir. Inclinarse puede provocar ciática porque somete a la baja espalda a una enorme presión, explica el Dr. Cole.

■ **SOSTENGA DE CERCA.** Tanto si lleva encima una bolsa de comestibles como un cesto de ropa sucia, sosténgalo tan cerca de su cuerpo como sea posible, aconseja el Dr. Cole. Al sostener el peso cerca del cuerpo, se elimina presión de la región lumbar de la columna vertebral.

■ **APOYE SU BAJA ESPALDA.** La ciática puede tomar semanas o incluso meses en mejorar. Mientras tanto, proporcionar a la espalda apoyo adicional —por ejemplo, al colocar una almohada o una toalla enrollada detrás de usted cuando está sentado— reduce el dolor y ayuda al área dañada a sanar más rápidamente, dice el Dr. Triano.

Y aún mejores son las almohadas que se inflan automáticamente al girar una válvula. Las puede encontrar en las tiendas de productos deportivos que se especializan en el cuidado de la espalda y le permiten cambiar fácilmente la firmeza cada 15 ó 20 minutos. "Son una manera estupenda y barata de reducir el dolor de espalda", comenta el Dr. Triano.

Pero no piense que estos apoyos para la espalda son sustitutos del ejercicio y de unos músculos de apoyo fuertes, explica el Dr. Heller. Unos músculos tonificados gracias al ejercicio disciplinado se convertirán en el mejor sostén interno de su espalda.

■ **TÓMESE FRECUENTES DESCANSOS.** Sentarse es sorprendentemente duro para la baja espalda, sobre todo cuando el nervio ciático está inflamado e irritado. De hecho, sentarse sin un apoyo para la espalda puede someter a la columna vertebral al doble de presión que ponerse de pie.

"Si usted sufre de ciática, su enemigo es una postura estática prolongada", afirma el Dr. Triano. "Las propiedades elásticas de sus tejidos se agotan en unos 20 minutos. Después

de eso, va a experimentar cada vez más estrés en la zona".

Si tiene que permanecer mucho tiempo sentado a causa de su trabajo, dele a su espalda un descanso y póngase de pie cada 15 ó 20 minutos o siempre que comience a sentir la espalda tensa o cansada. Camine durante unos cuantos minutos, estírese, dé a sus músculos la oportunidad de relajarse antes de volver a sentarse. "Tenga esto en cuenta también durante viajes en auto o en avión largos", advierte el Dr. Heller.

■ **LEVANTE UN PIE.** La espalda tiene una pequeña curva natural, pero cuando estamos parados con los pies planos sobre el piso, la curva se acentúa y eso agrava la sensibilidad del nervio ciático. Una postura más "relajada" deja un poco más de espacio para los nervios.

"Una de las mejores cosas que se pueden hacer cuando uno está parado es apoyarse primero en un pie y luego en el otro", explica el Dr. Triano. Al elevar un pie se aumenta un poco el espacio "libre" que se encuentra alrededor del nervio ciático. Además, cambiar de un pie a otro de manera regular ayuda a mantener la elasticidad de los discos vertebrales y los tejidos de alrededor, indica el Dr. Triano.

Siempre que sea posible, apoye el pie sobre un taburete bajo o una banca cuando esté parado. En la tienda de comestibles, apoye el pie en la parte inferior del carrito de compras. En la calle, utilice el borde de la acera (banqueta) o la base de una farola. Muchas personas con ciática encuentran que elevar un pie incluso unas cuantas pulgadas basta para eliminar de manera temporal el dolor.

Lo que hace el médico

La Dra. Martha Howard hacía el siguiente ejercicio cuando padecía ciática. Además, gracias a este ejercicio, la cuñada de la Dra. Howard, que tiene unos setenta y tantos años, ha permanecido sin dolor durante una década.

Acuéstese boca arriba sobre la cama —si tiene un colchón firme— o en el piso. Doble las rodillas y ponga los pies planos sobre la cama. Extienda lentamente la pierna derecha, manteniendo el talón abajo, hasta que alcance su máxima longitud. Cuando extienda la pierna el talón deberá deslizarse a lo largo de la superficie de la cama. No eleve ni suba la pierna durante todo el ejercicio. No debería sentir estiramiento ni tensión. Regrese lentamente la pierna derecha a la posición inicial y repita el movimiento con la pierna izquierda. Realice 10 con cada pierna y con el tiempo, agregue 2 a la vez para llegar a hacer 30 con cada pierna.

■ **ALÉJESE DEL AUTO.** Aparte del hecho conocido de que la mayoría de los asientos de los autos son duros para la baja espalda, los autos vibran a cuatro o cinco ciclos por segundo... una frecuencia que puede dañar los discos, aumentar la inflamación o los espasmos musculares y por lo general, incrementar la presión sobre el nervio ciático.

Hasta que su espalda esté mejor, pase el menor tiempo posible en el auto. E incluso cuando ya no sienta dolor, es buena idea limitar el tiempo de manejo a 2 horas diarias.

■ **PRUEBE EJERCICIOS DE ESTIRAMIENTO.** De acuerdo con el Dr. Triano, este tipo de ejercicio es una de las mejores cosas que puede hacer para reducir la inflamación y los espas-

mos musculares que a menudo acompañan a la ciática.

Cada persona responde de manera diferente a los ejercicios. Algunos obtienen los mejores resultados con ejercicios de extensión, entre los cuales se incluyen acostarse boca abajo, arquear la espalda y elevarse sobre los codos. Otros precisan movimientos de flexión; por ejemplo, acostarse boca arriba y llevar las rodillas al pecho. Tendrá que experimentar un poco para descubrir lo que le funciona mejor a usted.

"Los ejercicios de estiramiento favorecen el movimiento de la columna vertebral y las articulaciones, músculos y ligamentos relacionados, lo cual puede evitar las adhesiones o la rigidez derivadas de la formación de tejido cicatricial después de una lesión", dice el Dr. Heller. "Si los ejercicios le hacen sentir mejor, continúe realizándolos. Pero nunca deberán empeorar el dolor o hacer que se irradie por una o ambas piernas. Si le provocan dolor, es el ejercicio equivocado para usted y debería buscar asesoramiento profesional".

■ **DUERMA MUCHO.** Es difícil hacerlo cuando le duele, pero diversos estudios han demostrado que la mayor parte de la curación del cuerpo se produce durante el sueño. Si el dolor lo mantiene despierto, pruebe a elevar las rodillas con una almohada pequeña: elimina un poco de presión del nervio, dice el Dr. Triano. Si normalmente duerme de costado, acurrúquese y coloque una almohada entre las rodillas.

■ **SI FUMA, INTENTE DEJARLO.** El humo de los cigarrillos debilita los discos vertebrales y retarda la recuperación si usted está sufriendo de ciática. Si necesita cirugía para la ciática, fumar aumenta el riesgo de que la operación no tenga éxito. "Algunos cirujanos no operan a menos que los pacientes dejen de fumar", comenta el Dr. Cole.

(*Nota*: si encuentra en este capítulo términos que no entiende o que jamás ha visto, favor de remitirse al glosario en la página 604).

PANEL DE EXPERTOS

EL **DR. ANDREW J. COLE** ES PROFESOR CLÍNICO DEL DEPARTAMENTO DE MEDICINA FÍSICA Y REHABILITACIÓN DEL CENTRO MÉDICO DE LA UNIVERDIDAD DE WASHINGTON EN SEATTLE Y PRESIDENTE Y DIRECTOR MÉDICO DE LA CLÍNICA PRIVADA DE TRATAMIENTO DEL DOLOR DE ESPALDA NORTHWEST SPINE AND SPORTS PHYSICIANS, PC, EN BELLEVUE, WASHINGTON.

EL **DR. JOHN G. HELLER** ES PROFESOR DE CIRUGÍA ORTOPÉDICA EN LA FACULTAD DE MEDICINA DE LA UNIVERSIDAD DE EMORY EN ATLANTA.

LA **DRA. MARTHA HOWARD** ES DIRECTORA MÉDICA DE WELLNESS ASSOCIATES DE CHICAGO, UN CENTRO DE MEDICINA INTEGRAL.

JOHN J. TRIANO, D.C., PH.D. ES PROFESOR INVESTIGADOR DEL COLEGIO CANADIENSE MEMORIAL DE QUIROPRÁCTICA Y PROFESOR ADJUNTO DE CIENCIAS DE LA REHABILITACIÓN EN LA UNIVERSIDAD MCMASTER DE ONTARIO, CANADÁ. SU DOCTORADO VERSA SOBRE LA BIOMECÁNICA DE LA COLUMNA VERTEBRAL. SE ESPECILIZA EN PREVENCIÓN, TRATAMIENTO Y REHABILITACIÓN DE TRASTORNOS DEL CUELLO Y DE LA ESPALDA.

Colesterol alto

31 pasos para darle la baja

El corazón late un promedio de 100.000 veces al día. Con cada latido, envía de 2 a 3 onzas (de 59 a 89 ml) de sangre por todo el sistema vascular; unas 60.000 millas (unos 97.000 km) de arterias, venas y capilares.

El corazón es un órgano digno de admiración, pero sus esfuerzos no servirán mucho a menos que el sistema vascular esté libre de obstrucciones. No obstante, para millones de estadounidenses, las acumulaciones de colesterol y otras sustancias grasas en las arterias las hacen menos flexibles, restringen la circulación de la sangre y favorecen el desarrollo de coágulos sanguíneos. Con el tiempo, esto puede provocar ataques cardíacos, derrames cerebrales y otras enfermedades vasculares.

El colesterol en sí mismo no es perjudicial. De hecho, el organismo produce esta sustancia cerosa a diario para fabricar membranas celulares, ácidos biliares, vitamina D y diversas hormonas sexuales. Sin embargo, pueden producirse graves problemas cuando los niveles de colesterol en la sangre se elevan a niveles poco saludables.

Normalmente hablamos del colesterol como si fuera una sola sustancia, pero hay dos tipos:

■ El colesterol lipoproteínico de baja densidad (LBD) es la forma más perjudicial. Los niveles elevados de LBD hacen que se desarrolle una capa densa y grasosa, conocida como placa aretomatosa, en las paredes arteriales. Conforme la capa de placa se hace más gruesa con los años, a la sangre le resulta más difícil circular. La placa también favorece la formación de

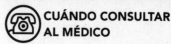

CUÁNDO CONSULTAR AL MÉDICO

Lo ideal sería que sus niveles de colesterol LAD "beneficioso" estuvieran por arriba de 40 (y mejor, por encima de 60), y sus niveles de colesterol LBD "perjudicial" bastante por debajo de 100. El nivel natural de LBD de los primates es 70, afirma el Dr. David M. Capuzzi. Por lo tanto, los niveles de los seres humanos deberían ser más o menos los mismos de manera natural. Su colesterol total, que es la suma de LAD, LBD y otras grasas sanguíneas, debería ser de menos de 200.

Si sus cifras no son las mejores posibles, tal vez su médico le recomiende tomar algún medicamento para reducir el colesterol. Son muy eficaces pero normalmente sólo se recomiendan cuando los cambios en el estilo de vida no son eficaces.

A la hora de considerar los fármacos, su médico examinará otras cosas aparte de las medidas del colesterol. Hay otros factores de riesgo de enfermedades cardíacas (como fumar o antecedentes familiares de problemas cardíacos) que también determinarán si usted necesita medicación o no.

coágulos que pueden dificultar o detener el flujo sanguíneo. Lo mejor es mantener el nivel de colesterol LBD muy por debajo de 100.

■ El colesterol lipoproteínico de alta densidad (LAD) es beneficioso. Su función consiste en recoger el exceso de LBD de la sangre y transportarlo al hígado para su eliminación. Intente mantener este nivel por arriba de 40.

En general, propóngase mantener su nivel de colesterol total, que es la suma del LAD, LBD y otras grasas sanguíneas, por debajo de 200.

Con frecuencia se necesitan medicamentos para reducir el nivel del colesterol a un rango saludable, pero muchas personas con niveles al límite de la normalidad pueden controlarlo realizando sencillos cambios a largo plazo en sus dietas y estilos de vida.

■ **REDUZCA LA GRASA SATURADA.** El hígado convierte la grasa saturada, la cual se encuentra en las carnes, la mantequilla y diversos alimentos empacados, en colesterol. Si su colesterol ya se encuentra cerca de la zona de peligro, limite la grasa saturada a menos del 7 por ciento de las calorías totales, recomienda Marisa Moore, R.D. Eso equivale a cerca de 15 ó 20 gramos de grasa saturada al día para la mayoría de personas.

"Escoja carne magra (baja en grasa) y carne de ave sin pellejo, y limite las porciones a más o menos el tamaño de una baraja", dice la experta.

Aunque realice otros pocos cambios en su dieta, reducir la grasa saturada podría rebajar su colesterol total hasta 20 puntos en un plazo de 6 a 8 semanas, afirma Moore.

■ **CONSUMA MÁS FIBRA.** La fibra dietética, que se encuentra en los alimentos vegetales —sobre todo la fibra soluble de la avena, los frijoles (habichuelas), la cebada y los espárragos— es fundamental para reducir el nivel de colesterol. Sin embargo, la mayoría de estadounidenses sólo consumen de 12 a 14 gramos de fibra dietética al día, no los 25 a 35 gramos recomendados.

La fibra reduce el colesterol de varias maneras, afirma Moore. Absorbe agua y crece en el estómago, aumentando la sensación de saciedad. Además, la fibra soluble se disuelve y forma un gel en el intestino. El gel atrapa a las moléculas de colesterol antes de que se introduzcan en la sangre.

"Todo el mundo debería ingerir al menos una fuente de fibra soluble a diario", recomienda Moore. Entre más, mejor: los investigadores han descubierto que las personas que consumen 7 gramos de fibra soluble al día tiene niveles más bajos de colesterol, lo cual tal vez reduzca el riesgo de sufrir enfermedades cardíacas.

■ **COCINE CON ACEITE DE OLIVA.** Es el aceite que utilizan en el Mediterráneo y los beneficios están claros. Las personas que viven en Grecia, España y otros países mediterráneos tienen aproximadamente la mitad de probabilidades que los estadounidenses de morir de una enfermedad cardíaca, incluso cuando sus niveles de colesterol son bastante altos.

El aceite de oliva —junto con el de *canola*, girasol y otros aceites altos en grasas monoinsaturadas— reduce los niveles del perjudicial colesterol LBD sin disminuir el LAD al mismo tiempo. Según Moore, "el aceite de oliva, sobre todo el extra virgen, también es rico en fitoquímicos, los cuales evitan que el colesterol se pegue a las paredes arteriales". Desde luego el aceite de oliva no es un medicamento, sigue conteniendo un 100 por ciento de grasa, lo cual significa que puede agregar muchas calorías extra a su dieta. La idea es utilizarlo en sustitución de la margarina u otras grasas, no además de ellas.

■ **PRUEBE UNA NUEVA MARGARINA.** La margarina tradicional está hecha con grasas hidrogenadas, las cuales pueden elevar el colesterol tanto como la grasa saturada. "La margarina puede ser tan poco saludable como la mantequilla", afirma el Dr. David Capuzzi, Ph.D. Pero hay una alternativa saludable. Algunas margarinas, como las de las marcas *Benecol* y

---

Curas culinarias

Si está tratando de reducir el colesterol, los frijoles (habichuelas) son de los mejores alimentos que puede comer. Son muy altos en fibra soluble, la cual "atrapa" al colesterol en el intestino y ayuda a mantenerlo fuera del torrente sanguíneo.

Todos los frijoles contienen mucha fibra, pero algunas variedades realmente destacan. Una ración de ½ taza de frijoles negros, por ejemplo, brinda 7½ gramos de fibra. Las habas blancas y los frijoles colorados tienen casi 6½ gramos, mientras que los frijoles de caritas contienen unos 5½ gramos.

El inconveniente de los frijoles, desde luego, es que precisan mucho tiempo para cocinarse. Facilítese la vida y utilice frijoles de lata. Reducen el colesterol igual de bien que la variedad seca.

Take Control, contienen esteroles vegetales, unos compuestos que evitan que el colesterol se introduzca en la sangre.

Algo tan sencillo como sustituir su margarina por una que contenga esteroles vegetales puede reducir el colesterol LBD en un 15 por ciento.

■ **CAMBIE SUS PROTEÍNAS.** La mayor parte de la grasa saturada de la dieta estadounidense procede de la carne, por lo cual todas las personas con el colesterol alto deberían reexaminar la cantidad de carne que incluyen en sus comidas. "Intente limitar su ingesta de proteína animal a 5 ó 7 onzas (142 ó 198 g) diarias", recomienda el Dr. Capuzzi, quien, además, aconseja comer carne de órganos solamente en ocasiones especiales.

■ **PONGA PESCADO EN EL PLATO.** El pescado contiene ácidos grasos omega-3, unas grasas saludables que reducen el colesterol LBD y los triglicéridos —unas grasas sanguíneas nocivas que se han relacionado con las enfermedades cardíacas— a la vez que elevan el colesterol LAD. Moore dice que los pescados grasos como el salmón, la caballa (escombro) y el atún son los que contienen más omega-3.

■ **NO TEMA A LOS HUEVOS.** Hubo un tiempo en el que los huevos eran considerados culpables de obstruir las arterias y estaban prohibidos en muchas dietas cardiosaludables. Las investigaciones han restaurado la buena fama de este alimento. En un estudio realizado por el Dr. Capuzzi, dos grupos de personas siguieron una dieta baja en calorías y en grasa. Un grupo comió dos huevos diarios y el otro ninguno. Después de 12 semanas, ambos grupos tenían perfiles similares de LBD y LAD. "Los huevos no afectaron negativamente los niveles de lípidos", comenta el Dr. Capuzzi. "La gente no debería temer a los huevos. Son una buena fuente de proteínas cuando se comen con moderación".

■ **COMA SEMILLAS DE LINO.** Las semillas de lino (linaza) tienen un sabor a frutos secos y están hasta los topes de omega-3, que reduce el colesterol. También son ricas en fibra soluble y fitoestrógenos, los cuales también ayudan a controlar el colesterol, afirma Moore.

"No tome aceite de lino", agrega. "Perderá la fibra y algunos de los fitoestrógenos". Además, el aceite contiene muchas más calorías que las semillas, así que si consume demasiado puede ganar peso y eso a su vez, hará que se eleven sus niveles de colesterol.

Las tiendas de productos naturales y la mayoría de los supermercados venden semillas de lino enteras o molidas. Si compra las semillas enteras, muélalas en casa, ya que las semillas enteras no se descomponen durante la digestión, explica Moore.

■ **SIGA LA "REGLA DEL CINCO".** Algunos cereales de caja, sobre todo los que contienen muchísimo azúcar, contienen muy poca fibra, pero otros están repletos de este nutriente. Revise las etiquetas. Compre solamente cereales que brinden al menos 5 gramos de fibra por porción, recomienda Moore.

■ **DISFRUTE CEREALES INTEGRALES.** Limite su consumo de cereales refinados. Durante el procesamiento de estos productos se ha eliminado la mayor parte de la fibra. Por el contrario, los cereales integrales están retacados de fibra. Una rebanada de pan de trigo integral,

por ejemplo, brinda de 2 a 3 gramos de fibra, tres veces más que una rebanada de pan blanco.

■ **CAMBIE AL ARROZ INTEGRAL.** Necesita más tiempo para cocerse que las variedades blancas, pero contiene más fibra y más aceite de arroz, el cual, según se piensa, reduce el colesterol, explica Moore. También se puede comprar arroz integral instantáneo, el cual se cocina más rápido.

■ **COMA FRUTOS SECOS.** Aunque los frutos secos están repletos de grasa, son una merienda (refrigerio, tentempié) saludable alta en grasas monoinsaturadas y poliinsaturadas. Según el Dr. Capuzzi, sustituir las grasas saturadas de su dieta por estas grasas "saludables" puede provocar una importante reducción del colesterol LBD. De hecho, diversos estudios han demostrado que las personas que comen frutos secos tienen menos probabilidades de desarrollar enfermedades cardíacas.

■ **AGREGUE LECHE A SU DIETA.** Si bien la leche, el queso y otros productos lácteos de grasa entera contienen más grasa saturada, los productos lácteos semidescremados y descremados no la contienen. Además, diversos estudios sugieren que el calcio de los productos lácteos descremados puede ayudar con la presión arterial alta (hipertensión), afirma Moore.

■ **AGREGUE HONGOS A SUS COMIDAS.** Diversos estudios demuestran que los hongos *shiitake* pueden reducir los niveles de colesterol y triglicéridos. Puede conseguir tanto hongos *shiitake* frescos como secos en las tiendas de productos naturales y en muchas tiendas de comestibles. Pruebe a sofreír (saltear) estos sabrosos y saludables hongos para agregarlos a sopas, guisos (estofados), salsas, *omelettes* y sofritos.

■ **COMA UNA MANZANA.** Las manzanas contienen gran cantidad de la fibra soluble pectina. Los expertos han descubierto que la pectina recoge el exceso de colesterol del intestino, como una esponja absorbe el líquido derramado, antes de que pueda introducirse en la sangre y ensuciar las arterias. Luego la pectina es excretada, llevándose la grasa y el colesterol con ella.

■ **BEBA TÉ VERDE.** Es rico en polifenoles, antioxidantes que tal vez eviten el endurecimiento de las arterias, dice Moore. El té negro contiene algunos de los compuestos protectores, pero el té verde, el cual es sometido a un procesamiento menor, constituye una mejor fuente.

■ **AGREGUE SOYA A SU DIETA.** Es un ingrediente básico de la cocina asiática, y tal vez sea una de las razones por las cuales las enfermedades cardíacas sean mucho menos comunes en los países asiáticos que en los Estados Unidos. Los alimentos de soya como el *tofu*, el *tempeh* y la leche de soya contienen unos compuestos químicos conocidos como isoflavonas, los cuales al parecer reducen la cantidad de colesterol que produce el hígado. Las personas que comen aproximadamente una onza (28 g) de proteína de soya al día pueden reducir su colesterol total en casi un 10 por ciento.

"La soya es una buena alternativa a las proteínas animales", dice el Dr. Capuzzi.

Para incorporar más soya a su dieta:

■ Coma frijoles (habichuelas) de soya enteros. Contienen más compuestos beneficiosos que los alimentos de soya procesados. Deje en remojo los frijoles secos durante toda la noche, escurra el agua y luego cocínelos en un recipiente tapado durante 2 ó 3 horas. Si le parece que es demasiado trabajo, coma *edamame* (frijoles de soya verde), una de las meriendas favoritas de Japón que ahora se puede conseguir en las tiendas de productos selectos de los Estados Unidos.

■ Agregue *tofu* a sus recetas. Tiene poco sabor por sí solo, pero absorbe los sabores de otros ingredientes. Normalmente el *tofu* se agrega a guisos (estofados), cacerolas (guisos) y sofritos en lugar de queso o carne.

■ Pruebe el *tempeh*. Al igual que el *miso*, es un producto a base de soya fermentada con un ligero sabor ahumado. . . y tiene una impresionante cantidad de isoflavonas.

■ Haga un licuado (batido) de soya. Una deliciosa manera de agregar más soya a la dieta es licuar de 1 a 3 onzas (de 28 a 85 g) de *tofu*, diferentes frutas frescas y 1 taza de leche de soya.

■ **BRINDE POR SU SALUD CON VINO.** Numerosos estudios sugieren que beber cantidades moderadas de vino tinto puede reducir el riesgo de sufrir un ataque al corazón. . . hasta en un 68 por ciento, en algunos casos. El vino eleva los niveles del colesterol LAD y ayuda a evitar que se formen coágulos sanguíneos en las arterias. También contiene compuestos antioxidantes que reducen los depósitos de colesterol en las arterias.

No obstante, la moderación es la clave. Los riesgos de consumir demasiado alcohol son mucho mayores que los beneficios de control del colesterol. Se recomienda que los hombres no tomen más de dos bebidas al día y para las mujeres, el límite es una bebida.

■ **COCINE CON AJO.** Este alimento contiene muchísimos compuestos de azufre que tal vez reduzcan la presión arterial y el colesterol y la tendencia de las plaquetas —unas estructuras de la sangre similares a las células— a formar coágulos. Existen incluso algunas pruebas que apuntan a que el ajo tal vez revierta las acumulaciones existentes de colesterol. Según el Dr. Capuzzi, "el ajo no tendrá un impacto espectacular en la acumulación de colesterol en las arterias, pero brinda algunos beneficios potenciales para la salud".

Opte por el ajo fresco en lugar de las pastillas. Entre más se manipula el ajo, más compuestos naturales se pierden y todos pueden representar un papel en la protección del corazón, explica el Dr. Capuzzi.

■ **AGREGUE MÁS CEBOLLAS.** Contienen un potente antioxidante conocido como quercetina, el cual evita que el colesterol LBD se acumule en las arterias. Además, los compuestos de azufre de las cebollas elevan los niveles del beneficioso LAD. Comer media cebolla cruda al día puede elevar el LAD en hasta un 30 por ciento.

Todas las cebollas son buenas, pero las moradas y las amarillas contienen los niveles más elevados de otros antioxidantes conocidos como flavonoides.

■ **COMPRE COLORES.** La próxima vez que esté en la sección de frutas y verduras del supermercado, realice elecciones coloridas: todas las frutas y verduras con tonos rojos, anaranjados y amarillos son ricas en carotenoides, unos pigmentos vegetales que hacen que el colesterol no se pegue a las paredes arteriales, explica Moore.

Entre los alimentos ricos en carotenoides se encuentran los tomates (jitomates), los pimientos (ajíes) rojos, las batatas dulces (camotes) y la sandía, entre otros. Los estudios reflejan que las personas que comen al menos de 5 a 9 raciones de frutas y verduras al día —e ingieren más carotenoides— tienen menos probabilidades de presentar enfermedades cardíacas que las que comen menores cantidades.

■ **TENGA CUIDADO CON LA TORONJA.** Si bien incorporar fruta a la dieta es bueno para el corazón, algunas frutas pueden obstaculizar el metabolismo de algunos medicamentos. Si está tomando algún bloqueador del canal del calcio o medicación para reducir el colesterol, hable con su médico antes de comer toronjas, pomelos, naranjas (chinas) de Sevilla y cualquier producto hecho con estas frutas, como jugos, mermeladas y compotas. Si no puede disfrutar estas frutas debido a la medicación, pruebe otras que sean altas en vitamina C, como las naranjas y las fresas, dice el Dr. Capuzzi.

■ **FAVOREZCA LOS FRESCOS.** Escoja alimentos frescos en vez de los que vienen en latas o botes. Los conservantes que se utilizan para mantener la "frescura" ponen en peligro el valor nutricional. "Los conservantes convierten las grasas líquidas en sólidas, y ahí es donde entran en juego las transgrasas", explica el Dr. Capuzzi. Los conservantes también aumentan el contenido de carbohidratos de los alimentos y destruyen las vitaminas del complejo B y los ácidos ascórbicos, los cuales son importantes para la salud cardiovascular, explica el Dr. Capuzzi.

■ **AVERIGÜE ACERCA DE LA NIACINA.** La niacina —también conocida como vitamina B_3 o *niacin*— puede elevar los niveles del colesterol beneficioso LAD hasta en un 25 por ciento, mientras que reduce el LBD en casi un 10 por ciento, comenta el Dr. Capuzzi. Al parecer, la niacina tiene un compuesto, el ácido nicotínico, que disminuye los triglicéridos, el colesterol LBD y aumenta el colesterol LAD.

Desgraciadamente, los alimentos y suplementos normales no contienen la cantidad de ácido nicotínico necesario para reducir el riesgo de sufrir ataques cardíacos y derrames cerebrales. "La dosis necesaria se consideraría un medicamento, no una vitamina", dice el Dr. Capuzzi. "Debería tomarse bajo supervisión médica". Si los cambios en la dieta y el estilo de vida no mejoran su perfil de colesterol, hable con su médico para que le recete ácido nicotínico.

■ **AGREGUE UNA PIZCA DE CÚRCUMA.** Estudios realizados en animales han revelado que la especia asiática cúrcuma al parecer reduce el colesterol. Ahora diversos estudios están indicando que la cúrcuma tiene el mismo efecto en los seres humanos. Los científicos piensan que la curcumina, un potente compuesto antioxidante que se encuentra en la cúrcuma, evita que las plaquetas se amontonen. Hace falta llevar a cabo más estudios de investigación antes de que los médicos puedan recetar cúrcuma a pacientes con colesterol alto. Mientras tanto, utilice esta especia de la manera tradicional: agregue de $\frac{1}{4}$ a $\frac{1}{2}$ cucharadita a los platos de arroz, cuscús y frijoles (habichuelas).

■ **EMPLEE UN EXTRACTO CHINO.** Si usted padece cardiopatía coronaria, tal vez una forma purificada de uno de los ingredientes básicos de la cocina china, el arroz de levadura roja, reduzca sus riesgos cardiovasculares. Unos investigadores estudiaron a unos pacientes chinos que habían sufrido ataques al corazón. Algunos de ellos recibieron el extracto de arroz de levadura roja y algunos un placebo. Durante los siguientes 5 años, el grupo que tomaba el extracto experimentó un descenso de casi el 50 por ciento en los ataques cardíacos. "Los hallazgos son muy importantes porque es un producto natural y al parecer no tiene efectos secundarios", comenta el Dr. Capuzzi.

Aunque las noticias sean alentadoras, no significa que tenga usted que tratarse con suplementos de arroz de levadura roja que se venden sin receta. El extracto utilizado en el estudio se preparó en el laboratorio bajo condiciones controladas, a diferencia de los suplementos que se venden en las tiendas, explica el Dr. Capuzzi. Además, uno de los compuestos que se encuentra en el arroz de levadura roja es la lovastatina, la misma estatina que contienen los medicamentos que se venden con receta, de manera que los suplementos actúan y deberían considerarse como un fármaco. Hable con su médico para determinar si los suplementos de arroz de levadura roja chino que se venden en las tiendas son adecuados para usted.

■ **RECOJA DIENTE DE LEÓN.** El hígado, donde se aloja el colesterol, segrega bilis en la vesícula biliar y el intestino delgado. La bilis emulsiona grasas para que puedan ser totalmente descompuestas por otras enzimas en el intestino delgado. El diente de león (amargón) facilita este proceso al aumentar el flujo de bilis y ayudar al organismo a metabolizar la grasa, incluso el colesterol. La herbolaria Betzy Bancroft recomienda tomar una taza o dos de té de raíz de diente de león antes de las comidas.

■ **MANTENGA UN PESO SALUDABLE.** Si tiene usted sobrepeso, su metabolismo sufre cambios que pueden elevar los niveles de colesterol. Si cambia la composición de su dieta para perder peso —por ejemplo, al ingerir menos grasas y más fibra— el LBD se reducirá aún más.

■ **HAGA EJERCICIO DE MANERA REGULAR.** Caminar, nadar, correr e incluso levantar pesas puede elevar el beneficioso LAD hasta en un 10 ó 15 por ciento en la mayoría de personas, dice el Dr. Capuzzi. Y puesto que las personas que hacen ejercicio también bajan de peso, puede provocar el correspondiente descenso del LBD.

Es bueno realizar cualquier cantidad de ejercicio, pero obtendrá los mayores beneficios si lo hace de manera regular; por ejemplo, de 20 a 30 minutos diarios, de 5 a 7 días a la semana.

■ **DEJE DE FUMAR.** Fumar reduce los niveles de colesterol LAD y aumenta los de LBD. También daña las moléculas de LBD en la sangre, haciendo que se peguen a las paredes arteriales más fácilmente. "Hay 3.000 toxinas en los cigarrillos", explica el Dr. Capuzzi. "Aléjese de ellas a toda costa".

(*Nota*: si encuentra en este capítulo términos que no entiende o que jamás ha visto, favor de remitirse al glosario en la página 604).

PANEL DE EXPERTOS

BETZY BANCROFT ES MIEMBRO PROFESIONAL DE LA ASOCIACIÓN ESTADOUNIDENSE DE HERBOLARIOS Y CODIRECTORA Y MIEMBRO DEL PROFESORADO DEL CENTRO VERMONT DE FITOTERAPIA INTEGRAL EN MONTPELLIER.

EL **DR. DAVID M. CAPUZZI, PH.D.,** ES PROFESOR DE MEDICINA Y BIOQUÍMICA EN EL COLEGIO DE MEDICINA JEFFERSON, EN FILADELFIA, Y DIRECTOR DEL PROGRAMA DE PREVENCIÓN DE ENFERMEDADES CARDIOVASCULARES EN EL CENTRO MYRNA BRIND DE MEDICINA INTEGRAL EN LA UNIVERSIDAD THOMAS JEFFERSON EN FILADELFIA.

MARISA MOORE, R.D., ES DIETISTA REGISTRADA Y CON LICENCIA EN ATLANTA, GEORGIA, Y PORTAVOZ NACIONAL DE LA ASOCIACIÓN DIETÉTICA DE LOS ESTADOS UNIDOS.

Cólico infantil

12 tácticas para que duerma tranquilito

Cuando el escritor redactó su famosa frase "Estos son los momentos que ponen a prueba las almas de los hombres", se refería a la lucha de Norteamérica por la independencia. Aunque cualquier padre que intente calmar a un bebé inconsolable en la fatídica hora justo antes de la cena le dirá que los momentos que verdaderamente ponen a prueba a uno son cuando un bebé se pone a llorar y a gritar como un loco a causa de los cólicos.

Los antiguos eruditos describieron por primera vez el cólico infantil en el siglo VI. Hoy día los padres modernos no tienen ningún problema en describirlo. El bebé llora, sube las piernas hasta el abdomen y al parecer, siente muchísimo dolor. Puede que tenga gases, luego se calma y después vuelva a gritar.

Al parecer no se han producido muchos cambios a lo largo de los siglos y tampoco hay mucho que ayude. Por lo general no se puede calmar a los bebés que sufren cólicos alimentándolos o cambiándoles los pañales, y los episodios pueden durar varias horas. Los cólicos suelen ser más graves entre las 4 y 6 semanas de vida y van disminuyendo poco a poco hacia el tercer y cuarto mes.

Si bien ninguno de los remedios que le ofrecemos a continuación curará los cólicos, la mayoría ha aliviado un poco a los sufridos padres y a sus bebés, por ello quizás desee probarlos. Y recuerde que esto también pasará. Los cólicos desaparecen tan misteriosamente como comienzan.

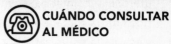

CUÁNDO CONSULTAR AL MÉDICO

Los cólicos pueden ser una parte frustrante de las primeras etapas de la paternidad, ya que uno puede hacer poco para reconfortar al bebé. Las buenas noticias son que a menudo los síntomas disminuyen cuando el bebé llega a los 3 meses de edad y el 90 por ciento de los casos se resuelven en un plazo de 9 meses.

Debería consultar al pediatra de su hijo si advierte alguno de estos síntomas.

■ Los llantos han estado acompañados de cambios recientes en los hábitos alimenticios de su hijo.

■ El cólico va acompañado de un cambio inexplicable en los patrones de sueño del bebé o algún otro aspecto de su conducta.

■ Una caída o herida de algún tipo puede haber provocado el llanto.

■ Los cólicos persisten después de los 9 meses de edad.

Dos videos para comprar, no rentar

La enfermera pediátrica Helen F. Neville, R.N., recomienda dos recursos visuales "innovadores" para padres que luchan con un bebé que sufre cólicos:

The Happiest Baby on the Block. El pediatra Dr. Harvey Karp concluye que los bebés humanos nacen tres meses antes de tiempo a fin de que sus grandes cabezas puedan pasar por el canal del parto y que los cólicos son su demanda de regresar a un entorno parecido al del útero. Él recomienda: envolverlo, mecerlo, sisear, darle algo para que succione y ponerlo en una postura de costado o boca abajo, (es decir, mientras el niño se está durmiendo. Por seguridad, siempre voltee al bebé boca arriba cuando esté dormido). El video del Dr. Karp se puede conseguir en www.thehappiestbaby.com.

Dunstan Baby Language: Understand the Meaning of Your Baby's Cry. Priscilla Dunstan ha traducido los llantos de los bebés. Aprenda a escuchar para saber si su hijo está cansado, hambriento o necesita eructar o expulsar gases. El video de Dunstan se puede conseguir en www.dunstanbaby.com.

■ **LLEVE AL NIÑO ENCIMA.** "Soy una firme creyente de llevar al niño encima para calmar los cólicos", dice la experta en la industria de las niñeras Sharon Graff-Radell. Extienda su antebrazo con la palma de la mano hacia arriba, luego coloque al bebé sobre su brazo con el pecho hacia abajo, con la cabeza en su mano y las piernas a ambos lados de sus codos. Sostenga al bebé con la otra mano y camine por la casa con él en esta posición.

Otra manera de llevarlos encima que funciona consiste en envolverlos con una sabanita o algo similar muy ceñida y llevarlos sobre el hombro. "Esto alivia los gases, proporciona movimiento y al envolverlo ceñido el bebé se siente seguro", explica Graff-Radell.

■ **HAGA ERUCTAR AL BEBÉ.** "Mi experiencia es que al menos algunos bebés que sufren cólicos tienen más gases abdominales que la norma y quizás les resulte más difícil eructar", afirma la enfermera médica especializada en pediatría Linda Jonides, B.S., R.N., C.P.N.P. Su recomendación: pruebe diferentes posturas cuando lo esté alimentando y asegúrese de que eructa a menudo, después de cada onza (29 ml) (si lo alimenta con biberón). También puede probar diferentes tetinas (chupones, chupetes, chupos) si utiliza un biberón. "Hay muchas para elegir y no hay ninguna que sea la que mejor funcione para todos los bebés", agrega Jonides.

■ **ELIMINE LA LECHE.** Algunos especialistas en el cuidado de los niños creen que los cólicos se producen cuando la leche de vaca se transmite de la madre al bebé a través de la leche materna. Si bien algunas investigaciones refutan este hecho, los expertos coinciden en que vale la pena probar una dieta maternal sin leche de vaca, sobre todo en las familias que han padecido alergias. "Recomiendo que las mamás comiencen eliminando la leche de vaca de sus dietas a ver qué sucede", dice Graff-Radell. "Si es suficiente, no tiene que hacer nada más, pero si no surte efecto, quizás también tenga que reducir otros productos lácteos".

■ **REVISE LA CONEXIÓN DIETÉTICA.** "A veces ciertos alimentos que la mamá come pueden provocar cólicos a un niño lactante", afirma el pediatra Dr. John D. Rau. Entre los alimentos sospechosos se incluyen el chocolate, el plátano amarillo (guineo, banana), las frutas cítricas, las fresas, los alimentos picantes y las bebidas con cafeína. "Observe si existe una conexión entre la dieta de la mamá y el cólico del bebé", recomienda el Dr. Rau. Los alimentos que provocan gases como el brócoli y el repollo (col) también pueden provocar cólicos, advierte Graff-Radell.

■ **PRUEBE A ENVOLVERLO.** "Yo recomiendo sostener y envolver a un bebé que sufre cólicos", dice Jonides, "o utilizar una mochila para llevar al bebé de manera que pueda tener usted las manos libres para hacer otras cosas". Envolver a un bebé en una cobija (manta, frisa) de manera cómoda y acogedora tiene un efecto calmante. En algunas culturas es un método muy popular y algunas veces realmente acaba con los cólicos. Eso no va a malacostumbrar a un bebé, afirma Jonides.

■ **USE UNA ASPIRADORA.** Al parecer, a los bebés que padecen cólicos les encanta el sonido de una aspiradora. La ciencia no ha podido explicar este misterio. "El ruido blanco de una aspiradora o de otros electrodomésticos como un lavaplatos al parecer calma a los bebés que sufren cólicos", comenta el Dr. Rau. Algunos padres graban el ruido de una aspiradora y lo reproducen cuando el bebé se altera. Otros simplemente comienzan a aspirar la alfombra con la esperanza de que se le pase el cólico al bebé mientras aún quede algo de alfombra en el piso.

Otra opción consisten en incorporar vibración y ruido blanco juntos. "Lleve al bebé a dar un paseo en auto", sugiere el Dr. Rau. "A mí y a muchas familias nos ha funcionado".

Graff-Radell ofrece un método más agresivo: "Coloque al bebé en una mochila frontal y aspire al mismo tiempo. . . no tiene pierde. El bebé se dormirá como un tronco y usted tendrá limpia la casa".

■ **UTILICE LA SECADORA.** "Ponga al bebé en una sillita infantil y déjela apoyada contra una secadora de ropa en funcionamiento de manera que al bebé le llegue el zumbido y la vibración a través de la sillita", recomienda la enfermera pediátrica Helen F. Neville, R.N. "La vibración tiene algo que realmente calma a un bebé que sufre cólico". ¿Suena demasiado rocambolesco? Espere a que el bebé continúe alterado otras 3 horas. . . probará cualquier cosa.

■ **CALIENTE ESTA PANCITA.** "Una botella de agua caliente o una almohadilla térmica a baja intensidad y colocada sobre la pancita del bebé a veces ayuda", dice Jonides. (Ponga una toalla entre el bebé y la botella de agua caliente para que no se queme).

■ **LLEVE UN DIARIO.** "Llevar un diario es una idea muy buena", dice Neville. "A menudo, cuando creemos que el bebé estuvo alterado

CÓLICO INFANTIL

2 horas seguidas, en realidad fueron sólo 45 minutos. Un diario le ayudará a determinar cuánto tiempo ha estado llorando el bebé y —lo que es más importante— qué es lo que puede estar causándolo".

■ **PRUEBE A MECERLO.** "El movimiento es bueno para los cólicos", dice Jonides. "Mecer al bebé tal vez calme a muchos al menos lo suficiente para que pueda cenar usted".

■ **HAGA UN PEQUEÑO MASAJE.** "Muchos bebés se calmarán con un suave masaje en la pancita, las piernas o la espalda", dice Jonides. "Asegúrese de que sus manos estén suaves y cálidas y aplique solamente una leve presión".

■ **RECORRA LA CASA.** "Me gusta caminar por la casa contándole al bebé todo sobre las obras de arte, las fotografías, las mascotas y otros objetos al azar que hay en la casa", dice Graff-Radell. El bebé se tranquiliza por el movimiento constante, las cosas interesantes que ve y una voz agradable. "A los bebés les encanta que hablemos con ellos", afirma.

(*Nota*: si encuentra en este capítulo términos que no entiende o que jamás ha visto, favor de remitirse al glosario en la página 604).

PANEL DE EXPERTOS

SHARON GRAFF-RADELL ES VICEPRESIDENTA DE LA ASOCIACIÓN INTERNACIONAL DE NIÑERAS, FUNDADORA DE WWW.FINDTHEBESTNANNY.COM Y PROPIETARIA DE TLC FOR KIDS EN ST. LOUIS, UNA DE LAS PRIMERAS AGENCIAS DE NIÑERAS Y CUIDADO INFANTIL DE LOS ESTADOS UNIDOS.

LINDA JONIDES, B.S., R.N., C.P.N.P., ES ENFERMERA MÉDICA ESPECIALIZADA EN PEDIATRÍA EN ANN ARBOR, MICHIGAN.

HELEN F. NEVILLE, R.N., ES ENFERMEDA PEDIÁTRICA EN EL HOSPITAL KAISER PERMANENTE EN OAKLAND, CALIFORNIA, Y AUTORA DE VARIOS LIBROS SOBRE EL CUIDADO INFANTIL.

EL **DR. JOHN D. RAU** ES PEDIATRA DEL DESARROLLO Y LA CONDUCTA Y PROFESOR ADJUNTO DE PEDIATRÍA CLÍNICA EN LA FACULTAD DE MEDICINA DE LA UNIVERSIDAD DE INDIANA. TAMBIÉN ES EL DIRECTOR DEL CENTRO RILEY PARA EL DESARROLLO DEL NIÑO EN INDIANÁPOLIS.

Conjuntivitis

10 opciones oculares estelares

La conjuntivitis es la inflamación de la conjuntiva, una membrana que recubre el interior del párpado y lo blanco del ojo. Los ojos infectados, rojos e irritados se sienten como si tuvieran dentro granos de arena. A menudo también aparece una secreción. ¿Cuáles son los culpables de toda esa comezón? Virus, bacterias o alergias. Si bien la conjuntivitis no supone un peligro para la vista de un adulto, es antiestética y nada agradable. A continuación nuestros expertos indican lo que usted puede hacer al respecto.

■ **ALIVIE SUS OJOS.** "Una compresa caliente aplicada en los ojos durante 5 ó 10 minutos tres o cuatro veces al día hará que se sienta mejor", indica el Dr. Robert Petersen.

■ **MANTENGA LOS OJOS LIMPIOS.** "Muchas veces la conjuntivitis mejora por sí sola", explica el Dr. Petersen. "Para ayudar a que el proceso de curación avance, mantenga limpios los ojos y los párpados con una bolita de algodón empapada en agua tibia para retirar las costras".

■ **CONSIÉNTASE.** Una compresa caliente funciona bien para los niños, pero algunas veces los adultos necesitan algo más. "Los adultos que tienen muchas secreciones deberían preparar una solución con 1 parte de champú para niños en 10 partes de agua caliente", comenta el Dr. Peter Hersh, FACS. "Remoje una bolita de algodón estéril en la solución y límpiese las pestañas con ella. Funciona muy bien. El agua

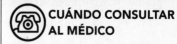 **CUÁNDO CONSULTAR AL MÉDICO**

La conjuntivitis es un problema fácilmente tratable que por lo general desaparecerá por sí mismo en aproximadamente una semana. No obstante, no adopte una actitud de esperar a ver qué pasa. Consulte al médico si:

■ La infección empeora, no mejora, después de 5 días.

■ Tiene el ojo enrojecido además de un considerable dolor, cambios en la visión y gran cantidad de secreción amarillenta o verdosa.

■ La rojez está causada por una lesión en el ojo. "Algunas veces el ojo puede infectarse si se ha arañado la córnea", dice el Dr. Robert Petersen.

Además de ser una afección irritante, la conjuntivitis puede ser muy contagiosa, de modo que mientras más rápido se ocupe de ella, mejor estará usted y los de su alrededor.

caliente suelta las costras y el champú para niños limpia la unión del párpado y la pestaña". Una solución que se vende sin receta llamada *Eye-Scrub*, si se utiliza de la misma manera, es igual de eficaz.

■ **TIRE LA TOALLA.** Meta en la lavadora la toalla, la toallita de baño y cualquier cosa que haya entrado en contacto con sus ojos. "Esta infección es muy contagiosa. No comparta su toalla con nadie, ya que propagará la enfermedad", recomienda el Dr. Petersen.

■ **PROTÉJASE DEL CLORO.** ¿Nadar le deja con los ojos enrojecidos? "El cloro de las piscinas

---

Curas culinarias

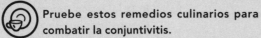 Pruebe estos remedios culinarios para combatir la conjuntivitis.

OPTE POR EL PESCADO. Los pescados de aguas frías contienen ácidos grasos omega-3, un tipo de grasa beneficiosa que puede ayudar con la hinchazón de la conjuntivitis. "Estos ácidos grasos ayudan a manejar los síntomas al reducir la inflamación", explica la nutrióloga Linda Antinoro, R.D, quien recomienda comer hasta 3 porciones de 4 onzas (113 g) de pescado graso, como salmón o atún de lata *light*, todas las semanas.

FRÉNELA CON HIERBAS. Según el botánico James Duke, Ph.D., los antiguos herbolarios basaban muchos de sus tratamientos en la semejanza física que las plantas tenían con las partes del cuerpo. . . como las flores de la manzanilla que son similares a los ojos y la planta eufrasia. Prepare una compresa caliente de té de manzanilla para curar los ojos irritados o utilice eufrasia en su lugar por sus acciones astringentes y antibacterianas para reducir la irritación de los ojos y combatir una infección. También puede preparar un té suave y frío de una de estas hierbas para lavarse los ojos.

(albercas) puede provocar conjuntivitis, pero sin el cloro, las bacterias crecerían. . . y también la causarían", dice el Dr. Petersen. "Si va usted a nadar y es propenso a contraer conjuntivitis, traiga puestas gafas (*goggles*) de natación ajustados mientras esté en el agua".

■ **COLÓQUESE COMPRESAS FRÍAS.** Si sobrevive a la natación del verano pero no al polen del verano, su conjuntivitis tal vez sea de naturaleza alérgica. "Si tiene comezón en los ojos como si le hubiera picado un mosquito y sus ojos están enrojecidos con mucosidad en hebras, casi siempre es una señal de que uno padece una conjuntivitis alérgica", comenta el Dr. J. Daniel Nelson. "Le ayudará tomar un antihistamínico que se vende sin receta y aplicarse compresas frías, no calientes. Una compresa fría realmente aliviará la comezón". El Dr. Nelson también recomienda echarse gotas para los ojos que se venden sin receta para tratar la alergia en la dosis de una gota dos veces al día.

■ **DUERMA BIEN.** Dormir puede ayudarle a calmar el malestar de sus ojos y acelerar la curación. "Un sueño adecuado supone un descanso para los ojos", afirma Rubin Naiman, Ph.D. "Durante el sueño, se producen unos cambios complejos que reponen la humedad y protección de los ojos". Intente dormir al menos 8 horas cada noche.

■ **MEDÍQUESE POR LA NOCHE.** "La conjuntivitis causada por gérmenes se intensifica cuando los ojos están cerrados. Por eso suele empeorar por la noche cuando dormimos", explica el Dr. Petersen. "Para evitar eso, aplique a los ojos alguna pomada con antibiótico que se venda con receta antes de irse a la cama. De esa manera evitará que se formen costras".

■ **PRUEBE UN MASAJE.** "Un masaje nasal puede ayudar a destapar el conducto que drena las lágrimas de los ojos en la nariz", dice el Dr. Ken Haller. "Una obstrucción puede provocar irritación en los ojos o evitar que se resuelva por sí misma una pequeña infección". Ponga el dedo pulgar e índice justo debajo del puente de la nariz —donde deberían descansar los puentes nasales de los anteojos (espejuelos)— y dé un suave masaje a la zona.

(*Nota*: si encuentra en este capítulo términos que no entiende o que jamás ha visto, favor de remitirse al glosario en la página 604).

PANEL DE EXPERTOS

LINDA ANTINORO, R.D., ES NUTRIÓLOGA JEFE DEL HOSPITAL DE MUJERES BRIGHAM EN BOSTON.

JAMES DUKE, PH.D., DESEMPEÑÓ DIVERSOS CARGOS DURANTE LAS MÁS DE TRES DÉCADAS CON EL DEPARTAMENTO DE AGRICULTURA DE LOS ESTADOS UNIDOS (*USDA* POR SUS SIGLAS EN INGLÉS), ENTRE ELLOS JEFE DEL LABORATORIO DE PLANTAS MEDICINALES. ES EL AUTOR DEL LIBRO *LA NUEVA FARMACIA NATURAL*.

EL **DR. KEN HALLER** ES PROFESOR ADJUNTO DE PEDIATRÍA EN LA UNIVERSIDAD ST. LOUIS EN MISSOURI.

EL **DR. PETER HERSH, FACS,** ES EL DIRECTOR DEL INSTITUTO PARA EL TRATAMIENTO CON LÁSER DE LA CÓRNEA Y EL OJO Y PROFESOR DE OFTALMOLOGÍA CLÍNICA EN LA UNIVERSIDAD DE MEDICINA Y ODONTOLOGÍA DE NUEVA JERSEY. TAMBIÉN ES ANTIGUO PROFESOR DE OFTALMOLOGÍA EN LA ESCUELA DE MEDICINA DE LA UNIVERSIDAD HARVARD.

RUBIN NAIMAN, PH.D., ES EL DIRECTOR DE LOS PROGRAMAS DEL SUEÑO EN EL MIRAVAL RESORT EN TUCSON.

EL **DR. J. DANIEL NELSON** ES OFTALMÓLOGO CON EL GRUPO MÉDICO HEALTHPARTNERS Y PROFESOR DE OFTALMOLOGÍA EN LA UNIVERSIDAD DE MINNESOTA, AMBAS EN MINNEAPOLIS.

EL **DR. ROBERT PETERSEN** ES PROFESOR ADJUNTO DE OFTALMOLOGÍA EN LA ESCUELA DE MEDICINA DE LA UNIVERSIDAD HARVARD. TAMBIÉN ES OFTALMÓLOGO PEDIÁTRICO Y DIRECTOR DE LA CLÍNICA DE OFTALMOLOGÍA DEL HOSPITAL INFANTIL DE BOSTON.

Cortadas y raspones

22 soluciones sanadoras

 CUÁNDO CONSULTAR AL MÉDICO

Los primeros auxilios no siempre son suficientes. Vaya con su médico si:

■ La sangre es de color rojo brillante y sale a borbotones. Puede haber perforado una arteria.

■ No puede lavar todos los restos de la herida.

■ La cortada o el raspón está en la cara o en cualquier parte donde quiera minimizar las cicatrices.

■ Su herida tiene líneas rojas o supura pus o la rojez se extiende más de un dedo de ancho a partir de la cortada.

■ La herida es grande y puede ver dentro de ella. Tal vez necesite puntos de sutura. Nunca trate de aplicar puntos de sutura usted mismo, aunque se encuentre en algún lugar sin asistencia médica cercana.

Combine un par de patines con una acera (banqueta) que tiene más grietas que el Valle de la Muerte y ya está. . . una receta para rodillas llenas de pequeñas cortadas y raspones que para un niño asustado y adolorido le parecen todo menos pequeños.

Si bien los niños y niñas al parecer tienen el monopolio de las cortadas y raspones, los adultos también sufren sus percances a cada rato.

Un dedo se interpone en el camino de un cuchillo al picar pan. Una mochila aventada sin la debida atención al vestíbulo de entrada crea el marco para una seria caída. Y cada invierno, el hielo merodea como un siniestro bromista esperando a que las víctimas caigan, provocando desgarrones en los pantalones y la piel al mismo tiempo.

La vida está llena de percances. Afortunadamente, su cocina y botiquín contienen las herramientas para manejarlos. A continuación nuestros expertos le dan un curso intensivo sobre qué debe hacer.

■ **DETENGA EL SANGRADO.** La manera más rápida de detener el sangrado es aplicando presión directa. Coloque un paño limpio y absorbente sobre la cortada y luego presione la mano firmemente contra la herida. Si no tiene un paño, utilice los dedos. Si la sangre empapa el primer vendaje, coloque un segundo y presione continuamente. Agregue nuevas vendas sobre las primeras, ya que al quitarlas puede arrancar los glóbulos que se están coagulando.

Si al aplicar presión no se detiene el sangrado, eleve el miembro al nivel del corazón para reducir la presión de la sangre sobre la cortada. Continúe aplicando presión; eso debería de detener el sangrado.

Curas culinarias

CLAVO. "Puede encontrar las yemas secas de las flores de este árbol tropical en su especiero", comenta el botánico James Duke, Ph.D., en su libro *La farmacia natural*. "Usted puede espolvorear el clavo en polvo encima de la cortada para que no se infecte". El aceite de clavo es rico en eugenol, una sustancia química que es tanto antiséptica como analgésica. Pregunte también a su dentista o aromaterapeuta acerca de esta especia.

AJO. El ajo —al igual que sus parientes, la cebolla y el cebollino (cebolleta)— es un potenciador del sabor y también un antibiótico natural con muchísimos compuestos antisépticos. Sujete un diente de ajo directamente sobre la cortada o el raspón para que sane. Si le irrita la piel, retírelo de inmediato.

MIEL. Este edulcorante natural contiene tres potentes ingredientes que curan las heridas: azúcar para absorber la humedad y que las bacterias no puedan sobrevivir, agua oxigenada para desinfectar, y propóleo, un compuesto a base de néctar que mata las bacterias. ¿Una ventaja adicional? La miel se seca y forma un vendaje natural.

■ **HAGA COMO LOS PERROS.** Si se encuentra en medio de ninguna parte sin ninguna posibilidad de limpiar la herida, simplemente lámala. Unos científicos de Amsterdam han descubierto que la saliva humana contiene una proteína que acelera enormemente la cicatrización al actuar como un agente antibacteriano, antifúngico, antiviral y antiinflamatorio.

■ **PRESIÓNELA.** Cuando el sangrado se detenga o al menos disminuya, sujete firmemente la herida con un paño o envuélvala con una venda elástica de manera que haya presión sobre la herida, pero sin interrumpir la circulación, afirma John Gillies, técnico médico de emergencias.

■ **EJERZA MÁS PRESIÓN.** Si la cortada continúa sangrando, es más grave de lo que usted pensaba, y probablemente necesitará ir con un médico inmediatamente. Hasta que consiga ayuda médica, encuentre el punto de presión más cercano a la cortada entre la herida y el corazón. Los puntos de presión son los lugares en los que usted pensaría para tomar el pulso: en el interior de las muñecas, el interior del antebrazo a mitad de camino entre el codo y la axila, y en la ingle donde las piernas se unen al tronco. Oprima la arteria contra el hueso. Deje de presionar aproximadamente un minuto después de que se detenga el sangrado. Si comienza de nuevo, vuelva a aplicar presión.

■ **NO UTILICE UN TORNIQUETE.** En la mayor parte de las cortadas y raspones diarios es suficiente con aplicar los primeros auxilios. Los torniquetes pueden ser peligrosos. "Si aplica un torniquete, la persona puede llegar a perder ese miembro porque se interrumpe la circulación", advierte Gillies.

■ **LIMPIE LA HERIDA DOS VECES AL DÍA.** Esto es importante para evitar una infección y para reducir las probabilidades de que se produzca una decoloración permanente. Lave la zona con jabón y agua o sólo con agua, recomienda el Dr. Hugh Macaulay. La idea es diluir las bacterias de la herida y eliminar restos de suciedad. Si no limpia las piedras, suciedad o arena de la cortada, pueden dejar color debajo de la piel.

¿Por qué duelen tanto las pequeñas cortadas hechas con papel?

Los trabajadores de oficina lo saben. Los administrativos de cualquier tipo también pueden dar testimonio de ello. Aunque son pequeñas, las cortadas hechas con papel duelen muchísimo. ¿Por qué estas pequeñas cortadas provocan unas reacciones tan grandes en nosotros? En una palabra: partículas.

Si una mujer se corta afeitándose (rasurándose) las piernas, la afeitadora (rastrillo) hace una cortada limpia y deja pocas o ninguna partícula que provoque dolor. Por el contrario, una cortada con papel deja fibras de papel cubiertas de sustancias químicas procedentes del proceso de fabricación. Estas fibras y bacterias permanecen en la herida y estimulan los receptores del dolor de la piel. ¿Y qué podemos hacer?

■ Si ve las partículas, quítelas con un par de pinzas limpias.

■ Aunque suene una locura, considere aplicarse pegamento *Krazy Glue*. El pegamento une la piel externa y permite que las capas internas se curen más rápidamente. Llene su cortada con una pequeña cantidad de *Krazy Glue* utilizando un palillo de dientes o la parte de la varilla de un hisopo (escobilla, cotonete) de algodón. Aplique el pegamento de manera que quede plano y suave, sin protuberancias. Tenga cuidado para que no se le peguen los dedos entre sí o a algún objeto. No utilice *Krazy Glue* para otra cosa que no sean cortadas hechas con papel y pequeñas grietas en la piel. Permanezca alerta por si se produjera una reacción alérgica en forma de piel enrojecida e inflamada.

■ **LÍMPIELA CON MIRRA.** Otro modo de limpiar una cortada o raspón es utilizando mirra, la resina seca de un árbol de color marrón-rojizo que se puede conseguir en las tiendas de productos naturales. La mirra es un antiséptico natural conocido por sus propiedades para "mover la sangre" que contribuyen a la curación. Utilice 1 cucharadita de extracto de mirra en 4 onzas (118 ml) de agua y viértalo sobre la herida, dejándolo que se seque al aire antes de vendarlo.

■ **APLIQUE UNA POMADA ANTIBIÓTICA.** Según el Dr. James J. Leyden, las mejores son las pomadas antibacterianas de amplio espectro que

se consiguen sin receta. (Vea la sección "Cómo escoger una pomada que se vende sin receta" en la página siguiente).

Las personas que utilizan una pomada de triple antibiótico y el tipo correcto de vendaje se curan un 30 por ciento más rápido, afirma Patricia Mertz, que se dedica a investigar cómo sanan las heridas.

No obstante, Mertz advierte que debe tener cuidado con los medicamentos que se venden sin receta y que contienen neomicina o con las pomadas que tienen muchos conservantes. Pueden provocar reacciones alérgicas. Si sufre una reacción alérgica a la pomada, su raspón enrojecerá, le dará comezón y puede infectarse.

■ **PRUEBE EL ACEITE DE MELALEUCA.** Este aceite contiene un potente compuesto antiséptico que ha sido popular en el mundo entero desde hace mucho tiempo por su capacidad para curar heridas. El botánico James Duke, Ph.D., recomienda diluir varias gotas de aceite de melaleuca en un par de cucharadas de aceite vegetal y aplicarlo a la cortada o raspón.

■ **ACUDA AL AZÚCAR.** ¿Tiene una cortada o herida? Puede acelerar el proceso curativo con un poco de azúcar de mesa, dice el Dr. Richard A. Knutson, cirujano ortopédico. Él ha tratado heridas con una mezcla de una solución de yodo tópica y azúcar y ha curado diferentes heridas como cortadas, raspones y quemaduras. (No utilice yodo puro porque quemará la piel). Según el Dr. Knutson, el azúcar priva a las bacterias de los nutrientes necesarios para crecer o multiplicarse. Normalmente las heridas sanan rápidamente, sin costra y a menudo con poca cicatriz. Los queloides (unas cicatrices grandes e irregulares) se reducen al mínimo.

Para preparar la pomada del Dr. Knutson,

Cómo escoger una pomada que se vende sin receta

¿Está confundido porque no sabe qué producto escoger para su herida? El Dr. James J. Leyden realizó un estudio para comparar la eficacia de nueve marcas de productos que se venden sin receta para curar heridas. Descubrió que algunas marcas curan cortadas pequeñas, raspones y quemaduras más rápidamente que otras. He aquí los resultados de su estudio.

■ *Polysporin* (ingredientes activos: polimixina B, ungüento de bacitracina): 8,2 días

■ *Neosporin* (ingredientes activos: neomicina, polimixina B, ungüento de bacitracina): 9,2 días

■ *Johnson & Johnson First Aid Cream* (protector de las heridas sin ningún agente antibiótico): 9,8 días

■ Mercurocromo (ingrediente activo: merbromina): 13,1 días

■ Sin tratamiento: 13,3 días

■ Aerosol *Bactine* (ingrediente activo: cloruro de benzalconio): 14,2 días

■ *Mertiolato* (ingrediente activo: tiomersal): 14,2 días

■ Agua oxigenada (al 3 por ciento): 14,3 días

■ *Campho-Phenique* (ingredientes activos: alcanfor, fenol): 15,4 días

■ Tintura de yodo: 15,7 días

Bandage Busters

¿**T**iene una herida pero le horroriza quitarse el vendaje? Reduzca al mínimo las consecuencias de este procedimiento con estos consejos para retirar las vendas sin dolor.

■ Utilice unas tijeras pequeñitas para separar la parte del vendaje de las secciones adhesivas. Jálela con suavidad del raspón y luego quite las tiritas.

■ Si la costra se ha pegado a la venda, remoje la zona con una mezcla de agua tibia y sal; normalmente una cucharadita de sal en un galón (3 l) de agua será suficiente. Tenga paciencia; al final el vendaje se soltará.

■ Si el vendaje está pegado al vello del antebrazo, la pierna, el pecho, jale en dirección al nacimiento del cabello. Humecte totalmente la tirita con un hisopo (escobilla, cotonete) de algodón empapado en aceite para niños o alcohol antes de despegarlo de la piel.

mezcle 1 parte de aceite de *canola* o de oliva con 3 partes de azúcar blanca de mesa, luego agregue 3 cucharadas de un ungüento antibiótico de primeros auxilios (por ejemplo el de la marca *Betadine Antibiotic Ointment*). Puede encontrarlo en la farmacia local. Aplique generosamente el ungüento casero a la herida ya limpia y cúbrala con una gasa cuidadosamente. Enjuague suavemente la zona con agua y agua oxigenada cuatro veces al día y aplique otra vez más ungüento. Disminuya las aplicaciones conforme progrese la curación.

Asegúrese de que la herida esté limpia y el sangrado se haya detenido antes de aplicar la mezcla. El azúcar hace que sangre más una herida que está sangrando. El Dr. Knutson recomienda aplicar un apósito seco durante 24 ó 48 horas para detener el sangrado.

■ **TOME ZINC.** Este mineral esencial fortalece el sistema inmunitario, lo cual ayuda a que las heridas sanen. Para acelerar la curación de una cortada o raspón, agregue a su dieta más alimentos ricos en zinc. Entre las buenas fuentes de este mineral se encuentran las ostras (ostiones), la carne, los huevos, los mariscos, los frijoles (habichuelas) de caritas, el *tofu* y el germen de trigo.

■ **RESGUÁRDELAS.** Las cortadas que se exponen al aire forman costras que retardan el crecimiento de nuevas células, explica Mertz. Ella recomienda un vendaje de plástico similar a la envoltura autoadherente de plástico para los alimentos, que vienen en todos los tamaños. O también puede buscar gasa impregnada con vaselina. Ambos tipos de vendaje mantienen la humedad cicatrizante en la herida pero dejan pasar sólo una pequeña cantidad de aire. Las células se regeneran más rápidamente cuando están húmedas.

■ **PÓNGASE UNA VACUNA.** Si no ha recibido una vacuna contra el tétanos en los últimos 5 años, necesita un refuerzo, explica el Dr.

Macaulay. Los departamentos de salud locales normalmente las proporcionan a un costo mínimo o gratis, agrega el Dr. Si no recuerda cuándo recibió su última vacuna antitetánica de refuerzo, sería una buena idea recibir una en un plazo de 24 horas a partir de la herida.

(*Nota*: si encuentra en este capítulo términos que no entiende o que jamás ha visto, favor de remitirse al glosario en la página 604).

PANEL DE EXPERTOS

JAMES DUKE, PH.D., DESEMPEÑÓ DIVERSOS CARGOS DURANTE LAS MÁS DE TRES DÉCADAS CON EL DEPARTAMENTO DE AGRICULTURA DE LOS ESTADOS UNIDOS (*USDA* POR SUS SIGLAS EN INGLÉS), ENTRE ELLOS JEFE DEL LABORATORIO DE PLANTAS MEDICINALES. ES EL AUTOR DEL LIBRO *LA NUEVA FARMACIA NATURAL*.

JOHN GILLIES, E.M.T., ES UN ANTIGUO TÉCNICO DE EMERGENCIAS MÉDICAS Y DIRECTOR DE PROGRAMAS PARA LOS SERVICIOS SANITARIOS DE LA ESCUELA COLORADO OUTWARD BOUND EN DENVER.

EL **DR. RICHARD A. KNUTSON** ES UN ANTIGUO CIRUJANO ORTOPÉDICO EN EL CENTRO MÉDICO DELTA, EN GREENVILLE, MISSISSIPPI.

EL **DR. JAMES J. LEYDEN** ES PROFESOR EMÉRITO DE DERMATOLOGÍA EN LA UNIVERSIDAD DE PENSILVANIA EN FILADELFIA.

EL **DR. HUGH MACAULAY** ES MÉDICO DE LA SALA DE EMERGENCIAS DEL HOSPITAL ASPEN VALLEY EN COLORADO.

PATRICIA MERTZ ES PROFESORA EMÉRITA DEL DEPARTAMENTO DE DERMATOLOGÍA Y CIRUGÍA CUTÁNEA EN LA FACULTAD DE MEDICINA MILLER DE LA UNIVERSIDAD DE MIAMI EN FLORIDA. TAMBIÉN ES LA FUNDADORA DEL INSTITUTO DE INVESTIGACIONES SOBRE DERMATOLOGÍA DE MIAMI.

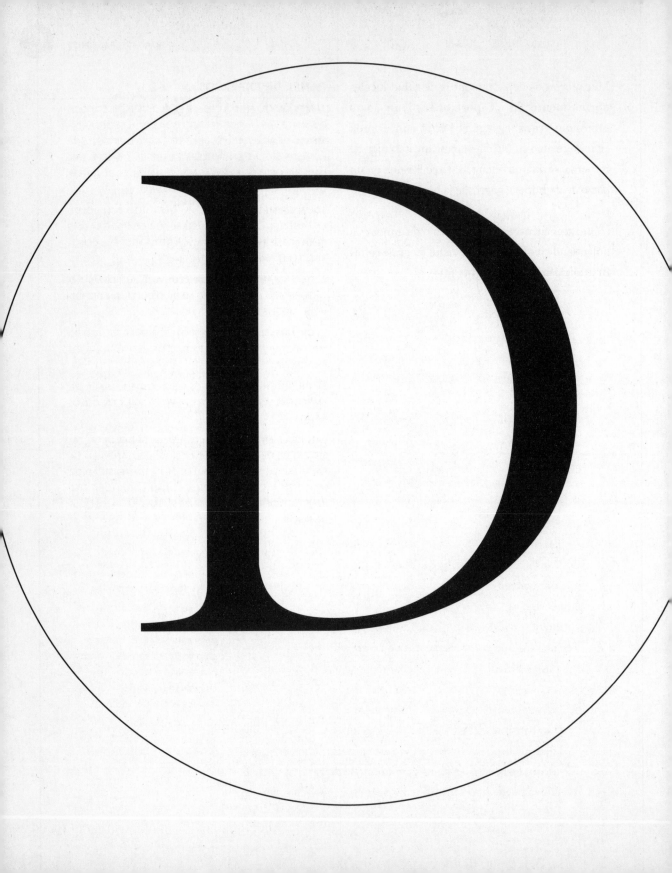

Decoloración de las uñas

12 recomendaciones restauradoras

Puede que los ojos sean el espejo del alma, pero las uñas pueden revelar muchas cosas acerca de nuestro organismo.

"La decoloración de las uñas puede deberse a diferentes factores, entre ellos reacciones a los medicamentos (decoloración azul), infecciones bacterianas (verde-negra), infecciones fúngicas (amarillenta) o incluso melanoma (decoloración negra o marrón/café)", explica la Dra. Audrey Kunin. Fumar puede manchar las uñas de un color marrón muy poco atractivo, mientras que el esmalte de uñas inadecuado puede dejarlas con un matiz amarillento-anaranjado muy poco natural.

Según Coyle S. Connolly, D.O., la causa más común de decoloración de las uñas es una afección conocida como onicomicosis. Esta afección fúngica se produce cuando unos organismos conocidos como dermatofitos se meten debajo de las uñas. Según la Sociedad Nacional de Onicomicosis, se diagnostican 11 millones de casos nuevos cada año.

¿Por qué es tan común? Las uñas de los pies y las manos y la piel de alrededor sufren un uso o desgaste natural diario, lo cual favorece que se establezcan en ellas la suciedad, los gérmenes y los hongos que causan infecciones.

La primera señal de una infección fúngica es un cambio de color. Con frecuencia la uña se torna amarilla o marrón, luego se hace más gruesa y puede desarrollar mal olor. Puede que se acumulen impurezas debajo de la uña y que se forme un área blanca en la orilla de la uña conforme esta comienza a elevarse del lecho ungual. La infección puede extenderse a otras uñas e incluso a la piel. Las uñas de los pies se ven más afectadas que las de las manos. Todo este proceso se produce más frecuentemente con la edad, explica el Dr. Connolly. Además, por sí sola la edad también puede hacer que las uñas se tornen amarillas, pero en

CUÁNDO CONSULTAR AL MÉDICO

Según Coyle S. Connolly, D.O., la onicomicosis es un problema que no se debe pasar por alto. "En realidad, si no se la trata, puede extenderse a otras uñas y hacer que las actividades diarias, como caminar o escribir, resulten dolorosas y difíciles", afirma.

Vaya con su médico si:

■ Advierte cambios inexplicables en el color de las uñas.

■ Sus uñas están anormalmente gruesas.

■ El área que rodea a las uñas está sensible o adolorida.

■ La piel que rodea la uña está inflamada.

■ Tiene una uña que al parecer se ha separado de su lecho.

"Si se trata de hongos, lo mejor es agarrarlo en sus primeras fases. Si la decoloración es un síntoma de algo más grave, una detección temprana es incluso más importante", explica el Dr. Connolly.

este caso, las uñas solamente se decoloran, no engrosan ni se deforman.

A continuación nuestros expertos explican cómo tratar las uñas decoloradas o cómo evitar que se produzcan estos cambios.

■ **MANTÉNGALOS LIMPIOS.** Puesto que los hongos se encuentran en todas partes, incluso en la piel, pueden estar presentes meses antes de que encuentren la oportunidad para atacar. Al seguir medidas de higiene adecuadas e inspeccionar de manera regular los pies y los dedos, se pueden reducir las probabilidades de que aparezca un problema, o incluso detener la cadena de acontecimientos una vez ha comenzado, explica el Dr. Paul Kechijian.

"Los pies limpios y secos resisten la enfermedad. Un régimen estricto consistente en lavarse los pies con un jabón antibacteriano y agua cada noche antes de irse a la cama, secándolos muy bien, es la mejor manera de prevenir una infección", explica el Dr. Kechijian. Así los pies se deshacen de las bacterias excesivas de los zapatos y están limpios toda una noche antes de volver al calzado.

■ **LLEVE ZAPATOS EN LUGARES SUCIOS.** Caminar descalzo en lugares públicos puede exponer sus pies a los problemáticos hongos, afirma el Dr. Kechijian. Así que póngase unos zapatos o sandalias antes de poner en peligro sus pies descalzos.

■ **MANTENGA LAS UÑAS CORTAS.** "Las uñas más largas pueden quedar atrapadas en algunas cosas o rozarse con los zapatos apretados, lo cual puede hacer que la uña se levante de su lecho", explica el Dr. Connolly. "Esta aper-

tura puede favorecer que entren los hongos". Córtese las uñas de los pies en línea recta a lo ancho de manera que la uña no se extienda más allá del lecho ungual, sugiere el Dr.

■ **MANTÉNGALOS FRESQUITOS.** Utilice unos polvos desodorantes de calidad para los pies —talco, no maicena o *cornstarch*— y lleve calzado que le quede bien y esté hecho con materiales que transpiran, recomienda el Dr. C. Ralph Daniel III. ¿El motivo? "Sudar empeora las cosas, ya que crea un medio cálido y húmedo. . . resulta ideal para que se propaguen los hongos de las uñas", explica. Los hongos digieren la queratina de las uñas, la proteína que forma la uña, provocando la decoloración.

■ **LÁVESE LAS MANOS.** Las infecciones por hongos se pueden propagar desde los pies a las manos. Por ello, el Dr. Connolly recomienda lavarse las manos después de inspeccionar los pies. Además, elimine la piel muerta restregándola suavemente con agua y jabón, ya que los hongos a menudo se adhieren a la piel muerta y seca y se desplazan a otras zonas. "Vigile cualquier sarpullido que pueda tener o si está implicada alguna uña en un sarpullido nuevo", recomienda.

■ **CUIDADO CON LAS UÑAS ARTIFICIALES.** Generalmente la humedad que se acumula debajo de la superficie de la uña atraviesa la estructura porosa de la misma y se evapora. No obstante, las uñas acrílicas que se colocan arriba de las uñas pueden impedir que esto suceda. La humedad atrapada debajo se puede estancar y crear un medio poco saludable, pero que resulta ideal para que prosperen los hongos y otros organismos similares, dice el Dr. Daniel.

■ **PRUEBE EL VINAGRE.** Algunas veces las uñas pueden desarrollar un tono verdoso debido a una infección bacteriana, explica el Dr. Connolly. Vierta un poco de vinagre blanco en un tazón (recipiente) y remoje sus uñas en él unas cuantas veces al día. El vinagre es un ácido suave y puede ser útil en estos casos.

■ **O EL JUGO DE LIMÓN.** Para eliminar manchas normales y corrientes de sus uñas, remójelas en jugo de limón, sugiere Gina Morgan, profesora de manicura en la Escuela Internacional del Cuidado de la Piel en Atlanta, Georgia.

■ **EVITE LAS MANCHAS DE ESMALTE.** Una capa de base normalmente es un esmalte de uñas claro que se aplica sobre las uñas en primer lugar, lo cual mantiene el esmalte de color —y su persistente mancha potencial— alejado de sus uñas, explica Morgan. También le ayuda a que el esmalte se mantenga en las uñas.

■ **TÁPELAS.** Si tiene manchas que no están causadas por hongos ni ningún otro crecimiento microbiano, y no tiene dolor ni otros síntomas de una dolencia, siéntase libre de cubrirlas con esmalte de uñas, sugiere el Dr. Connolly.

■ **CUÍDESE LAS CUTÍCULAS.** El Dr. Connolly recomienda que cuando se haga las uñas o una pedicura, le pida a la manicurista que no sea demasiado agresiva con sus cutículas. Esta fina capa de piel que sella alrededor de las orillas de las uñas actúa como una especie de "burlete", manteniendo afuera los elementos. En los salones de belleza, las cutículas se recortan y se empujan hacia atrás demasiado, lo cual proporciona una abertura para que entren los atacantes invisibles.

■ **NO RECURRA A REMEDIOS SIN RECETA.** Los tratamientos que se venden sin receta para los hongos de las uñas por lo general no funcionan bien, si es que llegan a funcionar algo, dice el Dr. Connolly. Las uñas son tan gruesas y están hechas de un material tan fuerte que estos tratamientos no penetran lo suficiente. Su médico puede recetarle medicamentos que atacan la infección fúngica desde el interior, pero incluso estos toman meses en funcionar.

(*Nota*: si encuentra en este capítulo términos que no entiende o que jamás ha visto, favor de remitirse al glosario en la página 604).

PANEL DE EXPERTOS

COYLE S. CONNOLLY, D.O., ES DERMATÓLOGO Y PROFESOR CLÍNICO ADJUNTO EN LA ESCUELA DE MEDICINA OSTEOPÁTICA DE FILADELFIA Y PRESIDENTE DE LA CLÍNICA DERMATOLÓGICA CONNOLLY EN LINWOOD, NUEVA JERSEY.

EL **DR. C. RALPH DANIEL III** ES PROFESOR CLÍNICO DE DERMATOLOGÍA EN EL CENTRO MÉDICO DE LA UNIVERSIDAD DE MISSISSIPPI Y PROFESOR CLÍNICO ADJUNTO DE DERMATOLOGÍA EN LA UNIVERSIDAD DE ALABAMA EN BIRMINGHAM.

EL **DR. PAUL KECHIJIAN** ES ANTIGUO PROFESOR CLÍNICO ADJUNTO DE DERMATOLOGÍA Y JEFE DEL DEPARTAMENTO ESPECIALIZADO EN LAS UÑAS DEL CENTRO MÉDICO DE LA UNIVERSIDAD DE NUEVA YORK, EN GREAT NECK. EN LA ACTUALIDAD TIENE UN CONSULTORIO PRIVADO EN GREAT NECK.

LA **DRA. AUDREY KUNIN** ES DERMATÓLOGA COSMÉTICA EN KANSAS CITY, MISSOURI Y FUNDADORA DE LA PÁGINA *WEB* EDUCATIVA SOBRE DERMATOLOGÍA WWW.DERMADOCTOR.COM.

GINA MORGAN ES PROFESORA EN LA ESCUELA INTERNACIONAL DEL CUIDADO DE LA PIEL Y LAS UÑAS UBICADA EN ATLANTA.

Dentición infantil

9 maneras de aliviar el dolor

Aunque parezca mentira, en realidad los dientes de un bebé comienzan a desarrollarse varios meses *antes* del nacimiento. De hecho, los gérmenes dentarios comienzan a aparecer en tan soló la séptima semana de embarazo. Para cuando el bebé ha nacido, los 20 dientes primarios que aparecerán a lo largo de los siguientes 2½ años ya se encuentran todos presentes en la mandíbula.

Normalmente esos primeros dientes comienzan a salir de 4 a 8 meses después del nacimiento. Las encías de los bebés se inflaman y duelen y el niño se vuelve irritable e inquieto. Prepárese: ha comenzado la dentición.

Un bebé puede reaccionar a esta nueva sensación de la dentición de diferentes maneras. Algunos experimentarán períodos de irritabilidad y dolor y algunos sufrirán fiebres bajas, siempre por debajo de 100°F (37,7°C), explica la Dra. Dorota Szczepaniak, FAAP. A los bebés que les están saliendo los dientes les encanta masticar, pero tras la reciente advertencia sobre el posible riesgo de que los juguetes de plástico contengan ingredientes tóxicos, los médicos recomiendan métodos naturales para calmar el proceso de la dentición, todos con ingredientes que se encuentran en cualquier hogar. A continuación le ofrecemos las recomendaciones actuales de los expertos.

■ **REFRESQUE ESOS DIENTES.** Una toallita húmeda en el congelador durante 30 minutos resulta una ayuda útil para la dentición. "Está fría y crujiente y a los bebés les encanta. . . pero asegúrese de lavarla después de cada uso", advierte la Dra. Szczepaniak. Evite los anillos de goma (hule) para la dentición rellenos de líquido porque se pueden reventar y exponer al bebé a las sustancias químicas del interior, recomienda la experta. Además, esas recientes advertencias sobre las sustancias químicas de los plásticos hace que estos anillos sean menos recomendables.

■ **SEQUE LA BABA.** A menudo el bebé comienza a babear aproximadamente al mismo tiempo que se produce la dentición, pero nuevas investigaciones sugieren que no lo provoca la dentición. "El niño babea porque comienza a fabricar más saliva y aún no ha aprendido a tragársela", explica Helen F. Neville, R.N. Seque la baba frecuentemente con una toallita para evitar que aparezca un sarpullido en la cara del niño.

Si la baba le provoca un sarpullido a su hijo en la cara, límpielo suavemente —sin restregar— con un paño suave de algodón. "También puede aplicar vaselina a la barbilla del bebé antes de la siesta o

Curas culinarias

En lugar del típico anillo de dentición, pruebe a darle a su bebé plátanos amarillos (guineos, bananas) congelados en un producto llamado *Baby Safe Feeder*. Está diseñado para eliminar los peligros de ahogo para los más pequeños, luce como un chupete (chupón, tete) pero tiene una pequeña bolsa de malla —en lugar de una tetina— en la que se mete la comida para que el bebé la chupe o mastique. La mayoría de anillos de dentición no tienen sabor, por ello, una simple fruta congelada animará a su bebé a morder para ayudar a que los dientes atraviesen las encías.

de irse a la cama para protegerlo de más irritación", dice la Dra. Szczepaniak.

■ **MASAJEE LAS ENCÍAS.** Masajee las encías de su hijo con el dedo limpio, de manera suave pero firme. También puede frotar las encías con una cuchara pequeña y fría, dice la Dra. Szczepaniak.

■ **PRUEBE UN TRUCO TRADICIONAL.** Según dicen, los niños de 6 meses o más pueden obtener alivio mordiendo una galleta dura, un truco consagrado por la tradición. La Dra. Szczepaniak recomienda utilizar panecillos orgánicos de harina integral y sin edulcorantes ni sal añadida (*whole grain unsweetened biscuits*). También puede dejar que su hijo mordisquee una rebanada de pan del día anterior (con la corteza). Pero asegúrese de que el pedazo es lo suficientemente grande para que no se lo pueda tragar y que no se rompa en trozos, tampoco debe contener frutos secos, advierte la Dra. Szczepaniak.

■ **OPTE POR UNA PALETA DE FRUTAS.** Si su hijo tiene más de 6 meses, déjele que chupe una paleta helada de jugo de frutas sin edulcorantes (*unsweetened fruit juice popsicle*). "Usted mismo puede preparar paletas heladas al congelar comida para bebés de frutas", explica la Dra. Szczepaniak.

■ **GASA PARA LAS ENCÍAS.** Si su bebé odia la sensación de un cepillo de dientes, utilice una gasa en su lugar, dice Neville. Y cuando comience a cepillar los dientecitos de su bebé, asegúrese de utilizar un cepillo de dientes suave para niños. Y sea delicado. Neville recomienda probar la pasta de dientes. "A algunos niños sensibles el sabor a menta les resulta picante y desagradable", afirma. "Muchos padres descubren que al cambiar la pasta de dientes sus hijos están más dispuestos a que les cepillen los dientes".

■ **FUERA EL BIBERÓN.** No completamente, pero cuando a su bebé le estén saliendo los dientes, es importante que no se duerma con un biberón en la boca. La leche o el jugo se pueden quedar en la boca y comenzar el proceso de caries y placa dental. No obstante, según Neville, algunos niños realmente necesitan esos biberones. "La succión es muy importante para ellos. Si su hijo todavía necesita un biberón, diluya gradualmente la leche con agua. De ese modo, el niño puede chupar del biberón sin dañarse los dientes", explica.

■ **ABRACE Y ARRULLE.** "Los niños más sensibles van a sentir más dolor y los niños con una tolerancia más alta al dolor pasarán por la dentición casi sin problemas", dice Neville. Si su hijo es sensible, necesitará que lo abrace, arrulle, lleve encima y tranquilice más a causa del dolor.

■ **SEA UN PAYASO.** A veces una simple distracción puede ayudar a su bebé a olvidar su dolor temporalmente, comenta la Dra. Szczepaniak.

(*Nota*: si encuentra en este capítulo términos que no entiende o que jamás ha visto, favor de remitirse al glosario en la página 604).

PANEL DE EXPERTOS

HELEN F. NEVILLE, R.N., ES ESPECIALISTA EN TEMPERAMENTO INNATO Y ANTIGUA INSTRUCTORA DE MANEJO DEL ESTRÉS EN EL HOSPITAL KAISER PERMANENTE EN OAKLAND, CALIFORNIA. ES AUTORA DE VARIOS LIBROS SOBRE COMPORTAMIENTO INFANTIL.

LA **DRA. DOROTA SZCZEPANIAK, FAAP,** ES DIRECTORA ADJUNTA DE ASUNTOS CLÍNICOS DE LA SECCIÓN DE PEDIATRÍA GENERAL Y COMUNITARIA DE LA FACULTAD DE MEDICINA DE LA UNIVERSIDAD DE INDIANA, ASÍ COMO PEDIATRA GENERAL EN EL HOSPITAL INFANTIL RILEY DE INDIANÁPOLIS.

Depresión
33 formas de levantar el ánimo

Estaría muy bien que sólo nos pusiéramos tristes de vez en cuando, pero así es la vida. La ruptura de una relación, la pérdida de un trabajo y otros baches en el camino pueden cambiar nuestro humor y podemos pasar de verlo todo rosa a negro.

"Tenemos diferentes emociones y es muy normal que nos sintamos deprimidos algunas veces durante períodos cortos de tiempo", dice el Dr. Bernard Vittone.

Sin embargo, para los más de 20 millones de estadounidenses que experimentan depresión, la tristeza no se marcha.

Si usted y su médico coinciden en que su depresión es leve, los expertos ofrecen muchos modos de levantar el ánimo. Y aunque reciba tratamiento para una depresión crónica o grave, las siguientes estrategias tal vez le ayuden.

■ **INFÓRMESE.** Aprenda más cosas sobre la depresión y busque signos de bienestar. Lea libros, escuche cassettes o vea videos. Estar informado le ayudará a darse cuenta de que no está usted solo y de que la enfermedad que padece es en realidad muy común, afirma el Dr. Edward M. Hallowell.

■ **EXPRÉSESE.** Lo contrario de la depresión es la expresión. Según el Dr. Hallowell, la depresión a menudo está causada por un patrón de supresión y luego de represión de los sentimientos. Libere sus sentimientos a través del arte, la música o algo creativo.

■ **SALGA DE LA CASA.** El Dr. Vittone recomienda salir unas cuantas horas todos los días. Estar en el mismo lugar demasiado tiempo, especialmente si uno está solo, es un caldo de cultivo para los

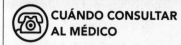
CUÁNDO CONSULTAR AL MÉDICO

Vaya con un médico si se siente deprimido la mayor parte del tiempo durante 2 semanas o más, aunque no haya sufrido una pérdida importante, como la muerte de un ser querido. Busque también ayuda si ha experimentado una pérdida y su depresión continúa durante varios meses o si tiene depresiones intermitentes durante más de 2 años. Asegúrese de hacerse un chequeo (revisión) para descartar otras posibles enfermedades, como hipotiroidismo o anemia.

Entre los síntomas de la depresión se encuentra un sentimiento de desesperanza, impotencia, tristeza o depresión; pérdida de interés en actividades que antes disfrutaba o incapacidad para animarse con eventos de naturaleza feliz. Otros síntomas son insomnio, cambios en el apetito, niveles bajos de energía, problemas de concentración, irritabilidad, una actitud negativa y sentimientos frecuentes de culpa. También debe saber que los síntomas de la depresión y la ansiedad (vea la página 45) a menudo coinciden.

pensamientos y los síntomas depresivos. Visite la biblioteca, vaya de compras o vaya al cine. El Dr. Vittone afirma que los estímulos son importantes para las personas con depresión. Los investigadores especulan que la estimulación hace que los neurotransmisores del bienestar que están en el cerebro, como la serotonina, circulen con fluidez.

■ **ESTÉ CON AMIGOS.** Socialícese al menos dos veces por semana, recomienda el Dr. Vittone. No programe solamente reuniones (juntas) de negocios, almuerzos con clientes o teleconferencias. Reúnase con gente para hablar, reír y relajarse. De ese modo estará activando estos neurotransmisores del bienestar. Si bien los investigadores no están seguros de qué manera la socialización afecta las sustancias químicas cerebrales, explica el Dr. Vittone, sí saben que es útil.

■ **RÍASE.** Vea un programa de humor en la TV, una película cómica o disfrute un comediante en el escenario. Según Dr. Vittone, la felicidad es contagiosa.

■ **ACÉPTELA.** Está bien sentir cualquier cosa, dice el Dr. Hallowell. No hay sentimientos "malos". Aceptar cómo nos sentimos nos ayuda a superarlo. De manera similar, recuérdese a sí mismo que los sentimientos cambian y que usted sobrevivirá.

■ **MUÉVASE.** La depresión provoca una gran cantidad de inercia. Dificulta levantarse de la cama por la mañana y tal vez usted caiga en la tentación de convertirse en un teleadicto. Pero no lo haga, advierte el Dr. Vittone. En su lugar, muévase, ya que el ejercicio ayuda a acabar con la tristeza.

Camine, corra, ande en bicicleta, nade, haga esquí a campo traviesa o participe en otras actividades aeróbicas como asistir a clases en su gimnasio local. Intente hacer ejercicio de 20 a 30 minutos, de cuatro a cinco veces a la semana. O pruebe el yoga, el *tai chi* o los estiramientos unas tres veces por semana para relajar el cuerpo, aliviar el estrés y hacer que vuelva a sonreír. E incluso mejor, combine las tres cosas.

Algunos médicos creen que el ejercicio, sobre todo el aeróbico, produce endorfinas, los antidepresivos naturales del organismo. "En realidad no sabemos cómo funciona el ejercicio", dice el Dr. Vittone. "Solamente sabemos que funciona".

■ **TÓMESE TIEMPO PARA CURARSE.** Tenga paciencia consigo mismo. A veces dará un paso adelante y otros días dará dos hacia atrás. La curación nunca se produce en línea recta. Recuerde que mañana será otro día y que podrá volver a intentarlo.

■ **SIGA UN PROGRAMA.** Alternar el descanso con la actividad produce la curación al restaurar los ritmos naturales del organismo. Por ejemplo, váyase a la cama y levántese más o menos a la misma hora todos los días. Cuando nuestro mundo interior es caótico, mantener una agenda nos proporciona cierta sensación de orden, afirma el Dr. Hallowell.

■ **DUERMA.** La falta de sueño puede causar síntomas similares a la depresión, como falta de concentración y baja energía, o agravar una depresión existente. Calcule cuánto sueño necesita observando qué tan descansado se siente.

■ **USE ALGUNOS AROMAS COMUNES.** Todos hemos oído hablar acerca de los beneficios

Curas culinarias

Abastézcase de sardinas, arenques, caballa (escombro), salmón salvaje, arenque ahumado y otros pescados de aguas frías, recomienda el Dr. Andrew Weil. Estos pescados son altos en ácidos grasos omega-3. Las investigaciones demuestran que tener niveles bajos de ácidos grasos puede subyacer a algunas enfermedades psiquiátricas, como la depresión. "De hecho, hay algunas pruebas que sugieren que los crecientes niveles de depresión que se han producido en el mundo occidental en las últimas décadas puedan estar relacionados con una baja ingesta de omega-3", dice el Dr. Weil.

de la aromaterapia, ¿pero sabe usted cuáles aromas pueden levantarle el ánimo? Las investigaciones demuestran que los aceites esenciales de limón, naranja (china), menta (hierbabuena) y lavanda (espliego, alhucema) tal vez ayuden a aliviar sensaciones leves de depresión tanto como un antidepresivo. Puede conseguirlos en las tiendas de productos naturales.

■ **SEA OPTIMISTA.** Sea optimista, aunque no se lo crea al principio, recomienda el Dr. Vittone. Es probable que su actitud se convierta en una profecía autocumplidora. Si espera un resultado positivo, tiene más probabilidades de actuar de maneras que hagan que eso suceda. . . y las otras personas estarán más predispuestas a responder de manera favorable. Según Vittone, el modo en que pensamos afecta directamente nuestro estado de ánimo.

■ **MANTÉNGASE AL CORRIENTE.** Sintonice el noticiero de la TV o la radio. Lea un periódico o una revista. Permanecer al corriente de los acontecimientos actuales nos ayuda a sentirnos más partícipes de la vida que nos rodea, dice el Dr. Vittone. Una advertencia: no vea ni lea acerca de acontecimientos traumáticos, como los del 11 de septiembre, más de 30 minutos a la vez. El Dr. advierte que no es bueno ver demasiadas noticias malas.

■ **BUSQUE UN HERMANO.** Una encuesta realizada por la Universidad Kutztown de Pensilvania descubrió que el 60 por ciento de las personas entrevistadas que decían tener relaciones cercanas con hermanos o hermanas se sentían menos solas y deprimidas y tenían una autoestima más alta que aquellos que tenían poca relación con sus hermanos. Incluso las personas con pocos amigos y que confesaron sentirse solas todavía presentaban niveles más altos de bienestar siempre que sintieran que podían contar con sus hermanos o hermanas.

■ **NO DECIDA AHORA.** Reduzca al mínimo la toma de decisiones cuando se sienta abatido. Las decisiones son menos claras cuando estamos deprimidos que cuando nos sentimos de maravilla.

■ **PERDÓNESE.** La mala memoria y la torpeza son comunes incluso con una depresión leve. Intente reír de los errores tontos y tenga en cuenta que su sistema nervioso no está en las mejores condiciones.

■ **RECIBA UN MASAJE.** Cuando uno está triste, se puede sentir como si la mente y el cuerpo estuvieran desconectados. Un masaje curativo —una vez a la semana de ser posible— nos ayuda a volver a conectar la mente, el cuerpo y el espíritu, afirma el Dr. Hallowell.

Cuente con carbohidratos

En EE.UU. es común reconfortar a los niños pequeños con una galletita y ahora hay indicios de que este remedio quizás sirva para los adultos también. Diversos estudios realizados en el Instituto Tecnológico de Massachusetts han demostrado que consumir carbohidratos que se digieren rápidamente (como los que se encuentran en una galletita o un pedazo de pan) puede elevar el nivel de la sustancia química serotonina en el cerebro, el mismo objetivo de los medicamentos modernos antidepresivos. "Las galletitas pueden levantarle el ánimo si las come con criterio", afirma el psicólogo Thomas Crook, Ph.D.

Pruebe lo siguiente un par de veces al día para elevar sus niveles de serotonina (el neurotransmisor que levanta el ánimo):

Tome una pequeña merienda (refrigerio, tentempié) con carbohidratos unas 3 ó 4 horas después de cada comida y aproximadamente 1 hora antes de su siguiente comida. Asegúrese de que su estómago está vacío y de que no come proteínas entre las comidas. Los carbohidratos deben ser de los que se digieren fácilmente, como una o dos galletitas de avena, un tercio de *bagel* o una rebanada de pan de trigo integral. "Esto hará que el triptófano de su sangre se introduzca en el cerebro, donde se metaboliza en serotonina, y unos niveles elevados de serotonina mejorarán su ánimo en el plazo de 20 a 30 minutos", afirma el Dr. Crook.

■ **CAMINE.** Los investigadores han descubierto que una caminata rápida puede levantar el ánimo y mejorar el bienestar de manera temporal. Después de tan sólo media hora, en el cerebro, los niveles de serotonina —una sustancia química que nos hace sentir bien— aumentan y además usted se sentirá aún mejor al saber que ha hecho algo bueno para sí mismo.

■ **REAFIRME CREENCIAS.** Las investigaciones demuestran que la espiritualidad puede mejorar el estado de ánimo, ya sea al rezar, asistir a ceremonias o leer materiales que elevan el espíritu. La espiritualidad nos devuelve la esperanza.

■ **NO SE CULPE.** No importa los errores que usted crea haber cometido, perdónese. Trátese con amabilidad y nunca caiga en el arrepentimiento. Todos tenemos defectos, la culpa hace que se castigue a sí mismo y usted no se lo merece.

■ **PRUEBE LA TERAPIA DE CHOQUE.** Considere tomarse unas vacaciones, dice el Dr. Vittone. Incluso 3 días en la playa, por ejemplo, tal vez sean suficientes para sacarlo de una depresión leve. Otra posibilidad es tomarse minivacaciones a lo largo del día. Cuando esté con el ánimo bajo, encuentre un minuto o dos para imaginarse dónde le gustaría estar. Sumérjase en las vistas, sonidos, sensaciones y aromas de ese lugar especial. "Le levantará el ánimo un poco", dice el experto.

■ **SEA AGRADECIDO.** Recuerde las cosas buenas de la vida. Todos los días, anote 5 cosas por las que deba estar agradecido. "Intente encontrar cosas, pequeñas o grandes, que usted valore", recomienda el Dr. Vittone. Cuando estamos tristes, solemos pasar por alto las cosas buenas de la vida.

■ **ALEGRE A OTRA PERSONA.** Una manera de sentirse bien con uno mismo es hacer que alguien se sienta bien. Haga un cumplido, cree un vínculo o sonría a un extraño. "Usted terminará sintiéndose mejor", dice el Dr. Vittone, "y la otra persona también se sentirá bien".

■ **ENCUENTRE FLORES.** Un estudio de la Escuela de Medicina de la Universidad Harvard demostró que las personas que reciben flores sienten una rápida elevación del estado de ánimo, y en una semana experimentan una reducción de la tristeza y la ansiedad. Se piensa que la belleza de las flores es agradable e inspiradora.

■ **ESPERE CON ENTUSIASMO.** Intente realizar al menos una actividad importante al final de cada semana que usted espere con entusiasmo. Planifique una excursión para el día, un día de compras o una cena en su restaurante favorito. Cuando esté triste, recuerde sus planes.

■ **COMA DE MANERA SALUDABLE.** Opte por una dieta equilibrada rica en carbohidratos complejos (como frutas, verduras y cereales integrales), proteínas magras (bajas en grasa) y algo de grasa. Estos alimentos nos proporcionan los nutrientes que nuestro organismo necesita para producir las sustancias químicas que nos ayudan a mantener estados de ánimo normales, dice el Dr. Vittone. No coma demasiado ni demasiado poco de ningún alimento. La clave está en la moderación.

■ **AGUA QUE HAS DE BEBER.** Si sufre de energía baja, asegúrese de que toma suficiente agua. "La mitad de las personas que vienen quejándose de fatiga realmente están deshidratadas", comenta el Dr. Woodson Merrell. Intente beber de 6 a 8 vasos de agua todos los días.

■ **VALORE ESTAS VITAMINAS.** Los síntomas depresivos como fatiga, problemas de concentración y mal humor algunas veces están relacionados con una falta de vitaminas del complejo B. Tome un complejo multivitamínico y mineral que sea alto en las vitaminas del complejo B, entre ellas folato, B_6 y B_{12}. El folato puede que hasta aumente la eficacia de los medicamentos antidepresivos, dice el Dr. Andrew Weil, quien recomienda que su suplemento contenga unos 400 microgramos de folato.

■ **PRUEBE EL CORAZONCILLO.** Muchos estudios demuestran que este remedio herbario mejora la depresión leve, afirma el Dr. Weil. La dosis recomendada es de 300 miligramos de extracto estandarizado de corazoncillo (hipérico, yerbaniz, campasuchil) al 0,125 por ciento tres veces al día con las comidas. Y agrega: "Prepárese para esperar varios meses antes de obtener todos sus beneficios".

■ **PRUEBE SAM-E.** Este suplemento dietético, el cual es la abreviatura de S-adenosilmetionina, ayuda a regular algunas hormonas y las sustancias neuroquímicas que son importantes para el estado de ánimo: serotonina, melatonina, dopamina y adrenalina, explica el Dr. Weil. En Europa, donde hay un medicamento que se vende con receta, SAM-e se utiliza ampliamente para tratar la depresión. En comparación con los medicamentos antidepresivos, SAM-e actúa rápidamente y los pacientes a menudo sienten los efectos en el plazo de una semana. Pero es cara y no le funciona a todo el mundo, advierte. Si quiere probar este suplemento, tome 1.600 miligramos de la forma de butanodisulfonato a diario con el estómago vacío. Puesto que SAM-e puede aumentar los niveles sanguíneos de homocisteína, un factor de riesgo importante de enfermedades cardiovasculares, este suplemento debe tomarse con folato y vitaminas B_6 y B_{12} para mantener bajos los niveles de homocisteína.

■ **EVITE EL ALCOHOL.** El alcohol es un depresor del sistema nervioso central. Después de un trago, tal vez se sienta mejor al principio. Pero después, la depresión puede empeorar, conduciendo a un círculo vicioso de tomar para alejar la tristeza, seguido de más sentimientos depresivos, seguido de más bebida. Limite el alcohol a uno o dos tragos a la vez, dice el Dr. Vittone, "y desde luego no todos los días".

■ **ARRÉGLESE.** Dedique tiempo a arreglarse. Cómprese un conjunto que aliente una actitud positiva por su parte. "Se sentirá mejor", dice el Dr. Weil. Es una buena idea que las mujeres agreguen algo de color a sus labios y a su ánimo. Los investigadores han descubierto que aplicarse lápiz labial mejora la imagen de uno mismo y hace que nos sintamos instantáneamente más alegres. Los labios con color nos ayudan a sentirnos más atractivas y eso es bueno.

(*Nota*: si encuentra en este capítulo términos que no entiende o que jamás ha visto, favor de remitirse al glosario en la página 604).

PANEL DE EXPERTOS

THOMAS CROOK, PH.D., ES PSICÓLOGO CLÍNICO Y DIRECTOR EJECUTIVO DE LA COMPAÑÍA COGNITIVE RESEARCH EN ST. PETERSBURG, FLORIDA. ES ANTIGUO DIRECTOR DE PROGRAMAS DE INVESTIGACIÓN EN EL INSTITUTO NACIONAL DE SALUD MENTAL.

EL **DR. EDWARD M. HALLOWELL** ES PSIQUIATRA Y FUNDADOR DE LOS CENTROS HALLOWELL PARA LA SALUD COGNITIVA Y EMOCIONAL EN SUDBURY, MASSACHUSETTS Y EN LA CIUDAD DE NUEVA YORK.

EL **DR. WOODSON MERRELL** ES PROFESOR CLÍNICO ADJUNTO DE MEDICINA EN EL COLEGIO DE MÉDICOS Y CIRUJANOS DE LA UNIVERSIDAD DE COLUMBIA Y DIRECTOR EJECUTIVO DEL HOSPITAL CONTINUUM CENTER PARA LA SALUD Y LA SANACIÓN, AMBOS EN LA CIUDAD DE NUEVA YORK.

EL **DR. BERNARD VITTONE** ES PSIQUIATRA Y FUNDADOR Y DIRECTOR DEL CENTRO NACIONAL PARA EL TRATAMIENTO DE LAS FOBIAS, LA ANSIEDAD Y LA DEPRESIÓN EN WASHINGTON, D. C.

EL **DR. ANDREW WEIL** ES PROFESOR CLÍNICO DE MEDICINA Y DIRECTOR DEL PROGRAMA DE MEDICINA INTEGRAL DE LA UNIVERSIDAD DE ARIZONA EN TUCSON. ES AUTOR DE VARIOS LIBROS, ENTRE ELLOS *SALUD TOTAL EN 8 SEMANAS* Y *SALUD Y MEDICINA NATURAL*.

Dermatitis y eczema

29 pautas para la piel

Al eczema a veces se le dice "la comezón que provoca sarpullido". La razón es que en lugar de ser un sarpullido que da comezón, aquí sucede lo contrario: rascarse provoca el sarpullido. Si bien el eczema se presenta de manera diferente en cada persona, normalmente aparece en forma de parches en la piel secos, rojos y que provocan mucha comezón.

Una de las formas más comunes de eczema es la dermatitis atópica, la cual afecta a cerca de 1 de cada 10 niños y se convierte en una enfermedad crónica en los adultos que aparece y desaparece en unos cuantos desafortunados.

Aunque los científicos aún no comprenden totalmente qué causa el eczema, al parecer es una respuesta inflamatoria anormal del sistema inmunitario a un irritante, lo cual puede ser cualquier cosa: desde la caspa de las mascotas hasta tejidos bastos y detergentes. Algunas personas pueden aprender a evitar los agentes desencadenantes, pero para muchos la mejor estrategia es controlar la comezón y la resequedad que normalmente acompañan a estas afecciones de la piel diagnosticadas por los médicos.

Los expertos nos dicen que, en general, la mejor manera de tratar la comezón del eczema en casa es mantener los parches de piel reseca húmedos y bien lubricados. Por ese motivo, muchos de los remedios que se ofrecen en el capítulo "Piel reseca y comezón invernal" en la página 428 pueden ayudarle también a aliviar este problema.

■ **CUÍDESE DEL AIRE SECO.** El eczema empeora con el aire deshumidificado, especialmente durante los meses de invierno

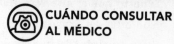

CUÁNDO CONSULTAR AL MÉDICO

Cuando el eczema es grave o está muy extendido y las lociones, remedios caseros y medicamentos que se venden sin receta no alivian la comezón, consulte a un dermatólogo. Hay muchos fármacos que se venden con receta que pueden ayudarle. Un médico también podrá descartar otras causas de su eczema. El lupus, un trastorno autoinmunitario, es una de estas afecciones. Produce un sarpullido con parches rojos que tiene la forma más o menos de una mariposa y suele aparecer en las mejillas o el puente de la nariz. Cuando se cura un parche, se forma otro nuevo. Estas lesiones dan comezón y forman escamas. Un persona con lupus puede experimentar un intenso dolor artrítico en las articulaciones, fiebre e inflamación pulmonar. Con estos síntomas, consulte a su médico de inmediato.

Además, si el eczema supurante, también conocido como eczema exudativo, no responde rápidamente a compresas frías aplicadas varias veces al día, consulte a su médico, recomienda el Dr. John F. Romano.

cuando en la casa hay calefacción de circulación forzada.

"La calefacción de circulación forzada reseca un poco más que otros tipos de calefacción", explica el Dr. Howard Donsky, instructor de Dermatología en la Universidad de Rochester. Puesto que el aire seco tiende a empeorar la comezón del eczema o la dermatitis, mantener húmedo el aire del interior de la casa debería ser una prioridad tanto para las personas que sufren de eczema como sus familiares. Y apunta: "Si puede contrarrestar el aire seco con un buen humidificador, entonces la calefacción no será un problema tan serio".

No obstante, no espere que un humidificador de una sola habitación proporcione suficiente aire húmedo para toda la casa. Los humidificadores son como los aires acondicionados; se necesita una gran unidad para lograr algún beneficio. Si tiene un humidificador de un solo ambiente, duerma junto a él para que sea eficaz. Intente poner uno junto a su cama.

"Una opción menos cara es poner varias ollas (charolas) poco hondas de agua cerca de los radiadores en la recámara (dormitorio, cuarto)", explica el Dr. Nelson Lee Novick. "El calor hará que el agua se evapore y humecte el aire".

■ **BÁÑESE CON AGUA TIBIA.** Un baño con agua tibia ayuda a limpiar y humectar la piel sin resecarla en exceso. Los baños o las duchas (regaderazos) con mucho vapor o más largas de 10 minutos empeorarán la afección. Y recuerde siempre utilizar un humectante dentro de un máximo de 3 minutos después de salir de la bañadera (bañera, tina).

■ **HUMÉCTESE.** "Lo ideal sería que utilizara jabones sin detergente o limpiadores especiales para pieles sensibles", dice el Dr. Novick. "Es menos probable que estos productos sin detergentes le quiten a la piel sus importantísimos aceites naturales y factores humectantes que sellan el agua en el interior".

También es mejor seguir con un humectante para que su piel no se reseque, agrega el Dr. Novick. "No puede bañarse con demasiada frecuencia a menos que se lubrique después", comenta el Dr. "El humectante es lo que conserva el agua en el interior y la piel se reseca al perder agua, no al perder aceite".

Algunas lociones recomendables para después del baño son la marcas *Complex-15*, *Eucerin*, *Keri*, *Lubriderm Lotion* y *Moisturel Lotion*. Si su piel aún parece reseca después de aplicarse uno de estos productos, cambie a cremas de las marcas como *Lubriderm*, *Purpose* o *Moisturel* o a pomadas como las de las marcas *Aquaphor*, *Eucerin* o *Nivea*.

Para la piel reseca que es aún más rebelde, el Dr. Novick recomienda probar algunas lociones dérmicas como las marcas *Amlactin* o *LacHydrin*. Estos productos contienen un 15 por ciento de lactato de amonio, un potente alfahidroxiácido que mantiene el agua en la piel.

■ **DÉSE UN BAÑO DE AVENA.** Como tratamiento relajante adicional, el Dr. Donsky recomienda agregar al baño productos de avena coloidal, como los de la marca *Aveeno*, e incluso utilizar la avena como sustituto del jabón. Para un baño, vierta 2 tazas de avena coloidal (puede conseguirla en farmacias) en una bañadera llena

Curas culinarias

La cura para la dermatitis y el eczema tal vez se encuentre muy cerca. Tan sólo debe buscar una de las siguientes opciones en su despensa (alacena, gabinete) o refrigerador.

AGUACATE. El aceite del aguacate (palta) está patentado como tratamiento para algunas formas de dermatitis y algunos herbolarios piensan que ayuda a aliviar el eczema también. "El aceite de aguacate es rico en vitamina A, D y E, todas las cuales ayudan a mantener la piel saludable", afirma James Duke, Ph.D., en su libro *La farmacia natural*. Él recomienda aplicarlo directamente en las zonas enrojecidas, con comezón o irritadas.

PEPINO. "¿Está más fresco que un pepino? Pues esto no es solamente un modismo", afirma el Dr. Duke. El pepino se ha utilizado desde hace mucho tiempo para aliviar la dermatitis. El Dr. Duke recomienza moler unos pepinos pelados (y quizás algunos aguacates también) en una licuadora (batidora) o procesador de alimentos y aplicar el puré resultante directamente al área afectada, manteniéndolo de 15 a 60 minutos.

LECHE. Las compresas frías y empapadas pueden ayudar a calmar y aliviar la comezón relacionada con el eczema que empeora tanto que comienza a supurar. "Le digo a la gente que pruebe con leche fría en lugar de agua", dice el Dr. John F. Romano, profesor de Dermatología en la Universidad Cornell. "Al parecer es mucho más calmante".

Su recomendación consiste en verter leche en un vaso con cubitos de hielo y dejarlo reposar durante unos cuantos minutos. Luego vierta la leche en un apósito de gasa o un paño fino de algodón y aplíquelo a la piel irritada durante 2 ó 3 minutos. Vuelva a remojar el paño y aplíquelo de nuevo, continuando el proceso durante unos 10 minutos.

ACEITE DE OLIVA. "Calme los episodios de eczema al aplicar aceite de oliva a la zona irritada", dice el Dr. Christopher Dannaker. "Aplique 1 cucharadita por pulgada cuadrada (6 cm^2)", explica el Dr. "Crea un sello y la piel no se reseca". El aceite de oliva es la base de muchos humectantes, pero si se utiliza solo, evitará muchos productos químicos irritantes presentes en las cremas comerciales. Si el caso es serio, cubra la piel untada de aceite con envoltura autoadherente de plástico durante toda la noche.

TÉ. Si tiene un eczema que le produce comezón, pruebe a dejar en infusión, enfriar y aplicar un poco de té *Red Zinger* de la marca *Celestial Seasonings*, recomienda el Dr. Duke. El color rojo de este té proviene de las flores del hibisco, conocidas por los curanderos chamanísticos del Amazonas como un potente tratamiento para el eczema.

de agua tibia. El término "coloidal" simplemente significa que la avena se ha molido hasta formar un polvo fino que se mantiene suspendido en el agua. Si desea emplearla como sustituto del jabón, envuelva avena coloidal en un pañuelo, ponga alrededor de la parte superior una liga de goma (hule), sumérjalo en el agua y utilícelo como si fuera una toallita de baño.

■ **ROCÍESE.** Para calmar la piel al instante, rocíela con agua mineral, dice el dermatólogo Dr. Christopher Dannaker. Diversos estudios demuestran que el agua rica en minerales alivia el dolor, la comezón y el enrojecimiento de los sarpullidos. "Rocíela sobre la piel irritada y sus oligominerales actuarán como antiinflamatorios", indica el experto.

El poder de la prevención

Las mujeres que tienen dermatitis atópica tal vez deseen proteger a sus hijos de correr la misma suerte. Un análisis de 18 estudios científicos realizado por investigadores israelíes ofrece esperanza. Los investigadores descubrieron pruebas contundentes de que, en familias con antecedentes de dermatitis atópica, amamantar exclusivamente durante los primeros 3 meses de vida es de gran ayuda para proteger a los niños de desarrollar la afección durante la infancia.

El papel preventivo del amamantamiento era menos potente en la población general e "insignificante" en bebés sin parientes de primer grado que hubieran experimentado dermatitis atópica.

■ **EVITE LOS ANTITRANSPIRANTES.** Las sales metálicas como el cloruro de aluminio (*aluminum chloride*), el sulfato de aluminio (*aluminum sulfate*) y el clorhidrato de zirconio (*zirconium chlorohydrate*) son los ingredientes activos de muchos antitranspirantes y pueden causar irritación a personas con la piel sensible. "Normalmente es el antitranspirante, a diferencia del desodorante, lo que irrita", explica el Dr. Donsky. Busque productos que contienen aluminio zirconio (*aluminum zirconium*), como la marca *Tom's of Maine*, y humectantes de la familia de la silicona, como la marca *Secret Gentle Care*.

■ **PRUEBE UNA CREMA TÓPICA.** Para aliviar la comezón y la inflamación de las erupciones de eczema a menudo se utilizan cremas tópicas, pomadas y lociones que contienen cortisona. La hidrocortisona es el miembro más suave de la familia de la cortisona dentro de las hormonas esteroides, y puede conseguirse en las farmacias.

"Puede conseguir sin receta médica una crema de hidrocortisona al 0,5 por ciento", dice el Dr. Novick, "y quizás le sea útil". Si eso no le alivia, recomienda probar una crema de hidrocortisona al 1 por ciento (como las marcas *Cortaid*, *Cortizone 10*), la cual también puede conseguir sin receta médica.

■ **TOME VITAMINA E.** Este popular suplemento se promociona ampliamente para los problemas de la piel y es el ingrediente activo de muchas cremas y cosméticos para la piel. En concreto, se ha demostrado que la vitamina E acaba con la dermatitis, según James Duke, Ph.D. Pruebe tomar 400 U.I. (unidades internacionales) de vitamina E cada día.

■ **CÁLMELOS CON CALAMINA.** "La loción de calamina es buena para los tipos de sarpullidos que supuran y necesitan secarse", dice el Dr. John F. Romano. "Además, la loción de calamina con mentol o fenol puede conseguirse sin receta médica y al parecer, ayuda a reducir la comezón mejor que la loción de calamina sola".

■ **USE ROPA DE ALGODÓN.** La ropa de algodón que se pone junto a la piel es mucho mejor que el poliéster, y sobre todo es mejor que la de lana, comenta el Dr. Romano. En resumen:

evite los tejidos sintéticos o los que produzcan comezón, así como la ropa apretada o que no le quede bien.

■ **REVISE SU DIETA.** "Las alergias alimentarias pueden desempeñar un papel importante en la dermatitis atópica durante la infancia", dice el Dr. Novick. "Están estrechamente relacionadas antes de los 6 años de edad, y se puede modificar la dieta de un niño para ayudar a su piel".

Tradicionalmente los huevos, el jugo de naranja (china) y la leche se han considerado alimentos que empeoran el eczema infantil. No obstante, el Dr. Novick afirma, "Yo desde luego no incriminaría a todos estos alimentos". Es decir, los padres deberían consultar a sus médicos si deberían probar alguna dieta de eliminación, sólo para estar seguros. Al parecer este tipo de dietas funciona mejor en niños menores de 2 años, explica el experto. "Después de los 6 años, hemos descubierto que los alimentos desempeñan un papel mínimo en la mayoría de las personas".

En cuanto a los adultos, el Dr. Novick dice que él deja la modificación de la dieta en manos de sus pacientes. Si descubre que un alimento que usted come tiene un efecto adverso en su piel, evítelo y vea qué sucede, dice el Dr. Novick. Si se resuelve su problema, puede que usted sufra una alergia alimentaria.

■ **INTENTE TOMAR MÁS OMEGA-3.** El salmón, la caballa (escombro, macarela) y el atún contienen omega-3 y otros ácidos grasos esenciales que tal vez ayuden a prevenir las alergias y la inflamación, ambos relacionados con el eczema.

■ **EVITE LOS CAMBIOS BRUSCOS.** "Si usted padece eczema", dice el Dr. Donsky, "los cambios bruscos de temperatura pueden suponer un problema". Simplemente salir de una habitación cálida al aire frío del invierno, o incluso de una habitación con aire acondicionado a una ducha caliente, puede provocar comezón. La mejor manera de protegerse es cubrirse con varias capas de ropa —de algodón— y evitar los baños o las duchas calientes, agrega el Dr. Donsky.

■ **CUIDADO CON CIERTAS LOCIONES.** "A veces las lociones para bebé no son la mejor opción para el eczema infantil", afirma el Dr. Romano. "Tienen un alto contenido de agua y eso puede resecar e irritar más la piel cuando se produce la evaporación". Además, algunas de las fragancias e ingredientes activos de las lociones para bebé (lanolina y aceite mineral) son causantes habituales de alergias cutáneas.

"La mejor opción son cremas o pomadas", explica el Dr. Romano. "Productos como las marcas *Eucerin*, *Aquaphor* o *Vaseline Dermatology Formula*".

■ **BUSQUE "UREA" EN LA ETIQUETA.** "Los emolientes que contienen urea son bastantes buenos para aliviar la comezón del eczema o la dermatitis", dice el Dr. Novick. "La urea es un agente exfoliante y es un buen producto. Normalmente la utilizamos cuando la piel es un poco gruesa debido a que se ha frotado y rascado mucho".

Dos marcas que contienen urea y que puede probar son *Carmol 10* o *20* y *Ultra Mide 25*. También son recomendables los emolientes que

¿Es un sarpullido por contacto con níquel?

El eczema, o la dermatitis atópica, es un tipo de sarpullido cutáneo, y los médicos no están totalmente seguros de qué lo causa. Otro tipo, conocido como dermatitis de contacto, es debido claramente —como es de esperarse— al contacto con un irritante. Un ejemplo de dermatitis de contacto es la hiedra venenosa. Otra clase cada vez más habitual es el sarpullido por contacto con el níquel.

"La dermatitis por níquel tal vez sea la dermatitis de contacto más común hoy en día", explica el Dr. Howard Donsky. "Sin embargo, la gente a menudo no sospecha que esa es la causa; piensan que tienen un problema con el oro".

La dermatitis de contacto por níquel ocurre 10 veces más a menudo en mujeres que en hombres y a menudo se inicia al perforarse los lóbulos de las orejas. Aunque parezca extraño, perforarse los lóbulos de las orejas puede provocar sarpullidos en otras partes del cuerpo que entran en contacto con un metal que contenga níquel. De repente, los brazaletes, los collares y otras alhajas que ha utilizado durante años pueden provocarle un sarpullido de contacto.

Si le parece que esto le está sucediendo a usted, podrían serle útiles los siguientes consejos.

Compre aretes de acero inoxidable. Al perforarse los lóbulos de las orejas por primera vez deberá utilizar aretes de acero inoxidable solamente hasta que sanen los lóbulos (unas 3 semanas).

Manténgase fresquita. Puesto que la transpiración desempeña un importante papel en la dermatitis de contacto por níquel —desprende el níquel en las alhajas niqueladas— no se acalore demasiado si usted utiliza este tipo de alhajas. O bien no las utilice si va a estar expuesta al calor del día.

Opte por el oro. Compre únicamente alhajas de oro de buena calidad, recomienda el Dr. Donsky. "Si es oro de menos de 24 quilates, contendrá níquel", afirma, "y entre menos quilates tenga el oro, mayor cantidad de níquel contendrá".

Realice cambios en su dieta. Algunos dermatólogos europeos recomiendan a los pacientes sensibles al níquel que vigilen su dieta. Puesto que han observado que la dermatitis de contacto por níquel puede producirse sin haber tenido aparentemente contacto con el metal, los médicos piden a estas personas que eviten los albaricoques (chabacanos, damascos), el chocolate, el café, la cerveza, el té, los frutos secos y otros alimentos altos en níquel.

Si bien es interesante, esta teoría no ha tenido mucho seguimiento a este lado del Atlántico. "Aún no hay acuerdo sobre si los alimentos que contienen mucho níquel causan una reacción", confirma el Dr. Donsky. "Pero si usted tiene mucha sensibilidad a este metal, puede que le sirva".

contienen ácido láctico (*LactiCare* al 1 por ciento o al 2 por ciento o *Lac-Hydrin Five*).

■ **APORTE LÍPIDOS A SU PIEL.** Los casos serios de eczema se merecen probar una nueva generación de humectantes que se venden sin receta, según el Dr. Novick. Un poco más caras que sus homólogas, estas cremas —entre las que se incluye *Mymex*, *Epiceram* y *Tricerim*— reponen los lípidos perdidos o agotados de la piel. Además, al parecer tienen propiedades antiinflamatorias que reducen la irritación y la comezón, agrega el Dr. Novick.

■ **BEBA TÉ DE MAHONIA.** La raíz de mahonia, que se vende en las tiendas de productos naturales, es conocida por sus propiedades antihistamínicas, antiinflamatorias y antifúngicas. Agregue 1 cucharada de la raíz seca a 1 taza de agua hirviendo. Deje que continúe hirviendo durante 10 minutos. Cuele y beba cada mañana, puede agregar manzanilla seca para conseguir más sabor. Los herbolarios dicen que este remedio puede tardar más de un año, o tan sólo 3 meses, en producir un beneficio importante para la piel.

■ **USE ANTIHISTAMÍNICOS.** Los antihistamínicos impiden la liberación de histamina desde los mastocitos, lo cual reduce los síntomas típicos de la alergia: dolor de cabeza, secreción nasal y comezón. Por ese motivo, "los antihistamínicos que se venden sin receta como la marca *Benadryl* son buenos para el eczema", explica el Dr. Romano.

El Dr. Andy Spooner recomienda la marca *Children's Benadryl Allergy Fastmelts*. A los niños les gusta cómo se disuelven en la lengua (no es necesario tragarlos), y también son eficaces para los adultos. Revise la etiqueta para saber qué dosis tomar.

Los antihistamínicos reducen la comezón al impedir que la histamina llegue hasta las células sensibles de la piel y las inflame. Siga las instrucciones de la etiqueta y tenga en cuenta que los antihistamínicos pueden provocar soñolencia, lo cual puede ocasionar problemas con la conducción de un auto o la utilización de maquinaria.

■ **LAVE UNA VEZ, ENJUAGUE DOS VECES.** Cuando se trata de lavar la ropa para personas con eczema o dermatitis, lo importante no es el detergente sino el enjuague, dice el Dr. Romano.

"Tiene que asegurarse de que el detergente se enjuague completamente", advierte el Dr. "No utilice demasiado detergente al lavar y realice siempre un segundo ciclo de enjuague para eliminar todo el jabón".

■ **CONSULTE A UN OFTALMÓLOGO.** En un estudio de 20 años de duración que abarcó a 492 personas realizado en la Clínica Mayo de Rochester, Minnesota, el 13 por ciento de las personas con dermatitis atópica presentaron cataratas. "Hay una mayor incidencia de cataratas en las personas con dermatitis atópica", confirma el Dr. Novick. Por ello es buena idea consultar a un oftalmólogo de manera regular.

(*Nota*: si encuentra en este capítulo términos que no entiende o que jamás ha visto, favor de remitirse al glosario en la página 604).

PANEL DE EXPERTOS

EL **DR. CHRISTOPHER DANNAKER** ES PROFESOR ADJUNTO DE DERMATOLOGÍA EN LA UNIVERSIDAD DE CALIFORNIA EN SAN FRANCISCO Y DERMATÓLOGO EN EL CENTRO MÉDICO DE DERMATOLOGÍA Y LIPOSUCCIÓN MEDIANTE LÁSER DE MONTEREY EN MONTEREY Y BEVERLY HILLS.

EL **DR. HOWARD DONSKY** ES INSTRUCTOR CLÍNICO DE DERMATOLOGÍA EN LA FACULTAD DE MEDICINA Y ODON-TOLOGÍA DE LA UNIVERSIDAD DE ROCHESTER. ES DERMA-TÓLOGO EN EL CENTRO DE DERMATOLOGÍA Y COSMÉTICA DE ROCHESTER, EN NUEVA YORK Y AUTOR DE UN LIBRO SOBRE EL CUIDADO DE LA PIEL.

JAMES DUKE, PH.D., DESEMPEÑÓ DIVERSOS CARGOS DURANTE LAS MÁS DE TRES DÉCADAS CON EL DEPARTA-MENTO DE AGRICULTURA DE LOS ESTADOS UNIDOS (USDA POR SUS SIGLAS EN INGLÉS), ENTRE ELLOS JEFE DEL LABORATORIO DE PLANTAS MEDICINALES. ES EL AUTOR DEL LIBRO *LA NUEVA FARMACIA NATURAL*.

EL **DR. NELSON LEE NOVICK** ES PROFESOR CLÍNICO DE DERMATOLOGÍA EN LA FACULTAD DE MEDICINA MOUNT SINAI EN LA CIUDAD DE NUEVA YORK.

EL **DR. JOHN F. ROMANO** ES PROFESOR ADJUNTO DE DERMATOLOGÍA EN EL COLEGIO DE MEDICINA WEIL DE LA UNIVERSIDAD DE CORNELL Y MÉDICO A CARGO EN EL HOSPITAL PRESBITERIANO DE NUEVA YORK Y EL HOSPITAL ST. VINCENT, TODOS EN LA CIUDAD DE NUEVA YORK. TIENE UN CONSULTORIO EN MANHATTAN.

EL **DR. ANDY SPOONER** ES DIRECTOR DE LA DIVISIÓN DE PEDIATRÍA GENERAL EN EL COLEGIO DE MEDICINA DEL CENTRO DE CIENCIAS DE LA SALUD DE LA UNIVERSIDAD DE TENNESSEE EN MEMPHIS Y MIEMBRO DE LA ACA-DEMIA ESTADOUNIDENSE DE PEDIATRÍA.

Diabetes

55 maneras de regular el azúcar en la sangre

La mayoría de la gente nunca vuelve a pensar en ello: la comida que ingieren se transforma en energía y ya está. Sus organismos hacen todo el trabajo por ellos: digieren los alimentos y convierten los carbohidratos en un tipo de azúcar llamado glucosa que se introduce en el torrente sanguíneo. Luego, el páncreas expulsa insulina, una hormona que viaja por el organismo y se adhiere a los receptores en la parte exterior de las células. Cuando están unidas, la insulina actúa como una llave que "abre" la célula para que la glucosa pueda entrar y ser utilizada como energía. Si el organismo no necesita el azúcar para crear energía, lo almacena como grasa. Normalmente este proceso va sobre ruedas y sólo prestamos atención cuando se descompone.

Lo que viene a complicar las cosas es la diabetes. Casi 18 millones de personas en los Estados Unidos fueron diagnosticados con esta enfermedad en 2007, una cifra que ha llegado a ser más del triple en los últimos 30 años. . . y que quizás se duplique de nuevo en 2050. Nuevas pruebas revelan que al menos 57 millones de estadounidenses tienen prediabetes, una afección en la cual el nivel de azúcar en la sangre es más elevado de lo normal, pero no lo suficientemente alto como para clasificarse como auténtica diabetes. . . por el momento.

 CUÁNDO CONSULTAR AL MÉDICO

La diabetes es una grave enfermedad que requiere atención médica, incluso cuando está bien controlada. Además, hay tres complicaciones de la diabetes que precisan atención médica inmediata:

■ Hiperglucemia grave (azúcar en la sangre/glucosa alta), se caracteriza por micción frecuente, fatiga, pérdida de peso inexplicable y aumento de la sed.

■ Hipoglucemia, la cual provoca temblores, mareo, dolor de cabeza, confusión, cambios de humor repentinos y una sensación de hormigueo alrededor de la boca. Muchas personas con diabetes experimentan hipoglucemia, pero los episodios frecuentes o graves precisan atención médica.

■ Cetoacidosis, cuyas señales de advertencia son aumento de la sed, náuseas, micción frecuente, fatiga y vómitos. Esta afección es grave y puede poner en riesgo la vida, se produce cuando los cuerpos cetónicos —ácidos que se acumulan en la sangre— se encuentran peligrosamente elevados.

La diabetes, también conocida como diabetes mellitus, tiene dos formas. Se piensa que la diabetes del tipo I, que anteriormente se conocía como diabetes juvenil o diabetes mellitus insulinodependiente, es una enfermedad autoinmunitaria en la cual el páncreas no fabrica insulina. Aunque puede aparecer a cualquier edad, a los pacientes normalmente se les diagnostica en la infancia o de jóvenes adultos y necesitan inyecciones de insulina diarias durante toda su vida.

Las personas con la otra forma, el tipo II, por lo general presentan la enfermedad en la edad adulta, aunque en la actualidad cada vez hay más niños y jóvenes adultos que también están padeciendo la diabetes del tipo II. En este caso, el páncreas produce insulina, pero el organismo no la utiliza adecuadamente y el páncreas se pone a trabajar a toda marcha para compensar esta "resistencia". Con el tiempo, este órgano no puede producir suficiente insulina para compensar la insensibilidad y aparece la diabetes. La inactividad, el envejecimiento, la obesidad y una dieta alta en grasa saturada pueden contribuir a la resistencia a la insulina. La diabetes del tipo II, también conocida como diabetes de aparición adulta o diabetes mellitus no insulinodependiente, representa el 90 ó 95 por ciento de todos los casos. En ambas formas de diabetes, la glucosa se acumula en el torrente sanguíneo. Si no recibe tratamiento, puede provocar graves complicaciones, entre ellos insuficiencia renal, amputación de las extremidades, enfermedades cardíacas y ceguera. No obstante, le tenemos buenas noticias: la diabetes del tipo II se puede controlar con medidas sencillas. Los niveles de glucosa en la sangre se pueden mejorar si pierde peso, come de manera adecuada, hace ejercicio regular y reduce el estrés. Algunos expertos piensan que ciertos suplementos dietéticos también pueden ser de ayuda. Incluso las personas con diabetes que necesitan medicamentos mantendrán un mejor control de la glucosa si tienen un estilo de vida saludable. A continuación están los consejos de nuestros expertos.

UNA BUENA NUTRICIÓN

No se puede prescribir la misma dieta para todas las personas que padecen diabetes, dice Marion Franz, M.S., R.D., L.D., C.D.E. "Cada persona con diabetes debe tener una dieta individualizada". La Asociación Americana de la Diabetes (o AAD) pide que las personas consideren cuáles alimentos étnicos y culturales prefieren, qué otros problemas de salud pueden padecer (colesterol elevado y presión arterial alta/hipertensión, por ejemplo), y qué cambios están dispuestos a realizar de manera realista. Trabajando dentro de ese marco, los diabéticos deberían tener los siguientes objetivos.

■ **PERDER PESO.** La medida más eficaz que puede tomar una persona con sobrepeso que sufre diabetes tipo II es perder unas cuantas libras, afirma el Dr. Christopher D. Saudek.

Algunas veces lo único que se necesita para controlar el azúcar en la sangre es deshacerse de las libras de más. La cantidad de peso que hay que perder varía de un individuo a otro, pero incluso pequeñas cantidades pueden producir muchos beneficios.

Curas culinarias

 Se ha descubierto que muchos alimentos y especias reducen o ayudan a controlar el azúcar en la sangre (glucosa). Pruebe los siguientes.

AGUACATE. Esta fruta es rica en un tipo concreto de grasa monoinsaturada conocida como ácido oleico, la cual, según se ha descubierto, mejora los niveles de grasa del organismo y ayuda a controlar la diabetes.

FRIJOLES. Muchos estudios han demostrado que comer alimentos altos en fibra soluble, sobre todo frijoles (habichuelas), reduce la elevación del azúcar en la sangre después de las comidas y retrasa el descenso de la misma que se produce después, lo cual ayuda a mantenerla en niveles cercanos a los deseados.

CANELA. Algunos médicos alternativos piensan que la canela tal vez ayude a que funcionen mejor los receptores de la insulina. Mezcle 1 cucharadita diaria con un alimento o bebida. Se ha descubierto que otras especias ayudan al organismo a utilizar la insulina de manera más eficaz, entre estas se encuentran las hojas de laurel, el clavo y la cúrcuma.

CAFÉ. Un estudio de la Universidad de Minnesota revela que las personas que toman café de manera regular tal vez tengan menos probabilidades de padecer diabetes. Los expertos en diabetes sospechan que los compuestos y minerales presentes en los granos de café tal vez mejoren la sensibilidad de los receptores de insulina y ayuden al organismo a procesar el azúcar en la sangre de un modo más eficaz.

NARANJA. Varios estudios indican que la fibra soluble y la pectina que contienen las naranjas (chinas) pueden controlar los cambios que se producen en el azúcar en la sangre además de reducir el colesterol.

BATATA DULCE. A pesar de su nombre y un sabor tan exquisito que sirve como un excelente postre, la batata dulce (camote) no eleva su azúcar en la sangre tanto ni tan rápido como la papa blanca.

TÉ. Diversos estudios han revelado que los extractos de té negro tal vez reduzcan de manera considerable los niveles de azúcar en la sangre. Además, disfrutar una taza de té de manzanilla tal vez sea algo más que un relajante ritual nocturno; puede que esta hierba ayude a reducir las fluctuaciones en el azúcar en la sangre.

"No es necesario estar flacucho como Vitola, y tampoco tiene que alcanzar el peso corporal ideal", afirma Carla Miller, Ph.D., R.D. Perder sólo 10 ó 20 libras (4,5 ó 9 kg), o del 5 al 10 por ciento del peso corporal, quizás sea suficiente para lograr un control de la glucosa. Desde luego, tendrá que mantener ese peso o su azúcar en la sangre volverá a subir.

Y por eso es tan importante la manera en que uno pierde peso.

Evite las dietas de moda, recomienda el Dr. Saudek. La mayoría resultan difíciles de mantener y algunas no son saludables. La mejor opción es combinar ejercicio con una dieta baja en calorías. Colabore con un profesional de la salud o un dietista registrado para determinar cuántas calorías debería usted ingerir.

■ **CONTAR LOS CARBOHIDRATOS.** La AAD enfatiza que los carbohidratos son una parte importante de una dieta saludable. Este grupo de alimentos incluye los cereales, los productos panificados, las legumbres, las frutas, las

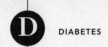

Los mejores —y los peores— alimentos para su azúcar en la sangre

Lo que comemos —y lo que no— tal vez desempeñe un papel muy importante en nuestro riesgo de desarrollar diabetes del tipo II, según un estudio realizado por unos investigadores de la Universidad Tulane y la Escuela de Salud Pública de la Universidad Harvard, quienes efectuaron un seguimiento de los hábitos alimenticios de más de 71.000 mujeres durante 18 años. Según su investigación, usted puede prevenir la enfermedad de la siguiente manera.

Agregue: verduras de hoja verde. Por cada ración adicional de espinaca, col rizada o acelga que uno come, tal vez se reduzcan su probabilidades hasta en un 9 por ciento.

Agregue: fruta entera. Por cada 3 raciones, su riesgo baja hasta en un 18 por ciento.

Evite: jugo. Consumir una ración diaria puede aumentar las probabilidades en casi un 18 por ciento. Algunas variedades contienen muchos antioxidantes, pero intente cambiar su vaso diario de jugo por la fruta entera.

verduras, la leche semidescremada al 1 por ciento y los almidones como los cereales integrales.

Puesto que los carbohidratos tienen el mayor impacto sobre el azúcar en la sangre justo después de comer, es importante consumir suficientes en cada comida. Una ración promedio consta de 15 gramos de carbohidratos. Eso es el equivalente a una rebanada de pan, $\frac{1}{3}$ de taza de arroz, una pieza pequeña de fruta, dos galletitas pequeñas o $\frac{1}{2}$ taza de helado. Intente consumir tres o cuatro raciones de carbohidratos en cada comida y una ración para las meriendas (refrigerios, tentempiés).

■ **LEER LAS ETIQUETAS.** La mejor manera de calcular cuántos carbohidratos contiene una comida es revisando las etiquetas de los alimentos. También es importante revisar el tamaño de la porción. Una porción de pasta, por ejemplo, es sólo $\frac{1}{2}$ taza, mucho menos de

lo que la gente come normalmente de una sola vez.

■ **MEDIR LOS ALIMENTOS.** No calcule aproximadamente, dice el Dr. Miller. Utilice una taza de medir para alimentos como el arroz y las verduras. A menudo las carnes se miden en onzas, por ello necesitará una báscula (pesa, balanza) de cocina, la cual puede conseguir en la mayoría de almacenes (tiendas de departamentos), afirma el Dr. Miller. Cuando no tenga una báscula, por ejemplo, en un restaurante, recuerde que 3 onzas (85 g) de carne tiene el mismo tamaño aproximadamente que una baraja.

■ **VIGILAR SUS AZÚCARES.** Los azúcares no son tan terribles para los diabéticos como podría parecer. Cuando se comen en cantidades iguales, los almidones y los azúcares tienen efectos similares en el azúcar en la sangre, explica Franz. Aun así, los alimentos que contienen azúcares y dulces con frecuencia son altos en calorías y tienen poco valor alimenticio. Si come algo con mucho azúcar, es importante sustituirlo en su menú por otros alimentos que contengan carbohidratos.

■ **INGERIR MENOS GRASA.** Mantener el consumo de grasas en un 30 por ciento aproximadamente de sus calorías totales consumidas a diario puede reducir sus probabilidades de padecer colesterol alto y enfermedades cardíacas, ambos factores de riesgo de la diabetes.

■ **CONSUMA MENOS GRASA SATURADA.** Las grasas saturadas, desde las carnes hasta los quesos, y las grasas poliinsaturadas, presentes en la margarina hidrogenada, deberían representar solamente el 10 por ciento de las calorías diarias totales que se consumen. Según el Dr. Harry G. Preuss, M.A.C.N., C.N.S., cambiar a una dieta más alta en grasas monoinsaturadas, como el aceite de oliva y los frutos secos, y con menos grasas poliinsaturadas tal vez reduzca la resistencia a la insulina. Opte por productos lácteos bajos en grasa y carnes magras (bajas en grasa) y evite la margarina y los productos panificados que contienen transgrasas, aceite de coco o de palmiche.

■ **LIMITE LAS PROTEÍNAS.** Puesto que los alimentos que contienen muchas proteínas de origen animal, como las carnes y los quesos, también suelen ser altos en grasa y colesterol, limite las proteínas a entre el 10 y el 20 por ciento de su dieta. Es cierto que uno puede perder peso con una de esas populares dietas altas en calorías y bajas en carbohidratos, pero lograr no

volver a recuperarlo puede ser un problema. Lo ideal es que adopte una dieta equilibrada con la que pueda vivir durante mucho tiempo, afirma Franz.

■ **LIMITE EL SODIO.** La diabetes y la presión arterial alta a veces van de la mano, y las personas con diabetes pueden ser más sensibles a los efectos de un exceso de sodio, explica Franz. Limite su ingesta de sodio a menos de 2.400 miligramos al día, que es la cantidad de sodio que hay en 1 cucharadita de sal. La manera más sencilla de hacerlo es consumir menos de 800 miligramos en cada comida y no más de 400 miligramos en cada alimento. Fíjese en la cantidad de sodio en las etiquetas de los alimentos.

■ **DÉSE UN FESTÍN A BASE DE FIBRA.** Un pequeño estudio de 13 personas en el que comieron 25 gramos cada una de fibra soluble e insoluble —un total de 50 gramos al día— reveló que lograban una reducción del 10 por ciento en sus niveles de azúcar en la sangre.

Si bien son unas noticias alentadoras, Franz advierte que, desde un punto de vista práctico, 50 gramos al día tal vez sea un poco fuerte para el estómago. "En realidad no sabemos si, en el largo plazo, las personas pueden ingerir suficiente fibra para influir en sus niveles de azúcar en la sangre", afirma.

No obstante, las dietas altas en fibra brindan otros beneficios a la salud. Retardan la absorción de grasas y carbohidratos en el organismo, reduciendo por tanto sus efectos adversos sobre el sistema de glucosa-insulina. Además, los alimentos altos en fibra suelen ser muy llenadores y así uno come menos. Aspire a ingerir de 25 a 35 gramos diarios con montones de cereales integrales, frijoles (habichuelas), lentejas y verduras.

■ **BEBA CON MODERACIÓN.** No es necesario que se convierta en abstemio en cuanto le diagnostican diabetes. Se ha demostrado que beber con moderación reduce el riesgo de sufrir enfermedades cardíacas y tal vez mejore la sensibilidad a la insulina, según algunos estudios. No obstante, para lograr esos beneficios, no beba demasiado. Las mujeres deberían tapar la botella después de un trago al día (o menos), y los hombres después de dos o menos. (Un trago son 12 onzas/355 ml de cerveza, 4 onzas/118 ml de vino o 1½ onzas/44 ml de una bebida fuerte). Si escoge la cerveza, opte por la variedad *light* porque contiene menos carbohidratos y calorías.

■ **MEJOR SIN FÁRMACOS.** "Combatir la diabetes del tipo II con cambios importantes en la dieta (y haciendo ejercicio) funciona mejor que los medicamentos", afirma el investigador Christian Roberts, Ph.D. Al final de su pequeño estudio controlado de 3 semanas de duración realizado en la UCLA, el Dr. Roberts descubrió que 6 de cada 13 hombres con sobrepeso u obesos con diabetes del tipo II ya no tenían diabetes y sus niveles de azúcar en la sangre eran normales. ¿Cómo? Tomaron comidas bajas en grasa (del 12 al 15 por ciento de las calorías), con una cantidad moderada de proteínas (del 15 al 25 por ciento) y alta en carbohidratos (del 65 al 70 por ciento). Los participantes también caminaron de 45 a 60 minutos al día y redujeron los carbohidratos refinados. . . nada de pasteles ni helado en absoluto. Estos cambios fueron fundamentales para su éxito, dice el Dr. Roberts, quien predice que

seguir la dieta a largo plazo tal vez revierta el daño cardíaco que la diabetes ya ha ocasionado.

■ **ALISTE A SU CÓNYUGE.** La Dra. Miller estudió los patrones alimenticios y las elecciones de alimentos de 45 hombres y mujeres con diabetes del tipo II durante 1 año. Descubrió que aquellos con el mejor control del azúcar en la sangre eran hombres cuyas esposas preparaban comidas bajas en grasa y caminaban con ellos. Por otra parte, las mujeres sin ese apoyo por parte de otra persona no tenían un buen control del azúcar en la sangre. Las más desfavorecidas eran aquellas mujeres que preparaban comidas bajas en grasa para ellas pero hacían otras comidas para sus familias. La moraleja: persuada a su familia para que adopte hábitos saludables junto con usted.

■ **PLANIFIQUE POR ADELANTADO.** La diabetes requiere una revisión general del estilo de vida bastante intensiva, afirma el Dr. Miller. Es necesario hacer ejercicio, comer de manera saludable y controlar el azúcar en la sangre, todo lo cual requiere una enorme cantidad de tiempo y organización. En su estudio, la Dra. Miller descubrió que las personas que mejor controlaban sus niveles de azúcar en la sangre eran las que planificaban mucho las comidas.

Decida al comienzo de la semana los alimentos saludables que desea preparar. Luego compre esos alimentos. Si prepara almuerzos y tiene alimentos saludables a la mano, será menos probable que confíe en comida rápida alta en grasa o meriendas azucaradas.

■ **CONSULTE A UN DIETISTA.** Un dietista o nutriólogo puede diseñar un plan de alimentación personalizado adaptado a sus necesidades específicas. Esto es especialmente importante si tiene usted otros problemas de salud, como colesterol elevado y presión arterial alta, además de diabetes, afirma la Dra. Miller. Planifique varias sesiones para que pueda incorporar los cambios de manera paulatina.

A MOVER EL ESQUELETO

Además de los obvios cambios en la alimentación que deben realizar los diabéticos, los expertos les recomiendan hacer ejercicio regular.

"El ejercicio actúa como un medicamento", explica Robert Hanisch, M.A., C.D.E., C.S.C.S., un instructor de nutrición para diabéticos. Reduce el azúcar en la sangre cuando los músculos convierten la glucosa en energía.

Según la Escuela Estadounidense de Medicina Deportiva (o *ACSM* por sus siglas en inglés), las personas obesas con diabetes del tipo II que hacen ejercicio de manera regular logran un mejor control de la glucosa. Y lo que es aún mejor, diversos estudios han descubierto que realizar una mayor actividad física, lo cual incluye caminar, puede reducir el riesgo de sufrir ataques cardíacos, derrames cerebrales y otras complicaciones en las personas con diabetes.

Incluso las personas que dependen de la insulina o de medicamentos orales pueden beneficiarse del ejercicio. "Al menos tendrán que tomar menos fármacos y los resultados son inmediatos", afirma Hanisch. Es necesario revisar la glucosa en sangre inmediatamente antes y después del ejercicio. Habrá variaciones de una persona a otra, pero en promedio, se produce una reducción de 1 a 2 puntos por cada minuto de ejercicio. Es decir, 10 minutos de ejercicio aeróbico reducirá el azúcar en la sangre de 10 a 20 puntos. La glucosa permanecerá baja hasta la siguiente comida o merienda.

Consulte a su médico antes de comenzar cualquier programa de ejercicio. A continuación le ofrecemos algunas sugerencias para que empiece a moverse.

■ **COMIENCE POCO A POCO.** ¿No está acostumbrado al ejercicio? Comience con una sesión de ejercicio de bajo impacto y baja intensidad, como caminar. "Camine a un paso cómodo", dice Hanisch. Si se esfuerza demasiado, no lo disfrutará y tendrá menos probabilidades de continuar. "El azúcar en la sangre también baja incluso cuando uno camina muy despacio", afirma.

■ **INSCRÍBASE AL CLUB DE LAS 1.000.** La ACSM recomienda a las personas con diabetes del tipo II que quemen un mínimo de 1.000 calorías semanales mediante la actividad diaria y que todo el que sufra diabetes debería hacer al menos 3 días de ejercicio no consecutivos a la semana, durante 10 ó 15 minutos. Hanisch sugiere lograr la meta de ir aumentando paulatinamente el tiempo hasta realizar una sesión de ejercicio de 30 minutos la mayoría de los días de la semana. Si usted pesa unas 150 libras (68 kg), quemará 166 calorías en 30 minutos de caminata rápida. Camine a paso rápido durante 30 minutos 5 días a la semana y estará cerca de esta meta. El resto de sus actividades diarias harán que consiga fácilmente superar ese mínimo de 1.000 calorías semanales.

■ **CÉNTRESE EN CINCO.** "La constancia es la clave", indica Hanisch. Ya sea que usted haga excursiones a pie, ande en bicicleta, nade o corra, una rutina que pueda realizar cinco veces por semana producirá unos resultados excelentes y creará un cambio a largo plazo en su organismo. Después de 2 ó 3 meses de ejercicio constante, seguramente será más sensible a la insulina y necesitará menos medicamentos, afirma Hanisch.

■ **MUÉVASE POR LA MAÑANA.** Una sesión de ejercicio temprana mantendrá bajos los niveles de azúcar en la sangre durante todo el día. Aún sufrirá fluctuaciones después de las comidas, pero una caminata matutina de 30 minutos mantendrá los niveles 30 puntos por debajo de lo que estarían de no hacer ese ejercicio, afirma Hanisch.

■ **BEBA EN ABUNDANCIA.** La deshidratación puede afectar los niveles de azúcar en la sangre, por ello es especialmente importante para los diabéticos permanecer bien hidratados durante el ejercicio. Beba 16 onzas (473 ml) de líquidos —2 vasos de agua— 2 horas antes de hacer ejercicio y continúe bebiendo a lo largo de toda la sesión.

■ **LEVANTE PESAS LIGERAS.** Levantar pesas puede ayudarle a ponerse fuerte. Sin embargo, las personas que sufren diabetes desde hace mucho tiempo, y sobre todo, con una enfermedad ocular relacionada, tienen que limitarse a múltiples repeticiones con una resistencia muy ligera en el rango de pesas de 1 a 5 libras (de 0,5 a 2 kg). Las pesas pesadas pueden dañar los músculos oculares ya debilitados, afirma Hanisch. Para saber si la pesa es lo suficientemente ligera, usted debería poder llevar a cabo las técnicas correctas de fortalecimiento con un mínimo esfuerzo. Si tiene dudas, utilice una pesa más ligera.

■ **PERCÁTESE DE SUS PIES.** Las personas que tienen problemas en los pies relacionados con la diabetes, como neuropatía periférica (vea "Cuide sus pies", en la página siguiente), deberían tener especial cuidado antes de caminar o correr. "Tal vez tengan que trabajar con un podólogo para conseguir un calzado que distribuya la fuerza de manera diferente cuando apoyan los pies en el piso", dice Hanisch.

NO SE ESTRESE

Cuando algo lo estresa y hace que sus emociones sufran altibajos, su azúcar en la sangre también paga las consecuencias. Esto sucede porque las hormonas del estrés, como la adrenalina, aumentan la glucosa sanguínea. "Las hormonas del estrés movilizan el glucógeno que se ha almacenado en el hígado y lo metabolizan en glucosa", explica Angele McGrady, Ph.D.

La adrenalina y el azúcar extra liberadas al torrente sanguíneo nos proporcionan mucha energía. Si usted estuviera sometido a estrés físico —por ejemplo, si lo persiguiera una manada de perros salvajes— respondería huyendo y consumiría el azúcar en la sangre extra, señala la Dra. McGrady. Hoy día, sin embargo, la mayoría de nuestros agentes estresantes son psicológicos. Nos quedamos sentados y preocupados y no utilizamos toda esa azúcar en la sangre.

Cuide sus pies

La neuropatía periférica es una complicación de la diabetes en la cual los niveles elevados de azúcar en la sangre (glucosa) con el tiempo dañan las células nerviosas, provocando una falta de sensibilidad. Puesto que los nervios de los pies son los más largos del organismo, estos órganos normalmente son los que se ven más afectados por esta afección, siendo propensos a las lesiones y los daños. Las heridas en los pies que no se curan adecuadamente pueden ulcerarse e infectarse y, en casos graves, pueden conducir a una amputación. Aproximadamente 6 de cada 1.000 personas con diabetes tiene una extremidad amputada. . . y a menudo esto puede evitarse. A continuación le ofrecemos algunas recomendaciones para proteger sus pies.

Vaya con un podólogo. Cuando le hayan diagnosticado diabetes, haga que le revisen los pies frecuentemente, recomienda Marc A. Brenner, D.P.M. Un podólogo determinará si usted tiene neuropatía y le ayudará a cuidar sus pies si padece la afección. Recortar las uñas de los dedos de los pies o tratarse uno mismo los callos y callosidades, por ejemplo, puede suponer un peligro para las personas con neuropatía y son acciones que debería realizar un médico podólogo.

Cúbralos bien. Utilice un buen par de calcetines (medias). Los mejores están hechos de una combinación de algodón y material sintético. En días muy fríos, póngase dos pares: uno fino junto a la piel y uno grueso. "Entre más aislamiento tenga entre los pies y el piso, mejor", afirma el Dr. Brenner.

Asegúrese de que el calzado le quede bien. Según el Dr. Brenner, un pedortista certificado, una persona especialmente capacitada para medir pies, debería determinar su talla de pie. Pida a su podólogo que le recomiende una tienda de calzado que ofrezca esos servicios. Haga que le midan los pies por la tarde, cuando es más probable que estén hinchados.

Camine con tenis. Probablemente no necesitará unos tenis hechos a su medida. Unos tenis de entrenamiento múltiple o para correr de alta calidad le servirán. Busque unos tenis con una puntera espaciosa, una suela interior de quita y pon para cambiarla por unas plantillas ortopédicas hechas a medida, una lengüeta acolchada y amortiguación en la zona del talón y del metatarso.

Utilice plantillas. Una plantilla ortopédica para diabéticos es un dispositivo hecho a medida que se mete en el zapato. Es importante utilizarla porque reduce la presión de ciertas partes del pie o reparte la presión por todo el pie. Su podólogo puede aconsejarle y medirle los pies para adquirir una plantilla ortopédica adecuada para usted.

Inspecciónelos a diario. Compruebe si tiene heridas o hinchazones en los pies con un espejo grande para ver todos los ángulos. Mejor aún, pida a un miembro de su familia que busque zonas de decoloración o calientes. . . síntomas de una posible infección.

Llévelos a nadar. Si tiene usted neuropatía, el ejercicio sigue siendo importante. "Nadar es el ejercicio más seguro", afirma el Dr. Brenner, ya que usted no tiene que someter sus pies a presión. Séquelos con cuidado después de nadar y espolvoréelos con polvos para pies a fin de evitar contraer hongos o levaduras.

Puesto que los organismos de las personas con diabetes no metabolizan la glucosa de manera eficaz, es especialmente importante para ellos intentar reducir sus niveles de estrés. En un pequeño estudio que llevó a cabo la Dra. McGrady, 18 personas con diabetes redujeron sus niveles de azúcar en la sangre de un 9 a un 12 por ciento al practicar sencillos ejercicios de relajación. No obstante, aquellos que también tenían depresión no obtuvieron beneficios sin un tratamiento adicional. A continuación nuestros expertos le brindan algunas sugerencias para acabar con el estrés.

■ **RESPIRE PROFUNDAMENTE.** "La respiración profunda es una buena manera de empezar", recomienda la Dra. McGrady. Siéntese con las piernas y los brazos sin cruzar. Inhale profundamente desde el abdomen. Luego exhale todo el aire que pueda, relajando los músculos mientras lo hace. Continúe respirando relajadamente de este modo durante unos 15 minutos.

■ **COMPRE UN CD DE RELAJACIÓN.** ¿No puede relajarse? Un CD de relajación le puede servir. "La mayoría de nosotros no estamos acostumbrados a sentarnos en silencio sin pensamientos en la cabeza", comenta la Dra. McGrady. "Resulta muy útil tener sonido de fondo". Las grabaciones de sonidos suaves de la naturaleza, como las olas del mar, nos permiten apaciguar la respiración y crean el ambiente para relajarnos. Otra posibilidad es escoger un CD de visualización dirigida, en el cual una voz relajante nos conduce mentalmente a través de una escena agradable, como un paseo por el bosque. Búsquelos en las tiendas de CD.

■ **CÉNTRESE EN ALGO AGRADABLE.** La visualización dirigida funciona porque dirige nuestros sentidos de la memoria y la concentración para ayudarnos a relajarnos. Uno puede lograr el mismo efecto examinando un libro de arte o una ilustración que encuentre agradable. "Mire la ilustración durante varios minutos, luego cierre los ojos y recuerde tanto como pueda", explica la Dra. McGrady. "Si lo hace bastantes veces, al final podrá conseguirlo sin tener el libro delante de usted". También sugiere poner una escena relajante en el salvapantallas de la computadora.

■ **PRUEBE LA RELAJACIÓN PROGRESIVA.** Tensar y relajar los músculos nos permite controlar de manera consciente su tensión. En primer lugar, recuéstese boca arriba en una posición cómoda. Comience a tensar y relajar pausadamente un músculo; el puño es un buen lugar para empezar. Suba por los brazos, hasta el cuello y la cara y luego, baje por la espalda y las piernas. La Dra. McGrady advierte no tensar ningún músculo lo suficiente como para sentir dolor. Los CD le guiarán a través de este proceso.

■ **PRUEBE LA BIORRETROALIMENTACIÓN.** Unos investigadores de la Universidad de Medicina de Ohio siguieron a 30 pacientes diabéticos, la mitad de los cuales practicaban diariamente ejercicios para acabar con la tensión, como la relajación muscular, y a los que se les monitorizaba sus técnicas con sesiones semanales de biorretroalimentación de 45 minutos. Los otros tomaron clases de manejo de la diabetes. Después de 10 semanas, las personas que se relajaron experimentaron una reducción del 10 por ciento en su azúcar en la sangre en ayunas y en su nivel promedio de glucosa en sangre. . . una señal de que su glucosa había permanecido baja las 24 horas del día durante los 2 meses previos. Mientras tanto, los mismos niveles del grupo que asistió a clases aumentaron ligeramente. Y por si aún fuera poca la motivación, el grupo del manejo del estrés también experimentó un descenso en la depresión y la ansiedad.

Para encontrar un terapeuta de biorretroalimentación en su zona, visite el Instituto de Certificación en Biorretroalimentación de los Estados Unidos en www.bcia.org y haga clic en *Find a Practitioner*.

ESCOJA LOS SUPLEMENTOS ADECUADOS

Algunos médicos piensan que determinados suplementos dietéticos pueden ser útiles para las personas que sufren diabetes. Consulte a su médico antes de probarlos. Aquí le ofrecemos unos cuantos que los expertos recomiendan.

■ **CONSIDERE EL CROMO.** Algunas personas con diabetes se pueden beneficiar de los suplementos de cromo, sobre todo si sufren una deficiencia de este mineral. El Dr. Preuss recomienda tomar de 400 a 600 microgramos de cromo al día durante 1 ó 2 meses bajo la supervisión de un médico.

■ **TOME GINSÉN AMERICANO.** Un pequeño estudio canadiense descubrió que los pacientes con diabetes del tipo II que tomaban 3 gramos de ginsén americano 2 horas antes de comer 25 gramos de azúcar reducían sus niveles de azúcar en la sangre después de las comidas un 20 por ciento. Consulte a su médico para determinar cuál es la mejor dosis para usted.

■ **BUSQUE HIERBAS AMIGAS DE LOS OJOS.** Según los expertos en hierbas, el mirtillo y el *ginkgo biloba* tal vez mejoren la circulación, y por lo tanto, reduzcan el riesgo de sufrir daños oculares a las personas con diabetes. Ambos se pueden conseguir liofilizados (*freeze dried*) en cápsulas o en una tintura. Siga las indicaciones del fabricante.

■ **MIME SUS ARTERIAS CON ASPIRINA.** La aspirina reduce el riesgo de sufrir ataques cardíacos al impedir que unos glóbulos llamados plaquetas se peguen entre sí en las arterias. Sorprendentemente, es incluso más eficaz para las personas con diabetes que para las que no tienen esta enfermedad. Y estas son muy buenas noticias porque la incidencia de ataques cardíacos entre las mujeres diabéticas ha aumentado en los últimos años. Pregunte a su médico qué dosis de aspirina es correcta para usted, comenta el Dr. Aaron I. Vinik, Ph.D.

■ **PRUEBE UN BUEN MULTIVITAMÍNICO.** Busque un buen complejo multivitamínico y de minerales que proporcione al menos un 25 por ciento de los Valores Diarios de magnesio, zinc, vitamina E y vitamina C. Se piensa que la carencia de magnesio aumenta la resistencia a la insulina, la presión arterial alta y las enfermedades cardiovasculares en los diabéticos. La deficiencia de zinc también puede afectar negativamente los niveles de glucosa. Por su parte, la vitamina E ayuda a sensibilizar a los receptores de insulina. La vitamina C ayuda al sistema inmunitario y permite la reparación de los tejidos, afirma el Dr. Preuss.

PÓNGASE A PRUEBA

Cuando a uno le diagnostican diabetes, analizar el azúcar en la sangre (glucosa) en casa se convierte en una parte integral de la vida. A continuación le ofrecemos algunas técnicas que los expertos recomiendan.

■ **BUSQUE PATRONES.** La Dra. Miller recomienda monitorizar los niveles de glucosa registrándolos cinco veces al día durante varias semanas. De esta manera, según la Dra. Miller, usted podrá percibir ciertos patrones. Compruebe los niveles a primera hora de la mañana, de 1 a 2 horas después de las comidas y justo antes de irse a la cama.

■ **COMPRUEBE LOS CAMBIOS.** Cuando efectúe cambios en su dieta, realice una prueba inmediatamente antes de una comida y luego 2 horas después. Antes de una comida, los niveles deberían oscilar entre 90 y 130 miligramos por decilitro (mg/dl). Después de comer, los niveles no deberían ser superiores a 160 mg/dl.

■ **HÁGASE UNA AL EJERCITARSE.** Si comienza una nueva rutina de ejercicio, realice una prueba inmediatamente antes e inmediatamente después de su sesión de ejercicio, dice Hanisch. Si su nivel de azúcar en la sangre es bajo antes de comenzar —de 100 a 120 mg/dl— coma una pieza de fruta o beba media taza (4 onzas/118 ml) de jugo. Ambos tienen unos 15 gramos de carbohidratos que elevarán el azúcar en sangre unos 25 puntos. Haga lo mismo si sus niveles caen después del ejercicio.

■ **REALÍCELAS A DIFERENTES HORAS.** La mayoría de personas con diabetes por lo general comprueba sus niveles de glucosa a primera hora de la mañana. No es suficiente, advierte la Dra. Miller. Realice alguna que otra prueba después de almorzar o por la noche para lograr una mejor imagen de lo que influye en su glucosa. A la hora de irse a la cama los valores de azúcar en la sangre deberían ser de 110 a 150 mg/dl en promedio.

■ **ANÓTELO.** Mantenga un registro escrito de sus niveles y anote qué y cuándo comió usted además de cuándo hizo ejercicio y por cuánto tiempo. "Utilice una libreta de espiral o haga una hoja de cálculo en su computadora", sugiere la Dra. Miller. Comparta la información con su médico, el diario puede ayudarles a ambos a manejar mejor su atención sanitaria.

(*Nota*: si encuentra en este capítulo términos que no entiende o que jamás ha visto, favor de remitirse al glosario en la página 604).

PANEL DE EXPERTOS

MARC A. BRENNER, D.P.M., ES FUNDADOR Y DIRECTOR DEL INSTITUTO DE INVESTIGACIONES SOBRE EL PIE DIABÉTICO EN GLENDALE, NUEVA YORK. ES ANTIGUO PRESIDENTE DE LA SOCIEDAD ESTADOUNIDENSE DE DERMATOLOGÍA PODOLÓGICA Y AUTOR Y EDITOR DE VARIOS LIBROS.

MARION FRANZ, M.S., R.D., L.D., C.D.E., ES ANTIGUA DIRECTORA DE EDUCACIÓN SOBRE NUTRICIÓN Y SALUD PROFESIONAL EN EL CENTRO INTERNACIONAL CONTRA LA DIABETES UBICADO EN MINNEAPOLIS Y ANTIGUA COPRESIDENTA DEL GRUPO DE TRABAJO DE LA ASOCIACIÓN ESTADOUNIDENSE CONTRA LA DIABETES QUE SE ENCARGÓ DE REVISAR LAS RECOMENDACIONES SOBRE PRINCIPIOS DE NUTRICIÓN. TAMBIÉN ES EDITORA DEL PROGRAMA DE ESTUDIOS COMÚN DE LA ASOCIACIÓN ESTADOUNIDENSE DE INSTRUCTORES SOBRE DIABETES.

ROBERT HANISCH, M.A., C.D.E., C.S.C.S., ES FISIÓLOGO DEL EJERCICIO E INSTRUCTOR DE PROGRAMAS DE POST-GRADO EN EL DEPARTAMENTO DE DIABETES DE LA DIVI-SIÓN DE SALUD Y CIENCIAS DEL COLEGIO MOUNT MARY EN MILWAUKEE.

ANGELE MCGRADY, PH.D., ES PROFESORA Y DIRECTORA DE EDUCACIÓN MÉDICA DEL DEPARTMENTO DE PSIQUIA-TRÍA DEL COLEGIO DE MEDICINA DE LA UNIVERSIDAD DE TOLEDO EN OHIO.

CARLA MILLER, PH.D., R.D., ES DIRECTORA ADJUNTA DEL CENTRO DE DIABETES PERTENECIENTE AL CENTRO MÉDICO MILTON S. HERSHEY DE LA UNIVERSIDAD ESTATAL DE PENSILVANIA Y PROFESORA ADJUNTA DE NUTRICIÓN EN LA UNIVERSIDAD ESTATAL DE PENSILVANIA, AMBAS EN HERSHEY.

EL **DR. HARRY G. PREUSS, M.A.C.N., C.N.S.,** ES PROFESOR EN EL CENTRO MÉDICO GEORGETOWN EN WASHINGTON, D. C. Y ESPECILISTA CERTIFICADO EN NUTRICIÓN. ES ANTIGUO PRESIDENTE Y DIRECTOR DEL COLEGIO ESTA-DOUNIDENSE DE NUTRICIÓN Y ANTIGUO PRESIDENTE DEL TRIBUNAL DE CERTIFICACIÓN PROFESIONAL PARA ESPECIALISTAS EN NUTRICIÓN. EL DR. PREUSS ES COAUTOR DE UN LIBRO SOBRE REMEDIOS NATURALES PARA ADELGAZAR.

CHRISTIAN ROBERTS, PH.D., ES PROFESOR ADJUNTO ASISTENTE EN EL DEPARTAMENTO DE CIENCIAS FISIOLÓ-GICAS EN LA UNIVERSIDAD DE CALIFORNIA EN LOS ÁNGELES.

EL **DR. CHRISTOPHER D. SAUDEK,** ES ANTIGUO PRESI-DENTE DE LA ASOCIACIÓN ESTADOUNIDENSE CONTRA LA DIABETES Y DIRECTOR DEL CENTRO PARA EL TRATA-MIENTO DE LA DIABETES JOHNS HOPKINS EN BALTI-MORE.

EL **DR. AARON I. VINIK, PH.D.,** ES PROFESOR DE MEDI-CINA Y DIRECTOR CIENTÍFICO DEL DEPARTAMENTO DE MEDICINA INTERNA EN EL INSTITUTO DE INVESTIGA-CIONES SOBRE LA DIABETES STRELITZ, EN LA ESCUELA DE MEDICINA DE VIRGINIA ORIENTAL EN NORFOLK.

Diarrea

27 pautas preventivas y medidas para manejarla

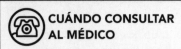 **CUÁNDO CONSULTAR AL MÉDICO**

Normalmente tras una diarrea es normal verse un poco desmejorado. Sin embargo, en los bebés, los niños pequeños, las personas mayores o aquellas con enfermedades previas o que están deshidratadas a causa de otras afecciones, la diarrea aguda puede ser especialmente grave y requiere atención médica inmediata.

También es necesario contar con ayuda médica si la diarrea no remite en 1 ó 2 días, si está acompañada de fiebre y fuertes retortijones (cólicos) abdominales o si se produce con sarpullidos, ictericia (coloración amarillenta de la piel y lo blanco de los ojos), o debilidad extrema. Además, si hay sangre, pus o mucosidad en las heces, llame al médico.

"El riesgo más inmediato relacionado con la diarrea aguda es la deshidratación", afirma el Dr. Harris Clearfield. "Si una persona tiene un episodio grave de diarrea y no come ni bebe nada durante ese tiempo, se trata de una emergencia médica".

En el pasado cuando alguien tenía diarrea, los médicos rápidamente le recetaban algún tipo de medicamento antidiarreico. En la actualidad piensan que la mejor medicina es simplemente dejar que la diarrea siga su curso.

"La diarrea aguda es uno de los mejores mecanismos de defensa de nuestro organismo", explica Lynn V. McFarland, Ph.D. "Es la medida que emplea nuestro organismo para eliminar las sustancias dañinas".

Tal explicación puede servirle de consuelo en este momento (io no!), pero es por ello que los médicos probablemente le digan "sopórtelo" en vez de intentar automáticamente contener la marea de esta enfermedad molesta que con el favor de Dios será de corta duración.

"Yo no recomiendo medicamentos antidiarreicos cuando un paciente sufre diarrea aguda a menos que tenga una necesidad urgente de controlarse: como una reunión (junta) de negocios muy importante a la que no puede faltar", explica el Dr. David A. Lieberman. "De lo contrario, creo que la purga probablemente es beneficiosa y ayuda a acelerar la recuperación", afirma.

Hemos diseñado la mayoría de estas sugerencias siguiendo ese enfoque para ayudarlo a sobrellevar las molestias de la diarrea y que se recupere rápidamente, en lugar de intentar detener el progreso de la misma y arriesgarse a prolongar la enfermedad. Para aquellos que tengan una "necesidad urgente de control" mientras padecen la afección, hemos enlistado algunos medicamentos que le ayudarán a detenerla mientras usted se ocupa de otras cosas.

■ **ELIMINE LA LECHE.** Una de las principales causas de diarrea en este país es la intolerancia a la lactosa, afirma el Dr. William Y. Chey.

"La intolerancia a la lactosa puede iniciarse cuando uno es sólo un bebé o puede aparecer de repente durante la edad adulta", afirma el Dr. Chey. Un día está usted bebiendo leche y lo siguiente que sabe es que tiene gases, dolores y diarrea.

Obviamente la cura consiste en dejar de tomar alimentos que contengan lactosa, lo cual significa evitar casi todos los productos lácteos, con la excepción del yogur, algunos quesos añejos como el *Cheddar* y aquellos quesos especialmente ideados para no contener lactosa, como *Lactaid*.

■ **PÓNGASE A PRUEBA.** Dado que la intolerancia a la lactosa está relacionada con la cantidad de esta que se ingiera y teniendo en cuenta su capacidad para aparecer inesperadamente, ¿cómo puede uno estar seguro de que los productos lácteos son los responsables de nuestros problemas digestivos?

En primer lugar, absténgase por completo de tomar leche y otros productos lácteos durante una o dos semanas y vea si eso le ayuda, recomienda el Dr. Lieberman. Si le da resultado, vaya reincorporando de manera gradual los productos lácteos teniendo en cuenta que puede alcanzar un nivel en el que resurja la intolerancia y regresen los síntomas. Cuando sepa dónde está ese nivel, puede evitar la diarrea provocada por la lactosa consumiendo menos productos lácteos.

■ **REVISE SUS MEDICAMENTOS.** Nuestros expertos piensan que es muy probable que la diarrea que uno padece ahora tenga su origen en la acidez (agruras, acedía) que padeció antes. Eso no se debe a que exista una conexión directa entre el estómago y el intestino, sino al antiácido que tal vez haya tomado para acabar con el ardor de su pancita.

"Los antiácidos son la causa más común de las diarreas producidas por fármacos", afirma el Dr. Harris Clearfield. "Tanto la marca *Maalox* como *Mylanta* contienen hidróxido de magnesio que actúa exactamente igual que la leche de magnesia, lo cual hace que estos antiácidos sean una causa común de diarrea".

Para evitar futuros episodios de diarrea relacionada con la acidez, el Dr. recomienda probar los antiácidos que contienen hidróxido de aluminio, sin magnesio añadido, como las marcas *Gaviscon* o *Alterna-Gel*. "Es menos probable que provoquen diarrea", afirma el Dr. Clearfield, "pero también son menos eficaces".

Algunos antibióticos, la quinidina, la lactulosa y la colchicina tal vez también causen diarrea. Consulte a su médico si sospecha que estos medicamentos o cualquier otro puede estar causándole problemas.

Además, las dosis elevadas de vitamina C también pueden estar detrás de la diarrea. Las cantidades mayores que el Valor Diario (60 miligramos) pueden causar diarrea a algunas personas, pero la mayoría tolera bien hasta 2.000 miligramos diarios siempre que dividan sus dosis a lo largo del día.

■ **COMA FRUGALMENTE.** "Entre menos comida tenga que procesar su organismo, menos síntomas de retortijones (cólicos) y diarrea experimentará", dice la Dra. Sheila Crowe. Pero si

(continúa en la página 158)

La diarrea del viajero: la maldición del turista

Sin lugar a dudas, este mal puede bajar los ánimos incluso en las mejores vacaciones. "Si va a viajar al extranjero durante cierto tiempo, probablemente llegue a sufrir algunos episodios de diarrea", afirma el Dr. Stephen Bezruchka, quien viaja con frecuencia. "En teoría, es totalmente evitable, pero en la realidad, es raro que no se tengan evacuaciones sueltas de vez en cuando. De hecho, tiene un 50 por ciento de probabilidades de contraer la diarrea del turista, aunque tome las precauciones recomendadas.

La causa más habitual es la bacteria *Escherichia coli*. Este microorganismo tan extendido normalmente reside en los intestinos y lleva a cabo una función en la digestión, pero las versiones extranjeras de la *E. coli* —y para un extranjero, la versión estadounidense es extranjera— pueden ocasionarnos diarrea al producir una toxina que impide que los intestinos absorban el agua que digerimos en forma de líquidos y alimentos.

Puesto que la toxina impide la absorción de agua, nos queda todo ese líquido en el organismo y tiene que salir, explica el Dr. Bezruchka. "La toxina no se absorbe. Normalmente no se siente enfermo, aunque podría sentir que tiene que soltar gases. Sólo que no son gases en absoluto".

Las bacterias *shigella* y *salmonella* también puede provocar la diarrea del viajero, mientras que un número menor de casos se deben al rotavirus y al parásito *giardia*. También se ha culpado a los cambios en la dieta, la fatiga, el desfase horario y el mal de altura (mal de montaña, soroche), pero no hay pruebas suficientes y hasta el 50 por ciento de todos los casos de diarrea del viajero no tienen explicación.

Por fortuna, el organismo puede combatir este mal. A continuación los médicos le ofrecen algunas sugerencias al respecto.

Beba agua, agua en todas partes. Cuando uno padece la diarrea del viajero, las evacuaciones que se producen se componen principalmente de agua. Entonces, ¿por qué el tratamiento más importante es beber muchos líquidos del tipo adecuado? Porque la deshidratación, la pérdida de agua y de electrólitos puede matarnos.

"Mucho de lo que usted beba será expulsado inmediatamente al exterior por el otro extremo", admite Thomas Gossel, Ph.D., R.Ph. "Pero llegará un punto en el que se estabilice y comenzará a retener el agua. Si no reemplazara ningún líquido, podría deshidratarse en un solo día".

Ponga a prueba su vejiga. Entre más amarilla sea su orina, más líquidos necesita. Debe ser clara o de color amarillo pálido.

Use una solución rehidratante. Una manera incluso mejor de rehidratarse es beber una solución rehidratante que se vende sin receta. Estas bebidas contienen azúcar y sal y ayudan a reemplazar importantes electrólitos que se pierden con la diarrea. También contribuyen a que los intestinos absorban mejor el agua.

Las soluciones rehidratantes que se venden sin receta se pueden conseguir fácilmente en los

Estados Unidos, por ello, puede comprar unas cuantas y llevarlas con usted. Algunas marcas son *ReVital* y *Pedialyte*.

Escoja una bebida de reserva. Si no pudo llevar consigo una solución rehidratante, beba jugos de frutas transparentes o té suave con azúcar.

Consiga la medicina rosada. El *Pepto-Bismol*, la conocida medicación para el estómago que se vende sin receta, puede ser el mejor amigo del viajero. Da mayor volumen y firmeza a las heces y mata las bacterias.

No se preocupe si su lengua y diarrea se vuelven negras, es un efecto secundario natural del *Pepto-Bismol*.

Beba un poco de vino. ¿No tiene *Pepto* a la mano? Tómese un vaso de vino (tinto o blanco). Un estudio descubrió que funcionaba tan bien o mejor que el medicamento rosado. Las propiedades antibacterianas del alcohol mataron las bacterias que causan la diarrea del turista a los 20 ó 30 minutos. Pero no hay necesidad de excederse: un vaso es suficiente. Los investigadores calculan que 6 onzas (177 ml) de vino es más que suficiente para obtener los beneficios.

Pruebe un laxante. Los laxantes a base de fibras naturales para aliviar el estreñimiento, como las marcas *Metamucil* y *Citrucel*, también ayudan con la diarrea. Algunos pueden absorber hasta 60 veces su peso en agua para formar un gel en el intestino. "Seguirá perdiendo el exceso de agua", explica el Dr. Gossel, "pero sus heces no serán tan líquidas". Otras marcas son *Equalactin*, *FiberCon* y *Konsyl*.

Desde luego, lo mejor es no tener que preocuparse por la diarrea del viajero en primer lugar. A continuación le ofrecemos unas sugerencias para protegerse.

■ Evite las verduras crudas, especialmente las ensaladas, las frutas que no puede pelar, la carne poco cocinada, los mariscos crudos, los cubitos de hielo y las bebidas hechas con agua impura (el alcohol de las bebidas no mata el germen de la diarrea del turista).

■ Pregunte si los platos y los cubiertos que va a utilizar se han lavado con agua purificada.

■ Beba solamente agua que se haya carbonatado y sellado en botellas o botes. Limpie con agua purificada la parte del recipiente que toque su boca. Hervir el agua de 3 a 5 minutos la purifica, al igual que el yodo líquido o las tabletas de yodo.

■ Tome bebidas ácidas como las de cola y jugo de naranja (china) cuando sea posible. Ayudan a mantener bajo el recuento de la *E. coli*, la bacteria que en mayor medida causa la afección digestiva.

■ Beba leche con acidófilos o coma yogur antes de su viaje. Las colonias de bacterias establecidas en su sistema digestivo antes del viaje y mantenidas durante el mismo reducirán las probabilidades de que contraiga la diarrea del turista.

(continuación desde la página 155)

tiene usted hambre, coma alimentos simples, ligeros y fáciles de digerir, como tostadas, arroz cocido o plátanos amarillos (guineos, bananas).

■ **CONSUMA LÍQUIDOS.** "Comience con una dieta de líquidos transparentes", dice el Dr. Chey. "Por 'transparentes' me refiero al consomé de pollo, la gelatina con sabor a frutas u otros alimentos y líquidos transparentes". Esto ayuda a su intestino a descansar durante la diarrea, en lugar de obligar al organismo a trabajar más de lo que debería.

Después de probar cómo le va con consomé y gelatina, puede ir introduciendo a su dieta de manera gradual arroz, plátanos amarillos, compota de manzana y yogur conforme mejoren sus síntomas.

■ **REDUZCA LA CARNE.** "Los alimentos grasosos son difíciles de digerir y a menudo provocan diarrea", afirma la Dra. Barbara Frank. Por ello, evite las meriendas (refrigerios, tentempiés) altas en grasa y coma carne magra (baja en grasa) y productos lácteos sin grasa, no las versiones de grasa entera.

■ **HIDRÁTESE.** "El tipo de alimento que coma realmente no importa tanto como que beba lo suficiente", dice la Dra. McFarland. "Lo más importante es asegurarse de que la ingesta de líquidos es alta". Si bien muchas personas no tienen ganas de consumir grandes cantidades de líquidos cuando padecen diarrea, todos nuestros expertos coinciden en que aumentar la ingesta de líquidos es fundamental para combatir la deshidratación.

Los líquidos que contienen sal y pequeñas cantidades de azúcar son especialmente beneficiosos, ya que ayudan al organismo a reemplazar la glucosa y los minerales perdidos durante la afección. Puede preparar un buen "líquido de rehidratación" agregando 1 cucharadita de azúcar y una pizca de sal a 1 cuarto de galón (1 l) de agua.

También puede hacer una mezcla un poco más difícil, pero más sabrosa, agregando $\frac{1}{2}$ cucharadita de miel o de sirope de maíz y una pizca de sal de mesa a 8 onzas (236 ml) de jugo de frutas. Mezcle bien y beba con frecuencia.

O simplemente compre la bebida deportiva de la marca *Gatorade*. Contiene glucosa y electrolitos en cantidades suficientes para reemplazar los que su organismo está perdiendo.

■ **EVITE ESTOS ALIMENTOS.** Si bien es cierto que comer tal vez no sea tan importante como beber para acabar con la diarrea, deberá evitar algunos alimentos; los más obvios son los frijoles (habichuelas), el repollo (col) y las coles (repollitos) de Bruselas.

También hay otros alimentos que contienen grandes cantidades de carbohidratos que no se absorben bien y pueden empeorar la diarrea. Una lista corta incluiría el pan, la pasta y otros productos hechos con trigo; las manzanas, las peras, los melocotones (duraznos) y las ciruelas secas; el maíz (elote, choclo), la avena, las papas y el salvado procesado.

Y, en caso de que estuviera pensando en el helado que tiene en el congelador, todos nuestros expertos recomiendan evitar los productos lácteos (con la excepción del yogur) durante un episodio de diarrea. Aunque los productos lácteos no provoquen la afección, tienden a empeorarla si ya la tiene.

■ **EVITE EL SORBITOL.** Según la Dra. Ann Ouyang, el sorbitol, un edulcorante artificial que se encuentra en los chicles y dulces de menta sin azúcar y en muchas gaseosas de dieta, a menudo provoca diarrea, ya que no se digiere con facilidad.

■ **EVITE LAS GASEOSAS.** "Yo recomendaría evitar las bebidas carbonatadas también", advierte el Dr. Clearfield. "El gas que contienen puede agregar un carácter explosivo extra a una situación ya de por sí delicada".

■ **QUÉDESE FUERA DE LA COCINA.** Y ya que estamos aún hablando de comida, debe saber que ni usted ni ningún miembro de su familia con diarrea debería preparar comida para otros miembros de la casa hasta que pase la enfermedad. Además, lavarse bien las manos evita que se propague una infección parasitaria. (Si tiene contacto con mucha gente o maneja alimentos debido a su trabajo, las leyes estatales tal vez le obliguen a quedarse en casa hasta que remitan los síntomas).

■ **SI LO NECESITA, TÓMESE ALGO PARA CONTROLARLA.** Nuestros expertos insisten en que el mejor remedio para la diarrea es dejarla que "siga su curso". No obstante, si es absolutamente necesario ir a algún lugar y controlar sus funciones corporales mientras se encuentra allí, la marca *Imodium*, que se vende sin receta y viene en forma de cápsula o líquido, probablemente sea su mejor herramienta para contener la afección.

"El *Imodium* es muy eficaz", afirma el Dr. Clearfield. "Actúa tensando el intestino y al hacerlo, impide que las cosas circulen".

Sin embargo, el *Imodium* no es la única opción. Los productos hidrofílicos ("hidro" significa agua y "filia" significa afinidad), como las marcas *Kaopectate* y *Pepto-Bismol*, también pueden tratar la diarrea leve.

■ **PRUEBE CON TÉ.** El té es rico en taninos, los cuales unen las heces y contienen las evacuaciones. La Dra. Evangeline Lausier sugiere beber una taza de té de manzanilla. Esta hierba tiene un efecto antiespasmódico que detiene las contracciones en el intestino inferior.

■ **CONSIDERE LA MIEL.** "Agregue un poco de miel a su té helado o verde y logre el doble de beneficios para la salud. . . por la miel y por el té", dice Janet Maccaro, Ph.D., C.N.C. "Intento que la gente evite los edulcorantes artificiales y la miel es una maravillosa y saludable alternativa", explica. "La miel contiene todas las vitaminas y minerales necesarios para el metabolismo y la digestión correcta de la glucosa y otros azúcares. Es un edulcorante natural con propiedades antibióticas y antisépticas".

La Dra. Maccaro recomienda agregar una cucharadita o una cucharada a una taza de té caliente o un vaso de té helado, dependiendo de sus preferencias respecto al dulzor. ¿No bebe té? Entonces la Dra. Maccaro recomienda preparar un delicioso gustito agregando una cucharada de miel sobre fruta fresca.

■ **CALME Y ALIVIE.** Cuando los miembros de la familia de la Dra. Gannady Raskin, N.D., padecen diarrea, los cura con brebajes herbarios. "El té hecho con la cáscara de la granada alivia un estómago descompuesto", afirma la Dra. Ponga aparte las sobras de su próxima compra; la granada seca se puede guardar hasta por 6 meses. Deje en infusión una cucharada de cáscara en una taza de agua hirviendo durante 3 ó 4 minutos. La corteza de roble (que puede conseguir en las tiendas de productos naturales) también funciona: hierva durante 3 minutos, deje reposar durante media hora y luego cuele. Ambas recetas son ricas en taninos, que ayudan al organismo a producir mucosidad para revestir el estómago y aliviar la irritación. Beba 2 cucharadas, de cuatro a seis veces al día.

(*Nota*: si encuentra en este capítulo términos que no entiende o que jamás ha visto, favor de remitirse al glosario en la página 604).

PANEL DE EXPERTOS

EL **DR. STEPHEN BEZRUCHKA** ES PROFESOR ADJUNTO EN LA ESCUELA DE SALUD PÚBLICA Y MEDICINA COMUNITARIA DE LA UNIVERSIDAD DE WASHINGTON EN SEATTLE.

EL **DR. WILLIAM Y. CHEY** ES DIRECTOR DEL INSTITUTO ROCHESTER DE CIENCIAS Y ENFERMEDADES DIGESTIVAS Y MÉDICO EN ROCHESTER, NUEVA YORK. TIENE CÁTEDRA EN NUMEROSAS UNIVERSIDADES DE CHINA Y COREA, Y ES MIEMBRO DE LA ASOCIACIÓN GASTROENTEROLÓGICA DE LOS ESTADOS UNIDOS.

EL **DR. HARRIS CLEARFIELD** ES PROFESOR DEL DEPARTAMENTO DE MEDICINA DEL COLEGIO DE MEDICINA DE LA UNIVERSIDAD DREXEL Y JEFE DE SECCIÓN DEL DEPARTAMENTO DE GASTROENTEROLOGÍA DEL HOSPITAL UNIVERSITARIO HAHNEMANN, AMBOS EN FILADELFIA.

LA **DRA. SHEILA CROWE** ES PROFESORA DE MEDICINA DE LA DIVISIÓN DE GASTROENTEROLOGÍA Y HEPATOLOGÍA DEL CENTRO DE EXCELENCIA EN SALUD DIGESTIVA DE LA UNIVERSIDAD DE VIRGINIA EN CHARLOTTESVILLE.

LA **DRA. BARBARA FRANK** ES PROFESORA CLÍNICA DE MEDICINA EN LA DIVISIÓN DE GASTROENTEROLOGÍA Y HEPATOLOGÍA DEL COLEGIO DE MEDICINA DE LA UNIVERSIDAD DREXEL EN FILADELFIA.

THOMAS GOSSEL, PH.D., R.PH., EN ANTIGUO DECANO DEL COLEGIO DE FARMACIA DE LA UNIVERSIDAD DEL NORTE DE OHIO EN ADA.

LA **DRA. EVANGELINE LAUSIER** ES PROFESORA CLÍNICA ADJUNTA DE MEDICINA EN EL CENTRO DE MEDICINA INTEGRAL DUKE EN DURHAM, CAROLINA DEL NORTE.

EL **DR. DAVID A. LIEBERMAN** ES DIRECTOR DE LA DIVISIÓN DE GASTROENTEROLOGÍA DE LA UNIVERSIDAD DE CIENCIAS DE LA SALUD DE OREGÓN EN PORTLAND.

JANET MACCARO, PH.D., C.N.C., ES NUTRIÓLOGA HOLÍSTICA EN LA FLORIDA CENTRAL.

LYNN V. MCFARLAND, PH.D., ES PROFESORA ADJUNTA DE QUÍMICA MEDICINAL Y PROFESORA ADJUNTA ASISTENTE Y EPIDEMIÓLOGA EN LA UNIVERSIDAD DE WASHINGTON, EN SEATTLE, Y COAUTORA DE UN LIBRO SOBRE LOS BENEFICIOS DE LOS PROBIÓTICOS.

LA **DRA. ANN OUYANG** ES PROFESORA DE MEDICINA EN EL COLEGIO ESTATAL DE MEDICINA DE PENSILVANIA Y ANTIGUA JEFA DE LA DIVISIÓN DE GASTROENTEROLOGÍA Y HEPATOLOGÍA DEL CENTRO MÉDICO MILTON S. HERSHEY DE LA UNIVERSIDAD ESTATAL DE PENSILVANIA EN HERSHEY, PENSILVANIA.

LA **DRA. GANNADY RASKIN, N.D.,** ES DECANA DE LA ESCUELA DE MEDICINA NATURÓPATA EN LA UNIVERSIDAD BASTYR EN SEATTLE.

Dientes manchados

11 razones para sonreír

El café, el té, las gaseosas de cola, el humo, los jugos ácidos, ciertos medicamentos y alimentos muy pigmentados pueden dejar una apariencia deslucida a los dientes.

No es que los dientes tengan que ser totalmente blancos, desde luego. Su color natural en realidad va de un tono amarillo claro a amarillo rojizo claro. Pero conforme envejecemos, tienden a oscurecerse aún más.

Con el tiempo, el esmalte superficial se agrieta y desgasta, y queda al descubierto la dentina, el interior menos denso de los dientes, que absorbe el color de los alimentos. Las manchas también se fijan en la placa dental y el sarro se acumula en los dientes y entre estos, encontrando refugio en las grietas.

Hay muchas cosas que pueden manchar los dientes, como los antibióticos, peculiaridades en el metabolismo de cada individuo e incluso la fiebre alta.

Entre más amarillas sean las manchas, más fácil será limpiarlas. Las manchas color marrón (café) subido, como las ocasionadas por la ingesta del antibiótico tetraciclina durante la infancia cuando se están formando los dientes, pueden ser muy difíciles de limpiar, afirma W. Brian Powley, D.D.S.

Pero le tenemos buenas noticias, muchas manchas comunes —como las de café y cigarrillos— pueden desaparecer entre una consulta para realizarse una limpieza profesional y otra. A continuación nuestros expertos comparten sus consejos quitamanchas.

■ **CEPÍLLELOS DESPUÉS DE CADA COMIDA.** Si se cepilla los dientes de manera regular y concienzudamente, habrá menos

Curas culinarias

Si navega por internet, parece que todo el mundo tiene una cura milagrosa casera para conseguir unos dientes más blancos y luminosos. Para determinar los métodos que se deben descartar y cuáles realmente funcionan, consultamos a la dentista Jennifer Jablow, D.D.S., del centro Park 56 Dental en la ciudad de Nueva York.

FRUTAS Y VERDURAS. "Tienen una acción limpiadora natural", afirma. "Las manzanas contienen un suave ácido málico que ayuda a disolver las manchas y también las elimina mecánicamente".

LIMONES. ¿Y chupar un limón fresco? "Es una idea horrible", dice la Dra. Jablow. "El ácido puede erosionar el esmalte y hacer que el diente luzca aún más oscuro al dejar al descubierto la capa de dentina, la cual es amarilla".

FRESAS MEZCLADAS CON BICARBONATO DE SODIO. "Es mejor utilizar solamente bicarbonato de sodio", dice la Dra. Jablow. "Pero es muy abrasivo. Sólo debe cepillarse con este producto una vez por semana".

probabilidades de tener manchas en los mismos. "Cepíllese con movimientos circulares (no hacia arriba y hacia abajo)", explica John C. Moon, D.D.S.

■ **COMPRUEBE SU PLACA DENTAL.** Enjuáguese con una solución reveladora que le proporcione su dentista para que muestre dónde queda sarro después de cepillarse. En esos puntos se mancharán sus dientes si no mejora la técnica del cepillado.

■ **ENJUÁGUESE A MENUDO.** El Dr. Moon recomienda enjuagarse la comida de los dientes después de cada comida. Si no puede ir al baño, tome un sorbo de su vaso de agua y luego enjuáguese la boca y tráguese el agua mientras está en la mesa.

■ **CAMBIE A UN CEPILLO ELÉCTRICO.** Para las personas a las que no les gusta mucho cepillarse los dientes sería una buena idea la versión eléctrica, además, se cepillarán los dientes más a menudo que con un cepillo manual, afirma la Academia de Dentistas Generales. Pero en lo referente a la eliminación de sarro, depende más de la calidad del cepillado que del tipo de cepillo que se utiliza.

■ **SEA SELECTIVO CON SU ENJUAGUE.** Todos los enjuagues son estupendos para enjuagarse la boca, pero los que tienen acción antibacteriana reducirán la placa dental que retiene las manchas. Además, el Dr. Moon afirma que ahora se pueden encontrar enjuagues blanqueadores hechos por las marcas *Crest* y *Listerine* que tal vez ayuden un poco.

■ **USE UN PRODUCTO BLANQUEADOR.** Los dentistas solían desaconsejar a los pacientes que utilizaran los productos blanqueadores que se venden sin receta porque contenían potentes abrasivos que podían erosionar el esmalte dental. Pero los fabricantes han mejorado los productos utilizando peróxido en lugar de abrasivos para conseguir un efecto un poco más claro después de lavarse los dientes.

Pero no espere milagros. Puesto que el peróxido de las pastas dentales o los pulidores permanece en la superficie de los dientes únicamente durante un breve período de tiempo, sólo brindan un leve efecto blanqueador y no dura mucho tiempo, explica el Dr. Moon. Incluso las luces que consigue en el consultorio del dentista no durarán para siempre; según explica el Dr. Moon, no hay una solución permanente. Esto se debe al hecho que después de que le blanqueen los dientes, probablemente usted seguirá bebiendo té, café, gaseosas de cola. . . las mismas cosas que mancharon sus dientes en primer lugar.

■ **UTILICE UNA PAJITA.** Después de utilizar un blanqueador tome bebidas como el café, el té y las gaseosas de cola con pajita (popote, absorbente, pitirro) para evitar machar o volver a manchar los dientes. "Quizás no le agrade tomar un excelente vino tinto de esta manera, pero en general puede limitar su exposición", afirma el Dr. Moon.

■ **CEPÍLLESE CON CUIDADO.** Al igual que los productos abrasivos pueden dañar el esmalte, cepillarse los dientes con demasiada agresividad puede hacer que quede al descubierto la dentina, que tiene un tono más oscuro, la cual, aunque parezca irónico, puede hacer que sus dientes luzcan aún más deslucidos.

■ **PRUEBE LAS TIRAS DENTALES.** Este producto luce como una cinta para empacar, pero se adapta a la forma de sus dientes. Las tiras mantienen el peróxido en los dientes un poco más de tiempo que un pulidor dental, por ello se ponen un poco más blancos. Son sencillas, baratas y seguras, dice el Dr. Moon. Si las utiliza con regularidad sus dientes pueden aclararse de 2 a 3 tonos, comparados con los 8 a 10 tonos de aclarado que le proporciona un programa de blanqueado en casa dirigido por un dentista o un tratamiento en el consultorio de un dentista.

■ **USE UNA CHAROLA BLANQUEADORA.** Uno de los medios más eficaces para blanquear los dientes es un programa de blanqueado en casa. Su dentista le proporciona una charola tipo protector bucal hecha a medida que se adapta a sus dientes. Cada noche la tiene que llenar con una solución blanqueadora concentrada y traerla puesta entre 1 y 2 horas al día, de 1 a 2 semanas, explica el Dr. Powley. Esta opción cuesta entre $400 y $600. Si bien es más cara, los resultados son muchísimo más eficaces que los que se obtienen con los productos que se venden sin receta.

Algunas empresas fabrican equipos blanqueadores que se venden sin receta y vienen con un gel blanqueador y charolas que se adaptan a los dientes. Estas charolas de tamaño único no se adaptan específicamente a las superficies de sus dientes y encías. Además, el peróxido se distribuye irregularmente sobre la superficie y puede irritar las encías. Los métodos blanqueadores profesionales funcionan mejor debido a

que utilizan una concentración más alta de peróxido, el cual penetra en los túbulos pequeños que se extienden desde la parte exterior de los dientes hasta dentro de la dentina. Como llega más profundo, el peróxido puede oxidar la decoloración.

■ **HÁGALO TODO EN UNA CONSULTA.** Si está impaciente porque tiene una boda o un acontecimiento especial dentro de poco, un dentista puede blanquear sus dientes en una cita de 1 ó 2 horas con una solución concentrada de peróxido de carbamida y una luz especial que "propulsa" el material al interior de la dentina. La única desventaja es el costo, el cual puede oscilar desde los $500 a los $800.

No obstante, tenga cuidado con este método si tiene dientes sensibles. "Este método es como hacer un tratamiento de 1 ó 2 semanas en 1 ó 2 horas, lo cual puede empeorar la sensibilidad", explica el Dr. Moon. Si sus dientes son sensibles, el Dr. Moon recomienda utilizar los métodos más lentos y conservadores.

(*Nota*: si encuentra en este capítulo términos que no entiende o que jamás ha visto, favor de remitirse al glosario en la página 604).

PANEL DE EXPERTOS

JENNIFER JABLOW, D.D.S., TIENE CONSULTORIO EN EL CENTRO DENTAL PARK 56 DENTAL EN LA CIUDAD DE NUEVA YORK.

JOHN C. MOON, D.D.S., ES DENTISTA COSMÉTICO Y GENERAL EN HALF MOON BAY, CALIFORNIA.

W. BRIAN POWLEY, D.D.S., ES DENTISTA Y TIENE UN CONSULTORIO PRIVADO EN PARADISE VALLEY, ARIZONA.

Disfunción eréctil

12 estrategias del éxito

CUÁNDO CONSULTAR AL MÉDICO

Los hombres de cualquier edad pueden recibir tratamiento para la impotencia o disfunción eréctil. Cuando los cambios en el estilo de vida no son suficientes, un urólogo puede evaluar el problema y ofrecer diversas terapias que tal vez lo resuelvan. Estos son los principales tratamientos identificados por el Centro Nacional de Información sobre Enfermedades Renales y Urológicas.

■ Farmacoterapia, lo cual incluye reemplazo de testosterona y fármacos que mejoran la circulación sanguínea hasta el pene, como *Viagra*, *Levitra* y *Cialis*

■ Dispositivos de vacío que llevan la sangre al pene y la mantienen en este órgano para lograr una erección

■ Implantes quirúrgicos que se expanden mecánicamente cuando se desea tener una erección

■ Terapia para manejar los efectos emocionales de la disfunción eréctil

Había un tiempo en el que los problemas de la recámara (dormitorio, cuarto) se quedaban ahí. En la actualidad, las dificultades sexuales han salido a la luz gracias a los comerciales de medicamentos, los avances en los tratamientos y las promociones de los expertos. La impotencia, ahora normalmente conocida como disfunción eréctil (DE), ya no es un diagnóstico acallado, y por buenos motivos. Se puede tratar a cualquier edad y muchos hombres que reciben tratamiento están volviendo a disfrutar una actividad sexual normal.

Los médicos definen la DE como la incapacidad constante de obtener o mantener una erección suficiente para tener relaciones sexuales.

Es más común de lo que muchas personas creen, ya que afecta a entre 15 y 30 millones de hombres estadounidenses. Es más frecuente con la edad. Según el Centro Nacional de Información sobre las Enfermedades Renales y Urológicas, cerca del 5 por ciento de los hombres de 40 años experimentan DE, pero para los hombres de 65 años, esa cifra asciende a un 15 ó 25 por ciento.

Y son incluso más los hombres que tienen problemas ocasionales para conseguir una erección.

"Si los hombres son sinceros, todos le dirán que han sufrido impotencia al menos una vez en sus vidas", afirma el Dr. Neil Baum. "Cada encuentro íntimo no siempre es un '10'. Cuando se produce la DE puede ser devastador", dice el Dr. "Puede socavarse todo el concepto de masculinidad de un hombre".

Hasta principios de los setenta, los expertos pensaban que la mayoría de problemas de erección estaban causados por problemas subyacentes en la psique. Hoy día, la comunidad médica reconoce que la mayor parte de las disfunciones eréctiles son debidas a ciertos medicamentos, afecciones, elecciones en el estilo de vida o una lesión.

Nuestros expertos les tienen las siguientes sugerencias.

■ **DESE TIEMPO.** "Conforme un hombre envejece, tal vez necesite una estimulación genital más prolongada para conseguir una erección", explica el Dr. Baum. "Los hombres de 18 a 20 pueden tener una erección en unos pocos segundos. A los 30 ó los 40, quizás en un minuto o dos. Pero si un hombre de 60 años no logra una erección después de uno o dos minutos, eso no significa que sea impotente. Simplemente necesita más tiempo".

El período de tiempo entre la eyaculación y la siguiente erección suele aumentar con la edad. Algunos hombres de 60 a 70 años quizás necesiten un día entero o más para volver a tener una erección. "Es una consecuencia normal del envejecimiento", comenta el Dr. Baum.

■ **CONSIDERE SU MEDICAMENTO.** Algunos medicamentos que se venden con receta pueden ser la causa del problema. O quizás sea alguno de los medicamentos que se venden sin receta que esté tomando, como antihistamínicos, diuré-

ticos, medicamentos para el corazón, para la presión arterial alta (hipertensión) o sedantes. Desde luego, debe tener en cuenta que no todas las personas reaccionamos a los medicamentos de la misma manera.

La disfunción eréctil provocada por medicamentos es más común entre hombres mayores de 50 años, afirma el Dr. Baum, hay casi 100 fármacos identificados como causantes potenciales de disfunción eréctil. Si sospecha de su medicación, consulte a su médico o farmacéutico y pregunte si puede modificar la dosis o cambiar a otro medicamento. No obstante, no intente hacerlo usted solo.

■ **LLÉVELA LEVE CON EL ALCOHOL.** Shakespeare estaba bien cuando dijo en *Macbeth* que el alcohol provoca deseo pero frustra la ejecución. Esto sucede porque el alcohol es un depresor del sistema nervioso central. Inhibe los reflejos y crea un estado contrario a la excitación sexual. Incluso dos tragos durante una fiesta de cóctel pueden ser motivo de preocupación.

Con el tiempo, demasiado alcohol puede provocar desequilibrios hormonales. "El abuso crónico del alcohol puede causar daños nerviosos y hepáticos", afirma el Dr. Baum. Los daños hepáticos en los hombres provocan una cantidad excesiva de hormonas femeninas. Sin la proporción correcta de testosterona y otras hormonas, no se lograrán erecciones normales.

■ **CUIDE SUS ARTERIAS.** El pene es un órgano vascular, explica el Dr. Irwin Goldstein. Las mismas cosas que obstruyen las arterias —el colesterol dietético y la grasa saturada— también afectan la circulación sanguínea hasta el pene. De hecho, afirma el Dr. Goldstein, todos los hombres de más de 38 años tienen estrechamiento de las arterias en el pene.

Por ello debe vigilar lo que come. "El colesterol alto es probablemente una de las principales causas de DE en este país", comenta el Dr. Goldstein. "Al parecer afecta el tejido eréctil".

■ **NO FUME.** Diversos estudios demuestran que la nicotina puede estrechar los vasos sanguíneos, comenta el Dr. Baum.

En un estudio de la Universidad de Texas, los investigadores hicieron que un grupo de hombres no fumadores masticaran chicle con nicotina o chicle con un placebo. Los que tomaron el chicle con nicotina experimentaron una reducción del 23 por ciento en su deseo sexual comparados con el grupo del chicle placebo.

■ **PIERDA PESO.** Diversos estudios revelan que los hombres con sobrepeso tienen más probabilidades de experimentar dificultades para mantener una erección. Si su peso es al menos un 20 por ciento superior al ideal, piense en perder unas cuantas libras de más. Considere practicar karate o realizar un programa de ejercicios con pesas. Un cuerpo en mejor forma no sólo reducirá las probabilidades de padecer DE, sino que también aumentará su confianza en sí mismo. Entre mejor se sienta un hombre con su cuerpo, mejor se sentirá para "el acto", explica el Dr. Goldstein. Pero si usted es ciclista, no se exceda.

■ **NO ANDE EN BICICLETA EN EXCESO.** Andar en bicicleta sobre un sillín estrecho somete a demasiada presión al área que hay entre sus piernas, donde los nervios y vasos sanguíneos circulan hacia el pene. Si anda en bicicleta, levántese del sillín a menudo o utilice un sillín ancho sin nariz. "Si hoy siente un entumecimiento en el pene, puede que mañana pierda toda capacidad para tener una erección", dice el Dr. Goldstein.

■ **TENGA MÁS RELACIONES SEXUALES.** Un estudio de 5 años de duración que abarcó a casi 1.000 hombres finlandeses entre los 55 y los 75 años de edad descubrió que aquellos que decían tener relaciones sexuales menos de una vez por semana sufrían el doble de DE que los que las disfrutaban una vez por semana. Los investigadores llegaron a la conclusión de que tener relaciones sexuales de manera regular al

Curas culinarias

Esas cajas de bombones con forma de corazón tienen competencia. La pulpa roja y jugosa de la sandía tal vez sea el alimento romántico más nuevo. Unos investigadores del Centro para la Mejora de la Fruta y la Verdura A&M de Texas, en College Station, descubrieron que los fitonutrientes de la sandía tienen un efecto similar a la *Viagra*. En concreto, esta jugosa fruta contiene citrulina, un compuesto que hace que el organismo relaje los vasos sanguíneos. A diferencia de la Viagra, la sandía no se dirige a un órgano en concreto. La citrulina relaja los vasos sanguíneos de todo el organismo, lo cual beneficia al corazón, al sistema circulatorio y al sistema inmunitario.

La cáscara de la sandía contiene más citrulina que la pulpa y puesto que las personas no comen la cáscara, los investigadores están trabajando para desarrollar una nueva variedad con concentraciones más elevadas de citrulina en la pulpa. Mientras tanto, disfrute una generosa tajada para mejorar todos los sistemas corporales.

parecer protege a los hombres de la disfunción eréctil.

■ **RELÁJESE.** Un estado de ánimo relajado es crucial para mantener una erección. ¿Por qué? Porque su sistema nervioso funciona en dos modalidades: el sistema nervioso simpático y el sistema nervioso parasimpático. Cuando el sistema nervioso simpático es dominante, el organismo está literalmente "en alerta". Las hormonas suprarrenales nos preparan para luchar o huir. El nerviosismo y la ansiedad impiden tener una erección porque hacen que la sangre se desplace desde el sistema digestivo y el pene hasta los músculos.

Según el Dr. Baum, la ansiedad activa el sistema nervioso simpático. Para algunos hombres, el temor al fracaso es tan insoportable que inunda el organismo con norepinefrina, una hormona suprarrenal. Es lo contrario de lo que se necesita para tener una erección.

La clave consiste en relejarse y dejar que tome el mando el sistema nervioso parasimpático. Las señales que viajan por este sistema ordenarán a las arterias y los senos del pene que se dilaten y dejen que entre más sangre.

■ **EVITE CIERTOS ESTIMULANTES.** Es decir, debe evitar la cafeína y ciertas sustancias cuestionables promocionadas como potenciadores del vigor sexual. Es importante estar relajado durante el sexo, dice el Dr. Goldstein, y los estimulantes tienden a constreñir el músculo liso que debe relajarse antes de que se produzca una erección.

■ **VUELVA A CENTRAR SU ATENCIÓN.** Una manera de relajarse es centrarse con su pareja en los aspectos más sensuales de la intimidad. Realicen juegos eróticos preliminares y disfruten uno del otro sin preocuparse por tener una erección.

"La piel es el órgano sexual más grande del cuerpo", afirma el Dr. Goldstein, "no el pene".

(*Nota*: si encuentra en este capítulo términos que no entiende o que jamás ha visto, favor de remitirse al glosario en la página 604).

PANEL DE EXPERTOS

EL **DR. NEIL BAUM** ES PROFESOR CLÍNICO ADJUNTO DE UROLOGÍA EN LA FACULTAD DE MEDICINA DE LA UNIVERSIDAD DE TULANE Y TRABAJA COMO URÓLOGO EN EL HOSPITAL TOURO INFIRMARY, AMBOS EN NUEVA ORLEÁNS.

EL **DR. IRWIN GOLDSTEIN** ES DIRECTOR DE MEDICINA SEXUAL EN EL HOSPITAL ALVARADO Y PROFESOR CLÍNICO DE CIRUGÍA EN LA UNIVERSIDAD DE CALIFORNIA EN SAN DIEGO.

Diverticulosis

17 directrices digestivas positivas

☎ CUÁNDO CONSULTAR AL MÉDICO

Si tiene una vida larga, es probable que llegue a sufrir diverticulosis, pero aun así, tal vez no presente diverticulitis; una dolorosa inflamación que puede ser grave. Sin embargo, debería estar alerta a las señales de advertencia.

Fiebre, sensibilidad o dolor en la región inferior izquierda del abdomen son buenos indicadores de que la diverticulosis ha progresado hasta la diverticulitis, según el Centro Nacional de Información sobre las Enfermedades Digestivas.

Este cambio no debe tomarse a la ligera. La diverticulitis puede provocar una infección o hemorragia. Debería ir con su médico siempre que vea sangre después de hacer de vientre. Y si le han diagnosticado diverticulosis y desarrolla un dolor en la parte izquierda de la panza que no desaparece, debería hacer lo mismo.

Si tiene una infección, puede tratarla con antibióticos. Para algo más serio, como una rotura, su médico determinará el tratamiento adecuado.

Hubo un tiempo —antes de 1900— en el que la diverticulosis era sólo otra más de las muchas enfermedades "raras" de la que los médicos habían oído hablar, pero que rara vez veían. Incluso en la actualidad la diverticulosis es rara en los países del Tercer Mundo.

Pero no en los Estados Unidos, la tierra del *Big Mac*. Los estudios indican que más de la mitad de los estadounidenses mayores de 60 años tiene diverticulosis; la cual se caracteriza por la aparición de una cantidad de pequeñas bolsas o sacos (divertículos) con forma de uva a lo largo de la pared exterior del colon. Casi todos los mayores de 80 años padecen esta enfermedad.

Dichas bolsas aparecen en las radiografías, pero muchas personas nunca se hacen radiografías de esa zona y ni siquiera saben que tienen esa afección, explica el Dr. Samuel Klein.

Según el Dr. Klein, solamente el 10 por ciento de las personas que sufren diverticulosis llegará a padecer diverticulitis; una dolorosa inflamación que puede ser grave. Así que tener diverticulosis no significa que está usted destinado a sufrir un gran dolor y un ingreso al hospital.

Afortunadamente, usted puede desempeñar un papel activo en el tratamiento y la prevención de la diverticulosis, además de evitar el dolor de la diverticulitis. A continuación le ofrecemos los consejos de nuestros expertos.

■ **LLÉNESE DE FIBRA.** "La diverticulosis es un problema adquirido", explica el cirujano y Dr. Paul Williamson. "Se produce como consecuencia del aumento de los alimentos procesados; es decir, alimentos bajos en fibra".

El estadounidense promedio consume unos 16 gramos de fibra diarios, lo cual no es suficiente. Según diversas autoridades sanitarias como la Asociación Dietética de los Estados Unidos, nuestra ingesta óptima de fibra sería de 25 a 30 gramos diarios. Tal vez parezca mucho, pero realmente vale la pena.

La fibra ayuda al colon a expandirse cuando elimina los desechos, también lleva agua al excremento y por tanto, hace que las evacuaciones sean más suaves. El pan de trigo integral (revise la etiqueta para asegurarse) y los cereales de salvado puro son excelentes fuentes de fibra de salvado, la cual al parecer es el tipo de fibra más eficaz para prevenir la diverticulosis. Otra opción consiste en espolvorear salvado crudo en los alimentos.

Las verduras y las frutas son otra buena fuente de fibra, dice el Dr. Klein. Sin embargo, los jugos de frutas y verduras contienen muy poca fibra, es mejor comer una manzana que su jugo.

■ **INTENTE RELAJARSE.** Una investigación publicada en la revista médica *British Journal of Surgery* demostró que las personas con diverticulosis que obtenían una puntuación alta en una prueba de ansiedad tenían más probabilidades de sufrir dolores. La Dra. Lin Chang sugiere que una práctica regular de relajación podría ser de ayuda. "Los pacientes con afecciones gastrointestinales crónicas o graves suelen tener más ansiedad y estrés", afirma la experta. "Las técnicas conductuales como el entrenamiento de relajación pueden reducir los síntomas. Por su parte, las respiraciones tranquilizantes ayudan a regular el sistema nervioso y a relajar el tracto digestivo".

Cuando tenga molestias abdominales, concéntrese en cómo se expande la parte inferior de su panza mientras inhala hasta la cuenta de 4 y se contrae al exhalar. Realice este ejercicio todos los días durante 15 minutos o más a menudo si lo encuentra útil. Tal vez también desee tomar una clase de yoga suave o seguir un video de yoga dos o tres veces por semana. La respiración es similar y la actividad física de bajo impacto favorecerá su actividad digestiva.

■ **CUIDADO CON LOS PROCESADOS.** Comer alimentos muy procesados con moderación es un buen consejo para la buena salud en general, pero también sirve para el tratamiento de la diverticulosis. Si come un montón de alimentos procesados bajos en fibra, afirma el Dr. Klein, no tendrá espacio para comer los alimentos altos en fibra que necesita.

■ **NO SE DESPIDA DE LAS SEMILLAS.** Hasta hace poco, muchos médicos les pedían a sus pacientes que evitaran los tomates (jitomates), las fresas y otros alimentos con semillas pequeñas. Pensaban que las semillas podían alojarse en los divertículos y provocar la inflamación. En la actualidad, se trata de un tema controvertido entre los médicos. Los Institutos Nacionales de Salud afirman que no existen pruebas que apoyen la prohibición de las semillas y que muchos de estos alimentos constituyen buenas fuentes de fibra. Así que vaya a recoger un tomate de su jardín.

■ **POCO A POCO, CONSUMA MÁS FIBRA.** El Dr. Klein recomienda ir aumentando gradualmente durante 6 u 8 semanas el consumo de fibra hasta llegar a los 30 ó 35 gramos diarios recomendados. "Necesita tiempo para que su sistema digestivo se adapte".

Durante las primeras semanas es normal sentirse abotagado y experimentar gases, pero la mayoría de las personas superarán estos problemas.

■ **TOME UN SUPLEMENTO DE FIBRA.** Esto sirve de ayuda si su dieta no aporta la cantidad suficiente. Los mejores son los que contienen psilio, como los suplementos de la marca *Metamucil*.

■ **NO USE SUPOSITORIOS.** Aunque puedan ser una opción rápida, los supositorios no constituyen la mejor elección para estimular las evacuaciones intestinales. "Su organismo puede volverse adicto a ellos", explica el Dr. Klein. "Y entonces se inicia un círculo vicioso. . . y necesita más supositorios".

■ **BEBA MUCHOS LÍQUIDOS.** "Beba de 6 a 8 vasos de agua diarios", recomienda el Dr. Klein,

---

Curas culinarias

Este remedio casero para el estreñimiento puede ser beneficioso para cualquiera que desee consumir más fibra: mezcle ½ taza de salvado sin procesar, ½ taza de compota de manzana y ⅓ de taza de jugo de ciruela. Refrigere. Coma de 2 a 3 cucharadas de la mezcla después de cenar, luego beba un vaso entero de agua. Si lo necesita, puede aumentar su dosis a 3 ó 4 cucharadas.

Las ciruelas enteras, el jugo de ciruela y los tés herbarios también son unos laxantes naturales muy eficaces. En la mayoría de las tiendas de productos naturales puede encontrar tés especialmente formulados para el estreñimiento.

---

quien agrega que los líquidos son una ayuda importante para la fibra a la hora de combatir el estreñimiento, el cual está relacionado con la diverticulosis. Si tiene que hacer muchos esfuerzos durante una evacuación intestinal, los divertículos se expandirán a través de las paredes del colon, por lo tanto, las problemáticas bolsas serán más grandes.

■ **VAYA CUANDO TENGA QUE IR.** Si no va al baño cuando su organismo se lo pida, frustrará el propósito de agregar más fibra a su dieta y beber más líquidos. "No reprima la necesidad de hacer de vientre", recomienda el Dr. Williamson.

■ **HAGA EJERCICIO.** Además de tonificar las piernas y las caderas, el ejercicio también favorece los músculos del colon. "Ayuda a los movimientos intestinales y usted no tendrá que hacer tantos esfuerzos", explica el Dr. Klein.

■ **ALIVIE SU DOLOR CON CALOR.** Para aliviar el dolor o los retortijones (cólicos), mantenga una almohadilla térmica contra el lado izquierdo del abdomen.

■ **APLIQUE UN POCO DE PRESIÓN.** El Dr. Steven Tan recomienda este milenario arte sanador para estimular de manera natural una actividad digestiva normal y aliviar el estreñimiento que empeora la diverticulosis. "Estudios en animales sugieren que la acupuntura tal vez estimule las contracciones en el colon, con lo que se mueve el intestino", afirma el Dr. "Si su episodio es de poca importancia, un solo tratamiento podría ayudarle; las personas que sufren este mal de manera crónica tal vez necesiten unas 10 sesiones. La acupresión quizás ayude también".

Fije una meta fibrosa

Usted ya sabe que consumir suficiente fibra (de 30 a 35 gramos diarios) es lo más importante que puede hacer para tratar y prevenir la diverticulosis. Pero tal vez no sepa cuánta fibra contienen los alimentos recomendados altos en esta sustancia o cómo agregar más fibra a su dieta sin sentarse frente a un tazón (recipiente) de salvado crudo.

Estos son algunos de los mejores alimentos que pueden ayudarle a alcanzar su objetivo de consumo de fibra:

- 1 manzana mediana con piel = 3,3 gramos
- 1 *muffin* inglés de trigo integral = 4,4 gramos
- ½ taza de chícharos (guisantes) verdes = 4,4 gramos
- 1 batata dulce (camote) mediana con cáscara = 4,8 gramos
- ½ taza de frijoles (habichuelas) negros = 7,5 gramos
- ½ taza de frijoles blancos pequeños = 9,5 gramos
- ½ taza de cereal de la marca *All-Bran* = 9,6 gramos

Puede probar la acupresión para el estreñimiento, sólo necesita dos dedos y menos de 2 minutos. Aplique una presión firme con el dedo índice y medio sobre la cara externa de la parte inferior de la pierna, a unas 3 pulgadas (8 cm) por debajo de la rótula. Presione firmemente durante 5 segundos y luego suelte durante 10 segundos. Repítalo cinco veces. Para encontrar un acupunturista cerca de usted si desea recibir más tratamiento, visite www.aaaomonline.org, la página *web* de la Asociación Estadounidense de Acupuntura y Medicina Oriental.

■ **EVITE LA CAFEÍNA.** Según el Dr. Williamson, "el café, el chocolate, el té y las gaseosas de cola todos suelen irritar".

■ **BUSQUE UN PATRÓN.** Ciertos alimentos pueden alterar sus hábitos de evacuación o hacer que sus excrementos sean más sueltos, afirma el Dr. Williamson. Intente identificar estos alimentos y evítelos.

■ **CONTRÓLESE CON LOS CALMANTES.** Evite las altas dosis de ibuprofeno, un analgésico habitual que se conoce como un fármaco antiinflamatorio no esteroideo (AINE). Además, el consumo regular y constante de acetaminofeno se ha relacionado con más síntomas de la enfermedad diverticular. Un estudio que abarcó a más de 35.000 hombres descubrió que los que tomaban los AINE o bien el acetaminofeno al menos dos veces por semana tenían el doble de probabilidades de presentar la enfermedad diverticular que los hombres que no tomaban esos medicamentos de manera regular. Los AINE inhiben las prostaglandinas, unos ácidos grasos que protegen las células del tracto intestinal.

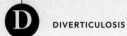

(*Nota*: si encuentra en este capítulo términos que no entiende o que jamás ha visto, favor de remitirse al glosario en la página 604).

PANEL DE EXPERTOS

LA **DRA. LIN CHANG** ES CODIRECTORA DEL CENTRO DE CIENCIAS NEUROVISCERALES Y SALUD DE LA MUJER DE LA UCLA EN LOS ÁNGELES.

EL **DR. SAMUEL KLEIN** ES PROFESOR DE MEDICINA Y CIENCIAS DE LA NUTRICIÓN Y DIRECTOR DEL CENTRO PARA LA NUTRICIÓN HUMANA DE LA FACULTAD DE MEDICINA DE LA UNIVERSIDAD DE WASHINGTON EN ST. LOUIS.

EL **DR. STEVEN TAN** ES PRESIDENTE DEL CONSEJO ESTATAL DE ACUPUNTURA DE CALIFORNIA EN BEVERLY HILLS.

EL **DR. PAUL WILLIAMSON** ES PROFESOR CLÍNICO ADJUNTO DE CIRUGÍA EN LA UNIVERSIDAD DE FLORIDA EN GAINESVILLE Y CIRUJANO COLORRECTAL EN ORLANDO.

Dolor de cuello

29 técnicas contra la tortícolis

Cuando el cuello no se somete a un esfuerzo excesivo, sus 7 vértebras y 32 músculos funcionan de maravilla para sostener la cabeza, la cual pesa de 10 a 12 libras (de 4,5 a 5,4 kg). No obstante, esta sigue siendo una carga pesada para una estructura relativamente pequeña, haciéndola vulnerable a diversas tensiones que pueden provocar dolores agudos o crónicos.

Por su ocupación, algunas personas naturalmente corren un mayor riesgo que otras. Por ejemplo, los estilistas permanecen todo el día inclinados hacia el frente, comenta el Dr. Robert Kunkel. También se ha observado que los oficinistas, los operadores de máquinas y los carpinteros tienen más problemas de cuello por los movimientos repetitivos que hacen con los brazos a lo largo del día.

Sin importar su oficio o estilo de vida, el dolor de cuello se puede aliviar y prevenir siguiendo algunos métodos que han pasado la prueba del tiempo, reemplazando hábitos malos por buenos y ejercitando su cuello con regularidad. La ayuda ya viene en camino.

■ **APLÍQUESE HIELO Y LUEGO CALOR.** Si ha sufrido una lesión en el cuello, aplíquese compresas de hielo envueltas en una tela fina, por ejemplo, una camiseta, sobre la lesión durante 15 minutos a la vez. Después de que el hielo haya servido para bajar la inflamación, aplíquese calor, el cual le brindará un gran alivio. O también puede probar usar una almohadilla eléctrica o ducharse en agua caliente.

■ **SIGA SU VIDA NORMAL.** Si se ha lastimado el cuello, "trate de no sumirse en su dolor. Trate de reanudar sus actividades normales o de hacer lo más que pueda hacer", recomienda Gregory Snow, D.C.,

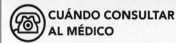

CUÁNDO CONSULTAR AL MÉDICO

El dolor de cuello agudo o prolongado puede requerir atención médica. Por ejemplo, si estuvo involucrado en un accidente automovilístico y presenta un dolor de cuello fuerte después del mismo, es posible que tenga una lesión cervical por contragolpe y será necesario que consulte a un médico, dice Mitchell A. Price, D.C.

En general, cualquier dolor persistente en el cuello amerita una evaluación por un profesional de la medicina.

C.C.S.P. Puede causarle ciertas molestias —y sin duda no querrá causarse más dolor— pero entre más pronto regrese a sus actividades, mejor se sentirá. Las personas que tienen este tipo de lesión a veces tienen miedo de causarse más dolor, por lo que reducen su actividad física y luego empiezan a perder sus habilidades físicas y su bienestar mental, dice. Si le duele el cuello, trate de centrarse en lo que sí puede hacer en lugar de concentrarse en sus limitaciones.

■ **QUÍTESE EL VICIO.** Si fuma, a su cuello le gustaría hacerle una petición: por favor deje de fumar. El tabaquismo disminuye la cantidad de oxígeno que circula por el organismo, deteriorando su capacidad de sanarse y de recuperarse de las lesiones, dice el Dr. Snow.

■ **PRESIÓNESE DONDE LE DUELA.** Alivie la tensión muscular aplicando presión moderada sobre el área durante 3 minutos. No presione lo más fuerte que pueda. En su lugar, use las yemas de los dedos para ejercer una presión constante sobre el punto afectado. Al cabo de 3 minutos, es posible que su dolor mejore drásticamente.

■ **AYÚDESE CON UN ANALGÉSICO.** Los antiinflamatorios que se venden sin receta como la aspirina o el ibuprofeno ayudan a disminuir el dolor y la inflamación. Siga las instrucciones que aparezcan en la etiqueta del producto.

■ **RECURRA A LAS HIERBAS.** La cúrcuma (azafrán de las Indias) y el jengibre ayudan a disminuir la producción de leucotrienos, unas sustancias que pueden provocar inflamación. Tome de 1 a 2 gramos de cada hierba al día hasta que se alivie el dolor, aconseja el Dr. Mark Gostine.

■ **ALIMÉNTESE SANAMENTE.** Consuma menos alimentos altos en grasa saturada como carne roja y productos lácteos hechos con leche entera, dado que estos promueven el dolor. El Dr. Snow recomienda que limite su ingestión de estos alimentos —y ya que estamos en estas, también de comida rápida— y que se centre más en aquellos alimentos que ayudan a disminuir la inflamación y que contienen ácidos grasos omega-3, como el salmón y las sardinas.

■ **AGREGUE ACEITE DE LINO A SU JUGO.** La semilla de lino (linaza) contiene ácido alfa-linolénico, una sustancia parecida a los ácidos grasos omega-3 que se encuentran en el pescado, que puede prevenir la hinchazón de las articulaciones. Tome 2 cucharaditas al día, recomienda el Dr. Gostine. Refrigere el aceite de lino, dado que se echa a perder rápidamente.

■ **PRUEBE LA GLUCOSAMINA.** Las pruebas sugieren que este suplemento puede ayudar a reparar las articulaciones. El Dr. Gostine recomienda tomar 1.500 miligramos al día para aliviar el dolor de cuello, pero tenga paciencia; puede tardar varias semanas en empezar a sentir su efecto.

■ **TÓMESE SUS VITAMINAS.** Cuando se toman con regularidad, las vitaminas antioxidantes, como las vitaminas C y E, pueden ayudar a prevenir el deterioro doloroso de las articulaciones del cuello y otras partes del cuerpo. Tome 1.000 miligramos de vitamina C y 400 unidades internacionales (UI) de vitamina E al día.

■ **SIÉNTESE EN UNA SILLA FIRME.** Sentarse en una silla que no le da un apoyo adecuado a la espalda puede crear muchos problemas en la parte superior de la columna, empeorando los

Elimínelo con ejercicio

Incluso los músculos del cuello necesitan estirarse y fortalecerse. A continuación le damos algunos ejercicios para combatir la rigidez y prevenir problemas en el futuro. Repita cada ejercicio cinco veces, dos veces al día. Haga los primeros tres ejercicios durante dos semanas antes de empezar a hacer los demás.

■ Incline lentamente la cabeza hacia abajo lo más que pueda. Luego inclínela hacia atrás lo más que pueda.

■ Incline la cabeza hacia uno de sus hombros, sin mover el hombro. Enderece la cabeza y luego inclínela hacia el otro hombro.

■ Gire lentamente la cabeza de un lado al otro lo más que pueda.

■ Coloque una mano sobre un lado de la cabeza y trate de empujarla con su cabeza. Mantenga esta posición durante 5 segundos y luego relájese. Repita esto tres veces. Luego, haga el mismo ejercicio del otro lado.

■ Coloque su mano sobre su frente y empuje la cabeza hacia adelante. Luego haga un poco de resistencia con la mano sobre la nuca mientras empuja la cabeza hacia atrás. Mantenga esta posición durante 5 segundos y luego relájese. Repita esto tres veces.

■ Sostenga unas pesas ligeras, de alrededor de 3 a 5 libras (1,3 a 2,2 kg), en las manos y levante los hombros hacia sus orejas, manteniendo los brazos estirados.

---

problemas de cuello e incluso causando otros problemas nuevos, dice Mitchell A. Price, D.C.

■ **COLÓQUELA A LA ALTURA CORRECTA.** Mantenga elevada la cabecera de su automóvil de modo que la parte superior de la misma quede a la altura de su coronilla. Si la cabecera está demasiado baja y alguien le choca por detrás, su cabeza podría irse hacia atrás por encima de la misma, lo cual puede causarle una lesión en el cuello, dice el Dr. Snow.

■ **CONSERVE SU CONDICIÓN FÍSICA.** Para tratar y prevenir todo tipo de dolores, es importante que haga ejercicio con regularidad. Al

mantener una buena condición física, usted le está ayudando a su organismo a lidiar de mejor manera con las lesiones y a recuperarse más rápido de las mismas, dice el Dr. Snow. Incluso aunque no tenga sobrepeso, es necesario que se mantenga físicamente activo.

■ **CUIDE SU CUERPO.** Mientras esté realizando los quehaceres en su casa y jardín, mantenga su cuerpo en una postura neutra, aconseja el Dr. Snow. Esto significa que deberá mantener la cabeza derecha por encima de sus hombros, los hombros hacia atrás, el pecho hacia afuera y los hombros por encima de las caderas y paralelos a las mismas. "En esencia, es lo que su mamá siempre le ha dicho acerca de la buena postura", dice.

■ **OJO CON LOS ASIENTOS DEL AUTO.** Si va a poner a un bebé o niño pequeño en un asiento para el auto, es una mala idea cargar al bebé, inclinarse para meter el cuerpo al auto y extender los brazos para colocar al bebé en su asiento, dice el Dr. Snow. Es mucho más seguro sentarse en el asiento mientras sostiene al bebé y luego colocarlo en su asiento especial.

■ **SEA CAUTO AL HACER YOGA.** Aunque es bueno hacer ejercicio, el yoga no necesariamente es una buena idea para las personas que tienen problemas de cuello o de espalda, dice el Dr. Snow. Si practica yoga, asegúrese de trabajar con un instructor bien capacitado que pueda ayudarle a evitar aquellas posturas que podrían agravar su problema.

■ **MEJORE SU SALUD MENTAL.** Se ha descubierto que las personas que sufren de depresión, ansiedad y estrés presentan una mayor probabilidad de tener dolores de espalda y de cuello, así como de tenerlos durante períodos más prolongados, dice el Dr. Snow. Si está sufriendo de algún tipo de depresión o ansiedad que pudiera estar implicado en su dolor de cuello, considere consultar a un profesional en salud mental para que le aconseje y le indique algún tratamiento. También podría ser beneficioso aprender algunas técnicas para reducir el estrés, como la meditación o la relajación muscular progresiva.

■ **ALINEE SUS OJOS CON LA PANTALLA.** Si usted mira el monitor de una computadora todo el día, quizá necesite colocarla al nivel de sus ojos. Si se fuerza a mirar hacia arriba o hacia abajo hora tras hora, puede darle un espasmo en el cuello, dice el Dr. Price.

Y ya que estamos hablando de una buena ergonomía, mantenga los codos, las caderas y las rodillas dobladas en un ángulo de 90 grados, dice el Dr. Snow. Siéntese con la espalda recta y evite recargarse hacia atrás contra el respaldo de la silla.

■ **MUÉVASE MÁS.** Mientras esté trabajando, programe la alarma de su reloj para que suene cada hora y en cuanto suene, párese de su silla y muévase, dice el Dr. Price. Esto puede reducir el esfuerzo que tiene que hacer el cuello y además le permite que la sangre empiece a circular de nuevo. Asimismo, haga el ejercicio siguiente mientras esté sentado en su silla: levante los hombros lo más que pueda y luego llévelos hacia atrás lo más que pueda; luego bájelos lo más que pueda y llévelos hacia adelante lo más que pueda. Repita esto 10 veces en ambas direcciones, aconseja.

Mientras esté en casa usando la computadora o mirando la televisión durante períodos prolongados, recuerde levantarse y moverse periódicamente.

■ **CÓMPRESE UNOS AURICULARES.** Si habla mucho por teléfono mientras está haciendo otras actividades, ya sea en casa o en la oficina, pídale a su empleador (patrón) que le dé unos auriculares (cascos) o cómprese unos para usar en casa, dice el Dr. Snow. Sostener el teléfono entre su cuello y su hombro mientras usa las manos para hacer otra cosa puede causarle rigidez y dolor.

■ **DUERMA EN UN COLCHÓN DURO.** Muchos de los problemas de cuello empiezan y empeoran con los malos hábitos de sueño que provocan que la columna esté desalineada. Es importante usar un colchón firme, dice el Dr. Price.

■ **EVITE DORMIR BOCA ABAJO.** Esto no sólo es malo para su espalda, sino también para su cuello, dice el Dr. Price. En cambio, duerma en posición fetal, con las rodillas hacia el pecho. A menudo, dormir con una almohada entre las rodillas puede ayudar a evitar que ruede hasta quedar boca abajo mientras duerme, dice el Dr. Snow.

■ **PROTÉJASE CON UNA BUFANDA.** Cuando el clima esté frío y húmedo, cúbrase bien el cuello. El clima puede agravar la rigidez y el dolor de cuello, dice el Dr. Kunkel.

(*Nota*: si encuentra en este capítulo términos que no entiende o que jamás ha visto, favor de remitirse al glosario en la página 604).

PANEL DE EXPERTOS

EL **DR. MARK GOSTINE** ES ANESTESIÓLOGO Y ESPECIALISTA EN EL MANEJO DEL DOLOR Y COFUNDADOR DE MICHIGAN PAIN CONSULTANTS, CON SEDE EN GRAND RAPIDS.

EL **DR. ROBERT KUNKEL** ES MIEMBRO DEL PERSONAL DE ASESORES DEL CENTRO NEUROLÓGICO DEL DOLOR DE LA CLÍNICA CLEVELAND EN OHIO. SE ESPECIALIZA EN DOLOR DE CABEZA.

MITCHELL A. PRICE, D.C., ES UN QUIROPRÁCTICO DE READING, PENSILVANIA.

GREGORY SNOW, D.C., C.C.S.P., ES EL RECTOR DE CLÍNICAS DE LA UNIVERSIDAD PALMER DE QUIROPRÁCTICA, PLANTEL OESTE, EN SAN JOSÉ, CALIFORNIA.

Dolor de espalda

22 opciones para derrotar el dolor

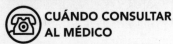

CUÁNDO CONSULTAR AL MÉDICO

¿Cuándo necesita atención médica su espalda? Cuando presente cualquiera de los síntomas siguientes:

■ Dolor de espalda que le da repentinamente y por ningún motivo aparente

■ Dolor de espalda que va acompañado de otros síntomas, como fiebre, dolores (cólicos) estomacales, dolor en el pecho o dificultad para respirar

■ Un ataque agudo que dure más de aproximadamente una semana sin que se alivie el dolor

■ Dolor crónico que dure más de dos semanas sin aliviarse

■ Ardor al orinar o sangre en la orina

■ Pérdida incontrolable de orina o heces (incontinencia)

■ Debilidad o entumecimiento en el trasero, las piernas o la región pélvica

■ Dolor de espalda que se irradia por la pierna hacia la rodilla o el pie

El dolor de espalda bien podría ser una de las afecciones más omnipresentes en los Estados Unidos. Es la segunda razón más frecuente por la cual los estadounidenses consultan al médico, superado sólo por los resfriados (catarros) y la gripe. De hecho, los estudios de investigación han demostrado que hasta el 90 por ciento de los adultos sufren de dolor de espalda en algún momento u otro de su vida.

El dolor en la baja espalda puede ser agudo (de corto plazo) cuando dura menos de un mes o bien crónico (constante) cuando dura más de tres meses.

DOLOR DE ESPALDA AGUDO

El dolor agudo es un dolor intenso que se presenta repentinamente. Es el tipo de dolor que puede presentarse al hacer algo que no debería estar haciendo o por hacerlo de la manera incorrecta. Dicho dolor puede ser ocasionado por esguinces, torceduras o desgarres en los músculos de la espalda. Puede doler muchísimo durante varios días, pero los doctores dicen que al seguir estos *tips* de autoayuda, usted podrá librarse del dolor en 4 a 6 semanas sin efectos duraderos.

■ **EVITE CIERTAS POSTURAS PROLONGADAS.** Si va a realizar alguna actividad que haga necesario que se encorve, se agache, gire o levante objetos durante un período prolongado (por ejemplo, trabajos de jardinería, de archivado o limpieza de cajones), manténgase lo más cerca de su trabajo como le sea cómodamente posible y trate de mantener la espalda en su posición recta natural, dice Gregory Snow, D.C., C.C.S.P. "Si no puede mantener una postura neutra, realice la actividad como si fuera a hacer ejercicio, empezando con un calentamiento, realizando la actividad, tomándose descansos y luego haciendo estiramientos cuando haya terminado". La posición neutra es la que menos tensión ejerce sobre los huesos, las articulaciones y los músculos.

■ **ACTÍVESE PARA ALIVIARSE.** Olvídese del viejo adagio de reposar en cama. En un estudio de investigación realizado en el Centro de Ciencias de la Salud de la Facultad de Enfermería de la Universidad Tecnológica de Texas, unos investigadores encontraron que los pacientes que hacían ejercicio regresaron a trabajar antes que aquellos que no lo hacían. Después de uno o dos días de reposo, empiece a hacer algún ejercicio cardiovascular ligero como caminar, andar en una bicicleta estacionaria o nadar. Las actividades aeróbicas pueden ayudar a que la sangre fluya hacia su espalda, promoviendo su curación. También ayudan a fortalecer los músculos de su estómago y su espalda. "Regrese a su rutina normal lo más que pueda, siempre y cuando no tenga dolor agudo —dice Dennis C. Turk, Ph.D. Pero hágalo gradualmente. Si siente dolor, simplemente tómela con más calma y vaya incrementando su nivel de actividad con el tiempo".

■ **REPOSE POCO.** La mayoría de las personas creen que una semana de reposo en cama les curará el dolor. Pero eso no es cierto. Por cada semana de reposo en cama, tardará dos semanas en rehabilitarse.

Un estudio de investigación realizado en el Centro de Ciencias de la Salud de la Universidad de Texas lo comprueba. Los investigadores que realizaron este estudio llevaron un registro de 203 pacientes que ingresaron a la clínica ambulatoria quejándose de un dolor de espalda agudo. A algunos se les indicó reposo durante dos días y a otros durante siete días. No hubo diferencia alguna en la cantidad de tiempo que el dolor tardó en desaparecer en los pacientes de ambos grupos, reporta el Dr. Richard A. Deyo, uno de los investigadores de este estudio. Pero aquellos que se levantaron de la cama al cabo de tan sólo dos días regresaron antes a trabajar.

■ **ALÍVIESE CON HIELO.** La mejor manera de calmar un dolor agudo es aplicando hielo sobre el área una o dos horas después de haber sufrido la lesión, dice el Dr. Turk. Esto ayuda a bajar la inflamación. También puede probar darse un masaje con hielo. "Pero coloque el hielo en una toalla y no directamente sobre la piel", aconseja el Dr. Turk. Aplíquese el hielo durante 15 minutos, luego repita cada hora.

■ **CÚRESE CON CALOR.** Después de uno o dos días de aplicarse hielo, empiece a aplicarse calor, dice el Dr. Turk. Tome una toalla suave y sumérjala en una palangana con agua muy caliente. Exprímala bien y aplánela para que no queden pliegues. Coloque una capa de envoltura plástica sobre la toalla y luego ponga una almohadilla térmica a temperatura mediana sobre el plástico. Acuéstese boca abajo, con almohadas

Elimínelo con ejercicio

Tal vez el ejercicio sea lo último que le venga a la mente cuando le está doliendo la espalda, pero es importante que se levante y se ponga en movimiento lo antes que pueda. Los expertos concuerdan en que un poco de actividad física suave es lo más indicado para el dolor de espalda, en particular para el dolor crónico que tiende a variar de intensidad a lo largo del día. Asegúrese de hablar con su médico antes de empezar cualquier tipo de programa de ejercicio. Una vez que le haya dado su autorización, pruebe los siguientes ejercicios, los cuales han sido aprobados por los expertos.

Haga medias planchas. Para hacer medias planchas (lagartijas), recuéstese boca abajo. Mantenga la pelvis plana sobre el piso e impúlsese hacia arriba con las manos, arqueando la espalda mientras levanta los hombros del piso.

Esto ayuda a fortalecer la baja espalda. Hágalo una vez en la mañana y otra vez en la tarde.

Haga abdominales. Ya que está en el piso, voltéese boca arriba y haga un ejercicio abdominal. Doble las rodillas y ponga ambos pies sobre el piso. Cruce los brazos y descanse las manos sobre sus hombros. Levante la cabeza y los hombros del piso lo más alto que pueda, manteniendo la baja espalda pegada al piso. Mantenga esta posición durante 1 segundo y luego repita.

Nade en tierra firme. No necesita ir a una alberca (piscina). Puede nadar en el piso. Recuéstese boca abajo y eleve su brazo izquierdo y su pierna derecha. Mantenga esta posición durante 1 segundo y luego alterne con su pierna izquierda y su brazo derecho como si estuviera nadando. Esto alargará y fortalecerá su baja espalda.

Métase a una alberca. Un buen ejercicio para el dolor agudo en la baja espalda es nadar en una alberca caliente. "Nadar puede ser muy beneficioso porque el agua es muy terapéutica", afirma Dennis C. Turk, Ph.D. Sin embargo, "asegúrese de no esforzarse demasiado al principio", explica el Dr. Turk. Pruebe usar un esnórquel y un visor mientras esté nadando para que no tenga que preocuparse de voltear el cuello para respirar, aconseja el Dr. Edward Abraham.

Ande en bici bajo techo. Pedalee en una bicicleta estacionaria colocada frente a un espejo para que pueda verse. Asegúrese de mantener la espalda recta, sin encorvarse. Si es necesario, eleve el manubrio para que no se tenga que agachar demasiado.

Escuche a su cuerpo. Sea cuidadoso y conozca sus límites con estos y cualesquiera otros ejercicios. Si la actividad que está realizando le duele o agrava su estado, deje de hacerla. Si se siente bien uno o dos días después de haber hecho ejercicio, entonces puede seguir haciéndolo con seguridad. "Los ejercicios para la espalda no parecen ser útiles para los dolores agudos —dice el Dr. Richard A. Deyo—. Es mejor que espere a que haya mejorado, y entonces, el ejercicio tal vez pueda ayudarle a evitar una reaparición".

debajo de la cadera y los tobillos y colóquese en capas la toalla, la envoltura plástica y la almohadilla térmica sobre la parte de la espalda que le esté doliendo. De ser posible, ponga algo, como el directorio telefónico, encima de la almohadilla, para ejercer un poco de presión sobre la espalda. También puede bañarse o ducharse en agua caliente para relajar los músculos, dice el Dr. Turk. Una vez que ha bajado la inflamación, el calor ayuda a relajar los músculos. De hecho, en un estudio de investigación realizado con 30 pacientes con dolor en la baja espalda, el cual fue publicado en la revista médica *Clinical Journal of Pain*, los que combinaron la aplicación de calor con analgésicos orales reportaron un dolor significativamente menor en la baja espalda que los que sólo tomaron los analgésicos.

■ **COMBINE CALOR Y FRÍO.** Quienes no puedan decidir cuál les hace sentirse mejor pueden combinar ambos métodos, indica el Dr. Edward Abraham. Aplíquese hielo durante 30 minutos, luego aplíquese calor durante 30 minutos y siga repitiendo el ciclo, terminando con el hielo.

■ **ESTÍRESE PARA ELIMINAR UN ESPASMO.** El proceso de curación mejorará si estira su espalda adolorida. "Los estiramientos también son útiles para prevenir otro ataque de dolor agudo", dice el Dr. Turk. Él recomienda el siguiente estiramiento para el dolor en la baja espalda: acuéstese boca arriba y lleve suavemente las rodillas hacia el pecho. Una vez que estén sobre el pecho, ejerza un poco de presión sobre sus rodillas. Estírese y luego relájese. Repita el ejercicio. También puede probar estirar

suavemente su cuerpo de lado a lado y luego hacia atrás y hacia adelante. "Lo más importante es que haga cualquier ejercicio de estiramiento lenta y suavemente", agrega.

■ **RUEDE DE LA CAMA.** Cada mañana, cuando esté listo para levantarse de la cama, ruede lenta y cuidadosamente hasta quedar sobre su costado con las rodillas dobladas, dice el Dr. Snow. Impúlsese hacia arriba con los brazos o codos hasta quedar sentado. Coloque los pies planos sobre el piso antes de que empiece a ponerse de pie, sugiere el Dr. Turk. Y muévase lentamente, manteniendo la espalda lo más rígida posible.

DOLOR DE ESPALDA CRÓNICO

Para algunas personas, el dolor de espalda es crónico, pasando a formar parte de su vida cotidiana. El dolor permanece durante lo que puede parecer una eternidad. Otras personas presentan dolor recurrente, el cual puede presentarse de manera impredecible. Las sugerencias siguientes son particularmente útiles para quienes tienen dolor crónico, pero las personas con dolor agudo también pueden beneficiarse de ellas.

■ **FAVOREZCA LA FIRMEZA.** Es beneficioso para su espalda colocar tablas de madera debajo del colchón. El objetivo es tener una cama que no se hunda en medio cuando se duerma en ella. "Si no tiene un colchón firme, coloque una tabla de ¾ de pulgada (1,9 cm) de grueso de *triplay* entre el colchón y la base de la cama para que el colchón no se hunda", dice el Dr. Turk.

■ **SUEÑE EN "S".** Las personas con dolor de

Proteja su espalda mientras esté sentado

¿**S**u espalda lo vuelve loco cada vez que se pone el cinturón de seguridad? El problema podría ser el asiento. Si bien el dolor de espalda tiene muchas causas, la mayoría de las personas tienen lo que se conoce como dolor de espalda mecánico o dolor que se relaciona con sentarse, pararse, levantar objetos o agacharse. Viajar en un auto o sentarse detrás de un escritorio puede ser una causa real de dolor para las personas que se encuentran en esta categoría, dice Dennis C. Turk, Ph.D.

Antes de comprar un auto nuevo, pruebe los asientos. La próxima vez que esté buscando comprar un auto nuevo, revise que los asientos sean cómodos. El respaldo del asiento debe hacer un poco de presión contra su baja espalda al nivel de la cintura. "Los mejores tienen un soporte lumbar integrado", dice el Dr. Turk. Una buena idea es rentar el mismo modelo y marca de automóvil durante un fin de semana y hacer un recorrido largo para verificar qué tan cómodo es el asiento. Otra solución del Dr. Turk —la cual resulta más económica que comprar un auto nuevo o un asiento nuevo para su auto actual— es colocar una almohada o toalla detrás de la curvatura inferior de su espalda mientras está conduciendo para que vaya más cómodo.

Apóyese en una almohada. Si está trabajando en su escritorio o descansando sobre un sofá suave y acolchonado, puede usar una almohada pequeña para remediar rápidamente el dolor de espalda mecánico, dice el Dr. Turk. Coloque la almohada en la curvatura de su baja espalda, lo cual hará que su espalda adopte una postura "neutra" y evitará que se encorve. También puede comprar cojines inflables por catálogo o por internet.

---

espalda no aguantan acostarse boca abajo. "La mejor posición para dormir es la que llamamos la posición 'S' —dice el Dr. Abraham—. Coloque una almohada debajo de su cabeza y la parte superior de su cuello, mantenga la espalda relativamente plana sobre la cama y luego coloque una almohada debajo de sus rodillas".

Cuando endereza las piernas, los músculos del tendón de la corva se jalan y ejercen presión sobre la baja espalda, explica el Dr. Abraham. Mantener las rodillas dobladas hace que los tendones de la corva queden holgados, quitándole presión a la espalda.

■ **PRUEBE LA POSICIÓN FETAL.** Dormirá como bebé si duerme sobre su costado, en posición fetal. "Es una buena idea colocar una almohada entre las rodillas cuando duerme de lado", agrega el Dr. Turk. La almohada impide que la pierna se deslice hacia adelante y se giren las caderas, lo cual ejercerá presión sobre la espalda.

■ **AYÚDESE CON ASPIRINA.** La aspirina ayuda a bajar la inflamación, dice el Dr. Turk. "Tómesela con un vaso de 8 onzas (240 ml) de agua y siga las instrucciones de dosificación que aparezcan en la etiqueta del producto. Si no nota mejoría alguna al cabo de tres o cuatro días, deje de tomarla y hable con su doctor. El acetaminofeno puede ser eficaz para el dolor, pero no es un fármaco antiinflamatorio".

■ **VISUALÍCESE SIN DOLOR.** La media noche puede ser el peor momento para el dolor. El dolor lo despierta y lo mantiene despierto. "La visualización es algo particularmente bueno que puede hacer en momentos como estos", dice el Dr. Turk.

"Cierre sus ojos e imagine algo placentero —sugiere el Dr. Turk—. Por ejemplo, si es algo que disfruta, imagine que está en una pista para esquiar en nieve. La idea es visualizar la imagen con el mayor detalle posible hasta que verdaderamente pueda oler los árboles y sentir el aire de la montaña. Entre más se concentre en la imagen, más se adentrará en ella y más rápido se distraerá del dolor".

■ **TRÁTESE CON *TAI CHI*.** El *tai chi* es una antigua disciplina china que consiste en movimientos lentos y fluidos. "Es un gran método de relajación que sirve mucho para los músculos de la espalda —dice el Dr. Abraham, quien practica esta disciplina—. Incluye muchos ejercicios de respiración y actividades de estiramiento que fomentan la armonía corporal".

Para aprender *tai chi*, necesitará tiempo y autodisciplina, pero el Dr. Abraham dice que vale la pena. El yoga es otro tipo de ejercicio que puede probar. De hecho, las pruebas indican que un tipo de yoga llamado *viniyoga* quizás sirva para aliviar el dolor de espalda, dice el Dr. Deyo.

(*Nota*: si encuentra en este capítulo términos que no entiende o que jamás ha visto, favor de remitirse al glosario en la página 604).

PANEL DE EXPERTOS

EL **DR. EDWARD ABRAHAM** ES PROFESOR AUXILIAR CLÍNICO DE ORTOPEDIA DE LA FACULTAD DE MEDICINA DE LA UNIVERSIDAD DE CALIFORNIA EN IRVINE Y TIENE SU CONSULTA PRIVADA EN SANTA ANA. CREÓ EL CONCEPTO DE TERAPIA AMBULATORIA PARA LA ESPALDA EN LOS ESTADOS UNIDOS.

EL **DR. RICHARD A. DEYO** ES PROFESOR DE MEDICINA FAMILIAR Y MEDICINA INTERNA EN LA UNIVERSIDAD DE CIENCIAS DE LA SALUD DE OREGÓN EN PORTLAND.

GREGORY SNOW, D.C., C.C.S.P., ES EL RECTOR DE CLÍNICAS DE LA UNIVERSIDAD PALMER DE QUIROPRÁCTICA, PLANTEL OESTE, EN SAN JOSÉ, CALIFORNIA.

DENNIS C. TURK, PH.D., ES PROFESOR JOHN AND EMMA BONICA DE ANESTESIOLOGÍA E INVESTIGACIÓN DEL DOLOR DE LA UNIVERSIDAD DE WASHINGTON EN SEATTLE.

Dolor de garganta

15 recomendaciones para recuperarse

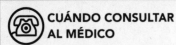

CUÁNDO CONSULTAR AL MÉDICO

Una infección de garganta es una infección extremadamente dolorosa que puede presentarse repentinamente. Por fortuna, dice el Dr. Hueston King, la gran mayoría de las infecciones bacterianas, entre ellas las que son causadas por estreptococos, por lo general responden bastante bien al tratamiento con el antibiótico apropiado.

Debido a que el dolor de garganta puede tener muchas causas, algunos síntomas necesitan ser evaluados por un médico. Dichos síntomas incluyen los siguientes:

■ Dolor de garganta agudo, prolongado o recurrente

■ Dificultad para respirar, tragar o abrir la boca

■ Dolor en las articulaciones, dolor de oídos o una bolita en el cuello

■ Sarpullido o fiebre de más de 101°F (38,3°C)

■ Ronquera durante 2 semanas o más

■ Manchas blancas en la garganta (véala con una linterna)

■ Saliva o flemas con sangre

El ardor que provoca una garganta irritada puede interrumpir su sueño, interferir con su trabajo y, en general, hacer que se sienta fatal. El dolor de garganta puede ser una advertencia temprana de un resfriado (catarro), una gripe o alguna otra infección viral o bacteriana. A veces, el dolor de garganta simplemente es una irritación menor causada por la baja humedad del invierno o por echar demasiadas porras durante un partido de fútbol.

Cualquiera que sea su causa, a continuación está lo que los doctores le recomiendan para que se alivie pronto.

■ **CHUPE PASTILLAS.** Si el dolor de garganta es causado por una infección viral, los antibióticos no le servirán de nada. La mayoría de las pastillas para la garganta sólo son calmantes, pero las pastillas medicinales que contienen fenol (*phenol*), como las de la marca *Cepastat*, sí pueden servir de algo, dice el Dr. Hueston King. El fenol puede matar los gérmenes superficiales, manteniendo a los invasores bajo control hasta que su organismo tenga oportunidad de aumentar su resistencia. La leve acción anestésica del fenol entumece las terminaciones nerviosas para que la garganta no se sienta tan rasposa. Estas pastillas se venden en diversas potencias, de modo que tendrá que leer las instrucciones que aparezcan en el empaque para saber con cuánta frecuencia deberá usarlas.

■ **HAGA GÁRGARAS.** Si le duele al tragar, es posible que el área adolorida esté lo suficientemente arriba en la garganta como para que las gárgaras puedan bañar y aliviar dicha área, dice el Dr. King. Por lo tanto, haga gárgaras con frecuencia con alguna de las soluciones que se detallan a continuación. Pero tenga presente que si está ronco o si tiene tos, la parte afectada está más abajo y las gárgaras no le ayudarán.

■ **BICARBONATO DE SODIO.** Combine 2 cucharaditas de este con 16 onzas (480 ml) de agua tibia. Haga gárgaras y enjuáguese la boca con esta solución, recomienda R. Thomas Glass, D.D.S., Ph.D. Si guarda la solución en un frasco de plástico con tapa, le durará varios días.

El Dr. Glass sugiere que compre la caja más pequeña que encuentre de bicarbonato de sodio y que guarde la caja abierta en una bolsa con cierre hermético tipo *ziplock* para retener la potencia del bicarbonato de sodio.

■ **SAL.** Hacer gárgaras con agua salada es un remedio probado y comprobado para el dolor de garganta. Simplemente mezcle 1 cucharadita de sal en 8 onzas (240 ml) de agua. El agua tibia es particularmente calmante. Pero para obtener aún mejores resultados, haga lo siguiente. Los paquetes de la marca *Simply Gargle* son dosis individuales de un líquido que contiene una cantidad premezclada de agua, sal, vitamina C y extracto de semilla de uva. Abra un paquetito, haga gárgaras con el contenido y luego escúpalo. Así de sencillo.

Puede comprar 12 paquetitos por alrededor de $7 dólares en las farmacias.

Lo que hace el médico

El Dr. Irwin Ziment ha oído hablar de unas gárgaras caseras que consisten en una mezcla de raíz fuerte (rábano picante), miel y clavo de olor en agua tibia para aliviar el dolor de garganta. Pero si decide probarla, hágalo con cuidado, aconseja; de otro modo, podría irritarle aún más la garganta. Ha habido algunos reportes de toxicidad por la ingestión de aceite de clavo de olor, pero el clavo de olor en sí parece ser seguro. De hecho, se utiliza ampliamente en alimentos, bebidas y pastas dentales comerciales.

■ **VAPORÍCELA.** Si tiene la garganta adolorida o más seca de lo normal, pruebe inhalar el vapor de la llave (grifo, pila) de su baño, dice el Dr. Jason Surow. Deje correr el agua caliente en el lavamanos del baño hasta que empiece a salir vapor. Mientras el agua siga corriendo, inclínese sobre el lavamanos, cubra su cabeza con una toalla para capturar algo del vapor e inhálelo profundamente por la boca y la nariz durante 5 a 10 minutos. Si es necesario, repita esto varias veces al día. También están disponibles vaporizadores faciales personales, como los de las marcas *HoMedics* y *Conair*, en las farmacias.

■ **DESTAPE SU NARIZ.** Si parte de la razón por la que está respirando por la boca es porque tiene la nariz tapada, dice el Dr. Surow, destápela con algún descongestionante nasal en aerosol o en gotas que se venda sin receta, como los de las marcas *Afrin* o *Neo-Synephrine*. Pero no lo use más de una o dos veces al día.

■ **BUSQUE LA BRISA MARINA.** Si no le es posible ir a algún lugar húmedo, como la costa, puede crear el mismo tipo de atmósfera salada con un aerosol o gotas nasales salinas, que se venden en cualquier farmacia. Al inhalar el rocío, dice el Dr. Surow, el aerosol salado humedece la nariz y escurre por la parte trasera de la garganta para ayudar a aumentar la humedad en esa área. Algunas marcas que están disponibles son *Ocean, NaSal* y *Ayr*.

Para preparar su propio enjuague de agua salada, el Dr. Robert Rountree recomienda mezclar alrededor de ¼ de cucharadita de sal de mar y ⅛ de cucharadita de bicarbonato de sodio en 4 onzas de agua tibia. Para aplicárselo, inclínese sobre un lavamanos, respire por la boca (para evitar que la solución le salga por la boca, provocándole una sensación desagradable de atragantamiento) e incline su cabeza hacia la izquierda. Vierta la mezcla por la fosa nasal derecha. Luego incline su cabeza hacia la derecha para enjuagar la fosa nasal izquierda.

■ **TOME MÁS LÍQUIDOS.** Tome la mayor

Curas culinarias

El remedio del dolor de garganta podría estar a unos cuantos ingredientes de distancia. Pruebe la siguiente receta para conseguir alivio.

Mezcle 1 clavo de olor (que es antiséptico y combate la infección) con ¼ de cucharadita de jengibre en polvo (combate la inflamación) y ⅛ de cucharadita de canela (reduce la inflamación). Deje la mezcla en infusión en 2 tazas de agua hirviendo. Agregue 4 cucharaditas de miel cruda (la cual es calmante y dulce) y agite. Beba la infusión a pequeños sorbos a lo largo del día hasta que su garganta se sienta mejor.

cantidad posible de líquidos para hidratar los tejidos secos de la garganta, dice el Dr. Surow. Aunque realmente no importa qué tome, dice, sí hay unas cuantas cosas que será mejor que evite, por ejemplo, las bebidas lechosas espesas que recubren la garganta y que pueden producir mucosidad, haciéndole toser e irritando aún más los tejidos. El jugo de naranja (china) puede provocar ardor si su garganta ya está inflamada y las bebidas cafeinadas —como el café y las gaseosas— tienen un efecto diurético, lo cual tampoco ayuda.

■ **INTENTE CON UNA INFUSIÓN.** En un estudio de investigación, unos investigadores le dieron a 60 personas con dolor de garganta ya sea una infusión de la marca *Throat Coat*, la cual contiene raíz de malvavisco y de regaliz (orozuz) y corteza de olmo (olmo americano, olmedo), o bien, una bebida placebo, de cuatro a seis veces al día durante alrededor de una semana. Las personas que tomaron la infusión herbaria reportaron la mitad de dolor que las que tomaron la infusión placebo. Puede comprar *Throat Coat* por internet y en tiendas de productos naturales.

Nota: si tiene alergias o presión arterial alta, hable con su médico antes de tomar esta infusión.

■ **ALÍVIESE CON ESTA FLOR AFRICANA.** *Pelargonium sidoides* es una planta nativa de Sudáfrica. Pertenece a la familia del geranio y tiene flores de color vino profundo y hojas en forma de corazón. Nueve estudios de investigación han demostrado que el *Pelargonium* acorta la gravedad y la duración del dolor de garganta. Esta hierba contiene compuestos polifenólicos que estimulan el sistema inmunitario y ayudan a matar virus y bacterias.

Pruebe la marca *Umcka ColdCare* de la empresa Nature's Way. Un frasco de 4 onzas (120 ml) cuesta alrededor de $15 dólares. Se consigue a través del internet o bien en tiendas de productos naturales. Asegúrese de seguir las instrucciones de la etiqueta del producto.

■ **TIRE SU CEPILLO DENTAL.** Aunque usted no lo crea, dice el Dr. Glass, su cepillo dental podría estar perpetuando —o incluso causando— su dolor de garganta. Las bacterias se acumulan en las cerdas y cualquier lesión que se cause en las encías al cepillarse inyectará estos gérmenes a su organismo.

"Tan pronto como se empiece a sentir mal, tire su cepillo de dientes a la basura. Con frecuencia, eso será suficiente para parar la enfermedad en seco —dice—. En caso de que sí se llegue a enfermar, cambie otra vez su cepillo de dientes cuando se empiece a sentir mejor y luego cuando ya esté completamente bien. Así evitará que se vuelva a infectar".

■ **MITIGUE LA MUCOSIDAD.** Si aparte del dolor de garganta usted tiene mucosidad espesa, pruebe la guaifenesina (la cual se vende bajo el nombre de marca *Mucinex*), dice el Dr. Surow. La guaifenesina incrementa el contenido de agua de la mucosidad y permite que fluya sin que se le atore en la garganta.

■ **OCÚPESE DE LA ACIDEZ.** El dolor de garganta crónico puede ser causado por el reflujo ácido, una afección en que el ácido estomacal se fuga del estómago hacia la garganta, causando una irritación menor crónica de la garganta, dice el Dr. Surow. Los indicios de esto incluyen la acidez (agruras, acedía), un sabor amargo en la boca y dolor de garganta después de comer o al estar recostado. Como primera línea de tratamiento, pruebe algún antiácido que se venda sin receta en las farmacias, como los de las marca *Tums*, *Maalox* o *Mylanta*.

■ **ALIVIE SUS ALERGIAS.** Otras afecciones que pueden causar una inflamación menor crónica de la garganta son las alergias causadas por alérgenos inhalados, como el polen, el moho que crece en interiores o el ácaro de polvo, dice el Dr. Surow. Para empezar, pruebe algún medicamento no sedante para las alergias que se venda sin receta y que contenga hidrocloruro de cetirizina, como los antihistamínicos de las marcas *Zyrtec* o *Claritin*.

■ **DELE DESCANSO.** Si le duele la garganta, necesita reposo, dice el Dr. King. La garganta es una estructura muscular y se cansa al igual que cualquier otro músculo del cuerpo. Hable en voz baja y esencialmente monótona. Pero no susurre, porque esto se convierte rápidamente en un aparte, el cual hace que la garganta se esfuerce aún más.

(*Nota*: si encuentra en este capítulo términos que no entiende o que jamás ha visto, favor de remitirse al glosario en la página 604).

PANEL DE EXPERTOS

R. THOMAS GLASS, D.D.S., PH.D., ES PROFESOR DE CIENCIA FORENSE, PATOLOGÍA Y MEDICINA DENTAL Y PROFESOR ADJUNTO DE MICROBIOLOGÍA DEL CENTRO DE CIENCIAS DE LA SALUD DE LA UNIVERSIDAD ESTATAL DE OKLAHOMA, EN TULSA. TAMBIÉN ES PROFESOR EMÉRITO DE LA FACULTAD DE POSGRADO DE LA UNIVERSIDAD DE OKLAHOMA Y DE LAS FACULTADES DE ODONTOLOGÍA Y MEDICINA DE LA UNIVERSIDAD DE OKLAHOMA, DONDE SE DESEMPEÑÓ COMO DIRECTOR DEL DEPARTAMENTO DE PATOLOGÍA ORAL Y MAXILOFACIAL Y COMO PROFESOR DE PATOLOGÍA.

EL **DR. HUESTON KING** ES PROFESOR CLÍNICO DE OTORRINOLARINGOLOGÍA EN LA FACULTAD DE MEDICINA DE LA UNIVERSIDAD DE FLORIDA EN GAINESVILLE. TAMBIÉN ES OTORRINOLARINGÓLOGO RETIRADO EN VENICE, FLORIDA.

EL **DR. ROBERT ROUNTREE** ES MÉDICO HOLÍSTICO EN BOULDER, COLORADO.

EL **DR. JASON SUROW** ES OTORRINOLARINGÓLOGO EN ENT AND ALLERGY ASSOCIATES EN MAHWAH, NUEVA JERSEY.

EL **DR. IRWIN ZIMENT** ES PROFESOR EMÉRITO DE MEDICINA CLÍNICA DEL DEPARTAMENTO DE MEDICINA DE LA FACULTAD DE MEDICINA DE LA UNIVERSIDAD DE CALIFORNIA EN LOS ÁNGELES.

Dolor de muelas

11 defensores dentales

Es fácil comprender por qué la odontología pudo haber sido una de las primeras especializaciones médicas en el antiguo Egipto. El dolor de dientes puede ser atrozmente intenso. Los egipcios empleaban algunos métodos extraños para remediar el dolor dental; por ejemplo, colocaban un ratón vivo sobre las encías de una persona con dolor de dientes. Según su razonamiento, los ratones debían causar algún efecto porque tienen una muy buena dentadura. En épocas de los romanos, las cosas habían mejorado sólo marginalmente. Un antiguo erudito notó que atar una rana a la quijada de una persona hacía que sus dientes fueran más fuertes y que el dolor de dientes respondía a la aplicación de gotas para el oído que se preparaban hirviendo lombrices de tierra en aceite de oliva.

La buena noticia es que no tenemos que hacerles daño a roedores, anfibios ni lombrices para seguir los consejos que hemos recabado de los dentistas modernos. A continuación está lo que ellos sugieren para el dolor dental.

■ **ENJUÁGUESE.** Llene su boca con agua tibia y enjuáguesela vigorosamente varias veces al día, recomienda Jerry F. Taintor, D. D.S. Si su dolor de muelas está causado por comida atorada entre los

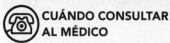 **CUÁNDO CONSULTAR AL MÉDICO**

Un dolor de muelas puede ser un síntoma de toda una gama de problemas. Podrían estar infectadas la pulpa del diente o las encías que rodean el diente adolorido. Podría tener caries en una muela. Tal vez tenga un premolar roto.

La causa de su dolor podría ser una lesión, un pedazo de comida atorado entre los dientes o incluso un problema en los senos nasales, dice Jerry F. Taintor, D.D.S. En cualquier caso, si tiene dolor dental, es importante que averigüe por qué. Consulte a su dentista siempre que tenga un dolor de muelas, incluso aunque el dolor desaparezca. Si tiene un absceso en un diente, puede entrar en un estado de latencia y aparentemente dejar de causarle problemas, pero no se deje engañar, advierte el Dr. Taintor. "Sólo está esperando el momento justo para regresar con más fuerza". La próxima vez que aparezca, podría ser mucho peor.

Sea sensible a la sensibilidad dental

Si no puede ni siquiera tocarse un diente, entonces tiene un dolor dental. Pero si el diente sólo está reaccionando al calor o al frío, entonces el problema se debe a la sensibilidad.

Más de 40 millones de estadounidenses tienen "hipersensibilidad dentinal", que comienza cuando la dentina que está debajo del esmalte del diente queda expuesta, generalmente al nivel de la línea de la encía. La sensibilidad también puede ser el resultado de pequeñas fracturas en el diente, dice John C. Moon, D.D.S.

La edad, las encías retraídas, la cirugía y el cepillado demasiado vigoroso con pastas dentales ásperas y cepillos dentales duros pueden dejar expuesta la dentina. A veces, la placa dentobacteriana ataca el esmalte de los dientes, dejándola expuesta también.

Si está notando sensibilidad dental por primera vez, es una buena idea que consulte al dentista para asegurarse de que no tenga algún otro problema. "Quizás su dentista le recete una pasta dentífrica con fluoruro (que es cinco veces más potente que las pastas dentales que se venden sin receta) o un preparado que contenga fosfato de calcio amorfo", dice W. Brian Powley, D.D.S.

dientes, un buen enjuague puede ayudar a sacar el problema.

■ **DÉJELO EN PAZ.** Cuando un diente nos duele, a veces tenemos la tentación de estarlo revisando una y otra vez para ver en realidad cuánto nos duele. Pero deje de estárselo hurgando. "Esto significa no usar palillos para ver si sigue ahí la cavidad. Incluso es útil no estarse tocando el diente con la lengua", dice el Dr. Taintor. Ya tiene un problema. ¡No lo haga más grande!

■ **USE HILO CON SUAVIDAD.** Si enjuagarse la boca no le funciona, trate de sacar pequeños pedacitos de comida, como las cáscaras de palomitas (rositas) de maíz que se atoran entre los dientes, con hilo dental, dice el Dr. Taintor. Sostenga el hilo dental con firmeza o si tiene dificultades para manipularlo con los dedos, use un ensartador de hilo dental, el cual puede conseguir casi en cualquier farmacia. Haga movimientos suaves semejantes a los que haría si estuviera serruchando.

Sea delicado, pero deliberado, dice el Dr. W. Brian Powley, D.D.S. Es probable que sus encías estén adoloridas.

■ **ENJUÁGUESE CON AGUA SALADA.** Después de cada comida y antes de irse a acostar, agregue ½ cucharadita de sal a un vaso de 8 onzas (240 ml) de agua tibia, dice el Dr. Taintor. Mantenga cada trago en la boca, muévalo por toda la boca y luego escúpalo.

■ **MASAJÉESE LAS MANOS.** Envuelva un cubito de hielo con un trapo fino y frótelo contra la parte carnosa en forma de V que está entre el pulgar y el dedo índice. Mantenga el hielo haciendo presión suave sobre esta área durante 5 a 7 minutos. Sorprendentemente, esta técnica puede calmar el dolor de muelas. En un estudio de investigación, el masaje con hielo alivió el dolor de muelas en un 60 a un 90 por ciento de las personas que lo probaron. Funciona al mandar impulsos por frotación a lo largo de los nervios por los cuales normalmente viajaría el dolor de muelas. Debido a que estos nervios sólo pueden transmitir una señal a la vez, el impulso nervioso causado por la frotación supera al impulso causado por el dolor.

■ **CÚRESE CON CLAVOS.** Este es un remedio que la gente ha usado durante muchos años. Apliquese unas gotas de aceite de clavo de olor directamente sobre el diente o ponga el aceite en una bolita de algodón y coloque la bolita junto al diente que le esté causando problemas. El aceite de clavo de olor ayuda a calmar los nervios inflamados que están en la pulpa del diente, explica John C. Moon, D.D.S.

■ **MEJOR NO MUERDA.** Si una muela le está doliendo porque se lastimó al morder algo duro, trate de no usar esa área cuando coma. Si no se le dañó ningún diente, reposar el diente adolorido puede aliviar el dolor y permitir que sane solo, dice el Dr. Moon.

■ **PÓNGALE HIELO.** Trate el problema como trataría un moretón (cardenal) con hielo. Al igual que en el caso de los moretones, el hielo disminuye la inflamación que está causando el dolor, dice el Dr. Moon. Ponga cubitos de hielo en una pequeña bolsa de plástico con cierre hermético tipo *ziplock*, séllala, envuélvala en un trapo fino y colóquela sobre el diente adolorido o sobre el cachete adyacente durante intervalos de 15 minutos, al menos tres o cuatro veces al día.

■ **CIERRE LA BOCA.** Si el diente le duele cuando pasa aire frío por encima del mismo, simplemente corte el flujo de aire. Pero no apriete la quijada. Algunos dolores dentales ocurren porque la mordida no está bien alineada. En este caso, evite cerrar la boca lo más que pueda hasta que lo revise un dentista.

■ **TRAGUE ASPIRINA.** No emplee el remedio tradicional de colocarse una aspirina directamente sobre la encía adolorida. Esto le puede causar quemaduras por aspirina, dice el Dr. Taintor. Sin embargo, puede tomar una aspirina cada 4 a 6 horas para aliviar el dolor. El *Extra-Strength Tylenol* y el ibuprofeno también funcionan igualmente bien; el dolor debe de empezar a disminuir en más o menos media hora.

■ **ADORMÉZCALO.** Para conseguir un alivio temporal, pruebe un desensibilizante tópico. "Pruebe alguno de los productos con benzocaína que se venden sin receta, como los de las marcas *Anbesol* u *Orajel*", dice el Dr. Moon.

(*Nota*: si encuentra en este capítulo términos que no entiende o que jamás ha visto, favor de remitirse al glosario en la página 604).

PANEL DE EXPERTOS

JOHN C. MOON, D.D.S., ES ODONTÓLOGO COSMÉTICO Y GENERAL EN HALF MOON BAY, CALIFORNIA.

W. BRIAN POWLEY, D.D.S., ES DENTISTA Y TIENE SU CONSULTA PRIVADA EN PARADISE VALLEY, ARIZONA.

JERRY F. TAINTOR, D.D.S., ES DENTISTA Y TIENE SU CONSULTA PRIVADA EN MEMPHIS, TENNESSEE, ANTERIOR DIRECTOR DE ENDODONCIA DE LA FACULTAD DE ODONTOLOGÍA DE LA UNIVERSIDAD DE TENNESSEE EN MEMPHIS Y ANTIGUO DIRECTOR DE ENDODONCIA DE LA FACULTAD DE ODONTOLOGÍA DE LA UNIVERSIDAD DE CALIFORNIA EN LOS ÁNGELES.

Dolor de piernas

8 formas de despedirse del dolor

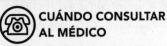

CUÁNDO CONSULTAR AL MÉDICO

El dolor de piernas es un síntoma de muchas afecciones, algunas muy serias. Si su dolor es intenso, empeora rápidamente o dura más de una semana, consulte a su médico lo antes posible. Además de recomendarle cambios en su estilo de vida, su doctor podrá recetarle medicamentos que pueden mejorar su resistencia al caminar. En algunos casos, es necesario realizar una cirugía para hacer una derivación (*bypass*) de la parte obstruida de la arteria al conectarla con otro vaso sanguíneo, o bien, otro tipo de procedimiento quirúrgico para crear más espacio a través de la arteria estrecha.

Los problemas crónicos de pies que se infectan son una de las principales causas de amputación en personas que tienen claudicación intermitente. Si tiene una cortada, un raspón, una ampolla o algún otro problema en los pies que presente el enrojecimiento, la hinchazón, el calor y el dolor característicos de una infección, busque atención médica de inmediato.

Toda una variedad de problemas pueden conducir al dolor de piernas, entre ellos los problemas de espalda, las venas varicosas y el daño neuronal. El uso exagerado, por ejemplo, al hacer ejercicio demasiado vigoroso, o una lesión, como la que resulta de una caída, también pueden causar dolor de piernas. Sin embargo, hay un tipo particular de dolor en las piernas que puede ser indicativo de problemas potencialmente mortales en el sistema cardiovascular.

La claudicación intermitente es un dolor crónico que se siente en las piernas al caminar. Generalmente afecta las pantorrillas, pero a veces también se puede sentir en los glúteos y los muslos. Se calcula que del 3 al 10 por ciento de la población estadounidense padece esta afección y que casi una quinta parte de la población de más de 65 años de edad tiene este problema. Aunque en sí misma es una afección dolorosa y seria, la claudicación intermitente en realidad sólo es un síntoma de un problema todavía más serio: la enfermedad arterial periférica.

La enfermedad arterial es causada por una acumulación de placa en las arterias que se extienden por la "periferia" del cuerpo, como las que llevan sangre a las piernas y los pies. La placa limita la cantidad de sangre rica en oxígeno que puede llegar a los músculos y el dolor es la manera que tienen las piernas de avisarle que no les está llegando suficiente sangre durante la actividad física. Una vez que para la actividad, también para la molestia. Aunque los calambres, el dolor y el cansancio son los síntomas más frecuentes de la enfermedad arterial periférica

D

leve a moderada, menos del 20 por ciento de las personas que tienen esta afección los presentan.

Si usted tiene dolor de piernas por enfermedad arterial, es posible que también tenga placa acumulada en las arterias que llevan sangre al corazón y al cerebro, limitando el flujo de sangre hacia los mismos, lo cual eleva su riesgo de sufrir un ataque al corazón o un derrame cerebral, dice el Dr. Wilbert Aronow. Los estudios de investigación han descubierto que, cada año, alrededor del 6 por ciento de las personas que tienen claudicación intermitente, que es la primera fase de la enfermedad arterial, sufrirán un ataque al corazón o un derrame cerebral o bien morirán por causas cardiovasculares.

Por este motivo, la claudicación intermitente no se debe tomar a la ligera. No sólo es importante tratar el dolor que se presenta al caminar, sino que también es crucial disminuir cualquier riesgo cardiovascular subyacente. Es importante consultar al médico con regularidad para que pueda darle seguimiento a su avance. Después de todo, el dolor en las piernas es sólo un síntoma. La verdadera enfermedad es la que puede ser mortal. Por el lado positivo, sí hay ciertas cosas que puede hacer en casa para deshacerse del dolor de la claudicación y ayudar a retardar el avance de la enfermedad arterial periférica.

■ **CANCELE LOS CIGARRILLOS.** "El tabaquismo es un potente factor de riesgo para la claudicación intermitente", dice la Dra. Nieca Goldberg. Los estudios de investigación han demostrado que más del 80 por ciento de las personas que padecen la enfermedad arterial periférica son o eran fumadores.

Generalmente no es fácil dejar de fumar, pero considere lo siguiente: fumar cigarrillos aumenta el daño que puede causar la enfermedad al reemplazar el oxígeno con monóxido de carbono en los músculos de las piernas, que ya están privados de oxígeno. La nicotina también provoca la constricción de las arterias, lo que restringe aún más el flujo sanguíneo, posiblemente dañando a las arterias en sí y conduciendo a la formación de coágulos sanguíneos. En casos extremos, estos coágulos pueden causar la gangrena y hacer necesaria la amputación de una extremidad.

■ **CONTROLE SU NIVEL DE GLUCOSA.** La diabetes eleva el riesgo de desarrollar la enfermedad arterial periférica y la claudicación intermitente, señala la Dra. Goldberg. Debido a que el objetivo es evitar que el problema empeore, el control de la diabetes es un importante método de autocuidado. Su doctor puede medirle el nivel de hemoglobina para evaluar el control de azúcar en sangre (glucosa) a largo plazo, dice el Dr. Aronow.

Según los Institutos Nacionales de Salud, entre las medidas importantes para controlar la diabetes están tomar medicamentos que se venden con receta, revisarse el nivel de azúcar en sangre con regularidad, alimentarse sanamente y realizar al menos 30 minutos de actividad física la mayoría de los días. Si le parece que hacer ejercicio será demasiado doloroso para sus pantorrillas ya adoloridas, siga leyendo.

■ **COMIENCE A CAMINAR.** Al igual que otros expertos en la enfermedad arterial periférica, tanto la Dra. Goldberg como el Dr. Aronow hacen hincapié en la importancia de hacer ejercicio con regularidad. Los pacientes a menudo se sorprenden cuando su doctor les recomienda que caminen regularmente, dice la Dra. Goldberg, pero después de hacerlo durante un tiempo, lo más probable es que usted descubra que podrá caminar distancias cada vez mayores sin dolor. Los expertos no saben con certeza por qué el ejercicio ayuda a tratar la claudicación, pero podría ser por un aumento en la fuerza muscular y un mejor suministro de oxígeno a los músculos de las piernas.

Trate de caminar de 30 a 45 minutos al menos tres veces a la semana, idealmente bajo la supervisión de un profesional capacitado que pueda ayudarle a arrancar, alentarlo a caminar una distancia suficiente y asegurar que esté haciendo ejercicio de forma segura. ¿Conoce la frase "sin dolor no hay beneficio"? Bueno, pues esa es la meta que tiene que recordar. Debe caminar hasta que sus piernas lleguen "casi al máximo" de dolor, dice el Dr. Aronow, luego reposar quedándose de pie o sentándose brevemente hasta que sus síntomas desaparezcan. Siga repitiendo el ciclo de caminar y reposar hasta que su sesión de ejercicio haya terminado.

Si va a hacer ejercicio por su cuenta, considere caminar en un centro comercial, dice el Dr. Aronow. Así se podrá proteger de las inclemencias del tiempo y además, los centros comerciales tienen muchos lugares donde podrá sentarse a descansar.

Tenga presente que no observará una mejoría de la noche a la mañana. Quizás tarde al menos uno o dos meses en empezar a notar un cambio.

Cuando unos investigadores revisaron los resultados de tres estudios de investigación sobre la actividad física y la claudicación, descubrieron que, a lo largo de un período de 3 a 12 meses, el ejercicio en efecto incrementó en un 150 por ciento la distancia máxima que podían caminar estas personas.

■ **QUÍTESE UNA CARGA DE ENCIMA.** La obesidad puede ser un problema importante para las personas que sufren de claudicación, no sólo porque dificulta la circulación sanguínea, sino también por el daño que causa a los pies. Cambie su alimentación y realice más actividad física para que pueda deshacerse de esas libritas de más. Incluso bajar tan sólo 5 libras (2 kg) puede ayudar.

■ **EVITE LAS ALMOHADILLAS.** Debido a que tienen un flujo sanguíneo restringido en las piernas, las personas con claudicación intermitente a menudo tienen los pies fríos. Pero sin importar lo fríos que estén sus pies, nunca los caliente con una almohadilla térmica o una bolsa de agua caliente. Debido a que el flujo sanguíneo está restringido, el calor no se puede disipar y puede terminar por quemarse los pies. En vez, pruebe ponerse unos calcetines (medias) holgados de lana para calentarse los pies.

■ **CUIDE SUS PIES.** Las personas que tienen diabetes tienen que ser particularmente cuidadosas con la salud de sus pies porque la mala circulación puede convertir una lesión menor en un problema serio. Lo mismo sucede en el caso de las personas que padecen la enfermedad arterial periférica. Asegúrese de lavarse y secarse los pies todos los días, revisarlos para ver si tienen lesiones y usar zapatos que le queden bien —con plantillas, si es necesario— para evitar lastimarse los pies, dice el Dr. Aronow.

■ **VIGILE SUS NIVELES.** Si tiene claudicación intermitente, es importante que su doctor verifique que no tenga el colesterol alto y la presión arterial alta y, si es necesario, que mantenga estos factores de riesgo bajo control, dicen el Dr. Aronow y la Dra. Goldberg.

■ **FÍJESE EN EL FOLATO.** La homocisteína es un aminoácido que se ha vinculado con un mayor riesgo de padecer enfermedades cardíacas. Al incrementar su consumo de folato, una vitamina del complejo B que también se conoce como ácido fólico, usted puede reducir sus niveles de homocisteína. Entre los alimentos que son buenas fuentes de folato están los cereales enriquecidos, los frijoles (habichuelas), el brócoli, las espinacas y el jugo de naranja (china).

(*Nota*: si encuentra en este capítulo términos que no entiende o que jamás ha visto, favor de remitirse al glosario en la página 604).

PANEL DE EXPERTOS

EL **DR. WILBERT S. ARONOW** ES CARDIÓLOGO Y PROFESOR CLÍNICO DE MEDICINA DE LA UNIVERSIDAD DE MEDICINA DE NUEVA YORK EN VALHALLA.

LA **DRA. NIECA GOLDBERG** ES CARDIÓLOGA EN LA CIUDAD DE NUEVA YORK Y SE ESPECIALIZA EN LA SALUD DE LAS MUJERES.

Dolor de rodilla

18 indicaciones aliviadoras

La rodilla es la más fuerte de las 187 articulaciones que hay en el cuerpo humano. De hecho, absorbe una fuerza equivalente a $4\frac{1}{2}$ veces su peso corporal cada vez que baja por las escaleras. Pero a pesar de su fortaleza impresionante, también es la articulación que normalmente da más problemas.

A medida que los estadounidenses se han ido volviendo en personas más activas, las lesiones de rodilla relacionadas con el deporte se han ido haciendo más comunes. Pero no tiene que ser un atleta para tener dolor de rodillas. Los accidentes automovilísticos, al igual que las caídas, por lo general causan lesiones en las rodillas. Ciertos dolores de rodilla son el resultado del sobreuso o del desgaste normal de la articulación que se presenta con la edad. La causa más común de dolor de rodilla es la osteoartritis, un desgaste degenerativo de los cojines de cartílago que hay en la articulación, lo cual hace que los huesos se froten dolorosamente entre sí.

Parte del problema está en su diseño, o mejor dicho, en nuestra incapacidad de cambiarlo cada vez que le exigimos algo nuevo. "La rodilla, sin duda alguna, es poco apta para lo que le pedimos que haga", dice el Dr. James M. Fox. No fue diseñada para el fútbol americano, el fútbol soccer, los accidentes automovilísticos, la carpintería, la plomería ni para estar acuclillado o de rodillas todo el día.

Si las rodillas le duelen por sobreuso o abuso, a continuación están algunas tácticas que puede emplear para reparar el daño.

■ **QUÍTELES LA CARGA.** El peso corporal es uno de los principales factores que contribuyen a los problemas en las rodillas, dice el

Dr. Fox. Cada libra de peso hay que multiplicarla más o menos por seis para calcular el esfuerzo al que se somete el área de la rodilla. Si usted tiene un sobrepeso de 10 libras (4,5 kg), entonces su rodilla tiene que andar cargando 60 libras (27 kg) de más. Como señala el Dr. Fox, "No le ponga llantas (neumáticos, gomas) de Volkswagen a un camión Mack".

■ **OLVÍDESE DE LAS RODILLERAS.** Las rodilleras ortopédicas se pueden conseguir prácticamente en cualquier tienda de artículos deportivos, pero los expertos dicen que lo mejor es dejarlas ahí y no comprarlas. Algunas rodilleras están diseñadas para quitar presión que esté afectando un área específica de la rodilla, pero generalmente son estorbosas, caras y sólo se venden con receta médica. "Las rodilleras elásticas u ortopédicas que se compran en las tiendas de artículos deportivos no se deben usar para ninguna otra cosa salvo recordarle que tiene una rodilla lastimada", dice el Dr. Fox.

Algunas de ellas pueden hacer más daño que beneficio, dado que impulsan la rótula hacia la articulación, según explica la entrenadora atlética Marjorie Albohm.

■ **PRUEBE UNA PLANTILLA.** Algunos pacientes consiguen aliviar el dolor de rodilla con unas plantillas ortóticas (*orthotics*), dice el Dr. Fox. Cuando se colocan en el zapato, pueden redistribuir la presión y disminuir el impacto que tiene que absorber la rodilla.

En las farmacias y los consultorios médicos, se vende toda una variedad de plantillas ortóticas. También se pueden hacer a la medida para su lesión específica. Empiece con las plantillas

ortóticas comerciales que se venden en la farmacia de su localidad. Si no le ayudan, entonces pruebe las que venden los médicos o fisioterapeutas antes de pagar por las que están hechas a la medida, las cuales son más costosas, sugiere el Dr. Fox.

■ **ALÍVIESE CON HOMEOPATÍA.** El árnica, una hierba que proviene de una flor europea, posee propiedades antiinflamatorias naturales. Unos científicos alemanes encontraron que reduce la hinchazón de la rodilla causada por la cirugía. Use el árnica homeopática como complemento a la terapia con hielo o a los medicamentos convencionales que esté tomando para el dolor de rodilla, sugiere Jane Guiltinan, N.D. Frótese un ungüento de árnica sobre los moretones (cardenales) o los músculos esguinzados o tome tres gránulos homeopáticos de árnica por vía sublingual hasta seis veces al día.

■ **CUENTE CON UN CALMANTE.** El ibuprofeno es el analgésico que se vende sin receta preferido por nuestros expertos. Reduce la inflamación y alivia el dolor sin causar tantos problemas estomacales como la aspirina. El acetaminofeno es un buen analgésico y también causa menos problemas estomacales, pero no sirve para bajar la inflamación.

Los estudios de investigación también han demostrado que el ibuprofeno puede mejorar significativamente la movilidad de la articulación en personas con lesiones agudas en los ligamentos de la rodilla.

■ **AYÚDESE CON UNA ALTERNATIVA.** El metilsulfonilmetano (*methylsulfonyl-methane*), también conocido como MSM, es un derivado del azufre y puede prevenir la degeneración de la articulación y del cartílago, dicen unos científicos de la Universidad de California en San Diego. Al final de un ensayo de 3 meses de duración realizado en la Universidad del Suroeste de Medicina Naturopática con pacientes que padecían osteoartritis en la rodilla, los que tomaron metilsulfonilmetano reportaron que tenían un 25 por ciento menos de dolor y que su funcionamiento físico había mejorado en un 30 por ciento.

Empiece con 1,5 a 3 gramos una vez al día, sugiere Leslie Axelrod, N.D. Para el dolor agudo, aumente la dosis a 3 gramos, dos veces al día, dice. Los estudios de investigación han demostrado que una dosis incluso de tan sólo 500 miligramos, tres veces al día, ayuda a aliviar el dolor y a mejorar el funcionamiento.

■ **CÚRESE CON C.** Unos científicos australianos descubrieron que la vitamina C, que se encuentra en frutas y verduras como los pimientos (ajíes, pimientos morrones), el kiwi, el tomate (jitomate) y la naranja (china), disminuye el dolor de rodilla al proteger esta articulación de la artritis. Estos investigadores estudiaron a 293 personas de edad madura sin dolor de rodilla. Diez años después evaluaron el tejido de la rodilla de estas personas mediante un estudio de resonancia magnética. Quienes habían consumido grandes cantidades de vitamina C a través de su dieta presentaron una menor probabilidad de tener degeneración ósea conducente al dolor de rodilla y de desarrollar osteoartritis en la rodilla. Estos investigadores también descubrieron que otros antioxidantes, entre ellos la luteína y la zeaxantina, los cuales se encuentran en las verduras de color verde (como las espinacas), pueden brindar protección contra la artritis y el desgaste relacionado con la edad.

■ **MEJÓRESE CON MENTOL.** Algunas lociones que contienen mentol producen calor, el cual puede aliviar los síntomas y disminuir las molestias, dice el Dr. Fox. Al envolver la rodilla con plástico después de aplicarse la loción, puede hacer que el linimento produzca aún más calor. Tenga cuidado de no quemarse o irritarse la piel.

■ **CUENTE CON LA CAPSAICINA.** Las cremas que se venden sin receta que contienen un extracto del chile llamado capsaicina pueden disminuir el dolor de rodilla. En un estudio de investigación se descubrió que en casi el 40 por ciento de los pacientes con artritis el dolor disminuyó a la mitad después de usar una crema con capsaicina durante un mes. Estas cremas, entre ellas las de las marcas *Zostrix* y *Capzasin-P*, pueden ser irritantes para la piel. Por lo tanto, hágase una prueba aplicándoselas en una pequeña área durante unos días antes de aplicársela en toda la rodilla y no se la ponga sobre heridas abiertas.

■ **FORTALÉZCASE CON EJERCICIO.** Lo único que mantiene la rodilla en su lugar son los músculos y los ligamentos, dice el Dr. Fox. Por lo tanto, es muy importante que fortalezca los músculos, ya que son las estructuras de apoyo. Si los músculos no tienen suficiente fuerza o no se someten a suficiente resistencia, entonces es probable que tenga problemas con sus rodillas.

Los músculos más fuertes le permiten tener articulaciones más fuertes y que son más capaces de aguantar el esfuerzo considerable al que se someten las rodillas incluso al caminar o al subir por las escaleras. La meta de los siguientes ejercicios es fortalecer los músculos cuadríceps, que son los que están en la parte frontal de las piernas, así como los tendones de la corva, que son los que están en la parte posterior de los muslos. Estos dos músculos deben estar en equilibrio, explica el Dr. Fox. Si sólo desarrolla uno o el otro, estará sometiendo a la rodilla a un esfuerzo indebido.

Los siguientes ejercicios no son difíciles de hacer y duelen mucho menos que las rodillas adoloridas.

■ **Fortalecedor isométrico de la rodilla.** Siéntese en el piso con la rodilla adolorida extendida hacia el frente. Coloque una toalla enrollada debajo de la parte posterior de la rodilla y luego tense los músculos de la pierna sin mover la rodilla. Mantenga la contracción y vaya incrementando gradualmente su duración hasta que pueda mantener los músculos tensos durante al menos 30 segundos y luego relájelos. Repita este ciclo de tensión y relajación hasta un máximo de 25 veces.

■ **Elevación de pierna.** Siéntese con la espalda recostada contra la pared y coloque una almohada detrás de la baja espalda. (Recostarse contra la pared asegura que los músculos de la pierna sean los que trabajen para elevarla. Este tipo de elevación de pierna no agravará el dolor de espalda). Una vez que esté en esta posición, haga la contracción isométrica descrita anteriormente contando hasta cinco, luego eleve la pierna unas cuantas pulgadas del piso y sosténgala ahí contando hasta cinco, luego bájela y relájela contando hasta cinco. Vaya incrementando gradualmente el número de repeticiones hasta que pueda hacer tres series de 10 elevaciones cada una, contando siempre hasta cinco para mantener el ritmo.

Una advertencia: si un ejercicio le causa mayor molestia o dolor, deje de hacerlo, aconseja el Dr. Fox. Tiene que escuchar a su cuerpo. No siga haciendo algo que le cause dolor.

■ **MEJOR MODIFIQUE.** Los atletas que tienen problemas crónicos en las rodillas tienen que modificar su nivel de entrenamiento o actividad diaria, dice Albohm. "Pero eso no significa que se deba convertir en un saco de papas". Si le gusta el ráquetbol pero tiene una lesión crónica en la rodilla que ha ido empeorando gradualmente por seguir practicando ese deporte, lo más probable es que tenga que dejar de practicar esa actividad, dice.

¿Sus opciones? Pruebe nadar, andar en bicicleta o remar, todas las cuales son actividades beneficiosas para la salud pero que no someten a las rodillas a demasiado esfuerzo. La clave es realizar una actividad "en la que no tenga que sostener su propio peso". De hecho, como ayudan a fortalecer los músculos de sus muslos, este tipo de ejercicio, como andar en bicicleta y remar, puede ayudar a que mejoren sus rodillas sin que tenga que sacrificar la capacidad aeróbica o la quema de calorías.

Haga lo que haga, no deje de llevar un estilo de vida saludable a causa del dolor de rodilla. Nadie tiene por qué dejar de ser una persona activa, dice Albohm. Simplemente evite cualquier cosa que le cause dolor en la rodilla lastimada.

■ **OPTE POR SUPERFICIES SUAVES.** Muchos corredores tienen dolor causado por tendinitis, la cual es consecuencia de los malos hábitos al entrenar, dice el Dr. Fox. Estos no son problemas mecánicos importantes, dice, y a menudo se pueden minimizar al correr sobre un tipo distinto de superficie.

Lo óptimo es que corra sobre pasto. La segunda opción sería asfalto y la tercera (y peor) opción sería concreto. El concreto es la superficie más dura de todas y debe evitarla lo más posible. No adquiera el hábito de correr por las aceras. Trate de encontrar un campo de golf donde pueda correr una vez que se hayan ido los golfistas. "Cuando corre una milla (1,6 km), su pie pega contra el piso entre 600 y 800 veces", dice el Dr. Fox.

■ **APLIQUE ESTAS MEDIDAS.** Después de realizar cualquier actividad que le cause dolor en la rodilla, Albohm dice que inmediatamente debe reposar el área y aplicarse hielo y compresión y elevar la rodilla durante 20 a 30 minutos. Este consejo se conoce comúnmente como *RICE*, que son las siglas en inglés de reposo, hielo, compresión y elevación.

"No subestime el poder del hielo", dice Albohm. Es un antiinflamatorio fantástico y realmente le ayudará a aliviar el dolor.

Al aplicarse hielo, simplifique su rutina, dice. Cuando regrese de haber hecho ejercicio, sólo eleve la pierna y apóyela sobre algún mueble, póngase una venda elástica y aplíquese una compresa de hielo durante 20 a 30 minutos. Esto siempre deberá ser lo primero que intente para aliviar el dolor.

■ **CUIDADO CON EL CALOR.** Cuando no hay hinchazón, el uso de una almohadilla eléctrica antes de realizar alguna actividad puede permitirle hacer ejercicio con menos dolor. Sin embargo, advierte Albohm, si hay hinchazón, por mínima que sea, no se aplique calor. Tampoco use calor después de realizar alguna actividad, dice. Estamos suponiendo que el área se va a irritar durante la actividad y el calor sólo va a aumentar cualquier irritación que ya tenga.

■ **ACTUALICE SU CALZADO.** Si sus tenis ya no pueden absorber el impacto, dice Gary M. Gordon, D.P.M., ese impacto tiene que ir a algún lugar. De tal modo, pasa a través de su pie y sube por su espinilla hasta llegar a la rodilla. A veces sigue viajando, llegando también a la cadera y la espalda.

"Yo les digo a los corredores que deben cambiar sus tenis para correr cada 300 millas (483 km)", dice el Dr. Gordon. Si corren menos que eso, entonces necesitan comprarse tenis nuevos una vez al año. Los bailarines aeróbicos y los jugadores de básquetbol y tenis que se ejercitan dos veces a la semana probablemente pueden cambiar sus tenis por unos nuevos cada cuatro a seis meses. Pero si entrenan cuatro o más veces a la semana, entonces necesitarán tenis nuevos cada dos meses.

A la mayoría de las personas no les gusta escuchar eso (salvo a los fabricantes de tenis).

■ **ACTÍVESE EN AGUA.** La capacidad del agua de hacernos flotar la convierte en el lugar perfecto para ejercitar suavemente una rodilla adolorida, dice la consultora en acondicionamiento físico, Lisa Dobloug. Pruebe hacer sus ejercicios normales para la rodilla lentamente bajo agua. Nadar y hacer otros ejercicios específicos para fortalecer los cuadríceps y los músculos del tendón de la corva le permitirán conservar su buena forma física sin someter a sus rodillas a un esfuerzo, dice.

■ **ENTRE EN CALOR EN LA MAÑANA.** Para mantener los músculos de la rodilla y el tendón de la corva flexibles, empiece con unos estiramientos matutinos, sugiere Dobloug. Recuéstese boca arriba con una pierna doblada y el pie plano sobre el piso. Levante la otra pierna lentamente hacia el techo, con el pie flexionado, de modo que el talón sea el que conduzca el movimiento. Luego, baje la pierna lentamente. Repita esto 12 veces con cada pierna.

■ **AL EMPEZAR Y AL TERMINAR, ESTÍRESE.** Muchos de los clientes de Dobloug son personas mayores que tienen necesidades especiales en cuanto a la protección de sus rodillas. Por lo tanto, ella hace hincapié en la calidad, y no la cantidad, de ejercicio y en la importancia de hacer estiramientos y de moverse de la manera correcta.

Es muy importante hacer un calentamiento, dice Dobloug. Tómese alrededor de cinco minutos y haga estiramientos ligeros antes de empezar a hacer ejercicio. Tal vez pueda probar hacer los movimientos de cualquier ejercicio que vaya a realizar, pero de manera muy suave.

(*Nota*: si encuentra en este capítulo términos que no entiende o que jamás ha visto, favor de remitirse al glosario en la página 604).

PANEL DE EXPERTOS

MARJORIE ALBOHM ES ENTRENADORA ATLÉTICA CERTIFICADA Y PRESIDENTA DE LA ASOCIACIÓN NACIONAL DE ENTRENADORES ATLÉTICOS DE DALLAS. FORMÓ PARTE DEL PERSONAL MÉDICO DE LAS OLIMPIADAS DE INVIERNO DE 1980 Y DE VERANO DE 1996, ASÍ COMO DE LOS JUEGOS PANAMERICANOS DE 1987.

LESLIE AXELROD, N.D., ES PROFESORA DE CIENCIAS CLÍNICAS DE LA UNIVERSIDAD DEL SUROESTE DE MEDICINA NATUROPÁTICA Y CIENCIAS DE LA SALUD EN PHOENIX.

LISA DOBLOUG ES LA PRESIDENTA DE SAGA FITNESS, UNA EMPRESA EN WASHINGTON, D. C. QUE DA CONSULTORÍA A ENTRENADORES PERSONALES Y BALNEARIOS. MUCHOS DE SUS CLIENTES SON PERSONAS MAYORES QUE DESEAN MANTENERSE ACTIVAS Y QUE APRECIAN SUS CONSEJOS SABIOS Y ACERTADOS ACERCA DEL EJERCICIO.

EL **DR. JAMES M. FOX** ES ESPECIALISTA EN CIRUGÍA ARTROSCÓPICA DE RODILLA Y MEDICINA DEL DEPORTE DEL SYNERGY HEALTH MEDICAL GROUP EN LOS ÁNGELES. TAMBIÉN FUE MIEMBRO DEL PERSONAL MÉDICO DE LAS OLIMPIADAS DE VERANO DE 1984.

GARY M. GORDON, D.P.M., ES EL JEFE DE PODIATRÍA DEL CENTRO DE MEDICINA DEL DEPORTE DE LA UNIVERSIDAD DE PENSILVANIA Y TIENE SU CONSULTA PRIVADA EN GLENSIDE, PENSILVANIA.

JANE GUILTINAN, N.D., ES PROFESORA DE MEDICINA NATUROPÁTICA DE LA UNIVERSIDAD BASTYR EN KENMORE, WASHINGTON, Y ANTERIOR PRESIDENTA DE LA ASOCIACIÓN DE MÉDICOS NATURÓPATAS DE LOS ESTADOS UNIDOS.

Dolor en los pies

15 pasos para andar bien

 CUÁNDO CONSULTAR AL MÉDICO

Según Mark D. Sussman, D.P.M., definitivamente debe consultar al médico en los casos siguientes:

■ Si tiene un dolor en los pies que aumenta continuamente durante el día.

■ Si sus pies llegan a dolerle tanto que ya no puede dejarse puestos los zapatos.

■ Si tiene dificultades para caminar cuando recién se ha levantado de la cama.

Además, tenga presente que la sensación de ardor y dolor en los pies puede ser indicativa de una mala circulación, pie de atleta, un nervio oprimido, diabetes, anemia, alguna enfermedad tiroidea, alcoholismo u otro problema serio, por lo que será necesario que llame a su médico.

La Asociación Médica Podológica de los Estados Unidos reporta que la gran mayoría de los estadounidenses —el 75 por ciento— tienen problemas en los pies en algún momento de su vida.

Esto no sorprende cuando se considera la complejidad del pie. Cada pie contiene 26 huesos, 33 articulaciones, 107 ligamentos, 19 músculos y muchos tendones que lo mantienen todo junto y lo ayudan a moverse en varias direcciones. Una persona común da de 8.000 a 10.000 pasos al día, a veces colocando tanta presión sobre los pies que la misma excede su propio peso corporal.

Curiosamente, en realidad no es el ejercicio lo que maltrata a los pies, sino que casi siempre es una combinación de zapatos que no quedan bien y negligencia. Por fortuna, hay muchas cosas que puede hacer para aliviar el dolor en los pies. A continuación están las recomendaciones de los expertos.

■ **ELÉVELOS.** Lo mejor que puede hacer por sus pies cuando llega a casa es elevarlos y ejercitar los dedos para activar la circulación. Eleve sus pies de modo que queden a un ángulo de 45 grados con respecto a su cuerpo (en línea recta desde las caderas) y relájese en esa posición durante 20 minutos.

■ **SUMÉRJALOS EN SALES.** Una manera consagrada de revitalizar los pies es remojarlos en una palangana con agua tibia y una o dos cucharadas de sales de Epsom, dice Mark D. Sussman, D.P.M. Enjuágueselos con agua limpia y fresca, séquelos con una toalla sin frotarlos y luego déles un masaje usando algún gel o crema humectante.

■ **ALTERNE CON AGUA CALIENTE Y FRÍA.** El Dr. Sussman recomienda este tratamiento, el cual es muy popular en los *spas* europeos. Siéntese en el borde de una bañadera (bañera, tina) y ponga los pies bajo el chorro de agua durante varios minutos. Alterne entre 1 minuto de agua caliente (pero no tanto que queme) y 1 minuto de agua fría, repitiendo esto varias veces y terminando con agua fría. El contraste de temperaturas vigorizará todo su organismo. Si su ducha tiene un cabezal que dé masaje con el chorro de agua, úselo para lograr una estimulación aún mayor.

Sin embargo, si usted tiene diabetes o algún trastorno circulatorio, no exponga sus pies a temperaturas extremas.

■ **MEJÓRESE CON UN MASAJE.** "Algo realmente delicioso es pedirle a alguien que le dé un masaje de pies con aceite para bebé", dice el Dr. Sussman. O también puede dárselo usted mismo. Con ambas manos, hágase un masaje en todo el pie, apretando ligeramente los dedos de los pies y luego haciendo presión y movimientos circulares a lo largo de la planta del pie. Un movimiento realmente eficaz consiste en deslizar un pulgar firmemente hacia arriba y hacia abajo por el arco del pie.

■ **INTENTE CON UNA TALONERA.** Las plantillas ortopédicas hechas a la medida pueden ser útiles para aliviar el dolor en los pies, pero también pueden ser bastante costosas, además de que no está garantizado que vayan a funcionar. Para el dolor agudo en el talón causado por la fascitis plantar (una inflamación de la fascia plantar, que corre por la planta del pie), pruebe usar una de las taloneras (*heel cups*) que se venden en las tiendas, dice Marlene Reid,

D.P.M. Sólo cuestan unos cuantos dólares. Seleccione una que sea firme, sugiere.

■ **EJERCÍTESE.** No estamos hablando de ejercicios aeróbicos o cualquier otra actividad intensa. Pero muchos doctores recomiendan que ejercite los músculos de sus pies y piernas periódicamente a lo largo del día para prevenir el dolor y mantener la circulación. Pruebe estas ideas de los expertos de la Kinney Shoe Corporation.

■ Si sus pies se sienten tensos y acalambrados en cualquier momento del día, sacúdalos como sacudiría las manos si se le acalambraran. Sacuda un pie a la vez, luego relájelo y flexione los dedos hacia arriba y hacia abajo.

■ Si debe permanecer de pie durante períodos prolongados, camine en el mismo sitio siempre que pueda. Cambie continuamente su posición y trate de descansar ocasionalmente un pie sobre un banco o escalón. Si le es posible, párese sobre una alfombra o una colchoneta de goma (hule) esponjosa.

■ Para aliviar la rigidez, quítese los zapatos, siéntese en una silla y estire sus pies hacia adelante. Haga círculos con ambos pies desde los tobillos, 10 veces en una dirección y 10 veces en la otra, apuntando los dedos de los pies lo más hacia abajo que pueda y luego flexionándolos hacia arriba lo más alto que pueda. Repita esto 10 veces. Luego tome los dedos de los pies con las manos y jálelos suavemente hacia adelante y hacia atrás.

Curas culinarias

Para aliviar el dolor, sírvase un té y relájese mientras remoja sus pies en una infusión caliente. Pruebe una infusión concentrada de menta (hierbabuena) o manzanilla. Deje en infusión cuatro bolsas de cualquiera de ambas hierbas en 2 tazas de agua hirviendo. Agregue 1 galón (3,81 litros) de agua caliente (pero no tanto que le queme). Remoje sus pies durante 5 minutos. Mueva los pies en el agua y deje que el aroma cálido de la infusión lo relaje. Drene el agua y vierta un poco de agua fría sobre sus pies. Para terminar, póngalos bajo el chorro de agua caliente y luego bajo el chorro de agua fría.

■ **RUEDE UNA PELOTA.** Si quiere darse un minimasaje fácil y gratuito que le ayudará a estirar y relajar el arco del pie, quítese los zapatos y ruede cada pie sobre una pelota de golf o de tenis o sobre una lata de sopa durante uno o dos minutos. Para refrescar un pie adolorido, pruebe rodar sus pies, uno a la vez, sobre una botella de agua congelada.

■ **PROTEJA SUS PLANTAS.** Para proteger sus pies de las superficies ásperas y del pavimento duro, use zapatos de suela gruesa que absorban bien el impacto. No deje que las suelas lleguen a estar muy finas o desgastadas, porque así no cumplirán con su propósito. Los zapatos de tacón alto, puntiagudos y de suela fina que usan las mujeres son los malos de la película. Si su trabajo le exige usar ropa elegante, consienta sus pies usando tenis o zapatos para caminar cuando esté yendo al trabajo o regresando a casa y use los zapatos de tacón alto sólo mientras esté en la oficina.

■ **USE TACONES MÁS BAJOS.** Los zapatos de tacón alto hacen que se tensen los músculos de la pantorrilla, lo cual conduce a la fatiga del pie, dice el Dr. John F. Waller, Jr. Una excelente idea es cambiarse los zapatos de tacón alto por unos de tacón bajo durante el día.

■ **USE PLANTILLAS.** Los zapatos de tacón alto tienen la desventaja adicional de que hacen que los pies se deslicen hacia adelante al caminar, presionando dolorosamente la bola del pie, dice el Dr. Waller. Para evitar esta molestia, utilice media plantilla en cada zapato para que el pie se quede en su lugar. Y asegúrese de llevar sus plantillas a la tienda de zapatos para asegurarse de que entren bien en sus zapatos nuevos.

■ **COMPRE CALZADO POR LA TARDE.** Sus pies se expanden durante el día. Por lo tanto, es importante que compre sus zapatos por la tarde o que se asegure de que tengan suficiente espacio para que no le aprieten cuando los pies se le hinchen ligeramente. Póngase de pie para medirse los pies y siempre pruébese ambos zapatos. Si tiene un pie un poco más grande que el otro, cómprese el par que se sienta más cómodo en el pie más grande, aconseja la Asociación Médica Podológica de los Estados Unidos.

■ **ESTIRE SUS ZAPATOS.** Cuando use plantillas en sus zapatos, dice el Dr. Sussman, asegúrese de que no hagan que los dedos de los pies queden apretados. Si le quedan apretados, quizás pueda estirar los zapatos para que les quepan mejor las plantillas. Llene un calcetín (media) con arena, métalo en la parte del zapato donde quedan los dedos del pie y envuelva el zapato con una toalla mojada. Déjelo secar durante 24 horas. Repita esto una o dos veces, en caso necesario.

(*Nota*: si encuentra en este capítulo términos que no entiende o que jamás ha visto, favor de remitirse al glosario en la página 604).

PANEL DE EXPERTOS

MARLENE REID, D.P.M., ES PODÓLOGA CERTIFICADA POR EL CONSEJO DE NAPERVILLE, ILLINOIS Y PORTAVOZ DE LA ASOCIACIÓN MÉDICA PODOLÓGICA DE LOS ESTADOS UNIDOS. TAMBIÉN ES LA VICEPRESIDENTA DE LA ASOCIACIÓN DE PODÓLOGAS DE LOS ESTADOS UNIDOS.

MARK D. SUSSMAN, D.P.M., ES CONSULTOR EN BIENESTAR Y PODÓLOGO RETIRADO QUE TENÍA SU CONSULTA PRIVADA EN WHEATON, MARYLAND.

EL **DR. JOHN F. WALLER JR.,** ES CIRUJANO ORTÓPEDICO ESPECIALIZADO EN PIES Y TOBILLOS. ES UN CIRUJANO ORTOPÉDICO DEL HOSPITAL LENOX HILL EN LA CIUDAD DE NUEVA YORK.

Dolor muscular

37 opciones analgésicas

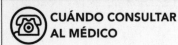

CUÁNDO CONSULTAR AL MÉDICO

Casi siempre, el dolor que produce un calambre muscular repentino, un esguince o incluso un músculo extremadamente adolorido es mucho peor que la lesión en sí. Pero no siempre.

Un calambre, por ejemplo, podría ser el resultado de una lesión en el nervio. O en casos raros, podría ser el resultado de la flebitis, la inflamación de una vena. La flebitis puede ser una enfermedad grave si afecta a una vena profunda, pero normalmente no es grave cuando la inflamación se encuentra en una vena superficial. (Para más información, vea "Flebitis" en la página 250).

Los problemas musculares que adquieren características anormales y que duran mucho tiempo pueden ser más graves. Consulte a su médico.

Tenemos más de 600 músculos en el cuerpo y todos y cada uno de ellos nos pueden llegar a doler. Tal vez el dolor provenga de un esguince o torcedura en un músculo o tendón, normalmente en la baja espalda o en la parte trasera del muslo. Quizás los músculos empiecen a doler un tiempo después de una sesión de ejercicio. O tal vez, mientras que uno está profundamente dormido, sin esforzar los músculos en absoluto, un calambre terrible en la pantorrilla puede despertarlo.

Si importar el origen de su dolor, es probable que uno sienta que el cuerpo se le ha revirado. Sin embargo, no hay que preocuparse: sí se puede recuperar el control del músculo que duela y posiblemente evitar que el mismo dolor le vuelva a dar en el futuro.

■ **PARE LO QUE ESTÉ HACIENDO.** "La regla principal es parar cualquier actividad", dice el Dr. Martin Z. Kanner. Él en broma dice que tiene dos tipos de pacientes: "Las personas que deberían hacer ejercicio y no lo hacen y las personas que no deberían hacer ejercicio y sí lo hacen". Las personas que se están entrenando para lograr un objetivo (como correr un maratón) o los deportistas adolescentes que no pueden ver más allá de su próximo partido a menudo tienen dificultades para darle un descanso a su cuerpo. Pero si tiene un dolor muscular lo suficientemente fuerte como para que haya tenido que consultar este capítulo, ahora es el momento de dejar de esforzarse tanto.

Puede que un calambre requiera sólo unos minutos de reposo, pero un esguince grave puede requerir días o semanas de descanso.

■ **MEJÓRESE CON ESTAS MEDIDAS.** *"RICE"* son las siglas en inglés de cuatro tácticas clave: reposo, hielo, compresión y elevación, explica el Dr. Kanner. En el mejor de los casos, usted ya está reposando. Absténgase de realizar cualquier actividad atlética y evite colocar peso sobre el área lesionada si el dolor es muy intenso.

Los demás pasos de esta fórmula ayudan a bajar la inflamación y la hinchazón en el músculo lesionado.

Para aplicarle hielo a un músculo lesionado, llene una bolsa con cubitos de hielo, envuélvala en un trapo y póngasela sobre el área adolorida durante no más de 20 minutos a la vez, dice el Dr. Kanner. Una buena alternativa es envolver una bolsa de verduras congeladas en un trapo, ya que se moldea bien alrededor de la parte lesionada. Él conoce a una mujer que ha estado usando la misma bolsa de chícharos (guisantes) congelados durante años.

Para comprimir el área, puede envolver la parte lesionada con una venda elástica apretada, pero no tan apretada que el área le empiece a cosquillear o se torne de un color más oscuro al otro extremo de la venda. Déjese puesta la venda durante no más de 4 horas a la vez. Para disminuir la hinchazón, eleve su brazo o pierna por encima del nivel de su corazón. Tal vez necesite poner su brazo o pierna encima de una almohada para mantener la posición.

■ **CALIÉNTESE.** Alrededor de 48 horas después de haber sufrido una lesión, puede empezar a estirar y calentar un poco el músculo adolorido, de preferencia al mismo tiempo. Esto le ayudará a evitar "contracturas", que son tensiones musculares que no se vuelven a relajar. La tendencia natural es de no mover la parte del cuerpo que duele, dice el Dr. Kanner, pero es importante que lo haga. Dúchese con agua caliente y lentamente empiece a hacer círculos con la parte que le duela. Sólo llegue al punto donde le empiece a doler y no se esfuerce más allá de eso. Las tinas de hidromasaje y las envolturas calientes son otros métodos buenos para calentarse.

■ **AYÚDESE CON ÁRNICA.** Los viejos remedios tradicionales para el dolor muscular contenían árnica, una flor de color amarillo anaranjado que se encuentra en Europa y América del Norte. Las lociones que contienen árnica se pueden conseguir en muchas tiendas de productos naturales y algunos supermercados. Debe hacerse una prueba aplicando un poco del producto en un área pequeña de la piel antes de aplicársela generosamente. *Nota*: algunas personas son alérgicas a una sustancia química que se encuentra en esta flor.

■ **PREVÉNGALO CON ESTIRAMIENTOS.** Aunque quizá tenga recuerdos de su profesor de educación física de la escuela secundaria pidiéndole que se esforzara más para tratar de llegar a tocarse los dedos de los pies, los resultados de las investigaciones parecen no decidirse si es bueno o no para los músculos hacer estiramientos durante la actividad física, indica el quiropráctico Gregory Snow, D.C., C.C.S.P.

En una revisión de estudios de investigación que se hizo en el 2004, no se encontraron

Estírese para fortalecerse

Deles a los músculos la atención que requieren y tenderán a cumplir con su función sin mayor problema. Ignórelos y empezarán a atraer su atención a través de calambres o bien torceduras si acaso hace un movimiento indebido.

Cuando esto ocurre, quizá pueda acallarlos nuevamente al hacer algunos estiramientos sencillos. Pero si quiere que permanezcan en silencio, probablemente tendrá que incorporar los estiramientos a sus actividades cotidianas.

A continuación están algunas sugerencias de los doctores, entrenadores atléticos y fisioterapeutas para que usted pueda concentrarse en su trabajo y su recreación, en lugar de centrarse en el dolor muscular que siente.

Tire la toalla. Para estirar y fortalecer los músculos del tobillo, siéntense en el piso y pase una toalla por detrás de la bola del pie, sosteniendo un extremo de la toalla en cada mano. Alterne entre bajar y subir los dedos de los pies mientras tira de los extremos de la toalla hacia usted, manteniendo las piernas extendidas. Repita esto varias veces con ambos pies.

Tire la toalla otra vez. Esta vez, no mueva los dedos de los pies. Inclínese hacia atrás con la toalla alrededor del pie hasta que sienta el estiramiento en el músculo de la pantorrilla. Mantenga esta posición durante 15 segundos y repita varias veces.

Estírese en escalones. Para estirar sus pantorrillas, párese en el primer escalón de las escaleras y apóyese en el barandal para equilibrarse. Deslice un pie hacia atrás de modo que la bola del pie quede sobre la orilla del escalón y el talón quede colgando. Luego, con ambas rodillas ligeramente dobladas, deje caer el talón por debajo del escalón y sienta cómo se estira la parte trasera de la pantorrilla. Mantenga esta posición durante 30 segundos, luego cambie de pierna.

pruebas suficientes que apoyaran el beneficio de hacer estiramientos antes o después del ejercicio para deportistas serios profesionales o recreativos, pero tampoco se encontraron pruebas que indicaran lo contrario. Sin embargo, un estudio de investigación publicado en el 2007 en la revista médica *Sports Medicine* sugiere hacer un calentamiento inicial realizando movimientos de baja intensidad para empezar a generar un poco de sudor y luego hacer estiramientos, tódo lo cual se lleva a cabo durante 15 minutos antes de la sesión de ejercicio o evento deportivo.

Haga un calentamiento durante al menos 5 minutos (dado que estirar los músculos cuando están fríos puede aumentar su riesgo de sufrir una lesión) y luego haga estiramientos si lo desea, sugiere el Dr. Snow. Una vez que haya terminado de hacer ejercicio, haga estiramientos de nuevo. Esa sesión final de estiramientos "es útil para la recuperación y para sentirse bien al día siguiente y mantener los músculos alargados después de realizar alguna actividad, cuando están más fatigados", dice. Para más ideas, vea "Estírese para fortalecerse" arriba.

Váyase a la cama. O mejor dicho, siéntese con una pierna estirada sobre la cama y deje la otra pierna colgando de lado. Luego, incline el cuerpo hacia adelante hasta que sienta el estiramiento en el tendón de la corva (la parte trasera del muslo) y mantenga la posición de 10 a 15 segundos. Repita esto varias veces, luego cambie de lado y estire el otro tendón de la corva.

Párese en una pierna. Para estirar los músculos cuadríceps (que están en la parte frontal del muslo), párese en una pierna y con su mano, tome el pie opuesto de modo que el tobillo de ese pie toque su trasero y la rodilla quede apuntando hacia el piso. Mantenga esta posición durante 10 segundos. Repita esto cinco veces con cada pierna.

Tóquese la espalda. Para un buen estiramiento de hombros, coloque un brazo, con el codo doblado, detrás de la cabeza y usando la mano opuesta, jale suavemente el codo hacia atrás de la cabeza.

Abrácese. Otro buen estiramiento de hombros es cruzar un brazo, con el codo doblado, por encima de su pecho y usar la otra mano para jalar suavemente el brazo hacia su pecho.

Estire las muñecas. Haga un puño y luego estire y abra los dedos lo más que pueda. Relaje la mano. Repita esto tres o cuatro veces.

Estire los antebrazos. Sostenga los brazos extendidos hacia el frente con las palmas de las manos hacia abajo. Doble las manos hacia arriba, de modo que las palmas de las manos queden mirando hacia el frente. Mantenga ese estiramiento durante 5 segundos. Luego doble las manos hacia abajo, de modo que las palmas de las manos queden mirando hacia usted. Mantenga ese estiramiento durante 5 segundos. Repita esto tres o cuatro veces.

■ **CUÍDESE CON CAFEÍNA.** Un estudio de investigación descubrió que las mujeres que consumían una cantidad de cafeína equivalente a la que se encuentra en 2½ tazas de café una hora antes de andar en bicicleta durante 30 minutos presentaban más o menos la mitad del dolor muscular en las piernas que aquellas que no consumían esta sustancia.

Según el investigador principal del estudio, es posible que la cafeína impida que una sustancia química inflamatoria se ligue a ciertas áreas del cerebro o los músculos que están relacionadas con el dolor. Incluso beber una sola taza de café antes de hacer ejercicio podría ser de utilidad.

■ **TÓMESE UN JUGO DE CEREZA.** Aunque normalmente no se considera una bebida para deportistas, el jugo de cereza contiene sustancias químicas naturales que poseen propiedades anti-inflamatorias y que pueden disminuir el dolor y la hinchazón. Los participantes de un estudio de investigación que bebieron 16 onzas (480 ml) de jugo de cereza al día durante 3 días antes de una sesión de ejercicio intenso sintieron menos dolor muscular dos días después.

■ **ACEPTE SUS LIMITACIONES.** "Quienes ya pasamos de los 40 pensamos que podemos hacer todo lo que hacíamos hace 20 años, pero la verdad es que no podemos", dice el Dr. Kanner. Él compara los músculos con las ligas elásticas: a los 20 años, los músculos son como ligas nuevas que retoman su forma después de estirarlas. A los 40, son más bien como una liga vieja que lleva varios años arrumbada detrás del sofá, es decir, más rígida y se rompe más fácilmente cuando se estira demasiado.

Aunque es importante mantenerse activo conforme va envejeciendo, asegúrese de que su ritmo y sus actividades vayan cambiando de acuerdo con los límites cambiantes de su cuerpo.

■ **ARRÓPESE BIEN.** Si hace ejercicio en climas fríos y siente que termina tieso y adolorido, caliéntese poniéndose más ropa. Es posible que así usted pueda frenar los problemas musculares debido al clima.

Bob Reese, el anterior entrenador titular de los *Jets* de Nueva York, hacía que en clima frío los jugadores usaran mallas para correr debajo de su uniforme para así retener el calor. "A los jugadores les agrada la sensación de compresión que esto les brinda y las mallas les dan un poco de soporte a los músculos", dice.

■ **CAMBIE DE POSICIÓN.** Ya sea que pase todo el día inclinado sobre un teclado mecanografiando o agachado sobre una bicicleta mientras va pedaleando, sus muñecas y antebrazos serán vulnerables a los calambres y al dolor, dice Scott Donkin, D.C. Pero hay una diferencia importante entre los mecanógrafos y los ciclistas: cuando los ciclistas compran una bicicleta, normalmente

cuentan con la ayuda de un vendedor que se asegurará de que seleccionen la bicicleta que mejor les quede. Por otra parte, los oficinistas, que tienen dedos y manos de todos tamaños, usualmente utilizan los mismos equipos de oficina. Con la variedad de accesorios ergonómicos que ahora están disponibles, lo único que necesita es investigar y probar un poco para encontrar un equipo que lo mantenga en una posición cómoda y ergonómicamente correcta.

"Las muñecas y las manos deben estar en lo que se conoce como una posición neutra —dice el Dr. Donkin—. En esta posición, las muñecas no quedan dobladas para adelante, para atrás, hacia adentro ni hacia afuera".

Si tiene manos y dedos largos, puede disminuir el esfuerzo que tengan que hacer sus muñecas ajustando el teclado de modo que quede en una posición más horizontal (plano con respecto a la superficie de trabajo), siempre y cuando esto no provoque que sus brazos u hombros queden en una posición tensa. Para quienes tienen manos y dedos cortos, entre más inclinado esté el teclado, más fácil les será alcanzar las teclas.

■ **REPITA LO QUE LE CAUSÓ EL DOLOR.** Esto suena contrario al sentido común, pero sí ayuda. "Haga la misma actividad al día siguiente —dice Reese—, pero con mucha menor intensidad. Esto le ayudará a deshacerse un poco del dolor", explica.

Se ha descubierto que el ejercicio moderado provoca la liberación en el cerebro de unas sustancias químicas llamadas endorfinas, las cuales actúan como analgésicos naturales. Además, el movimiento puede estimular el flujo de sangre

Deshágase de los calambres nocturnos

Quizá no sea de la categoría de un esguince o una torcedura, pero el dolor desgarrador de un calambre muscular en la pantorrilla puede despertarlo hasta del sueño más profundo.

¿Qué lo causa? En esencia, el músculo de la pantorrilla se queda atorado. Los músculos de las piernas se contraen cuando usted gira o se estira mientras duerme. Cuando un músculo se queda contraído, puede darle un calambre repentino.

A continuación le explicamos cómo aliviar los calambres nocturnos y, con suerte, evitar una recurrencia más adelante durante la noche.

Inclínese hacia una pared. Párese de 3 a 5 pies (90 a 150 cm) de distancia de la pared, manteniendo los talones sobre el piso y las piernas rectas. Recuéstese contra la pared apoyándose con las manos. Mantenga esta posición durante 10 segundos y repita esto varias veces.

Masajee el músculo acalambrado. Dese un masaje en la pantorrilla frotándola hacia arriba desde el tobillo. Si los calambres nocturnos son un problema continuo, quizá sea una buena idea que haga esto antes de irse a la cama.

Afloje los cobertores. Parte del problema podría deberse a la presión que ejercen las cobijas (mantas, frisas) pesadas sobre las piernas.

Use una piyama holgada, ligera y espaciosa. Si usted es propenso a los calambres nocturnos en las piernas, las piyamas apretadas sólo los empeorarán.

Use un cobertor eléctrico. Un cobertor eléctrico en su cama puede hacer algo más que sólo mantenerlo caliente durante las noches frías de invierno. También puede mantener los músculos de las pantorrillas calientes y libres de dolor.

Duerma de lado. Dormir boca abajo con las piernas extendidas y las pantorrillas flexionadas es una invitación para sufrir de calambres, dice Scott Donkin, D.C. "Pruebe dormir de lado con las rodillas dobladas hacia arriba y una almohada entre las mismas".

Considere más calcio. "La deficiencia de calcio puede hacer que los músculos se acalambren más seguido; las contracciones en los músculos son más fuertes", dice el Dr. Donkin. El Valor Diario de calcio es de 1.000 miligramos al día (1.200 si tiene más de 50 años de edad).

hacia los músculos adoloridos, lo cual también puede ayudar a eliminar sustancias inflamatorias que estén contribuyendo al dolor.

■ **CÚRESE CON CÚRCUMA.** La especia llamada cúrcuma (azafrán de las Indias) contiene curcumina, la cual tiene propiedades antiinflamatorias que podrían funcionar como los fármacos antiinflamatorios no esteroideos. Consiga suplementos de curcumina que contengan un 95 por ciento de curcumina (*curcumin*); la dosis habitual es de 400 miligramos, tres veces al día.

■ **RELÁJESE CON RODILLOS.** Los deportistas han estado comprando rodillos de goma (hule) espuma como si fueran pan caliente. Estos rodillos son tubos de hule espuma duro que se emplean para masajear los músculos descansando el peso de su cuerpo sobre ellos. Por ejemplo, para los muslos adoloridos, recuéstese sobre su costado izquierdo, descansando su peso sobre un rodillo colocado debajo de su muslo izquierdo. Extienda la pierna izquierda y cruce la pierna derecha por encima de ella y descanse su peso sobre su antebrazo izquierdo y su pie derecho. Impúlsese ligeramente del piso con el pie derecho y ruede su muslo izquierdo sobre el rodillo durante dos minutos, deteniéndose brevemente en los puntos donde sienta dolor. Cambie de lado y repita lo mismo del lado derecho.

■ **DIVERSIFÍQUESE.** Cuando un grupo de músculos le esté doliendo, use otros. Por ejemplo, los caminadores que tienen dolor muscular en la parte baja de las piernas deben combinar sus caminatas con un poco de natación o ciclismo (dado que son actividades que ejercitan la parte alta de las piernas) para que puedan seguir haciendo ejercicio mientras estén sanando.

■ **PIERDA PESO.** Si el dolor y los esguinces o torceduras musculares se han convertido en un problema crónico, es posible que parte de la culpa la tenga el peso excedente que les está pidiendo que carguen. Deshágase de esas libritas de más al hacer cambios en su dieta y en sus hábitos de ejercicio.

■ **SEA REALISTA.** Si, por ejemplo, correr siempre lo deja adolorido, entonces quizá tenga que encontrar otro tipo de ejercicio. "Cuando se trata de lesiones, correr es uno de los deportes más peligrosos", dice el Dr. Gabe Mirkin. Cuando

corre, ambos pies se separan del piso, sometiéndolos a impactos repetidos cuando tocan el suelo. Ninguno de mis amigos deportistas de mediados del siglo pasado siguen corriendo, dice, y aunque él afirma que "no puede correr ni siquiera al otro lado de la calle", sí sigue recorriendo distancias de 100 millas (161 km) en bicicleta a un paso acelerado, incluso ya en su década de los setenta años de edad.

■ **EQUILIBRE SU ESTATINA.** Las personas que toman estatinas para reducir el colesterol pueden presentar uno de sus efectos secundarios comunes: el dolor muscular. En unos estudios de investigación, se descubrió que tomar 100 miligramos del suplemento llamado coenzima Q10 (CoQ10) al día ayudaba a disminuir el dolor en un pequeño grupo de personas que estaban tomando estatinas. Estos fármacos pueden disminuir la producción natural de CoQ10 en el organismo, contribuyendo así al dolor. Si está tomando una estatina, pregúntele a su médico si podría ayudarle este remedio.

■ **CAMBIE SU CALZADO.** El uso del tipo incorrecto de calzado o de zapatos que no le queden bien puede explicar los dolores de pies, piernas e incluso de espalda que siente mientras hace ejercicio, afirma Mike McCormick, un experto en la medicina deportiva.

■ **PÓNGASE EN MOVIMIENTO.** Siempre que permanezca sentado durante mucho rato, ya sea en el trabajo frente a la computadora o en casa frente al televisor, párese y muévase al menos una vez cada hora, dice el Dr. Snow. Esto ayuda a mantener la sangre circulando y los músculos relajados.

■ **AFLÓJESE LA ROPA.** Si siente que le va a dar un calambre en la pierna, quizá sea una buena idea que se quite las mallas u otra ropa apretada para darles un poco más de espacio a sus músculos.

■ **HIDRÁTESE.** La deshidratación frecuentemente es una de las principales causas de los calambres, dice McCormick. "Siempre hacemos muchísimo hincapié en la necesidad de tomar líquidos, especialmente antes, durante y después de realizar alguna actividad física. Y esto lo hacemos por una buena razón".

(*Nota*: si encuentra en este capítulo términos que no entiende o que jamás ha visto, favor de remitirse al glosario en la página 604).

PANEL DE EXPERTOS

SCOTT DONKIN, D.C., ES SOCIO DE CHIROPRACTIC ASSOCIATES EN LINCOLN, NEBRASKA. TAMBIÉN ES UN CONSULTOR INDUSTRIAL QUE DA CONSEJOS SOBRE EJERCICIOS PARA DISMINUIR EL ESTRÉS A USUARIOS DE ESTACIONES DE TRABAJO.

EL **DR. MARTIN Z. KANNER** ES MÉDICO FISIATRA DE PIKESVILLE, MARYLAND Y FUNDADOR DE LA SOCIEDAD DE MARYLAND DE ESPECIALISTAS EN ORTOPEDIA, REHABILITACIÓN Y MEDICINA OCUPACIONAL.

MIKE MCCORMICK ES SOCIO DE ATHLETICO, UN CENTRO DE REHABILITACIÓN EN LAGRANGE PARK, ILLINOIS.

EL **DR. GABE MIRKIN** ES DOCTOR EN MEDICINA DEL DEPORTE CON CERTIFICACIÓN PROFESIONAL Y TIENE SU CONSULTA PRIVADA EN KENSINGTON, MARYLAND. ES AUTOR DE DIVERSOS LIBROS SOBRE ESTE TEMA.

BOB REESE ES EL ANTERIOR ENTRENADOR TITULAR DE LOS JETS DE NUEVA YORK Y ANTERIOR PRESIDENTE DE LA SOCIEDAD DE ENTRENADORES ATLÉTICOS DE FÚTBOL PROFESIONAL. ES PROFESOR ADJUNTO DE LA UNIVERSIDAD JEFFERSON DE CIENCIAS DE LA SALUD EN ROANOKE, VIRGINIA.

GREGORY SNOW, D.C., C.C.S.P., ES EL RECTOR DE CLÍNICAS DE LA UNIVERSIDAD PALMER DE QUIROPRÁCTICA, PLANTEL OESTE, EN SAN JOSÉ, CALIFORNIA.

Dolores de cabeza

32 calmantes para el coco

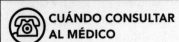

CUÁNDO CONSULTAR AL MÉDICO

De vez en cuando los dolores de cabeza son señales de advertencia de otras enfermedades serias. A continuación están las señales de alerta que le indicarán que debe consultar al médico.

■ Tiene más de 40 años de edad y nunca ha tenido dolores de cabeza recurrentes.

■ Sus dolores de cabeza han cambiado de lugar.

■ Sus dolores de cabeza se están volviendo más fuertes.

■ Sus dolores de cabeza le están dando con más frecuencia.

■ Sus dolores de cabeza no siguen un patrón identificable; es decir, no parece haber nada en particular que los esté provocando.

■ Sus dolores de cabeza han empezado a interferir con su vida; ha faltado al trabajo en varias ocasiones.

■ Sus dolores de cabeza van acompañados de síntomas neurológicos, como entumecimiento, mareo, visión borrosa o pérdida de la memoria.

■ Sus dolores de cabeza coinciden con otros problemas médicos o dolores.

"Las personas que nunca han tenido un dolor de cabeza en su vida no sólo son contadas, sino que también muy afortunadas", dice el Dr. Seymour Solomon.

Según las Bases Nacionales sobre Dolores de Cabeza, alrededor del 90 por ciento de todos los dolores de cabeza se clasifican como dolores de cabeza tensionales. Normalmente el paciente presenta un dolor generalizado en toda la cabeza. Puede sentir un dolor sordo o una sensación de tensión y también tal vez una sensación de confusión, dice el Dr. Fred Sheftell. La mayoría de las personas lo describen como si tuvieran una banda apretada alrededor de la cabeza. Las causas más comunes de los dolores de cabeza tensionales son el estrés, la falta de sueño, el hambre, una mala postura y la vista cansada.

"Algunas personas nacen con una biología que les hace ser propensos al dolor de cabeza", explica el Dr. Joel Saper. Para estas personas, los dolores de cabeza son un problema crónico.

Se calcula que 28 millones de estadounidenses —casi el 10 por ciento de la población y en su mayoría, mujeres— sufren de migrañas. No "un simple dolor de cabeza", la migraña es una enfermedad compleja que causa dolores de cabeza intensos y a menudo incapacitantes, usualmente en un sólo lado de la cabeza y a menudo acompañados de náusea, sensibilidad a la luz y al ruido, así como otros síntomas.

"Las migrañas pueden ser incapacitantes", afirma Patricia Solbach, Ph.D. Tanto es así que son la causa de más de 157 millones de días de ausencia al trabajo cada año.

En quienes son propensos a las migrañas, muchas cosas pueden provocar un ataque. Entre las más comunes se encuentran los cambios los niveles hormonales, los malos hábitos alimenticios o de sueño, la deshidratación, el estrés, las sustancias químicas en los alimentos, el perfume, los cambios climáticos, los cambios estacionales, la altitud o los niveles bajos de azúcar en la sangre (glucosa).

CONSEJOS CASEROS PARA PREVENIRLOS

Las personas que sufren de dolores de cabeza saben que es mucho mejor prevenir que lamentar. A continuación nuestros expertos ofrecen consejos preventivos.

■ **LLEVE UN DIARIO.** El primer paso para prevenir los dolores de cabeza es identificar qué los está causando. Usted es la persona más indicada para reconocer los hábitos y los factores que le producen dolores de cabeza. Un diario le permite lograr esto al servir de bitácora diaria de los factores que podrían estar relacionados con sus dolores de cabeza. Los doctores del Centro para el Dolor de Cabeza de Nueva Inglaterra sugieren que registre la hora de inicio, la intensidad y duración del dolor, lo que haya comido, los medicamentos que haya tomado y cualesquiera otros factores que hayan podido dispararle el dolor de cabeza. En su página de internet, www.americanheadachesociety.org, la Sociedad del Dolor de Cabeza de los Estados Unidos ofrece tablas gratuitas diarias, semanales o mensuales para llevar un registro de sus dolores de cabeza.

■ **EVÍTELO CON EJERCICIO.** "El ejercicio es una medida de prevención muy útil", dice el Dr. Solomon. Es una buena manera de ahuyentar un dolor de cabeza tensional. El ejercicio diario también puede disminuir sus ataques de migraña, pero no haga ejercicio mientras tenga una migraña. Una rutina de ejercicio que incluya alguna actividad aeróbica como caminar, correr, andar en bicicleta o nadar, 5 días a la semana durante 20 a 30 minutos cada día, puede hacer mucho por disminuir sus dolores de cabeza y promover una mayor sensación generalizada de bienestar.

■ **NO DUERMA DE MÁS.** Tal vez le parezca relajante dormir hasta tarde, pero esto no es una buena idea. Por lo tanto, sin importar qué tan tentador sea, evite dormir hasta tarde los fines de semana, dice el Dr. Ninan T. Mathew. "Es más probable que se despierte con dolor de cabeza". Lo mismo sucede en el caso de las siestas.

■ **PÁRESE BIEN, SIÉNTESE BIEN.** La mala postura crea tensión muscular que ejerce presión sobre los nervios que causan los dolores de cabeza, dice el Dr. Seymour Diamond. Las personas que trabajan frente a una computadora pueden desarrollar un problema postural llamado "postura de la cabeza hacia adelante". Cada pulgada (2,5 cm) que la cabeza se mueve hacia adelante se siente como 10 libras (4 kg) más sobre los músculos de la espalda superior y cuello, manteniéndolos constantemente contraídos. Para corregir la postura de la cabeza hacia delante, pruebe esta técnica: alinee sus ojos con sus hombros. Al hacer esto, automáticamente se enderezará.

■ **DUERMA BOCA ARRIBA.** Dormir en una posición incómoda o incluso boca abajo puede hacer que los músculos del cuello se contraigan y, como consecuencia, que le dé un dolor de cabeza. "Dormir boca arriba ayuda", dice el Dr. Diamond.

■ **CUIDADO CON LA CAFEÍNA.** Si toma mucha cafeína todos los días, es decir, tres o más tazas de café o muchas gaseosas, su consumo de cafeína podría causar o empeorar sus dolores de cabeza. Además, si suspende abruptamente el consumo de esta sustancia, lo más probable es que le dé un dolor de cabeza. Pero si no consume cafeína con regularidad, una taza puede ser de gran utilidad para aliviar su dolor. "La cafeína constriñe los vasos sanguíneos dilatados alrededor de las sienes —dice el Dr. Alan Rapoport—. También aumenta la eficacia de los analgésicos. Por eso la incluyen en muchos medicamentos para el dolor de cabeza".

■ **NO SE SALTE LAS COMIDAS.** Ayunar o saltarse una comida puede causar un descenso pronunciado en el nivel de azúcar en sangre y provocarle un dolor de cabeza. Para mantener un nivel constante de azúcar en sangre y minimizar los efectos de saltarse una comida, los doctores del Centro para el Dolor de Cabeza de Nueva Inglaterra recomiendan hacer varias comidas pequeñas a lo largo del día.

■ **PROTEJA SUS OJOS.** La luz brillante, ya sea del sol, de una lámpara fluorescente, del televisor o de la pantalla de una computadora, puede obligarlo a entrecerrar los ojos, cansarle la vista y finalmente provocarle un dolor de cabeza. Siempre que esté afuera, es una buena idea que use lentes para el sol. Cuando esté adentro, dése descansos de la pantalla de la computadora y también use algún tipo de lentes con un tinte, sugiere el Dr. Diamond.

■ **ALÉJESE DE CIERTOS ALIMENTOS.** "Puede prevenir las migrañas al menos el 40 por ciento de las veces simplemente al hacer cambios en su alimentación", dice Frederick Freitag, D.O. Pero para lograr esto, es necesario tanto que evite los alimentos que disparan las migrañas como alimentarse sanamente. Coma alimentos integrales, naturales y no procesados, en especial verduras y cereales integrales. Entre los alimentos que se han identificado como desencadenantes de migrañas encontramos el vino, el queso, las frutas cítricas, la cebolla, el tomate (jitomate) y los frutos secos.

■ **CONTROLE SU CONSUMO DE CÓCTELES.** "El alcohol es uno de los principales factores alimenticios que afectan a la mayoría de las personas que sufren de migrañas —dice el Dr. Rapoport—. Es un vasodilatador, lo que significa que expande los vasos sanguíneos, lo cual puede provocar migrañas". Aunque cualquier tipo de bebida alcohólica puede provocarle una migraña, el vino tinto más que el blanco, la cerveza, la champaña y el ponche de huevo son los que se mencionan con más frecuencia. Y las bebidas alcohólicas de color oscuro, como el whisky escocés, el whisky de centeno, el brandy, el *bourbon*, el vino de jerez y el coñac, parecen provocar dolores de cabeza con más frecuencia que las de color más claro, como la ginebra, el vodka y el vino blanco.

■ **AMINORE LAS AMINAS.** Un *sundae* de chocolate con nueces quizás parezca un sueño hecho realidad, pero para las personas que sufren de migrañas, puede ser una pesadilla. "El chocolate podría ser el segundo factor más importante causante de migrañas", dice el Dr. Rapoport. Contiene una amina llamada feniletilamina, la cual puede hacer que los vasos sanguíneos se constriñan y luego se dilaten, provocándole dolor de cabeza. Los expertos creen que la peor amina es la tiramina, un aminoácido que se encuentra en los quesos añejos, el arenque en escabeche y el hígado. Otros alimentos que contienen estas temibles aminas son los panes de levadura hechos en casa, las habas blancas y los tirabeques (arvejas mollares).

■ **EVITE EL GMS A COMO DÉ LUGAR.** Aunque el glutamato monosódico (GMS) sea bueno para resaltar todos esos sabores sutiles y condimentados de la sopa *wonton*, si usted es una de las muchas personas que son sensibles a este potenciador de sabor, también será bueno para causarle un terrible dolor de cabeza. Al igual que otros causantes de dolores de cabeza, el GMS inicia su ataque dilatando los vasos sanguíneos y excitando ciertos nervios en el cerebro. Si a usted le dan dolores de cabeza y otros síntomas al ingerir este aditivo agravante, la próxima vez que coma comida china, pida que se la preparen sin GMS o sal para sazonar (la cual también contiene esta sustancia). Muchos productos están repletos de GMS, de modo que lea las etiquetas cuidadosamente para verificar que no contengan aditivos como proteína hidrolizada, glutamato y caseinato, todos los cuales son GMS disfrazados.

■ **OMITA LAS SALCHICHAS.** Los dolores de cabeza intensos causados por los nitritos se conocen comúnmente como dolores de cabeza causados por nitritos. Por lo tanto, evite los productos cárnicos que contengan nitratos, como los perritos calientes, el tocino, el jamón y el salami, y mejor consuma carne fresca, no procesada. Los nitritos dilatan los vasos sanguíneos, lo cual puede producir dolores de cabeza muy fuertes, dice el Dr. Mathew.

Además, pruebe las siguientes técnicas básicas de los expertos para eliminar el estrés.

■ **RESPIRE PROFUNDAMENTE.** La respiración profunda es maravillosa para aliviar la tensión. Según explica el Dr. Sheftell: "Sabrá que está respirando bien si su estómago se mueve más que su pecho".

■ **OBSERVE SU CUERPO.** El Dr. Sheftell sugiere que se observe para ver si su cuerpo está presentando señales de que se está tensando, dado que esto es una invitación para el dolor de cabeza. Dichas señales incluyen los dientes apretados, los puños apretados y los hombros encorvados.

■ **TRATE DE TOMAR TODO CON CALMA.** Quizá las personas mayores sean mejores para esto. "Vemos más dolores de cabeza en individuos más jóvenes —dice el Dr. Diamond—. Y los jóvenes están bajo más estrés, porque están tratando de ganarse la vida para mantener a su familia. Pero es importante no exagerar".

Tampoco estaría de más que lograra tener menos expectativas, tanto de usted mismo como de los demás, agrega el Dr. Sheftell.

■ **IMAGÍNESE RELAJADO.** "Imagine que las fibras musculares de su cuello y cabeza están encogidas y arrugadas —dice el Dr. Sheftell—. Luego empiece a estirarlas y alisarlas en su mente".

■ **TENGA SENTIDO DEL HUMOR.** "Si las personas se toman la vida demasiado en serio —y

Cefaleas en racimo

Por desgracia, las cefaleas en racimo o cefaleas arracimadas tienden a recurrir, incluso después de períodos prolongados de remisión. Estos dolores de cabeza causan un dolor muy intenso, usualmente alrededor o detrás de un ojo. Afectan a aproximadamente 1 millón de personas, el 90 por ciento de las cuales son hombres.

Los ataques de cefaleas en racimo pueden ocurrir todos los días durante semanas o incluso meses a la vez. Su causa aún se desconoce, pero "probablemente sea hormonal o genética", dice el Dr. Seymour Solomon. Actualmente se está investigando la hormona masculina llamada testosterona para ver si posiblemente pudiera estar vinculada con las cefaleas en racimo.

Mientras tanto, los doctores sí han podido aislar un denominador común. "Por razones que no comprendemos del todo, los hombres que padecen cefaleas en racimo normalmente fuman muchísimo", dice el Dr. Solomon.

Por lo tanto, deje de fumar o al menos reduzca drásticamente el número de cigarrillos que se fuma al día. Así, quizás cuando desaparezcan sus cefaleas, quizás ya no le volverán a dar.

es fácil detectar quiénes lo hacen— es probable que siempre anden con la cara retorcida", dice el Dr. Sheftell. Y probablemente que también se estén preguntando por qué les ha dado otro dolor de cabeza.

■ **EVITE EL PERFUME.** "Las lociones o perfumes de olor muy fuerte pueden dispararle una migraña", dice la Dra. Solbach.

■ **BUSQUE EL SILENCIO.** El ruido excesivo es un factor desencadenante común de los dolores de cabeza tensionales.

■ **OLVÍDESE DE LA GOMA DE MASCAR.** El movimiento repetitivo de mascar chicle puede tensar los músculos y provocarle un dolor de cabeza tensional, dice el Dr. Sheftell.

■ **NO SE SALE.** El consumo elevado de sal puede provocar migrañas en algunas personas.

■ **ACEÍTESE.** En un pequeño estudio de investigación realizado en la Universidad de Cin-

cinnati, se descubrió que tomar cápsulas de aceite de pescado reducía la frecuencia y la intensidad de las migrañas en comparación con un placebo. Aunque son preliminares, estos resultados se suman a las crecientes pruebas que demuestran los beneficios de los ácidos grasos omega-3, unos nutrientes que se encuentran en el pescado. Si desea probar este remedio, la ingestión de aproximadamente 2 onzas (56 gramos) de pescado grasoso al día le suministraría la cantidad de ácidos grasos omega-3 utilizada en este estudio de investigación.

■ **PREVÉNGALAS CON VITAMINA B$_2$.** En un estudio de investigación realizado en Europa, se descubrió que con el tiempo, las dosis elevadas de vitamina B$_2$ (también conocida como riboflavina) reducían la frecuencia de las migrañas. Sin embargo, el Dr. Diamond advierte lo siguiente: "Necesitamos contar con estudios de mayor duración y a mayor escala antes de que podamos recomendar el uso de vitamina B_2 a estas dosis".

REMEDIOS CASEROS PARA ALIVIARLOS

Si, pese a su mejor esfuerzo, la cabeza aún le está estallando, a continuación nuestros expertos le ofrecen recomendaciones para quitarse el dolor de cabeza.

■ **CÓRTELO DE RAÍZ.** No ignore las primeras señales de un dolor de cabeza. Al primer indicio de dolor, tome una dosis apropiada de aspirina, ibuprofeno, naproxeno sódico o acetaminofeno. La mayoría de los analgésicos van perdiendo eficacia a medida que va avanzando el dolor de cabeza, dice el Dr. Diamond.

■ **TOME MEDICAMENTOS CON MEDIDA.** Es fácil tomar cantidades excesivas de medicamentos para el dolor de cabeza y eso es justo lo que hacen muchas personas que los padecen. Por desgracia, esto puede dar por resultado dolores de cabeza de rebote, una afección que requiere atención médica. Si toma analgésicos que se venden con o sin receta 3 días a la semana, está corriendo el riesgo de desarrollar dolores de cabeza de rebote inducidos por analgésicos, advierte el Dr. Sheftell.

■ **HIDRÁTESE.** A la primera punzada, tome una o dos tazas de agua. Esta táctica alivió los dolores de cabeza en un 65 por ciento de los afectados al cabo de 30 minutos, según reporta un estudio de investigación publicado en la revista médica *Headache*.

■ **DUERMA.** Muchas personas se duermen para que se les quite un dolor de cabeza, dice el Dr. Mathew.

■ **APLÍQUESE CALOR O FRÍO.** "Mientras tienen dolor de cabeza, a algunas personas les gusta sentir algo frío en la frente o el cuello, y esto parece ayudarles —dice la Dra. Solbach—. Pero otras prefieren ducharse con agua caliente o aplicarse calor en el cuello".

■ **MEJÓRESE CON LAS MANOS.** Tanto el automasaje como la digitopuntura pueden ser de utilidad, dice el Dr. Sheftell. Para disminuir el dolor con digitopuntura, hay dos puntos clave donde debe hacer presión: el primero está en la membrana que se encuentra entre el pulgar y el dedo índice (apriete sobre ese punto hasta que sienta dolor) y el segundo está debajo de los chichones huesudos que están junto a los oídos en la parte trasera de la cabeza (use cada uno de sus pulgares para presionarse ahí).

■ **IMAGINE QUE ES UN CLAVEL.** "Coloque un lápiz entre sus dientes, pero no lo muerda —dice el Dr. Sheftell—. Para hacer esto, es necesario que se relaje". La relajación y la distracción pueden ayudar a aliviarle el dolor de cabeza.

■ **PÓNGASE UNA PAÑOLETA.** "Este viejo remedio de las abuelas de amarrar un trapo en la cabeza tiene sentido —dice el Dr. Solomon—. Disminuye el flujo de sangre al cuero cabelludo y reduce las pulsaciones y punzadas de las migrañas".

(*Nota*: si encuentra en este capítulo términos que no entiende o que jamás ha visto, favor de remitirse al glosario en la página 604).

PANEL DE EXPERTOS

EL **DR. SEYMOUR DIAMOND** ES DIRECTOR Y FUNDADOR DE LA CLÍNICA DIAMOND Y LA UNIDAD DE DOLOR DE CABEZA PARA PACIENTES HOSPITALIZADOS EN EL HOSPITAL ST. JOSEPH EN CHICAGO. ES PRESIDENTE EJECUTIVO Y FUNDADOR DE LA FUNDACIÓN NACIONAL DEL DOLOR DE CABEZA Y HA ESCRITO VARIOS LIBROS SOBRE EL TEMA.

FREDERICK FREITAG, D.O., ES DIRECTOR ADJUNTO DE LA CLÍNICA DIAMOND EN CHICAGO.

EL **DR. NINAN T. MATHEW** ES DIRECTOR DE LA CLÍNICA PARA EL DOLOR DE CABEZA DE HOUSTON EN TEXAS. TAMBIÉN ES PRESIDENTE DE LA SOCIEDAD INTERNACIONAL DEL DOLOR DE CABEZA.

EL **DR. ALAN RAPOPORT** ES COFUNDADOR Y CODIRECTOR DEL CENTRO PARA EL DOLOR DE CABEZA DE NUEVA INGLATERRA EN STAMFORD, CONNECTICUT.

EL **DR. JOEL SAPER** ES DIRECTOR DEL INSTITUTO DEL DOLOR DE CABEZA Y NEUROLÓGICO DE MICHIGAN EN ANN ARBOR.

EL **DR. FRED SHEFTELL** ES DIRECTOR DEL CENTRO PARA EL DOLOR DE CABEZA DE NUEVA INGLATERRA EN STAMFORD, CONNECTICUT.

PATRICIA SOLBACH, PH.D., ES LA CIENTÍFICA DE ENLACE EN NEUROCIENCIAS DE ORTHO-MCNEIL PHARMACEUTICAL, UNA DIVISION DE JOHNSON & JOHNSON, EN LAWRENCE, KANSAS, Y ANTERIOR DIRECTORA DEL CENTRO DE INVESTIGACIÓN SOBRE DOLORES DE CABEZA Y MEDICINA INTERNA DE LA CLÍNICA MENNINGER EN TOPEKA.

EL **DR. SEYMOUR SOLOMON** ES PROFESOR DE NEUROLOGÍA DE LA FACULTAD DE MEDICINA ALBERT EINSTEIN DE LA UNIVERSIDAD YESHIVA Y DIRECTOR DE LA UNIDAD DE DOLORES DE CABEZA DEL CENTRO MÉDICO MONTEFIORE, AMBOS EN BRONX, NUEVA YORK.

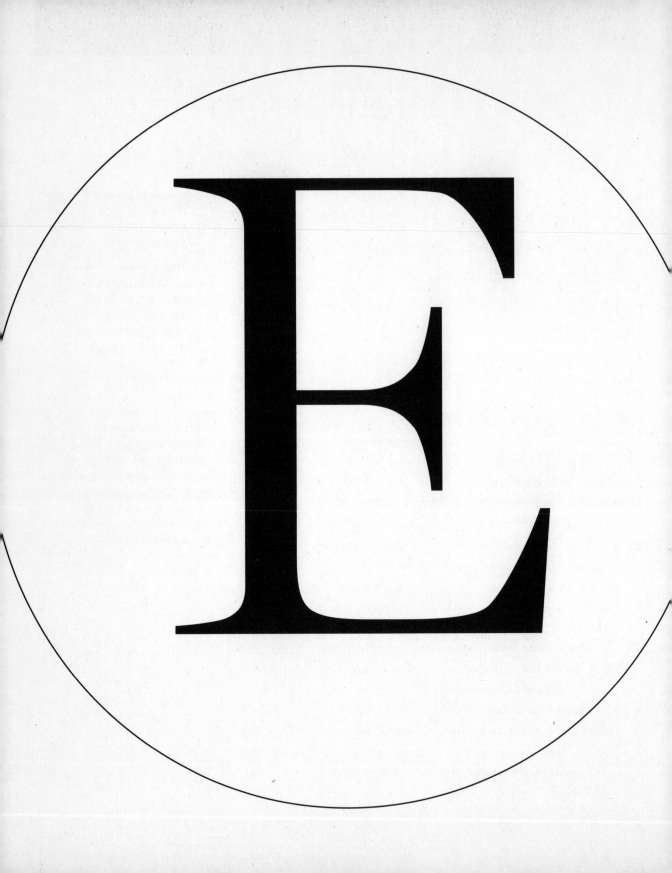

Estreñimiento

20 soluciones para un mal común

El estreñimiento es un problema molesto y muy común, el cual afecta a más de 4 millones de estadounidenses y es responsable de aproximadamente 2,5 millones de consultas médicas al año. Las mujeres parecen sufrir más de estreñimiento que los hombres y las personas mayores también más que los jóvenes.

El estreñimiento tiene muchas causas, entre ellas la falta de fibra en la alimentación, un consumo insuficiente de líquidos, el estrés, los medicamentos, la falta de ejercicio y los malos hábitos intestinales, indica el Dr. Paul Rousseau.

A continuación trataremos todos estos factores y además nuestros expertos ofrecerán recomendaciones para remediar la situación.

■ **¿EN VERDAD ESTÁ ESTREÑIDO?** Los medios de comunicación nos bombardean con anuncios de laxantes en los que nos quieren hacer creer que evacuar los intestinos una vez al día es esencial para la buena salud y eso sencillamente no es cierto, afirma el Dr. Marvin Schuster.

Muchos estadounidenses, dice, son víctimas del estreñimiento "percibido". Creen que están estreñidos cuando realmente no lo están. En realidad, la necesidad de defecar varía muchísimo de un individuo a otro. Para algunas personas, es normal evacuar tres veces al día, mientras que para otras, tres veces a la semana puede ser suficiente.

■ **AJUSTE SU ALIMENTACIÓN.** Nuestros expertos coinciden en

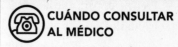

CUÁNDO CONSULTAR AL MÉDICO

El estreñimiento en sí normalmente no es un problema grave, dice el Dr. Marvin Schuster. Sin embargo, deberá llamar a su médico cuando sus síntomas sean fuertes, duren más de 3 semanas, sean incapacitantes o cuando haya sangre en sus heces, dice. En algunos casos raros, el estreñimiento puede ser indicativo de un trastorno subyacente serio.

Asimismo, comuníquese con su doctor si su estreñimiento acompaña un abdomen crecido o protuberante, dado que esto podría ser una señal de obstrucción intestinal, dice el Dr. Paul Rousseau.

que lo primero que debe hacer si está estreñido es revisar su dieta. Los principales alimentos para combatir el estreñimiento son, por una parte, los alimentos ricos en fibra dietética como frutas, verduras, frijoles (habichuelas) y otras legumbres, y por la otra, los líquidos, que son esenciales para que las heces sean blandas y para ayudarlas a pasar por el colon.

¿Cuántos líquidos y fibra necesita? Empecemos con los líquidos. Todos los adultos deben tomar un mínimo de seis vasos de líquido, pero de preferencia ocho, dice Patricia H. Harper, M.S., R.D., L.D.N. Aunque cualquier líquido funcionará, el mejor es el agua, dice.

■ **FAMILIARÍCESE CON LA FIBRA.** La mayoría de los estadounidenses no consumen suficiente fibra en su alimentación, dice Harper. La Asociación Dietética de los Estados Unidos recomienda de 20 a 35 gramos de fibra dietética al día para los adultos y al menos 30 gramos para quienes sufren de estreñimiento.

Las mejores fuentes de fibra son los cereales integrales, las frutas y las verduras, señala Harper. No es difícil consumir 30 gramos de fibra en su alimentación diaria si elige cuidadosamente su comida. Por ejemplo, media taza de chícharos (guisantes) verdes le da 5 gramos, una manzana pequeña le brinda 3 gramos y un tazón de cereal de salvado puede contener hasta 13 gramos de fibra. Los favoritos de los expertos en fibra son los frijoles secos cocidos, las ciruelas pasas, los higos, las pasas, las palomitas (rositas) de maíz, los copos de avena, las peras y los frutos secos. Una advertencia:

aumente su consumo de fibra gradualmente para evitar la flatulencia.

■ **AYÚDESE CON ACUPUNTURA.** "Los estudios de investigación realizados con animales sugieren que la acupuntura puede provocar contracciones en el colon, provocando la evacuación —dice el Dr. Steven Tan—. Si tiene un episodio menor, podría resolverse con un sólo tratamiento; los que padecen de estreñimiento crónico podrían llegar a necesitar hasta 10. La digitopuntura también puede ayudarle".

Para usar la digitopuntura para corregir el estreñimiento, sólo necesita usar dos dedos durante menos de 2 minutos. Con sus dedos índice y medio, presiónese firmemente en la parte externa de la pierna, más o menos 3 pulgadas (7,5 cm) por debajo de la rótula, durante 5 segundos y luego suelte durante 10 segundos. Repita esto cinco veces. Visite la página de internet www.aaaomonline.org, la página *web* de la Asociación de Acupuntura y Medicina Oriental de los Estados Unidos, y busque a un acupunturista cercano a usted.

■ **VAYA AL GIMNASIO.** El ejercicio es bueno para el corazón, pero también es bueno para los intestinos. En general, hacer ejercicio con regularidad tiende a combatir el estreñimiento al mover los alimentos a través del intestino con mayor rapidez, dice el Dr. Edward R. Eichner.

■ **SALGA A CAMINAR.** Cualquier tipo de ejercicio hecho con regularidad tiende a aliviar el estreñimiento, pero uno de los que más mencionan nuestros expertos es caminar. Esta actividad es particularmente útil para las mujeres embarazadas, muchas de las cuales padecen estreñimiento a medida que el feto en crecimiento va oprimiendo sus órganos internos.

Todos, incluidas las que van a ser mamás, deben caminar durante 20 a 30 minutos al día, sugiere el Dr. Lewis R. Townsend. Las mujeres embarazadas deben tener cuidado de no fatigarse al punto de perder el aliento cuando estén caminando.

■ **ADQUIERA OTROS HÁBITOS.** A lo largo de nuestra vida, muchos de nosotros nos condicionamos a ir al baño no cuando nuestro organismo nos lo pide, sino cuando nos es conveniente. Sin embargo, ignorar las ganas de defecar eventualmente puede conducir al estreñimiento. Nunca es demasiado tarde para mejorar sus hábitos intestinales, dice el Dr. Schuster. "La hora más natural para ir al baño es después de comer", agrega. Entonces elija una comida, cualquiera, y todos los días después de esa comida, siéntese en el inodoro durante 10 minutos. Con el tiempo, dice el Dr. Schuster, acondicionará a su colon a actuar conforme a su naturaleza.

■ **RESUÉLVALO CON RELAJACIÓN.** "Los pacientes que padecen malestares gastrointestinales agudos o crónicos tienden a sufrir más ansiedad y estrés —dice la Dra. Lin Chang—. Las técnicas conductuales como el entrenamiento en relajación pueden disminuir los síntomas, mientras que las respiraciones tranquilizantes ayudan a regular el sistema nervioso y a relajar el tracto digestivo".

Para aliviar el malestar, concéntrese en el movimiento de su estómago mientras inhala contando hasta 4 y luego exhale. Haga esto dos veces al día durante 15 minutos.

Pruebe hacer yoga dos o tres veces a la semana. La respiración es similar y el ejercicio le ayuda a depurar sus intestinos.

■ **CUENTE CON LAS CARCAJADAS.** Quizá le parezca risible, pero unas buenas carcajadas pueden ayudarle con el estreñimiento de dos formas distintas. La risa les da un masaje a los intestinos, fomentando la buena digestión, y además es maravillosa para aliviar el estrés, dice Alison Crane, R.N.

■ **OJO CON CIERTOS LAXANTES.** Los laxantes químicos a menudo cumplen con su función, pero crean una fuerte adicción, advierte el Dr. Rousseau. Si toma estos laxantes químicos en exceso, su intestino se acostumbrará a ellos y su estreñimiento podría empeorar. ¿Cuándo debe tomar laxantes en tableta? "Casi nunca", dice el Dr. Rousseau.

■ **CONSIDERE LOS NATURALES.** En la mayoría de las farmacias, junto a los laxantes químicos, encontrará otra categoría de laxantes, a menudo etiquetados como laxantes "naturales" o "de origen vegetal", cuyo ingrediente principal usualmente son semillas molidas de psilio. Esta es una forma concentrada de fibra. A diferencia de los laxantes químicos, los laxantes de origen vegetal no crean hábito y generalmente son seguros aunque se tomen durante períodos prolongados, dice el Dr. Rousseau. Sin embargo, él advierte que esta categoría de laxantes se debe tomar con mucha agua (lea las instrucciones en el empaque), ya

A diario una manzana es una cosa sana

Este refrán castellano es muy cierto, sobre todo si uno está estreñido, ya que la manzana contiene tanto fibra indisoluble como soluble.

■ **La fibra indisoluble** se encuentra en la cáscara de la manzana, donde tenemos la mayor parte del contenido de fibra de la fruta. Este tipo de fibra les da volumen a las heces fecales, lo cual facilita su evacuación.

■ **Por su parte, la fibra soluble** de la manzana se encuentra en la pulpa de la fruta. Este tipo de fibra absorbe agua y se convierte en un gel durante el proceso de digestión. A su vez el gel forma un recubrimiento en el tracto intestinal. De tal modo las heces se transportan más rápidamente a través de los intestinos.

Para una buena depuración, coma tres o cuatro manzanas pequeñas al día hasta que desaparezca el estreñimiento. Pero asegúrese de comérselas con todo y cáscara.

---

que, de otro modo, se pueden apelmazar en su interior.

■ **REMÉDIESE CON ESTA RECETA.** Los laxantes hechos a base de psilio pueden ser caros. Entonces, prepárese una mezcla rica en fibra al comprar semillas de psilio en la tienda de productos naturales y molerlas usted mismo. Muela 2 partes de psilio con 1 parte de semillas de lino y 1 parte de salvado de avena (también disponible en las tiendas de productos naturales). Mezcle los ingredientes con agua y cómaselo como puré cada noche alrededor de las 9 p.m. El psilio absorbe el líquido en los intestinos, permitiéndole tener heces más suaves que son más fáciles de eliminar.

■ **REVISE SUS REMEDIOS.** Hay diversos medicamentos que pueden causar o empeorar el estreñimiento, dice el Dr. Rousseau. Entre los principales culpables encontramos los antiácidos que contienen aluminio o calcio, los antihistamí-

nicos, los fármacos para el mal de Parkinson, los suplementos de calcio, los diuréticos, los narcóticos, las fenotiazinas, los sedantes y los antidepresivos tricíclicos.

■ **ALÉJESE DE CIERTOS ALIMENTOS.** Algunas cosas pueden estreñir a una persona pero no a otra. La leche, por ejemplo, puede estreñir muchísimo a ciertas personas, pero darles diarrea a otras. Los alimentos que tienden a producir gas, como los frijoles (habichuelas), la coliflor y el repollo (col), pueden ser problemáticos para las personas cuyo estreñimiento es el resultado de un colon espástico, dice el Dr. Schuster. Si el estreñimiento le produce un dolor agudo, entonces es probable que tenga un colon espástico y deberá evitar los alimentos que producen gas.

■ **AGUÁNTESE CON EL ACEITE.** Al evitar los aceites comestibles, como los aceites vegetales, de oliva o de soya, puede volverse menos estreñido, dice Grady Deal, Ph.D., D.C. No es el aceite en sí. Es el hecho de que lo está consumiendo en su estado procesado, o sea, ya extraído del alimento. Esto es lo que causa el estreñimiento y muchos otros problemas digestivos, afirma el Dr. Deal. Él basa su teoría en el trabajo del reformador de la salud de principios del siglo pasado, el Dr. John Henry Kellogg.

El problema con estos aceites, explica el Dr. Deal, está en que forman una película que recubre el estómago, lo que dificulta la digestión de los carbohidratos y las proteínas ahí y en el intestino delgado. La digestión adecuada se retrasa en hasta 20 horas, lo cual causa putrefacción, gases y toxinas que a su vez van tapando el colon y el intestino grueso, explica el Dr. Deal. En cambio, los aceites en su forma natural, como los que se encuentran en los frutos secos, el aguacate (palta) y el maíz (elote, choclo), se liberan lentamente en el organismo, de modo que no se forma ninguna película que obstruya la digestión y genere problemas de estreñimiento. Estos aceites, a diferencia de los que ya se han extraído, son "un componente muy nutritivo de los alimentos", dice el Dr. Deal.

■ **SINTONÍCESE CON SU ORGANISMO.** "En la biorretroalimentación, unos sensores muestran en una pantalla la actividad de los músculos de su piso pélvico a medida que va aprendiendo a relajarlos para facilitar la evacuación", dice Jeannette Tries, Ph.D. En un estudio de investigación reciente, se descubrió que en algunos casos, la biorretroalimentación puede ser más eficaz que los laxantes.

Encuentre un profesional en biorretroali-mentación con licencia en su localidad consultando la página de internet www.bcia.org, que es la página *web* del Instituto de Certificación en Biorretroalimentación de los Estados Unidos. Puede que necesite de 8 a 10 consultas a lo largo de tres a cuatro meses para conseguir alivio.

■ **CUIDADO CON ALGUNAS HIERBAS.** En el mercado abundan los remedios herbarios para el estreñimiento. Entre los más populares encontramos el jugo de áloe vera (sábila, atimorreal, acíbar), la sena (sen), el ruibarbo medicinal, la cáscara sagrada, la raíz de diente de león (amargón) y las semillas de llantén. Algunas de estas hierbas, como la cáscara sagrada, pueden ser muy eficaces, pero necesita tener cuidado. Los laxantes herbarios, al igual que los químicos, deben elegirse con cuidado y usarse con moderación.

■ **NO PUJE.** No es una buena idea forzar una evacuación, pues así correrá el riesgo de que le salgan hemorroides (almorranas) y fisuras anales, las cuales son dolorosas y pueden agravar su estreñimiento al estrechar la abertura anal. Pujar también puede elevar su presión arterial y disminuir su frecuencia cardíaca, lo cual puede ser peligroso, especialmente para las personas de edad avanzada.

■ **USE ENEMAS SÓLO DE VEZ EN CUANDO.** Si realmente se está sintiendo mal, nada funciona más rápido para evacuar que un enema o supositorio. No hay problema alguno si los usa ocasionalmente, dice el Dr. Rousseau. Pero si los usa con demasiada frecuencia, puede crear un intestino perezoso, lo cual empeorará su problema de estreñimiento.

Solamente use enemas de agua pura o de solución salina. Nunca use enemas jabonosos, los cuales pueden ser irritantes, dice el Dr. Rousseau. Y cuando vaya a comprar supositorios, sólo compre los de glicerina y evite los que estén hechos de sustancias químicas más agresivas.

(*Nota*: si encuentra en este capítulo términos que no entiende o que jamás ha visto, favor de remitirse al glosario en la página 604).

PANEL DE EXPERTOS

LA **DRA. LIN CHANG** ES CODIRECTORA DEL CENTRO DE CIENCIAS NEUROVISCERALES Y SALUD DE LA MUJER DE LA UNIVERSIDAD DE CALIFORNIA EN LOS ÁNGELES.

ALISON CRANE, R.N., ES LA FUNDADORA DE LA ASOCIACIÓN PARA EL HUMOR APLICADO Y TERAPÉUTICO.

GRADY DEAL, PH.D., D.C., ES QUIROPRÁTICO NUTRICIONAL EN KOLOA, KAUAI, HAWAI. ES EL FUNDADOR Y DIRECTOR DE DR. DEAL'S HAWAIIAN WELLNESS HOLIDAY HEALTH SPA EN KOLOA.

EL **DR. EDWARD R. EICHNER** ES ANTIGUO PROFESOR DE MEDICINA Y MIEMBRO DEL EQUIPO DE INTERNISTAS DEL CENTRO DE CIENCIAS DE LA SALUD DE LA UNIVERSIDAD DE OKLAHOMA EN OKLAHOMA CITY.

PATRICIA H. HARPER, M.S., R.D., L.D.N., ES LA GERENTE SÉNIOR DE INVESTIGACIÓN DEL DEPARTAMENTO DE SALUD Y ACTIVIDAD FÍSICA DE LA FACULTAD DE EDUCACIÓN DE LA UNIVERSIDAD DE PITTSBURGH.

EL **DR. PAUL ROUSSEAU** ES JEFE DEL DEPARTAMENTO DE GERIATRÍA DEL CENTRO MÉDICO DE LA ADMINISTRACIÓN DE VETERANOS CARL T. HAYDEN EN PHOENIX.

EL **DR. MARVIN SCHUSTER** ES ANTIGUO DIRECTOR DEL CENTRO MARVIN M. SCHUSTER PARA TRASTORNOS DIGESTIVOS Y LA MOTILIDAD DIGESTIVA DEL CENTRO MÉDICO HOPKINS BAYVIEW Y ANTIGUO PROFESOR DE MEDICINA Y PSIQUIATRÍA DE LA FACULTAD DE MEDICINA DE LA UNIVERSIDAD JOHNS HOPKINS, UBICADAS AMBAS EN BALTIMORE.

EL **DR. STEVEN TAN** ES PRESIDENTE DEL CONSEJO ESTATAL DE ACUPUNTURA DE CALIFORNIA EN BEVERLY HILLS.

EL **DR. LEWIS R. TOWNSEND** EJERCE LA OBSTETRICIA Y GINECOLOGÍA EN CONTEMPORARY WOMEN'S HEALTHCARE EN BETHESDA, MARYLAND, Y EN EL HOSPITAL SIBLEY MEMORIAL EN WASHINGTON, D. C. ES EL ANTIGUO PROFESOR CLÍNICO DE OBSTETRICIA Y GINECOLOGÍA DEL HOSPITAL DE LA UNIVERSIDAD DE GEORGETOWN Y ANTERIOR DIRECTOR DEL GRUPO DE MÉDICOS DEL CENTRO MÉDICO DEL HOSPITAL COLUMBIA PARA MUJERES, AMBOS EN WASHINGTON, D. C.

JEANNETTE TRIES, PH.D., ES LA DIRECTORA DE SERVICIOS DE TERAPIA DEL CENTRO DEL PISO PÉLVICO DEL HOSPITAL DE LA UNIVERSIDAD DE ILLINOIS EN CHICAGO. ES PROFESORA CLÍNICA ADJUNTA DEL DEPARTAMENTO DE CIRUGÍA DE LA FACULTAD DE MEDICINA DE LA UNIVERSIDAD DE ILLINOIS, TAMBIÉN EN CHICAGO.

Estrés

23 enfoques para aflojar la tensión

Sin lugar a dudas, en este mundo moderno es tan difícil de escapar del estrés como del aire que nos rodea y es tan contagioso como el resfriado común.

Ahora bien, dado que el estrés es tan difícil de evitar, ¿por qué no mejor hacer que funcione en su beneficio en lugar de que trabaje en su contra? El estrés es una fuerza a la que le puede sacar provecho. No tiene que huir de él y tampoco tiene que ir a un seminario de manejo del estrés para averiguar cómo manejarlo. Las siguientes sugerencias comprobadas por los doctores le enseñarán cómo combatir el estrés. . . y ganar en el intento. Para conseguir alivio cuando nada parezca estarle yendo bien, siga leyendo.

■ **ADOPTE OTRA ACTITUD.** Lo que sucede allá afuera no es el problema, sino cómo reacciona ante ello. Su reacción va determinada por cómo percibe un evento estresante en particular.

Si logra cambiar su forma de pensar —por ejemplo, considerar un proyecto difícil en el trabajo como una oportunidad para mejorar sus habilidades— usted puede convertir una vida llena de estrés y malestar en una vida emocionante y llena de retos.

■ **PIENSE DE MANERA POSITIVA.** Acordarse de un éxito o logro del pasado es algo maravilloso que puede hacer cuando está sintiendo incertidumbre, por ejemplo, antes de una presentación o de una reunión con su jefe.

■ **TÓMESE UNAS VACACIONES MENTALES.** "Tomarse unas minivacaciones en su mente es una manera muy buena de aliviar o manejar el estrés", dice Ronald Nathan, Ph.D.

"Imagine que está acostado en la arena calientita de una playa en las Bahamas, sintiendo la brisa refrescante que sopla desde el mar y escuchando el suave murmullo de las ollas en el fondo. Es

 CUÁNDO CONSULTAR AL MÉDICO

Demasiado estrés puede ser un peligro para la salud.

Si sus síntomas son nuevos y no tienen una causa evidente, especialmente si interfieren con su calidad de vida, consulte a su doctor.

Cualquiera de los siguientes síntomas relacionados con el estrés podría indicar la necesidad de buscar atención médica lo antes posible.

■ Dolores de cabeza, tensión o dolores en la quijada frecuentes

■ Rechinar los dientes

■ Tartamudeo

■ Temblores, temblor de los labios o las manos

■ Dolor de cuello, dolor de espalda o espasmos musculares

■ Mareos, desfallecimiento o debilidad

■ Silbidos, zumbidos o chasquidos en los oídos

■ Ruborización o sudoración frecuentes

■ Manos y pies fríos o sudorosos

■ Resequedad bucal o problemas para deglutir

sorprendente lo que esto puede hacer por relajarlo".

■ **HAGA AFIRMACIONES.** Tenga una lista de afirmaciones que pueda empezar a repetir cuando se esté sintiendo estresado. No tienen que ser complicadas. Simplemente repetirse "Yo puedo con esto" o "Yo sé más sobre esto que cualquier otra persona aquí", funcionará. Esto lo aleja de la respuesta refleja instintiva al estrés —la respiración acelerada, las manos frías— y lo acerca a una respuesta razonada, al intelecto, a la parte de usted que realmente puede manejarlo.

¿El resultado? Usted se sentirá más calmado.

■ **CUENTE HASTA DIEZ.** Si no reacciona responder inmediatamente al estrés, esto puede ayudarle a desactivarlo, dice el Dr. Nathan. Si se hace el hábito de pausar y relajarse durante tan sólo unos cuántos segundos antes de responder a las interrupciones rutinarias de cada día, puede lograr marcar una diferencia clara en su sensación de estrés. Por ejemplo, cuando suene el teléfono, respire profundo. Luego, a medida que vaya exhalando, imagine que su cuerpo está suelto y relajado como si fuera un muñeco de trapo.

"Uno de los aspectos de pausar así es que le da una sensación de control —dice el Dr. Nathan—. Sentirse en control generalmente es menos estresante que sentirse fuera de control. Hágase el hábito de usar la relajación rápida durante la pausa antes de contestar el teléfono. Estas pausas deliberadas pueden convertirse en tranquilizantes instantáneos".

■ **MIRE A LO LEJOS.** "Si por un momento se queda mirando algún paisaje distante a través de su ventana, lejos del problema que le esté gene-

rando estrés, sus ojos se relajarán. Y si sus ojos se relajan, usted tenderá a hacer lo mismo", dice el Dr. Nathan.

■ **VÁYASE DE AHÍ.** "Si quita la olla de la estufa, el agua dejará de hervir—dice el Dr. Nathan—. Dejar la escena también le puede permitir enfocar el problema de una forma nueva".

■ **RESPIRE PROFUNDAMENTE.** Algunas personas la llaman respiración abdominal. Es un viejo y útil método para disminuir la ansiedad y el nerviosismo temporales.

¿Cuál es la manera correcta de respirar? Con el abdomen, sintiendo cómo su estómago se expande a medida que inhala y cómo se colapsa a medida que exhala. Aunque hay muchas técnicas de respiración diferentes que sirven para calmar la mente, la simple respiración meditativa de "*so jum*" es la mejor para empezar. Inhale profundamente y diga "*soooooo*", luego exhale lentamente y diga "*jummmm*". Meta el vientre. Respirar lenta, completa y calmadamente al primer indicio de estrés cambiará su actitud y su vida para siempre.

La idea esencial es mantener la calma. Cuando se está sintiendo estresado, su pulso se acelera y empieza a respirar con mucha rapidez. "Si no puede luchar y no puede huir, entonces relájese y déjese fluir", dice el Dr. Nathan.

■ **ELIMÍNELO CON EJERCICIO.** El ejercicio es uno de los mejores tranquilizantes de la naturaleza. Quema los productos derivados del estrés y en gran medida, usa la respuesta de luchar o huir para lo que fue diseñada, dice el Dr. Nathan. Y es especialmente útil estirarse después de una sesión de ejercicio para soltar la tensión en la quijada y los músculos de los hombros.

■ **MASAJÉESE LOS MÚSCULOS.** La mayoría de nosotros tenemos músculos concretos que se hacen nudo cuando estamos bajo estrés. Es un tipo de círculo vicioso: el estrés produce adrenalina, la cual produce tensión muscular, la cual produce más adrenalina y así sucesivamente. Una buena forma de romper el ciclo es identificando cuáles son los músculos que más se tensan cuando está bajo presión (usualmente se trata de los de la parte trasera del cuello y la espalda superior) y darles un masaje durante un par de minutos cada vez que se sienta tenso.

■ **PRESIÓNESE LAS SIENES.** Esta aplicación de digitopuntura, un sistema que utiliza puntos de presión para aliviar el dolor y tratar toda una variedad de padecimientos, funciona de manera indirecta. Al masajear los nervios de las sienes, se relajan los músculos de otras partes del cuerpo, principalmente los del cuello.

■ **DEJE CAER Y MUEVA LA QUIJADA.** Las personas que están bajo presión tienden a apretar los dientes. Dejar caer la quijada y moverla de un lado a otro ayuda a que esos músculos se relajen, y si relaja los músculos, disminuirá la sensación de tensión.

■ **ESTIRE EL PECHO.** La musculatura tensa de una persona que está bajo estrés puede dificultar la respiración y cualquier alteración en la respiración puede agravar la ansiedad que ya tiene. Para relajar la respiración, ruede los hombros hacia arriba y hacia atrás y luego relájelos. La primera vez, inhale profundamente mientras los esté llevando hacia atrás y exhale cuando los relaje. Puede hacer esto mientras lleva a cabo la respiración de *"so jum"*. Repita esto cuatro o cinco veces más, luego inhale profundamente otra vez. Repita toda la secuencia cuatro veces.

■ **RELÁJESE TODITO.** ¿Suena difícil, verdad? Pero es fácil si sabe cómo. Una técnica llamada relajación progresiva puede producir una disminución inmediata y espectacular en su sensación de estrés al reducir su tensión física.

Empiece en la cabeza o en los pies y vaya tensando un grupo de músculos del cuerpo a la vez, manteniendo la tensión durante unos cuantos segundos y luego relajándolos. Vaya haciendo lo mismo en todas las partes principales del cuerpo —los pies, las piernas, el pecho y los brazos, la cabeza y el cuello— y luego disfrute la sensación de soltura que esto le genere. Quince minutos de meditación le pueden dar al cuerpo el descanso de una hora de sueño.

■ **REMÓJESE EN AGUA CALIENTE.** El agua es de gran ayuda cuando está bajo estrés, dice G. Frank Lawlis, Ph.D. Cuando estamos tensos y ansiosos, disminuye el flujo de sangre hacia nuestras extremidades. El agua caliente restaura la circulación, convenciendo al cuerpo de que es seguro y que está bien que se relaje. Agregue sales de Epsom o jugo de limón al agua para que la experiencia sea aún más relajante, dice el Dr. Lawlis.

Si no tiene tiempo para darse un baño, pruebe colocar toallitas para la cara calientes en sus pies, manos y frente. El agua fría está prohibida, dado que imita la respuesta del estrés, alejando la sangre de las extremidades y dando por resultado una mayor tensión.

Una alternativa para cuando esté en el trabajo: ponga las manos bajo el chorro de agua

El camino hacia la paz interior

La meditación transcendental, el yoga y la meditación zen funcionan al inducir algo que se conoce como la respuesta de relajación, que es un estado del cuerpo que fue inicialmente identificado y nombrado por el Dr. Herbert Benson.

Citando uno de los libros escritos por el Dr. Benson, "este fenómeno apaga los aspectos distractores, estresantes y generadores de ansiedad de lo que comúnmente se conoce como la respuesta de luchar o huir".

En situaciones primitivas, donde el peligro que representaban los animales salvajes estaba a la orden del día, la respuesta de luchar o huir era bastante útil. Pero en nuestra época, esta respuesta tiende a hacer que nos sintamos más nerviosos e incómodos e incluso que se deteriore nuestra salud.

Una persona que está experimentando la respuesta de relajación apaga todas las hormonas y las conductas que la ponen nerviosa. En esencia, cualquier tipo de meditación la produce, aunque las formas más tradicionales requieren cierto grado de entrenamiento y bastante autodisciplina.

El Dr. Benson sugiere seguir un programa básico para evocar esta respuesta.

En primer lugar, elija una palabra, frase u oración en la cual centrarse (por ejemplo, "paz" o "el Señor es mi pastor") que esté profundamente enraizada en su sistema personal de creencias. En segundo lugar, siéntese calladamente, cierre los ojos y relájese. Y por último, repita su palabra, frase u oración cada vez que exhale. Siga haciendo esto durante 10 a 20 minutos.

Sugerencias: practique esto al menos una vez al día y no se preocupe de que lo esté haciendo bien o mal. Si se da cuenta que se ha dejado distraer por sus pensamientos, esto es normal y de esperarse. Simplemente diga: "En fin. . ." y vuelva a centrarse en su palabra, frase u oración.

caliente hasta que sienta que la tensión se le esté drenando del cuerpo.

■ **MUÉVASE.** Por supuesto, hacer ejercicio con regularidad contribuye a incrementar su resistencia, la cual le ayudará a combatir el estrés. Pero incluso algo tan informal como caminar alrededor de la cuadra puede ayudarle a deshacerse de un poco de la tensión que le quede después de una junta difícil de negocios o una riña familiar.

■ **MASTIQUE CHICLE.** Siempre que realiza la acción de masticar, el lóbulo temporal de la parte frontal del cerebro se inunda de sustancias químicas que le ayudan a desestresarse, dice el Dr. Lawlis.

■ **COMA LO CORRECTO PARA CALMARSE.** Puede aliviar el estrés al comer, siempre y cuando elija los alimentos correctos. Por ejemplo, masticar unas cuantas almendras ayuda a aliviar el estrés y la ansiedad, dice el Dr. Lawlis. También logra lo mismo al comer fresas y otras frutas. "Lo que hemos descubierto en los estudios de investigación es que la fresa aumenta las endorfinas que actúan contra el dolor, especialmente cuando también se comen las hojas de esta fruta. Y los plátanos amarillos (guineos, bananas) contienen triptófano, que promueve la relajación muscular", agrega.

■ **ESCUCHE MÚSICA RELAJANTE.** La relajación es el polo opuesto de la tensión, es decir, el antídoto del estrés. Y los discos compactos de relajación pueden ser muy eficaces para aliviar la tensión. Las diversas opciones son de sólo voz, voz con música o sonidos de la naturaleza, como el viento pasando a través de los árboles u olas rompiendo sobre la arena, dice el Dr. Nathan. "Todo lo que necesita es un reproductor de discos compactos o un iPod y unos auriculares para eliminar las distracciones y evitar molestar a los demás". (Para escuchar una muestra gratuita de 6 minutos del nuevo programa de relajación del Dr. Nathan, visite la página de internet www.relaxfastforfree.com).

■ **SINTONÍCESE CON LA MÚSICA.** Por supuesto, los CD y MP3 de relajación funcionan, pero no son la única opción. La música correcta puede calmarlo quizá como ninguna otra cosa pueda hacerlo. La música en sí es un excelente reductor de estrés, dice el Dr. Lawlis.

■ **ENCUENTRE EL RITMO.** El movimiento rítmico estimula la liberación en el organismo de sustancias químicas neurales que le ayudan a relajarse, dice el Dr. Lawlis. Escuchar música repetitiva de tambores también produce un efecto similar. "Hay algo en el ritmo que entrena al cerebro a tener menores niveles de estrés y que equilibra las diversas partes del cerebro que parecen excitarse durante una respuesta al estrés", dice el Dr. Lawlis.

■ **SIENTA LA FRAGANCIA DE LAS FLORES.**

Oler aromas placenteros es una forma fácil de cambiar su estado mental, especialmente cuando se combina con técnicas de respiración, dice el Dr. Lawlis. "Cuando huele aromas como los de lavanda (alhucema, espliego), lila, madreselva o cedro, usted cambia su química cerebral", explica el psicólogo.

Hay algunas pruebas científicas que demuestran esto, pero es algo que ya sabemos por instinto. "Cuando nos metemos en problemas con alguien y queremos cambiar el estado mental de quien está enojado con nosotros, le llevamos flores y también enviamos flores a las personas que están en el hospital. ¿Por qué? Probablemente para disminuir su estrés", dice.

Puede comprar aceites esenciales en las tiendas de productos naturales. Pero el Dr. Lawlis recomienda las flores naturales y frescas.

(*Nota*: si encuentra en este capítulo términos que no entiende o que jamás ha visto, favor de remitirse al glosario en la página 604).

PANEL DE EXPERTOS

EL **DR. HERBERT BENSON** ES EL DIRECTOR EMÉRITO DEL INSTITUTO BENSON-HENRY DE MEDICINA DE CUERPO Y MENTE DEL HOSPITAL GENERAL DE MASSACHUSETTS Y ES PROFESOR ADJUNTO DE MEDICINA DEL INSTITUTO MÉDICO DE CUERPO/MENTE DE LA FACULTAD DE MEDICINA DE HARVARD.

G. FRANK LAWLIS, PH.D., ES PSICÓLOGO, INVESTIGADOR Y COFUNDADOR DE LOS CENTROS LAWLIS Y PEAVEY PARA EL CAMBIO PSICONEUROLÓGICO UBICADOS EN LEWISVILLE, TEXAS. ES ASESOR PRINCIPAL DE CONTENIDOS DEL PROGRAMA TELEVISIVO DEL DR. PHIL.

RONALD NATHAN, PH.D., ES UN PROFESOR CLÍNICO DE LA UNIVERSIDAD MÉDICA DE ALBANY EN NUEVA YORK.

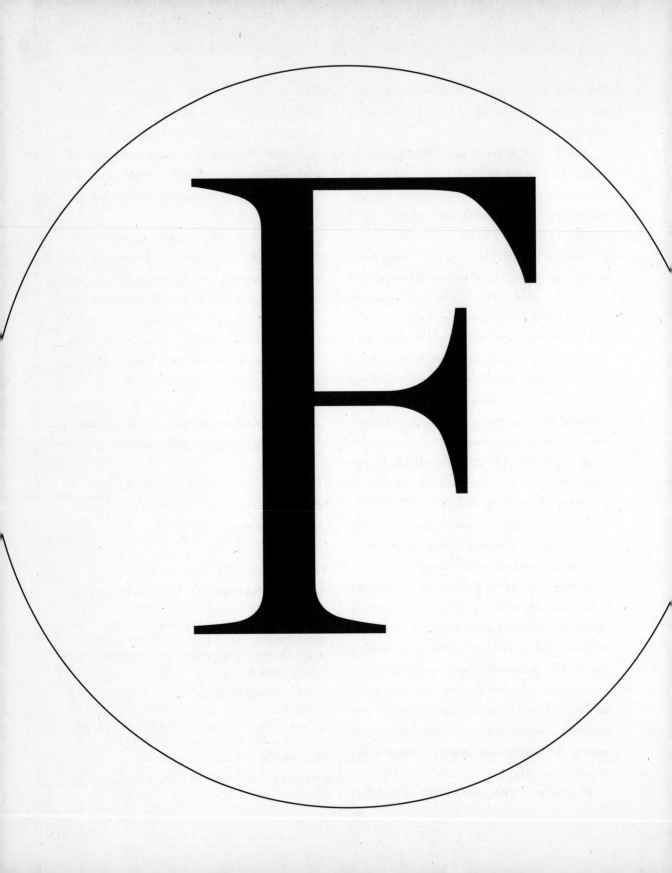

Fatiga

30 ideas para recuperar el vigor

La energía equivale a emoción, diversión y juventud. Imagine una mujer energética que es el alma de la fiesta, la vecina que le dedica tanta energía a su jardín que parece sacado de una revista o a un niño al que nunca parece acabársele la pila. La energía es lo que impulsa la vida y nos ayuda a hacer que valga la pena vivirla.

Pero en un momento u otro, todos nos sentimos fatigados. ¿Y a quién no le gustaría tener más energía de la que tiene ahora?

Las indicaciones generales de los doctores siguen siendo las mismas: mucho descanso, una alimentación equilibrada y ejercicio. Pero nuestros expertos en fatiga van más allá de estas generalidades para ofrecerle sugerencias más específicas y dirigidas.

Entonces, damas y caballeros, enciendan sus motores.

■ **DESE TIEMPO.** "Aparte 15 minutos más en la mañana antes de empezar con su día —dice la Dra. Vicky Young—. De esa forma, no empezará sintiéndose apresurado y cansado".

■ **DECÍDASE A DESAYUNAR.** La fatiga puede ser un efecto secundario de estar a dieta o saltarse comidas con regularidad, dice la Dra. Nita Parikh. Si usted habitualmente sale de su casa por la mañana sin haber probado bocado, "tal vez tenga que aprender a desayunar todos los días", señala la Dra. Parikh.

Incluso un tazón de cereal (un carbohidrato complejo) con leche (una fuente de proteínas) puede ayudarle a empezar el día con el pie derecho. El pan tostado y los *muffins* de trigo también son buenas

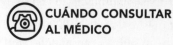
CUÁNDO CONSULTAR AL MÉDICO

La fatiga casi siempre es temporal; dura de unos cuantos días a un par de semanas. Si usted ha estado inusualmente cansado durante más tiempo o si su fatiga ha ido acompañada de pérdida o aumento de peso, diarrea, estreñimiento, caída del cabello, sarpullido en la piel o falta de aliento, entonces es momento de llamar a su doctor.

"Siempre que la fatiga causa cambios nuevos en su vida, es hora de empezar a prestar atención", dice la Dra. Nita Parikh. El cansancio extremo y prolongado podría ser indicativo de algo más serio, como un problema tiroideo, una enfermedad cardíaca, depresión, esclerosis múltiple o incluso un tumor maligno. Su doctor le hará un chequeo (revisión) físico completo y probablemente le pedirá que se haga análisis de sangre para obtener más información.

fuentes de carbohidratos complejos. Para consumir proteínas, considere desayunar un yogur bajo en grasa o claras de huevo revueltas.

Tenga cuidado de no desayunar alimentos demasiado ricos en carbohidratos y repletos de azúcares simples. Esto puede provocar una elevación pronunciada en su nivel de insulina y un descenso correspondiente en su nivel de azúcar en sangre, causándole temblores y nerviosismo. Por lo tanto, evite pasar por la dulcería que queda en camino a su oficina.

■ **FÍJESE METAS ESPECÍFICAS.** Si no sabe hacia dónde va, probablemente estará demasiado cansado para llegar ahí. "Tómese unos momentos cada mañana para fijarse metas específicas para ese día —dice la Dra. Parikh—. Determine qué es lo que quiere hacer; no deje que la rutina lo controle".

■ **CONSIDERE UN CAMBIO.** Si la fatiga se ha convertido en un problema serio y ya ha descartado un problema de salud, tal vez necesita evaluar su vida y considerar hacer algunos cambios en su estilo de vida, dice la Dra. Parikh. "Si está tratando de hacer lo imposible y eso lo está agotando, necesita aceptarlo y abrirse al cambio".

Podría ser su segundo empleo; quizá deba considerar la posibilidad de renunciar o al menos de trabajar menos horas. O si usted cuida tanto a sus hijos como a sus padres, tal vez necesite contratar a alguien para que le ayude en la casa. Trate de pensar en estos cambios como algo positivo —es decir, como que está consiguiendo la ayuda que necesita para funcionar mejor— en lugar de verlos como que se está dando por vencido.

■ **OPTE POR OTRA COSA.** La televisión es famosa por su capacidad de hacer que los seres humanos entren en un letargo. Pruebe leer, tejer o realizar algún otro pasatiempo que acapare toda su atención. Es más vigorizante.

■ **IMPÚLSESE CON EJERCICIO.** "El ejercicio en realidad le da energía", dice la Dra. Young. Estudio tras estudio de investigación ha apoyado esta aseveración, entre ellos uno realizado por la NASA. En ese estudio, se les pidió a más de 200 empleados federales que siguieran un programa regular de ejercicio moderado. Los resultados: el 90 por ciento dijeron que nunca se habían sentido mejor. Casi la mitad dijeron que habían sentido menos estrés y casi una tercera parte de ellos reportaron que estaban durmiendo mejor.

La Dra. Young recomienda que se dé una dosis de ejercicio vigorizante —caminar aprisa es suficiente— de tres a cinco veces a la semana durante 20 a 30 minutos a la vez y dos horas antes de irse a dormir.

■ **EVITE EXAGERAR.** Debido a todos los beneficios que puede producir, el ejercicio puede crear adicción. Y sí puede llegar a tener una sobredosis de ejercicio si no escucha atentamente lo que su organismo le esté diciendo.

"Yo tengo que hacer un esfuerzo para decirme que será bueno para mí, que obtendré beneficios al darme descansos", dice Mary Trafton, una alpinista y maratonista.

■ **HAGA LO PEOR PRIMERO.** Muchas veces las personas se sienten fatigadas porque piensan, "Tengo tanto qué hacer que no sé ni por dónde empezar". Al establecer prioridades y llevar un registro de su avance tachando cosas de su lista, podrá mantenerse centrado y vigorizado.

Abra su mente a la energía

El organismo sigue a la mente. Hoy en día, es generalmente aceptada la noción de que la mente puede influir en el organismo. A continuación le indicamos algunas actitudes nuevas que pueden afectar su nivel de energía.

Piense de manera positiva. Los atletas que han ganado campeonatos lo hacen, los empresarios exitosos lo hacen, entonces usted también debería hacerlo.

"Es importante pensar de manera positiva —dice Mary Trafton, una alpinista y maratonista—. Si accidentalmente meto el pie en un charco enorme cuando estoy escalando, no pienso: 'Uy, me va a dar frío y me voy a cansar'. Pienso en los calcetines (medias) de lana que me puse para darme protección y calor".

Motívese. Lógicamente, es bastante difícil hacer cualquier cosa si no estamos motivados. Sin embargo, es casi imposible lograr tareas que requieren de mucha energía cuando su espíritu no está comprometido con las mismas.

Tomemos el caso de E. Drummond King. Él ha participado en las extenuantes competencias *Ironman* en Hawaii, en las que los competidores pasan horas interminables nadando, andando en bicicleta y corriendo largas distancias. Dice que cuando está demasiado rezagado como para ganar en su categoría de edad, termina la carrera caminando en lugar de corriendo. Pero cuando tiene una oportunidad de ganar o cuando ha apostado en el tiempo que va a tardar en terminar la competencia, de algún modo encuentra la energía para seguir corriendo.

Tenga confianza. Lo más probable es que, si siente que puede hacerlo, tendrá la energía para hacerlo. Y una vez que se haya demostrado que sí tiene la energía, tendrá aún más seguridad en sí mismo.

■ **TOME UNO AL DÍA.** Si usted se salta comidas, hace dieta y no come bien, dice la Dra. Young, es una buena idea que tome un suplemento multivitamínico y de minerales diariamente.

■ **RESPETE SU RELOJ INTERNO.** Los ritmos circadianos actúan como el reloj interno de nuestro organismo, elevando y reduciendo la presión arterial y la temperatura corporal en diferentes momentos a lo largo del día. Esta acción química provoca los "altibajos" que sentimos al pasar de sentirnos alerta a sentirnos mental y físicamente confusos.

Entonces, ¿por qué los picos naturales de algunas personas ocurren en momentos tan inconvenientes, por ejemplo, a altas horas de la noche? "Yo creo que la gente a veces, quizá sin darse cuenta siquiera, se habitúa a un ciclo concreto", dice William Fink, un fisiólogo del ejercicio.

Fink sugiere cambiar su horario para que sea lo más práctico posible a modo de complementar sus propios ritmos circadianos. Empiece por despertarse un poco más temprano o un poco más tarde —digamos, 15 minutos— hasta que se

FATIGA

sienta cómodo. Siga haciendo esto hasta que establezca el horario que desee.

■ **CANCELE LOS CIGARRILLOS.** Los doctores siempre aconsejan dejar de fumar, pero esto es otra cosa que podemos agregarle a la lista de motivos: el tabaquismo disminuye la cantidad de oxígeno que está disponible en el organismo. Y el resultado es la fatiga.

Sin embargo, cuando apenas haya dejado de fumar, no espere sentir una oleada de energía de inmediato. La nicotina actúa como un estimulante y la abstinencia puede provocar cierto cansancio temporal.

Remedios rápidos

QUÉ ES: Cuando sus piernas y pies estén extenuados porque ha estado de pie o caminando todo el día, pruebe esta postura de yoga sencilla y revitalizante.

POR QUÉ FUNCIONA: *Viparita karani* o "piernas contra la pared" es una postura pasiva que combina los beneficios curativos de la relajación y la inversión, dice Gale Maleskey de Bridgewater, Nueva Jersey.

CÓMO USARLA: "Sólo siéntese en el piso con un hombro y una cadera cerca de una pared —dice—. Inclínese un poco hacia atrás, columpie las piernas hacia arriba y recárguelas contra la pared y luego baje su tronco para que quede descansando sobre el piso. Quédese en esta posición alrededor de 15 minutos, si es posible". Lo mejor es usar una cobija doblada o un cojín duro para levantar las caderas de 8 a 12 pulgadas (20 a 30 cm) del piso. Esto libera la tensión en su baja espalda. También se puede poder una cobija doblada de 1 a 2 pulgadas (de 2,5 a 5 cm) de grosor debajo de la cabeza. Si le cuesta trabajo recostarse en el piso, pruebe hacerlo en su cama.

■ **APRENDA A DECIR NO.** Aligere su carga —y su nivel de fatiga— aprendiendo a delegar. Si está agotado porque tiene demasiadas obligaciones o compromisos, aprenda a decir, "No, gracias".

■ **PIERDA PESO.** "Si usted es una persona obesa, es decir, si necesita perder el 20 por ciento o más de su peso, le será de gran ayuda adelgazar", dice Fink. Por supuesto, asegúrese de seguir una dieta sensata y de combinarla con ejercicio. Perder más de 2 libras (1 kg) a la semana no es saludable y lo dejará agotado.

■ **DUERMA MENOS.** Sí es posible dormir demasiado. "Si duerme de más, tenderá a sentirse aletargado todo el día —dice Fink—. Por lo general, dormir de 6 a 8 horas cada noche es suficiente para la mayoría de las personas".

■ **O DUERMA MÁS.** Si acostumbra a excederse, por ejemplo, yéndose a dormir a las 2:00 a.m. y levantándose a las 5:00 a.m., terminará por quedar exhausto. No le robe tiempo al sueño.

■ **SOLUCIÓNELO CON SIESTAS.** Las siestas no son para todos, pero podrían ayudar a las personas mayores a recargar las pilas cuando ya no pueden dormir tan bien como solían hacerlo. Las personas más jóvenes con itinerarios muy ajetreados y noches cortas también deberían considerar tomarse una siesta. Si decide hacerlo, trate de tomarse una siesta a la misma hora todos los días y durante no más de una hora.

■ **RESPIRE PROFUNDAMENTE.** Según los doctores y los atletas, es una de las mejores maneras de relajarse y vigorizarse al mismo tiempo.

■ **CUIDADO CON LAS COPAS.** El alcohol es

238

una sustancia que deprime y lo hará sentirse más cansado en lugar de vigorizarlo. Si parece estar bebiendo más en respuesta al estrés de la vida, tome menos o deje de tomar por completo, dice la Dra. Parikh.

■ **ALMUERCE ALGO LIGERO.** Algunos doctores recomiendan almorzar algo ligero para evitar esos casos graves de fatiga posterior al almuerzo en los que sólo nos quedan ganas de escondernos bajo el escritorio y echarnos una siesta. Si usted se siente demasiado cansado con demasiada frecuencia, vale la pena probar esta sugerencia. Un plato de sopa, una ensalada y una pieza de fruta constituyen un almuerzo ligero y nutritivo.

■ **ACTÍVESE CON EL ALMUERZO.** Si comer un almuerzo ligero no lo deja satisfecho, la Dra. Young sugiere que haga su comida principal del día durante el almuerzo y que luego salga 20 minutos a caminar. Si consume la mayor parte de sus calorías a una hora temprana del día, tendrá el combustible que necesite para sentirse vigorizado. Pero debe tener cuidado con el tipo de combustible que elija. Los carbohidratos, por ejemplo, se queman rápido. Por contraste, las grasas se queman lentamente y harán que se sienta más aletargado.

■ **INVIERTA SU ENERGÍA EN OTRA COSA.** Las emociones fuertes no sólo nos pueden agotar mentalmente, sino también físicamente, dice la Dra. Young. Dirija sus emociones fuertes, como el enojo, hacia otra parte y dedique esa energía a su trabajo o a su sesión de ejercicio.

■ **DISMINUYA SU ESTRÉS.** En un estudio de investigación de 25 años de duración realizado en una universidad médica de Suecia llamada el Instituto Karolinska se descubrió que la ansiedad persistente puede elevar el riesgo de desarrollar una afección médica conocida como el síndrome de fatiga crónica. Este estudio de investigación sugiere que, con el tiempo, el estrés constante puede deteriorar la resistencia del organismo a la fatiga. Para aliviar un problema existente y evitar que la fatiga se salga de control, practique técnicas para disminuir el estrés como respiración profunda, yoga, meditación e imaginación guiada. Puede conseguir discos compactos y videos digitales de estas técnicas en las librerías y por internet.

■ **MEJÓRESE CON MÚSICOTERAPIA.** Cuando sea hora de aspirar la casa u organizar una pila interminable de cuentas, escuche algunas canciones vigorizantes. Lo mejor de este remedio para la fatiga es que puede personalizarlo a su gusto. Escuche a Frank Sinatra un día, a Led Zeppelin al día siguiente.

■ **PÓNGASE UN OBJETIVO.** Algunas personas simplemente necesitan fechas límite para seguir avanzando. Si usted es así, póngase fechas límite tanto a corto como a largo plazo, para que ninguna de las dos se le vuelva demasiado rutinaria.

■ **DESPIÉRTESE CON AGUA.** Cuando la fatiga empieza a atacar a un corredor de bolsa de Nueva York, no compra ni vende, sino que deja de hacer todo lo que está haciendo el tiempo suficiente para irse a echar agua fría en la cara.

Pero si el mismo corredor estuviera en casa, una ducha con agua fría podría ayudarle a recuperar su energía aún más. El agua que cae en cascada emite iones negativos al aire. Se piensa que estos iones hacen que algunas personas se sientan más contentas y con más energía.

■ **HIDRÁTESE.** La deshidratación puede causar fatiga. Beba al menos ocho vasos de 8 onzas (240 ml) de agua al día e incluso más cuando esté activo. Los doctores recomiendan beber mucha agua el día antes de que vaya a pasar un día ajetreado bajo el sol —por ejemplo, si va a pasar el día en Disneylandia con sus hijos— y también durante el día en que esté realizando dicha actividad.

E. Drummond King, un triatleta de más de 50 años de edad, aprendió a la mala que lo mejor es empezar a beber muchos líquidos el día antes de que el organismo los vaya a necesitar.

"El principal problema es la deshidratación y la fatiga que la acompaña —dice—. Ahora, el día antes de una competencia, voy a todos lados con una botella de agua en la mano".

■ **RECONSIDERE SUS MEDICAMENTOS.** ¿Realmente necesita tomar todos esos medicamentos que se venden con y sin receta? Si la respuesta es no, quedará sorprendido al ver lo que puede lograr al eliminar o disminuir la dosis de ciertos medicamentos.

Las pastillas para dormir, por ejemplo, son famosas por la sensación de resaca (cruda, mona, ratón) que producen al día siguiente. Pero, según los doctores, otros villanos son los fármacos para la presión arterial alta (hipertensión) y para la tos y el resfriado (catarro).

Si usted sospecha que algún medicamento le está robando su energía, háblelo con su doctor. Quizá pueda recetarle otro o, mejor aún,

suspendérselo. Pero nunca deje de tomar un medicamento recetado por su médico sin su aprobación.

■ **CONTRARRÉSTELOS CON COQ10.** Si necesariamente tiene que tomar ciertos medicamentos, averigüe si estos causan efectos secundarios como cansancio o fatiga y luego haga algo al respecto, dice Chris D. Meletis, N.D. Las estatinas y los betabloqueadores que sirven para reducir el colesterol también pueden agotar las reservas de coenzima Q10 del organismo. Con la autorización de su doctor, pruebe tomar un suplemento de 30 a 60 miligramos de CoQ10 al día y observe si esto le ayuda a elevar su nivel de energía.

■ **SI LE HACE SENTIRSE BIEN, HÁGALO.** No podemos negar el placer que producen los masajes, las tinas de hidromasaje y los baños de vapor. "Es difícil investigar científicamente si sirven para disminuir la fatiga —dice Fink—. Pero hay personas que juran que sí. Yo también estoy convencido; cuando una persona se siente mejor, tendrá un mejor rendimiento".

■ **CAMBIE EL CAFÉ POR TÉ.** Los estudios de investigación han demostrado que la combinación de cafeína y el aminoácido L-teanina, los cuales se encuentran en el té negro normal, pueden mejorar el estado de alerta mental y disminuir la fatiga. Por lo tanto, la próxima vez que necesite ese impulso que nos da la cafeína, pruebe una taza de té en vez de su cafecito de costumbre.

(*Nota*: si encuentra en este capítulo términos que no entiende o que jamás ha visto, favor de remitirse al glosario en la página 604).

PANEL DE EXPERTOS

WILLIAM FINK ES FISIÓLOGO DEL EJERCICIO Y ASISTENTE DEL DIRECTOR EMÉRITO DEL LABORATORIO DE RENDIMIENTO HUMANO DE LA UNIVERSIDAD ESTATAL BALL EN MUNCIE, INDIANA.

E. DRUMMOND KING ES TRIATLETA Y ABOGADO DE BETHLEHEM, PENSILVANIA.

CHRIS D. MELETIS, N.D., ES DOCTOR EN NATUROPATÍA, ASÍ COMO EDUCADOR, AUTOR Y CONFERENCISTA DE PORTLAND, OREGÓN. FUNGIÓ COMO RECTOR DE MEDICINA NATUROPÁTICA Y DIRECTOR MÉDICO DE LA UNIVERSIDAD NACIONAL DE MEDICINA NATUROPÁTICA.

LA **DRA. NITA PARIKH** ES UNA ESPECIALISTA EN MEDICINA INTERNA DE COMMUNITY CARE PHYSICIANS EN LATHAM, NUEVA YORK.

MARY TRAFTON ES ALPINISTA, MARATONISTA Y ESQUIADORA Y ANTERIOR ESPECIALISTA EN INFORMACIÓN PARA EL APPALACHIAN MOUNTAIN CLUB EN BOSTON.

LA **DRA. VICKY YOUNG** ES DOCTORA EN SALUD OCUPACIONAL DE TRICITY MEDICAL CENTER WORK PARTNERS EN VISTA, CALIFORNIA.

Fiebre

10 tácticas para bajarla

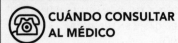

CUÁNDO CONSULTAR AL MÉDICO

Consulte al médico si, además de la fiebre, tiene:

- Tortícolis

- Tos o vómito intensos o dolor al respirar profundo

- Mucosidad amarilla o verde y dolor facial

- Una temperatura de más de 101°F (38,3°C) que dura más de 3 días o que no responde al menos parcialmente al tratamiento

- Una temperatura de más de 103°F (39,5°C) bajo cualquier circunstancia

  Los adultos que padecen enfermedades crónicas, como enfermedades cardíacas o respiratorias, pueden no ser capaces de tolerar fiebres altas prolongadas.

Considere la fiebre no tanto como una amenaza, sino como un sistema de advertencia temprana de su organismo. Es la forma en que su organismo combate las infecciones y una herramienta que utiliza para potenciar sus mecanismos naturales de defensa.

La mecánica es bastante simple. El cerebro le dice al organismo que mueva sangre de la superficie de la piel al interior del mismo. Cuando la sangre está lejos de la piel, el organismo pierde menos calor y su temperatura se eleva. Y entonces le da fiebre.

Antes de que tome medidas para apagar el incendio, lea lo que los doctores recomiendan.

■ **ASEGÚRESE DE QUE SEA FIEBRE.** Aunque una temperatura de 98,6°F (37°C) se considera la norma, esto no está tallado en piedra. La temperatura "normal" varía de una persona a otra y fluctúa mucho a lo largo del día. La comida, el exceso de ropa, las emociones fuertes y el ejercicio vigoroso pueden elevarla.

Si su temperatura sube a 100°F (37,8°C), entonces tiene una fiebre leve o febrícula. "Sólo obsérvela unos cuantos días y trátese con ibuprofeno o acetaminofeno si tiene molestias", dice la Dra. Nita Parikh. Esperar y reposar es lo más inteligente en casos de febrícula.

Las temperaturas de 102°F (38,9°C) o más altas pueden ser serias, particularmente si también se está sintiendo mal, con vómito, dolor de cabeza o tos. En este caso, será necesario que llame a su médico.

■ **NO LA COMBATA.** Si tiene fiebre, recuerde esto: la fiebre en sí no es una enfermedad, sino un síntoma de una enfermedad. Cuando su organismo detecta una invasión bacteriana o viral, libera sustancias que le dicen al cerebro que eleve su temperatura interna, generándole fiebre. La temperatura corporal elevada hace que las bacterias y los virus tengan más dificultades para reproducirse y propagarse. De tal modo, en esencia, las defensas naturales del organismo pueden acortar una enfermedad mediante una respuesta rápida e incrementar el poder de los antibióticos. Estos procesos naturales se deben contrapesar con las molestias que genera el no tomar medicamentos para una fiebre leve y dejar que siga su curso, dice el Dr. Stephen N. Rosenberg.

Si siente que necesita más alivio, pruebe las medidas siguientes.

■ **LIQUÍDELA CON LÍQUIDOS.** Cuando tiene calor, el organismo suda para enfriarlo. Pero si pierde demasiada agua —como podría suceder cuando tiene una fiebre alta— el organismo cierra los conductos sudoríparos para impedir que pierda más agua. Esto le dificulta lidiar con la fiebre. La moraleja de este cuento: tome muchos líquidos. Además de agua simple, los doctores recomiendan lo siguiente:

■ **JUGOS DILUIDOS.** Los jugos sin diluir, sin importar lo nutritivos que sean, están demasiado concentrados como para beberlos cuando tiene fiebre y pueden causar diarrea. Siempre diluya los jugos de frutas o verduras 100 por ciento naturales mezclando 1 parte de jugo con 1 parte de agua para que su organismo los pueda absorber con mayor facilidad.

■ **INFUSIONES.** Aunque cualquier infusión le brindará el líquido que necesita, hay varias que son particularmente útiles para la fiebre, dice Gale Maleskey, M.S., R.D. Una combinación que le gusta es la de tomillo, flores de tila (tilo, tilia) y flores de manzanilla. El tomillo es una hierba antibacteriana, la tila promueve la sudoración y la manzanilla disminuye la inflamación, dice. Deje en infusión una cucharadita de la mezcla en una taza de agua recién hervida durante 5 minutos. Cuele la infusión y bébala caliente varias veces al día. Estas hierbas están disponibles en la mayoría de las tiendas de productos naturales. Las siguientes son otras de sus infusiones favoritas.

■ **INFUSIÓN DE TILA.** Esta infusión por sí sola también es buena, dice, y puede inducir la sudoración para cortar la fiebre. Use una cucharada de las flores en una taza de agua recién hervida durante 5 minutos. Cuele la infusión y bébala caliente con frecuencia.

■ **CORTEZA DE SAUCE.** Esta corteza es rica en salicilatos (compuestos similares a la aspirina) y se considera como el "medicamento para la fiebre de la naturaleza", dice Maleskey. Prepare una infusión y bébala en dosis pequeñas.

■ **CHUPE HIELO.** Si tiene muchas náuseas como para beber, puede chupar hielos. Para darle más variedad al asunto, congele jugo de fruta diluido en una charola para hacer cubitos de hielo.

Las mamás son famosas por su capacidad de saber si sus hijos tienen fiebre tan sólo poniéndoles la mano en la frente. Pero si usted no heredó esta habilidad, tendrá que depender de las lecturas de un termómetro. A continuación le decimos cómo lograr resultados seguros y precisos.

■ Primero, considere los muchos tipos de termómetros que hay disponibles. Entre las diversas opciones encontramos los termómetros digitales, los termómetros para el oído y los termómetros de galinstan, que son muy similares a los termómetros de mercurio, salvo que contienen una mezcla de galio, indio y estaño.

■ Todos estos son buenas alternativas a los termómetros de mercurio tradicionales, los cuales pueden causar problemas neurológicos si se rompe el vidrio y se inhalan los vapores de mercurio. De hecho, las inquietudes que han generado estos termómetros son tan importantes que en varias ciudades de los Estados Unidos ya se ha prohibido su venta. (Una nota ambiental importante: si tiene termómetros de mercurio en casa, no salga corriendo a tirarlos a la basura. En vez, comuníquese con el centro de control de venenos de su localidad para que le digan cómo desecharlos con seguridad).

■ Espere al menos 15 minutos después de comer, beber o fumar antes de tomarse una lectura oral. Estas actividades alteran la temperatura de la boca y producirán una lectura imprecisa. Los baños calientes también pueden causar lecturas imprecisas.

■ Antes de usar un termómetro de vidrio, sosténgalo del extremo superior (y no del bulbo) y agítelo con un giro rápido de la muñeca hasta que la tinta de color esté por debajo de la marca de 96°F (35,5°C). Si le preocupa que pueda dejar caer el termómetro y romperlo, hágalo sobre una cama, sugiere el Dr. Stephen N. Rosenberg.

■ Colóquese el termómetro digital o de vidrio debajo de la lengua, en una de las "bolsas" ubicadas a cualquiera de ambos lados de su boca, en lugar de colocarlo en frente. Estas bolsas están más cerca de los vasos sanguíneos que reflejan la temperatura interna del organismo.

■ Sostenga el termómetro en su lugar con los labios, no con los dientes. Respire por la nariz y no por la boca para que la temperatura ambiente no afecte la lectura. Déjese el termómetro durante al menos 3 minutos (algunos expertos prefieren que se lo deje durante 5 a 7 minutos).

■ Después de usar un termómetro de vidrio, lávelo con agua fría y jabón. Nunca use agua caliente y nunca lo guarde cerca de una flama o fuente de calor.

■ **CUÍDESE CON UNA COMPRESA.** Las compresas frías ayudan a disminuir la emisión de temperatura del organismo. Irónicamente, las compresas calientes y húmedas pueden cumplir con esta función. Pero si se empieza a sentir muy incómodo, retírese las compresas calientes y aplíquese compresas frías sobre la frente, las muñecas y las pantorrillas. Mantenga el resto de su cuerpo tapado.

Sin embargo, si la fiebre se eleva por encima de 103°F (39,5°C), no use compresas calientes en lo absoluto. En vez, aplíquese compresas frías para evitar que la fiebre suba más. Cámbieselas en cuanto se calienten a la temperatura de su organismo y siga haciendo esto hasta que la fiebre baje.

■ **LÍMPIESE CON UNA ESPONJA.** La evaporación también enfría la temperatura corporal. Mary Ann Pane, R.N., recomienda usar agua fría de la llave para ayudar a la piel a disipar el calor excedente. Aunque puede pasarse la esponja por todo el cuerpo, dice, preste especial atención a las áreas que generalmente están más calientes, como las axilas y las ingles. Exprima la esponja y limpie una sección a la vez, manteniendo el resto del cuerpo tapado. El calor del cuerpo evaporará la humedad, enfriando así la piel.

■ **NO SUFRA.** Si tiene muchas molestias, tome algún analgésico que se venda sin receta. Los adultos pueden tomar aspirina, acetaminofeno o ibuprofeno, siguiendo las instrucciones que aparezcan en el empaque. La ventaja que presentan el acetaminofeno y el ibuprofeno sobre la aspirina es que hay menos personas que presentan efectos secundarios al tomar estos medicamentos.

Entonces, ¿cuál debe tomar? Todos son eficaces, pero algunos funcionan mejor para aliviar ciertos padecimientos específicos. Por ejemplo, la aspirina y el ibuprofeno son fármacos antiinflamatorios no esteroideos (AINE) comunes, de modo que son eficaces para disminuir el dolor muscular y la inflamación. El acetaminofeno se recomienda para personas que tienen sensibilidad gastrointestinal o que son alérgicas a la aspirina. No funciona tan bien como los AINE para la inflamación y los dolores musculares; sin embargo, es un fármaco más seguro y produce efectos secundarios mínimos, siempre y cuando se tome a la dosis apropiada.

■ **VÍSTASE BIEN.** Use su sentido común para determinar qué ropa y cuántas cobijas (mantas, frisas) usar, dice Pane. Si tiene mucho calor, quítese la ropa y las cobijas excedentes para que su cuerpo pueda disipar el calor hacia el aire. Pero si tiene escalofríos, arrópese y tápese hasta que se sienta cómodo.

■ **LO IMPORTANTE SON LOS LÍQUIDOS.** No se preocupe si no quiere comer mientras tenga fiebre. Sólo asegúrese de tomar muchos líquidos. "La mayoría de las personas no quieren comer cuando tienen fiebre, pero lo importante es que tomen muchos líquidos", dice Maleskey. Una vez que le empiece a volver el apetito, coma lo que se le antoje. Pan tostado, huevos revueltos, sopa de pollo y pudín (budín) de vainilla son alimentos fáciles de comer mientras se esté recuperando.

(*Nota*: si encuentra en este capítulo términos que no entiende o que jamás ha visto, favor de remitirse al glosario en la página 604).

PANEL DE EXPERTOS

GALE MALESKEY, M.S., R.D., ES DIETISTA CLÍNICA, EDUCADORA EN NUTRICIÓN Y CONFERENCISTA. TRABAJA COMO ASESORA EN NUTRICIÓN EN BRIDGEWATER, NUEVA JERSEY, DONDE ATIENDE A CLIENTES QUE PADECEN UNA GRAN VARIEDAD DE PROBLEMAS DE SALUD.

MARY ANN PANE, R.N., ES UNA ENFERMERA CLÍNICA DE FILADELFIA. ANTERIORMENTE ESTABA AFILIADA A COMMUNITY HOME HEALTH SERVICES, UNA AGENCIA QUE ATIENDE A PERSONAS QUE NECESITAN PROFESIONALES CAPACITADOS PARA QUE LES BRINDEN ATENCIÓN MÉDICA EN CASA.

LA **DRA. NITA PARIKH** ES UNA ESPECIALISTA EN MEDICINA INTERNA DE COMMUNITY CARE PHYSICIANS EN LATHAM, NUEVA YORK.

EL **DR. STEPHEN N. ROSENBERG** ES PROFESOR CLÍNICO EMÉRITO DE ADMINISTRACIÓN Y POLÍTICAS DE SALUD EN LA FACULTAD DE SALUD PÚBLICA MAILMAN DE LA UNIVERSIDAD COLUMBIA EN LA CIUDAD DE NUEVA YORK.

Flatulencia

7 formas de evitar emanaciones

Es difícil hablar del tema de la flatulencia con seriedad, aunque prometemos intentarlo. Es difícil porque incluso los científicos que investigan el tema hacen bromas de su propia investigación, escribiendo acerca de experimentos fallidos que terminaron "ni siquiera con un soplo de éxito".

Sí, por supuesto que esa broma fue intencional y sí, fue de mal gusto, pero esta es la naturaleza de esta ciencia, incluso a los más altos niveles. Consideremos al Dr. Michael D. Levitt, uno de los investigadores más destacados en este campo. Sus colegas lo conocen como "el hombre que le dio estatus a los flatos y clase a los gases" y él no se molesta. De hecho, él mismo hace bromas acerca de sus investigaciones.

Quizás parezca extraño que un médico se dedique a estudiar la flatulencia, pero en realidad el estudio de las emanaciones se remonta a la antigua Grecia, donde Hipócrates realizó investigaciones extensas sobre la flatulencia y los médicos antiguos que se especializaban en este campo se conocían como "pneumatistas". De hecho, en tiempos más recientes, hombres tan destacados como Benjamin Franklin estuvieron pendientes de encontrar una cura para los "gases escapados".

Después de tanto tiempo, por lo menos los expertos ya cuentan con consejos para que por fin se gane la guerra de los gases.

■ **LIMITE LA LACTOSA.** "Si usted es intolerante a la lactosa, podría tener problemas de flatulencia por comer productos lácteos", dice Gale Maleskey, M.S., R.D. Las personas que tienen intolerancia a la lactosa tienen un nivel intestinal bajo de una enzima llamada lactasa, que es necesaria para digerir la lactosa, es decir, el tipo de azúcar

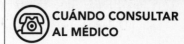

CUÁNDO CONSULTAR AL MÉDICO

Así como en los Estados Unidos las personas comen pastillas de menta (hierbabuena) después de cenar, en la India se sirven semillas de hinojo confitadas después de las comidas. Búsquelas en las tiendas de alimentos *gourmet* y en los mercados de alimentos asiáticos. El hinojo es conocido como un carminativo, es decir, un agente que puede dispersar gas del tracto intestinal, dice la nutrióloga Gale Maleskey, M.S., R.D. También puede prepararse una infusión con semillas de hinojo no confitadas (las cuales se encuentran en el pasillo de especias del supermercado). Sólo cubra una cucharada de las semillas con una taza de agua hirviendo, cuele la infusión y bébala.

que se encuentra en muchos productos lácteos. Es fácil evitar estos problemas tomando suplementos de lactasa, los cuales puede encontrar en productos como el de la marca *Lact-Aid*.

Pero no necesariamente le tienen que diagnosticar una intolerancia a la lactosa para tener repercusiones indeseables. Algunas personas sólo pueden manejar ciertas cantidades y distintos tipos de productos lácteos antes de empezar a tener molestias. Si usted o su médico sospecha que su producto lácteo favorito esté causando su problema, pruebe comerlo en menor cantidad o junto con alguna comida durante uno o dos días hasta que note en qué punto la flatulencia se empieza a convertir en un problema.

■ **ALÉJESE DE CIERTOS ALIMENTOS.** La causa principal de la flatulencia es la incapacidad del sistema digestivo para absorber ciertos carbohidratos, dice el Dr. Samuel Klein.

Aunque probablemente ya sabe que los frijoles (habichuelas) siempre producen flatulencia, lo que muchas personas no saben es que el repollo (col), el brócoli, los repollitos (coles) de Bruselas, la cebolla, la coliflor, la harina de trigo integral, los rábanos, los plátanos amarillos (guineos, bananas), los albaricoques (chabacanos, damascos), los *pretzels* y muchos alimentos más, también pueden ser altamente flatulogénicos.

■ **AGREGUE LA FIBRA POCO A POCO.** "Si bien a menudo alentamos a la gente a que incluya fibra en su alimentación para la salud digestiva, algunas verduras y frutas ricas en fibra pueden aumentar la producción de gas", dice el Dr. Richard McCallum.

Si le está agregando fibra a su alimentación por razones de salud, empiece con una dosis pequeña para que su intestino se pueda acostumbrar a ella. Esto disminuye el incremento en los flatos. Además, los doctores han observado que la producción de flatos vuelve a la normalidad en la mayoría de las personas al cabo de unas cuantas semanas de haber empezado a consumir más fibra.

■ **CUENTE CON EL CARBÓN.** Algunos estudios de investigación han notado que las tabletas de carbón activado son eficaces para eliminar el gas excedente. "El carbón absorbe los gases y puede ser útil para la flatulencia —dice el Dr. Klein—. Probablemente es el mejor tratamiento disponible, después de que el paciente ya haya hecho los cambios adecuados en su alimentación y que se hayan tratado o descartado otras enfermedades gastrointestinales". Hable con su doctor si está tomando cualquier medicamento, porque el carbón vegetal puede absorber tanto la medicina como los gases.

■ **PRUEBE PRODUCTOS POPULARES.** Aunque muchos médicos recomiendan las tabletas de el carbón activado para aliviar el gas intestinal, los farmacéuticos dicen que los productos que contienen simeticona (*simethicone*) siguen siendo los más populares entre los consumidores. Entre los productos favoritos que se venden sin receta encontramos las siguientes marcas: *Gas-X*, *Extra Strength Maalox* y *Maximum Strength Mylanta*.

A diferencia de la acción absorbente del carbón activado, la acción desespumante de

Desinfle los frijoles

Si a usted le encantan los frijoles (habichuelas) y las legumbres pero no soporta atenerse a las consecuencias de comerlos, he aquí una solución. Se trata de cocinarlos bien: entre mejor cocidos, menores serán los problemas que le causarán. En efecto, los frijoles parecen perder gran parte de su capacidad de producir gas cuando se sumergen en agua. Los estudios de investigación demuestran que remojar los frijoles durante 12 horas o germinarlos en toallas de papel húmedas durante 24 horas puede disminuir significativamente la cantidad de compuestos productores de gas que contienen. De hecho, en un estudio se observó que remojarlos y luego cocerlos a presión durante 30 minutos a una presión de 15 libras por pulgada cuadrada (1,08 kilogramos por centímetro cuadrado) reduce estos compuestos hasta en un 90 por ciento.

la simeticona alivia la flatulencia al dispersar y prevenir la formación de bolsas de gas rodeadas por mucosidad en el estómago y en los intestinos.

■ **BENEFÍCIESE CON *BEANO*.** Vale la pena probar un suplemento dietético llamado *Beano*, el cual se deriva de enzimas vegetales. Puede conseguirlo sin receta en forma de tabletas o gotas que se toman al empezar a comer para que le ayude a descomponer los elementos que producen gas que se encuentran en alimentos como los frijoles, el brócoli y los cereales.

(*Nota*: si encuentra en este capítulo términos que no entiende o que jamás ha visto, favor de remitirse al glosario en la página 604).

PANEL DE EXPERTOS

EL **DR. SAMUEL KLEIN** ES UN PROFESOR WILLIAM H. DANFORTH DE MEDICINA Y CIENCIAS DE LA NUTRICIÓN Y DIRECTOR DEL CENTRO PARA LA NUTRICIÓN HUMANA DE LA FACULTAD DE MEDICINA DE LA UNIVERSIDAD DE WASHINGTON EN ST. LOUIS.

EL **DR. MICHAEL D. LEVITT** ES GASTROENTERÓLOGO Y JEFE ADJUNTO DE PERSONAL DEL CENTRO MÉDICO DE LA ADMINISTRACIÓN PARA LOS VETERANOS EN MINNEAPOLIS, MINNESOTA.

GALE MALESKEY, M.S., R.D., ES DIETISTA CLÍNICA, EDUCADORA EN NUTRICIÓN Y CONFERENCISTA. TRABAJA COMO ASESORA EN NUTRICIÓN EN BRIDGEWATER, NUEVA JERSEY, DONDE ATIENDE A CLIENTES QUE PADECEN UNA GRAN VARIEDAD DE PROBLEMAS DE SALUD.

EL **DR. RICHARD MCCALLUM** ES PROFESOR DE MEDICINA Y DIRECTOR DEL CENTRO PARA EL FUNCIONAMIENTO DE LOS NERVIOS Y MÚSCULOS GASTROINTESTINALES Y LA DIVISIÓN DE MOTILIDAD GASTROINTESTINAL DEL CENTRO MÉDICO DE LA UNIVERSIDAD DE KANSAS EN KANSAS CITY.

Flebitis

14 medidas para mantenerla a raya

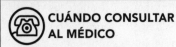 **CUÁNDO CONSULTAR AL MÉDICO**

Incluso el caso más inocente de flebitis puede ser indicativo de una afección más seria. Si tiene hinchazón o sensibilidad alrededor del área enrojecida de su pierna, llame a su médico. Si tiene antecedentes de flebitis superficial o venas varicosas, es posible que corra el riesgo de desarrollar tromboflebitis venosa profunda. Consulte a su doctor si tiene cualquier dolor o hinchazón prolongados en la pantorrilla o muslo y particularmente si el dolor proviene principalmente de la parte trasera de la pantorrilla. Otro buen motivo para consultar a su médico es si tiene dolor o hinchazón en las piernas, por leves que sean, uno o dos días después de haber hecho un viaje largo en automóvil o avión.

Si la sangre fluyendo a través de las venas pudiera equipararse con un río sosegado, entonces la flebitis sería el equivalente corporal a la Presa Hoover.

Quienes han padecido flebitis la conocen como mucho más: una afección dolorosa y atemorizante que puede quitarle la vida sin advertencia alguna cuando un coágulo sanguíneo subrepticiamente se aloja en las venas del corazón o de los pulmones.

Flebitis sólo significa inflamación de las venas. Es más correctamente conocida como tromboflebitis. "Trombo" significa el coágulo sanguíneo que lo caracteriza y que constituye su principal peligro. Hay dos tipos básicos de flebitis: la tromboflebitis venosa profunda (TVP), que es la afección más peligrosa, y la flebitis superficial, que es la afección más común y menos seria de las dos. Ambas son causadas por períodos prolongados de inactividad, como un viaje largo en automóvil o el reposo en cama prolongado. La genética también puede ser un factor que eleve su riesgo de presentar esta enfermedad.

"Ambos tipos de flebitis se definen por la presencia de un coágulo en un vaso sanguíneo, pero cuando dicho coágulo se encuentra en una de las venas profundas del organismo, puede viajar hacia el corazón o los pulmones, convirtiéndola en algo muy peligroso —dice el Dr. David L. Katz, M.P.H.—. La flebitis superficial normalmente ocurre en vasos sanguíneos más pequeños, de modo que los coágulos son más pequeños y generalmente no llegan al corazón o los pulmones. Más bien es un problema localizado".

A pesar de las posibilidades inquietantes, probablemente no será necesario que se preocupe por las venas sensibles y fibrosas de la flebitis superficial que siente justo debajo de la superficie de su piel. A continuación nuestros expertos le ofrecen algunos remedios caseros que podrán ayudar a complementar las indicaciones de su doctor.

■ **EVITE LAS LESIONES.** Mientras que la TVP generalmente tiene más que ver con su salud cardíaca en general, la flebitis superficial a menudo ocurre después de sufrir una lesión en la pierna, explica el Dr. Katz.

■ **REPOSO Y CALOR.** Si presenta dolor o hinchazón por la flebitis, una de las primeras cosas que puede hacer para conseguir alivio de inmediato es elevar las piernas y aplicarse una compresa caliente en el área, dice el Dr. Katz. "Las compresas calientes aumentan el flujo sanguíneo y ayudan a disolver el coágulo —señala—. Y elevar las extremidades ayudará a que la sangre empiece a circular nuevamente".

■ **HAGA UN POCO DE EJERCICIO.** El ejercicio es una buena táctica para prevenir la flebitis, así como de evitar que recurra. "Si sus músculos están más fuertes y más tonificados, la sangre fluirá a través de ellos con más eficiencia —dice el Dr. Katz—. Y eso disminuye enormemente el riesgo de que se forme un coágulo sanguíneo".

■ **DETÉNGASE A CAMINAR.** ¿Está planeando hacer un viaje largo en automóvil? Si ha tenido flebitis en el pasado, asegúrese de que las ruedas de su auto no sean las únicas que se muevan. Lo más importante es que haga paradas frecuentes y se ejercite, dice el Dr. Michael D. Dake. "No sólo haga una parada durante el día y camine una milla, sino que pare cuatro o cinco veces y camine distancias más cortas". El ejercicio impide que la circulación se haga más lenta

cuando tenga que permanecer sentado durante períodos prolongados.

■ **CUANDO VUELE, CAMINE.** La literatura científica está plagada de reportes de casos de tromboflebitis venosa profunda después de viajes muy largos en avión. La afección es tan común que ahora se conoce como el síndrome de la clase turista, porque rara vez parece afectar a los pasajeros que van sentados en los asientos más espaciosos de primera clase.

La mejor manera de prevenir la TVP, dice el Dr. Katz, es levantarse a caminar más o menos cada hora para que la sangre siga circulando. De hecho, quizá sea una buena idea solicitar un asiento de pasillo para que le sea más fácil hacer esto.

Incluso mientras esté sentado, puede hacer ejercicios para mantener la sangre fluyendo. "Simplemente tense y flexione sus músculos durante unos cuantos segundos y luego suéltelos —dice el Dr. Katz—. Además, levante los pies y contraiga los músculos de las pantorrillas mientras lo hace. Y revise el catálogo de videos que ofrecen en los vuelos internacionales. Generalmente cuentan con algunos videos de ejercicios que puede hacer mientras esté en su asiento".

■ **CONOZCA LOS RIESGOS.** Una vez que ha tenido flebitis, corre un mayor riesgo de volver a padecerla. Los períodos prolongados de reposo en cama lo hacen especialmente vulnerable a esta afección. Aunque tal vez no pueda evitar períodos prolongados de reposo en cama después de una lesión o una enfermedad seria, sí hay ciertos tipos de riesgos, como la cirugía electiva, que puede evitar si es propenso a sufrir trastornos de la coagulación. Consulte a su médico, quién podrá hablarle acerca de sus factores de riesgo específicos, pero tenga presente que levantarse de la cama y caminar puede ayudar a disminuir el riesgo de desarrollar flebitis después de una cirugía.

■ **USE MEDIAS DE COMPRESIÓN.** Estas medias, que se venden en las farmacias y las tiendas de departamentos, impiden la tendencia de la sangre a encharcarse en los vasos capilares que están más cercanos a la piel. Si bien no existen pruebas documentadas que demuestren que las medias de compresión sirvan para prevenir la flebitis, sí parecen aliviar el dolor y hacen que algunas personas se sientan mejor. ¿El mejor consejo para usted? Use medias de compresión si sus piernas y tobillos tienden a hincharse o si tiene venas varicosas.

■ **ALIMÉNTESE SANAMENTE.** Aunque la nutrición no está directamente vinculada con la flebitis, alimentarse de forma sana y mantenerse en un peso saludable sí están relacionados con

---

Curas culinarias

Los alimentos ricos en fibra son importantes para la salud de las venas por una simple razón: le ayudan a evacuar los intestinos con regularidad. Cuando está estreñido, tiende a pujar demasiado y con demasiada frecuencia al evacuar, ejerciendo una presión adicional en las válvulas de sus piernas. Trate de ingerir alrededor de 30 gramos de fibra al día, comiendo alimentos como cereales de salvado, copos de avena y frijoles (habichuelas). Y recuerde tomar mucha agua. Sin agua, el mayor consumo de fibra puede hacer que empeore su estreñimiento.

---

un funcionamiento cardíaco más eficiente y un mejor flujo sanguíneo. Y eso, a su vez, disminuye su riesgo de padecer flebitis, especialmente el tipo más peligroso, la TVP.

Hay algunos nutrientes, como el ajo y ciertos antioxidantes, que tienen propiedades antiinflamatorias. Sin embargo, el Dr. Katz indica que lo más importante es centrarse en tener una dieta equilibrada que incluya muchas frutas y verduras, cereales integrales y fuentes magras de proteínas. "Nunca se ha realizado un estudio de investigación sobre esto, pero yo apostaría que si tuviéramos a 2.000 personas en aviones y 1.000 de ellas tuvieran una alimentación saludable, se presentarían menos casos de TVP en este último grupo que en el primero", dice.

■ **PRUEBE UN REMEDIO SIN RECETA.** Algunos estudios de investigación sugieren que las propiedades anticoagulantes de la aspirina, el *Tylenol* y otros analgésicos que se venden sin receta pueden ayudar a reducir la flebitis al prevenir la formación rápida de coágulos en aquellos que son propensos a padecer esta enfermedad. Estos estudios aconsejan que tome aspirina antes de períodos prolongados de reposo en cama, viajes largos o cirugías, todos los cuales tienden a hacer que la sangre circule más lentamente, aumentando la posibilidad de que se coagule.

■ **CUENTE CON LA CASTAÑA.** La castaña de la India es una hierba medicinal que está disponible en forma de tintura o cápsulas. Realmente puede ofrecer beneficios para las venas agobiadas, dado que ayuda a fortalecer y reparar los vasos sanguíneos que han perdido su elasticidad, explica Teresa Koby, una herbolaria clínica. Para aliviar los síntomas que se presentan con la flebitis, tome 300 miligramos del extracto de la hierba, dos veces al día.

■ **AGREGUE VITAMINA E.** Aunque algunos estudios de investigación recientes han cuestionado la seguridad de la vitamina E, el Dr. Katz dice que tomarla en dosis bajas es seguro y eficaz para tratar el dolor y la hinchazón de la flebitis. "Yo recomiendo tomar 200 UI al día mientras haya dolor y durante dos semanas después de que el dolor haya desaparecido —dice—. Incluso algunos multivitamínicos le brindan esta cantidad de vitamina E".

■ **PRUEBE EL ACEITE DE PESCADO.** El Dr. Katz cree firmemente en las propiedades anti-trombóticas del aceite de pescado, razón por la cual recomienda que todos tomen un suplemento de 2 gramos de aceite de pescado al día.

■ **OTRO MOTIVO PARA DEJARLO.** ¡Cómo si necesitara más! El Dr. Katz dice que el tabaquismo es una de las causas más importantes de flebitis porque aumenta el riesgo de que se formen coágulos sanguíneos. Si fuma, pídale a su doctor que le ayude a dejarlo.

■ **OJO CON LOS ANTICONCEPTIVOS.** Contrario a la creencia popular, los anticonceptivos orales no elevan el riesgo de desarrollar flebitis en todas las personas, dice el Dr. Katz. Pero si usted padece un trastorno genético poco común de la sangre que se conoce como deficiencia del Factor V de Leiden, entonces no debe tomarlos. Su doctor podrá determinar si tiene esta deficiencia mediante un simple análisis de sangre.

(*Nota*: si encuentra en este capítulo términos que no entiende o que jamás ha visto, favor de remitirse al glosario en la página 604).

PANEL DE EXPERTOS

EL **DR. MICHAEL D. DAKE** ES PROFESOR DEL DEPARTAMENTO DE RADIOLOGÍA DE LA UNIVERSIDAD DE VIRGINIA EN CHARLOTTESVILLE.

EL **DR. DAVID L. KATZ, M.P.H.,** ES EL DIRECTOR DEL CENTRO YALE GRIFFIN PARA LA INVESTIGACIÓN DE LA PREVENCIÓN EN DERBY, CONNECTICUT.

TERESA KOBY ES HERBOLARIA CLÍNICA Y TRABAJA EN LA FUNDACIÓN DE INVESTIGACIÓN HERBARIA EN BOULDER, COLORADO.

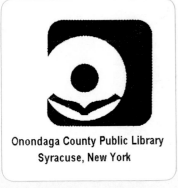

Fobias y miedos

11 maneras de terminar con los temores

CUÁNDO CONSULTAR AL MÉDICO

Si su fobia interfiere con su vida, trate de conseguir ayuda profesional. La persona que elija es tan importante como consultar a un profesional en primer lugar. "Es importante que busque la ayuda de alguien que entienda de fobias —dice Jerilyn Ross, M.A., L.I.C.S.W.—. Muchas personas que padecen fobias terminan pasando de un doctor a otro antes de que les den un diagnóstico apropiado y la ayuda que necesitan".

Ya sea al perro del vecino o a estar solo en la oscuridad, todos le tenemos miedo a algo en nuestra vida. Y los miedos son bastante normales, dice Simon A. Rego, Psy.D. "El miedo es saludable. Nos da una ventaja evolutiva —dice—. Con el miedo a las alturas, por ejemplo, su organismo le está tratando de decir que ese lugar es peligroso y que no debería estar ahí". Cuando ese miedo va más allá de una mera sensación y afecta adversamente su capacidad de funcionar, es entonces cuando se convierte en una fobia, dice el Dr. Rego.

"Hay tantos tipos distintos de fobias como tipos distintos de personas", dice Jerilyn Ross, M.A., L.I.C.S.W. En un sentido clásico, una fobia es "una reacción de miedo irracional, involuntaria e inapropiada que generalmente conduce a la evitación de lugares, objetos o situaciones comunes y cotidianos", dice. En un sentido real, una fobia es el miedo al miedo en sí. "Una fobia es el miedo a los propios sentimientos e impulsos. Es el miedo de tener un ataque de pánico, sentirse atrapado, perder el control o enfermarse".

Las fobias se clasifican en tres tipos: fobias simples o específicas, fobias sociales y agorafobia. Las personas que sufren de fobias específicas les tienen miedo a ciertos objetos, lugares o situaciones. Las personas con fobias sociales evitan situaciones públicas, como fiestas, porque temen hacer algo que los avergüence. Los agorafóbicos son víctimas de un fenómeno complejo que se basa en el miedo de estar en lugares públicos sin una persona que les sea familiar o un plan de escape.

Según el Dr. Rego, hay tres caminos comunes que conducen a las fobias. El primero es el condicionamiento directo, en el que una experiencia vivida a una edad más temprana conduce a la fobia; por ejemplo, cuando una mordedura de un perro conduce a un miedo a los perros. El segundo es el condicionamiento vicario, en el que una experiencia vivida por alguien cercano conduce a la fobia. Y el último camino es recibir información o instrucción, como el miedo a volar después del ataque del 11 de septiembre o el miedo a los perros *pit bull* después de escuchar noticias negativas sobre los mismos.

Las personas que tienen fobias siempre reconocen que su miedo es inapropiado a la situación, dice Ross. Por ejemplo, si usted está viajando en avión durante una tormenta eléctrica, es normal que reaccione con miedo. Sin embargo, si su jefe le dice que tendrá que hacer un viaje de negocios en unas semanas e inmediatamente se empieza a preocupar de que le vaya a dar un ataque de pánico en el avión, esa reacción es inapropiada a la situación.

¿Le parece que ha pasado por algo parecido. . . o idéntico? Si su respuesta es sí, aquí le ofrecemos algunos consejos racionales para resolver el comportamiento irracional que provienen de expertos en el tema de fobias y miedos.

■ **RECURRA A LA RELAJACIÓN.** Si tiene que enfrentar una situación que le produce miedo o pánico, las técnicas sencillas de relajación pueden ayudarle, dice la Dra. Cathy Frank.

"Sólo relaje sus músculos y su mente —dice—. Fórmese imágenes de un lugar donde preferiría estar, como recostado en una playa o caminando por el bosque. Esto puede liberar la tensión y regresarlo a la realidad".

■ **DISTRÁIGASE.** Otro remedio, dice la Dra. Frank, es entrenarse para fijar la atención en algo totalmente distinto y centrarse exclusivamente en eso. "Normalmente esta táctica sirve si se trata de una actividad absorbente, como un crucigrama, un rompecabezas o un juego de computadora —dice—. Otros ejercicios mentales que pueden ayudar son contar regresivamente, practicar juegos de palabras o pensar en los planes que ha hecho para sus próximas vacaciones. Estos pueden funcionar, pero son soluciones de a corto plazo".

■ **TOME EL SARTÉN POR EL MANGO.** Si bien estas técnicas pueden funcionar, dice el Dr. Rego, no sirven para ayudarle a enfrentar su miedo y, en última instancia, superarlo. Por eso, él es partidario de la terapia conductual cognitiva, donde le piden que enfrente su miedo para vencerlo. Esto se puede hacer con la ayuda de un terapeuta cuando se trata de fobias más graves o por su propia cuenta, si su fobia es menor.

■ **ESTABLEZCA UNA JERARQUÍA.** Por supuesto, superar una fobia implica mucho más que tan sólo enfrentarla, dice la Dra. Frank. Un método común que se emplea en la terapia conductual cognitiva es jerarquizar los aspectos de su fobia que menos ansiedad le provocan hasta los que más miedo le producen, calificándolos del 1 al 10. "Por ejemplo, si usted tiene miedo de viajar en avión, ir al aeropuerto podría ser un '1' y hacer un viaje muy largo en avión podría ser un '10' —dice—. Lo mejor es empezar por enfrentar los retos más pequeños al principio, superarlos y luego ir enfrentando retos cada vez más importantes hasta que llegue a enfrentar sus mayores miedos".

■ **INTELECTUALICE.** Si empieza a sentir pánico y ansiedad cuando está enfrentando su miedo (y esto inevitablemente le ocurrirá), no deje que le afecte sin antes razonarlo, dice la Dra. Frank. "Necesita desafiar los pensamientos que tiene con respecto a su ansiedad —dice—. Por ejemplo, si siente pánico cuando se sube a un elevador, pregúntese: '¿En qué pruebas me baso para tenerle miedo a este elevador?' o '¿Qué es lo peor que podría pasar?' Al usar el cuestionamiento socrático para verificar o refutar las nociones que tiene acerca de su fobia, gradualmente podrá empezar a superarla".

■ **ESTÉ CONSCIENTE.** Incluso aplicando el método de enfrentar gradualmente sus miedos y el método lógico de razonarlos, es probable que las personas que sufren de fobias tengan ataques de pánico. El Dr. David Carbonell es partidario de la técnica llamada *"AWARE"* para enfrentar el ataque y dejar que pase. ("AWARE" son las siglas en inglés que representan los pasos a seguir cuando se emplea esta técnica).

Los primeros dos pasos consisten en reconocer y aceptar, es decir, aceptar el ataque que le está dando y reconocer que le da miedo. . . pero también aceptar que *no* es peligroso. Una vez que haya logrado esto, entonces tendrá que esperar y observar. Con estos pasos uno ya no está tratando de huir del miedo, sino que está

dejando que lo inunde. Los pasos que siguen son los de "acción", en los que uno controla su pánico mediante la respiración (vea el consejo siguiente) y reanuda la actividad que le produce miedo. El próximo paso es repetir los pasos anteriores, de ser necesario, y luego permitirse reconocer que sin importar cómo se sienta ahora, el ataque llegará a su fin.

■ **RELÁJESE RESPIRANDO.** Cuando el pánico se empiece a apoderar de usted, el Dr. Carbonell recomienda combatirlo con una técnica llamada respiración diafragmática. En términos sencillos, se trata de un método de respiración profunda, explica el Dr. Carbonell. Un ataque de pánico a menudo comienza con una sensación de que no puede respirar, pero en realidad, está inhalando rápidamente, sin exhalar entre cada inhalación.

Para combatir esto, el Dr. Carbonell dice que respire colocando una mano sobre su cintura y otra sobre su esternón. Luego, exhale con fuerza como si estuviera suspirando, como si alguien le acabara de decir algo que le haya molestado mucho.

Ahora puede iniciar el proceso de inhalar, lo cual tendrá que hacer lentamente por la nariz. Conforme inhale, saque vientre. Luego sostenga la respiración durante el tiempo que le sea cómodo y exhale abriendo la boca, sacando el aire y metiendo el estómago. Repita este proceso hasta que el pánico empiece a desaparecer.

■ **PRACTIQUE JUEGOS MUSCULARES.** Una cosa que ocurre frecuentemente durante un ataque de pánico es que los músculos se tensan. Por este motivo, la Dra. Frank recomienda que

Écheles la culpa a sus oídos

Justo cuando pensábamos que la fobia podría ser sólo un producto de la imaginación, llega el Dr. Harold Levinson a decir que no es un asunto mental en absoluto. Está en el oído interno.

El Dr. Levinson se ha especializado en trastornos determinados por el oído interno desde que trató exitosamente a sus pacientes con dislexia y con el trastorno de déficit de atención e hiperactividad (TDAH) con medicamentos para curar el oído interno. "No sólo mejoraron sus síntomas de aprendizaje, atención, equilibrio, coordinación y rítmicos, sino que también mejoraron sus fobias", afirma el Dr. Levinson.

Él llegó a esta conclusión gracias a su formación profesional única tanto en psiquiatría como en neurología. "Un número significativo de mis pacientes con dislexia y TDAH que tenían problemas en el oído interno también tenían fobias idénticas a las de los pacientes que estaba tratando en mi consulta psiquiátrica. Sin embargo, la psicoterapia no servía para explicar ni para resolver los síntomas fóbicos, mientras que estos medicamentos a menudo producían resultados rápidos y espectaculares".

Después de 45 años de investigación con más de 35.000 pacientes, el Dr. Levinson cree que el 90 por ciento de todo el comportamiento fóbico es el resultado de una disfunción subyacente en el sistema del oído interno y su supercomputadora, el cerebelo.

"Los mecanismos sensoriales y motores controlados por el oído interno no están funcionando correctamente", explica. Por ejemplo, el oído interno controla el equilibrio. Si no está funcionando correctamente y no tiene un buen equilibrio, es posible que tenga miedo a las alturas o miedo de tropezarse o caerse. De manera similar, si su coordinación ojo-mano está alterada, no podrá leer y escribir con precisión alguna.

El Dr. Levinson reconoce que este punto de vista sólo era aceptado por una minoría hace 40 años. Pero aparte de que miles de historias de éxito no pueden ser motivo de burla, las actuales investigaciones independientes están fundamentando sus planteamientos originales. El Dr. Levinson está convencido de que, para las personas que sufren de fobias y trastornos relacionados de aprendizaje, concentración, equilibrio, coordinación y rítmicos, una consulta con un especialista en oídos es algo que por lo menos valdría la pena intentar.

las personas practiquen el control muscular al tensar intencionalmente sus músculos durante 10 a 15 segundos y luego relajarlos. "Esto les da una sensación de control, de que ellos, y no sus emociones, están a cargo de sus músculos", dice.

■ **CUIDADO CON LA CAFEÍNA.** Aunque no es uno de los factores principales, el Dr. Carbonell comenta que un consumo elevado de cafeína o una adicción a la misma sólo aumenta la ansiedad y la reacción a las fobias. Por lo tanto, si bebe mucho café o gaseosas cafeinadas, ahora podría ser un buen momento para consumir menos.

■ **REGÁLESE UNA RECOMPENSA.** Superar una fobia no es algo que se deba tomar a la ligera, motivo por el cual el Dr. Carbonell dice que es importante que se dé unas palmaditas en la espalda y se felicite por cualquier avance que logre. Sin embargo, también es importante asegurar que estos avances sean del tipo que esté buscando.

"Esto es bueno, siempre y cuando uno defina correctamente el 'triunfo' —dice el Dr. Carbonell—. Un triunfo típico cuando se está lidiando con una fobia *no* consiste en acercarse al objeto y luego no sentir miedo. Esto impulsa a la persona a luchar contra el miedo, lo cual no conduce a nada útil. En cambio, un triunfo es sentir el miedo y quedarse en la situación, lidiando con el miedo con aceptación".

(*Nota*: si encuentra en este capítulo términos que no entiende o que jamás ha visto, favor de remitirse al glosario en la página 604).

PANEL DE EXPERTOS

DAVID CARBONELL, PH.D., ES EL DIRECTOR DEL ANXIETY TREATMENT CENTER, LTD., EN CHICAGO Y ADMINISTRADOR DEL SITIO DE INTERNET WWW.ANXIETYCOACH.COM.

LA **DRA. CATHY FRANK** ES UNA PSIQUIATRA DEL CENTRO MÉDICO HENRY FORD EN DETROIT, MICHIGAN.

EL **DR. HAROLD LEVINSON** ES PSIQUIATRA Y NEURÓLOGO DE GREAT NECK, NUEVA YORK. DESCUBRIÓ QUE UNA DISFUNCIÓN DEL OÍDO INTERNO ERA LA RESPONSABLE DE LA DISLEXIA Y DE LOS TRASTORNOS RELACIONADOS DE APRENDIZAJE, CONCENTRACIÓN Y FÓBICOS O DE ANSIEDAD.

SIMON A. REGO, PSY. D., ES EL DIRECTOR DE ADMINISTRACIÓN Y DESARROLLO DE CALIDAD DE UNIVERSITY BEHAVIORAL ASSOCIATES EN YONKERS, NUEVA YORK.

JERILYN ROSS, M.A., L.I.C.S.W., ES LA PRESIDENTA Y DIRECTORA GENERAL DE LA ASOCIACIÓN DE TRASTORNOS DE ANSIEDAD DE LOS ESTADOS UNIDOS Y LA DIRECTORA DEL CENTRO ROSS PARA LA ANSIEDAD Y TRASTORNOS RELACIONADOS EN WASHINGTON, D. C.

Forúnculos

14 ideas para inhibir infecciones

Los forúnculos, también conocidos como abscesos, son infecciones en las capas profundas de la piel que producen enrojecimiento, dolor, hinchazón y pus.

Por lo general los forúnculos se desarrollan cuando unas bacterias llamadas estafilococos invaden el organismo mediante una herida en la piel, una glándula sudorípara obstruida o a través de un vello enconado. Para combatir las bacterias invasoras, el sistema inmunitario del organismo envía glóbulos blancos al sitio, los cuales se van juntando para formar pus. Entonces empieza a crecer un absceso lleno de pus debajo de la superficie de la piel, lo cual causa enrojecimiento y dolor. A veces el organismo reabsorbe el forúnculo. En otros casos, se hincha y se revienta antes de drenarse y desaparecer.

Los forúnculos son incómodos y poco atractivos a la vista. A veces dejan cicatrices. De vez en cuando pueden ser peligrosos. Sin embargo, por lo general se pueden tratar en casa sin problemas. A continuación nuestros expertos explican cómo hacerlo.

■ **APLÍQUELE CALOR.** "La aplicación de una compresa caliente sobre el forúnculo es lo mejor que puede hacer para tratarlo", dice el Dr. Rodney Basler. El calor hará que el forúnculo forme una cabeza, se drene y sane mucho más rápido.

Al primer indicio de un forúnculo, ponga una toallita para la cara caliente y húmeda sobre el mismo durante 20 a 30 minutos, tres o cuatro veces al día. Cambie la toallita varias veces durante cada sesión para mantenerla caliente. No es poco común que un forúnculo tarde de 5 a 7 días en reventar por sí solo, dice.

■ **PREVENGA UNA RECURRENCIA.** Es importante seguir aplicándose las compresas calientes durante 3 días después de que el

 CUÁNDO CONSULTAR AL MÉDICO

Algunos forúnculos ameritan atención médica. Consulte a su doctor si:

■ El forúnculo está cerca del ojo, en su nariz o labios o en su axila o ingle

■ El forúnculo está en su seno y está amamantando a su bebé

■ El forúnculo mide más de ¼ de pulgada (0,6 cm) de diámetro

■ El forúnculo parece estar extremadamente sensible

■ Nota líneas rojas que se irradian desde el forúnculo hacia afuera

■ El forúnculo va acompañado de fiebre, escalofríos o hinchazón de los ganglios linfáticos

■ Le salen forúnculos frecuentemente

En general, si la persona que tiene el forúnculo es muy joven, de edad avanzada o está enferma, deberá ser tratada por un médico, aconseja el Dr. Rodney Basler.

forúnculo se haya reventado, dice el Dr. Basler. Todo el pus debe drenarse de los tejidos y es importante que mantenga limpia el área. Puede cubrir un forúnculo reventado con un vendaje, pero tampoco es crucial que lo haga. "El vendaje sirve principalmente para que el pus que drene no manche su ropa", agrega.

■ **PÍNCHELO PARA DRENARLO.** Cuando el forúnculo tiene una cabeza llena de pus, si es pequeño y no hay señales de que la infección se esté propagando, puede reventarlo usted mismo. Haga esto cuando sea conveniente y en el lugar adecuado. Dejar que un forúnculo se reviente por sí solo puede ser bastante engorroso, si esto ocurre, por ejemplo, mientras duerme. Para pinchar un forúnculo, esterilice una aguja colocándola en una flama, pinche la cabeza y exprímalo cuidadosamente.

A algunos doctores les preocupa que al exprimir un forúnculo la infección se vaya a una capa más profunda de la piel y posiblemente hacia el sistema linfático. Esto rara vez ocurre,

Curas culinarias

Según el folclore, los remedios caseros para los forúnculos están ahí mismo en su cocina. Todas las siguientes son variaciones de la compresa que se hace con una toallita para la cara caliente. Se deben envolver en un trapo fino y cambiar cada par de horas.

■ Una rebanada de tomate (jitomate) caliente
■ Una rebanada de cebolla cruda
■ Un diente de ajo machacado
■ Una hoja externa de repollo (col)
■ Una bolsa de té negro

dice el Dr. Basler. "En el consultorio, sólo los exprimimos hasta más no poder".

■ **LÍMPIELO.** La Dra. Audrey Kunin recomienda mantener limpio el forúnculo para evitar que se propague la infección. Límpielo con agua oxigenada o para mayor seguridad, aplíquese algún ungüento antibiótico que se venda sin receta como los de las marcas *Polysporin* o *Neosporin*.

■ **CONTENGA LA INFECCIÓN.** Cuando un forúnculo se esté drenando, mantenga limpia la piel circundante. Dúchese en lugar de bañarse en tina para disminuir la probabilidad de que la infección se propague a otras partes del organismo, aunque esto rara vez ocurre. Después de tratar un forúnculo, lávese bien las manos, lo cual es especialmente importante antes de preparar alimentos porque los estafilococos pueden causar intoxicaciones alimentarias.

■ **MEJÓRELO CON MIEL.** Una vez que haya reventado el forúnculo, aplíquele una mezcla de miel y yodo, la cual ayuda a tratar la infección, dice el Dr. Jacob Teitelbaum. "Esta es una mezcla antibacteriana excelente. La miel funciona por ósmosis, succionando el líquido del interior de las bacterias y matándolas", dice.

■ **ALÍVIESE CON ACEITE DE MELALEUCA.** Después de que un forúnculo se haya reventado y se ha drenado, ponga un poco de aceite de melaleuca en una bolita de algodón y aplíquelo sobre el área unas cuantas veces al día hasta que le deje de doler. "El aceite de melaleuca es un antiséptico natural", dice Georgianna Donadio, Ph.D.

■ **ACUDA A LA ARCILLA.** "La arcilla de bentonita es un tratamiento eficaz para los forúnculos", dice la Dra. Carolyn Dean, N.D. Puede conseguir esta arcilla —llamado *betonite clay* en inglés— en forma de un polvo en las tiendas de productos naturales o por internet. En una licuadora (batidora), mezcle agua purificada o hervida con la cantidad justa de arcilla para formar una pasta espesa. Luego, aplíquese la pasta sobre el forúnculo, la cual deberá extraerle el dolor, el calor y la inflamación, dice la Dra. Dean.

■ **PREVÉNGALOS CON UN ANTISÉPTICO.**
Si usted es propenso a los forúnculos, quizá pueda disminuir la frecuencia de los mismos lavándose la piel con un limpiador antiséptico como el de la marca *Betadine* para mantener la población de estafilococos bajo control.

(*Nota*: si encuentra en este capítulo términos que no entiende o que jamás ha visto, favor de remitirse al glosario en la página 604).

PANEL DE EXPERTOS

EL **DR. RODNEY BASLER** ES DERMATÓLOGO Y PROFESOR ADJUNTO DE MEDICINA INTERNA DE LA FACULTAD DE MEDICINA DE LA UNIVERSIDAD DE NEBRASKA EN LINCOLN.

LA **DRA. CAROLYN DEAN, N.D.,** ES LA DIRECTORA MÉDICA DE VIDACOSTA SPA EL PUENTE, UN SPA MÉDICO EN COSTA RICA QUE SE INAUGURARÁ EN EL 2010.

GEORGIANNA DONADIO, PH.D., ES LA DIRECTORA DEL INSTITUTO NACIONAL DE SALUD INTEGRAL, UN PROGRAMA DE CERTIFICACIÓN EN TRATAMIENTOS HOLÍSTICOS PARA PROFESIONALES DE LA MEDICINA.

LA **DRA. AUDREY KUNIN** ES DERMATÓLOGA COSMÉTICA EN KANSAS CITY, MISSOURI Y FUNDADORA DE LA PÁGINA *WEB* EDUCATIVA SOBRE LA DERMATOLOGÍA WWW.DERMADOCTOR.COM.

EL **DR. JACOB TEITELBAUM** ES INTERNISTA CON CERTIFICACIÓN PROFESIONAL Y DIRECTOR MÉDICO DE LOS CENTROS PARA EL TRATAMIENTO DE LA FIBROMIALGIA Y LA FATIGA UBICADOS POR TODO EL PAÍS.

EL **DR. RANDY WEXLER** ES PROFESOR ADJUNTO DEL DEPARTAMENTO DE MEDICINA FAMILIAR DEL CENTRO MÉDICO DE LA UNIVERSIDAD ESTATAL DE OHIO EN COLUMBUS.

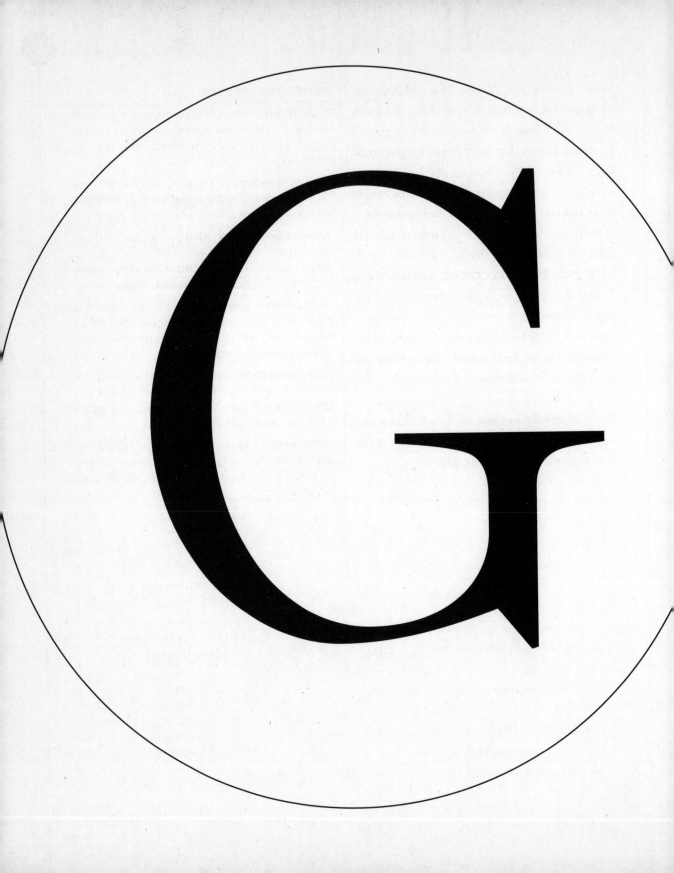

Gingivitis

23 estrategias para sus encías

Una encuesta publicada en la revista de la Asociación Dental de los Estados Unidos dice que la mayoría de los adultos padecen gingivitis, la cual es la primera señal de enfermedad periodontal y la principal razón por la cual los adultos pierden dientes.

La gingivitis es simplemente una inflamación de las encías. El color rosa pálido usual de las encías se vuelve rojo azulado. Las encías sensibles se hinchan entre los dientes y sangran fácilmente, especialmente durante el cepillado. Si no se trata la gingivitis, que es causada por la placa dentobacteriana y el sarro que hay por encima y por debajo de la línea de las encías, puede conducir a la periodontitis, en la cual se llenan de pus las bolsas profundas de las encías y los dientes se vuelven sensibles a la presión, se aflojan y se caen. Los estudios de investigación también han sugerido que las enfermedades de las encías pueden elevar el riesgo de desarrollar otros padecimientos graves, entre ellos enfermedades cardíacas, derrames cerebrales, diabetes, infecciones respiratorias y partos prematuros.

Pero no se desanime. Los dentistas tienen muchas sugerencias para que nunca tenga que usar dentaduras postizas.

■ **CEPÍLLESE CORRECTAMENTE.** Usted puede ayudar a prevenir las enfermedades de las encías cepillándose los dientes dos veces al día y limpiándolos una vez al día con hilo dental o un limpiador interdental, indica la Asociación Dental de los Estados Unidos. Aparte de 3 a 5 minutos, dos o tres veces al día, para mantener una buena higiene oral, dice Robert Schallhorn, D.D.S.

■ **CEPÍLLESE LA LÍNEA DE LAS ENCÍAS.** El área que atrapa la

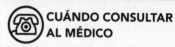

CUÁNDO CONSULTAR AL MÉDICO

Si ignora el dolor y sangrado de las encías, podría correr el riesgo de contraer una enfermedad periodontal más seria y posiblemente de perder sus dientes. Consulte a su dentista si nota lo siguiente:

■ Encías que sangran durante el cepillado y el uso del hilo dental

■ Encías enrojecidas, hinchadas o sensibles

■ Encías que se retraen de los dientes

■ Mal aliento persistente

■ Dientes flojos o que se están separando

■ Cambios en la mordida

■ Cambios en el ajuste de sus dentaduras parciales

■ Bolsas de pus entre los dientes y las encías

Asimismo, si las encías le siguen sangrando cuando se cepilla los dientes y siguen estando adoloridas e hinchadas pese a su mejor esfuerzo por tener una buena higiene bucal, vuelva a consultar a su dentista.

placa dentobacteriana que esta alrededor de la línea de las encías es donde empieza la gingivitis y es el área más desatendida cuando nos cepillamos, dice Vincent Cali, D.D.S. Coloque su cepillo dental a un ángulo de 45 grados con respecto a sus dientes de modo que la mitad del cepillo le limpie las encías mientras que la otra mitad le limpie los dientes. Luego oscile el cepillo moviéndolo hacia atrás y hacia adelante.

■ **CÓMPRESE DOS CEPILLOS.** Úselos alternadamente, dice el Dr. Cali. Deje que uno se seque mientras esté usando el otro.

■ **EVITE LOS GÉRMENES.** Si le es posible, guarde su cepillo dental en posición vertical. No acostumbre a cubrirlo ni a guardarlo en contenedores cerrados. El ambiente húmedo promueve el crecimiento de la mayoría de los gérmenes. Cuando esté guardando más de un cepillo de dientes, manténgalos separados entre sí para que los gérmenes no se transmitan de uno a otro.

■ **ESCOJA SU CEPILLO.** Aunque los estudios de investigación han demostrado que el uso de un cepillo dental eléctrico mejora la salud oral, la Asociación Dental de los Estados Unidos ha reportado que los cepillos dentales manuales son igualmente eficaces. Siempre y cuando se cepille correctamente, no importa cuál use. Los cepillos eléctricos son buenos para las personas que tienen una destreza manual limitada o que usan muñequeras, porque la cabeza giratoria de estos cepillos puede limpiar las áreas más difícil de alcanzar.

■ **REFUERCE SUS HUESOS.** La gingivitis es el principio de lo que el Dr. Cali llama osteoporosis periodontal. Al igual que los demás huesos

de su esqueleto, los huesos de la mandíbula también pueden encogerse y volverse más frágiles. Usted puede fortalecer los huesos de todo su cuerpo haciendo ejercicio con regularidad y dejando de fumar.

¡Y no se olvide del calcio! Según un estudio de investigación realizado en la Universidad Estatal de Nueva York en Buffalo, consumir al menos 800 miligramos de calcio al día puede disminuir las probabilidades de desarrollar enfermedades graves de las encías. El calcio fortalece el hueso alveolar de la mandíbula, el cual ayuda a mantener los dientes en su lugar. Los productos lácteos son las mejores fuentes de calcio alimentario, pero también obtendrá una buena cantidad de este mineral al comer salmón, almendras y verduras de hojas color verde oscuro como la col rizada y el brócoli.

■ **ESTIMÚLESE LAS ENCÍAS.** Para darles un masaje a sus encías, lo mejor es usar un estimulador de goma (hule) o un estimulador triangular de diseño especial, en vez de usar un palillo de dientes, dice el Dr. Cali. Estos estimuladores también limpian las superficies entre los dientes. Descanse la punta de goma entre dos dientes. Incline la punta hacia la superficie del diente con la que muerde hasta que el estimulador quede a un ángulo de 45 grados con respecto a la línea de la encía. Haga movimientos circulares durante 10 segundos y luego pase al siguiente diente.

■ **CONSUMA LA "C".** Aunque la vitamina C no cura la gingivitis, según un estudio de investigación realizado en el Centro Occidental de Investigación en Nutrición del Departamento de Agricultura de los Estados Unidos en San

Francisco, sí puede ayudar a controlar el sangrado de las encías. El Instituto Nacional de Salud recomienda una dosis diaria de 100 a 200 miligramos.

■ **CONSIDERE LA VITAMINA D.** En un estudio de investigación publicado en la revista médica *American Journal of Clinical Nutrition*, se examinaron los datos de 6.700 personas que tomaron la tercera Encuesta Nacional de Salud y Nutrición. Aquellos con los niveles más elevados de vitamina D presentaron una probabilidad un 20 por ciento menor de tener señales de gingivitis. Aunque estos resultados no necesariamente significan que la vitamina D es la responsable de sus encías más saludables, sí ha mostrado tener posibles propiedades antiinflamatorias, las cuales podrían explicar el vínculo entre esta vitamina y una menor inflamación y sangrado de las encías.

■ **TOME TÉ.** El té negro y el té verde contienen polifenoles, unos compuestos antioxidantes que impiden que la placa dentobacteriana se adhiera a los dientes, ayudando así a disminuir la probabilidad de que presente enfermedades de las encías, explica Christine D. Wu, Ph.D.

■ **USE UN CEPILLO INTERDENTAL.** Los cepillos interdentales (*proxa brushes*) son unos cepillos especialmente diseñados (disponibles en la mayoría de las farmacias) que parecen cepillos pequeñitos para lavar botellas. Estos se deslizan entre sus dientes o por debajo de las coronas o puentes para llegar a los lugares más difíciles de alcanzar, dice Roger P. Levin, D.D.S.

■ **LÁVESE CON *LISTERINE*.** En un estudio de investigación publicado en la revista médica *Journal of Clinical Periodontology*, se reportó que el enjuague bucal de la marca *Listerine* inhibe el desarrollo de placa dentobacteriana y disminuye la gingivitis.

■ **ESCUDRIÑE LA ETIQUETA.** Cuando vaya a comprar un enjuague bucal genérico, asegúrese de que los compuestos cloruro de cetilpiridinio (*cetylpridinium chloride*) o bromuro de domifen (*domiphen bromide*) aparezcan listados en la etiqueta. Los estudios de investigación han demostrado que estos son los ingredientes activos de los enjuagues bucales que reducen la placa dentobacteriana.

■ **EXAMINE SU ESTILO DE VIDA.** ¿Demasiado estrés? ¿Muy poca relajación? ¿Hay sustancias químicas tóxicas en su lugar de trabajo? Cualquiera de estos factores puede afectar sus encías. Examine todos los aspectos de su estilo de vida para ver si hay algunos cambios que pueda hacer para vivir de manera más saludable, sugiere el Dr. Cali.

■ **VENZA LOS VICIOS.** Fumar y beber en exceso pueden acabar con las vitaminas y minerales que tiene en el organismo, las cuales son vitales para la salud oral, dice el Dr. Cali.

■ **RÁSPESE LA LENGUA.** Remueva las bacterias y toxinas que se ocultan ahí. No importa qué use para rasparla, siempre y cuando no tenga filo, dice el Dr. Cali. Él recomienda usar una pequeña cuchara, el palito de una paleta helada, un abatelenguas o un cepillo dental. O tal vez quiera comprar un raspador de lengua específicamente diseñado para este propósito. Será necesario que se raspe la lengua de atrás hacia adelante de 10 a 15 veces.

■ **DELES DESCANSOS.** No trate de realizar todas estas técnicas de limpieza en un solo día. Estimule sus encías un día y raspe su lengua al siguiente, dice el Dr. Cali. Si hace algo diferente después de cada vez que se cepille los dientes y use el hilo dental, no se aburrirá.

■ **ANIQUÍLELAS CON AGUA OXIGENADA.** Compre una solución al 3 por ciento de agua oxigenada, mézclela mitad y mitad con agua y use esta mezcla para enjuagarse la boca durante 30 segundos. No se la trague. Use este enjuague tres veces a la semana para inhibir el crecimiento bacteriano, dice el Dr. Cali.

■ **LÁVESE CON UN IRRIGADOR BUCAL.** Use un irrigador bucal para echarse agua alrededor de los dientes y las encías, dice el Dr. Cali. Para usarlo correctamente, dirija el chorro de agua entre los dientes y no hacia el interior de las encías.

■ **EMPAQUE UN IRRIGADOR PORTÁTIL.** Cuando vaya a salir de viaje, lleve consigo una jeringa para oídos (que es una bombilla de hule en forma de pera). Llénela de agua y luego exprímala dirigiendo el chorro hacia sus dientes, dice el Dr. Cali.

■ **COMA VERDURAS CRUDAS.** Esto sirve para prevenir la gingivitis, dice el Dr. Cali. Los alimentos duros y fibrosos limpian y estimulan los dientes y las encías.

■ **BRÍNDESE BICARBONATO.** Tome un poco de bicarbonato de sodio, mézclelo con un poco de agua y aplíquese la mezcla con los dedos a lo largo de la línea de las encías en una sección pequeña de la boca. Luego cepíllese los dientes. Así limpiará, pulirá, neutralizará los residuos ácidos que dejan las bacterias y desodorizará su boca, todo de una vez, dice el Dr. Cali.

■ **LÁVESELOS CON ÁLOE VERA.** Algunas personas se cepillan las encías con gel de áloe vera (sábila, acíbar), dice Eric Shapira, D.D.S. "Es un agente curativo y reducirá parte de la placa dentobacteriana que hay en la boca".

(*Nota*: si encuentra en este capítulo términos que no entiende o que jamás ha visto, favor de remitirse al glosario en la página 604).

PANEL DE EXPERTOS

VINCENT CALI, D.D.S., ES UN DENTISTA DE LA CIUDAD DE NUEVA YORK. TAMBIÉN TIENE UN TÍTULO DE POSGRADO EN NUTRICIÓN CLÍNICA DEL INSTITUTO FORDHAM PAGE DE LA UNIVERSIDAD DE PENSILVANIA EN FILADELFIA.

ROGER P. LEVIN, D.D.S., ES EL DIRECTOR GENERAL DE THE LEVIN GROUP, UN CONSULTORIO DENTAL UBICADO EN BALTIMORE.

ROBERT SCHALLHORN, D.D.S., ES UN DENTISTA DE AURORA, COLORADO, Y ANTERIOR PRESIDENTE DE LA ACADEMIA DE PERIODONTOLOGÍA DE LOS ESTADOS UNIDOS.

ERIC SHAPIRA, D.D.S., ES UN PROFESOR CLÍNICO AUXILIAR Y CONFERENCISTA DE LA FACULTAD DE ODONTOLOGÍA DE LA UNIVERSIDAD DEL PACÍFICO EN SAN FRANCISCO Y DENTISTA QUE EJERCE EN HALF MOON BAY, CALIFORNIA.

CHRISTINE D. WU, PH.D., ES PROFESORA Y DIRECTORA DE INVESTIGACIÓN SOBRE CARIOLOGÍA DEL DEPARTAMENTO DE ODONTOLOGÍA PEDIÁTRICA DE LA FACULTAD DE ODONTOLOGÍA DE LA UNIVERSIDAD DE ILLINOIS EN CHICAGO. ACTUALMENTE SE DESEMPEÑA COMO CONSULTORA DEL CONSEJO PARA ASUNTOS CIENTÍFICOS DE LA ASOCIACIÓN DENTAL DE LOS ESTADOS UNIDOS.

Gota

18 inhibidores de la inflamación

La gota es una forma dolorosísima de artritis. . . tan dolorosa que la mayoría de los pacientes no pueden ni tan siquiera soportar el peso de una sábana sobre la articulación afectada. Su dolor punzante ataca de manera abrupta, a menudo de noche. Normalmente la piel se enrojece y se vuelve caliente. La articulación afectada queda hinchada y sensible durante 5 ó 10 días.

La gota es la forma más frecuente de artritis inflamatoria. Se produce de siete a nueve veces más a menudo en hombres que en mujeres; cada año afecta a unos 3,4 millones de hombres estadounidenses mayores de 40 años.

La gota se produce debido a unos niveles demasiado elevados de ácido úrico, un producto de desecho de los tejidos corporales. Todos tenemos ácido úrico en nuestra sangre y normalmente se excreta a través de la orina. Si usted sufre de gota, es porque su organismo produce demasiado ácido úrico o bien sus riñones no excretan la cantidad suficiente de este; la última circunstancia, de hecho, es la causa de cerca del 90 por ciento de todos los casos de gota. El exceso de ácido úrico se transforma en unos diminutos cristales con forma de agujas que se acumulan en las articulaciones y provocan un intenso dolor, hinchazón e inflamación.

En la mayoría de los casos la gota ataca a una articulación y el 50 por ciento de las veces el dedo gordo del pie es el objetivo principal. Otras zonas frecuentes son el antepié, el empeine, el talón, el tobillo y la

CUÁNDO CONSULTAR AL MÉDICO

Si usted experimenta un dolor repentino e intenso en una articulación, llame a su médico. Aunque el dolor desaparezca en un par de días, es importante consultar al médico, ya que si la gota no recibe tratamiento puede provocar más dolor y daños en las articulaciones.

Su médico quizás le recete varios medicamentos para reducir la inflamación y aliviar el dolor durante un ataque de gota, entre ellos corticosteroides como la prednisona.

Cuando haya pasado el episodio, su médico quizás le prescriba un medicamento para reducir su ácido úrico a fin de evitar futuros ataques. Puede que también reciba colchicina, un medicamento utilizado durante miles de años para manejar la gota y que se vende bajo los nombres de marca *Allopurinol* y *Probenecid*.

rodilla. Si bien la gota puede atacar a cualquier articulación, no es común que se produzca en la parte superior del cuerpo. Aunque sólo se vea afectada una pequeña articulación, la inflamación puede ser lo suficientemente intensa como para provocar fiebre, dolores musculares y otros síntomas parecidos a la gripe. Para minimizar el dolor y promover la sanación, fíjese en los siguientes consejos que ofrecen nuestros expertos.

■ **REPOSE.** Durante un ataque agudo, mantenga la articulación inflamada elevada y en reposo. Probablemente le será fácil seguir este consejo al pie de la letra debido a la intensidad de su dolor.

■ **TOME IBUPROFENO.** Lo que provoca el dolor es la tremenda inflamación que se produce alrededor de la articulación afectada. Por lo tanto, cuando necesite un analgésico, asegúrese de que sea uno que reduzca la inflamación; es decir, ibuprofeno, advierte el Dr. Jeffrey R. Lisse. Siga las instrucciones de la etiqueta. El Dr. Lisse comenta que si esa dosis no calma su dolor, consulte a su médico antes de aumentarla.

■ **EVITE ESTOS ANALGÉSICOS.** No todos los analgésicos son iguales. De hecho, la aspirina puede empeorar la gota al inhibir la excreción de ácido úrico, afirma el Dr. Lisse. Por su parte, el acetaminofeno no posee suficiente capacidad antiinflamatoria para producir muchos beneficios.

■ **EVITE LAS GASEOSAS AZUCARADAS.** En un estudio canadiense de 12 años de duración que analizó a hombres sin antecedentes de gota, los investigadores de la Universidad de la Columbia Británica descubrieron que los hom-

bres que bebían diariamente dos o más gaseosas azucaradas u otras gaseosas cargadas de fructosa aumentaban su riesgo de sufrir gota en un 85 por ciento en comparación con los hombres que bebían una ración o menos al mes. Según el estudio, incluso un consumo moderado —5 ó 6 gaseosas la semana— aumenta el riesgo de manera significativa. Si no puede estar sin tomar gaseosas, beba las versiones de dieta, las cuales no aumentan el riesgo de sufrir esta afección.

■ **APLIQUE HIELO.** Si la articulación afectada no es demasiado sensible al tacto, intente aplicar una bolsa de hielo picado, explica el Dr. John Abruzzo. El hielo tiene un efecto calmante y entumecedor. Coloque la bolsa sobre la articulación adolorida durante unos 10 minutos y protéjala con una toalla o una esponja. Vuelva a aplicar el hielo cuando lo necesite.

■ **BEBA MUCHA AGUA.** Beber grandes cantidades de líquido puede depurar el exceso de ácido úrico del organismo antes de que haga ningún daño. Normalmente los niveles de ácido úrico están elevados durante 20 ó 30 años antes de causar problemas. Para obtener los mejores resultados, beba 5 ó 6 vasos de agua al día.

Como beneficio adicional, beber mucha agua también ayuda a disolver los cálculos renales que pueden afectar a las personas con gota.

■ **CONSIDERE LOS TÉS HERBARIOS.** Otra buena manera de consumir suficientes líquidos es mediante los tés herbarios. No contienen ni cafeína ni calorías; por lo tanto, aunque tome grandes cantidades de ellos no se pondrá nervioso ni subirá de peso. Eleonore Blaurock-Busch, Ph.D., recomienda en particular los tés de zarzaparilla, de milenrama (real de oro, alcaina, alcanforina), de escaramujos y de menta (hierbabuena). Ponga 2 cucharadas de la hierba seca en una pinta (0,5 l) de agua hirviendo. Deje en infusión durante 10 ó 20 minutos, luego cuele antes de beber.

■ **EVITE LAS PURINAS.** "Los alimentos que contienen una gran cantidad de una sustancia conocida como purina contribuyen a elevar los

---

Curas culinarias

Las cerezas han sido un remedio popular para la gota desde hace mucho tiempo. Ahora hay pruebas científicas de que comer cerezas reduce los niveles de ácido úrico. En el marco de un pequeño estudio, 10 mujeres comieron cerca de 1½ tazas de cerezas después de una noche de ayuno. Los investigadores descubrieron que los niveles plasmáticos de urato, que se encuentra en el ácido úrico, se redujeron considerablemente a lo largo de un período de 5 horas después de comerse las cerezas.

Aunque no hay pruebas científicas contundentes acerca de que las cerezas ayuden a aliviar la gota, muchas personas consideran que son beneficiosas. Si usted es afortunado y las puede conseguir cerezas frescas, comer media docena diaria tal vez alivie los síntomas de la gota. Cuando sienta que se acerca un ataque, coma de 20 a 30 cerezas inmediatamente. Al parecer no importa si se utilizan las variedades dulces o ácidas o si están enlatadas, congeladas o frescas. Las cantidades mencionadas varían desde un puñado (unas 10 cerezas) al día hasta ½ libra (227 g). También puede probar varias cucharadas diarias de jugo natural de cerezas negras concentrado hasta que se alivie su dolor. Algunas personas también han reportado buenos resultados con 1 cucharada de concentrado de cereza al día, afirma la Dra. Agatha Thrash.

---

niveles de ácido úrico", explica el Dr. Robert Wortmann. Por lo tanto, es prudente evitar esos alimentos.

Los alimentos que tienen más probabilidades de inducir un ataque de gota contienen cantidades de purina que oscilan entre los 150 y los 1.000 miligramos en cada porción de 3½ onzas (100 g). Entre ellos se incluyen los productos cárnicos y de pescado altos en proteínas como las anchoas, los sesos, el consomé, el *gravy*, el corazón, los arenques, los riñones, el hígado, los extractos de carne, la carne picada, los mejillones, las sardinas y las mollejas.

■ **OJO CON OTROS ALIMENTOS.** Ciertos alimentos que pueden contribuir a la gota tienen una cantidad moderada de purinas (desde 50 a 150 miligramos por porción de 3½ onzas). Quienes padecen casos graves de gota deberían limitarlos a una porción diaria. Entre estos alimentos se encuentran los espárragos, los frijoles (habichuelas) secos, la coliflor, las lentejas, los hongos, la avena, los chícharos (guisantes), el marisco, las espinacas, los cereales integrales, los panes integrales y la levadura.

En la misma categoría se encuentra el pescado, la carne y la carne de ave. Limite estos alimentos a una porción de 3 onzas (85 g) 5 días por semana.

■ **BEBA CAFÉ.** Según un estudio de la Universidad Harvard que abarcó a 45.869 hombres mayores de 40 años sin antecedentes de gota, el riesgo de sufrir esta enfermedad era un 40 por ciento inferior en los hombres que bebían de 4 a 5 tazas de café al día, y un 59 por ciento inferior en los hombres que bebían 6 o más tazas diarias comparados con los que no bebían café. "El consumo de café se relaciona con unos niveles séricos de ácido úrico más reducidos, pero no está vinculado con el consumo de té", afirma el Dr. Hyon K. Choi, Dr.P.H, investigador jefe, quien especula que tal vez otros compuestos del café, aparte de la cafeína, sean los responsables de los beneficios de la bebida en la prevención de la gota. Entre esos posibles compuestos se encuentra el ácido fenólico clorogénico, un potente antioxidante.

■ **EVITE LA CERVEZA.** Beber 2 cervezas de 12 onzas (355 ml) al día aumenta el riesgo de sufrir gota más del doble, mientras que consumir 2 tragos de bebidas fuertes aumenta el riesgo en 1,6 veces, según un estudio que realizó un seguimiento a 47.000 hombres en la Escuela de Salud Pública de la Universidad Harvard. Beber vino no tenía ninguna influencia. "Las personas con gota deberían limitar o incluso eliminar el consumo de cerveza, pero pueden beber vino", afirma el Dr. Choi.

■ **CONTROLE SU PRESIÓN ARTERIAL.** Si sufre usted de presión arterial alta (hipertensión) y de gota, tiene dos problemas. Ciertos fármacos recetados para bajar la presión arterial, como los diuréticos, en realidad elevan los niveles de ácido úrico, afirma Branton Lachman, Pharm.D., J.D. Por ello, sería sensato tomar medidas para bajar la presión arterial de manera natural. Intente reducir su ingesta de sodio, perder peso y hacer ejercicio. No obstante, nunca deje de tomar un medicamento que su médico le haya prescrito sin consultarlo con él.

■ **PIERDA 10 Y NO LAS VUELVA A SUBIR.** En un estudio de 12 años de duración que abarcó a 47.150 hombres sin antecedentes de gota, los investigadores del Hospital General de Massachusetts descubrieron que los hombres que perdían 10 libras (4,5 kg) y no volvían a subirlas reducían su riesgo de sufrir gota en un 39 por ciento.

■ **CUÍDESE DE LAS DIETAS DE MODA.** El mismo estudio reveló que tener sobrepeso aumenta el riesgo de sufrir gota. Las personas más gordas suelen tener niveles de ácido úrico elevados. Pero aléjese de las dietas de moda, las cuales son conocidas por provocar ataques de gota, afirma el Dr. Lisse. Tales dietas —lo cual también incluye el ayuno— hacen que las células se descompongan y liberen ácido úrico. Así que colabore con su médico para diseñar un programa de adelgazamiento gradual.

■ **TOME SUFICIENTE CALCIO.** Si es usted un hombre mayor de 40 años con antecedentes familiares de gota, aspire a ingerir 1.000 miligramos de calcio al día. Esa cantidad diaria de calcio redujo el riesgo de sufrir gota en un 40 por ciento en un grupo de 48.000 hombres que fueron estudiados durante 12 años, según el Colegio Estadounidense de Reumatología.

■ **OJO CON LOS SUPLEMENTOS.** Tenga cuidado cuando tome vitaminas, advierte la Dra. Blaurock-Busch, ya que si uno ingiere demasiada cantidad de determinados nutrientes, la gota puede empeorar. Un exceso de niacina y vitamina A, en concreto, puede desencadenar un ataque, advierte la experta. Por lo tanto, consulte siempre a su médico antes de aumentar su ingesta de vitaminas.

■ **NO SE LASTIME.** Por alguna razón desconocida, la gota con frecuencia ataca las articulaciones que previamente han recibido un traumatismo. "De modo que trate de no darse en el dedo del pie ni de lastimarse de alguna otra manera", dice el Dr. Abruzzo. "Y no utilice zapatos apretados porque también pueden predisponer a sus articulaciones a sufrir lesiones menores".

(*Nota*: si encuentra en este capítulo términos que no entiende o que jamás ha visto, favor de remitirse al glosario en la página 604).

PANEL DE EXPERTOS

EL **DR. JOHN ABRUZZO** ES DIRECTOR DE LA DIVISIÓN DE REUMATOLOGÍA Y PROFESOR DE MEDICINA EN LA UNIVERSIDAD THOMAS JEFFERSON EN FILADELFIA.

ELEONORE BLAUROCK-BUSCH, PH.D., ES DIRECTORA ADJUNTA DEL LABORATORIO MÉDICO KING JAMES Y DEL LABORATORIO DE ANÁLISIS TRACE MINERALS INTERNATIONAL, AMBOS EN CLEVELAND. TAMBIÉN ES LA DIREC-TORA DEL LABORATORIO MICRO TRACE MINERALS, EN HERSBRUCK, ALEMANIA Y COPRESIDENTA DE LA ASOCIACIÓN INTERNACIONAL DE OLIGOELEMENTOS Y CÁNCER.

EL **DR. HYON K. CHOI, DR.P.H.,** ES EPIDEMIÓLOGO Y REUMATÓLOGO EN EL HOSPITAL GENERAL DE MASSACHUSETTS, UBICADO EN BOSTON.

BRANTON LACHMAN, PHARM.D., J.D., ES ABOGADO EN EJERCICIO Y FARMACÉUTICO ESPECIALISTA EN CORONA, CALIFORNIA. TAMBIÉN HA IMPARTIDO CLASES EN LA ESCUELA DE FARMACIA DE LA UNIVERSIDAD DEL SUR DE CALIFORNIA, EN LA FACULTAD ESTATAL OCCIDENTAL DE DERECHO, EN LA FACULTAD DE DERECHO DEL SUR DE CALIFORNIA Y EN EL SISTEMA DE EDUCACIÓN PÚBLICA DE CALIFORNIA.

EL **DR. JEFFREY R. LISSE** ES PROFESOR DE MEDICINA, DIRECTOR DE INVESTIGACIONES CLÍNICAS SOBRE LA OSTEOPOROSIS Y DIRECTOR ADJUNTO DEL CENTRO PARA LA ARTRITIS DE LA UNIVERSIDAD DE ARIZONA EN TUCSON.

LA **DRA. AGATHA THRASH** ES PATÓLOGA E IMPARTE CURSOS POR TODO EL MUNDO. TAMBIÉN ES COFUNDADORA DEL INSTITUTO UCHEE PINES, UN CENTRO SIN FINES DE LUCRO PARA LA FORMACIÓN EN TEMAS DE SALUD, UBICADO EN SEALE, ALABAMA.

EL **DR. ROBERT WORTMANN** ES PROFESOR DE MEDICINA EN EL CENTRO MÉDICO DARTMOUTH-HITCHCOCK EN LEBANON, NEW HAMPSHIRE.

Gripe

20 vencedores del virus

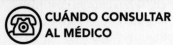

CUÁNDO CONSULTAR AL MÉDICO

La gripe puede ser tan mortal hoy día como lo fue en 1918, cuando la gripe española mató a más de 20 millones de personas en todo el mundo. Debería ir con su médico si:

■ Su voz se pone ronca.

■ Siente dolores en el pecho.

■ Tiene dificultades para respirar.

■ Comienza a expectorar flemas amarillas o verdosas.

Tenga en cuenta también que el vómito prolongado puede provocar deshidratación, la cual es especialmente grave en los niños muy pequeños y en los ancianos, explica Mary Ann Pane, R.N. El dolor abdominal puede ser un síntoma de otro problema, como apendicitis. Si el dolor o los vómitos no desaparecen después de un día, consulte al médico.

Tener la gripe es como hacer una prueba de opción múltiple, ya que existen tres tipos principales: *influenza* A, B y C. Y dentro de estos tipos, los molestos virus tienen una capacidad ilimitada para mutar en diferentes formas.

Puesto que la gripe es una infección viral, los antibióticos no pueden hacer nada frente a ella. Pero si usted va con el médico durante las primeras 48 horas de los síntomas, los fármacos antivirales que se venden con receta, como zanamivir (*Relenza*) ó oseltamivir (*Tamiflu*), tal vez le ayuden a recuperarse más rápidamente. Ambos se consideran que tienen una eficacia del 60 al 90 por ciento, pero son inútiles si los toma más de 2 días antes o después de haberse expuesto al virus. Por ello, la mejor defensa sigue siendo evitarla. (Vea la sección "Gánele a la gripe" en la página 274).

Si no pudo evitar el virus y ha sucumbido al mismo, tome las siguientes medidas para aliviar los síntomas.

■ **QUÉDESE EN CASA.** La gripe es una enfermedad muy infecciosa que se propaga como un incendio sin control. Así que no actúe como un adicto al trabajo o un mártir. Quédese en casa y no vaya a trabajar —ni a ningún otro lugar— al menos hasta 1 día después de que su temperatura regrese a la normalidad. Y mantenga a sus hijos en casa, sin ir a la escuela, hasta que se hayan recuperado totalmente.

■ **OBTENGA UN DIAGNÓSTICO CORRECTO.** Cuando nos encontramos enfermos y no estamos seguros por qué, la gran pregunta es: ¿Está causada esta infección por un virus (y por lo tanto, es gripe) o por una bacteria (y entonces es un resfriado/catarro)? Hay dos pruebas

¿Es realmente la gripe?

¿Cómo puede distinguir entre un resfriado (catarro) y una gripe? No es una adivinanza. . . o tal vez sí. Aunque existen similitudes entre las dos enfermedades —y su tratamiento— están causadas por virus totalmente diferentes. La peor parte de un resfriado podría durar más, pero la gripe normalmente causa más malestar. Le ofrecemos una comparación de síntomas comunes y las diferencias entre ellos, dependiendo de si son causados por un resfriado o por la gripe.

Fiebre. Síntoma predominante en la gripe y aparece de repente; es posible con un resfriado, aunque normalmente es leve

Dolor de cabeza. Síntoma predominante con la gripe; raro con un resfriado

Dolor general. Predominante y a menudo muy intenso con la gripe; leve con un resfriado

Fatiga. Extrema con la gripe y dura de 2 a 3 semanas; leve con un resfriado

Secreción nasal. Se da de vez en cuando con la gripe; es común con un resfriado

Dolor de garganta. Se da de vez en cuando con la gripe; es común con un resfriado

Tos. Es común y posiblemente grave cuando se tiene la gripe; de leve a moderada con un resfriado

aprobadas por la Dirección de Alimentación y Fármacos que pueden —en cuestión de horas— indicarle a su médico si su infección es viral. Estas pruebas pueden ayudarnos a obtener el tratamiento correcto más rápidamente y evitar un uso inadecuado (e ineficaz) de los antibióticos contra la gripe.

Un frotis de garganta es todo lo que necesita el *test xTAG RVP* para diagnosticar una docena de virus diferentes; los resultados están disponibles en 6 horas. El *Pro-Flu+* es más rápido (3 horas) pero solamente puede detectar 4 tipos de virus. Pregunte a su médico si usted debería someterse a una de estas pruebas.

■ **DESCANSE.** No debería usted tener muchas dificultades para seguir este consejo, ya que probablemente esté demasiado enfermo para hacer mucho más. El reposo en cama es fundamental, ya que permite a su organismo emplear toda su energía en combatir la infección gripal.

Lo que hace el médico

PRUEBE EL ZINC. El Dr. Neil Schachter toma zinc antes de subirse a un avión, ya que diversos estudios han demostrado que puede ser una manera eficaz de evitar la gripe cuando se ingiere poco después de exponerse al virus. Cuando se viaja, una forma conveniente de tomarlo es en forma de pastilla. Busque glucanato de zinc (*zinc gluconate*) o acetato de zinc (*zinc acetate*) sin ácido cítrico (*citric acid*) ni tartárico (*tartaric acid*); al parecer suavizan las propiedades protectoras del zinc. No lo tome más de dos veces al día durante 1 semana.

Gánele a la gripe

La inmunidad de cada individuo y la cepa específica del virus de la gripe que circule en un determinado año desempeñan un papel muy importante a la hora de determinar quién caerá víctima de la gripe. Aun así, puede tomar medidas para reducir su susceptibilidad a este virus.

Vacúnese contra la gripe. Cada año los científicos desarrollan una vacuna contra la cepa del virus en circulación más reciente. Y por una buena razón: la mejor manera de protegerse contra la gripe es vacunarse tan temprano como en septiembre, según los Centros para el Control y la Prevención de Enfermedades (o *CDC* por sus siglas en inglés). Vacunarse pronto contra la gripe es especialmente importante para los residentes de los asilos para ancianos; las personas con enfermedades crónicas, como cardiopatías o enfermedades renales, asma u otros problemas pulmonares en curso o con un sistema inmunitario debilitado; los mayores de 65 años y la mayoría del personal médico. Todos los demás grupos, como los miembros de una familia de personas de alto riesgo, las personas saludables desde los 50 hasta los 64 años de edad y aquellos que deseen reducir su riesgo de infectarse con la gripe deberían comenzar la vacunación antes de noviembre.

En los casos en los que la vacuna no evita la gripe, disminuye considerablemente la gravedad de la enfermedad. No espere a que comience la gripe antes de actuar, ya que la vacuna tarda unas dos semanas en surtir efecto. Y no se vacune contra la gripe si es usted alérgico a los huevos; la vacuna se elabora con ellos.

Lávese las manos. Lavarse las manos es realmente la clave para evitar que los gérmenes se

Mantener su actividad mientras aún está bastante enfermo debilita sus defensas y lo hace más vulnerable a otras complicaciones.

Curas culinarias

Si la garganta le duele o le raspa, obtenga alivio —y elimine las secreciones que se acumulan en la garganta— al hacer gárgaras con una solución de agua salada, recomienda Mary Ann Pane, R.N. Disuelva 1 cucharadita de sal en 1 taza de agua tibia. Esta concentración se aproxima al nivel de pH de los tejidos corporales y es muy calmante. Utilícela tan a menudo como sea necesario, pero no trague el líquido porque contiene mucho sodio.

■ **BEBA MUCHO.** Los líquidos son especialmente importantes para evitar una deshidratación si tiene usted fiebre, afirma el Dr. Jay Swedberg. Además, los líquidos pueden proporcionar nutrientes necesarios cuando estamos demasiado enfermos para comer. Las sopas claras son buenas, además de los jugos naturales de frutas y verduras. Revise las etiquetas para asegurarse de que obtiene el 100 por ciento de jugo. El Dr. Swedberg recomienda diluir el jugo de frutas con agua. "Un poco de azúcar proporciona la glucosa necesaria, pero demasiada puede provocar diarrea cuando uno está enfermo", advierte el experto. "Diluya también *ginger ale* y otras

introduzcan en los ojos, la nariz o la boca, donde pueden provocar una infección. Lávese bien las manos, con agua y jabón. . . y a menudo. "No me refiero a sólo antes de comer", indica el Dr. William Schaffner. "En casa tenemos una norma: siempre que entramos por la puerta, colgamos el abrigo y vamos directamente a lavarnos las manos". Los geles limpiadores de manos sin agua a base de alcohol también funcionan.

Evite a los afectados. Es únicamente sentido común: estar con gente enferma eleva el riesgo de enfermarse también. Los CDC recomiendan alejarse de las personas que muestren síntomas de la gripe para protegerse de la infección.

Aíslese. Cuando la gripe ataque a su comunidad, es el momento de ponerse a cubierto hasta que pase la tormenta. "Cuando lea en el periódico o vea en el noticiero que ha llegado la gripe, es hora de rentar una película y mirarla en casa, en lugar de ir al cine", dice el Dr. Schaffner. Para conseguir un informe de vigilancia de la gripe de su zona, introduzca su código postal en www.flustar.com.

Más razones para dejarlo. Los fumadores son más susceptibles de sufrir la gripe y mueren más como consecuencia de esta afección que los no fumadores. Hágase un enorme favor y deje de fumar, ya sea temporada de gripe o no.

Permanezca fuerte. Mantenerse con buena salud todos los días contribuye en gran medida a combatir la gripe, afirman los CDC. Sea físicamente activo, duerma lo suficiente y coma bien durante todo el año, pero especialmente durante la estación de la gripe.

gaseosas edulcoradas con azúcar. Y deje que pierdan todo su gas antes de beberlas, ya que las burbujas pueden crearle gases en el estómago y hacer que sienta más náuseas".

■ **BUSQUE ALIVIO PARA EL DOLOR.** La aspirina, el acetaminofeno o el ibuprofeno pueden reducir la fiebre, el dolor de cabeza y los dolores corporales que tan a menudo acompañan a la gripe. Siga las instrucciones de la etiqueta. Tome la medicación de manera regular durante la tarde y la noche, ya que los síntomas son más pronunciados durante estos períodos. Los niños y los adolescentes no deberían tomar aspirina sin el consentimiento de su médico.

■ **OJO CON CIERTOS MEDICAMENTOS.** Los medicamentos para el resfriado que se venden sin receta tal vez le alivien temporalmente los síntomas. Los que contienen antihistaminas, por ejemplo, pueden detener las secreciones nasales, pero tenga cuidado porque estos fármacos pueden suprimir sus síntomas hasta el punto de que usted se sienta mejor. Si reanuda sus actividades normales de manera prematura puede sufrir una recaída o complicaciones graves.

■ **SABOREE ALGO DULCE.** Chupar barras de caramelo y pastillas mantiene húmeda su garganta y usted se sentirá mejor, afirma Mary Ann

Pane, R.N. Si le preocupa las calorías que contienen estos productos, busque marcas sin azúcar; son igual de eficaces.

■ **HUMECTE EL AIRE.** Elevar la humedad de su recámara (dormitorio, cuarto) también ayuda a reducir la incomodidad de la tos, el dolor de garganta y la resequedad de la nariz.

■ **MIME SU NARIZ.** Si se ha estado sonando la nariz mucho, probablemente la tenga muy irritada. Por ello, lubrique a menudo sus fosas nasales para reducir la irritación, explica Pane. Un producto como *K-Y Jelly* es preferible a la vaselina, la cual se seca rápidamente.

■ **APLIQUE CALOR.** Una de las características de la gripe es que los músculos se cansan y

duelen. Caliéntelos y alivie su dolor con un baño tibio o una almohadilla térmica, aconseja Pane.

■ **COMA POCO Y CON SENSATEZ.** Durante la peor fase de la gripe probablemente no tendrá nada de apetito. Pero cuando esté preparado para realizar la transición de los líquidos a comida más sustanciosa, opte por alimentos simples y fáciles de digerir y ricos en almidones, explica el Dr. Swedberg. "Una tostada seca es perfecta, al igual que los plátanos amarillos (guineos, bananas), la compota de manzana, el arroz hervido, el arroz con leche, los cereales cocidos y las papas al horno, a las cuales se les puede agregar yogur". O pele y congele plátanos amarillos muy maduros, luego muélalos en un procesador de alimentos.

(*Nota*: si encuentra en este capítulo términos que no entiende o que jamás ha visto, favor de remitirse al glosario en la página 604).

PANEL DE EXPERTOS

MARY ANN PANE, R.N., ES ENFERMERA CLÍNICA EN FILADELFIA. ANTIGUAMENTE ESTABA AFILIADA A COMMUNITY HOME HEALTH SERVICES, UNA AGENCIA QUE ATIENDE A LOS QUE NECESITAN PROFESIONALES CAPACITADOS QUE LES BRINDEN ATENCIÓN MÉDICA EN CASA.

EL **DR. NEIL SCHACHTER** ES PROFESOR DE MEDICINA PULMONAR EN LA FACULTAD DE MEDICINA MOUNT SINAI EN LA CIUDAD DE NUEVA YORK Y AUTOR DE *LA GUÍA MÉDICA PARA RESFRIADOS Y GRIPE*.

EL **DR. WILLIAM SCHAFFNER** ES PRESIDENTE DEL DEPARTAMENTO DE MEDICINA PREVENTIVA DE LA FACULTAD DE MEDICINA DE LA UNIVERSIDAD VANDERBILT, UBICADA EN NASHVILLE, TENNESSEE.

EL **DR. JAY SWEDBERG** ES MÉDICO, PROPIETARIO Y SOCIO DE LA AGENCIA DE SERVICIOS MÉDICOS WESTERN MEDICAL ASSOCIATES EN CASPER, WYOMING.

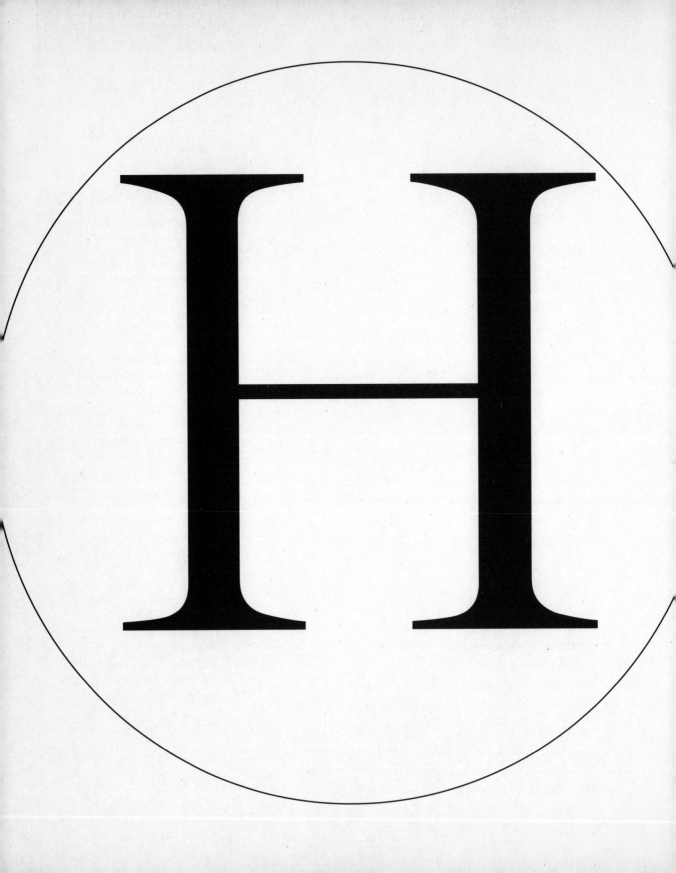

Hemorroides

20 armas antialmorranas

Los hemorroides (almorranas) son uno de los problemas de salud más comunes. Según la Sociedad Estadounidense de Cirujanos Colorrectales, más de la mitad de nosotros las sufriremos, por lo general después de los 30 años de edad. Incluso Napoleón tuvo hemorroides; se dice que el dolor que le provocaban al emperador lo distrajo hasta el punto de contribuir a su derrota en Waterloo.

Las venas inflamadas de las hemorroides se encuentran en el ano o alrededor de este. La afección se hace más frecuente conforme las personas envejecen, pero también está relacionada con el embarazo y el parto, el estreñimiento crónico y la diarrea crónica. Aunque pueden ser hereditarias, las hemorroides también pueden estar causadas por cosas como la dieta y los hábitos de defecación. Además, es posible curarlas mediante estos mismos elementos.

Sea cual sea la causa, los tejidos que sujetan los vasos se estiran, entonces los vasos se dilatan, sus paredes se vuelven finas y sangran. Si continúa el estiramiento y la presión, los vasos debilitados aumentan y forman bultos.

Si advierte alguno de los siguientes síntomas, podría tener hemorroides: dolor, comezón en la zona anal, sangrado durante la evacuación intestinal y/o una protuberancia en la zonal anal. La mayoría de las hemorroides mejoran espectacularmente con medidas sencillas. A continuación le ofrecemos lo que nuestros expertos recomiendan para aliviar el dolor y las molestias de este problema tan común.

 CUÁNDO CONSULTAR AL MÉDICO

Si usted nunca ha tenido hemorroides (almorranas) y de repente experimenta incomodidad, podría tratarse de algo distinto. Si la molestia está acompañada de comezón y recién ha regresado de un viaje al extranjero, por ejemplo, podría tener usted parásitos y necesitará tratamiento médico para deshacerse de ellos.

Una hemorragia rectal siempre exige una consulta con el médico, explica el Dr. Edmund Leff. "Las hemorroides nunca se convierten en cáncer pero sí pueden sangrar". El sangrado también es un síntoma del cáncer; de ahí la advertencia del Dr. Leff.

En otras ocasiones, una vena que ha aumentado su tamaño en el ano puede obstruirse y provocar una gran zona azul, inflamada y dura que es muy dolorosa. En la mayoría de los casos, su médico le extraerá fácilmente el coágulo.

■ **AGREGUE FIBRA A SU DIETA.** La Asociación Gastroenterológica de los Estados Unidos indica que beber agua e ingerir suficiente fibra son las dos mejores maneras de aliviar las hemorroides. "La fibra tiene un efecto beneficioso constante", afirma la Dra. Janelle Gurguis-Blake. Aumentar la fibra en su dieta puede ablandar las heces y facilitarles el paso, de tal modo reduciendo la presión sobre las hemorroides. Puede aumentar su consumo de fibra al comer alimentos que contengan mucha o tomando un suplemento (como los de las marcas *Metamucil*, *Citrucel* o *FiberCon*), o bien emplear ambas tácticas. Sin embargo, asegúrese de que también beba muchos líquidos. Entre los alimentos altos en fibra se encuentran el brócoli, los frijoles (habichuelas), el salvado de trigo y de avena, los cereales integrales y las frutas.

■ **HÁGALO DESPACIO.** La fibra puede producir abotargamiento o gases. Por lo tanto, debe aumentar su consumo diario lentamente. Aspire a tomar de 25 a 30 gramos diarios. Conforme aumente la fibra, es importante que beba más agua.

■ **FACILÍTELES EL PASO A LAS HECES.** Cuando haya aumentado su consumo de fibra y líquidos, sus heces deberían de volverse más blandas y ser expulsadas con menos esfuerzo. También puede ayudar a que sus heces se evacuen con todavía más facilidad si lubrica su ano con un poco de vaselina, dice el Dr. Edmund Leff. Con un hisopo (escobilla, cotonete) de algodón o simplemente el dedo, aplique la vaselina adentrándose aproximadamente ½ pulgada (1 cm) en el recto.

■ **HAGA EJERCICIO.** Los expertos coinciden en que hacer ejercicio aeróbico moderado, como una caminata rápida de 20 ó 30 minutos al día, mantiene el buen ritmo de las evacuaciones intestinales.

■ **VAYA CUANDO TENGA QUE IR.** Cuando tenga ganas, vaya al baño inmediatamente; no espere a un momento más adecuado. Las heces se acumulan, lo cual provocará más presión y esfuerzo.

■ **LIMITE SU TIEMPO EN EL BAÑO.** Una encuesta británica puso de manifiesto que el 40 por ciento de las personas leen libros o revistas en el baño, lo cual no es una buena idea si tiene usted hemorroides. Sentarse prolongadamente en el inodoro (excusado) hace que la sangre se estanque en las venas y que se dilaten los vasos sanguíneos.

■ **LÍMPIESE CON SUAVIDAD.** Es muy importante que se limpie de manera adecuada y con suavidad, recomienda el Dr. Leff. El papel higiénico puede raspar. Además, hasta puede contener sustancias químicas irritantes. Compre solamente papel higiénico blanco sin perfume y humedézcalo bajo la llave (grifo, canilla, pila) del agua antes de limpiarse o utilice toallitas sin alcohol que sean prehumectadas.

■ **DÉSE BAÑOS DE ASIENTO.** La mayoría de expertos recomiendan un baño de asiento de 20 minutos después de cada evacuación (más dos o tres adicionales al día) para limpiar la zona anal y aliviar el dolor y la irritación, afirma el Dr. J. Byron Gathright Jr. Siéntese en una bañadera (bañera, tina) llena de 3 ó 4 pulgadas (8 ó 10 cm) de agua tibia o compre una tina de plástico para llenarla de agua y colocarla sobre el asiento del inodoro.

■ **SÉQUESE CON SUAVIDAD.** Después de un baño de asiento, seque la zona anal dándose suaves golpecitos; no se restriegue ni frote con fuerza. También puede secar el área con una secadora de pelo con aire frío.

■ **NO SE RASQUE.** Las hemorroides pueden dar comezón. Rascarse quizás lo alivie, pero no ceda al impulso de hacer esto. Puede dañar las paredes de estas delicadas venas y hacer que las cosas empeoren mucho más, afirma el Dr. Leff.

■ **NO LEVANTE OBJETOS PESADOS.** Levantar objetos pesados y hacer ejercicio físico extenuante puede actuar de manera muy similar a pujar demasiado fuerte en el inodoro, afirma el Dr. Leff. Si es usted propenso a las hemorroides, haga que un amigo le ayude o contrate a alguien para que mueva ese piano o tocador.

■ **APLÍQUESE MEDICAMENTO.** Hay muchas cremas y supositorios para las hemorroides en el mercado y aunque por lo general no harán que desaparezca su problema, la mayoría están diseñadas para funcionar como analgésicos locales y pueden aliviar las molestias en algo, indica el Dr. Gathright. Limite su uso a una semana; pueden hacer que la piel se vuelva demasiado fina.

■ **ESCOJA UNA CREMA.** Opte por una crema para las hemorroides en vez de un supositorio, dice el Dr. Leff. Los supositorios son absolutamente inútiles para las hemorroides externas e incluso para las internas, ya que tienden a flotar demasiado lejos hacia arriba del recto como para hacer algún efecto, añade el Dr. Leff.

■ **HAGA MARAVILLAS CON HAMAMELIS.** Un poco de hamamelis (hamamélide de Virginia) aplicado en el recto con una bolita de algodón es uno de los mejores remedios que existen para las hemorroides externas, sobre todo si hay hemorragia, explica el Dr. Marvin Schuster. El hamamelis hace que los vasos sanguíneos se encojan y contraigan.

Si bien cualquier cosa fría, como el agua, puede ayudar a acabar con el dolor de las hemorroides, el hamamelis helado brinda aún más alivio. Enfríe una botella de hamamelis en una hielera en el refrigerador. Luego tome una bolita de algodón, remójela en el hamamelis y aplíquela sobre las hemorroides hasta que ya no esté fría, luego repita el procedimiento, recomienda el Dr. Schuster.

■ **EVÍTELAS CON FLAVONOIDES.** Estos antioxidantes, que se encuentran principalmente en las bayas oscuras, pueden detener el adelgazamiento de las venas, lo cual reduce el desarrollo de las hemorroides. En un estudio que abarcó a 120 personas con episodios frecuentes de hemorroides, aquellas que recibieron un suplemento de 500 miligramos de flavonoides dos veces al día tenían menos episodios de hemorroides y estos eran menos graves. Otro estudio, publicado en la revista médica *British Journal of Surgery*, analizó el efecto de los flavonoides en 100 pacientes que iban a someterse a cirugía para reparar sus hemorroides sangrantes. Después de 3 días de tratamiento con los flavonoides, la hemorragia cesó en el 80 por ciento de los pacientes. Un tratamiento continuado evitó una recaída en casi dos tercios de los pacientes.

■ **PRUEBE LA COLLINSONIA.** "Tengo un paciente que descubrió que la collinsonia es lo único que puede controlar sus hemorroides", afirma Grady Deal, D.C., Ph.D. La collinsonia, también conocida como raíz de piedra, es un remedio herbario anticuado, popular en el siglo pasado, aunque todavía se puede encontrar hoy día en algunas tiendas de productos naturales.

Los herbolarios describen la *Collinsonia canadensis* como una hierba que fortalece la estructura y la función de las venas. Es especialmente buena para el tratamiento de las hemorroides, ya que actúa como astringente que ayuda a que las venas que tanto duelen se encojan, afirma el Dr. Deal.

Tome 2 cápsulas de 375 miligramos dos veces al día con un vaso lleno de agua entre las comidas para los problemas agudos. Algunas personas necesitan una dosis de mantenimiento de 2 pastillas diarias indefinidamente para controlar los síntomas, afirma el Dr. Deal. (Sin embargo, consulte a su médico primero). "Yo siempre tengo este producto a la meno para los pacientes que sufren hemorroides", afirma Deal.

■ **DISFRUTE LA COMIDA PICANTE.** Un reciente estudio revela que comer chiles rojos picantes no empeora los síntomas de las hemorroides. "No hay motivos para impedir que los pacientes disfruten de vez de en cuando de un platillo picante si lo desean", comenta el Dr. Donato F. Altomare.

■ **RECUÉSTESE SOBRE SU COSTADO.** Las mujeres embarazadas son especialmente propensas a sufrir hemorroides, en parte porque el útero descansa directamente sobre los vasos sanguíneos que drenan las venas hemorroidales, explica el Dr. Lewis R. Townsend. Si usted está embarazada, un remedio especial contra las hemorroides sería recostarse sobre su costado izquierdo durante unos 20 minutos cada 4 ó 6 horas, explica. Esto reduce la presión sobre la vena principal, drenando la parte inferior del organismo.

■ **EMPÚJELAS.** A veces la palabra hemorroide no se refiere a una vena hinchada, sino a un desplazamiento descendente del recubrimiento del canal anal. Si usted tiene una hemorroide que sobresale de esa manera, intente empujarla de vuelta en el canal anal, recomienda el Dr. Townsend. Las hemorroides que se dejan colgando son candidatas seguras para producir dolorosos coágulos.

■ **COMPRE UN COJÍN ESPECIAL.** Sentarse en superficies duras puede agravar las hemorroides. Por lo tanto, según el Dr. Townsend, un cojín con forma de rosca (que se puede comprar en las farmacias y las tiendas de equipo médico) puede quitar presión a las hemorroides dolorosas.

(*Nota*: si encuentra en este capítulo términos que no entiende o que jamás ha visto, favor de remitirse al glosario en la página 604).

PANEL DE EXPERTOS

EL **DR. DONATO F. ALTOMARE** ES MÉDICO DEL DEPARTAMENTO DE CIRUGÍA EN LA ESCUELA DE MEDICINA DE LA UNIVERSIDAD DE BARI EN ITALIA.

GRADY DEAL, D.C., PH.D., ES QUIROPRÁCTICO NUTRIÓLOGO EN KOLOA, KAUAI, HAWAI. ES EL FUNDADOR Y DIRECTOR DEL SPA DR. DEAL'S HAWAIIAN WELLNESS HOLIDAY HEALTH SPA, UBICADO EN KOLOA.

EL **DR. J. BYRON GATHRIGHT JR** ES PRESIDENTE EMÉRITO DEL DEPARTAMENTO DE CIRUGÍA COLORRECTAL EN LA FUNDACIÓN CLÍNICA OCHSNER Y PROFESOR CLÍNICO DE CIRUGÍA EN LA UNIVERSIDAD DE TULANE, AMBAS EN NUEVA ORLEÁNS. TAMBIÉN ES ANTIGUO PRESIDENTE DE LA SOCIEDAD ESTADOUNIDENSE DE CIRUJANOS COLORRECTALES.

LA **DRA. JANELLE GURGUIS-BLAKE** ES MÉDICO DE MEDICINA FAMILIAR EN WASHINGTON, D. C.

EL **DR. EDMUND LEFF** ES CIRUJANO COLORRECTAL SEMIJUBILADO EN PHOENIX Y SCOTTSDALE, ARIZONA.

EL **DR. MARVIN SCHUSTER** ES EL ANTIGUO DIRECTOR DEL CENTRO MARVIN M. SCHUSTER PARA TRASTORNOS DIGESTIVOS Y DE LA MOTILIDAD DIGESTIVA EN EL CENTRO MÉDICO HOPKINS BAYVIEW, Y ANTIGUO PROFESOR DE MEDICINA Y PSIQUIATRÍA EN LA FACULTAD DE MEDICINA DE LA UNIVERSIDAD JOHNS HOPKINS, AMBAS UBICADAS EN BALTIMORE.

EL **DR. LEWIS R. TOWNSEND** EJERCE LA OBSTETRICIA Y GINECOLOGÍA EN EL GRUPO MÉDICO PARA MUJERES CONTEMPORARY WOMEN'S HEALTHCARE EN BETHESDA, MARYLAND, Y EN EL HOSPITAL SIBLEY MEMORIAL, DE WASHINGTON, D. C. ES ANTIGUO PROFESOR CLÍNICO DE OBSTETRICIA Y GINECOLOGÍA DEL HOSPITAL UNIVERSITARIO GEORGETOWN Y ANTIGUO DIRECTOR DEL GRUPO DE MÉDICOS EN EL CENTRO MÉDICO DEL HOSPITAL PARA MUJERES DE COLUMBIA, AMBOS EN WASHINGTON, D. C.

Herpes genital

19 sugerencias para sobrellevarlo

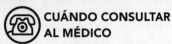 **CUÁNDO CONSULTAR AL MÉDICO**

Si tiene un caso rebelde de herpes genital o está experimentando muchas reapariciones, tal vez desee pedirle a su médico que le recete valaciclovir (*Valtrex*), un fármaco que reduce la frecuencia de los episodios, limita su gravedad y acelera el tiempo de curación. Este fármaco, aprobado por la Dirección de Alimentación y Fármacos en 2001, permanece en el organismo más tiempo que el aciclovir (*Zovirax*). Solamente tiene que tomar una pastilla al día para combatir las reapariciones.

Si está usted sufriendo su primer episodio o sus reapariciones son frecuentes o si cree que son frecuentes, hable con su médico. Si está embarazada, asegúrese de comunicar a su médico que tiene herpes, ya que el virus puede infectar a los recién nacidos.

En otro tiempo se sospechó que existía un fuerte vínculo entre el herpes genital y el cáncer cervical. Esa conexión no es tan fuerte como se pensaba, pero sigue siendo importante que las mujeres con herpes se sometan cada año a una prueba de Papanicolau.

El herpes genital, causado por el virus del herpes simple, es una enfermedad de transmisión sexual incurable que suena nefasta pero que, en realidad, puede tratarse y manejarse con medicación. La mayoría de los casos proceden del herpes simple tipo 2 (HSV-2), pero algunos están causados por el HSV-1, el cual también provoca la mayoría de los herpes labiales (fuegos, boqueras, pupas).

Aproximadamente uno de cada cinco adultos radicados en los Estados Unidos tiene herpes genital. No obstante, casi el 90 por ciento no lo sabe. A menudo esto se debe a que sus síntomas son demasiado leves para advertirlos o se confunden con otra afección, según la Asociación Estadounidense de Salud Social. Las mujeres pueden pensar que tienen vaginitis, infecciones de las vías urinarias o hemorroides (almorranas), cuando en realidad se trata de herpes. Un reciente estudio que abarcó a 5.400 adultos procedentes de áreas suburbanas relativamente prósperas alrededor de Atlanta, Baltimore, Boston, Chicago, Dallas y Denver descubrió infecciones por HSV-2 en el 36 por ciento de las mujeres de edades comprendidas entre los 40 y los 49 años y en el 30 por ciento de mujeres de edades comprendidas entre los 50 y los 59.

Un ataque típico comienza con inflamación, seguido de un pequeño grupo de ampollas en los genitales que se revientan y supuran después de unos días, dejando unas dolorosas úlceras. Quizás experimente fiebre, dolor de cabeza y dificultad para orinar. Una vez que el brote inicial de herpes (el cual es el peor) viene y va (normalmente en 2 ó 3 semanas), el virus permanece latente —un gigante dormido— la mayor parte del tiempo. Los ataques posteriores normalmente son poco frecuentes y por lo general, no tan graves como el primero. El número promedio para una persona con el virus HSV-2 genital es cuatro o cinco al año. El promedio para el virus HSV-1 genital es uno al año.

No hay cura para esta enfermedad, pero los medicamentos y los cambios en el estilo de vida pueden ayudar a manejar los síntomas y reducir los episodios. Los expertos le tienen las siguientes sugerencias.

■ **TÓMESE TIEMPO PARA ACEPTARLO.** Para la mayoría de la gente, el impacto social y emocional del herpes es mayor que las dificultades físicas, al menos al principio. La sociedad suele tener una actitud crítica acerca de las enfermedades de transmisión sexual. Muchas personas se sienten apenadas o aisladas después del diagnóstico. Con el tiempo, información precisa y apoyo, la mayoría de las personas aprenden a tener una vista integral del asunto, afirma Mitch Herndon, director de programa del Centro de Recursos sobre el Herpes y de la Línea Directa Nacional sobre el Herpes.

■ **CONSIDERE UN MEDICAMENTO.** Hable con su médico acerca de medicamentos antivirales como *Famvir* (famciclovir), *Zovirax* (aciclovir) y *Valtrex* (valaciclovir). Pueden tomarse al primer síntoma de un episodio para reducir la gravedad y la duración o bien todos los días para eliminar los brotes, explica la Dra. Mary Jane Minkin.

CÓMO MANEJAR LOS EPISODIOS

■ **UTILICE AGUA Y JABÓN.** Puede que su primera reacción al descubrir las llagas en sus genitales sea bombardearlas con todo lo que haya en su botiquín. Como sucede con todas las llagas, no tiene que preocuparse por contraer una infección (bacteriana) secundaria, lo único que necesita para mantener la zona libre de gérmenes es agua y jabón.

■ **EVITE LAS POMADAS.** Las llagas genitales necesitan mucho aire para sanar. La vaselina y las pomadas antibióticas pueden obstaculizar este aire y retrasar el proceso curativo. No utilice nunca una crema de cortisona, la cual puede inhibir su sistema inmunitario y en realidad alentar el crecimiento del virus.

■ **EL AGUA TIBIA ALIVIA LAS MOLESTIAS.** Durante el primer episodio o los molestos segundos, un baño o ducha (regaderazo) caliente tres o cuatro veces al día puede ofrecer alivio a la zona genital.

■ **UTILICE DOS TOALLAS.** Durante un episodio utilice una toalla distinta para los genitales y otra para el resto del cuerpo. Lave la toalla después de cada uso.

■ **SEQUE CON SECADORA.** Cuando termine la ducha o el baño, seque la zona genital con una secadora a baja temperatura o con aire frío, pero tenga cuidado de no quemarse. El aire de la secadora también será calmante y posiblemente acelerará el proceso de curación al ayudar a que las llagas se resequen.

■ **USE ROPA INTERIOR DE ALGODÓN.** Puesto que el aire es fundamental para la cicatrización, utilice solamente ropa interior que permita respirar a su piel, es decir, de algodón, no de tela sintética, recomienda Judith M. Hurst, R.N. Si utiliza pantimedias (medias nilón) de nilón, asegúrese de que la zona de la entrepierna sea de algodón. Si desea traer puesto un traje de baño sin sacrificar la moda, puede cortar la entrepierna de algodón de cualquier ropa interior y coserla al traje de baño, recomienda Hurst.

■ **NO LAS TOQUE.** Si bien la enfermedad se conoce como herpes genital, es posible, aunque por lo general no resulta muy común, contagiar el virus a otras partes del cuerpo al tocar una úlcera genital y luego tocarse, por ejemplo, la boca o los ojos. Por este motivo, es importante lavarse las manos si ha tocado una llaga, explica Herndon. Si piensa que por la noche se puede rascar, cubra la zona inflamada con un material protector y transpirable como una gasa, aconseja la experta.

■ **FÍJESE EN LOS FACTORES.** Los factores desencadenantes que contribuyen a una reaparición son muy individuales, pero con el tiempo, muchas personas aprenden a reconocer y —a veces— evitarlos. Una enfermedad, una dieta incorrecta, estrés emocional o físico, fricción en la zona genital, exposición prolongada a la luz ultravioleta (un factor desencadenante común para el herpes labial), como una excursión a la playa o un fin de semana esquiando, por ejemplo, un trauma quirúrgico y un medicamento esteroideo (como un tratamiento para el asma) puede provocar la aparición del herpes. La frecuencia de los episodios a menudo

se controla mediante un manejo del estrés eficaz, un descanso adecuado, buena nutrición y ejercicio.

■ **PRUEBE UN ENFOQUE HERBARIO.** Pruebe la equinacia (equiseto) para estimular su sistema inmunitario y la bardana (cadillo) como un suave tónico limpiador. La herbolaria Aviva Romm ofrece esta receta: mezcle 1 onza (28 g) de cada una de las dos hierbas secas en un cuarto de galón (1 l) de agua hirviendo. Deje las hierbas en infusión de 4 a 8 horas, luego cuele el líquido. Para tratar un episodio, beba 4 tazas al día hasta que las ampollas desaparezcan. Para prevenir reapariciones, beba $\frac{1}{2}$ taza dos o cuatro veces al día. Puede tomar esta infusión hasta por 3 meses. Después de este tiempo, realice un descanso de 3 días después de cada período de 27 días.

■ **OJO CON ESTOS SUPLEMENTOS.** El aminoácido lisina curó llagas y previno su reaparición en estudios de laboratorio realizados en la UCLA, Los Ángeles. Otros suplementos que tal vez combatan los episodios de herpes son el zinc, tanto en forma tópica como en cápsulas. Otra opción sería el aditivo alimenticio llamado hidroxitolueno butilado (o *BHT* por sus siglas en inglés), tomado como suplemento. Pero a pesar de estudios contradictorios acerca de su eficacia, ambos son remedios cuyo valor no ha sido demostrado, según afirma la mayoría de los médicos. Si decide probar cualquiera de estos, ha de saber que las dosis elevadas pueden ser peligrosas y sólo debe tomarlas bajo la supervisión de un médico.

CÓMO EVITAR LA TRANSMISIÓN

■ **PIDA AYUDA.** Si tiene preguntas acerca del HSV, dispone de ayuda, según indica Herndon. La ASHA opera dos líneas directas que ofrecen asesoramiento gratuito a las personas con herpes. Llame a la Línea Directa Nacional sobre el Herpes en el 919-361-8488, de lunes a viernes; desde las 9:00 a.m. hasta las 7:00 p.m. (hora del este de los Estados Unidos); o a la Línea Directa Nacional STD gratuita en el 800-227-8922, las 24 horas del día, 7 días a la semana. La ASHA también ofrece un servicio de respuesta por correo electrónico (*e-mail*), www.ashastd.org, donde puede enviar sus preguntas acerca del herpes. O simplemente visite la página *web* de la ASHA, www.ashastd.org.

■ **HABLE PRIMERO, AME DESPUÉS.** Explique a su pareja lo que es el herpes y las medidas que está usted dispuesto a tomar para evitar contagiarle el virus. Decir la verdad a su pareja demuestra respeto y preocupación, permite que esa persona realice una elección con conocimiento de causa y tal vez cree intimidad y confianza entre ustedes, dice Herndon.

■ **PRACTIQUE SEXO SEGURO.** "No tiene que dejar el sexo", explica el Dr. Minkin. "Pero es necesario que realice algunos cambios respecto a cómo y cuándo lo practicará. El virus del herpes puede transmitirse tanto mediante el coito como mediante el sexo oral-genital.

■ **ABSTENGA DURANTE LOS BROTES.** Cuando haya señales o síntomas del HSV alrededor de la región genital o anal, absténgase de tener actividad sexual hasta que hayan pasado todos los síntomas. Esto incluye sexo oral, vaginal y anal.

■ **USE PROTECCIÓN ENTRE EPISODIOS.** Si bien uno es más contagioso cuando se tienen úlceras, se puede propagar el virus incluso cuando no hay síntomas a través del "desprendimiento viral asintomático": pequeñas cantidades del virus se desplazan hasta la superficie de la piel. Esto puede ocurrir en cualquier momento. Un estudio descubrió que el 70 por ciento de los casos se contraían cuando la pareja sexual no tenía síntomas. Los condones de látex utilizados entre episodios para el contacto genital pueden reducir el riesgo de transmisión. Si bien los condones no cubren todos los lugares adonde es posible que el virus se desplace sin producir llagas, son útiles contra el virus porque protegen y cubren las membranas mucosas que más probabilidades tienen de infectarse.

■ **EMPLEE LA TERAPIA INHIBIDORA.** Se ha demostrado que el valaciclovir (cuyo nombre de marca es *Valtrex*) reduce el riesgo de transmisión del herpes a una pareja que no tiene el virus en un 50 por ciento. Una dosis diaria de 500 miligramos de valaciclovir ha resultado eficaz para parejas con antecedentes de episodios recurrentes. Probablemente una combinación de valaciclovir inhibidor y condones ofrezca una mayor protección que cualquiera de los dos métodos solos. Consulte a su médico al respecto.

(*Nota*: si encuentra en este capítulo términos que no entiende o que jamás ha visto, favor de remitirse al glosario en la página 604).

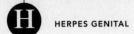

PANEL DE EXPERTOS

MITCH HERNDON ES DIRECTOR DEL PROGRAMA DEL CENTRO DE RECURSOS SOBRE EL HERPES Y LA LÍNEA DIRECTA NACIONAL DE INFORMACIÓN SOBRE EL HERPES DE LA ASOCIACIÓN ESTADOUNIDENSE DE SALUD SOCIAL, UBICADA EN RESEARCH TRIANGLE PARK, CAROLINA DEL NORTE.

JUDITH M. HURST, R.N., ES ASESORA MÉDICA DE TOLEDO HELP, UN GRUPO DE APOYO PARA PERSONAS CON HERPES EN EL ÁREA DE TOLEDO, OHIO. TAMBIÉN ES ENFERMERA OBSTÉTRICA JUBILADA.

LA **DRA. MARY JANE MINKIN** ES PROFESORA CLÍNICA DE OBSTETRICIA Y GINECOLOGÍA EN LA FACULTAD DE MEDICINA DE LA UNIVERSIDAD DE YALE Y ES GINECÓLOGA-TOCÓLOGA EN NEW HAVEN, CONNECTICUT.

AVIVA ROMM ES PARTERA PROFESIONAL CON CERTIFICACIÓN, HERBOLARIA Y MIEMBRO PROFESIONAL DE LA ASOCIACIÓN DE HERBOLARIAS ESTADOUNIDENSES. TIENE CONSULTORIO EN BLOOMFIELD HILLS, MICHIGAN.

Herpes labial

20 pautas para pararlo en seco

Muchas personas sufren un antiestético herpes labial (fuego, boquera, pupa) al menos una vez durante su vida. Generalmente, entraron en contacto durante la infancia con el virus, el cual es sumamente contagioso y causa el herpes labial, conocido como virus del herpes simple 1, una cepa diferente del virus que causa el herpes genital.

El primer herpes labial que uno sufre probablemente sea el peor, afirma la Dra. Lenore S. Kakita. Después, el virus permanece latente en las células nerviosas, pero de vez en cuando se reactiva. Cuando eso sucede, puede que experimente usted una reveladora sensación de entumecimiento, cosquilleo, quemazón o comezón en los labios o en la zona alrededor de la boca antes de que aparezca la llaga. Puede que incluso sienta un poco de fiebre, como si tuviera un poco de gripe.

No obstante, la Dra. Kakita le tiene buenas noticias, y es que la mayoría de la gente desarrolla una leve inmunidad a los herpes labiales a lo largo de los años, lo cual hace que los episodios sean menos y más distanciados entre sí. Y afortunadamente, hay varias medidas que puede usted tomar para reducir al mínimo el dolor de un herpes labial y acelerar su curación.

■ **DÉJELO TRANQUILO.** "Si el herpes labial no es realmente molesto, déjelo en paz", dice el Dr. James F. Rooney. "Mantenga la llaga limpia y seca".

■ **NO LO TOQUE.** La gente no se da cuenta de cuán contagiosos son los herpes labiales, explica Geraldine Morrow, D.M.D. "Si tiene un herpes labial, no lo jale, no lo estire, no lo toque". Según el Dr. Morrow,

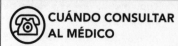

CUÁNDO CONSULTAR AL MÉDICO

Un herpes labial (fuego, boquera, pupa) sin tratamiento alguno normalmente sanará en 10 ó 14 días, afirma la Dra. Lenore S. Kakita. Pero si sufre herpes frecuentes y graves, es buena idea que vaya con su médico. Aunque aparezca el herpes, la mayoría de las personas descubren que el episodio será más leve, menos doloroso y más corto si toman medicación. Hay medicamentos que se venden con receta, como el aciclovir (*Zovirax*), que combaten el virus del herpes simple 1 responsable de los herpes labiales; además, pueden pararlos en seco, afirma la Dra. Kakita.

Si un herpes supura pus, busque atención médica, recomienda el Dr. James F. Rooney. Es probable que tenga una infección bacteriana y precise un tratamiento con antibiótico.

Curas culinarias

Para combatir los herpes labiales (fuegos, boqueras, pupas) quizás tenga que cambiar su dieta diaria. Pruebe los siguientes lineamientos.

CONFÍE EN LA LISINA. El Dr. Mark A. McCune recomienda a los pacientes que sufran más de tres herpes labiales al año que complementen sus dietas diarias con 2.000–3.000 miligramos del aminoácido lisina. También recomienda que dupliquen la dosis cuando sientan la comezón y el cosquilleo que indica el comienzo de otro herpes. No obstante, no tome aminoácidos sin consultar a su médico. Puede que el suplemento no sea seguro para las personas con el colesterol alto, enfermedades cardíacas o triglicéridos elevados.

No todos los estudios han revelado que la lisina sea útil para las personas con herpes labiales. Pero en un estudio que abarcó a 41 pacientes, el Dr. McCune y sus colegas descubrieron que una dosis diaria de 1.248 miligramos de lisina ayudaba a los sujetos a reducir el número de herpes que tenían en un año.

Entre las buenas fuentes de lisina se encuentran los productos lácteos, las papas y la levadura de cerveza.

EVITE LOS ALIMENTOS RICOS EN ARGININA. El virus del herpes necesita la arginina como un aminoácido fundamental para su metabolismo. Por lo tanto, elimine los alimentos ricos en arginina como el chocolate, las gaseosas de cola, los chícharos (guisantes), los cereales, los cacahuates (maníes), la gelatina, las nueces de la India (anacardos, semillas de cajuil, castañas de cajú) y la cerveza.

APLÍQUESE TÉ DE TORONJIL. El toronjil (melisa) es "un tratamiento herbario de primera elección" para los herpes labiales, según el botánico James Duke, Ph.D., autor de *La nueva farmacia natural*. El toronjil tiene propiedades antivirales que actúan suavizando los comienzos del herpes. Prepare un té de toronjil con 2 ó 4 cucharaditas de la hierba por cada taza de agua hirviendo. Déjelo enfriar, luego aplíquelo con una bolita de algodón en el herpes varias veces al día.

podría tener herpes "muy, muy dolorosos" en las manos, especialmente si los líquidos de la ampolla se meten bajo un padrastro.

■ **SUSTITUYA SU CEPILLO DE DIENTES.** Su cepillo de dientes puede alojar el virus del herpes durante días y reinfectarlo después de que sane un herpes labial.

Unos investigadores de la Universidad de Oklahoma expusieron un cepillo de dientes estéril al virus durante 10 minutos. Siete días después, todavía estaban presentes la mitad de los virus que producían la enfermedad, explica Richard T. Glass, D.D.S., Ph.D.

El Dr. Glass recomienda deshacerse del cepillo de dientes cuando note que comienza a salirle un herpes labial. Si a pesar de ello aparece el herpes, consiga un nuevo cepillo de dientes después de que la ampolla se forme y se rompa. Esto puede evitar que aparezcan herpes múltiples. Y cuando el herpes haya sanado por completo, vuelva a cambiar el cepillo dental. El Dr. Glass afirma que los pacientes que probaron este método comprobaron que se reducía de manera considerable el número de herpes labiales que padecían generalmente en un año.

■ **GUÁRDELO EN UN SITIO SECO.** Un cepillo de dientes mojado en un ambiente húmedo como el baño es un entorno perfecto para el virus del herpes simple. La humedad prolonga la vida del virus en su cepillo de dientes. Por eso el Dr. Glass recomienda que lo guarde en un sitio seco, de preferencia en la repisa de una ventana donde penetren a las cerdas los rayos UV del Sol, ya que estos matan al virus.

■ **UTILICE TUBOS PEQUEÑOS DE PASTA DE DIENTES.** La pasta de dientes puede transmitir la enfermedad también, afirma el Dr. Glass. Compre tubos pequeños para reemplazarlos con regularidad.

■ **PROTÉJASE CON VASELINA.** Puede proteger su herpes labial con vaselina medicinal, afirma el Dr. Glass. Así mantendrá la llaga húmeda y evitará que se reviente. Asegúrese de no volver a meter en el frasco el mismo dedo con el que tocó el herpes. Mejor utilice un hisopo (escobilla, cotonete) de algodón cada vez.

■ **ELIMÍNELO CON ZINC.** Muchos estudios muestran que una solución de zinc a base de agua —aplicada en cuanto comience a sentir el cosquilleo— acelera la curación.

En un estudio realizado en Boston que abarcó a 200 pacientes a los que se les realizó un seguimiento a lo largo de un período de 6 años, se descubrió que una solución de sulfato de zinc al 0,025 por ciento en agua alcanforada resultó muy eficaz. Las pupas se curaban en un promedio de 5,3 días. La solución se aplicó cada 30 ó 60 minutos durante el inicio del herpes.

Unos investigadores de Israel también descubrieron que una solución de zinc al 2 por ciento a base de agua, aplicada varias veces al día, resultaba muy útil, comenta el Dr. Milos Chvapil, Ph.D.

¿Cómo ayuda el zinc? Los iones del zinc se aglutinan con la molécula de ADN del virus del herpes e impiden que el ADN se duplique, con lo que se reduce el número de virus producidos, explica el experto.

El gluconato de zinc (*zinc gluconate*) es más suave con la piel que el sulfato de zinc (*zinc sulfate*), afirma el Dr. Chvapil. Este mineral puede conseguirse en las tiendas de productos naturales.

■ **IDENTIFIQUE EL PATRÓN.** ¿Qué estaba sucediendo en su vida justo antes de que apareciera su último herpes labial? ¿Qué ocurría cuando apareció el anterior a ese? Si investiga un poco, tal vez identifique qué le provoca a usted un herpes labial. Si puede encontrar un factor desencadenante, tome lisina adicional cuando sea más propenso a sufrirlos, recomienda el Dr. Mark A. McCune. Entre las cosas más comunes que pueden provocar los herpes se encuentra el estrés y diversos alimentos.

■ **AGARRE UN CUBO DE HIELO.** Aplicar hielo directamente sobre un herpes labial puede reducir la hinchazón y proporcionar alivio temporal, afirma el Dr. Morrow.

■ **FORME UNA BARRERA.** *Abreva*, un medicamento que se vende sin receta y que contiene docosanol, actúa al proteger a las células saludables de las células infectadas. Tal vez al aplicar este producto haya menos probabilidades de que la infección del herpes penetre en las células saludables.

Utilice la crema cinco veces al día, comenzando cuando sienta los primeros síntomas, recomienda el Dr. David H. Emmert. Esto puede hacer que el herpes se cure 1 ó 2 días más rápido.

■ **ADORMÉZCALO.** La mayoría de los productos que se venden sin receta contienen un emoliente que reduce el agrietamiento y ablanda las costras, así como un agente anestesiante como el fenol (*phenol*) o el alcanfor (*camphor*).

Según el Dr. Rooney, puede que el fenol tenga propiedades antivirales. "En teoría, es posible que el fenol sea capaz de matar al virus".

■ **PROTÉJALO DEL SOL Y DEL VIENTO.** Según todos nuestros expertos, para prevenir los herpes labiales es fundamental proteger los labios de traumas como las quemaduras solares o la exposición al viento.

■ **MANÉJELO MEJOR.** Diversos estudios han revelado que el estrés puede provocar reapariciones del virus del herpes simple. No obstante, los elevados niveles de estrés no son necesariamente culpables, afirma Cal Vanderplate, Ph.D. "Lo realmente importante es cómo maneja usted el estrés y cómo lo percibe".

El principal desestresante del Dr. es mantener un sistema de apoyo social basado en el cariño. "También es muy importante el sentido del control. Si adopta una actitud positiva hacia su salud, podrá influir más en sus síntomas".

■ **RELÁJESE.** "Cuando aparecen los síntomas, ya es demasiado tarde para intervenir en la reducción del estrés", afirma el Dr. Vanderplate. "Pero tal vez pueda reducir la gravedad haciendo algunos ejercicios de relajación". Él recomienda las técnicas de relajación muscular

profunda, la biorretroalimentación, la visualización y la meditación.

■ **HAGA EJERCICIO.** "Hay algunas pruebas que indican que el ejercicio ayuda a fortalecer el sistema inmunitario", afirma el Dr. Vanderplate. Entre más fuerte sea su sistema inmunitario, mejor podrá defenderse de los virus. Además, el experto agrega que el ejercicio es una manera excelente de relajarse.

■ **DUERMA EN POSICIÓN VERTICAL.** Si tiene un herpes labial, ponga unos cuantos cojines debajo de la cabeza a la hora de dormir para que la gravedad ayude a que las ampollas se drenen, dice la Dra. Kakita. De lo contrario, el líquido tal vez se aloje en el labio durante la noche.

■ **CORRIJA SU PERCEPCIÓN.** A nadie le gusta tener herpes labiales, pero si tiene uno, concentrarse en él y preocuparse en cómo luce usted puede empeorarlo. "Reduzca al mínimo las percepciones negativas que tenga al respecto", recomienda el Dr. Vanderplate. "Dígase a sí mismo que es solamente como un grano (barro) y que no interferirá en su vida de ninguna manera".

(*Nota*: si encuentra en este capítulo términos que no entiende o que jamás ha visto, favor de remitirse al glosario en la página 604).

PANEL DE EXPERTOS

EL **DR. MILOS CHVAPIL, PH.D.,** ES PROFESOR EMÉRITO DE CIRUGÍA EN LA SECCIÓN DE BIOLOGÍA QUIRÚRGICA DEL COLEGIO DE MEDICINA DE LA UNIVERSIDAD DE ARIZONA, EN TUCSON.

JAMES DUKE, PH.D., DESEMPEÑÓ DIVERSOS CARGOS DURANTE LAS MÁS DE TRES DÉCADAS CON EL DEPARTA-

MENTO DE AGRICULTURA DE LOS ESTADOS UNIDOS (USDA POR SUS SIGLAS EN INGLÉS), ENTRE ELLOS JEFE DEL LABORATORIO DE PLANTAS MEDICINALES. ES EL AUTOR DEL LIBRO *LA NUEVA FARMACIA NATURAL*.

EL **DR. DAVID H. EMMERT** ES MÉDICO DE MEDICINA FAMILIAR EN MILLERSVILLE, PENSILVANIA.

RICHARD T. GLASS, D.D.S., PH.D., ES PROFESOR DE CIENCIAS FORENSES, PATOLOGÍA Y MEDICINA DENTAL EN EL CENTRO DE CIENCAS DE LA SALUD DE LA UNIVERSIDAD ESTATAL DE OKLAHOMA, EN TULSA, OKLAHOMA. ES PROFESOR EMÉRITO Y ANTIGUO PRESIDENTE DEL DEPARTAMENTO DE PATOLOGÍA ORAL Y MAXILOFACIAL DE LA UNIVERSIDAD DE OKLAHOMA, LOS COLEGIOS DE ONDONTOLOGÍA, POSTGRADO Y MEDICINA, Y PROFESOR DE PATOLOGÍA.

LA **DRA. LENORE S. KAKITA** ES PROFESORA CLÍNICA ADJUNTA DE DERMATOLOGÍA DE LA UNIVERSIDAD DE CALIFORNIA, EN LOS ÁNGELES, Y ASESORA DE LA ACADEMIA ESTADOUNIDENSE DE DERMATOLOGÍA.

EL **DR. MARK A. MCCUNE** ES DERMATÓLOGO EN OVERLAND PARK, KANSAS. ES PRESIDENTE DE LA CLÍNICA DERMATLÓGICA KANSAS CITY DERMATOLOGY, P.A. Y ANTIGUO PRESIDENTE DEL DEPARTAMENTO DE DERMATOLOGÍA DEL HOSPITAL HUMANA, UBICADO EN OVERLAND PARK.

GERALDINE MORROW, D.M.D., ES ANTIGUA PRESIDENTA DE LA ASOCIACIÓN DENTAL ESTADOUNIDENSE, MIEMBRO DE LA ASOCIACIÓN ESTADOUNIDENSE DE MUJERES DENTISTAS Y DENTISTA EN ANCHORAGE, ALASKA.

EL **DR. JAMES F. ROONEY** ES ANTIGUO EXPERTO ESPECIALISTA EN EL LABORATORIO DE MEDICINA ORAL DE LOS INSTITUTOS NACIONALES DE SALUD, UBICADOS EN BETHESDA, MARYLAND.

CAL VANDERPLATE, PH.D., ES MIEMBRO DEL PROFESORADO CLÍNICO DE LA FACULTAD DE MEDICINA DE LA UNIVERSIDAD DE EMORY, EN ATLANTA Y PSICÓLOGO CLÍNICO ESPECIALIZADO EN LOS TRASTORNOS RELACIONADOS CON EL ESTRÉS.

Herpes zóster

15 "derrotadores" del dolor

 CUÁNDO CONSULTAR AL MÉDICO

Si tiene usted síntomas de herpes zóster y advierte que comienza a desarrollar un sarpullido, es importante que vaya con un médico cuanto antes, de preferencia dentro de un plazo de 72 horas, ya que es necesario comenzar a utilizar los tres fármacos antivirales aprobados para tratar el herpes al principio de la enfermedad. Cuando se toman inmediatamente, se ha demostrado que estos fármacos reducen la duración de la actividad viral, ayudan a que el sarpullido sane más rápidamente y reducen la intensidad y la duración del dolor que el herpes provoca.

Además, si el dolor que le produce el herpes es insoportable para usted, vaya con su médico lo antes posible. No es momento para ser estoico. Si ignora su malestar, podría terminar con un daño nervioso irreversible y años de dolor, explica el Dr. Leon Robb.

Es un misterio médico: el herpes zóster aparece cuando el virus de la varicela, durante tanto tiempo latente, de repente vuelve a despertar en las células de los nervios y se desplaza hasta la piel, donde provoca ardor, dolor, cosquilleo y entumecimiento. Sobre la superficie de la piel puede producir un doloroso sarpullido y ampollas, por lo general en el pecho o la espalda, pero a veces en la cara, brazos, piernas e incluso dentro de la boca.

Los científicos no saben por qué la varicela provoca, años después, herpes zóster en algunas personas. Se piensa que entre los factores que contribuyen a ello están el estrés, alguna enfermedad y un sistema inmunitario vulnerable.

Con la llegada de la vacuna de la varicela para los niños, probablemente algún día el herpes zóster sea solamente una nota a pie de página en los libros de historia de la medicina. Pero eso ofrece poco consuelo a las personas que hoy lo sufren, muchas de las cuales son adultos mayores. Una de cada cuatro personas que ha padecido varicela presentará herpes zóster.

Y como si el sarpullido, las ampollas y el dolor del herpes zóster no fuera suficiente, en algunas personas ese dolor puede continuar mucho tiempo después de que desaparezca el sarpullido. Esta complicación, conocida como neuralgia postherpética, tiene su origen en las fibras nerviosas dañadas y puede llegar a ser sumamente dolorosa y difícil de tratar. Casi el 40 por ciento de las personas que padecen herpes zóster desarrollan neuralgia postherpética, la cual se ha descrito como "el peor tipo de dolor que uno pueda imaginar".

Es importante consultar al médico si sufre esta complicada afección, pero mientras tanto, puede hacer lo siguiente para intentar aliviarla lo máximo posible.

AL INICIO

Nuestros expertos le tienen las siguientes sugerencias para las etapas iniciales del herpes zóster.

■ **BUSQUE ALIVIO PARA EL DOLOR.** El Dr. Jules Altman recomienda el analgésico de la marca *Extra-Strength Tylenol*.

■ **TOME CORAZONCILLO.** Este remedio herbario tal vez ayude a reducir el dolor nervioso y también posee propiedades antivirales, afirma el Dr. Sota Omoigui, quien recomienda tomar de 200 a 300 miligramos de corazoncillo (hipérico, yerbaniz, campasuchil) dos o tres veces al día hasta que desaparezca el dolor.

Nota: no combine el corazoncillo con ningún otro medicamento. Estudios de laboratorio descubrieron que activa la potencia de una enzima hepática conocida como CYP3A4, la cual contribuye a desarmar más de la mitad de todos los medicamentos.

■ **PRUEBE EL EXTRACTO DE CHAPARRAL.** El chaparral o *Larrea Tridentata* es una hierba tradicional de los indios americanos. Tiene propiedades antivirales y puede utilizarse para el herpes simple, explica la Dra. Cynthia Mervis Watson. Ella recomienda tomar de 50 a 100 miligramos tres veces al día con los alimentos desde

el momento del diagnóstico hasta que desaparezca el herpes zóster.

■ **PRUEBE LA LISINA.** Una serie de estudios revelan que el aminoácido lisina puede ayudar a inhibir la propagación del virus del herpes. No obstante, no todos los estudios sobre la lisina llegan a esa conclusión.

Según el Dr. Leon Robb, probar suplementos de lisina al inicio del herpes zóster no le hará daño y quizás le sirva.

Tomar 1.000 miligramos de lisina tres veces al día con antioxidantes también puede reducir la gravedad del virus, explica el Dr. Watson.

PARA LAS AMPOLLAS DEL HERPES

Una vez que aparecen las ampollas, hay varias maneras de obtener alivio.

■ **NO HAGA NADA.** Deje las ampollas en paz a menos que su sarpullido sea realmente fuerte, recomienda el Dr. Robb. "Puede retrasar la curación si irrita la piel aplicando demasiadas cremas y pomadas".

■ **PREPARE UN LINIMENTO DE CALAMINA.** Esta receta es del Dr. James J. Nordlund. Tal vez su farmacéutico local pueda prepararla para usted.

Agregue a la loción de calamina un 20 por ciento de alcohol isopropilo y del 0,5 al 1 por ciento de cada uno de fenol y mentol. Si el fenol es demasiado fuerte o el mentol demasiado frío, diluya el linimento con partes iguales de agua.

"Utilícelo con la frecuencia que desee durante el día hasta que las ampollas se sequen y se

Súbase la manga

Por si acaso está usted dando vuelta a la página pensando que no puede sufrir herpes zóster porque no ha tenido varicela, aguarde. Si no padeció la varicela cuando era niño, tiene un riesgo mayor de sufrir una forma de adulto mucho más virulenta, la cual puede provocar hepatitis, neumonía o fallo cardíaco. Afortunadamente, puede protegerse con la vacuna de la varicela, conocida como *Varivax*.

Por otra parte, si usted sí tuvo varicela, otra vacuna llamada *Zostavax* puede protegerle de padecer herpes zóster. Un panel federal de expertos en inmunización recomienda que todas las personas de 60 años y mayores reciban la vacuna, la cual reduce el riesgo de tener un episodio de herpes zóster en casi un 50 por ciento. Si se llega a enfermar, los síntomas son un 67 por ciento menos graves, según reveló un estudio realizado por los Centros para el Control y la Prevención de las Enfermedades.

¿No recuerda si sufrió la varicela o no? Un sencillo análisis sanguíneo puede determinar si tiene usted anticuerpos. Si tiene anticuerpos y es menor de 60 años, no necesita ninguna de las dos vacunas. Pero si usted tiene 60 años o más y anticuerpos, necesita la vacuna *Zostavax*. Si no tiene anticuerpos y es menor de 60 años, necesita la vacuna *Varivax*. Si tiene 60 años o más y no tiene anticuerpos, es usted un caso poco común. Hable con su médico acerca de cuál es la vacuna adecuada para usted.

cubran de escamas", recomienda el Dr. Nordlund. "Luego deje de usarlo".

■ **PREPARE UNA PASTA DE CLOROFORMO.** Muela dos aspirinas hasta hacerlas polvo. Agregue 2 cucharadas de cloroformo y mezcle. Ponga la pasta en la piel afectada con una bolita de algodón limpia. Puede aplicar la pasta varias veces al día. También puede pedirle a su farmacéutico que le prepare la mezcla, afirma el Dr. Robb.

Se dice que el cloroformo disuelve los residuos de jabón, aceite y células muertas de la piel. Eso permite que la aspirina penetre en los pliegues de la piel y desensibilice las terminaciones nerviosas afectadas. Debería empezar a sentirse bien en 5 minutos. El alivio puede durar horas, incluso días. No siga este consejo si es usted alérgico a la aspirina.

■ **APLIQUE UN VENDAJE HÚMEDO.** Si sufre de una erupción grave, tome una toallita de baño o toalla normal, sumérjala en agua fría, escúrrala y aplíquela a la zona afectada, indica el Dr. Nordlund. "Entre más fría esté, mejor se sentirá", afirma.

■ **MANTÉNGASE FRESQUITO.** Evite cualquier cosa que caliente más su piel llena de ampollas. El calor macerará la piel, afirma el Dr. Robb.

■ **SUMÉRJASE EN UN BAÑO DE ALMIDÓN.** Si tiene herpes en la cabeza, pase al siguiente consejo. Pero si el problema se encuentra por abajo de su cuello, esto puede ayudarle. Ponga un puñado de maizena o avena coloidal, como la de la marca *Aveeno*, en el agua del baño y prepárese para darse un buen baño, dice el Dr. Nordlund.

"La gente lo encuentra útil, aunque el alivio puede que no dure mucho", afirma. "A menudo recomiendo a mis pacientes que lo hagan 20 minutos antes de irse a la cama, luego toman algo para el dolor a fin de ayudarles a conciliar el sueño".

■ **APLÍQUELES AGUA OXIGENADA.** Si las ampollas se infectan, apliquéles agua oxigenada. No la diluya. Puede usarla directamente del envase, según explica el Dr. Robb.

■ **USE UNA POMADA ANTIBIÓTICA.** Pero tenga cuidado con cuál elige. La neomicina y el *Neosporin* son conocidos por sensibilizar la piel, afirma el Dr. Nordlund. El *Polysporin* y la eritromicina son mejores opciones.

CUIDADOS DESPUÉS DE LAS AMPOLLAS

Tal vez sienta alguna molestia incluso después de que desaparezcan las ampollas. Puede emplear las siguientes medidas.

■ **PRUEBE ZOSTRIX.** *Zostrix* es el nombre comercial de un remedio que se vende sin receta para tratar el dolor causado por el herpes zóster. Su ingrediente activo es la capsaicina, una sustancia que se encuentra en los chiles picantes y que se utiliza para hacer la pimienta de Cayena. Los científicos piensan que funciona al bloquear la producción de una sustancia química que es necesaria para transmitir los impulsos dolorosos entre las células nerviosas.

Según el Dr. Altman, poner esta pomada tópica sobre la piel con ampollas es "como poner chiles en el herpes activo". El propósito de usar *Zostrix* es su efecto contrairritante. Es para la piel curada que tiene sensación de dolor, no para una infección abierta que supura.

■ **AGREGUE CAPSAICINA A SU DIETA.** Espolvorear pimienta de Cayena sobre su comida puede acelerar el alivio del dolor porque contiene el mismo extracto que la capsaicina que llevan las cremas que alivian el dolor. Agréguela a huevos, sopas y cacerolas (guisos) o utilícela en adobos (escabeches, marinados) y salsas.

■ **ENFRÍESE CON HIELO.** Si todavía siente dolor después de haberse curado las ampollas, ponga hielo en una bolsa de plástico y pásela por la piel de manera vigorosa, recomienda el Dr. Robb. "Lo que tratamos de hacer es confundir a los nervios".

■ **BUSQUE AYUDA EMOCIONAL.** Algunas veces, para algunas personas, un dolor duradero causado por el herpes zóster puede indicar alguna necesidad emocional subyacente que no se está satisfaciendo, afirma el Dr. Altman. ¿Está el dolor distrayendo su atención de algún otro problema? ¿O está utilizando el dolor para llamar la atención? Es algo que debe considerar, afirma el experto, y comentarlo con su médico.

(*Nota*: si encuentra en este capítulo términos que no entiende o que jamás ha visto, favor de remitirse al glosario en la página 604).

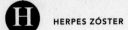

PANEL DE EXPERTOS

EL **DR. JULES ALTMAN** ES PROFESOR CLÍNICO DE DERMATOLOGÍA EN LA UNIVERSIDAD ESTATAL DE WAYNE EN DETROIT.

EL **DR. JAMES J. NORDLUND** ES PROFESOR EMÉRITO DEL DEPARTAMENTO DE DERMATOLOGÍA DEL COLEGIO DE MEDICINA DE LA UNIVERSIDAD DE CINCINNATI EN OHIO.

EL **DR. SOTA OMOIGUI** ES DIRECTOR MÉDICO DE LA CLÍNICA DEL DOLOR DE L.A., UBICADA EN HAWTHORNE, CALIFORNIA.

EL **DR. LEON ROBB** ES ESPECIALISTA EN MANEJO DEL DOLOR, ANESTESIÓLOGO Y DIRECTOR DEL GRUPO DE MANEJO DEL DOLOR ROBB EN LOS ÁNGELES, DONDE TRATA A PACIENTES CON HERPES ZÓSTER Y REALIZA INVESTIGACIONES.

LA **DRA. CYNTHIA MERVIS** ES MÉDICO DE MEDICINA FAMILIAR EN SANTA MÓNICA, CALIFORNIA, ESPECIALIZADA EN MEDICINA INTEGRAL.

Hipo

18 curas caseras comprobadas

Comienza como si uno respirara hondo; el diafragma de repente se contrae y baja, los músculos del pecho empiezan a trabajar. Una fracción de segundo después —35 milisegundos para ser exactos— la estrecha abertura entre las cuerdas vocales se cierra y a continuación viene ese característico sonido del hipo. ¿Le resulta divertido? No si es usted el que lo padece. Aparte de ser algo molesto, el hipo es inofensivo y normalmente cesa después de unos segundos o minutos.

"Al parecer el hipo no tiene ningún propósito en los seres humanos ni en otros mamíferos", afirma Garry Wilkes, M.B.B.S. Nadie está realmente seguro de lo que provoca el reflejo del hipo. Una explicación habitual es que se debe a una irritación o estimulación del nervio vago (el cual controla la respiración) o el nervio frénico (el cual conecta el cerebro y el diafragma). Esto tal vez explique por qué el hipo con frecuencia comienza por comer en exceso, tragar demasiado aire, la comida picante, las bebidas carbonatadas, una agitación repentina y el estrés. Curiosamente, el hipo:

- Se produce más a menudo por la noche.

- Es más frecuente en la primera mitad del ciclo menstrual, sobre todo varios días antes de la menstruación.

- Afecta solamente a la mitad del diafragma; por extraño que parezca, el 80 por ciento de las veces es el lado izquierdo.

CUÁNDO CONSULTAR AL MÉDICO

Vaya con su médico si el hipo dura más de 48 horas o si interfiere con su capacidad para respirar o comer. Hay varias formas de medicación que su médico puede emplear para tratar el hipo, entre ellos los anticonvulsivos y las benzodiazepinas. También hay tratamientos consistentes en masajear diferentes puntos del cuerpo. El hipo algunas veces puede deberse a algún medicamento que esté tomando o a una enfermedad subyacente.

Si bien la ciencia médica aún tiene que conseguir una cura segura para el hipo, existen cientos de remedios caseros. No obstante, la mayoría de estos se basan en unos cuantos mecanismos básicos de acción: aumentar los niveles de dióxido de carbono, afectar los impulsos nerviosos o relajar el diafragma. Los expertos le tienen las siguientes sugerencias.

■ **INHALE TRES VECES.** El Dr. Luc G. Morris y sus colegas han cosechado un éxito total con una técnica que desarrollaron y se basa en

---

Mis soluciones preferidas

QUÉ ES: Ponga un pedazo de una bolsa de papel marrón (papel cartucho) detrás de la oreja para curar el hipo.

QUÉ HACE: Esta cura entra en la categoría de las distracciones mentales. Su mente está tan ocupada pensando "¿Eh?", que el hipo desaparece.

CÓMO SE UTILIZA: Durante un viaje a Vermont en 1968, Dana Kennedy tuvo un episodio de hipo tan intenso que le provocó dolor de cabeza. Su esposo se detuvo en una farmacia para comprar aspirinas. Al mirar la bolsa de papel marrón que contenía las aspirinas, Dana recordó un remedio para el hipo que le mostró su abuela: retorcer un pedazo de ese tipo de papel y ponerlo detrás de la oreja. Dana arrancó un pedazo de la bolsa, lo puso detrás de la oreja y su hipo desapareció. La próxima vez que tuvo hipo su esposo le preguntó: "¿Por qué no te pones un trozo de papel detrás de la oreja?" Tan pronto como le formuló la pregunta, el hipo de Dana desapareció y ha desaparecido docenas de veces desde entonces sólo cuando le hacían esta extraña pregunta. Dana dice que este remedio ha funcionado a numerosos amigos a lo largo de los años. Quizás a usted también le funcione.

---

aumentar los niveles de dióxido de carbono, relajar el diafragma y una presión de la vía respiratoria positiva para curar el hipo. Al método lo llaman "inspiración supra-supramáxima". Se hace así: respire hondo y mantenga el aire durante 10 segundos. Luego, sin exhalar nada de aire, inhale un poco y mantenga el aire durante 5 segundos. Siga con una tercera inhalación (de nuevo, sin expulsar nada de aire) y manténgalo durante 5 segundos. Esta técnica ha funcionado con pacientes que han venido a la sala de emergencias con hipo persistente, explica el Dr. Morris.

■ **INCLÍNESE Y BEBA.** "Yo me curo el hipo llenando un vaso de agua, inclinándome hacia adelante y bebiendo el agua cabeza abajo", explica el Dr. Richard McCallum. "Eso siempre funciona y se lo recomiendo sin reservas a mis pacientes que normalmente están sanos". Este método puede que excite los nervios de la parte posterior de la garganta y ayude al sistema nervioso a salir de su rutina sofocante.

■ **TRAGUE AZÚCAR.** "Una cura que me parece eficaz es una cucharadita de azúcar, tragada sin agua", comenta el Dr. André Dubois, Ph.D. "A menudo eso detiene el hipo en unos minutos". Tal vez el azúcar actúe en la boca para modificar los impulsos nerviosos que de otra manera ordenarían a los músculos del diafragma a contraerse espasmódicamente, explica el experto.

■ **SUME.** Puesto que la cura del azúcar no siempre es práctica, el Dr. Dubois emplea un remedio de distracción mental que puede realizarse en cualquier lugar. Sume mentalmente dos números de dos cifras, por ejemplo 43 más 77. "Para cuando haya calculado el resultado, el hipo debería haber desaparecido", dice.

■ **CONTENGA Y TRAGUE.** Contenga la respiración tanto como sea posible y, al mismo tiempo, trague cuando sienta que se acerca la sensación del hipo, recomienda la experta en hierbas Betty Shaver. Hágalo dos o tres veces, luego respire hondo y repita el procedimiento.

■ **VÁYASE A DORMIR.** El hipo causado por el estrés a menudo se resolverá por sí mismo si duerme un poco, explica Wilkes.

■ **HAGA EL AMOR.** Puede que una fuerte sacudida al sistema nervioso en forma de orgasmo funcione, sugiere el Dr. Roni Peleg, quien informó sobre un estudio en la revista médica *Canadian Family Physician*. Un hombre de 40 años presentó un caso grave de hipo

La lista de la lavandería

Hay que decir la verdad: los médicos abordan los episodios de hipo ocasionales exactamente del mismo modo que el resto de nosotros: probando una lista de sus tratamientos favoritos hasta que encuentran uno que funciona.

Amablemente, la revista médica *Journal of Clinical Gastroenterology* publicó una lista de curas sugeridas contra el hipo para ayudar a los médicos cuyas listas personales eran un poco pobres. Estas son las recomendaciones de la revista médica.

■ Jalar la lengua con fuerza.

■ Levantar la úvula (es decir, la campanilla que se encuentra al fondo de su garganta) con una cuchara.

■ Hacer cosquillas con un hisopo (escobilla, cotonete) de algodón en el paladar donde se encuentran el velo del paladar y el paladar duro.

■ Masticar y tragar pan seco.

■ Chupar un pedazo de limón remojado en bíter de Angostura.

■ Comprimir el pecho jalando las rodillas hacia arriba o inclinándose hacia adelante.

■ Hacer gárgaras con agua.

■ Contener la respiración.

La revista no enumeró estos tratamientos, pero quizás desee usted probarlos.

■ Chupar hielo picado.

■ Poner una bolsa de hielo en el diafragma justo debajo de la caja torácica.

Mis soluciones preferidas

 QUÉ ES: agarre un vaso de papel lleno de agua. . . con los dedos en las orejas.

QUÉ HACE: es un reto físico y ataca al hipo de cuatro maneras diferentes al hacer que usted lleve a cabo cinco cosas a la vez: aumenta los niveles de dióxido de carbono, estimula el nervio vago, inmoviliza el diafragma y ofrece distracción mental.

CÓMO SE UTILIZA: Dawn Horvath explica su remedio de este modo: "Llene un vaso de papel con agua y póngalo sobre la encimera (mueble de cocina), luego apriétese las orejas con los dedos índices. Inclínese por la cintura y recoja el vaso con el dedo meñique y el pulgar de cada mano y, mientras contiene la respiración, beba el agua de uno o dos tragos".

después de recibir una inyección de cortisona para su dolor de espalda. Probó varios remedios populares, sus médicos probaron los medicamentos habituales y nada funcionó. Después de cuatro días, el hombre hizo el amor con su esposa. Su hipo cesó de inmediato después de eyacular. El Dr. Peleg teoriza que el hipo fue debido a una estimulación nerviosa similar a la respuesta de sobresalto. "No se sabe si el orgasmo femenino provocaría una resolución similar. Cuando no sea posible mantener relaciones sexuales con una pareja debido a las circunstancias, se podría probar la masturbación para acabar con el hipo de difícil cura", afirma el Dr. Peleg.

■ **¿ES REFLUJO ÁCIDO?** Una causa común de hipo es la enfermedad por reflujo gastroesofágico (ERGE), una afección en la que el ácido del estómago regresa al esófago. Consulte a su médico si sospecha que la ERGE es la causa de su hipo.

(*Nota*: si encuentra en este capítulo términos que no entiende o que jamás ha visto, favor de remitirse al glosario en la página 604).

PANEL DE EXPERTOS

EL **DR. ANDRÉ DUBOIS, PH.D.,** ES PROFESOR DE MEDICINA EN EL PROGRAMA DE POSTGRADO SOBRE ENFERMEDADES INFECCIOSAS EMERGENTES EN LA UNIVERSIDAD DE SERVICIOS UNIFORMADOS DE CIENCIAS DE LA SALUD, UBICADA EN BETHESDA, MARYLAND.

EL **DR. RICHARD MCCALLUM** ES PROFESOR DE MEDICINA Y DIRECTOR DEL CENTRO PARA EL FUNCIONAMIENTO DE LOS MÚSCULOS Y NERVIOS GASTROINTESTINALES Y LA DIVISIÓN DE MOTILIDAD GASTROINTESTINAL DEL CENTRO MÉDICO DE LA UNIVERSIDAD DE KANSAS EN LA CIUDAD DE KANSAS.

EL **DR. LUC G. MORRIS** ES MÉDICO DE PLANTILLA EN EL DEPARTAMENTO DE OTOLARINGOLOGÍA DE LA FACULTAD DE MEDICINA DE LA UNIVERSIDAD DE NUEVA YORK EN LA CIUDAD DE NUEVA YORK.

EL **DR. RONI PELEG** ES PROFESOR ADJUNTO DE LA UNIVERSIDAD BEN-GURION DE NEGEV, EN BEER SHEVA, ISRAEL.

BETTY SHAVER ES HERBOLARIA Y DICTA CONFERENCIAS SOBRE REMEDIOS HERBARIOS Y CASEROS. VIVE EN GRAHAMSVILLE, NUEVA YORK.

GARRY WILKES, M.B.B.S., ES DIRECTOR DE MEDICINA DE URGENCIAS Y PROFESOR ADJUNTO ASISTENTE DEL DEPARTAMENTO DE MEDICINA DE URGENCIAS EN LA UNIVERSIDAD EDITH COWAN EN AUSTRALIA OCCIDENTAL.

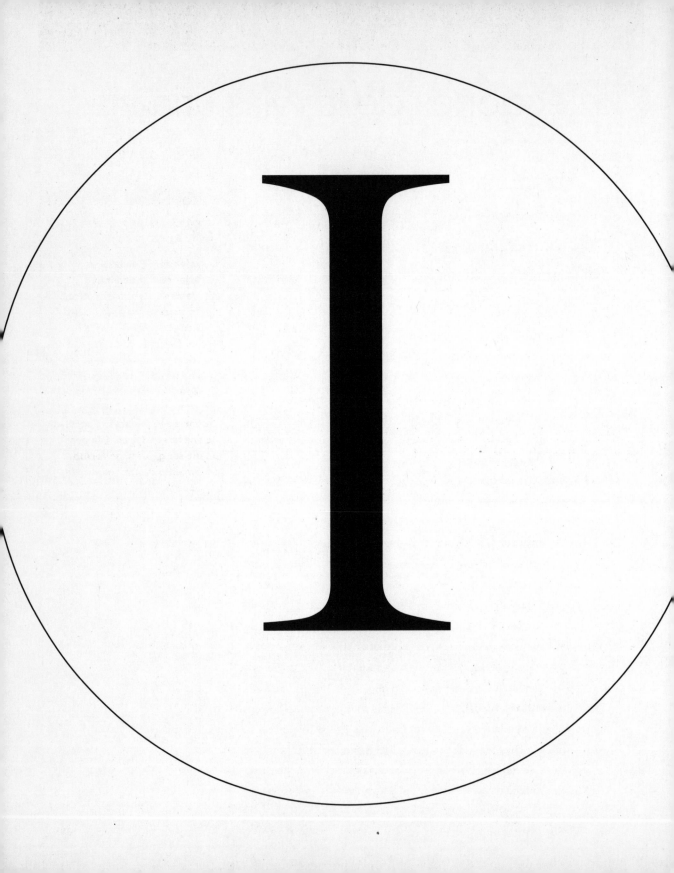

Infecciones de las vías urinarias

19 ideas para ganarles a los gérmenes

Las infecciones de las vías urinarias son fáciles de tratar, pero seguro que eso no ofrece ningún consuelo cuando una va al baño a toda prisa cada 15 minutos a orinar. . . y experimenta ardor y escozor.

La mayoría de las infecciones de las vías urinarias (IVU) se producen cuando las bacterias del exterior del cuerpo entran en la uretra, el tubo que transporta la orina desde la vejiga hacia afuera del cuerpo. El sexo es una causa habitual de IVU porque el coito introduce bacterias externas en la uretra. Las IVU también son comunes después de la menopausia, cuando la disminución del estrógeno hace que los tejidos de la vagina y la uretra estén más resecos y, por lo tanto, sean más vulnerables a las bacterias.

Una de cada cinco mujeres contraerá una IVU —en la uretra, vejiga o los riñones— en algún momento de su vida. Algunas mujeres las sufren una y otra vez. Los hombres tienen muchas menos probabilidades de padecer esta afección, ya que los centímetros adicionales de su anatomía hacen que a las bacterias les resulte más difícil introducirse.

Según la Dra. Larrian Gillespie, los antibióticos son necesarios para acabar con las IVU. Una vez que empiece a tomar los medicamentos, las molestias desaparecerán en un día o dos. Mientras tanto, nuestros expertos le ofrecen unas cuantas sugerencias para que esté más cómoda y evite que regrese la infección.

■ **BEBA MUCHA AGUA.** Entre más beba, más orinará. . . y orinar con frecuencia ayuda a expulsar las bacterias perjudiciales de su vejiga, explica la Dra. Mary Jane Minkin. Al llenar la vejiga y vaciarla una y otra vez, se reduce el número de bacterias y mejora la afección.

El agua también diluye las sales concentradas en la orina, lo cual

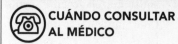

CUÁNDO CONSULTAR AL MÉDICO

Las infecciones de las vías urinarias responden muy rápidamente a los antibióticos. Por lo tanto, debe llamar a su médico al experimentar el primer síntoma. Es especialmente importante contactarlo si tiene usted fiebre, escalofríos o nauseas junto con las sensaciones normales de ardor o urgencia por orinar. Son señales de una infección renal, la cual puede ser grave si no recibe tratamiento pronto, explica la Dra. Larrian Gillespie.

puede reducir las molestias cuando una tiene una infección. Intente beber al menos 64 onzas (473 ml) de agua al día.

■ **BEBA BICARBONATO DE SODIO.** A la primera señal de síntomas, beba una solución hecha con ¼ de cucharadita de bicarbonato de sodio mezclado en 8 onzas (237 ml) de agua. Continúe con esto una vez al día hasta que pueda realizarse un cultivo en el consultorio de un médico o clínica y tome antibióticos. La Dra. Gillespie explica que el bicarbonato de sodio hace que el entorno de la vejiga sea más alcalino, lo cual reduce la capacidad de las bacterias de multiplicarse.

■ **DILUYA EL ARDOR.** Las sales concentradas en la orina pueden provocar escozor cuando tiene una IVU. Puede reducir esta molestia vertiendo agua a temperatura ambiente sobre sí misma mientras orina.

■ **USE UNA ALMOHADILLA TÉRMICA.** Aplicar calor al abdomen es una excelente manera de reducir los retortijones (cólicos) y presión dolorosa que a veces acompaña a las IVU, explica la Dra. Gillespie. Si no tiene una almohadilla térmica, una botella de agua caliente o toallita de baño remojada en agua caliente funciona igual de bien.

■ **EVITE EL JUGO DE NARANJA.** Al igual que las fresas, la toronja (pomelo) y la piña (ananá), el jugo de naranja (china) tiene un alto contenido ácido. Según la Dra. Gillespie, cuando se sufre una IVU, aumentará el ardor al orinar.

■ **NO BEBA CAFÉ NI ALCOHOL.** Según la Dra. Gillespie, cuando se padece una infección, el café y el alcohol pueden hacer que orinar sea doloroso. La cafeína y el alcohol también estimulan las paredes musculares de la vejiga, lo cual puede aumentar las "ganas" de orinar y provocar más molestias.

■ **BEBA JUGO DE ARÁNDANO AGRIO.** El jugo de arándano agrio es un remedio tradicional para prevenir las IVU y las investigaciones científicas sugieren que funciona. Es rico en proantocianidinas, unos compuestos químicos que al parecer evitan que las bacterias se peguen a las células de las vías urinarias, explica la Dra. Beverly Kloeppel. Si no encuentra este tipo de jugo, busque concentrado de jugo de arándano agrio para mezclar con agua. No obstante, si usted tiene la vejiga hiperactiva debería evitarlo, ya que puede irritar la vejiga y volverla más sensible.

Si contrae frecuentes IVU, la clave consiste en beber jugo de arándano agrio, no el cóctel dulce del mismo, el cual se llama "*cranberry juice cocktail*" en inglés. Beba 8 onzas (237 ml) del jugo sin edulcorante (dirá "*unsweetened*" en la etiqueta) tres veces al día o tome una cápsula de 400 miligramos de concentrado de arándano agrio dos veces al día durante unos cuantos meses para ver si nota alguna diferencia. "Si usted tiene cálculos renales no debería tomar arándano agrio durante mucho tiempo", comenta la Dra. Kloeppel.

"Si no desea usted beber todo ese jugo calórico, desde luego, consiga cápsulas de extracto de arándano agrio en una tienda de productos naturales. Realmente ayudan", recomienda la Dra. Minkin.

De paso puede agregar algunos arándanos a su cereal frío para desayunar o a su licuado (batido) matutino: pertenecen a la misma familia que los arándanos agrios y contienen los mismos compuestos activos, explica la Dra. Kloeppel.

■ **COMA MÁS YOGUR.** Las investigaciones no son concluyentes, pero hay algunas pruebas que indican que los organismos que se encuentran en el yogur con cultivos vivos, *Lactobacillus acidophilus*, tal vez eviten que las bacterias perjudiciales se multipliquen en las vías urinarias y prevengan las IVU, explica la Dra. Minkin.

El yogur es especialmente útil si está usted tomando antibióticos. Si bien estos fármacos son muy eficaces matando bacterias nocivas, los antibióticos también matan a los gérmenes "buenos", lo cual puede provocar una IVU. Comer una taza de yogur con cultivos vivos al día ayuda a reponer las bacterias beneficiosas mientras mantiene alejadas a las "malas".

■ **LÁVESE ANTES DEL SEXO.** Es imposible eliminar las bacterias que causan infecciones de alrededor del ano, pero sí se puede evitar que entren a las vías urinarias lavando la zona genital antes de tener relaciones sexuales, explica la Dra. Minkin. De esta manera las bacterias no entrarán al área vaginal ni a la uretra.

■ **ORINE DESPUÉS DEL SEXO.** Según la Dra. Kloeppel, al orinar se eliminan las bacterias que hayan podido entrar a la uretra durante el coito.

■ **UTILICE UN LUBRICANTE.** Si experimenta resequedad vaginal, es importante utilizar un lubricante a base de agua durante el coito. Al disminuir la fricción, la lubricación adicional reduce la posibilidad de inflamación en el área externa de la uretra, lo cual a su vez hace que sea más difícil que las bacterias provoquen una infección.

■ **CAMBIE DE ANTICONCEPTIVO.** Diversos estudios han revelado que las mujeres que utilizan diafragmas y espermicidas para controlar la natalidad tienen un riesgo más elevado de padecer IVU, probablemente porque el uso de estos productos irrita el revestimiento uretral. Si contrae infecciones con frecuencia, tal vez quiera hablar con su médico acerca de otros métodos anticonceptivos.

■ **UTILICE TAMPONES REGULARES.** Las mujeres suelen contraer más infecciones hacia el momento de sus períodos. Esto se debe en parte a que el calor y la humedad de la sangre ofrece un entorno favorable para los gérmenes. Además, los tampones tamaño super pueden obstruir la vejiga e impedir que se vacíe por completo. A las bacterias les resulta más fácil multiplicarse cuando la orina permanece en la vejiga durante mucho tiempo, explica la Dra. Gillespie.

Es una buena idea utilizar toallas femeninas o tampones de tamaño regular, afirma la Dra. Gillespie. Además, recomienda cambiarse el tampón cada vez que orine.

■ **LÍMPIESE BIEN.** Después de utilizar el baño, limpiarse de adelante hacia atrás le ayudará a que las bacterias anales no se introduzcan en la uretra, explica la Dra. Kloeppel.

■ **NO UTILICE PRODUCTOS "FEMENINOS".** Las sustancias químicas que contienen las duchas vaginales y los desodorantes en aerosol pueden irritar los delicados tejidos de la uretra y la vagina, facilitando que crezcan las bacterias.

■ **ACUDA A LA AROMATERAPIA.** Para acelerar la curación de una IVU, agregue 20 gotas de aceite esencial de eucalipto y 20 de sándalo, o de aceite esencial de enebro (nebrina, tascate) y tomillo, a un baño caliente. Sumérjase en la bañadera (bañera, tina) durante 10 minutos.

■ **SÁNESE CON HIERBAS.** Las cápsulas de gayuba, también conocida como uva ursi, tal vez ayuden en el tratamiento de las infecciones de las vías urinarias, según un informe publicado en la revista médica *Alternative Medicine Review*. Puede conseguir estas cápsulas en la mayoría de tiendas de productos naturales. Siga las recomendaciones de la etiqueta respecto a la dosis.

■ **ALTERNO LO FRÍO Y LO CALIENTE.** Pruebe los baños de asiento fríos y calientes para aumentar la circulación en la pelvis, recomienda Tori Hudson, N.D. Sumérjase en un baño caliente poco hondo durante 3 ó 5 minutos, luego siéntese en una tinita (palangana, jofaina) de agua fría durante 30 segundos. "Repita esta secuencia tres veces, terminando con agua fría", dice la Dra. Hudson. "Y si no tiene usted dos bañaderas, puede alternar compresas calientes y frías en la zona pélvica". Puede utilizar este tratamiento una o dos veces al día, agrega la experta.

■ **LOGRE ALIVIO CON REFLEXOLOGÍA.** La reflexología es una antigua técnica china de masaje podal pensada para restaurar el flujo de energía del cuerpo (o *qi*). Ciertas áreas reflejas de los pies se corresponden con diferentes partes del cuerpo. Para tratar una IVU resultan sumamente beneficiosos el punto de la vejiga (cerca del talón, a lo largo de la orilla interna del pie) y el punto de riñón (en el centro del pie). Puede trabajar estos punto apretando y haciendo rodar una pelota de tenis con la planta de cada pie. Continúe hasta que ya no sienta dolor en los puntos.

(*Nota*: si encuentra en este capítulo términos que no entiende o que jamás ha visto, favor de remitirse al glosario en la página 604).

PANEL DE EXPERTOS

LA **DRA. LARRIAN GILLESPIE** ES PROFESORA CLÍNICA ADJUNTA JUBILADA DE UROLOGÍA Y UROGINECOLOGÍA EN LOS ÁNGELES Y PRESIDENTA DE LA EDITORIAL HEALTHY LIFE PUBLICATIONS.

TORI HUDSON, N.D., ES MÉDICO NATUROPÁTICA, DIRECTORA MÉDICA DE LA CLÍNICA A WOMAN'S TIME, P.C., PROFESORA EN EL COLEGIO NACIONAL DE MEDICINA NATUROPÁTICA, DIRECTORA DE PROGRAMAS EN EL INSTITUTO DE SALUD DE LA MUJER Y MEDICINA INTEGRAL Y PROFESORA CLÍNICA ADJUNTA EN LA UNIVERSIDAD BASTYR Y EL COLEGIO DEL SUDOESTE DE MEDICINA NATUROPÁTICA.

LA **DRA. BEVERLY KLOEPPEL** ES DIRECTORA ADJUNTA DE SALUD Y ORIENTACIÓN PARA LOS ESTUDIANTES EN LA UNIVERSIDAD DE NUEVO MÉXICO, EN ALBUQUERQUE.

LA **DRA. MARY JANE MINKIN** ES PROFESORA CLÍNICA EN LA FACULTAD DE MEDICINA DE LA UNIVERSIDAD DE YALE Y GINECOBSTETRA EN NEW HAVEN, CONNECTICUT.

Infecciones del oído

25 métodos para ponerle fin al dolor

El dolor de oídos puede ser muy fuerte, y por desgracia, la mayoría de las veces ataca de noche, interrumpiendo el sueño y aumentando la aflicción. Se deben a una combinación de anatomía y presión.

Las trompas de Eustaquio son los conductos que se extienden desde la parte posterior de la garganta hasta el oído medio. La causa más común de dolor de oídos en niños y adultos es la obstrucción de las trompas.

Durante el día, mantenemos la cabeza erguida y las trompas de Eustaquio drenan de manera natural hacia la parte posterior de la garganta. Además, al masticar y tragar, los músculos de las trompas de Eustaquio se contraen, abriéndose y permitiendo que se introduzca aire en el oído medio.

Pero por la noche cuando dormimos y la cabeza no está erguida, las trompas no pueden drenar tan fácilmente. Además tampoco tragamos tan a menudo, de manera que no obtienen tanto aire. El aire que ya se encuentra en el oído medio se absorbe y se produce un vacío, y el tímpano se mete hacia dentro. Varias horas después de haberse dormido, sus trompas de Eustaquio quizás se obstruyan, sobre todo si tiene un resfriado (catarro), una infección de los senos nasales o una alergia.

Algunas veces un dolor de oídos significa que uno padece una infección del oído medio, llamada otitis media. Esta afección es más común en niños que en adultos, ya que conforme crecemos, nuestras trompas de Eustaquio se vuelven más estrechas, más largas y menos propensas a taparse.

Otro motivo por el cual los niños contraen infecciones de oídos es que los nervios de la zona pueden no estar totalmente desarrollados,

CUÁNDO CONSULTAR AL MÉDICO

Si le duele el oído, necesita ir con un médico. Pero si no le duele, concierte también una cita si experimenta pérdida auditiva o si sus oídos permanecen tapados durante más de un par de días después de un resfriado (catarro). Según el Dr. George W. Facer, usted ya podría tener una infección de oídos o líquido en el oído medio. Una infección de oído que no se trata puede provocar una pérdida auditiva permanente. El tratamiento normal consiste en 10 ó 14 días de antibióticos.

Más vale prevenir. . .

Las infecciones de oído son la causa más común de pérdida auditiva en los niños, según la Academia Estadounidense de Otorrinolaringología, Cirugía de la Cabeza y el Cuello. Si bien no se pueden evitar las infecciones del oído, hay algunas cosas que puede usted hacer para reducir las probabilidades de que su hijo presente una.

Escoja con cuidado la guardería. Los niños expuestos a grandes grupos de otros niños tienen más probabilidades de entrar en contacto con los gérmenes que causan las infecciones de oído. Las investigaciones han relevado que los niños que asisten a guarderías infantiles tienen más probabilidades de contraer infecciones respiratorias superiores que pueden provocar infecciones de oídos. Si su hijo es propenso a las infecciones de oído y tiene que asistir a una guardería, quizás desee considerar un lugar más pequeño como un servicio de guardería dentro de una familia.

Amamante. La Academia Estadounidense de Pediatría menciona "pruebas contundentes" procedentes de seis estudios científicos muy importantes que indican que amamantar protege a los niños de la otitis media.

En un estudio que abarcó a 306 niños que asistían al consultorio general de pediatría se descubrió que los niños alimentados con biberón presentaban el doble de infecciones del oído entre los 6 meses de edad y el año que los amamantados. En realidad, la alimentación con biberón era el factor más importante vinculado con las infecciones del oído, incluso más importante que asistir a la guardería.

Un estudio anterior de 237 niños realizado en Helsinki, Finlandia, reveló que el 6 por ciento de los

lo cual afecta las trompas de Eustaquio. Además, los niños que asisten a guarderías infantiles tienen más resfriados y estos pueden provocar infecciones de oído.

En los adultos, cuando los senos nasales están obstruidos debido a alergias o a un resfriado o cuando las trompas de Eustaquio se obstruyen debido a la presión del aire durante un descenso en avión se allana el camino para sufrir las infecciones del oído medio.

Si bien los síntomas normales de una otitis media son dolor y pérdida auditiva, los adultos y los niños pueden padecer infecciones de oído sin dolor, afirma el Dr. George W. Facer. Una vez

que se presenta la infección, la mejor manera de curarla es con antibióticos, aunque algunas se resuelven por sí solas, normalmente en el lapso de una semana o 10 días.

También hay otras cosas que causan dolor de oídos. Las infecciones del canal auditivo, conocidas como otitis externa u otitis del nadador, pueden provocar dolor. La presión atmosférica al viajar en avión y el buceo de altura puede hacer que los oídos duelan aunque no estén infectados. Cosas extrañas, como trocitos diminutos de cabellos cortados, pueden introducirse en el canal auditivo e irritar el tímpano. Luego está el dolor derivado —un problema que existe en otro lugar— que provoca un

bebés amamantados y el 19 por ciento de los alimentados con biberón habían contraído otitis medias al final de su primer año de vida. A los 3 años, solamente el 6 por ciento de los niños amamantados presentaban una infección en comparación con el 26 por ciento de los que recibieron biberón.

¿Por qué esa gran diferencia? Los investigadores piensan que los niños que son amamantados tienen una respuesta inmunitaria mejorada ante las infecciones respiratorias.

Si usted alimenta con biberón a su bebé, los expertos recomiendan sostener al niño en sus brazos durante las tomas con la cabeza por arriba del nivel del estómago. Esta posición semi-erguida evitará que las trompas de Eustaquio se obstruyan y reduce el riesgo de sufrir infecciones del oído.

Deje de fumar. Fumar puede provocar una infección a un adulto con problemas en los oídos al llenar el aire de irritantes, los cuales, a su vez, hacen que se congestionen las trompas de Eustaquio. El humo de segunda mano, el cual también está lleno de contaminantes, puede ser igual de perjudicial para los niños propensos a sufrir problemas de oídos.

Apague el fuego de su estufa de leña. Por las mismas razones por las que debería dejar de fumar —para disfrutar un aire limpio— debería también apagar el fuego de su estufa de leña. El hollín y el humo procedente del fuego de la estufa carga el aire con toxinas difíciles de respirar y de tolerar.

Sea paciente. Algunos niños dejan atrás las infecciones del oído a la edad de 3 años, afirma el Dr. George W. Facer.

Mis soluciones preferidas

 QUÉ ES: para el dolor de oídos, puede probar un plato caliente.

CÓMO FUNCIONA: Lisa Orloff de South Orange, Nueva Jersey, afirma: "Le tengo una fe ciega a este remedio para el dolor de oídos. El calor es super agradable conforme se irradia hacia dentro".

CÓMO SE UTILIZA: "Meta en el horno de microondas un plato pequeño de cerámica o platillo durante un par de segundos. Estará listo cuando no está demasiado caliente al tacto al sacarlo del horno. A continuación coloque el plato suavemente sobre el oído que le duele y manténgalo ahí".

cosquilleo en los oídos. Estos dolores de oídos se pueden originar en los dientes, las amígdalas, la garganta, la lengua o la mandíbula.

Cuando le duelan los oídos, tiene que ir con un médico, pero hasta que llegue a la consulta, nuestros expertos le ofrecen algunas medidas rápidas para acabar con el dolor.

■ **PRUEBE EL ACETAMINOFENO.** Si tiene dolor de oídos, el analgésico acetaminofeno es la primera elección de los médicos. Una dosis a la hora de irse a la cama será suficiente para dejarle dormir.

■ **INCORPÓRESE.** Unos cuantos minutos erguido reducen la hinchazón y hacen que las

Remedios secantes para la otitis del nadador

Lo único que hace falta para contraer una otitis del nadador persistente es un par de orejas y humedad constante. "Es como mantener las manos continuamente en el agua de lavar los platos (trates). La piel se macera y se vuelve áspera", afirma el Dr. Brian W. Hands. "Las orejas se bañan constantemente en agua: al nadar, en la ducha (regadera), al lavarse el cabello. Luego las personas intentan secarse el oído con un hisopo (escobilla, cotonete) de algodón, lo que desprende la capa superior de piel, junto con las bacterias protectoras. Entonces las bacterias malas ganan".

La otitis del nadador comienza con comezón en el oído. Si no recibe tratamiento, puede convertirse en una verdadera infección y el dolor puede llegar a ser insoportable. Una vez que la infección está declarada, necesitará la ayuda de un médico y antibióticos para curarla. Pero hay muchas cosas que puede usted hacer para evitar que el dolor aumente, e incluso para impedir que comience.

Pruebe un remedio que se vende sin receta. La mayoría de farmacias venden gotas para los oídos que pueden ayudarle a sanar una otitis del nadador. Si la comezón en el oído es aún su único síntoma, uno de estos preparados tal vez sea suficiente para prevenir la infección. Utilícelo cada vez que se moje las orejas.

Alivie el dolor con calor. El calor —una toalla recién salida del secador, una bolsa de agua caliente forrada, una almohadilla térmica a baja temperatura— también ayuda a aliviar el dolor.

Deje el cerumen en paz. El cerumen (cerilla) sirve para varias cosas, como albergar las bacterias beneficiosas, explica el Dr. John House. Coopere con sus defensas naturales no limpiándose el cerumen, ya que este recubre el canal auditivo y lo protege de la humedad.

Fabrique un sustituto del cerumen. Puesto que la irritación de la otitis del nadador acaba con

trompas de Eustaquio comiencen a drenar. Tragar mientras está sentado pero erguido también alivia el dolor. Si es posible, mantenga la cabeza un poco arriba cuando esté durmiendo para favorecer un mejor drenaje.

■ **TOME UNA BEBIDA.** Tragar desencadena la acción muscular que ayuda a las trompas de Eustaquio a abrirse y drenarse. Y las trompas abiertas significan menos dolor.

■ **MUEVA LAS OREJAS.** A continuación le ofrecemos una prueba para ayudarle a determinar si usted tiene otitis externa (un problema externo como la otitis del nadador) u otitis media

(una infección interna del oído medio). Agarre la oreja, indica el Dr. Donald B. Kamerer Jr. Si puede moverla suavemente sin sentir dolor, el problema probablemente se encuentre en el oído medio. Si remover la oreja le provoca dolor, entonces la infección seguramente esté en el canal auditivo externo.

■ **PRUEBE UN TRATAMIENTO HERBARIO.** Los herbolarios normalmente recomiendan aceite de ajo y gordolobo (verbasco) para las infecciones de oídos. El gordolobo es antimicrobiano y el ajo actúa como un antibiótico. Los aceites también llegarán más allá del tímpano y evitarán futuras

el cerumen, puede fabricar su propia versión con vaselina. Humecte una bolita de algodón con vaselina, indica el Dr. Hands, y métala con suavidad, como si fuera un tapón, justo en la orilla del oído. Absorberá la humedad y mantendrá sus oídos calientes y secos.

Póngase una gotita. Hay varios líquidos excelentes para matar gérmenes y secar los oídos al mismo tiempo. Si es usted propenso a padecer la otitis del nadador o si pasa mucho tiempo en el agua, utilice un agente secante cada vez que se moje la cabeza. Cualquiera de las siguientes soluciones caseras funciona bien.

Un chorrito de alcohol. Baje la cabeza con el oído afectado hacia arriba. Jale la oreja hacia arriba y hacia atrás (para enderezar el canal auditivo) y vierta el contenido de un cuentagotas de alcohol en el canal auditivo. Mueva la oreja para que el alcohol llegue hasta el fondo del canal. Luego incline la cabeza hacia el otro lado y deje que salga el alcohol.

Una solución culinaria. Las gotas para los oídos hechas de vinagre blanco o a partes iguales de alcohol y vinagre blanco matan los hongos y las bacterias, afirma el Dr. House. Utilícelas de la misma manera que el alcohol.

Aceite mineral, para bebés o lanolina. Pueden ser soluciones preventivas antes de nadar. Aplíquelas igual que el alcohol.

Tapone el problema. Póngase tapones para los oídos cuando nade, se lave el cabello o se dé una ducha (regaderazo) para mantener fuera el agua, recomienda el Dr. House. En la mayoría de las farmacias puede encontrar tapones de cera o silicona que se ablandan y se moldean para adaptarse a la forma de su oído.

infecciones. Puede comprar aceite de ajo, de gordolobo o una combinación de ambos en la mayoría de las tiendas de productos naturales o farmacias. Aplique de 2 a 4 gotas en el oído afectado. Cubra el oído con un pedacito de algodón para evitar que se salga el aceite. Aplique más gotas cada 6 u 8 horas, según sea necesario. Utilice algodón nuevo con cada aplicación.

Aviso: si sospecha que puede tener el tímpano roto o perforado, nunca introduzca líquidos.

■ **MASTIQUE CHICLE.** La mayoría de las personas están enteradas de que esta es una manera de abrir los oídos en un vuelo de avión, ¿pero lo ha considerado a medianoche? La acción muscular de masticar puede abrir las trompas de Eustaquio.

■ **BOSTECE.** Bostezar mueve el músculo que abre las trompas de Eustaquio incluso mejor que masticar chicle o chupar dulces de menta.

■ **TÁPESE LA NARIZ.** Si está usted volando a 32.000 pies de altura cuando comienza a sentir dolor en los oídos, tápese los orificios nasales, recomienda la Academia Estadounidense de Otorrinolaringología, Cirugía de la Cabeza y el Cuello. Tome una bocanada de aire y después, con los músculos de las mejillas y la garganta, meta el aire

Curas culinarias

Aunque este remedio culinario para aliviar las infecciones del oído no está comprobado científicamente, sin lugar a dudas es seguro. Marina Ormes, pastora no confesional y partera, dice: "Este remedio me lo trasmitió un compañero de estudios en la escuela de botánica. Tome una cebolla de mediana a grande y córtela a la mitad horizontalmente. . . las capas de la cebolla deben aparecer en círculos concéntricos. Hornee la mitad de la cebolla a 350°F (177°C) hasta que esté suave. Déjela enfriar hasta que no queme la piel y manténgala sobre el oído afectado con una toalla".

Puede recalentar la media cebolla y utilizarla cada 2 horas, según sea necesario, comenta. Al parecer el calor ayuda a extraer la infección y la cebolla posee propiedades antimicrobianas. Además, resulta muy agradable, según Ormes. "Funciona de maravilla con los bebés y los niños".

a la fuerza a la parte posterior de la nariz como si estuviera intentando volar los dedos al final de la nariz. Un sonido le dirá cuando ha igualado la presión de dentro y de fuera de su oído.

■ **NO DUERMA DURANTE EL DESCENSO.** Si tiene que dormir durante un vuelo, cierre los ojos al principio, no al final del viaje, según recomienda la Academia. Durante el ascenso también se producen cambios rápidos en la presión del aire, pero normalmente el dolor de oídos es más agudo durante el descenso porque la presión atmosférica aumenta conforme uno se mueve más cerca del suelo. Puesto que no se traga tan a menudo cuando está dormido, los oídos no serán capaces de adaptarse a los cambios de presión durante el descenso y tal vez usted se despierte con dolor.

■ **PREVENGA LOS PROBLEMAS.** Antes de tener problemas, utilice un descongestionante que se venda sin receta. Por ejemplo, si usted tiene que volar y sabe que los senos nasales se van a taponar y a obstruir sus oídos, tome un descongestionante o utilice gotas nasales una hora entes de aterrizar. En casa, si tiene la cabeza embotada, utilice un descongestionante por la noche antes de irse a la cama para evitar el dolor en mitad de la noche.

■ **NO EMPEORE LA SITUACIÓN.** Si es usted propenso a sufrir problemas de oídos cuando tiene un resfriado o alergias, considere posponer el viaje en avión o el buceo hasta que se despeje su cabeza.

(*Nota*: si encuentra en este capítulo términos que no entiende o que jamás ha visto, favor de remitirse al glosario en la página 604).

PANEL DE EXPERTOS

EL **DR. GEORGE W. FACER** ES OTORRINOLARINGÓLOGO EN LA CLÍNICA MAYO EN ROCHESTER, MINNESOTA.

EL **DR. BRIAN W. HANDS** ES OTORRINOLARINGÓLOGO EN VOX CURA VOICE CARE SPECIALISTS, UN CENTRO PARA EL CUIDADO DE LA VOZ UBICADO EN TORONTO.

EL **DR. JOHN HOUSE** ES PROFESOR CLÍNICO DE OTORRINOLARINGOLOGÍA EN LA FACULTAD DE MEDICINA DE LA UNIVERSIDAD DEL SUR DE CALIFORNIA EN LOS ÁNGELES. ES EL MÉDICO DE UNITED STATES SWIMMING, LA ASOCIACIÓN RECTORA NACIONAL DE NATACIÓN COMPETITIVA AMATEUR QUE SELECCIONA AL EQUIPO OLÍMPICO.

EL **DR. DONALD B. KAMERER JR.** ES OTORRINOLARINGÓLOGO EN LA CLÍNICA DE OTORRINOLARINGOLOGÍA CHARLOTTE EYE EAR NOSE AND THROAT ASSOCIATES, EN CHARLOTTE, CAROLINA DEL NORTE.

MARINA ORMES ES PASTORA NO CONFESIONAL Y PARTERA DE EUGENE, OREGÓN.

Infertilidad

16 consejos para concebir

Pocas experiencias son comparables con la alegría de traer un hijo al mundo. Y no hay prácticamente nada tan angustiante como intentar tener un hijo. . . y fracasar.

La infertilidad es la incapacidad de concebir un niño después de 6 a 12 meses de tener relaciones sexuales sin utilizar ningún método anticonceptivo. Diversos factores contribuyen a la infertilidad, entre ellos la genética, las enfermedades y las elecciones del estilo de vida. Y aunque este problema puede tener su origen en una única causa tanto en usted como en su pareja, también puede deberse a una combinación de factores, desde una infección hasta el estrés o la medicación.

Si usted o su pareja no ha podido quedarse embarazada, no está sola. En general, 2,1 millones de parejas casadas enfrentan este mal. Cerca de un tercio de los problemas de infertilidad están relacionados con el sistema reproductor masculino, otro tercio tiene su origen en el sistema reproductor femenino —el cual tiene que llevar a cabo más tareas en el proceso de concebir— y el último tercio es una combinación de los sistemas reproductores de ambos.

Pero anímese, sobre todo si es usted una aspirante a mamá mayor. Si bien usted y su pareja necesitarán ir con un médico para determinar la causa de su infertilidad, puede hacer muchas cosas por su parte para aumentar las probabilidades de concebir. Pruebe uno o todos los siguientes consejos recomendados por los expertos.

REMEDIOS PARA MUJERES

■ **PLANIFIQUE DE ANTEMANO, SI PUEDE.** Aunque sea injusto, es un hecho biológico: la edad de una mujer tiene un impacto espectacular

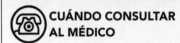

CUÁNDO CONSULTAR AL MÉDICO

Si es menor de 35 años y usted y su pareja no han concebido después de un año de mantener relaciones sexuales sin protección, consulte a su ginecólogo. Si tiene usted 35 años o más, consulte a su médico si no ha concebido después de 6 meses.

en su fertilidad, afirma el Dr. Robert Stillman. Una mujer saludable de 30 años tiene aproximadamente un 20 por ciento de probabilidades de quedar embarazada cada mes. A los 40 años, sin embargo, las probabilidades de embarazo se reducen al 5 por ciento cada mes.

Esto no quiere decir que una mujer en la veintena o con treintitantos años debería tener hijos si no está preparada emocional ni económicamente, explica el Dr. Stillman. Pero saber por adelantado que sus probabilidades de concebir se reducen con la edad puede ayudarle a tomar una decisión con conocimiento de causa acerca de cuándo quiere quedarse embarazada.

■ **OJO CON ESTOS ANTICONCEPTIVOS.** Si tiene usted más de 35 años, tal vez sea mejor evitar dos métodos anticonceptivos: *Depo-Provera* y *Norplant*, comenta el Dr. Stillman. Ambos pueden permanecer en el organismo de una mujer hasta mucho tiempo después de que deje que tomarlos; a veces hasta varios años. Si prefiere un método anticonceptivo hormonal (en lugar de, por ejemplo, los condones o el diafragma), tome la píldora, recomienda el Dr. Stillman. "Cuando esté preparada para concebir, habrá menos probabilidades de que se produzca un retraso prolongado".

Si tiene usted menos de 35 años, *Depo-Provera* y *Norplant* probablemente sean bastante seguros, afirma el Dr. Stillman. "Tendrán suficiente tiempo para abandonar su organismo, incluso al final del espectro".

■ **LOGRE SU "PESO DE LA FERTILIDAD".** El 12 por ciento de todos los casos de infertilidad son debidos a un peso excesivo o insuficiente. Si tiene usted sobrepeso, perder solamente entre un 5 y un 10 por ciento de su peso puede mejorar espectacularmente sus probabilidades de ovular y concebir. Si su peso es muchísimo más bajo que el normal, haga todo lo posible por engordar. "Biológicamente, las mujeres necesitan una determinada cantidad de grasa corporal para permanecer embarazadas y dar a luz a un niño", comenta el Dr. Stillman.

■ **SIGA CON SUS SESIONES DE EJERCICIO.** Es un mito que las mujeres deberían dejar de hacer ejercicio mientras intentan concebir, afirma el Dr. John Jarrett. De hecho, el ejercicio regular puede ayudarle a manejar el estrés emocional que quizás esté sintiendo al intentar quedarse embarazada.

■ **LIMITE LA CAFEÍNA.** Algunos estudios revelan una conexión entre una ingesta elevada de cafeína y una menor fertilidad en las mujeres. Si bien aún no hay acuerdo al respecto, si está usted intentando concebir, es una buena idea mantener su consumo diario de cafeína por debajo de 250 miligramos al día, o 1 ó 2 tazas de café, indica la Clínica Mayo.

■ **TRATE DE TOMARLO CON CALMA.** Unos investigadores de la Universidad Harvard que llevaron a cabo un estudio con un grupo de mujeres que habían estado intentando concebir durante un promedio de 3 años observaron que después de un programa de reducción del estrés, el 42 por ciento tuvo embarazos satisfactorios a los 6 meses. En otro estudio, se asignó al azar a unas mujeres que tenían problemas para quedarse embarazadas a un grupo de reducción del estrés o bien a un grupo de apoyo. El otro grupo de mujeres no recibió intervención psicológica. En el plazo de 1 año, el 55 por ciento de las mujeres del grupo de reducción del estrés y el 54 por ciento de las mujeres del grupo de apoyo habían dado a luz. En comparación, sólo concibió el 20 por ciento de las que no habían recibido tratamiento.

Si se siente frustrada por la infertilidad, intente alejar esas preocupaciones participando en actividades que encuentre relajantes, ya sea hacer yoga, leer un libro o dar un paseo.

Curas culinarias

Los aspirantes a papás deberían considerar llenar sus platos de frutas y verduras frescas. Los nutrientes que contienen tal vez ayuden a "aumentar" el esperma saludable.

¿Por qué deben favorecer las frutas? Resulta que diversos estudios realizados en el Centro de Medicina Reproductora del Instituto Urológico Clínico de Cleveland sugieren que unos niveles anormalmente altos de radicales libres tal vez causen infertilidad en algunos hombres. Los radicales libres son unas moléculas de oxígeno "inestables" que nuestros procesos corporales generan de manera natural. Dañan las células saludables. . . y los espermatozoides.

"El esperma necesita pequeñas cantidades de radicales libres para fertilizar un óvulo", explica el autor de los estudios, Ashok Agarwal, Ph.D. "Pero demasiados radicales libres pueden dañar la membrana celular y el ADN del esperma, poniendo en peligro su capacidad para fertilizar".

Los investigadores especulan que las vitaminas antioxidantes, como el betacaroteno, la vitamina C y la vitamina E, pueden beneficiar al semen de los hombres que se encuentran bajo un elevado estrés oxidativo —por ejemplo, los fumadores y los hombres que hacen muchísimo ejercicio— porque estas vitaminas tal vez neutralicen a los radicales libres.

■ **CALCULE CUÁNDO OVULA.** Los espermatozoides tienen una pequeña oportunidad de fertilizar un servicial óvulo cerca del período de la ovulación, y realizar un seguimiento de la temperatura corporal puede ayudar a identificar ese momento. La temperatura corporal basal, o temperatura en reposo, de la mayoría de mujeres aumenta levemente después de la ovulación. Tome su temperatura cada mañana antes de salir de la cama y regístrela en un gráfico que también documente los días de su menstruación. Después de unos cuantos meses, debería ser capaz de reconocer un patrón que indique cuándo ovula normalmente y es más fértil.

Muchas mujeres piensan que es más fácil utilizar un equipo de detección de la ovulación. Estos equipos, que puede comprar sin receta médica, miden sus niveles de la hormona luteinizante urinaria, una hormona que estimula la liberación del óvulo.

■ **U OLVIDE TOTALMENTE LOS CÁLCULOS.** Si una mujer tiene un ciclo confiable de 28 días, ovula alrededor del día 14, explica el Dr. Jarrett. "Por lo tanto, si tiene relaciones sexuales los días 10, 12, 14, 16 y 18 se cubrirá bastante bien las bases".

■ **ESTÉSE QUIETA.** Estar recostada sin moverse durante 5 ó 10 minutos después del coito puede mejorar las probabilidades de concebir, ya que eso ayuda a que el semen de su pareja permanezca donde tiene que estar, explica el Dr. Stillman. (No es necesario hacer algo drástico para mantener el semen dentro de usted, agrega. Por lo tanto, olvídese de ponerse cabeza abajo).

REMEDIOS PARA HOMBRES

■ **PIERDA LAS LLANTAS.** Las mujeres no son las únicas que deberían vigilar su peso. Los hombres obesos tienen menos volumen de fluido seminal y una proporción superior de espermatozoides anormales, según unos investigadores escoceses. Estos científicos estudiaron a más de 5.300 hombres en el Centro de Fertilidad de Aberdeen. Los que poseían un índice de masa corporal (IMC) saludable, entre 20 y 25, tenían mejores niveles de semen y de espermatozoides normales que aquellos con un IMC más elevado. Si bien estos hallazgos necesitan más apoyo científico, los investigadores recomiendan que "los hombres que estén intentando concebir con su pareja deberían primero lograr un peso corporal ideal".

■ **EVITE LOS BAÑOS CALIENTES.** Las bañaderas (bañeras, tinas) calientes pueden ser perjudiciales para la fertilidad masculina porque el calor intenso puede matar los espermatozoides de sus testículos, afirma el Dr. Stillman. Pasar más de 30 minutos en el agua a una temperatura de 102°F (49°C) y superior puede reducir su conteo de espermatozoides.

■ **COMA TOMATES.** El licopeno, un potente antioxidante que se encuentra en los tomates (jitomates) y otros alimentos, tal vez proteja a los espermatozoides del daño oxidativo. Unos científicos de la Universidad McGill indujeron daños al ADN en esperma que fue bañado en una solución de licopeno y también en esperma sin tratar. El esperma tratado con la solución mostró menos daños que el que no fue tratado.

Los investigadores tienen que realizar más experimentos antes de recomendar licopeno para la infertilidad masculina. Sin embargo, la mayoría de expertos coinciden en que ese alimento desempeña un papel fundamental en la fertilidad, de modo que es buena idea que incorpore a su dieta siempre que pueda más frutas y verduras ricas en antioxidantes.

REMEDIOS PARA HOMBRES Y MUJERES

■ **UTILICE CONDONES.** Si no se encuentra usted actualmente en una relación monógama y desea tener hijos algún día, utilice un condón cada vez que tenga relaciones sexuales. Las enfermedades de transmisión sexual como la clamidia y la gonorrea, que a menudo no provocan síntomas, pueden causar infertilidad tanto en hombres como en mujeres.

■ **SUSPENDA LA SOYA.** Las mujeres que están tratando de concebir deberían evitar los alimentos de soya, como el *tofu* y la leche de soya, recomienda el Dr. Stillman. "Contienen estrógenos vegetales, conocidos como fitoestrógenos, que compiten con los estrógenos naturales de la mujer y pueden acabar con el ciclo de ovulación", advierte. "Hemos visto mujeres que han dejado de ovular completamente".

Los hombres deberían prestar atención a la misma recomendación. En el mayor estudio en humanos sobre los fitoestrógenos y la calidad del semen, unos investigadores de la Escuela de Salud Pública de la Universidad Harvard descubrieron que los hombres que comían más soya tenían menos espermatozoides que los que no la consumían en absoluto.

■ **NO SE EXCEDA.** Mantener relaciones

sexuales hasta que esté a punto de caer al piso no aumentará sus probabilidades de concebir, comenta el Dr. Stillman. "De hecho, realizar el coito cuatro o cinco veces al día es contraproducente". Eso es así porque el conteo espermático de un hombre se reduce espectacularmente justo después de la eyaculación, y normalmente precisa 48 horas para recuperar un nivel normal.

■ **BEBA POCO O EN ABSOLUTO.** Las investigaciones revelan que las mujeres que consumen tan sólo 5 bebidas a la semana tal vez tengan más problemas para concebir. Los hombres que consumen grandes cantidades de alcohol pueden reducir su fertilidad también. El alcohol daña el hígado y el nivel de estrógeno se eleva en los hombres con daño hepático, lo cual puede afectar la producción de esperma.

(*Nota*: si encuentra en este capítulo términos que no entiende o que jamás ha visto, favor de remitirse al glosario en la página 604).

PANEL DE EXPERTOS

ASHOK AGARWAL, PH.D., ES JEFE DEL LABORATORIO DE ANDROLOGÍA Y DIRECTOR DEL CENTRO DE MEDICINA REPRODUCTORA EN LA FUNDACIÓN DEL CENTRO CLÍNICO DE CLEVELAND, UBICADO EN OHIO.

EL **DR. JOHN JARRETT** ES ENDOCRINÓLOGO ESPECIALISTA EN REPRODUCCIÓN EN INDIANAPOLIS.

EL **DR. ROBERT STILLMAN** ES PROFESOR CLÍNICO EN EL DEPARTAMENTO DE OBSTETRICIA Y GINECOLOGÍA EN LA FACULTAD DE MEDICINA DE LA UNIVERSIDAD GEORGETOWN, EN WASHINGTON, D. C., Y DIRECTOR MÉDICO DEL CENTRO DE CIENCIAS DE LA REPRODUCCIÓN Y LA FERTILIDAD SHADY GROVE, UBICADO EN ROCKVILLE, MARYLAND.

Insomnio

23 pasos para dormir como un bebé

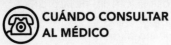
El insomnio se encuentra ubicado justo abajo del resfriado (catarro) común, los trastornos estomacales y los dolores de cabeza en la lista de razones por las que la gente busca ayuda médica. Los Centros para el Control y la Prevención de las Enfermedades informan que más del 25 por ciento de los estadounidenses afirman que no duermen lo suficiente, y el 10 por ciento experimenta insomnio crónico.

Hubo un tiempo en el que los médicos hubieran prescrito automáticamente una pastilla o dos para facilitarle su llegada a los brazos de Morfeo, pero en la actualidad ya no se actúa así. Tanto los investigadores como los médicos están aprendiendo más acerca del sueño cada año, y eso ha ampliado su conocimiento sobre cómo hacer frente a sus problemas relacionados.

Efectivamente, los tratamientos conductuales a menudo son muy eficaces. También hay bastantes enfoques de sentido común que puede utilizar para intentar corregir el problema usted mismo. Tal vez sólo necesite una terapia, o tal vez una combinación. En cualquier caso, la clave del éxito es la disciplina. Como dice el Dr. Michael Stevenson, Ph.D.: "El sueño es un fenómeno fisiológico natural, pero también es una conducta aprendida".

■ **ESTABLEZCA UN PROGRAMA DE SUEÑO ESTRICTO.** Los expertos en la medicina del sueño insisten en que es necesario tener la mayor regularidad posible en sus hábitos. Asegúrese de despertarse a la misma hora todas las mañanas —siete días a la semana— y no siga durmiendo para intentar recuperar el sueño "perdido", advierte el Dr. Mortimer Mamelak. Quizás sea difícil emplear este consejo durante los fines de semana, pero no debe dormir la mañana los sábados y domingos. Si lo hace, tendrá problemas para conciliar el sueño el domingo por la noche, lo cual puede hacer que se sienta agotado el lunes por la mañana.

■ **NO DESPERDICIE SU TIEMPO.** No permanezca en la cama si no puede dormir. Salga de la cama, relájese y siéntese tranquilamente durante un rato antes de regresar a la recámara (dormitorio, cuarto). Si pasa demasiado tiempo en la cama despierto se prolonga el ciclo del insomnio. Tiene que aprender a relacionar la recámara con el sueño, no con permanecer acostado y despierto durante horas, explica el Dr. Stevenson.

■ **REFLEXIONE SOBRE EL DÍA.** "Algunas personas están tan ocupadas que cuando se acuestan para dormir es la primera vez en todo el día que tienen la oportunidad de pensar acerca de lo que ha ocurrido durante ese día", comenta el Dr. David Neubauer.

Una hora o dos antes de irse a la cama, siéntese durante al menos 10 minutos, reflexione sobre las actividades del día y trate de tener una vista integral en cuanto a ellas. Revise sus factores estresantes y sus tensiones, así como sus problemas; intente buscar soluciones y planifique las actividades de mañana.

Este ejercicio tal vez le ayude a despejar su mente de las molestias y los problemas que pudieran mantenerlo despierto una vez que esté en la cama. Al haber apartado toda esa

basura mental, es más fácil llenar su mente de pensamientos e imágenes placenteras mientras trata de conciliar el sueño. Si por alguna razón la cruda realidad comienza a infiltrarse en su conciencia, aléjela al decirse a sí mismo: "Bueno, ya me ocupé de este asunto y sé cómo voy a manejarlo".

■ **PREPÁRESE BIEN.** "Si quiere irse a la cama, tiene que prepararse para dormir", comenta Magdi Soliman, Ph.D. "Si tiene que hacer otras cosas, no podrá concentrarse en el sueño".

No vea la tele, ni hable por teléfono, ni discuta con su pareja, ni lea ni coma nada, ni realice tareas mundanas en la cama. Utilice su recámara solamente para dormir y tener relaciones sexuales.

■ **MANTÉNGALA MUY OSCURA.** "La oscuridad ayuda a nuestro cerebro a comprender que es la hora de dormir", indica Sonia Ancoli-Israel, Ph.D. Así que mantenga su recámara oscura. Unas cortinas opacas pueden impedir que entre la luz solar. Instale una lamparilla de noche para poder guiarse hasta el baño, recomienda la experta.

■ **NO MIRE EL RELOJ.** Mirar el reloj lo somete a uno a mucha presión y, en mitad de la noche, lo despierta y le dificulta más el volverse a dormir, afirma la Dra. Ancoli-Israel. Dé vuelta al reloj con la cara alejada de usted para que no esté tentado de mirarlo, pero que aún pueda escuchar la alarma, agrega la Dra. Cubra también el reloj de la TV.

■ **EVITE LOS ESTIMULANTES.** El café, las gaseosas de cola e incluso el chocolate contienen cafeína, un potente estimulante que puede mantenernos despiertos, explica el Dr. Neubauer. Intente no consumir estas bebidas después de las 4:00 p.m. Tampoco fume; la nicotina también es un estimulante.

Otros alimentos pueden provocar reflujo ácido o acidez (acedía, agruras), la cual se produce cuando los ácidos del estómago regresan al esófago. Evite los alimentos que con más probabilidades causan reflujo cuando se acueste, como las frutas cítricas, los alimentos grasosos y fritos, el ajo, las cebollas, la menta y los alimentos a base de tomate (jitomate). (Si desea conocer más estrategias para combatir la acidez, vea la página 1).

■ **EVITE EL ÚLTIMO.** Evite el alcohol excesivo en la cena y durante el resto de la noche, recomienda el Dr. Stevenson. Y no se prepare un último trago para relajarse antes de acostarse. El alcohol tal vez le ayude a conciliar el sueño, pero después lo dificultará, ya que lo despertará.

■ **REVISE SU MEDICACIÓN.** Ciertos medicamentos, como los aerosoles para el asma, pueden alterar el sueño. Si toma medicamentos que se venden con receta de manera regular, pregunte a su médico acerca de sus efectos secundarios. Si su médico sospecha que un fármaco podría estar afectando su sueño, tal vez cambie la hora del día que lo toma o puede sustituirlo por otro medicamento.

■ **EVITE LOS SEDANTES.** Si siente dolor antes de irse a la cama, resista el impulso de tomar un sedante o un medicamento hipnótico. Si bien aumentan el tiempo de sueño, también reducen la calidad del mismo. El Dr. Soliman recomienda tomar un analgésico no narcótico como el acetaminofeno en su lugar.

■ **EXAMINE SU AGENDA DE TRABAJO.** Las investigaciones han revelado que las personas que trabajan en turnos "rotativos" —programas de trabajo irregulares que a menudo alternan del día a la noche— tienen problemas para dormir, explica el Dr. Mamelak. La tensión de un horario irregular puede crear una sensación de cansancio durante todo el día parecida al desfase horario y es posible que los mecanismos del sueño se descompongan por completo. La solución: trate de tener un turno fijo, aunque sea el nocturno.

■ **CREE UN AMBIENTE CÓMODO.** "A menudo el insomnio puede deberse al estrés", afirma el Dr. Stevenson. "Cuando se mete usted en la cama, está nervioso y ansioso, su sistema nervioso está alterado y eso afecta su capacidad para dormir. Pronto, usted relacionará su recámara con el insomnio y cuando vaya a la cama usted se encontrará despierto en vez de somnoliento". Relájese antes de irse a la cama y luego acuéstese cuando sienta sueño.

Haga que su recámara sea cómoda; redecórela con sus colores favoritos; aíslela del ruido todo lo que pueda e instale cortinas oscuras que impidan el paso de la luz.

Compre una cama cómoda. No importa que sea un colchón de resortes, una cama de agua, una vibratoria o una estera sobre el piso. Si está usted cómodo, úselo. Póngase ropa de cama holgada y asegúrese de que la temperatura de la recámara sea la adecuada —ni demasiado caliente ni demasiado fría— y que no esté mal ventilada, comenta el Dr. Soliman, ya que una

Ilumine su vida

Unos investigadores del Instituto Nacional de Salud Mental descubrieron que las luces brillantes por la mañana podrían ayudar a las personas que padecen insomnio crónico a fijar sus ritmos circadianos, o "relojes corporales", en patrones más regulares.

Según el Dr. Jean R. Joseph-Vanderpool, quien llevó a cabo investigaciones sobre el sueño en dicho instituto durante muchos años, algunas personas descubren que no pueden ponerse en marcha por la mañana.

Por eso, cuando los sujetos de su investigación se despertaban, por ejemplo, alrededor de las 8:00 a.m., se les colocaba frente a unas luces fluorescentes de alta intensidad y espectro total durante dos horas; se trata de una luz fuerte que se asemeja a la que se podría uno encontrar en una mañana de verano en Washington, D. C. Esas luces, a su vez, le indicaban al organismo que era por la mañana y que ya era hora de empezar a moverse. Luego, por la tarde, se ponían lentes oscuros para que el organismo supiera que era hora de comenzar a relajarse.

Después de varias semanas con la terapia, los pacientes del Dr. Joseph-Vanderpool informaron que se encontraban más alerta por la mañana y dormían mejor por la noche. Además, sus estados de ánimo mejoraron y tenían menos antojos de dulces.

Según comenta el Dr., se puede lograr el mismo efecto en casa si camina por el barrio (colonia), se sienta al sol o trabaja en el jardín nada más levantarse. Durante el invierno, consulte a su médico acerca del mejor tipo de luz artificial que podría utilizar.

cantidad adecuada de oxígeno favorece un sueño reparador. Además, asegúrese de que no haya un reloj a la vista que lo distraiga de noche.

■ **APAGUE LA MENTE.** Evite repetir en su mente todas las tensiones y preocupaciones del día y centre sus pensamientos en algo pacífico y tranquilizador, recomienda el Dr. Stevenson. Ponga música suave y relajante mientras concilia el sueño o algún sonido medioambiental, como el sonido de una cascada, las olas rompiendo en la playa o la lluvia en el bosque. La única regla es que el sonido no lo distraiga ni lo moleste.

■ **USE AYUDAS MECÁNICAS.** Los tapones para los oídos pueden bloquear el ruido no

deseado, sobre todo si vive en una calle muy transitada o cerca de un aeropuerto, dice la Dra. Ancoli-Israel. Asimismo, los antifaces nos protegen de la luz no deseada. Una manta (cobija, frisa) eléctrica lo mantiene caliente, especialmente si es usted de las personas que siempre está a punto de resfriarse.

■ **EMPLEE TÉCNICAS DE RELAJACIÓN.** Resulta irónico pero por eso no deja de ser cierto: entre más intente dormir, más probabilidades habrá de que termine rechinando los dientes durante toda la noche en lugar de dormir placenteramente. Por eso es tan importante relajarse una vez que uno está en la cama.

El enfoque herbario

La ayuda para su insomnio quizás se encuentre muy cerca. De hecho, puede que esté en la sección de las hierbas de su tienda de comestibles. Pruebe las siguientes hierbas.

Valeriana. Esta planta se ha utilizado desde hace siglos para combatir el insomnio. La valeriana es el remedio herbario más estudiado para el insomnio, comenta el Dr. David Neubauer. Las investigaciones indican que los extractos de la raíz constituyen un tratamiento eficaz para el insomnio de leve a moderadamente grave. No solamente ayuda a conciliar el sueño más rápidamente, sino que también mejora la calidad del mismo. Pruebe a tomar una o dos cápsulas de 350 a 450 miligramos unos 30 minutos antes de irse a la cama.

Toronjil. Las hojas con olor a limón y las bellas flores blancas de esta planta al parecer producen efectos relajantes. En un pequeño estudio preliminar, los extractos de toronjil (melisa) y valeriana mejoraron la calidad del sueño más o menos de la misma manera que un fármaco para dormir llamado triazolam (*Halcion*). Prepare una infusión con ⅓ a 1 cucharadita de la hierba seca durante 10 ó 15 minutos en 5 onzas (148 ml) de agua hirviendo, y luego beba el té una hora antes de irse a la cama.

Manzanilla. La flor brillante y parecida a la margarita de la manzanilla tiene una antiquísima reputación de calmar los nervios y ayudar con suavidad a conciliar el sueño. Beber una o dos tazas de este té le ayudará a caer en brazos de Morfeo.

Aceite de lavanda. El aceite esencial de lavanda (espliego, alhucema) contiene linalol, el cual brinda a la lavanda su inconfundible olor. Se piensa que el olor del aceite es calmante y por lo tanto, tal vez sea útil en casos de insomnio. Un estudio realizado con personas mayores con problemas de sueño reveló que inhalar aceite de lavanda resultaba tan eficaz como algunos medicamentos para dormir que se venden con receta habitualmente. Otro ensayo con personas jóvenes y de mediana edad que padecían insomnio arrojó resultados similares. Rocíe unas gotas de aceite esencial puro en un pañuelo de papel y métalo bajo su almohada o utilice un difusor de aromaterapia.

"La gente a menudo se concentra demasiado en su sueño y lo intenta demasiado arduamente", comenta el Dr. Stevenson. "La clave para lograr conciliar el suelo es centrarse en estar cada vez más relajado y dejar que el sueño le envuelva en vez de intentar dormir a toda costa".

Los ejercicios de biorretroalimentación, la respiración profunda, los estiramientos musculares o el yoga pueden ser útiles. Hay cassettes de audio especiales que le enseñan cómo relajar progresivamente los músculos.

Le ofrecemos dos técnicas que según los médicos son especialmente útiles.

- Reduzca su ritmo respiratorio e imagine el aire entrado y saliendo de sus pulmones mientras respira desde la panza. Practique esta técnica durante el día de modo que le resulte fácil hacerlo cuando esté en la cama.

■ Prográmese para eliminar pensamientos desagradables en cuanto entren en su mente. Para ello, piense en experiencias agradables. Rememore buenos tiempos, fantasee o realice juegos mentales. Intente contar ovejas o contar hacia atrás desde 1.000 hasta 1 de 7 en 7.

■ **DÉSE UN BAÑO CALIENTE.** Hay una teoría que sugiere que las temperaturas corporales normales determinan el ritmo circadiano corporal. Dichas temperaturas son bajas durante el sueño y llegan a su punto máximo durante el día.

Siguiendo este razonamiento, se piensa que el organismo comienza a estar somnoliento conforme cae la temperatura. Darse un baño caliente unas pocas horas antes de irse a la cama eleva la temperatura, explica el Dr. Neubauer. Luego, cuando comience a reducirse, se sentirá más cansado y le resultará más fácil conciliar el sueño.

■ **HAGA RUIDO.** Pero que sea ruido blanco. Escuchar la TV o la radio cuando uno intenta dormir por lo general no es útil, pero muchas personas descubren que duermen mejor cuando hay ruido blanco procedente de un aparato que genera ruido o de un ventilador colocado junto a la cama. Según el Dr. Neubauer, el ruido blanco puede ser relajante y ayuda a eliminar los sonidos externos, como el ruido del barrio (colonia) y del tráfico.

■ **HAGA EJERCICIO SUAVE.** Haga algo de ejercicio a última hora de la tarde o primera de la noche, recomiendan el Dr. Neubauer y el Dr. Soliman. No debe ser demasiado extenuante; una caminata alrededor de la manzana es perfecto. No solamente fatigará sus músculos, sino que elevará su temperatura corporal y le ayudará a conciliar el sueño al igual que un baño caliente. El ejercicio tal vez le ayude a lograr el sueño profundo y reparador que su cuerpo tanto ansía para recuperarse. Un paseo de unas 2 horas antes de irse a la cama también reduce y puede evitar el "síndrome de las piernas inquietas", razón por la cual muchas personas no pueden dormir en primer lugar, sobre todo los ancianos, afirma el Dr. Soliman.

(*Nota*: si encuentra en este capítulo términos que no entiende o que jamás ha visto, favor de remitirse al glosario en la página 604).

PANEL DE EXPERTOS

SONIA ANCOLI-ISRAEL, PH.D., ES PSICÓLOGA, PROFESORA DEL DEPARTAMENTO DE PSIQUIATRÍA DE LA FACULTAD DE MEDICINA DE LA UNIVERSIDAD DE CALIFORNIA EN SAN DIEGO Y DIRECTORA DEL LABORATORIO DE SUEÑO Y CRONOBIOLOGÍA GILLIN DE LA UNIVERSIDAD DE CALIFORNIA EN SAN DIEGO.

EL **DR. JEAN R. JOSEPH-VANDERPOOL** ES MÉDICO JEFE MILITAR DE LA ORGANIZACIÓN DE SALUD CONDUCTUAL SUNWEST, UBICADA EN EL PASO, TEXAS.

EL **DR. MORTIMER MAMELAK** ES DIRECTOR DE LA CLÍNICA DE TRASTORNOS DEL SUEÑO EN EL HOSPITAL BAYCREST DE LA UNIVERSIDAD DE TORONTO.

EL **DR. DAVID NEUBAUER** ES DIRECTOR ADJUNTO DEL CENTRO DE TRASTORNOS DEL SUEÑO JOHNS HOPKINS EN BALTIMORE. TAMBIÉN ES PSIQUIATRA GENERAL DEL DEPARTAMENTO DE PSIQUIATRÍA DE LA UNIVERSIDAD JOHNS HOPKINS, TAMBIÉN EN BALTIMORE.

MAGDI SOLIMAN, PH.D., ES PROFESOR DE NEUROFARMACOLOGÍA DEL COLEGIO UNIVERSITARIO DE FARMACIA FLORIDA A&M, UBICADO EN TALLAHASSEE, FLORIDA.

MICHAEL STEVENSON, PH.D., ES PSICÓLOGO Y DIRECTOR CLÍNICO DEL CENTRO DE TRASTORNOS DEL SUEÑO NORTH VALLEY, EN MISSION HILLS, CALIFORNIA.

Intoxicación alimentaria

26 antídotos para el malestar

Si se para usted a pensar en los alimentos que come —dónde se produjeron, cómo llegaron hasta usted, y todo lo que sucedió por el camino— es bastante sorprendente que no contraigamos intoxicaciones alimentarias más a menudo. La realidad es que nuestro organismo normalmente es capaz de manejar la mayoría de lo que ingerimos. No obstante, hay algunas normas inquebrantables en lo referente a seguridad alimentaria y si se toman atajos con esas normas lo podemos lamentar.

Por ejemplo, comer carne o carne de ave cruda o insuficientemente cocida, disfrutar frutas y verduras que no se han lavado adecuadamente, permitirse comer ensalada de papa calentada por el sol y darse un festín a base de montones de otros alimentos puede allanar el camino para un caso de intoxicación alimentaria que puede ser mortal. A pesar de la gran divulgación de las pautas acerca de la seguridad alimentaria y las numerosas inspecciones realizadas a los restaurantes y centros de procesamiento de alimentos, los investigadores del gobierno calculan que los estadounidenses padecen 76 millones de enfermedades transmitidas por alimentos cada año, a causa de las cuales 325.000 personas van al hospital y 5.000 mueren en los Estados Unidos.

Incluso las intoxicaciones alimentarias que no son graves pueden hacernos sentir fatal y provocar mareos, náuseas, diarrea, vómitos, dolores abdominales, dolores de cabeza y fiebre.

Las bacterias tóxicas se introducen en los alimentos de diferentes formas, normalmente como consecuencia de un procesamiento o cocción inadecuados.

En cualquier caso, una vez dentro de usted, las bacterias atacan sus intestinos y durante un día o dos, usted se sentirá fatal mientras su organismo intenta combatir la enfermedad. A continuación están las recomendaciones de los expertos para ayudar a su organismo a combatir las intoxicaciones alimentarias.

■ **LLÉNESE DE LÍQUIDOS.** Las bacterias irritan su tracto intestinal y provocan una gran pérdida de líquidos a causa de la diarrea, los vómitos o ambas cosas. Deberá beber muchos líquidos para evitar la deshidratación. El agua es lo mejor, seguida de otros líquidos transparentes como el jugo de manzana, el consomé o el caldo.

Las gaseosas también son buenas, siempre que las beba sin gas, advierte Gale Maleskey, M.S., R.D. De lo contrario, el gas carbónico puede irritar más su estómago. La *Coca-Cola* y el

ginger ale sin gas también asentarán su estómago; escoja el sabor que prefiera. La experta afirma que puede eliminar rápidamente las burbujas de las gaseosas al verter el líquido varias veces en dos vasos.

■ **SORBA UN POCO, DESPACIO.** Tratar de beber demasiado a grandes tragos a la vez puede provocar más vómitos, explica Maleskey.

■ **REPONGA LOS ELECTRÓLITOS.** Los vómitos y la diarrea pueden hacerle perder importantes electrólitos: potasio, sodio y glucosa. Los expertos sugieren que se pueden reemplazar bebiendo productos comerciales de electrólitos, como el de la marca *Gatorade*. O también puede probar esta receta rehidratante: mezcle una taza de jugo de fruta (para el potasio) con ½ cucharadita de miel o sirope de maíz (para la glucosa) y una pizca de sal de mesa (para el sodio).

■ **NO INTERFIERA CON EL PROGRESO.** Su organismo está intentando expulsar las bacterias tóxicas, explica el Dr. Daniel C. Rodrigue. En algunos casos, tomar medicamentos antidiarreicos (como *Imodium*, *Kaopectate* y *Lomotil*) puede obstaculizar la capacidad del organismo para combatir la infección. De manera que debe alejarse de ellos y dejar que la naturaleza siga su curso. Si piensa que necesita tomar algo, consulte a su médico primero.

■ **REINTRODUZCA ALIMENTOS SIMPLES.** Normalmente en un plazo de unas cuantas horas hasta un día después de que hayan cesado los vómitos y la diarrea podrá comer alimentos "de verdad". Sin embargo, introdúzcalos poco a poco a su dieta. Su estómago está débil e irritado. Los

(continúa en la página 330)

¡No permita que vuelva a suceder!

No puede echarle siempre la culpa de sus problemas de estómago al restaurante al que fue la última vez. Según el Dr. Daniel C. Rodrigue, la verdad es que muchos casos de intoxicación alimentaria probablemente tengan su origen en las faltas de atención que se producen en su propio hogar. A pesar del descenso del 25 por ciento en el número de infecciones causadas por *Escherichia coli* y una reducción del 41 por ciento en las infecciones causadas por shigella gracias a la mejora de los programas de seguridad alimentaria del gobierno, las enfermedades transmitidas por alimentos requieren vigilancia constante.

Siga estas recomendaciones que dicta el sentido común para reducir considerablemente sus probabilidades de intoxicarse.

■ Lávese las manos con agua caliente y jabón al menos 20 segundos antes de preparar alimentos para no transmitir bacterias como el estafilococo. Esto es especialmente importante antes y después de manipular carne y huevos crudos. Si tiene usted una infección o una cortada en las manos, utilice guantes de plástico o de goma (hule). Lávese las manos con los guantes tan frecuentemente como lo haría si no tuviera los guantes.

■ Caliente o enfríe los alimentos crudos. Las bacterias no se pueden multiplicar a una temperatura superior a 150°F (66°C) o inferior a 40°F (4°C).

■ No deje los alimentos a temperatura ambiente durante más de 2 horas y no coma nada si sospecha que ha permanecido sin refrigerar durante ese tiempo. Las bacterias se multiplican en alimentos calientes proteínicos hechos con carne o huevos, así como en pasteles rellenos de crema, ensaladas de papas, etc.

■ Los alimentos crudos pueden albergar bacterias. No coma alimentos proteínicos crudos como el pescado, la carne de ave, la carne ni los huevos. Evite el *sushi*, las ostras (ostiones) en su concha, la ensalada César preparada con huevos crudos y el rompope (ponche de huevo) no pasteurizado. No coma huevos si su cascarón está agrietado: puede que ya estén presentes las peligrosas bacterias de la salmonella. No pruebe masa de galletitas cruda que haya hecho usted con huevos. (La masa para galletitas comercial no supone un peligro).

■ No compre marisco cocinado, como camarón, si está expuesto en la misma caja que el pescado fresco.

■ Compre marisco fresco solamente en tiendas de confianza que mantengan los productos refrigerados adecuadamente o en hielo y a una temperatura constante.

■ Si usted pesca como pasatiempo y come lo que pesca, siga los anuncios gubernamentales estatales y locales acerca de las áreas de pesca y la frecuencia de consumo.

■ Cocine la carne hasta que un termómetro para carnes introducido en la parte más gruesa registre 160°F (71°C) y desaparezca su color rosado, el pollo con hueso hasta que el termómetro registre 170°F (77°C) y sus articulaciones no estén rojas, el pollo deshuesado hasta que el termómetro registre 160°F, las pechugas de pavo (chompipe) hasta que el termómetro registre 170°F, otras partes del pavo (molido o entero) hasta que el termómetro registre 165°F (74°C) y el pescado hasta que se descame con facilidad. La única manera de asegurarse de que hayan muerto todas las bacterias potencialmente perjudiciales es cocinándolas completamente.

■ No pruebe el sabor de los alimentos antes de que estén cocinados, sobre todo el cerdo, el pescado y los huevos.

■ No deje que el jugo de la carne cruda caiga en otros alimentos; puede contaminar otros alimentos que de lo contrario serían inocuos.

■ Utilice una tabla de picar y utensilios distintos cuando manipule carne cruda y desinféctelos con agua caliente y jabón y una solución de lejía para evitar la contaminación cruzada.

■ Limpie concienzudamente las frutas y verduras. Pele las frutas y verduras que no sean orgánicas, como los pepinos, y quite las hojas exteriores de las verduras de hojas.

■ Limpie frotando los abrelatas y superficies de las encimeras (muebles de cocina). Limpie siempre donde haya grietas para evitar que las bacterias se oculten y se multipliquen en esa zona. Utilice agua caliente y jabón seguido de una solución de lejía para todas las zonas que entren en contacto con los alimentos.

■ Sustituya a menudo los paños de cocina y utilice toallas de papel para limpiar las encimeras.

■ Descongele la carne en el refrigerador o en el horno de microondas y cocínela inmediatamente después de descongelada. Las bacterias se pueden multiplicar en las superficies de los alimentos mientras el centro aún está congelado. Cuando utilice el horno de microondas para descongelar, siga las instrucciones y deje al menos 2 pulgadas (5 cm) de espacio alrededor del alimento para que el aire pueda circular.

■ Refrigere de inmediato las sobras de las comidas, aunque estén aún calientes. Enfríe las ollas grandes de comida más rápidamente refrigerándolas en porciones más pequeñas.

■ Nunca recoja ni coma hongos silvestres. Algunos contienen toxinas que atacan al sistema nervioso y pueden ser mortales. La recolección de hongos silvestres debe dejarse para los expertos.

■ Nunca pruebe alimentos enlatados en casa antes de haberlos hervido durante 20 minutos. Si no se enlatan correctamente, los alimentos contienen bacterias que pueden producir una peligrosa toxina.

■ Utilice el sentido común y no pruebe ningún alimento que no huela ni se vea bien. Evite los frascos agrietados, las latas o tapas hinchadas y golpeadas; los líquidos transparentes que se hayan vuelto turbios y las latas o frascos cuyo líquido salga a chorros o que huela mal al abrirlos. Podrían contener bacterias peligrosas. Asegúrese de deshacerse de todos estos productos cuidadosamente para que sus mascotas no se los coman.

(continuación de la página 327)

expertos sugieren comenzar con alimentos fáciles de digerir, como los cereales, el pudín (budín), las galletas saladas *saltines* o el consomé. Evite los alimentos altos en fibra, picantes, ácidos, azucarados o los productos lácteos que podrían irritarle más el estómago. Hágalo durante un día o dos, después de eso, su estómago estará preparado para regresar a su rutina.

■ **LAVE LAS FRUTAS Y LAS VERDURAS.** Dicen que más vale prevenir que curar y puede que este dicho nunca sea más cierto que cuando se enfrentan las repercusiones de comer alimentos en mal estado. Para mantener a su familia y a usted a salvo de intoxicaciones alimentarias, recuerde que las frutas y las verduras causan muchos más problemas que la carne de ave o de res, según el Centro para la Ciencia en Interés Público. Asegúrese de enjuagar todas las frutas y verduras (tanto si se pelan como si no):

las bacterias que se encuentran en la superficie pueden transportarse al interior mediante un cuchillo cuando se pican. Y nunca lave estos alimentos hasta justo antes de comerlos. Las verduras húmedas albergarán moho y otros microbios que lo pueden hacer enfermar.

(Nota: si encuentra en este capítulo términos que no entiende o que jamás ha visto, favor de remitirse al glosario en la página 604).

PANEL DE EXPERTOS

GALE MALESKEY, M.S., R.D., ES DIETISTA CLÍNICA, EDUCADORA EN NUTRICIÓN Y CONFERENCISTA. TRABAJA COMO. LLEVA A CABO ASESORA EN NUTRICIÓN EN BRIDGEWATER, NUEVA JERSEY, DONDE ATIENDE A CLIENTES QUE PADECEN UNA GRAN VARIEDAD DE PROBLEMAS DE SALUD.

EL **DR. DANIEL C. RODRIGUE** ES ESPECIALISTA EN ENFERMEDADES INFECCIOSAS EN LA CLÍNICA LEXINGTON INFECTIOUS DISEASE CONSULTANTS, UBICADA EN LEXINGTON, KENTUCKY.

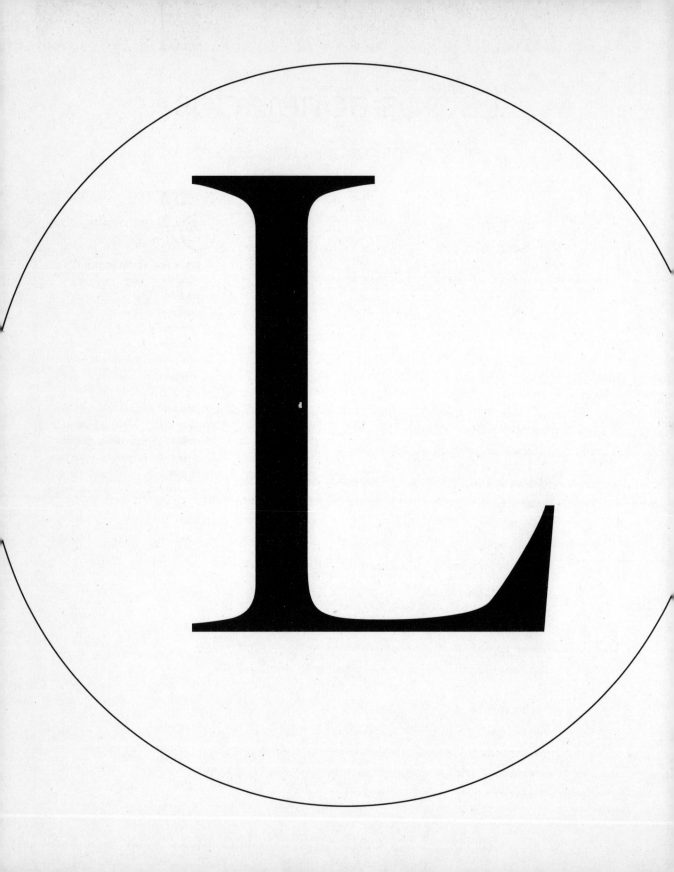

Labios agrietados

14 recursos contra la resequedad

Los labios agrietados dan un nuevo significado a la expresión "sonría". "Los labios agrietados pueden estar causados por diferentes problemas; desde medicamentos hasta ingredientes de la pasta de dientes pasando por diversas enfermedades, afirma la Dra. Audrey Kunin. "Pero en la mayoría de los casos, el culpable es el tiempo seco y frío", admite la Dra. Kunin. "La piel de los labios es muy fina y no hay nada para protegerlos de los elementos".

■ **PRUEBE LA SOLUCIÓN DE LAS PALMERAS O DEL BÁLSAMO.** "La mejor manera de combatir los labios agrietados es evitar el clima seco y frío que puede causarlos en primer lugar", recomienda el Dr. Joseph Bark. "Sin embargo, como irse al trópico no es muy práctico para la mayoría de personas, puede dirigirse a la farmacia en su lugar".

■ **USE BÁLSAMO PARA LOS LABIOS.** Antes de salir —y varias veces mientras se encuentra afuera— cubra sus labios con bálsamo labial. Los labios no retienen muy bien nada que se les aplique. Por lo tanto, reaplique el bálsamo cada vez que coma o beba o se limpie la boca.

■ **USE UN FILTRO SOLAR.** Recuerde también que el sol quema los labios en cualquier época del año. Por ello es conveniente que utilice un bálsamo con filtro solar incorporado, incluso en invierno, recomienda la Dra. Monica Halem. O también puede aplicar un filtro solar en forma de loción directamente sobre los labios para evitar que se quemen a

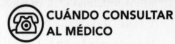 **CUÁNDO CONSULTAR AL MÉDICO**

Si sus labios agrietados no mejoran con ninguno de los remedios que le recomendamos, debería consultar a su dermatólogo. "Los labios agrietados persistentes pueden ser un síntoma de queilitis actínica, una afección premaligna que es consecuencia de años de exposición solar", explica la Dra. Monica Halem. "También podría tener dermatitis de contacto en respuesta a algo que se haya aplicado a los labios, como bálsamo labial o lápiz labial", comenta la Dra. Halem.

causa del sol y tratar los daños que este haya podido ocasionar, afirma la Dra. Halem.

■ **MANTÉNGALOS HUMECTADOS.** A la hora de tratar los labios agrietados, la humectación es fundamental, afirma la Dra. Halem. "Es importante proteger la barrera mucosa de los labios aplicando un bálsamo a base de aceite durante todo el día y la noche". La dermatóloga advierte que la noche es un momento especialmente bueno para aplicar bálsamo labial porque es cuando la piel se repara a sí misma.

■ **USE EL HUMECTANTE CORRECTO.** "Muchas personas piensan que aplicarse un bálsamo labial ceroso en los labios ya agrietados va a ser útil y a curar la piel, pero eso es un mito", advierte la Dra. Kunin. "Si tiene los labios agrietados, aplicar un bálsamo labial ceroso puede ser preventivo, pero no brindará la humedad necesaria para introducirse en las grietas de los labios", afirma la experta. "Para suavizar los labios y contribuir al proceso curativo desde los tejidos más profundos hasta el exterior, realmente necesita un producto que sea más viscoso, como vaselina o algo de textura similar", explica la Dra. Kunin.

■ **HIDRATE SU ENTORNO.** Para combatir los labios agrietados y la piel reseca en general, la Dra. Kunin recomienda poner un humidificador en su recámara (dormitorio, cuarto) en invierno. "Lo ideal sería tener un humidificador en la caldera, pero no resulta práctico para todo el mundo", afirma la Dra. Kunin. Para mantener humectados los labios y la piel, la segunda opción sería un humidificador de recámara.

■ **SATURE SUS LABIOS.** Según Georgianna Donadio, Ph.D., "los labios agrietados pueden deberse a una falta de ácidos grasos insaturados en el tejido epitelial". "Si tiene usted una deficiencia, el clima frío causará estragos: la falta de ácidos grasos en el tejido hará que los labios se resequen". Para mantenerlos hidratados, la Dra. Donadio recomienda aumentar la ingesta de alimentos ricos en ácidos grasos omega-3, como el salmón, las almendras y las nueces.

■ **PRUEBE UNA POMADA.** Si tiene los labios agrietados hasta el punto de rajarse, Janet Maccaro, Ph.D., C.N.C., recomienda aplicar una pomada antibiótica —como la de la marca *Polysporin*— para evitar una infección.

■ **SEA SENSATO.** "Las deficiencias nutricionales —como de las vitaminas del complejo B y de hierro— pueden provocar la descamación de los labios. Asegúrese de que no tiene carencias de esos nutrientes y tome un complejo multivitamínico", recomienda el Dr. Nelson Lee Novick.

■ **OPTE POR LA CERA DE ABEJA.** "En mi opinión, el mejor producto para los labios agrietados es *Carmex*", afirma el Dr. Rodney Basler. "Es un producto antiguo que viene en un frasco blanco y contiene, entre otras cosas, cera de abeja y fenol. No hay ningún medicamento que se venda sin receta médica que sea mejor".

■ **DEJE DE CHUPAR.** "Los labios agrietados representan un problema de deshidratación", según el Dr. Basler. "Cuando los chupa, les aplica humedad momentáneamente, la cual luego se evapora y deja los labios más resecos que antes. Además, la saliva contiene enzimas digestivas que, a pesar de no ser muy fuertes, no les harán ningún bien a sus labios adoloridos".

"Lamerse los labios agrietados puede provocar una afección conocida como dermatitis por chuparse los labios", advierte el Dr. Bark. "Suele presentarse en los niños, pero también se produce en los adultos". Lo que sucede cuando se chupa los labios es que elimina el aceite que pudiera haber en ellos procedente de las zonas circundantes. (Los labios no contienen glándulas sebáceas). Pronto usted no estará lamiendo solamente los labios, sino también la zona que los rodea. Con el tiempo, terminará con un anillo rojo de dermatitis alrededor de la boca. Moraleja: no empiece a lamerse los labios.

Si siente la tentación de lamerse los labios, recuerde lo que el Dr. Basler llama jocosamente el viejo tratamiento de Nebraska: excremento de pollo aplicado a los labios. "Aunque no mejorará sus labios, sin dudas evitará que se los chupe", afirma.

■ **SUMINÍSTRESE ZINC.** "Algunas personas tienen tendencia a babear durante el sueño, lo cual reseca los labios o los empeora si ya están agrietados", afirma el Dr. Novick. Si eso le ocasiona problemas, aplique una pomada de óxido de zinc todas las noches antes de irse a la cama. Actúa como una barrera que los protege.

■ **PASE UN DEDO POR LA NARIZ.** "Esto es lo que les recomiendo a los granjeros que trabajan al aire libre y quizás no tengan nada a la mano", comenta el Dr. Bark. "Ponga el dedo en el lado de la nariz, luego frote el dedo en los labios. El dedo recoge un poco del aceite que se encuentra de forma natural en la nariz. Es el tipo de aceite que necesitan los labios y por lo general lo obtienen por contacto con la piel cercana. No encontrará un remedio casero mejor que este".

(*Nota*: si encuentra en este capítulo términos que no entiende o que jamás ha visto, favor de remitirse al glosario en la página 604).

PANEL DE EXPERTOS

EL **DR. JOSEPH BARK** ES DERMATÓLOGO EN LEXINGTON, KENTUCKY Y DIRECTOR DE SKIN SECRETS, UN CENTRO DE CUIDADO INTEGRAL DE LA PIEL.

EL **DR. RODNEY BASLER** ES DERMATÓLOGO Y PROFESOR ADJUNTO DE MEDICINA INTERNA EN LA FACULTAD DE MEDICINA DE LA UNIVERSIDAD DE NEBRASKA EN LINCOLN.

GEORGIANNA DONADIO, PH.D., ES LA DIRECTORA DEL INSTITUTO NACIONAL DE SALUD INTEGRAL, UN PROGRAMA DE CERTIFICACIÓN EN TRATAMIENTOS HOLÍSTICOS PARA PROFESIONALES DE LA MEDICINA.

LA **DRA. MONICA HALEM** ES PROFESORA CLÍNICA ADJUNTA DE CIRUGÍA DERMATOLÓGICA EN EL HOSPITAL PRESBITERIANO DE NUEVA YORK/COLUMBIA EN LA CIUDAD DE NUEVA YORK.

LA **DRA. AUDREY KUNIN** ES DERMATÓLOGA COSMÉTICA EN KANSAS CITY, MISSOURI Y FUNDADORA DE LA PÁGINA *WEB* EDUCATIVA SOBRE DERMATOLOGÍA WWW.DERMADOCTOR.COM.

JANET MACCARO, PH.D., C.N.C., ES NUTRICIONISTA HOLÍSTICA Y ASESORA CERTIFICADA EN NUTRICIÓN EN SCOTTSDALE, ARIZONA Y PRESIDENTA DE LA EMPRESA DR. JANET'S BALANCED BY NATURE PRODUCTS.

EL **DR. NELSON LEE NOVICK** ES PROFESOR ADJUNTO DE DERMATOLOGÍA EN LA FACULTAD DE MEDICINA MOUNT SINAI EN LA CIUDAD DE NUEVA YORK.

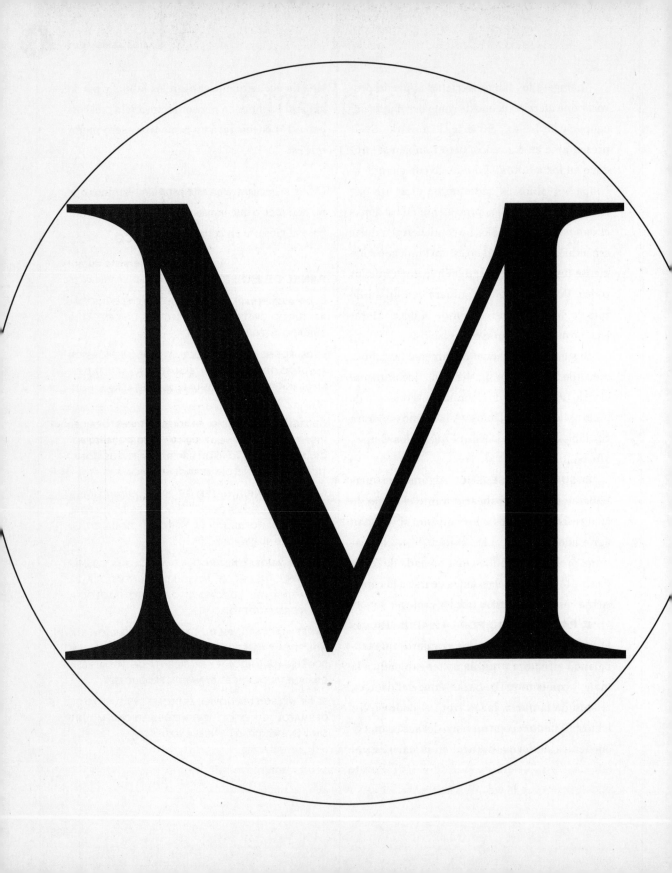

Mal aliento

15 formas de fomentar la frescura

En la época de los romanos, la gente utilizaba palitos a modo de cepillos de dientes y un polvo dental tan abrasivo que trituraba la superficie de los dientes, dejando al descubierto la pulpa. Cuando les dolían los dientes, aplicaban aceite de oliva en el que habían hervido lombrices. Desde luego, después de todo no sorprende que los romanos tuvieran mal aliento.

En la actualidad, la higiene dental constituye un gran negocio y el espacio destinado a la misma en las tiendas de comestibles compite con el de la sección de frutas y verduras. Aun así, a la gente le preocupa su aliento. Las buenas noticias son que en su mayor parte —con un cuidado dental adecuado— el mal aliento, también llamado halitosis, se puede evitar para siempre. Siga leyendo para enterarse de cómo hacerlo.

■ **CONTRÓLESE CON LOS CONDIMENTOS.** A los alimentos muy condimentados les gusta permanecer en la fiesta mucho tiempo después de haber terminado. Ciertos sabores y olores persisten en forma de aceites esenciales que dejan en su boca. Según la cantidad que usted coma, el olor puede permanecer hasta por 24 horas, sin importar con qué frecuencia se cepille los dientes. Entre los alimentos que debe evitar se encuentran las cebollas, los chiles y el ajo.

■ **CONTROLE SU CONSUMO DE CIERTAS CARNES.** Las carnes frías tipo fiambre picantes como el *pastrami*, el *salami* y el *pepperoni* también dejan sus aceites tras de sí mucho tiempo después de haberlas comido. Usted respira y ellas también. "Puesto que son alimentos ácidos, favorecen la colonización de bacterias y resequedad bucal, lo

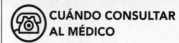

CUÁNDO CONSULTAR AL MÉDICO

Si su halitosis persiste durante más de 24 horas sin una causa obvia, consulte a su dentista o médico. "Cuando uno tiene mal aliento, normalmente es un síntoma de un desequilibrio en el organismo", explica John C. Moon, D.D.S. Puede ser una señal de una enfermedad de las encías, diabetes, un absceso o un sobrecrecimiento bacteriano o fúngico. "El mal aliento a menudo proviene de alguna forma de inflamación", afirma el Dr. Moon. También puede ser un síntoma de deshidratación o una carencia de zinc, o puede estar causado por fármacos, como la penicilamina y el litio.

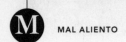

cual causa mal aliento", explica John C. Moon, D.D.S. Si alguna vez necesita que su aliento sea agradable, evite estas carnes desde 24 horas antes para impedir que hablen por usted.

■ **DIGA "SIN QUESO, POR FAVOR".** A los quesos *Camembert*, *Roquefort* y azul se les dice fuertes por una buena razón: se quedan en su aliento y no se marchan. Otros productos lácteos pueden tener el mismo efecto.

■ **BRÍNDESE BACTERIAS BUENAS.** Investigaciones preliminares revelan que las bacterias vivas presentes en el yogur pueden reducir los niveles de bacterias que provocan mal aliento.

Los investigadores piensan que el yogur reduce las bacterias que provocan el mal olor y que recubren la lengua. La teoría es esta: las bacterias buenas del yogur desplazan a las que causan mal olor o crean un entorno insalubre para ellas. Según el Dr. Moon, el yogur favorece las bacterias beneficiosas.

■ **LIMITE EL PESCADO.** Algunos pescados, como las anchoas de la pizza o el atún de su almuerzo, pueden dejar una impresión duradera.

■ **VIGILE LO QUE BEBE.** El café, la cerveza, el vino y el whisky se encuentran entre las peores bebidas que puede tomar en lo que al mal aliento se refiere. Cada una deja un residuo que se fija a la placa dental de su boca y se infiltra en su sistema digestivo. Cada vez que exhala envía al aire partículas de estos alimentos.

■ **ANDE CON UN CEPILLO DE DIENTES.** Algunos olores se pueden eliminar —de manera permanente o temporal— si se cepilla los dientes inmediatamente después de comer. El principal culpable del mal aliento es una película suave y pegajosa de bacterias vivas y muertas que se pega a los dientes y las encías, explica el Dr. Moon. A esta película se le llama placa. En cualquier momento hay 50 trillones de estos organismos microscópicos deambulando por su boca. Se alojan en cualquier rincón oscuro, se comen cada bocado de alimento que pasa por su boca, acumulan pequeños olores y producen sus propios pequeños malos olores. Cuando usted exhala, las bacterias también exhalan. Por lo tanto, cepíllese la placa después de cada comida y reduzca en cierta medida el problema del mal aliento.

Curas culinarias

COMA VERDURAS. "Las verduras ayudan a reducir la acidez", explica John C. Moon, D.D.S. "Eso no solamente favorece el buen aliento, sino también la buena salud general". Si todo lo demás fracasa, coma su guarnición. El perejil contiene clorofila, un conocido desodorante para el aliento. Ponga unos cuantos puñados (puede incluso agregar algunos berros al perejil) en un exprimidor de jugos (juguera). Beba el jugo cada vez que necesite refrescar su aliento.

OPTE POR LAS ESPECIAS. Hay otras hierbas y especias de su cocina que mejoran el aliento de manera natural. Lleve consigo una bolsita de plástico con clavos, hinojo o semillas de anís para masticar después de comidas olorosas.

PRUEBE UN ESPECIAL DE GÁRGARAS. Mezcle extractos de salvia, caléndula (maravilla) y resina de mirra (puede encontrarlos todos en las tiendas de productos naturales) a partes iguales y haga gárgaras con la mezcla cuatro veces al día. Guarde el enjuague bucal en un frasco muy bien cerrado a temperatura ambiente.

Cómo poner a prueba su aliento

¿Qué tan desagradable es su halitosis? Si usted no tiene un amigo que le diga la verdad, hay dos maneras de poner a prueba su aliento.

Ahueque las manos. Exhale en el hueco de las manos con un profundo y prolongado "aaaahhh". Huela. Si le resulta fétido, entonces será sumamente desagradable para los que estén a su alrededor. "La mayoría de la gente que tiene mal aliento, lo sabe", afirma John C. Moon D.D.S. "Las personas que sufren de mal aliento también tienen una indiferencia hacia el gusto, de manera que esa es otra indicación de que algo anda mal", dice el Dr. Moon.

Use hilo dental. Pase suavemente el hilo dental entre sus dientes y luego huela un poco de los restos de comida que haya sacado. Tendrá un olor sea el que sea, pero si huele mal, su aliento también olerá mal.

■ **ENJUAGUE SU BOCA CON AGUA.** Cuando no pueda cepillarse, puede enjuagarse. Haga buches con agua después de las comidas y así eliminará el olor de los alimentos de su boca, explica Jerry F. Taintor, D.D.S. De hecho, los expertos indican que beber al menos 8 vasos de 8 onzas (240 ml) de agua al día mantiene húmeda la boca y elimina los desechos de comida en los que crecen las bacterias. "La resequedad bucal es un grave problema para las personas que toman determinados medicamentos, como antihistamínicos, y para nuestra población cada vez más anciana que toma múltiples fármacos", explica el Dr. Taintor. De hecho, la resequedad bucal es uno de los principales culpables del mal aliento.

■ **HAGA GÁRGARAS CON UN ENJUAGUE.** Si necesita 20 minutos sin mal aliento, hacer gárgaras con un enjuague bucal es una idea estupenda. Pero al igual que la calabaza que se convirtió en el carruaje de la Cenicienta, cuando acabe el tiempo, la magia también acabará y usted volverá a hablar detrás de su mano. ¿Quiere protección adicional? Sumerja su cepillo dental en un enjuague bucal con un 0,12 por ciento de gluconato de clorhexidina (como *Peridex*, una marca de enjuague bucal que se vende sin receta y que es fabricado por Procter & Gamble) y cepíllese la lengua también.

■ **ESCOJA BIEN SU ENJUAGUE BUCAL.** Los enjuagues bucales con sabor a medicina contienen aceites esenciales como tomillo, eucalipto, menta y gaulteria, así como benzoato de sodio y ácido benzoico. Las hierbas y los aceites esenciales neutralizan los productos de desecho de las bacterias bucales que producen mal olor, explica el Dr. Moon, quien recomienda los enjuagues bucales de las marcas *Biotene*, *Crest Pro-Health* o *The Natural Dentist*. "Tienen un sabor muy refrescante y no contienen alcohol", comenta. Sea cual sea el enjuague que escoja, evite los productos que contengan alcohol, ya que causan resequedad bucal.

■ **MASTIQUE MENTA.** Al igual que el enjuague bucal, una pastilla de menta (hierbabuena) o

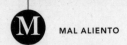

MAL ALIENTO

Lo que hace el médico

Jerry F. Taintor, D.D.S., mastica chicle de menta sin azúcar con sorbos de agua, lo cual desplaza el sabor a menta por toda la boca y hace que el aliento huela mejor. ¿Y las bacterias? Es una buena pregunta. El Dr. Taintor utiliza un enjuague bucal antes y después de cepillarse los dientes. "Esto ayuda a reducir la cantidad de bacterias orales", explica. Tener menos bacterias equivale a un mejor aliento y menos caries dental.

un chicle de menta es sólo un encubrimiento que sirve únicamente para una corta entrevista, un viaje breve en un auto compacto o una cita muy breve. No obstante, el Dr. Moon advierte que debe evitar los chicles que contienen azúcar. "El azúcar puede alimentar a las bacterias y favorecer el mal aliento. Mastique un chicle sin azúcar o un *Biotene*". La marca *Biotene* tiene una completa línea de productos, como enjuague bucal, chicle y aerosol. El Dr. Moon recomienda los tres. Pero mastique chicle lo menos posible, ya que desgasta los dientes.

■ **CEPILLE LA LENGUA.** "La mayoría de la gente pasa por alto su lengua", dice el Dr. Moon. La lengua está cubierta por salientes parecidos a pequeños cabellos, los cuales se ven bajo un microscopio como un bosque de hongos. Bajo los sombreretes de los "hongos" hay sitio para que se aloje la placa y algunas de las cosas que comemos. Eso causa mal aliento.

¿Cuál es su consejo? Cuando se cepille los dientes, limpie también con suavidad su lengua y de este modo, se eliminarán los alimentos y las bacterias que provocan mal aliento. Si lo desea, puede comprar un rascador para la lengua sólo para este fin; se venden en muchas farmacias y en almacenes (tiendas de departamentos) de descuento.

El Dr. Moon también recomienda un producto llamado *Breath Rx*, el cual suelta los desechos de la lengua y mata a las bacterias que causan el mal olor.

(*Nota*: si encuentra en este capítulo términos que no entiende o que jamás ha visto, favor de remitirse al glosario en la página 604).

PANEL DE EXPERTOS

JOHN C. MOON, D.D.S., ES DENTISTA COSMÉTICO Y GENERAL EN HALF MOON BAY, CALIFORNIA.

JERRY F. TAINTOR, D.D.S., ES ANTIGUO JEFE DE ENDODONCIA EN EL COLEGIO DE ODONTOLOGÍA DE LA UNIVERSIDAD DE TENNESSEE EN MEMPHIS Y EN LA FACULTAD DE ODONTOLOGÍA DE LA UCLA.

Mal olor corporal

12 tácticas para dejarse limpio

Algunos científicos piensan que el mal olor corporal es un vestigio de nuestra evolución. Es decir, los olores que proceden de ciertas zonas del cuerpo, principalmente las axilas y la entrepierna, en otros tiempos tal vez hayan servido para anunciar nuestra sexualidad.

Sin embargo, en la sociedad moderna, esta forma de anuncio no es nada deseable. Muchos de nosotros hacemos cualquier cosa para no ofender a los de nuestro alrededor con olores desagradables.

¿Es más fácil decirlo que hacerlo? En realidad hay bastantes maneras de combatir el mal olor corporal y terminar oliendo a rosas.

■ **EMPIECE CON LO ELEMENTAL.** La manera más elemental de evitar el mal olor corporal es tallarse con agua y jabón, sobre todo en las zonas del cuerpo que más huelen, como las axilas y la entrepierna, recomienda el Dr. Randy Wexler.

La mayoría de las veces el mal olor corporal se debe a una combinación de transpiración y bacterias. Tallarse con agua y jabón eliminará ambas cosas.

El mejor tipo de jabón para un problema de mal olor corporal es una versión antibacteriana porque dificulta la formación de bacterias. La frecuencia con la que usted necesite lavarse dependerá de su química corporal individual, sus actividades, su estado de ánimo y la época del año. Si no está seguro de si se está lavando bien, pregunte a un amigo en quien confíe. Recuerde que las glándulas sudoríparas y las bacterias están activas tanto de día como de noche, lo cual significa que podría necesitar duchas (regaderazos) por la mañana y por la noche.

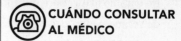 **CUÁNDO CONSULTAR AL MÉDICO**

El sudor fuerte y frecuente puede ser algo más que penoso, puede ser un síntoma de hipertiroidismo o niveles bajos de azúcar en la sangre (glucosa). Puede que también tenga una anomalía en la parte del sistema nervioso que controla la sudoración. En cualquier caso, consulte a su médico.

También debería consultar a su médico si después de haber probado todos los remedios que le recomendamos, persiste su olor corporal. "El mal olor corporal puede deberse a algunas enfermedades bastante graves", afirma Georgianna Donadio, Ph.D. "Podría tener desde una carencia de zinc que hace que el páncreas funcione incorrectamente hasta diabetes, causante de que desprenda usted un olor a acetona". Por ello es importante consultar al médico.

■ **LAVE MÁS COSAS QUE SU CUERPO.** Usted puede lavarse hasta quedar más arrugado que una pasa, pero seguirá oliendo mal si su ropa no está limpia. ¿Con qué frecuencia necesita cambiar su camisa o blusa? Depende de cada individuo. Para la mayoría de personas debería bastar un cambio al día, pero durante los días calurosos de verano podría necesitar más de uno.

■ **ESCOJA TEJIDOS NATURALES.** Los tejidos naturales como el algodón absorben mejor el sudor que los materiales sintéticos. El sudor absorbido puede evaporarse luego libremente desde el tejido.

■ **USTED ABSORBE LOS OLORES.** "Si ha estado usted rodeado de alimentos cocinándose, como ajo, cebollas y especias fuertes o humo o combustible, estos olores se pueden fijar a su ropa y a su cabello", afirma la Dra. Lenise Banse. "Hasta que lave su ropa y cabello, llevará consigo estos malos olores", indica la Dra.

■ **PREVENGA LA TRANSPIRACIÓN.** Los desodorantes comerciales dejan sustancias químicas en la piel que matan las bacterias que causan mal olor y encubren el olor de las axilas de la mayoría de personas. No obstante, los desodorantes no controlan la transpiración. De manera que si usted suda mucho, tal vez necesite un anti-

Curas culinarias

Si desea oler de maravilla, pruebe el siguiente mejunje: mezcle ½ taza de miel con 2 tazas de avena sin cocer. Aplique la mezcla a su cuerpo con una esponja de *lufa*, una toallita de baño seca o las manos, y luego dése una ducha (regaderazo).

transpirante. "Las personas que sudan en exceso pueden utilizar un antitranspirante para las axilas a diario para detener el sudor", explica Terry Spilken, D.P.M. "La mayoría de los antitranspirantes contienen clorhidrato de aluminio, un agente secante muy bueno", explica.

■ **LIMPIE EL AIRE CON CLOROFILA.** "En algunos casos, el mal olor corporal procede de la putrefacción; una eliminación incompleta de materia orgánica", afirma Georgianna Donadio, Ph.D. "Lo mejor que puede hacer para combatir esto es comenzar a comer montones de plantas ricas en clorofila, ya que esta sustancia es un desintoxicante natural", explica la experta. Puede tomar clorofila líquida, pero la Dra. Donadio advierte que quizás provoque mareos y diarrea. "Obtendrá clorofila al comer verduras verdes como espinaca y col rizada". Entre más verde sea la planta, más clorofila contiene, indica.

■ **APLIQUE VINAGRE DE MANZANA.** "El vinagre de manzana es un excelente desodorante natural para las axilas", explica la Dra. Donadio, quien recomienda aplicarlo directamente en su axila con una toallita de baño para acabar con el mal olor corporal.

■ **VIGILE LO QUE COME.** Los extractos de proteínas y aceites de ciertos alimentos y especias permanecen en las excreciones y secreciones corporales durante mucho tiempo después de haberlos comido y pueden propagar mal olor. "Una dieta vegetariana, baja en carne y en grasa, alcalinizará el organismo y reducirá el mal olor", explica Ellen Kamhi, Ph.D., R.N.

■ **TOME BACTERIAS BENEFICIOSAS.** Si desea un desodorante natural que combata el mal olor desde adentro hacia afuera, la Dra. Kamhi recomienda tomar un suplemento diario de acidófilos, unas bacterias probióticas que ayudan en la digestión.

■ **DEJE QUE RESPIREN SUS PIES.** Si el origen de su mal olor corporal son los pies, asegúrese de que vean la luz del día. Las bacterias crecen en lugares cálidos, oscuros y húmedos, como el interior de los zapatos. Si sus pies huelen mal, sáquese los zapatos tan a menudo como pueda, traiga puestas calcetines (medias) y escoja zapatos de lona en vez de tenis de cuero (piel).

■ **LIMPIE LAS PLANTAS DE LOS PIES.** Los perros liberan toxinas a través de las plantas de sus pies, y las personas también, afirma la Dra. Donadio. Si sus pies apestan, elimine las toxinas que causan el mal olor con papas crudas picadas en rodajas. "Sujete las rodajas de papa en la planta de los pies o métalas en los calcetines", recomienda la experta. "Cuando las saque unas cuantas horas después, descubrirá que se han vuelto negras; las papas contienen unas sustancias químicas que ayudan a eliminar las toxinas a través de las plantas de los pies", explica la Dra. Donadio.

(*Nota*: si encuentra en este capítulo términos que no entiende o que jamás ha visto, favor de remitirse al glosario en la página 604).

PANEL DE EXPERTOS

LA **DRA. LENISE BANSE** ES DERMATÓLOGA EN CLINTON TOWNSHIP, MICHIGAN, DONDE ES LA DIRECTORA DEL CENTRO DE DERMATOLOGÍA FAMILIAR NORTHEAST. TIENE EXPERIENCIA ESPECIALMENTE EN ONCOLOGÍA CUTÁNEA, ASÍ COMO EN DERMATOLOGÍA COSMÉTICA.

GEORGIANNA DONADIO, PH.D., ES LA DIRECTORA DEL INSTITUTO NACIONAL DE SALUD INTEGRAL, UN PROGRAMA DE CERTIFICACIÓN EN TRATAMIENTOS HOLISTICOS PARA PROFESIONALES DE LA MEDICINA.

ELLEN KAMHI, PH.D., R.N., ES ENFERMERA NATURAL E INSTRUCTORA CLÍNICA DEL DEPARTAMENTO DE MEDICINA FAMILIAR EN LA UNIVERSIDAD STONY BROOK, EN NUEVA YORK.

TERRY SPILKEN, D.P.M., ES ANTIGUO DECANO Y ACTUAL PROFESOR ADJUNTO ASISTENTE EN EL COLEGIO DE MEDICINA PODOLÓGICA DE NUEVA YORK EN LA CIUDAD DE NUEVA YORK.

EL **DR. RANDY WEXLER** ES PROFESOR ADJUNTO EN EL DEPARTAMENTO DE MEDICINA FAMILIAR EN EL CENTRO MÉDICO DE LA UNIVERSIDAD ESTATAL DE OHIO EN COLUMBUS.

Mal olor en los pies

15 ideas para eliminar el hedor

Los pies tienen más glándulas sudoríparas por centímetro que cualquier otra parte del cuerpo: una media de 250.000 que segregan sudor continuamente, lo cual mantiene su piel húmeda y suave. Cuando uno mete los pies en unos zapatos, el confinamiento permite que se desarrollen hongos y bacterias. Todas esas bacterias producen una sustancia conocida como ácido isovalérico, el cual emite el característico hedor de vestidor relacionado con el mal olor en los pies.

"Los hongos y las bacterias, los cuales son una parte normal de la flora de nuestra piel, proliferan en el entorno húmedo, oscuro y cálido de nuestros zapatos", afirma Paul Langer, D.P.M. "El mal olor en los pies suele ser peor en climas cálidos y en gente activa". Cerca del 25 por ciento de nosotros tenemos problemas con el olor de pies, según una encuesta realizada a 1.700 adultos por la Asociación de Medicina Podológica de los Estados Unidos.

La clave para eliminar el mal olor en los pies es una buena higiene.

■ **LÁVESE A DIARIO.** Mantenga sus pies escrupulosamente limpios. Lávese los pies todos los días con agua caliente y jabón, recomienda el Dr. Langer. Tállese con cuidado con un cepillo suave incluso entre los dedos y asegúrese de secarlos muy bien.

■ **ÉCHELES TALCO.** Después de lavarse, aplique talco para los pies o maicena para que los pies sudorosos permanezcan secos, explica el Dr. Langer.

■ **ROCÍE SUS ZAPATOS.** Otro buen método para mantener los pies frescos y secos es tratar sus zapatos: rocíe el interior con talco o maicena, recomienda Suzanne M. Levine, D.P.M., P.C.

■ **UTILICE UN ANTITRANSPIRANTE.** La clave para controlar el mal olor es utilizar un antitranspirante o un desodorante en los pies. Puede comprar desodorantes para los pies o sencillamente utilizar la marca que usa para las axilas. Tenga en cuenta que los desodorantes eliminan el olor, pero no detienen la transpiración. Los antitranspirantes se ocupan de ambos problemas. La Dra. Levine recomienda productos que contengan hexahidrato de cloruro de aluminio.

No obstante, Stephen Weinberg, D.P.M., recomienda no utilizar un antitranspirante si tiene pie de atleta, porque le escocerá. "Yo recomiendo los productos de *roll-on* en vez de los aerosoles porque la mayor parte de la acción antitranspirante del aerosol se pierde en el aire", afirma. "Utilice el producto dos o tres veces al día al principio, luego vaya reduciendo paulatinamente hasta una vez al día".

■ **CAMBIE SUS CALCETINES.** Utilice siempre calcetines (medias) limpios y secos. Cámbielos cuando estén sudados —con tanta frecuencia como sea necesario— incluso unas cuantas veces al día, recomienda Glenn Copeland, D.P.M.

■ **EVITE LAS MEDIAS DE ALGODÓN.** El algodón mantiene la humedad junto a la piel y puede empeorar el mal olor, afirma la Dra. Langer. La lana es una mejor elección porque las fibras de lana expulsan la humedad de la piel. Las fibras sintéticas también tienen propiedades de expulsión del sudor.

■ **PRUEBE HILOS DE METAL.** En la actualidad hay calcetines y plantillas hechos con hilos de cobre o plata tejidos en la tela. "Se ha demostrado que el cobre y la plata tienen propiedades antimicrobianas", afirma la Dra. Langer.

■ **SEA SENSATO CON LOS ZAPATOS.** "Los zapatos cerrados agravan los pies sudorosos y crean el entorno perfecto para que crezcan las bacterias, provocando más mal olor y sudor", afirma el Dr. Levine. Escoja sandalias (chancletas), zapatos con las puntas abiertas y aquellos con las palas de malla cuando sea adecuado, pero aléjese del calzado de goma (hule) y plástico, los cuales no permiten que el pie respire fácilmente.

■ **DELES UN DÍA LIBRE.** Nunca utilice los mismos zapatos dos días seguidos, recomienda la Dra. Levine. Airéelos. Tardan al menos 24 horas en secarse por completo.

■ **REMÓJELOS A MENUDO.** Hay diversos agentes líquidos que pueden ayudarle a mantener los pies secos, lo cual tal vez controle el mal olor.

■ **Té.** Los taninos, que se encuentran en las bolsitas de té, son agentes secantes. Hierva de 3 a 4 bolsitas de té en 1 cuarto de galón (1 l) de agua durante unos 10 minutos, luego agregue suficiente agua fría para poder sumergir los pies cómodamente, recomienda la Dra. Diana Bihova.

Remoje sus pies durante 20 ó 30 minutos, luego séquelos y aplique talco para pies. Haga esto dos veces al día hasta

¿Trabajan sus pies más que usted?

A veces los pies transpiran mucho sencillamente porque trabajan más de lo debido, afirma Neal Kramer, D.P.M. Un defecto estructural (como los pies planos) o un trabajo que le mantiene desplazándose todo el día de un lado a otro podría ser el culpable subyacente. Cualquiera de estas dos posibilidades aumentaría la actividad de los músculos de sus pies y entre más arduamente trabajen sus pies, más transpirarán para intentar refrescarse.

"Si corrige el problema subyacente con un soporte para el arco o alguna otra plantilla ortopédica para los zapatos", explica el Dr. Kramer, "podrá reducir la cantidad de sudor que produce. Si los músculos no tienen que trabajar tanto, no desprenderán tanto calor".

que controle el problema. Después de eso, repita el procedimiento dos veces por semana para que no vuelva el mal olor.

- **Bicarbonato de sodio.** Este producto hace que la superficie del pie sea más ácida, con lo cual se reduce la cantidad de olor que se produce, explica la Dra. Levine. Disuelva 1 cucharada de bicarbonato de sodio en 1 cuarto de galón de agua y sumerja los pies durante 15 minutos dos veces por semana.

- **Vinagre.** Otro baño de pies ácido que recomienda la Dra. Levine consiste en ½ taza de vinagre en 1 cuarto de galón de agua. Remoje los pies durante 15 minutos dos veces por semana.

■ **PRUEBE ESTA PLANTA.** A veces los europeos espolvorean la fragante hierba salvia en sus zapatos para controlar el mal olor, comenta la Dra. Levine. Tal vez una pizca de hojas de salvia seca y desmenuzada le resulte útil.

■ **ASOLEE SUS ZAPATOS.** Según el Dr.

Langer, exponer el interior de los zapatos a la luz solar puede matar algunos de los hongos y las bacterias que causan el mal olor.

■ **CÁLMESE.** Las glándulas sudoríparas de sus pies, como las de las axilas y las palmas de las manos, responden a las emociones, comenta el Dr. Richard L. Dobson. El estrés puede provocar una sudoración excesiva. Eso, a su vez, puede aumentar la actividad bacteriana en los zapatos, provocando más olor. De manera que no se altere.

■ **VIGILE LO QUE COME.** Por extraño que pueda parecer, comenta la Dra. Levine, cuando comemos alimentos picantes o acres (como las cebollas, los pimientos, el ajo o los cebollines), la esencia de estos olores puede excretarse a través de las glándulas sudoríparas de los pies. Por lo tanto, sus pies pueden terminar oliendo a lo que comió hoy.

(*Nota*: si encuentra en este capítulo términos que no entiende o que jamás ha visto, favor de remitirse al glosario en la página 604).

PANEL DE EXPERTOS

LA **DRA. DIANA BIHOVA** ES DERMATÓLOGA AFILIADA AL DEPARTAMENTO DE DERMATOLOGÍA DEL COLEGIO DE MÉDICOS Y CIRUJANOS DE LA UNIVERSIDAD DE COLUMBIA EN LA CIUDAD DE NUEVA YORK.

GLENN COPELAND, D.P.M., ES PODÓLOGO EN EL HOSPITAL UNIVERSITARIO DE MUJERES DE TORONTO. TAMBIÉN ES PODÓLOGO ASESOR PARA EL INSTITUTO CANADIENSE DE LA ESPALDA Y PARA EL EQUIPO DE BÉISBOL BLUE JAYS DE TORONTO.

EL **DR. RICHARD L. DOBSON** ES PROFESOR EMÉRITO DEL DEPARTAMENTO DE DERMATOLOGÍA DEL COLEGIO DE MEDICINA DE LA UNIVERSIDAD MÉDICA DE CAROLINA DEL SUR EN CHARLESTON.

NEAL KRAMER, D.P.M., ES PODÓLOGO EN BETHLEHEM, PENSILVANIA.

PAUL LANGER, D.P.M., ES PROFESOR CLÍNICO ADJUNTO EN LA ESCUELA DE MEDICINA DE LA UNIVERSIDAD DE MINNESOTA EN MINNEAPOLIS.

SUZANNE M. LEVINE, D.P.M., P.C., ES CIRUJANA PODÓLOGA Y PODÓLOGA CLÍNICA EN EL HOSPITAL PRESBITERIANO DE NUEVA YORK, UBICADO EN LA CIUDAD DE NUEVA YORK.

EL **DR. THOM LOBE** ES FUNDADOR Y DIRECTOR MÉDICO DEL GRUPO MÉDICO BENEVEDA, UBICADO EN BEVERLY HILLS.

STEPHEN WEINBERG, D.P.M., ES DIRECTOR DE LA CLÍNICA PARA CORREDORES EN EL INSTITUTO WEIL DE LOS PIES Y LOS TOBILLOS, UBICADO EN DES PLAINES, ILLINOIS, Y DIRECTOR DE LOS SERVICIOS PODOLÓGICOS PARA EL MARATÓN DE CHICAGO.

Manchas de la edad

9 consejos quitamanchas

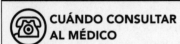

CUÁNDO CONSULTAR AL MÉDICO

Si sus manchas de la edad no responden a remedios caseros, o si tiene una mancha que sangra, da comezón, hormigueo o cambia de tamaño o color, debe consultar a su médico. Algunos cánceres de piel, como el melanoma, pueden verse como manchas de la edad.

El término mancha de la edad es inexacto. Estas áreas planas, circulares y marrones (cafés) que aparecen comúnmente en el dorso de las manos y en el cuello, rostro y hombros son en realidad grandes pecas causadas por el sol que no están relacionadas con la edad, explica la Dra. Audrey Kunin.

"La razón por la cual se conocen como manchas de la edad es porque normalmente se producen como consecuencia de la exposición al sol a lo largo del tiempo; lo cual significa que para mucha gente no aparecerán en su piel hasta que sean un poco mayores", afirma la Dra. Kunin.

Si bien las manchas de la edad son comunes durante la cincuentena o a edades mayores, pueden aparecer en cualquier persona que se haya expuesto considerablemente al sol tan pronto como a finales de la veintena o durante la treintena. La luz solar contiene rayos ultravioletas (UV) que producen los bronceados y las quemaduras solares. Conforme pasa el tiempo, el daño que causa el sol hace que un exceso de pigmento se deposite en la piel, lo cual conduce al final a las pecas planas y marrones conocidas como manchas de la edad, manchas de la vejez o manchas solares.

Pero sea cual sea su nombre, son antiestéticas. Y si cambian de tamaño, pueden indicar un cáncer de piel, por lo que sería buena idea que un dermatólogo examine su piel al menos una vez al año.

Suponiendo que sus manchas sean efectivamente manchas de la edad, nuestros expertos le ofrecen algunos consejos para corregirlas y blanquearlas, así como para evitar que le salgan más.

■ **ACLÁRELAS.** Si sus manchas de la edad no son demasiado grandes ni demasiado oscuras, algunos agentes blanqueadores que se venden sin receta podrían ayudar a blanquearlas, dice la Dra. Kunin. Busque productos como *Porcelana* y *Palmer's Skin Success Cream*, los cuales contienen un 2 por ciento de hidroquinona, el ingrediente activo más conocido utilizado en muchos tipos de agentes blanqueadores. La hidroquinona aclara las manchas de la edad hasta que apenas se perciben o incluso desaparecen. Funciona mejor con un humectante de ácido glicólico, como los de las marcas *Neutrogena Pore Refining Cream* o *Alpha Hydrox Enhanced Creme*, los cuales suavizan la piel.

Aplique el agente blanqueador dos veces al día en sus manchas solares, siguiendo atentamente las indicaciones del fabricante. Ponga la crema directamente sobre las manchas con un hisopo (escobilla, cotonete) de algodón para no blanquear el pigmento de las zonas que no lo necesitan.

Curas culinarias

Pique unas cuantas rodajas de limón y colóquelas directamente sobre sus manchas de la edad durante 10 ó 15 minutos una vez al día, recomienda la Dra. Audrey Kunin. "La acidez del jugo de limón fresco ayuda a aclarar las manchas de la edad en algunas personas". Aunque no sucederá de inmediato, según la Dra. Kunin, advertirá la diferencia en ya que un plazo de 6 a 12 semanas. Observe con atención, ya que el uso excesivo puede hacer que se despelleje la capa superior de la piel.

"Tenga paciencia", dice la Dra. Kunin. "No verá los resultados de la noche a la mañana. Estos agentes blanqueadores a menudo tardan de 6 a 12 meses en cumplir con su tarea". Deje el tratamiento cuando las manchas desaparezcan, de lo contrario la zona afectada puede volverse más clara que su tono normal de piel.

¿Desea un tratamiento más natural? Algunos extractos de plantas, como el áloe vera (zábila, sábila, atimorreal, acíbar), los flavonoides, el regaliz (orozuz), los derivados de la levadura y los polifenoles pueden aclarar la piel cuando se aplican de manera tópica.

■ **APLÍQUESE FILTRO SOLAR.** Aunque usted ya tenga manchas de la edad, el filtro solar evita que las existentes se oscurezcan y que aparezcan más, explica la Dra. Kunin.

Compre un filtro solar de amplio espectro (que lo protege tanto de los rayos UVA como los UVB del sol) con un factor de protección solar (o *SPF* por sus siglas en inglés) de al menos 30. Aplíquelo a la piel expuesta de 10 a 15 minutos antes de salir al exterior, recomienda el Dr. C. Ralph Daniel III. Las pruebas demuestran que un filtro solar con un SPF de 30 protege la piel contra aproximadamente el 93 por ciento de los rayos UV del sol, afirma el experto.

Asegúrese de utilizar filtro solar siempre que planifique estar al aire libre durante más de 10 ó 15 minutos, ya sea que vaya a estar en el campo de golf, la cancha de tenis o en la pista de esquí. Es especialmente importante si pasa mucho tiempo en un barco o en la playa, ya que los rayos del Sol se reflejan en el agua.

Recuerde además que debe volver a aplicarse

Productos que se venden con receta para aclarar las manchas

Si lo aprueba su dermatólogo, para manchas de la edad especialmente rebeldes, su primera estrategia podría ser una crema blanqueadora con un 4 por ciento de hidroquinona. (Cabe notar que este tipo de crema sólo se consigue con receta médica). "Aplíquesela dos veces al día durante 21 ó 28 días y tal vez logre una notable mejora", comenta el Dr. C. Ralph Daniel III. Si desea obtener un efecto blanqueador más fuerte y rápido, algunos médicos prescriben cremas de vitamina A como tretinoína (*Retin-A* y *Renova*) junto con hidroquinona que se vende con receta. Algunos estudios con animales de laboratorio han hecho surgir dudas acerca de la seguridad de la hidroquinona; en concreto, respecto a si podría provocar cáncer. Hasta la fecha, no se ha identificado ese vínculo en humanos y los médicos continúan prescribiendo hidroquinona a sus pacientes. Aun así, debería consultar a su médico acerca de los beneficios y los riesgos, teniendo en cuenta su historial médico.

Si las cremas no funcionan, su médico tiene varias opciones de tratamiento a su disposición para hacer desaparecer las manchas de la edad, afirma el Dr. Daniel. Por ejemplo, puede congelarlas con nitrógeno líquido. Después de unas cuantas semanas, las manchas se despellejan. "Es un procedimiento muy eficaz para muchas manchas de la edad benignas", explica.

Un segundo tratamiento consiste en una exfoliación química que se realiza con ácido tricloroacético (o *TCA* por sus siglas en inglés) o ácido glicólico. Estos tratamientos pueden ser bastante

el filtro solar con frecuencia, ya que la transpiración y el agua pueden eliminarlo. Los expertos recomiendan emplear suficiente filtro solar como para llenar un vasito para tragos cada vez que se embadurne. El Dr. Daniel recomienda la marca *Neutrogena #70* porque según explica, "es resistente al agua y no grasosa".

■ **CUBRA SU CABEZA.** Ya sea que vaya usted a la playa o pase un tiempo prolongado bajo el sol del mediodía, traiga puesto un sombrero con un ala de al menos 4 pulgadas (10 cm) de ancho para proteger el rostro y el cuello del sol. Los favoritos del Dr. Daniel son Tilley Hats (www.tilley.com).

Si hace mucho sol, las gorras de béisbol, suponiendo que se utilicen con la visera hacia

delante, no protegen las orejas, la nuca y ni siquiera la mayor parte de la cara, explica la Dra. Kunin. Los sombreros de paja tampoco ofrecen mucha protección. Si los sombreros no están forrados y están entretejidos con holgura, el sol pasa directamente a través de ellos.

"Elija un sombrero con una visera extra larga y tejido que proteja del sol en el interior", sugiere la Dra. Kunin. "Lo protegerá más y reducirá sus probabilidades de presentar manchas de la edad".

■ **PROTEJA SUS LABIOS.** La mayoría de la gente no piensa en sus labios cuando se protegen del sol. Sin embargo, las manchas de la edad también pueden aparecer en ellos. Muchas mujeres creen que sus lápices labiales las prote-

eficaces para todas las zonas del cuerpo pero tal vez causen cicatrices y blanqueamiento de la piel si no se llevan a cabo adecuadamente. La capa superior de la piel afectada tarda de 2 a 3 días en desprenderse de su cara o de 5 a 7 días de sus brazos y pecho.

Un tercer tratamiento mucho más caro (cuesta en promedio entre $2.000 y $6.000, dependiendo de lo grande que sea el área tratada) es la reparación superficial de la piel mediante láser. Durante este procedimiento, el médico utiliza impulsos de luz de láser para blanquear las manchas y puede tomar de media hora a una hora en aplicarse y de 2 a 6 semanas en dar resultados.

"Un procedimiento mucho menos caro y más rápido es una técnica relativamente nueva conocida como Terapia de Inducción de Colágeno (CIT) o más sencillamente micropinchazos", explica el Dr. Nelson Lee Novick. "El procedimiento se lleva a cabo en sólo unos 5 minutos y ocasiona un período de inactividad muy corto o nulo; la mayoría de personas vuelven a trabajar o a sus actividades sociales inmediatamente después". Normalmente se precisan de dos a cuatro tratamientos, espaciados en intervalos de 4 a 6 semanas, para lograr un blanqueamiento óptimo. Los costos del tratamiento pueden oscilar entre $350 y $450 por sesión, dependiendo del número y la ubicación de las manchas.

gerán, pero el sol puede penetrar en muchos tonos más claros y generalmente el lápiz labial desaparece a lo largo del día y deja los labios desnudos y desprotegidos.

Aplique bálsamo labial o bien lápiz labial con un SPF de 15 a 30 antes de salir al aire libre. La Dra. Kunin recomienda *DERMAdoctor Climate Control Lip Balm SPF 15* (el cual se puede comprar en línea) o *Neutrogena Lip Moisturizer SPF 15* (el cual se puede comprar en las farmacias). Si desea seguir utilizando su lápiz labial favorito sin SPF, apliqueselo sobre una capa del bálsamo protector.

■ **EVITE EL SOL.** Puesto que estas manchas marrones están causadas por los rayos UV del sol, limitar la exposición es un primer paso muy importante en la batalla contra las manchas de la edad. "Evite el sol todo lo que pueda durante las horas pico (de 10:00 a.m. a 4:00 p.m. durante la primavera, el verano y el otoño o de 10:00 a.m. a 2:00 p.m. durante el invierno), cuando la radiación ultravioleta es la más fuerte", recomienda la Dra. Kunin. Si tiene que realizar quehaceres al aire libre como trabajar en el jardín, hágalos por la mañana temprano o por la tarde. Y recuerde que es necesario utilizar filtro solar incluso durante los meses de invierno y los días nublados.

■ **SUSTITUYA EL SOL POR LA SOMBRA.** Una exposición solar excesiva causa manchas de la edad, por ello, deberá retirarse periódicamente a un lugar sombreado durante los días de sol. En la playa o durante una parrillada en el jardín

Lo que hace el médico

Hay un producto que elimina las verrugas conocido como *Wart Stick* que contiene un 40 por ciento de ácido salicílico, el cual es también el beta-hidroxiácido que los médicos emplean para tratar las arrugas. "Ya que la barra nos permite concentrarnos en una mancha o zona específica para tratar, se me ocurrió utilizar el *Wart Stick* en personas que tenían manchas marrones (cafés), círculos oscuros y áreas ásperas de la piel", explica el Dr. Nelson Lee Novick. "Es cómodo, no se corre y funciona". El Dr. Novick recomienda aplicarlo a la hora de irse a la cama. Puede que tenga que esperar de 8 a 12 meses para ver los resultados. Puede comprar *Wart Stick* en algunas farmacias, a vendedores de artículos de consumo masivo y en línea.

trasero, ubíquese bajo una gran sombrilla. "Suena sencillo, pero protegerse con filtro solar y alejarse del sol son las dos mejores maneras de evitar que se formen nuevas manchas de la edad", afirma la Dra. Kunin. Además, siempre que esté expuesto al sol, utilice ropa de trama cerrada y colores claros si no hace demasiado calor afuera, de este modo, los rayos UV no penetrarán en su piel. El Dr. Daniel recomienda una línea de ropa conocida como *Sun Precaution*. "Ofrece un SPF de 30 y lo mantiene a uno relativamente fresquito", explica.

■ **MAQUILLE LA MANCHA.** Si los otros remedios caseros no le funcionan y no desea gastar dinero en un tratamiento de exfoliación química administrado por un dermatólogo o uno de reparación superficial de la piel mediante láser, siempre puede agarrar su bolsa de productos cosméticos. "Puede ocultar las manchas de la edad aplicando un corrector a base de crema o de agua", explica la Dra. Kunin. Escoja una versión más clara que el tono de su piel para ocultar mejor las manchas.

(*Nota*: si encuentra en este capítulo términos que no entiende o que jamás ha visto, favor de remitirse al glosario en la página 604).

PANEL DE EXPERTOS

EL **DR. C. RALPH DANIEL III** ES PROFESOR CLÍNICO DE DERMATOLOGÍA EN EL CENTRO MÉDICO DE LA UNIVERSIDAD DE MISSISSIPPI Y PROFESOR CLÍNICO ADJUNTO DE DERMATOLOGÍA EN LA UNIVERSIDAD DE ALABAMA EN BIRMINGHAM.

LA **DRA. AUDREY KUNIN** ES DERMATÓLOGA COSMÉTICA EN KANSAS CITY, MISSOURI Y FUNDADORA DE LA PÁGINA *WEB* EDUCATIVA SOBRE DERMATOLOGÍA WWW.DERMADOCTOR.COM.

EL **DR. NELSON LEE NOVICK** ES PROFESOR CLÍNICO DE DERMATOLOGÍA EN LA FACULTAD DE MEDICINA MOUNT SINAI EN LA CIUDAD DE NUEVA YORK.

Manos agrietadas

23 maneras de darse una mano

Algunas veces parece que no hay nada más doloroso —o poco atractivo— que unas manos agrietadas. Culpe al envejecimiento y al clima. Conforme envejecemos, nuestro organismo produce menos aceites necesarios para mantener la piel suave y flexible. Si a eso le sumamos la baja humedad del otoño y del invierno, terminaremos con una piel reseca e irritada. Afortunadamente, hay muchas soluciones al alcance para convertir unas manos ásperas y resecas en unas que estén suaves y bien humectadas.

A continuación está lo que los expertos recomiendan.

■ **MANTÉNGALAS CALIENTES.** Tal vez suene obvio, pero siempre utilizar guantes cada vez que haga frío hará maravillas para evitar que se le agrieten las manos, afirma Janet Maccaro, Ph.D., C.N.C.

■ **REFUERCE SU BARRERA.** La piel de las manos actúa como una barrera que mantiene dentro la humedad, explica la Dra. Monica Halem. Si esta barrera se deteriora debido a unas condiciones climatológicas extremas, la exposición al sol, el aire seco o determinadas enfermedades, el resultado puede ser unas manos muy resecas, enrojecidas, agrietadas, adoloridas y con comezón. Para combatirlo, reestablezca la barrera cutánea de sus manos. "La barrea cutánea se compone de tres elementos: ceramida, colesterol y triglicéridos", explica la Dra. Halem. Hay varias cremas y lociones en el mercado que contienen los tres ingredientes; revise la etiqueta para asegurarse de

CUÁNDO CONSULTAR AL MÉDICO

Si sus manos continúan agrietadas a pesar de utilizar cremas y lociones, podría usted tener una afección más grave, como psoriasis o dermatitis alérgica de contacto, explica la Dra. Monica Halem. También deberá consultar a su médico si tiene la piel de las manos agrietada o con fisuras. . . "se podría infectar", explica Halem.

Curas culinarias

Para eliminar la capa superior de células cutáneas muertas de las manos agrietadas, Lia Schorr, una especialista en el cuidado de la piel, recomienda un tratamiento semanal de exfoliación. "Muela 1 taza de copos de avena tradicionales (no instantáneos) sin cocer en una licuadora (batidora) hasta conseguir un polvo muy fino. Póngalo en un tazón (recipiente) grande, luego aplique el polvo a sus manos frotando y retire con suavidad la piel muerta. Enjuague con agua fría, seque con suavidad y aplique generosamente crema para las manos. Espere 2 minutos y aplique más crema", aconseja Schorr.

que aparecen los tres. "Y tenga en cuenta que una crema (una mezcla de aceite y agua) es mucho más suntuosa que una loción (una mezcla de agua y aceite), y es mejor para las manos resecas", advierte la Dra. Halem.

■ **CÓRTESE EL AGUA.** Si tiene las manos agrietadas, el agua no le conviene. En realidad, el agua es lo peor para las manos agrietadas. El lavado repetido elimina la capa de aceite natural de las manos y permite que la humedad de la piel se evapore y escape. Piénselo siempre dos veces antes de lavarse las manos innecesariamente. "Si tiene que lavarse las manos con frecuencia por su trabajo, aplíquese una crema para manos después de cada lavado", recomienda la Dra. Halem.

■ **BÁÑESE CON SENSATEZ.** Para evitar que se le agrieten las manos, la Dra. Halem recomienda que se dé una ducha (regaderazo) o que se bañe en agua tibia, no caliente, que limite el tiempo del baño y reduzca al mínimo su exposición a jabones que resecan la piel.

■ **ATRAPE LA HUMEDAD.** La mayoría de las personas por lo general se aplican una loción con las manos secas, pero es mejor aplicarla frotando cuando las manos aún están húmedas después de lavárselas. "Si se pone crema cuando las palmas están secas, agregará algo de humedad y sus manos se sentirán mejor durante unos minutos, pero no ayudará mucho a largo plazo", afirma el Dr. Jacob Teitelbaum. "En vez de eso, ponga la loción en las manos inmediatamente después de lavarlas para atrapar la humedad", advierte.

■ **OBSESIÓNESE CON LA CREMA.** Si tiene las manos agrietadas, sencillamente no puede aplicarse crema demasiado a menudo, afirma la Dra. Audrey Kunin. "Por lo tanto, sea obsesivo respecto a ello: aplíquese crema durante todo el día", sugiere. La Dra. Kunin recomienda que busque una crema de manos que contenga ciclometicona, un aceite de silicona. "E intente evitar cremas y lociones que contengan lanolina, ya que las personas propensas a sufrir eczema a menudo son alérgicas a esta sustancia", afirma la experta.

■ **UTILICE GUANTES PARA DORMIR.** "Hay unos guantes hidratantes que se utilizan por la noche; tienen una capa gruesa y gelatinosa en su interior", explica la Dra. Kunin. "Son excelentes; es como meter las manos en un humidificador".

■ **DEJE QUE LA CREMA PENETRE.** El Dr. Randy Wexler recomienda aplicarse en las manos una crema grasa (como la de la marca *Eucerin*) y cubrirlas con guantes antes de irse a la cama para realizar un tratamiento extra suavizante. Déjese los guantes puestos durante toda la noche. En cierto sentido sus manos permanecen vendadas y se pueden curar. "Este método puede ayudar muchísimo a las manos agrietadas", afirma el Dr. Wexler.

■ **CAMBIE SU JABÓN.** "En vez de utilizar jabón, lávese las manos con una loción limpiadora que no contenga aceite, como la de la marca *Cetaphil*", recomienda el Dr. Joseph Bark. "Aplíquela frotando en la piel hasta que haga espuma y luego límpiela con un pañuelo de papel. Es una manera maravillosa de lavar la piel sin ningún tipo de irritación".

■ **ACUDA AL ACEITE DE BAÑO.** Dando un paso más allá en la estrategia de no utilizar jabón, el Dr. Rodney Basler recomienda lavarse las manos con aceite para baño. "Tal vez no las

---

Mis soluciones preferidas

QUÉ ES: *Heel Rescue Superior Moisturizing Foot Cream.* Es un tratamiento humectante intensivo no graso para el alivio de los pies resecos, con escamas y agrietados, explica Amy Fry, quien vive en la ciudad de Nueva York.

POR QUÉ FUNCIONA: esta crema para pies intensiva está diseñada para penetrar, humectar y reparar la piel dura de los pies. Por lo tanto, es sumamente eficaz para curar la piel agrietada de las manos.

CÓMO LO UTILIZO: "Tengo un envase de *Heel Rescue Superior Foot Cream* de *PROFOOT* en mi escritorio para echarme en las manos", afirma Fry. Aunque está diseñada para los pies, funciona de maravilla en las manos. No tiene ese olor a menta típico de las cremas para pies normales y su textura no grasa hace que dure, incluso después de lavarse uno las manos. Es estupenda durante la temporada fría invernal, cuando lavarse las manos es fundamental.

---

sienta realmente tan limpias como cuando utiliza jabón, pero tampoco se resecarán", dice el Dr. Basler.

■ **NO TIRE LA TOALLA.** Si los baños de su lugar de trabajo tienen un secador de aire caliente en lugar de toallas, lleve una toalla de manos de su casa. Los secadores de aire caliente son duros con las manos. Si tiene que utilizar uno, mantenga las manos al menos a 6 pulgadas (15 cm) de la boquilla y séquelas muy bien.

■ **REMOJE SUS MANOS.** Aunque en términos generales debería mantener las manos fuera del agua, algunas veces un remojón terapéutico viene bien. "Una manera económica de lograr los mismos efectos humectantes que producen las cremas para la piel consiste sencillamente en remojar las manos en agua tibia durante unos pocos minutos. Luego séquelas y aplique un aceite vegetal o mineral a las manos húmedas para sellar la humedad", explica el Dr. Howard Donsky.

Asimismo, el Dr. Basler recomienda remojar las manos en una solución de agua y aceite. "Utilice el contenido de 4 tapones de un aceite para baño que se disperse bien (el aceite de la marca *Alpha Keri* es el mejor) en 1 pinta (0,5 l) de agua. Al final del día, remoje sus manos durante 20 minutos para devolver el aceite a la piel. Eso bastará para aliviar las manos agrietadas".

■ **DUPLIQUE.** "Cuando se aplique cualquier tipo de loción o crema, utilice lo que denomino la técnica de aplicación de doble capa de Bark", afirma el Dr. Bark. "Póngase una capa muy fina y déjela que penetre durante unos minutos. A continuación aplique otra capa

La prevención es la mejor solución

Es más fácil prevenir que curar las manos agrietadas. He aquí algunas maneras de hacerlo.

Aléjese del agua. Evite el agua caliente, los detergentes y los disolventes fuertes domésticos.

No se enjabone. Las manos se agrietan cuando el aceite de la piel se agota. Por lo tanto, no debe utilizar un jabón excesivamente fuerte o alcalino. Es mejor emplear un jabón suave, de preferencia con un poco de leche limpiadora. "A menudo recomiendo la marca *Dove* porque es prácticamente el jabón más suave que existe", comenta el Dr. Joseph Bark.

Humedezca el aire. "La piel se humecta desde adentro hacia afuera", indica el Dr. Rodney Basler. "Si hay humedad en el aire, no saldrá mucha a través de la piel. Por lo tanto, es una buena idea utilizar un humidificador doméstico".

Consienta sus manos. Cuando se aplique un humectante en la cara por la mañana, póngase un poco en las manos también. Haga lo mismo por la noche y sus manos estarán flexibles y resistirán el agrietamiento.

fina. Dos capas finas funcionan mucho mejor que una gruesa".

■ **PRUEBE EL ACEITE DE LIMÓN.** "Para suavizar y aliviar las manos irritadas, mezcle unas cuantas gotas de glicerina con unas cuantas gotas de aceite esencial de limón (ambos se pueden conseguir en las farmacias o en las tiendas de productos naturales). Con esta mezcla masajee sus manos a la hora de dormir", recomienda Lia Schorr, una especialista en el cuidado de la piel.

■ **COMBINE LA GOMA CON EL ALGODÓN.** "Para los trabajos húmedos, es sumamente importante utilizar guantes de algodón debajo de los de vinilo", explica el Dr. Nelson Lee Novick. La transpiración, las lociones y los medicamentos de las manos se acumulan dentro de los guantes y pueden irritarlas muy rápidamente. Si los guantes de algodón se mojan, cámbielos de inmediato. En caso contrario, sustitúyalos cada 20 minutos por un par nuevo. "No recomiendo los guantes de goma (hule) con un forro interno de algodón, ya que son muy difíciles de lavar", afirma el Dr. Novick. "Pero puede lavar por separado los guantes de algodón con un detergente suave como los de las marcas *Ivory Snow* o *Ivory Flakes*".

■ **TRATE SUS MANOS COMO SU ROSTRO.** Para mantener las manos suaves, flexibles y sin grietas, la Dra. Maccaro recomienda lavarlas con un jabón que contenga leche limpiadora.

■ **USE HIDROCORTISONA.** Las cremas y pomadas con hidrocortisona que se venden sin receta resultan útiles para tratar las manos agrietadas, sobre todo si tiene grietas dolorosas alrededor de los dedos. La Dra. Kunin recomienda utilizar una crema que se vende sin receta con un 1 por ciento de hidrocortisona o que pida a su médico una crema con cortisona que se venda con receta si las grietas están fuera de control.

■ **APLÍQUESE ÁCIDOS GRASOS.** "Las grietas de las manos pueden ser debidas a una carencia de ácidos grasos insaturados en la capa epitelial de la piel", explica Georgianna Donadio, Ph.D. Para combatirlo, la Dra. Donadio recomienda aplicarse en las manos un aceite rico en ácidos grasos insaturados. "Puede utilizar aceite de borraja, de almendras o de oliva", agrega la experta. "O conseguirse una crema de manos que contenga muchos agentes humectantes y ácidos grasos".

(*Nota*: si encuentra en este capítulo términos que no entiende o que jamás ha visto, favor de remitirse al glosario en la página 604).

PANEL DE EXPERTOS

EL **DR. JOSEPH BARK** ES DERMATÓLOGO EN LEXINGTON, KENTUCKY, Y DIRECTOR DE SKIN SECRETS, UN CENTRO PARA EL CUIDADO INTEGRAL DE LA PIEL.

EL **DR. RODNEY BASLER** ES DERMATÓLOGO Y PROFESOR ADJUNTO DE MEDICINA INTERNA EN EL COLEGIO DE MEDICINA DE LA UNIVERSIDAD DE NEBRASKA EN LINCOLN.

GEORGIANNA DONADIO, PH.D., ES LA DIRECTORA DEL INSTITUTO NACIONAL DE SALUD INTEGRAL, UN PROGRAMA DE CERTIFICACIÓN EN TRATAMIENTOS HOLISTICOS PARA PROFESIONALES DE LA MEDICINA.

EL **DR. HOWARD DONSKY** ES INSTRUCTOR CLÍNICO DE DERMATOLOGÍA EN LA FACULTAD DE MEDICINA Y ODONTOLOGÍA DE LA UNIVERSIDAD DE ROCHESTER. ES DERMATÓLOGO EN EL CENTRO DE DERMATOLOGÍA Y COSMÉTICA DE ROCHESTER EN NUEVA YORK.

LA **DRA. MONICA HALEM** ES PROFESORA CLÍNICA ADJUNTA DE CIRUGÍA DERMATOLÓGICA EN EL HOSPITAL PRESBITERIANO DE NUEVA YORK/COLUMBIA EN LA CIUDAD DE NUEVA YORK.

LA **DRA. AUDREY KUNIN** ES DERMATÓLOGA COSMÉTICA EN KANSAS CITY MISSOURI Y FUNDADORA DE LA PÁGINA *WEB* EDUCATIVA SOBRE DERMATOLOGÍA WWW.DERMADOCTOR.COM.

JANET MACCARO, PH.D., C.N.C., ES NUTRICIONISTA HOLÍSTICA Y CONSULTORA CERTIFICADA SOBRE NUTRICIÓN EN SCOTTSDALE, ARIZONA, Y PRESIDENTA DE LA EMPRESA DR. JANET'S BALANCED BY NATURE PRODUCTS.

EL **DR. NELSON LEE NOVICK** ES PROFESOR CLÍNICO DE DERMATOLOGÍA EN LA FACULTAD DE MEDICINA MOUNT SINAI EN LA CIUDAD DE NUEVA YORK.

LIA SCHORR ES ESPECIALISTA EN EL CUIDADO DE LA PIEL Y DIRECTORA DEL INSTITUTO LIA SCHORR DE FORMACIÓN EN EL CUIDADO DE LA PIEL Y LOS COSMÉTICOS EN LA CIUDAD DE NUEVA YORK.

EL **DR. JACOB TEITELBAUM** ES UN INTERNISTA QUE CUENTA CON CERTIFICACIÓN PROFESIONAL Y DIRECTOR MÉDICO DE LOS CENTROS PARA EL TRATAMIENTO DE LA FIBROMIALGIA Y LA FATIGA, UBICADOS EN TODO EL PAÍS.

EL **DR. RANDY WEXLER** ES PROFESOR ADJUNTO EN EL DEPARTAMENTO DE MEDICINA FAMILIAR EN EL CENTRO MÉDICO DE LA UNIVERSIDAD ESTATAL DE OHIO, UBICADO EN COLUMBUS.

Curas culinarias

"Si quiere el remedio casero más barato que existe, utilice *Crisco*", indica el Dr. Joseph Bark. "Es un humectante maravilloso que cubre la piel y mantiene el agua en el interior. La clave consiste en utilizar muy poco y aplicarlo frotando bien para que las manos no queden grasosas. Su piel tan sólo precisa una barrera del grosor de dos moléculas para protegerse de la pérdida de agua. En la Universidad Duke llamaban a *Crisco* la 'Crema C' y los médicos la ofrecían libremente; realmente funciona".

"No hay que comprar cremas caras para obtener buenos resultados", coincide el Dr. Howard Donsky. "Entre los sustitutos económicos para las personas con la piel reseca y normal se encuentran la manteca de cacao, la lanolina, la vaselina y los aceites minerales ligeros".

Mareo

18 técnicas para dejar de dar vueltas

 CUÁNDO CONSULTAR AL MÉDICO

Todo el mundo sufre mareos de vez en cuando —cuando nos levantamos de la cama, por ejemplo, o al incorporarnos después de estar trabajando en el jardín— y no siempre es un problema.

"Si es leve, no ocurre casi nunca y estuvo provocado claramente por una actividad concreta, probablemente sea inocuo", afirma el Dr. Terry D. Fife. Sin embargo, si los mareos se producen a menudo o están acompañados de otros síntomas, pueden ser graves.

El mareo que está seguido de un desmayo podría ser una señal de advertencia de enfermedades cardíacas. El vértigo o mareo acompañado por problemas de dicción, visión borrosa o doble o entumecimiento u hormigueo en los brazos o las piernas podría tratarse de un derrame cerebral.

Si el vértigo aparece desde la nada o está acompañado por cualquiera de estos otros síntomas, necesita ir con un médico de inmediato, advierte el Dr. Fife.

El mareo realmente desorienta a quien lo padece, pero si usted lo sufre, desde luego no está solo. El mareo, junto con el dolor de espalda y de cabeza, se encuentra a la cabeza de la lista de las quejas de salud más comunes que las personas realizan en los consultorios médicos. Más de 2 millones de personas buscan ayuda cada año a causa de sus mareos. Los mayores normalmente experimentan mareos o trastornos del equilibrio con más frecuencia, pero estos problemas pueden afectar a las personas de todas las edades. Tal vez le reconforte saber que la Clínica Mayo afirma que la mayoría de las veces los mareos no son síntoma de ninguna enfermedad grave.

La sensación de que el mundo está dando vueltas es un tipo de mareo conocido como vértigo. El Dr. Terry D. Fife explica que algunos problemas del oído interno, como una lesión, infecciones víricas, inflamación, desechos flotantes y hemorragias pueden causar vértigo.

Pero no todos los mareos proceden de problemas en el oído interno, advierte el Dr. Fife. También pueden ser debidos a una mala circulación, efectos secundarios de los medicamentos y una enfermedad conocida como hipotensión ortostática, en la cual la presión arterial baja temporalmente cuando uno se encuentra en posición vertical o cuando uno se levanta de repente.

Con frecuencia los mareos desaparecen solos, pero pueden tener consecuencias a largo plazo, sobre todo cuando se produce una pérdida de equilibrio o caídas. "La gente puede llegar a tener tanto miedo de caerse que dejan de ser físicamente activos", afirma el Dr. Fife. Para controlar los mareos, los expertos recomiendan lo siguiente:

■ **DEJE DE MOVERSE INMEDIATAMENTE.** Si siente que le sobreviene un ataque, permanezca absolutamente inmóvil durante unas cuantas horas. No mueva la cabeza en absoluto. Al no movernos, la presión arterial se estabiliza y el oído interno recupera su equilibrio normal.

■ **LUEGO SIÉNTESE.** El mareo y el vértigo se producen normalmente cuando cambiamos de postura o nos levantamos. Si nos sentamos inmediatamente es muy probable que los síntomas desaparezcan. . . y es mucho más seguro que intentar permanecer de pie cuando el mundo da vueltas.

■ **EXTIENDA LA MANO Y TOQUE ALGO.** Cuando sienta que le sobreviene un mareo, apoye levemente los dedos sobre los objetos que le rodean. Por ejemplo, puede apoyarse en una estantería, en una mesa o en el respaldo de una silla.

Las sensaciones de mareo se producen cuando el cerebro recibe mensajes contradictorios, explica el Dr. Fife. Puede que sus ojos estén convencidos de que usted está dando vueltas, mientras sus pies saben muy bien que usted está quieto. Este conflicto en las sensaciones empeora el vértigo. "Si establece contacto con suficientes objetos, sus nervios sensoriales comienzan a ajustarse", indica Fife.

■ **PRUEBE EL MOVIMIENTO ANTIMAREO.** Se ha demostrado que la maniobra de Epley,

una sencilla serie de movimientos de la cabeza y el cuello que toma un minuto aproximadamente, ayuda a aliviar el vértigo. En un estudio, el 94 por ciento de las personas que sufrían mareos experimentaron un alivio después de sólo una semana de sesiones diarias de ejercicios de inclinación.

Para aprender los movimientos, mire un breve video clip instructivo en www.prevention.com/links (busque la lista de enlaces de noviembre de 2008), o vaya a www.youtube.com y busque "Epley". También puede visitar www.vestibular.org para encontrar un médico entendido en el tema. Los ejercicios de inclinación funcionan al poner en movimiento los cristales de calcio flotantes y enviarlos de vuelta al oído interno, donde pueden reabsorberse.

■ **CALIENTE LOS MOTORES.** Si usted padece de hipotensión ortostática, la sangre tiende a estancarse en las piernas y pies. Esto provoca una reducción en la circulación sanguínea del cerebro, lo cual a su vez puede causar mareo. "Calentar los músculos de las piernas antes de levantarse —cruzando y descruzando las piernas, por ejemplo— ayuda a que la sangre vuelva a circular", explica el Dr. Joshua Hoffman.

■ **LEVÁNTESE POR ETAPAS.** No se levante de la cama de un brinco por la mañana, debe balancear las piernas por el lado de la cama y levantarse lentamente hasta sentarse. Espere un minuto o dos, luego incorpórese despacio. De este modo, según el Dr. Hoffman, su presión arterial tendrá tiempo para adaptarse, lo cual puede evitar los mareos.

■ **SIGA MOVIÉNDOSE.** Es normal que las personas que experimentan mareos frecuentes tengan cada vez más miedo a caerse. Como consecuencia, cada vez son más sedentarios y esto reduce la capacidad del cerebro de controlar y ajustar el sentido del equilibrio, lo cual hará que las caídas sean aún más probables.

Según el Dr. Hoffman, es importante permanecer activo físicamente para mantener la fuerza muscular y el equilibrio. Dé sus paseos habituales, vaya de compras, corra o ande en bicicleta. Siempre que se mueva con cuidado en los momentos de "alto riesgo" —utilizando el pasamanos cuando baje escaleras, por ejemplo, o moviéndose lentamente tras cambiar de postura— es poco probable que pierda el equilibrio.

Si usted ya ha perdido la confianza en su equilibrio, los médicos recomiendan que consulte a un especialista del equilibrio.

■ **CONOZCA LAS CAUSAS.** El mareo y el vértigo que se producen en momentos previsibles

—a primera hora de la mañana cuando uno se levanta de la cama, por ejemplo, o cuando cambia de postura repentinamente— tal vez indiquen que hay un trastorno del oído interno fácil de tratar.

Una bajada repentina de la presión arterial puede provocar mareo y puede deberse a diferentes cosas, como cambios súbitos de temperatura, por ejemplo, al pasar de un auto caliente a un edificio con aire acondicionado. "El hambre es otro factor desencadenante para algunas personas y acabar de comer es otro factor desencadenante para otros. El mareo provocado por el hambre tal vez está relacionado con un nivel bajo de azúcar en la sangre (glucosa), mientras que el mareo de después de comer puede deberse a procesos digestivos que 'roban' la sangre del cerebro", explica el Dr. Fife.

Si hace poco que tuvo un resfriado (catarro), no se sorprenda si comienza a experimentar mareos, advierte el Dr. Fife. Los virus de los resfriados a veces viajan hasta el oído interno y provocan una afección conocida como neuritis vestibular, la cual causa inflamación y lesiones en el mecanismo del equilibrio del oído interno, lo cual provoca vértigo. "Normalmente remite en unos cuantos meses", afirma el Dr. Fife.

■ **USE ZAPATOS BAJOS.** Aparte del hecho de que caminar con tacones es peligroso cuando el mundo parece girar a su alrededor, los zapatos bajos ofrecen más contacto con el suelo y esto facilita al cerebro procesar la información sobre nuestra postura. Según el Dr. Fife, esto evita la "confusión" del oído interno y previene caídas.

■ **EVITE RESBALARSE.** Cualquiera que tenga una tendencia a marearse debería utilizar

---

Mis soluciones preferidas

QUÉ ES: para evitar el vértigo, Alicia Fagan de Glen Mills, Pensilvania, recomienda mantener los ojos cerrados cuando uno cambia de postura erguida a recostada.

POR QUÉ FUNCIONA: al parecer cerrar los ojos evita que las señales visuales confusas provoquen el mareo o lo empeoren.

CÓMO SE UTILIZA: cuando se vaya a acostar o desplomar sobre en el sofá, primero siéntese en la orilla y cierre los ojos antes de reclinarse. Del mismo modo, cuando se levante, incorpórese con los ojos cerrados, luego ábralos cuando ya esté de pie.

Curas culinarias

El mareo a menudo provoca náuseas. Se ha demostrado que el jengibre, un remedio tradicional para el estómago descompuesto, alivia estas náuseas, afirma el Dr. Terry D. Fife. El jengibre fresco, tanto si se come en rodajas o rallado o se utiliza para preparar un té, puede ser eficaz. También puede probar suplementos que se venden sin receta, siguiendo las indicaciones de la etiqueta.

únicamente tapetes antideslizantes en la bañadera (bañera, tina) o en la ducha (regadera), así como en el piso del baño y la cocina. Por lo tanto, en las zonas donde es fácil resbalarse, evite las alfombras o tapetes que estén hechos de puro algodón. En cambio, opte por alfombras o tapetes con refuerzo de goma adherente por seguridad.

■ **USE UNA LAMPARILLA DE NOCHE.** La oscuridad puede ser especialmente traicionera para las personas con problemas en el oído interno porque el cerebro, que normalmente compensa la falta de información de los oídos recurriendo a más información de los ojos, no recibe suficientes pistas visuales para que el organismo pueda permanecer correctamente orientado. Según el Dr. Fife, simplemente utilizando una lamparilla de noche se podrían evitar los mareos.

"Si tiene considerables problemas en el oído interno, nunca nade en la oscuridad", afirma el Dr. Fife. "Algunas personas, cuando se encuentran bajo el agua, no son capaces de saber lo que está arriba y lo que está abajo. Algunos de nuestros pacientes casi se ahogan porque no podían percibir hacia donde debían ir para salir a respirar en la piscina (alberca), ya que estaban convencidos de que el fondo era la superficie".

■ **OJO CON CIERTAS ALFOMBRAS.** Las alfombras con acolchado profuso y suave puede que sean agradables para los pies, pero la amortiguación puede hacer que al organismo le resulte más difícil permanecer orientado correctamente, explica el Dr. Fife. Esto es debido a que las superficies blandas les dificultan a los nervios de los pies detectar los cambios en la posición de las articulaciones necesarios para mantener el equilibrio.

■ **GUARDE LOS CABLES.** Los cables eléctricos y los de computadora son como serpientes peligrosas al acecho, sobre todo si uno está luchando contra el mareo. Guarde estos cables peligrosos para no tropezar siempre que sea posible. Puede comprar unas cubiertas para cables especiales en tiendas que venden productos de oficina que mantendrán todos sus cables cuidadosamente unidos y sin enredos y también estarán más visibles.

■ **TENGA CUIDADO EN LOS BAÑOS.** El baño es una zona de alto riesgo porque la combinación de superficies resbalosas y movimientos que hacen perder el equilibrio —inclinarse para cepillarse los dientes, por ejemplo— hacen más probables las caídas. Además, al bañarse o darse una ducha los vasos sanguíneos se dilatan y baja la presión arterial. Si se mueve demasiado deprisa, su mente puede que no obtenga suficiente oxígeno y usted se puede sentir aturdido y mareado, explica el Dr. Hoffman. Por ello, es buena idea instalar barras de agarre en la bañadera y la ducha y al lado del inodoro (excusado). Las barras, que se pueden conseguir en las ferreterías, ofrecen estabilidad en caso de que el mareo le sobrevenga mientras está de pie o saliendo de la bañadera.

■ **BEBA MUCHA AGUA.** La sensación de sed disminuye con el tiempo, lo cual significa que los adultos mayores suelen estar un poco deshidratados. Incluso una deshidratación leve puede provocar bajadas de presión arterial que causan mareos de vez en cuando, afirma el Dr. Fife.

Intente beber de 8 a 10 vasos (de 8 onzas/237 ml cada uno) de agua diariamente. "El agua es buena, pero cuando alguien está deshidratado, las bebidas para deportistas son aún mejores", comenta el Dr. Fife. Contienen sodio y otros electrólitos que ayudan a que el organismo retenga líquidos.

■ **CONSIDERE TOMAR MEDICAMENTOS.** Si sufre mareos causados por movimiento (mareos por viajar en auto, en avión o en barco), puede que su médico le recomiende un medicamento que se vende sin receta, como los de las marcas *Dramamine* o *Bonine*. Estos fármacos reducen las señales químicas procedentes del oído interno hacia el "centro de vómitos" del cerebro.

■ **REDUZCA SU CONSUMO DE SAL.** Algunas veces el vértigo tiene su origen en una afección conocida como la enfermedad de Ménière, la cual se produce cuando se acumula líquido en el oído interno. Si le han diagnosticado esta afección, seguir una dieta baja en sal puede reducir la acumulación de líquido que

causa episodios de vértigo. Los médicos por lo general recomiendan no consumir más de 2.000 miligramos de sodio al día.

Cuando compre alimentos empacados, revise las etiquetas para ver cuánto sodio contienen. Lo mejor es comprar productos en cuya etiqueta ponga "*low sodium*" (bajos en sodio) o "*sodium-free*" (sin sodio). Está bien agregar un poco de sal a los alimentos en la mesa, pero no durante la cocción, lo cual, según algunas personas, brinda menos sabor.

■ **HAGA UNA LISTA DE MEDICINAS.** Luego revísela dos veces; primero con su médico y después con su farmacéutico. Muchos fármacos que se venden con receta y sin ella, incluidos la aspirina, los antidepresivos y algunos medicamentos para tratar la presión arterial alta (hipertensión), provocan mareos. En algunos casos, cambiar los fármacos puede ser todo lo que precise para reducir o eliminar el mareo.

(*Nota*: si encuentra en este capítulo términos que no entiende o que jamás ha visto, favor de remitirse al glosario en la página 604).

PANEL DE EXPERTOS

EL **DR. TERRY D. FIFE** ES PROFESOR ADJUNTO DE NEUROLOGÍA CLÍNICA EN LA UNIVERSIDAD DE ARIZONA, EN TUCSON, Y DIRECTOR DEL CENTRO DEL EQUILIBRIO DE ARIZONA EN EL INSTITUTO NEUROLÓGICO BARROW, UBICADO EN PHOENIX.

EL **DR. JOSHUA HOFFMAN** ES INTERNISTA Y DIRECTOR MÉDICO DEL PROGRAMA PARA MÉDICOS DE ASISTENCIA HOSPITALARIA DEL GRUPO MÉDICO SUTTER, EN SACRAMENTO, CALIFORNIA.

Mareos por movimiento

19 curas rápidas

Los franceses lo llaman "el mal del mar" e incluso los marineros más experimentados pueden llegar a sufrirlos. Sin embargo, puede darse en otros lugares, entre ellos en un auto, en juegos mecánicos o en aviones. En todos los casos, se trata de una sensación muy desagradable de mareos y náusea provocado por el movimiento.

El organismo depende de varios sistemas para mantenerse funcionando correctamente cuando está en movimiento, según explica el Dr. Tim Hain. Entre estos están varias estructuras del oído interno, los ojos, los llamados somatosensores ubicados alrededor del organismo que reciben información (como la que se percibe mediante el sentido del tacto), así como una sensación interna mental del movimiento, en la que la mente anticipa los movimientos que pronto estará realizando.

"En general, cuando no hay una correspondencia entre uno o más de estos sistemas, puede presentarse un mareo por movimiento", dice el Dr. Hain. Por ejemplo, si va en el asiento trasero de un auto leyendo un libro mientras viaja por una carretera llena de baches o curvas, sus oídos internos están reportando que está saltando por todas partes, pero sus ojos están fijados en el libro que está frente a usted. Esta es una receta común para sufrir de mareos causados por movimiento.

Aunque no a todas las personas les dan, las señales son bastante claras cuando ocurren: mareo, sudoración, palidecimiento y sensación de náusea. Si las cosas no mejoran, entonces viene el vómito.

Curas culinarias

 A continuación están algunas que vale la pena probar.

JENGIBRE. Además de que es un remedio probado y comprobado, el jengibre también pasó el escrutinio científico cuando un experimento demostró que dos cápsulas de raíz de jengibre en polvo son más eficaces que una dosis de *Dramamine* para prevenir los mareos causados por movimiento.

ACEITUNAS Y LIMONES. Según dicen algunos doctores, los mareos causados por movimiento hacen que se produzca saliva en exceso, lo cual puede provocar náusea. Las aceitunas contienen sustancias químicas llamadas taninos, los cuales secan la boca. Por lo tanto, según dice la teoría, comer un par de aceitunas al primer indicio de náusea puede ayudar a disminuirla, al igual que chupar un limón agrio.

GALLETAS SALADAS. Las galletas saladas no detienen la salivación pero sí pueden ayudar a absorber el líquido excedente cuando llegan al estómago. Sus "ingredientes secretos" son el bicarbonato de sodio y el crémor tártaro.

Una vez que ha empezado a sentir los síntomas, es muy difícil detener un mareo por movimiento, en particular si ya ha llegado al punto en que se instala la náusea. Sin embargo, los remedios siguientes pueden ayudar a aminorar los síntomas e incluso a hacerlos más breves. Mejor aún, tal vez le sirvan para evitarlos por completo durante su próximo paseo en lancha en un mar picado.

■ **PIENSE EN ALGO PLACENTERO.** "Los mareos por movimiento se deben en parte a factores psicológicos —dice el Dr. Horst Konrad—. Si piensa que va a vomitar, lo más probable es que vomite. En cambio, centre sus pensamientos en algo más placentero que su entorno".

■ **IGNORE A LOS MAREADOS.** Esto es algo que pasa con frecuencia. Usted está en una lancha de pesca. Todo va bien hasta que alguien se empieza a sentir mal. A usted le da pena verlo así e incluso hasta le ofrece su ayuda. Al poco rato, usted se empieza a sentir mal también. Luego cae otra persona. Es el efecto dominó en acción. Aunque suene cruel, haga su mejor esfuerzo por ignorar a los que se estén sintiendo mal, dice el Dr. Konrad. De otro modo, es probable que termine igual que ellos.

■ **OLVÍDESE DE OLER.** Los malos olores como el humo del motor, el olor a pescado en hielo en la parte trasera de la lancha o el olor a comida de avión que despide el carrito de la aeromoza, pueden contribuir a la náusea, dice el Dr. Konrad. Apunte su nariz hacia otra parte.

■ **APAGUE SU CIGARRILLO.** Si usted fuma, tal vez piense que prender un cigarrillo pueda ayudarle a calmarse e impedir el mareo causado

por movimiento. Pero no es así: el humo del cigarrillo contribuye a la náusea inminente, dice el Dr. Konrad. Si no fuma, es mejor que se vaya a la sección de no fumar cuando sienta que le esté empezando el malestar estomacal.

■ **VIAJE DE NOCHE.** Es menos probable que se maree si viaja de noche porque no puede ver el movimiento tan bien como durante el día, dice Roderic W. Gillilan, O.D.

■ **PIÉNSELO BIEN ANTES DE BEBER.** "Beber demasiado alcohol puede interferir con la manera en que el cerebro maneja la información acerca del entorno, provocando síntomas de mareos por movimiento", dice el Dr. Konrad. Además, el alcohol se puede disolver en los líquidos que hay en su oído interno, haciendo que se maree, dice. Mientras viaje en avión o por barco, procure no beber o al menos, beba con moderación.

■ **COMA ANTES DE SALIR.** A menudo, las personas no comen antes de iniciar una actividad que les pueda causar mareos por movimiento, dice Max Levine, Ph.D. Esto parecería ser razonable, pero no es una buena idea. "Traer el estómago vacío es una de las peores cosas que puede hacer. Parece que si hace que su estómago adopte su ritmo normal de contracciones, es más probable que se quede así que si lo deja ahí nada más sentado sin nada que hacer", explica.

En uno de los estudios de investigación realizados por el Dr. Levine, se les pidió a los participantes que se quedaran sentados durante varios minutos con la cabeza dentro de un barril giratorio pintado con rayas blancas y negras, lo cual, evidentemente, puede provocar náusea. Quienes bebieron una malteada rica en proteínas antes del experimento reportaron menos síntomas que quienes no habían comido nada y al medir su actividad estomacal, también se encontraron menos movimientos excesivos. Por lo tanto, coma una merienda (refrigerio, tentempié) que contenga proteínas antes de salir a realizar cualquier actividad que pudiera revolverle el estómago. Sólo asegúrese de que la merienda sea baja en grasa. Los alimentos ricos en grasa como las hamburguesas con queso no le ayudarán.

■ **DUERMA BIEN.** "La fatiga hace que sea más probable que le den mareos por movimiento", dice el Dr. Gillilan. Por lo tanto, asegúrese de dormir sus horas antes de salir de viaje. Si viaja de pasajero en auto o avión, también le servirá dormir un poco durante el viaje, aunque sea para evitar estímulos potencialmente nauseabundos.

■ **VAYA DETRÁS DEL VOLANTE.** Estar en control de la situación, o incluso sentir que tiene el control, puede ayudarle a disminuir la náusea, dice el Dr. Levine. En otros experimentos realizados con el barril giratorio para inducir la náusea, cuando se les dio a los participantes un botón que podían oprimir haciéndoles creer que así podrían controlar la rotación de la máquina, presentaron síntomas menos graves, pese a que estuvieron expuestos a la misma rotación que las personas a quienes no se les dio un botón.

Por lo tanto, cuando esté viajando, es menos probable que se maree si viaja como conductor en lugar de viajar como pasajero. También es una buena idea irse por rutas que le sean familiares para que pueda llegar a su destino con más eficiencia y para que pueda anticipar de mejor

forma los movimientos que van a ir ocurriendo en el camino, dice el Dr. Hain.

■ **LIMITE LA LECTURA.** Evidentemente, si leer mientras viaja en un vehículo en movimiento le provoca mareos, deje su lectura para después. Aunque es cierto que hojear las páginas de un libro quizá le ayude a que el tiempo se le pase más rápido, la náusea y el vómito subsiguientes harán que el viaje se le haga mucho más largo.

Si no puede prescindir de su lectura, hay maneras de leer sin marearse, dice el Dr. Gillilan. Entre ellas, encontramos las siguientes:

■ Húndase en el asiento y sostenga el material de lectura al nivel de sus ojos. "No es leer en sí lo que lo marea —dice—, sino el ángulo al cual está leyendo. Mientras esté viajando en automóvil, el movimiento visible que se ve por las ventanas laterales llega a los ojos a un ángulo extraño y eso es lo que provoca los síntomas. Este método hace que sus ojos estén en la misma posición que estarían si estuviera mirando la carretera".

■ Ponga sus manos junto a sus sienes para bloquear el movimiento externo o déle la espalda a la ventana que esté más cerca de usted.

■ **DISFRUTE EL PAISAJE.** Cuando esté viajando en auto, pásese al asiento delantero y céntrese en la carretera o el horizonte. Esto puede ayudar a equilibrar las señales de su organismo y sus ojos. Lo mismo debe hacer cuando esté viajando en barco o lancha: no fije la mirada en el

Un remedio extremo de la era espacial

"Cuatro, tres, dos, uno. . . ¡despegue!" Con un rugido que cimbra la tierra, los inmensos propulsores impulsan al *Spacelab 3* y los cuatro miembros de su tripulación hacia la estratósfera, para dejar atrás a todo un mundo de personas temblando de emoción. Pero los que manejan los controles en Tierra no son los únicos que quedan afectados. Tan sólo siete minutos después de haber despegado, un miembro de la tripulación tiene su primer "episodio de vómito", un incidente que se repite muchas veces durante la misión.

Sufrir de mareos causados por movimiento en el espacio es un problema serio para los astronautas. "En cualquier momento dado, la tripulación entera podría quedar incapacitada —dice Patricia Cowings, Ph.D.—. Esto podría ser potencialmente desastroso. Vomitar mientras están usando un casco podría causarles la muerte". Y no hay una solución fácil, dado que los medicamentos para tratar estos mareos pueden tener efectos secundarios peligrosos.

Pero gracias al programa de capacitación en biorretroalimentación, ya se están abriendo nuevos horizontes. Durante décadas, la Dra. Cowings y sus colegas les han estado provocando mareos a personas para poder ayudar a los astronautas a sentirse mejor.

"En esencia, nuestra rutina consiste en traer a una persona a nuestro laboratorio y hacer que vomite", dice la Dra. Cowings, conocida entre sus colegas como la "Virreina del Vómito". Esto lo logran con la ayuda de un

agua, dado que ahí verá cómo el barco sube y baja y cómo las olas rompen a su alrededor. En su lugar, fije la mirada en algún punto en el horizonte, de preferencia en algún punto inmóvil, como la línea de la costa.

■ **PRUEBE PRESIONARSE.** Hay unas muñequeras especiales que quizás sean de ayuda con el problema de los mareos por movimiento. Se venden en muchas tiendas de artículos marinos y para viaje. En inglés se llaman *acupressure wristbands*. Emplean la digitopuntura para combatir los mareos. Tienen un botón de plástico que se debe colocar sobre lo que los doctores orientales llaman el punto *Nei-Kuan* que se encuentra en la parte interna de la muñeca. Hacer presión sobre este botón durante unos

cuantos minutos deberá de protegerlo de la náusea.

■ **REMÉDIESE SIN RECETAS.** Los medicamentos que se venden sin receta como los de las marcas *Dramamine* y *Bonine* pueden ser útiles, pero es necesario que se los tome antes de empezar a sentirse mal, dice el Dr. Hain. Si usted es susceptible a los mareos causados por movimiento, tómese la medicina 30 minutos antes de que empiece el movimiento. Asimismo, tenga presente que estos medicamentos causan somnolencia, por lo cual podrían no ser una buena opción si necesita mantenerse alerta.

■ **EL TIEMPO TODO LO CURA.** Este dicho también resulta cierto en el caso de los mareos causados por movimiento. Quizá sienta que se va

dispositivo tortuoso: una silla que gira mientras mueve la cabeza de los voluntarios a varios ángulos, alterando el sentido del equilibrio del oído interno en unos cuantos minutos. "Funciona con casi todo el mundo", dice.

Mientras el sujeto está girando, se van midiendo sus respuestas fisiológicas como frecuencia cardíaca, frecuencia respiratoria, sudoración y contracciones musculares. "No hay dos personas que tengan exactamente la misma reacción —dice la Dra. Cowings—. Los mareos por movimiento en realidad son como un tipo de huella digital que son únicos para cada persona". Una vez que se descubre esa huella digital, sirve de mapa para que cada persona aprenda a controlar sus reacciones particulares a través de una combinación de relajación profunda y ejercicios musculares al usar músculos que ni siquiera sabemos que podemos ejercitar, como los de los vasos sanguíneos.

Si usted puede aprender a controlar sus respuestas iniciales, puede evitar que surjan otras respuestas más violentas. La tasa de éxito es tan elevada que la Dra. Cowings y sus colegas ya patentaron la técnica. "Alrededor del 60 por ciento de los sujetos pueden eliminar sus síntomas por completo cuando los volvemos a sentar en la silla. Otro 25 por ciento pueden disminuir significativamente sus reacciones. Y la capacitación sigue siendo eficaz durante un lapso de hasta tres años", dice.

Los resultados son lo suficientemente prometedores como para sugerir que en efecto hay una cura real para los mareos causados por movimiento en el horizonte, dice la Dra. Cowings.

a morir, pero estos mareos no matan. Tarde o temprano su organismo deberá de ajustarse al entorno en un barco o lancha, aunque quizá tarde unos cuantos días.

Por lo tanto, sea paciente. Las cosas mejorarán.

(*Nota*: si encuentra en este capítulo términos que no entiende o que jamás ha visto, favor de remitirse al glosario en la página 604).

PANEL DE EXPERTOS

PATRICIA COWINGS, PH.D., ES INVESTIGADORA PRINCIPAL DE LOS LABORATORIOS DE INVESTIGACIÓN PSICO-FISIOLÓGICA DEL CENTRO DE INVESTIGACIÓN AMES DE LA NASA EN MOFFETT FIELD, CALIFORNIA. TAMBIÉN ES PROFESORA DE PSIQUIATRÍA DE LA UNIVERSIDAD DE CALIFORNIA EN LOS ÁNGELES.

RODERIC W. GILLILAN, O.D., ES OPTOMETRISTA RETIRADO EN EUGENE, OREGON, DONDE SIGUE TRABAJANDO COMO EDUCADOR EN MAREOS CAUSADOS POR MOVIMIENTO.

EL **DR. TIM HAIN** ES PROFESOR DE NEUROLOGÍA, OTORRINOLARINGOLOGÍA Y FISIOTERAPIA-CIENCIAS DEL MOVIMIENTO HUMANO DE LA FACULTAD DE MEDICINA DE LA UNIVERSIDAD DEL NOROESTE EN CHICAGO.

EL **DR. HORST KONRAD** ES PROFESOR DE OTORRINO-LARINGOLOGÍA DE LA FACULTAD DE MEDICINA DE LA UNIVERSIDAD DEL SUR DE ILLINOIS EN SPRINGFIELD.

MAX LEVINE, PH.D., ES PROFESOR AUXILIAR DE PSICOLOGÍA DE LA UNIVERSIDAD SIENA EN LOUDONVILLE, NUEVA YORK, DONDE SE ESPECIALIZA EN ASUNTOS DE CUERPO Y MENTE RELACIONADOS CON LA NÁUSEA.

Menopausia

16 *tips* para facilitar la transición

CUÁNDO CONSULTAR AL MÉDICO

La Dra. Mary Jane Minkin tiene unas cuantas reglas para determinar cuándo es necesario consultar al médico por síntomas relacionados con la menopausia. En primer lugar, ella recomienda hacerse un chequeo (revisión) anual sin falta. Además, si está manchando de manera irregular o si tiene cualquier sangrado extraño, también deberá consultar a su médico, dice. Por último, si la menopausia le provoca una sensación de malestar general, consulte a su doctor.

A lo largo de la historia, la menopausia realmente no generó problemas para muchas mujeres, dado que la mayoría no vivían lo suficiente como para pasar por ella. En el mundo occidental, la menopausia se presenta a los 51 años en promedio y los expertos están prácticamente seguros de que esta edad ha sido igual durante siglos. Pero en los Estados Unidos, por desgracia las mujeres nacidas incluso en 1900 tan sólo vivían 48 años en promedio.

Por lo tanto, si usted se está acercando a la edad de la menopausia, quizá le dé gusto saber que al menos va a tener la oportunidad de vivir una nueva etapa en su vida.

Y otra noticia buena acerca de la menopausia es que no es una enfermedad, ni tampoco tiene por qué incluir cambios que le alteren la vida. Muchas mujeres pasan por la menopausia con síntomas mínimos y muchos de los síntomas que sí presentan a menudo se pueden controlar naturalmente.

Los doctores comúnmente definen la menopausia como la ausencia de menstruaciones durante un año sin otras causas evidentes. Según la Sociedad de la Menopausia de América del Norte, las mujeres estadounidenses entran a la menopausia entre los 40 y 58 años de edad.

Los síntomas de la menopausia varían enormemente de una mujer a otra. Algunas pueden presentar muy pocos síntomas, mientras que otras parecen haber sido golpeadas por un ciclón. Conforme van envejeciendo, los niveles de estrógeno van disminuyendo, provocando la menopausia y también elevando el riesgo de desarrollar enfermedades cardiovasculares y osteoporosis. Los síntomas más comunes son aumento de peso, cambios vaginales (entre ellos resequedad y pérdida de elasticidad del tejido vaginal), alteraciones del sueño, cambios emocionales y sofocos (bochornos, calentones).

Pero esto no significa que tenga que presentar estos síntomas. Aliméntese de manera saludable, haga ejercicio y hable con su médico acerca de la posibilidad de recibir la terapia de reemplazo hormonal, otros medicamentos o remedios herbarios. Todos pueden ayudarle a facilitar la transición, permitiéndole disfrutar los beneficios de la menopausia: el fin de las menstruaciones, del síndrome premenstrual y de la preocupación de quedar embarazada.

■ **DEJE DE FUMAR.** Su probabilidad de desarrollar enfermedades cardíacas y osteoporosis aumenta drásticamente durante la menopausia. El tabaquismo hace que este riesgo sea aún más elevado. Y esa no es la única razón por la cual debe quitarse el vicio. "Las fumadoras entran a la menopausia, en promedio, dos años antes que las no fumadoras", dice la Dra. Mary Jane Minkin. Dejar de fumar a una edad temprana es crucial tanto para la salud reproductora como para una transición saludable a la menopausia. Si bien es cierto que dejar de fumar a los 48 años no le ayudará a evitar una menopausia temprana, sí puede ser útil dejar el vicio a los 22 ó 23 años de edad, dice.

Esta es otra buena razón para dejar de fumar: cuando hay humo, aumenta la probabilidad de que le den sofocos. (Para mayor información

acerca de los sofocos, vea la página 539). Los estudios de investigación han descubierto que el 50 por ciento de las fumadoras tienen sofocos, en comparación con tan sólo el 33 por ciento de las mujeres que nunca han fumado, dice la Dra. Minkin.

■ **BEBA CON MODERACIÓN.** El exceso de alcohol tampoco es bueno para la salud de los huesos y del corazón cuando está pasando por la transición hacia la menopausia. "Puede beber una copa de vino al día sin problemas", dice la Dra. Minkin. Pero tomar una botella al día definitivamente no es bueno para su corazón ni para sus huesos. Según la Sociedad Nacional de Osteoporosis, tomar alcohol en exceso inhibe la formación de hueso y esta es una etapa de la vida en que la fragilidad ósea se convierte en una preocupación importante. (Para mayor información acerca de la osteoporosis, vea la página 413). Además, el alcohol provoca sofocos, unos de los principales malestares de la menopausia, según explica la Dra. Minkin.

■ **CUIDE SU CONSUMO DE CALCIO.** Puede conseguir una dosis diaria saludable de calcio ingiriendo productos lácteos. "Pero la verdad es que la mayoría de las mujeres no toman mucha leche ni comen mucho queso porque les preocupa, y con buena razón, la grasa saturada y las calorías que contienen", dice la Dra. Minkin. Para asegurar un consumo adecuado de calcio, la Dra. Minkin recomienda tomar un suplemento de 1.000 miligramos de calcio al día.

■ **RECUERDE LA VITAMINA D.** Este es otro nutriente que la Dra. Minkin señala como crucial para la buena salud de las mujeres menopáusicas.

Aunque la recomendación mínima estándar de vitamina D es de 400 a 800 UI al día, los expertos recomiendan no menos de 800 UI al día para las mujeres de más de 60 años de edad, dice la Dra. Minkin.

■ **INFÓRMESE BIEN.** Existe un mito persistente que dice que es peligroso iniciar y luego suspender repetidamente la terapia de reemplazo hormonal (TRH). "No lo es", dice la Dra. Minkin. De hecho, agrega, las mujeres deben sentirse en libertad de experimentar con la TRH hasta que encuentren la combinación que mejor les funcione, o bien, hasta que decidan que no la necesitan en lo absoluto.

La Dra. Minkin también habla de otra gran inquietud con relación a la TRH: el riesgo de sufrir cáncer de mama. "Tomar estrógeno durante dos meses no le dará cáncer de mama", dice. La mayoría de los doctores se sienten tranquilos recetando la terapia de estrógeno durante un máximo de cinco años, dice. Después de ese período, sí se eleva un poco el riesgo de sufrir cáncer de mama. Ella no suspende la TRH a sus pacientes que la han estado tomando durante cinco años. En vez, ella revisa su dosis en cada consulta. La Sociedad de la Menopausia Estadounidense ha sugerido que el estrógeno y la progesterona son más beneficiosos si se usan para aliviar los síntomas a corto plazo a una edad más temprana.

La TRH ha resultado ser sistemáticamente uno de los mejores remedios para uno de los síntomas más problemáticos de la menopausia: los sofocos, dice la Dra. Minkin.

■ **ALTERE SU ALIMENTACIÓN.** "Las mujeres metabolizan los alimentos de manera distinta que los hombres —dice la Dra. Larrian Gillespie—. Mientras que los hombres utilizan los carbohidratos para generar energía, las mujeres los usamos para almacenar grasa de modo que podamos procrear en tiempos de inanición". Además, comenta, las alteraciones en los niveles de estrógeno hacen que estas diferencias en nuestra alimentación sean aún más pronunciadas a medida que vamos envejeciendo.

Para contrarrestar el aumento de peso que normalmente se observa en mujeres menopáusicas, la Dra. Gillespie recomienda hacer cinco o seis comidas más pequeñas a lo largo del día en vez de tres comidas grandes. "Estas comidas deben contener alrededor de 250 a 300 calorías cada una", agrega.

■ **PRUEBE UN LUBRICANTE.** Otra queja común de la menopausia es un impulso sexual disminuido, a veces causado por cambios físicos en la vagina que a su vez se deben a un bajo nivel de estrógeno. "Si la falta de interés en el sexo es provocada por molestias físicas, hay diversos lubricantes que se venden sin receta que puede probar. También puede preguntarle a su doctor acerca de las cremas, tabletas o anillos de estrógeno", dice la Dra. Minkin. Puede usar estrógenos vaginales con seguridad "para siempre", dice, dado que el organismo sólo los absorbe en cantidades mínimas. "Sin embargo, si también hay problemas emocionales, la pareja realmente necesitará centrarse en su relación".

■ **ACUDA A LO ANTIGUO.** Si se le dificulta dormir, la Dra. Minkin recomienda algunos de los viejos trucos que quizá le haya enseñado su abuela. "Beber un vaso de leche tibia, darse un baño de agua caliente o dejar de pensar en los eventos del día puede ayudarle a descansar mejor", dice la Dra. Minkin.

■ **COMPARTA SUS PROBLEMAS.** Gran parte del estrés de la menopausia proviene de otros cambios de vida que pudieran estar ocurriendo al mismo tiempo. "Los hijos están terminando sus estudios universitarios y regresando a vivir a casa, los padres están envejeciendo y empezando a tener problemas de salud y los esposos están pasando por su segunda niñez. Todos estos son problemas que les escucho a mis pacientes", dice la Dra. Minkin. Las amigas pueden ayudarle a superar estas cargas emocionales. "Trabaje como voluntaria en alguna organización de beneficencia o únase a un grupo de apoyo para mujeres menopáusicas —aconseja—. Estas son maneras maravillosas de hacer nuevas amigas, compartir sus inquietudes o simplemente reunirse para compartir sus experiencias".

■ **RESPIRE PROFUNDAMENTE.** En un estudio de investigación, 33 mujeres con sofocos frecuentes recibieron lecciones para aprender la respiración profunda, la relajación muscular o un tratamiento placebo. Las del grupo de respiración profunda notaron una disminución del 50 por ciento en sus sofocos. Practique sentándose cómodamente e inhalando profundamente por la nariz de modo que su vientre se expanda, luego exhale por la boca. Repita esto durante 15 minutos, tomándose 5 segundos para inhalar y 5 segundos para exhalar. Haga esto durante 5 minutos cada vez que tenga un sofoco.

■ **REGÁLELE UN LIBRO A SU PAREJA.** Quizá usted ya comprenda las transiciones físicas y emocionales por las que está pasando en esta etapa de su vida. Pero tal vez su pareja ignore por completo los cambios que están sucediendo en su organismo y no entienda por qué usted tiene dificultades de vez en cuando. "Pídale a su pareja que se informe acerca de la menopausia para que pueda entender los cambios que están ocurriendo en su organismo y para que así pueda reaccionar con más paciencia e incluso alentarla", dice la Dra. Minkin.

■ **COMPRE CIMIFUGA NEGRA.** "Esta es mi hierba favorita para los síntomas menopáusicos. Realmente ayuda mucho", dice la Dra. Connie Catellani. Los estudios de investigación en mujeres menopáusicas han demostrado que la cimifuga negra (cohosh negro) puede ser útil para tratar sofocos leves a moderados. En un estudio de investigación del extracto estandarizado de cimifuga negra llamado *Remifemin*, se descubrió que funciona tan bien como la terapia de reemplazo de estrógeno.

Los científicos aún no han determinado con precisión cómo funciona la cimifuga negra pero

Curas culinarias

En muchos estudios de investigación, la soya, ya que es un fitoestrógeno natural, ha demostrado ser útil para ayudar a las mujeres a superar los síntomas de la menopausia. Usted puede elegir entre toda una variedad de productos de soya que se venden en los supermercados. La Dra. Mary Jane Minkin recomienda consumir de 45 a 60 miligramos de isoflavonas al día. Media taza de *tofu* o un vaso de leche de soya al día son buenas fuentes de isoflavonas.

parece ayudar a controlar los efectos del estrógeno. Algunos doctores dicen que no se debe usar diariamente durante más de seis meses porque todavía no se han estudiado sus efectos a largo plazo. No obstante, las mujeres parecen tolerarla bien y los eventos adversos parecen poco comunes cuando las mujeres la toman durante seis meses a la vez.

Para prevenir los síntomas menopáusicos, dos veces al día tome una o dos cápsulas o tabletas de 40 miligramos del extracto de la hierba. Asegúrese de que el extracto indique en la etiqueta que esté estandarizado al 2,5 por ciento de glucósidos triterpénicos (*standardized to 2.5% triterpene glycosides*). La dosis del extracto estandarizado en forma líquida es de ½ a 1 cucharadita (de 60 a 120 gotas), dos veces al día, dice la Dra. Catellani. Si actualmente está recibiendo la terapia de reemplazo hormonal y quiere cambiarse a cimifuga negra, hable primero con su médico. Necesitará que la guíen a través de esta transición, ya que de otro modo, sus síntomas menopáusicos podrían empeorarse.

■ **CONSIGA CARDO DE LECHE.** Si ha estado tomando hormonas sintéticas y ha estado teniendo síntomas relacionados con niveles excesivos de hormonas, como sensibilidad en los senos, dolores de cabeza o abotargamiento, es posible que su hígado no esté "depurando" bien los productos de la descomposición de estos fármacos, dice la Dra. Serafina Corsello. Para ayudarle, ella recomienda cardo de leche (cardo de María) o silimarina, una hierba que protege el hígado de sustancias nocivas e incluso ayuda a reparar y regenerar células hepáticas dañadas.

Lo mejor es tomar el extracto estandarizado de cardo de leche.

La dosis habitual del extracto de cardo de leche es de 420 miligramos, dividida en dos o tres dosis al día de 6 a 8 semanas. Luego redúzcala a 280 miligramos al día, aconseja la Dra. Corsello.

■ **CUÍDESE CON CORAZONCILLO.** Si usted sufrió de depresión relacionada con los niveles hormonales cuando era más joven, es posible que le vuelva a dar durante la menopausia, dice la Dra. Catellani. Se ha demostrado que el corazoncillo (hipérico, yerbaniz, campasuchil) es eficaz para la depresión de leve a moderada. "En comparación con los antidepresivos que se venden con receta médica, es menos probable que cause efectos secundarios como fatiga, pérdida de impulso sexual o resequedad de boca", explica.

La dosis empleada en la mayoría de los ensayos clínicos es de 300 miligramos en forma de cápsulas, tres veces al día, de un extracto que contenga un 0,3 por ciento de hipericina, uno de los principios activos del corazoncillo. (En la etiqueta debe decir "*standardized to 0.3% hypericin*"). Quizá necesite tomar esta hierba con regularidad de dos a tres semanas antes de que empiece a notar su efecto. Si los síntomas persisten, consiga la ayuda de un profesional en salud mental de inmediato.

■ **CONSIDERE LA KAVA.** La *kava* está surgiendo como la hierba de elección para las mujeres que quieren tranquilizarse cuando la vida les pone los nervios de punta. En un artículo publicado en el 2007 en la revista médica *American Family Physician*, se recomendó el uso a corto plazo de *kava* para personas con ansiedad de leve a moderada, con base en los resultados de diversos estudios de investigación. La *kava* produce pocos efectos secundarios en comparación con los ansiolíticos que se venden con receta, no causa adicción y en dosis terapéuticas, no afecta la concentración ni el estado de alerta mental.

La dosis estándar es de 70 miligramos de extracto estandarizado de *kava*, dos o tres veces al día. "Sí funciona y sí tiene un efecto sedante, por lo que yo la recomendaría para la ansiedad situacional de corto plazo —dice la Dra. Catellani—. Pero en lo personal, prefiero que mis pacientes observen y cambien aquello que les esté causando ansiedad en lugar de tomar una píldora, sea herbaria o no".

(*Nota*: si encuentra en este capítulo términos que no entiende o que jamás ha visto, favor de remitirse al glosario en la página 604).

PANEL DE EXPERTOS

LA **DRA. CONNIE CATELLANI** ES DOCTORA EN SKOKIE, ILLINOIS, Y EMPLEA TERAPIAS ALTERNATIVAS PARA TRATAR A SUS PACIENTES.

LA **DRA. SERAFINA CORSELLO** FUE LA DIRECTORA MÉDICA DE LOS CENTROS CORSELLO DE MEDICINA COMPLEMENTARIA-ALTERNATIVA EN LA CIUDAD DE NUEVA YORK Y ACTUALMENTE TRABAJA COMO ASESORA EN ESTILO DE VIDA Y NUTRICIÓN.

LA **DRA. LARRIAN GILLESPIE** ES PROFESORA CLÍNICA ADJUNTA RETIRADA DE UROLOGÍA Y UROGINECOLOGÍA EN LOS ÁNGELES, CALIFORNIA Y PRESIDENTA DE LA EDITORIAL HEALTHY LIFE PUBLICATIONS.

LA **DRA. MARY JANE MINKIN** ES PROFESORA CLÍNICA DE OBSTETRICIA Y GINECOLOGÍA DE LA FACULTAD DE MEDICINA DE LA UNIVERSIDAD YALE Y GINECOBSTETRA EN NEW HAVEN, CONNECTICUT.

Molestias en los senos

19 medidas para minimizarlas

 CUÁNDO CONSULTAR AL MÉDICO

Siempre que se encuentre una bolita durante su autoexamen mensual, consulte a su médico, independientemente de que alguna bolita que se haya encontrado anteriormente le haya sido diagnosticada como benigna. Puede que su doctor le mande a hacer una biopsia de la bolita o que use una aguja para aspirar un quiste lleno de líquido.

El mejor momento para hacerse el autoexamen es una semana después de que haya iniciado su período menstrual. Esto se debe a que las bolitas que a veces salen justo antes de la menstruación pueden desaparecer igual de rápido cuando termina la misma.

Los cambios benignos en los senos son tan desconcertantes como molestos, pero no son inusuales. La mayoría de las mujeres presentan alguna molestia en los senos en algún momento de su vida; con frecuencia se dan durante el embarazo y antes de la menstruación.

Esta sensibilidad ocurre debido a los ciclos naturales de las hormonas reproductoras, el estrógeno y la progesterona. Estas hormonas provocan el crecimiento celular en las glándulas productoras de leche, las cuales requieren nutrirse de la sangre y otros líquidos que rellenan las áreas circundantes. Estos tejidos llenos de líquido pueden estirar las fibras nerviosas, lo cual provoca dolor y sensibilidad.

Otras causas de dolor en los senos son los cambios fibroquísticos, entre ellos las bolitas y los quistes en los senos. Estos cambios generalmente afectan las áreas menos activas de los senos, es decir, las células adiposas, los tejidos fibrosos y otras partes que no intervienen en la producción o el transporte de la leche.

En cualquier caso, las siguientes estrategias le brindarán alivio y le ayudarán a sanar.

■ **CAMBIE SU ALIMENTACIÓN.** "Siga una dieta rica en cereales integrales, verduras y frijoles (habichuelas) que también sea baja en grasa de origen animal, especialmente de una semana a 10 días antes de su período", dice la Dra. Carolyn Dean, N.D. Una alimentación como esta puede ayudar a aliviar gran parte de la sensibilidad en los senos, dice. En un estudio de investigación realizado en la Facultad de Medicina de la Universidad Tufts en Boston, se descubrió que las mujeres que seguían este tipo de dieta metabolizaban el estrógeno de manera diferente. El aumento en la cantidad de fibra ayuda al organismo a excretar el estrógeno, dice la Dra. Dean.

■ **CONSERVE SU FIGURA.** Mantenga su peso dentro del rango apropiado para su talla. Para las mujeres que tienen mucho sobrepeso, bajar de peso puede ayudar a aliviar el dolor y evitar la formación de bolitas en los senos. "La predominancia de estrógeno puede estimular los senos fibroquísticos y las mujeres con sobrepeso tienen un exceso de estrógeno", dice la Dra. Dean.

■ **ALÍVIELOS CON YODO.** "El dolor y la sensibilidad en los senos a veces pueden ser causados por una deficiencia de yodo —dice el Dr. Jacob Teitelbaum—. Por lo tanto, puede ser útil tomar tabletas de yodo (siguiendo las instrucciones que aparezcan en la etiqueta del producto) o comer *kelp* (el alga marina es muy rica en yodo) a lo largo de un período de seis semanas".

■ **VÉNZALAS CON VITAMINAS.** Coma cantidades abundantes de alimentos ricos en vitamina C, calcio, magnesio y vitaminas del complejo B, dice la Dra. Christiane Northrup. Estas vitaminas y minerales ayudan a regular la producción de la prostaglandina E, que a su vez controla la producción de prolactina, una hormona que activa el tejido mamario. Además, la Dra. Dean recomienda tomar una dosis diaria de 400 UI de vitamina E en forma de tocoferoles y tocotrienoles mixtos (*mixed tocopherols and tocotrienols*) para prevenir la sensibilidad en los senos.

■ **EVITE CIERTAS GRASAS.** Las grasas hidrogenadas interfieren con la capacidad que tiene el organismo de convertir los ácidos grasos esenciales de los alimentos en ácido gama-linoleico, dice la Dra. Northrup. Este ácido contribuye a la producción de la prostaglandina E, la cual es esencial para regular la prolactina, una hormona activadora del tejido mamario.

■ **MANTENGA LA CALMA.** La epinefrina, una sustancia producida por las glándulas suprarrenales cuando están agobiadas por la tensión, también interfiere con la conversión del ácido gama-linoleico, dice la Dra. Northrup.

■ **CORTE LA CAFEÍNA POR COMPLETO.** Aún no se ha demostrado el papel que desempeña la cafeína en las molestias de los senos. Algunos estudios dicen que sí contribuye a las mismas; otros han dado resultados no concluyentes. Algunos expertos piensan que la cafeína dispara una respuesta inmunitaria suprarrenal que hace que las glándulas linfáticas no funcionen muy bien. Como resultado, el tejido linfático no drena correctamente y los senos se hinchan. Pero sin importar cuál sea el vínculo exacto entre esta sustancia y las molestias en los senos, el Dr. Teitelbaum recomienda cortar la cafeína por completo.

Y prescindir solamente de su taza de café no será suficiente. En realidad, tiene que olvidarse por completo de la cafeína. Esto significa olvidarse de las gaseosas, el chocolate, el helado, el té y los analgésicos que se venden sin receta que contengan cafeína, como los supresores de apetito y el calmante de la marca *Excedrin*.

■ **SÁLVESE SIN SAL.** Los alimentos muy salados hacen que se retengan líquidos, dice la Dra. Yvonne S. Thornton. Restrinja su consumo de sal durante 7 a 10 días antes de su período menstrual, antes de que los cambios hormonales mensuales ocurran.

■ **DESECHE LOS DIURÉTICOS.** Es cierto que los diuréticos pueden ayudarle a eliminar líquidos del organismo. Y eso puede ayudar a disminuir la hinchazón de los senos. Pero el alivio inmediato tiene su precio, dice la Dra. Thornton. El uso excesivo de diuréticos puede ocasionar un desequilibrio en su organismo de electrolitos y conducir a la deshidratación y la debilidad muscular.

Curas culinarias

Para aliviar la inflamación de los senos, pruebe esta compresa de aceite de ricino (higuerilla) recomendada por Ellen Kamhi, Ph.D., R.N. Ella dice que también ayuda a curar infecciones menores en los senos. Necesitará aceite de ricino prensado en frío, una franela de lana, un plástico y una almohadilla térmica.

Doble la franela hasta que quede un cuadrado y satúrela de aceite, pero asegúrese de no mojarla tanto que gotee sobre el seno. Coloque la franela sobre el seno, cúbralo con el plástico y luego póngase la almohadilla encima. Ajuste la temperatura de esta para ponerla en calor moderado y luego en caliente, si lo puede aguantar, dice la Dra. Kamhi. Déjesela puesta durante una hora.

El aceite de ricino prensado en frío contiene una sustancia que aumenta la actividad de los linfocitos, dice la Dra. Kamhi. Los linfocitos son los glóbulos blancos de la sangre que ayudan a acelerar la curación de una infección.

Es posible que tenga que ponerse la compresa de 3 a 7 días para realmente notar resultados. "Esto a menudo puede ser sumamente beneficioso para quitar el dolor", dice.

■ **PREVÉNGALAS CON PRÍMULA.** El aceite de prímula nocturna (primavera nocturna) es un antiinflamatorio que puede calmar el dolor y reducir el tamaño de las bolitas. Tome una o dos cápsulas de 1.000 miligramos de aceite de prímula nocturna junto con los alimentos, tres veces al día, durante varios meses.

■ **SOLUCIÓNELO CON UN BUEN SOSTÉN.** Un sostén deportivo firme puede ayudar a brindarles soporte a las fibras nerviosas de los senos que ya se han estirado por el tejido hinchado. Algunas mujeres dicen que también les ayuda usar un sostén mientras duermen, dice el Dr. Gregory J. Radio, FACOG. Cuando vaya a comprar un sostén nuevo, pruébeselo para comprobar que le levante bien los senos sin pellizcárselos y tire los sostenes viejos que hayan perdido su forma o que se hayan estirado.

■ **REFRÉSQUELOS.** Cuando tenga los senos hinchados y adoloridos, envuelva una bolsa de hielo o de verduras congeladas en una toalla y colóquesela sobre cada seno durante más o menos 10 minutos para conseguir un alivio rápido.

■ **CONSIDERE UNA ALTERNATIVA.** "Las mujeres que toman píldoras anticonceptivas pueden verse afectadas por la estimulación diaria de estrógeno", dice la Dra. Dean. Si está tomando pastillas anticonceptivas y sufre de molestias en los senos, considere usar otro método anticonceptivo, recomienda la Dra. Dean.

■ **CÚBRALOS CON COL.** Para aliviar temporalmente las molestias en los senos, coloque una hoja de repollo (col) sobre su seno y debajo de su sostén, sugiere Ralph Boling, D.O.

Alivio con pino

Los indios norteamericanos usaban cataplasmas (emplastos) hechos con pino para aliviar el dolor y la inflamación. Si quiere probar una versión moderna de este remedio tradicional, lávese los senos con jabón de alquitrán de pino, sugiere Ellen Kamhi, Ph.D., R.N.

Puede comprar el jabón de alquitrán de pino en algunas farmacias o en la tienda de productos naturales de su localidad.

■ **CREE UNA COMPRESA.** Ellen Kamhi, Ph.D., R.N., sugiere usar una compresa para los senos que se prepara al mezclar 3 cucharadas de hojas secas o 30 gotas de tintura de ortiga menor, 1 cucharada de raíz de jengibre rallada, 2 cucharadas de puntas de flor o 5 gotas de aceite esencial de lavanda (alhucema, espliego) y 1 cucharadita de semillas molidas de fenogreco (alholva) en 1 cuarto de galón (946 ml) de agua. "Caliente el agua hasta justo antes de que empiece a hervir", dice. Permita que el agua se enfríe a una temperatura que sea cómoda al tacto. "Remoje una toallita para la cara limpia en la solución y cubra su seno con la toallita, concentrándose en el área afectada", dice. Repita esto varias veces hasta que sienta algo de alivio.

■ **DESE UN AUTOMASAJE.** Georgianna Donadio, Ph.D., dice que el automasaje suave de los senos ayuda a hacer que el líquido acumulado en los mismos pase a las vías linfáticas, aliviando así el dolor. "Dese un masaje en los senos haciendo movimientos circulares en sentido de las manecillas del reloj —dice—. Lo mejor es hacer esto cuando esté ovulando, dado que esta es la época del mes en que los senos están menos sensibles. El automasaje es maravilloso para ali-viar las molestias y para mejorar la salud general de los senos".

■ **DESCUBRA LOS LAZOS EMOCIONALES.** "Esto es absolutamente lo primero que considero —dice la Dra. Northrup—. Cuando les pregunto a mis pacientes, '¿Qué está sucediendo en tu vida que tenga que ver con nutrir o ser nutrida?', a menudo empiezan a llorar".

"Los senos, como símbolo de nutrición y afecto, son símbolos muy cargados para las mujeres —agrega—. ¿Conoce esa sensación de cosquilleo que da cuando baja la leche? Algunas mujeres que ya han pasado por la menopausia siguen sintién-dola cuando oyen llorar a un bebé. Así de vincu-lados están los senos con las emociones".

(*Nota*: si encuentra en este capítulo términos que no entiende o que jamás ha visto, favor de remi-tirse al glosario en la página 604).

PANEL DE EXPERTOS

RALPH BOLING, D.O., ES UN GINECOBSTETRA CERTIFI-CADO POR EL CONSEJO DE LA ASOCIACIÓN OSTEOPÁ-TICA DE LOS ESTADOS UNIDOS.

LA **DRA. CAROLYN DEAN, N.D.,** ES LA DIRECTORA MÉDICA DE VIDACOSTA SPA EL PUENTE, UN SPA MÉDICO EN COSTA RICA QUE SE INAUGURARÁ EN EL 2010.

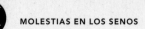

GEORGIANNA DONADIO, PH.D., ES DIRECTORA DEL INSTITUTO NACIONAL DE SALUD INTEGRAL, UN PROGRAMA DE CERTIFICACIÓN EN TRATAMIENTOS HOLÍSTICOS PARA PROFESIONALES DE LA MEDICINA.

ELLEN KAMHI, PH.D., R.N., ES INSTRUCTORA CLÍNICA DEL DEPARTAMENTO DE MEDICINA FAMILIAR DE LA UNIVERSIDAD STONY BROOK EN NUEVA YORK.

LA **DRA. CHRISTIANE NORTHRUP** ES ANTIGUA PROFESORA CLÍNICA ADJUNTA DE GINECOLOGÍA Y OBSTETRICIA DE LA FACULTAD DE MEDICINA DE LA UNIVERSIDAD DE VERMONT EN BURLINGTON.

EL **DR. GREGORY J. RADIO, FACOG,** ES PRESIDENTE DE ATENCIÓN PRIMARIA DEL DEPARTAMENTO DE GINECOLOGÍA Y OBSTETRICIA DEL HOSPITAL LEHIGH VALLEY EN ALLENTOWN, PENSILVANIA, Y PROFESOR CLÍNICO AUXILIAR DE GINECOLOGÍA Y OBSTETRICIA DE LA FACULTAD DE MEDICINA M.S. HERSHEY DE LA UNIVERSIDAD ESTATAL DE PENSILVANIA.

EL **DR. JACOB TEITELBAUM** ES INTERNISTA CON CERTIFICACIÓN PROFESIONAL Y DIRECTOR MÉDICO DE LOS CENTROS PARA LA FIBROMIALGIA Y LA FATIGA, UBICADOS EN TODO EL PAÍS.

LA **DRA. YVONNE S. THORNTON** ES UNA ESPECIALISTA EN MEDICINA MATERNOFETAL, ASESORA PERINATAL Y PROFESORA CLÍNICA DE GINECOLOGÍA Y OBSTETRICIA DE LA UNIVERSIDAD MÉDICA DE NUEVA YORK EN VALHALLA.

Mordidas, picaduras y arañazos

28 recomendaciones para deshacerse del dolor

La mayoría de las mordidas y picaduras de insectos son molestias menores que dan muchísima comezón y que producen pequeñas y horrorosas ronchas que duran unos cuantos días. Incluso los mordisqueos amorosos de las mascotas a menudo son más ofensivos que dolorosos. Pero para aquellas ocasiones en que las mordidas o las picaduras sean peores, los doctores sugieren lo siguiente.

MOSCAS Y MOSQUITOS

Las picaduras de estos insectos pueden ser bastante molestas. Haga lo siguiente para conseguir alivio.

■ **DESINFECTE EL PIQUETE.** Lave bien el área de la picadura con agua y jabón. Luego aplíquese un antiséptico.

■ **CORTE LA COMEZÓN.** Las picaduras de moscas y mosquitos pueden producir hinchazón y una comezón intensa que puede durar hasta tres o cuatro días. Para controlar estos síntomas, pruebe:

- Un antihistamínico oral (elija alguno que se venda sin receta y que no sea sedante, como *Claritin* o *Zytec*)

- Loción de calamina

- Compresas de hielo

- Bicarbonato de sodio (disuelva una cucharadita en un vaso de agua, sumerja un trapo en la solución y colóquese el trapo sobre la picadura de 15 a 20 minutos)

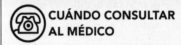 **CUÁNDO CONSULTAR AL MÉDICO**

Manténgase alerta para detectar cualquiera de los siguientes problemas potenciales.

■ **REACCIÓN ALÉRGICA.** En una persona alérgica, las picaduras de abeja pueden provocar un choque anafiláctico. Preste atención a cualquier indicio de constricción en el pecho, urticaria (ronchas), náusea, vómito, jadeo, ronquera, mareo, hinchazón de la lengua o del rostro o desmayos. Estas son señales de una emergencia médica y requieren atención médica inmediata.

■ **RABIA.** Todos los animales de sangre caliente pueden ser portadores de rabia. Si le ha mordido un perro o un gato, comuníquese con el dueño del animal para determinar si ha recibido todas sus vacunas contra la rabia. Cualquier mordida de un animal salvaje debe ser evaluada por un doctor.

■ **ENFERMEDAD DE LYME.** El síntoma característico de esta enfermedad transmitida por las garrapatas es una erupción roja y circular a lo largo de la picadura, a menudo acompañada de fiebre.

■ **PRACTIQUE LA PREVENCIÓN.** Entre más caluroso sea el clima, más activos estarán las moscas y los mosquitos. Los mosquitos, en particular, se pueden convertir en una plaga en aquellos lugares donde hay agua estancada, como pantanos y cenagales, dado que ahí es donde las hembras ponen sus huevecillos. "Los atrae el 'olor' cálido de los humanos, el dióxido de carbono y la ropa oscura", dice el Dr. Mark S. Fradin. Tres medidas para evitar las picaduras de mosquitos son: evitar las áreas húmedas donde se reproducen, usar ropa protectora y aplicarse un repelente de insectos, dice.

GARRAPATAS

Debido a que las garrapatas trasmiten la enfermedad de Lyme, la cual puede causar problemas cardíacos y neurológicos a largo plazo si no se trata, estos insectos representan una gran amenaza para los seres humanos. Esta enfermedad, que fue nombrada en 1977 cuando unos doctores descubrieron artritis en un grupo de niños que vivían en o cerca de Lyme, Connecticut, puede provocar sarpullido, fiebre, fatiga, dolor de cabeza, dolores musculares y dolor en las articulaciones.

A continuación nuestros expertos indican lo que necesita saber para estar preparado.

■ **QUÍTESE DE LA MIRA.** Puede disminuir la probabilidad de que uno de estos insectos le pique o de contraer la enfermedad de Lyme, siguiendo tres pasos sencillos.

■ Deje la menor cantidad posible de piel expuesta, dice el Dr. Richard Hansen. Use pantalones largos, calcetines (medias) altos y mangas largas. Fájese la camisa en los pantalones, los pantalones en los calcetines y use botas en lugar de sandalias.

■ Antes de salir de casa, rocíe las piernas de los pantalones, las calcetines y las botas con permetrina en aerosol. La permetrina se liga con la tela y puede ser eficaz hasta dos semanas, matando a cualquier garrapata que trate de caminar por ahí, dice el Dr. Fradin. (En inglés este líquido se llama *Permathrin* y está disponible en las tiendas de artículos deportivos).

■ Después de pasar tiempo al aire libre, revise su cuerpo para verificar que no tenga garrapatas. Ciertas especies de garrapatas son bastante pequeñas y si no revisa bien su cuerpo, podría pasarlas por alto.

■ **SÁQUELAS CON SUAVIDAD.** Las garrapatas son especialmente problemáticas porque se meten debajo de la piel y se agarran hasta con las pestañas. "Si las detecta pronto, puede sacarlas con los dedos", dice el Dr. Hansen. Si trata de sacudírsela como se sacudiría una mosca, no logrará nada. Y si trata de jalarla con fuerza, puede quedar enterrada la boca de la garrapata, creando las condiciones necesarias para una infección. Por lo tanto, utilice un método más suave: el Dr. Fradin recomienda tomar un par de pinzas de punta fina y tomar la garrapata lo más cerca del sitio donde esté agarrada. Luego, jale la garrapata muy lentamente hacia afuera en la dirección hacia la que esté apuntando el extremo trasero de la misma. Sáquela con suavidad. No haga movimientos bruscos para tratar de desprenderla, dice. Y no apriete el cuerpo de la garrapata, porque puede regurgitar en su piel.

■ **LÍMPIESE.** Una vez que haya sacado la garrapata, lave el área de la mordedura con agua y jabón y apliquese yodo o algún otro antiséptico para evitar que se le infecte.

PERROS Y GATOS

Cuando se trata de mordidas de animales, cualquiera puede ser una víctima. Según la Asociación Médica Veterinaria, de 500.000 a 1 millón de personas buscan atención médica cada año a causa de mordidas de perro y miles de mordidas más ocurren sin ser reportadas ni tratadas. Esto es lo que debe hacer si un animal le muerde.

■ **EVALÚE EL DAÑO.** Busque atención médica para cualquier mordida, salvo para las menores, dicen los doctores.

■ **LAVE BIEN LA HERIDA.** Las mordidas de animales, especialmente las de los gatos, pueden transmitir infecciones. Por lo tanto, vierta un poco de agua oxigenada o alcohol sobre la herida. Luego, lávela bien con agua y jabón y elimine la saliva o cualquier otro contaminante. Lávesela durante al menos 5 minutos.

■ **CONTROLE EL SANGRADO.** Si tiene sangrado, apliquese presión directamente sobre la herida y cúbrala bien con una gasa estéril gruesa o un trapo limpio, dice el Dr. Hansen. Él recomienda usar gasa que respire en lugar de vendajes de plástico para que el aire pueda llegar a la herida. Si no tiene un vendaje apropiado, limpie

bien su mano y presione firmemente la herida con la misma. También puede poner un poco de hielo sobre el vendaje (no directamente sobre la piel) y elevar la herida por encima del nivel del corazón para ayudar a detener el sangrado.

■ **PÓNGASE UN VENDAJE.** Cuando haya parado de sangrar, cubra la herida con una gasa estéril nueva o un trapo limpio nuevo. Fije la gasa con cinta adhesiva o ate el trapo de manera que no quede muy apretado.

■ **DISMINUYA EL DOLOR.** Tome aspirina o acetaminofeno para calmar el dolor. Es apropiado hacer esto incluso aunque la mordedura no haya abierto la piel. Eleve la herida y apliquese hielo si hay hinchazón.

■ **VACÚNESE CONTRA EL TÉTANOS.** Cualquiera que haya sido mordido por un animal debe ponerse un refuerzo de la vacuna contra el tétanos, dice el Dr. Fradin. Si no le han puesto un refuerzo en los últimos 5 a 8 años, pídale a su médico que se lo ponga ahora.

■ **TRATE LA HERIDA.** Apliquese un ungüento antibiótico a la herida y cúbrala con una venda adhesiva dos veces al día hasta que sane, dice el Dr. Hansen.

PICADURAS DE INSECTOS

Hay muchísimos más insectos que seres humanos. Las abejas, las avispas y otros insectos afines inyectan veneno en nuestra piel cuando nos atacan y la picadura nos produce dolor, enrojecimiento e hinchazón. El malestar puede durar desde varias horas hasta varios días, dependiendo de qué tipo de insecto y cuántas veces haya sido picado. Si llega a entrar en contacto con uno de estos insectos agresivos, estas son algunas recomendaciones que puede seguir para minimizar el daño.

■ **IDENTIFIQUE A SU ATACANTE.** Si sabe cuál fue el insecto que le picó, ya tendrá algunas pistas para iniciar su tratamiento y para evitar más picaduras. Las abejas, que tienen un cuerpo peludito color café dorado, sólo pueden picar una vez. Esto se debe a que su aguijón con púas se queda enterrado en la piel. Y sin su aguijón, la abeja muere.

Por otra parte, los abejorros, las avispas, los avispones y las avispas con pintas amarillas tienen aguijones lisos con los que pueden picar una y otra vez. Por lo tanto, esté preparado para huir. Estos insectos pican más fuerte y más vigorosamente, dice el Dr. Hansen. Sin embargo, hay un tipo de avispa con pintas amarillas que sí deja el aguijón en la piel más del 25 por ciento de las veces, dice el Dr. David Golden. Por lo tanto, si el aguijón se le queda en la piel, no puede dar por hecho que la picadura haya sido causada por una abeja.

También hay otro problema con las avispas con pintas amarillas. Si aplasta a una, puede provocar un ataque masivo en contra suya por parte de sus compañeras de colmena. Esto se debe a que al romper su saco de veneno, se libera una sustancia química que incita a las demás avispas a atacar.

■ **ACTÚE APRISA.** La clave de un tratamiento eficaz es la acción rápida. Entre más rápido se aplique algún tratamiento de primeros auxilios, mayor será su probabilidad de controlar el dolor y la hinchazón.

■ **SÁQUESE EL AGUIJÓN.** Si le picó una abeja, sáquese el aguijón lo antes posible. De otro modo, el saco de veneno que está adherido al aguijón seguirá bombeando veneno durante 20 a 30 segundos, haciendo que el aguijón y el veneno se entierren aún más en la piel. Pero tenga cuidado de no exprimir el aguijón ni el saco, ya que esto hará que se libere más veneno a la herida.

Para sacarlo antes de que le haga más daño, trate de desencajarlo con sus uñas o con el borde romo de una navaja, sugiere el Dr. Hansen. Lo mejor es tratar de sacarlo raspando la herida. Use una uña, una lima para uñas o incluso el borde una tarjeta de crédito para raspar suavemente debajo del aguijón y desenterrarlo.

■ **ALIVIE EL DOLOR.** A estas alturas, la herida le seguirá punzando, de modo que tendrá que hacer algo pronto para disminuir el dolor. Los tratamientos siguientes son eficaces, pero para que funcionen, debe actuar aprisa después de haber sido picado.

■ HIELO. Colocarse una compresa de hielo o incluso un cubito de hielo sobre el piquete puede ayudar a disminuir la hinchazón y evitar que el veneno se propague, dice el Dr. Golden. También puede ayudar a disminuir el dolor.

■ BICARBONATO DE SODIO. Una pasta de bicarbonato de sodio y agua puede ser ligeramente eficaz. La alcalinidad del bicarbonato de sodio tiende a neutralizar la toxina, dice el Dr. Hansen.

Mordidas de araña

Ciertos tipos de arañas, como la viuda negra y la reclusa marrón, tienen la reputación de causar picaduras especialmente perniciosas. La verdad es que todas las arañas son venenosas, sólo que algunas no son lo suficientemente grandes o fuertes como para penetrar la piel y hacer mucho daño.

Los consejos generales para tratar cualquier picadura de araña son esencialmente iguales que los que se dan para cualquier tipo de picadura:

■ Lave la herida y luego desinféctela con un antiséptico.

■ Aplíquese una compresa de hielo para retardar la absorción del veneno.

■ Neutralice el veneno humedeciendo la picadura con agua y frotándola con una tableta de aspirina. (No haga esto si es alérgico a la aspirina).

Si se llega a encontrar a una de las especies más notorias de arañas, tal vez sea necesario que vaya a consultar al médico para tratar o prevenir una reacción seria. Esto es lo que necesita saber.

Viuda negra. Esta araña negra con su distintivo reloj de arena rojo en el abdomen no es agresiva y sólo le picará si la molesta, dice el Dr. Mark S. Fradin. Dicho lo anterior, su veneno es una neurotoxina potente que puede causar síntomas serios como dolor muscular, calambres musculares, dolor abdominal y dolor de cabeza. Definitivamente será necesario consultar al médico si una de estas arañas le ha picado; puede que el médico le recete analgésicos, relajantes musculares o inyecciones de gluconato de calcio. Una reacción más grave podría requerir la aplicación de suero antiveneno, dice el Dr. Fradin.

Reclusa marrón. La picadura de una reclusa marrón puede ser indolora al principio, pero al cabo de más o menos tres días, el tejido de piel que está en el sitio de la picadura puede empezar a levantarse en ampollas y necrosarse. La ulceración resultante puede ser muy dolorosa y dejar cicatrices, dice el Dr. Fradin. Su doctor puede ayudar a minimizar el daño tisular, siempre y cuando lo vaya a ver lo antes posible después de que una de estas arañas le haya picado.

■ **ABLANDADOR DE CARNE.** "Un ablandador de carne (*meat tenderizer*) hecho a base de enzimas, como los de las marcas *Adolph's* o *McCormick's*, descompone las proteínas del veneno del insecto", dice el Dr. Golden. Sin embargo, tiene que usarlo de inmediato para que sea eficaz.

■ **CARBÓN ACTIVADO.** "Una pasta de carbón activado (*activated charcoal*) en polvo extraerá el veneno con mucha rapidez, evitando así que la picadura se hinche o le cause dolor", dice el Dr. Hansen. Abra cuidadosamente unas cuantas cápsulas de carbón vegetal y sáqueles el polvo. Humedézcalo con agua y aplíqueselo sobre la picadura. El carbón activado funciona mejor si se mantiene húmedo. Por lo tanto, cúbralo con una gasa o envoltura plástica.

■ **AYÚDESE CON UN ANTIHISTAMÍNICO.** Los antihistamínicos orales que se venden sin receta pueden ayudar a aliviar el dolor, dice el Dr. Hansen. Los padres pueden darles a sus hijos un jarabe para la tos que contenga un antihistamínico, como el de la marca *Benylin*. El antihistamínico ayuda a sedar un poco al niño y también disminuye la hinchazón, las punzadas y el enrojecimiento causados por el veneno del insecto. Algunos niños tienen reacciones adversas a los antihistamínicos y en lugar de sedarse, se ponen hiperactivos, dice el Dr. Fradin. Entonces esté preparado para cualquiera de ambas reacciones.

■ **PREVENGA LAS PICADURAS.** Bien dice el dicho que es mejor prevenir que lamentar. A continuación se explica cómo minimizar la probabilidad de que un insecto le pique.

■ Los insectos que pican prefieren los colores oscuros. Por esta razón, los apicultores generalmente usan caqui, blanco u otros colores claros. Además, los colores oscuros retienen el calor, lo cual atrae a los mosquitos porque tienen una extraña afinidad por los compuestos del sudor. Entre más acalorado, apestoso y sudado esté, mayor será la probabilidad de que sea atacado.

■ Evite usar perfumes, lociones para después de afeitar o cualquier otra fragancia que pueda hacer que una abeja lo confunda con una flor que produce néctar. Las abejas se sienten atraídas hacia las fragancias y los perfumes, dice el Dr. Hansen. Cuando la abeja descubra que usted no es una flor, se enojará.

■ Si lo está persiguiendo un enjambre zumbante, corra al interior de una casa, salte a una alberca (piscina) o intérnese en el bosque. Los insectos que pican tienen dificultades para seguir a su presa a través de matorrales o bosques, según dicen los investigadores del Servicio de Extensión Cooperativa de la Universidad Cornell.

(*Nota*: si encuentra en este capítulo términos que no entiende o que jamás ha visto, favor de remitirse al glosario en la página 604).

PANEL DE EXPERTOS

EL **DR. MARK S. FRADIN** ES PROFESOR CLÍNICO ADJUNTO DE DERMATOLOGÍA DE LA UNIVERSIDAD DE CAROLINA DEL NORTE EN CHAPEL HILL.

EL **DR. DAVID GOLDEN** ES PROFESOR ADJUNTO DE MEDICINA DE LA UNIVERSIDAD JOHNS HOPKINS EN BALTIMORE.

EL **DR. RICHARD HANSEN** ES EL DIRECTOR MÉDICO DEL CENTRO DE BIENESTAR DE EMERALD VALLEY EN CRESWELL, OREGON.

Moretones

8 consejos curativos

A menos que se envuelva en envoltura plástica de burbujas, nunca podrá evitar por completo que le salgan moretones (cardenales). Pero sí puede eliminar la probabilidad de que un moretón pequeño se vuelva grande y también puede ayudar a que la coloración negruzca azulada se desvanezca con mayor rapidez. A continuación nuestros expertos le indican cómo.

■ **ENFRÍELOS.** Si la piel no se ha abierto, aplique hielo sobre cualquier lesión que pueda amoratarse, aconseja la Dra. Monica Halem. "El hielo constriñe los vasos sanguíneos y evita que más sangre fluya hacia la piel", dice. Las compresas frías también minimizan la hinchazón, entumecen el área y disminuyen el dolor. Envuelva la compresa de hielo en un trapo fino para proteger su piel, colóquela sobre el moretón lo antes posible y déjelo ahí durante 15 minutos. Si sospecha que un golpe va a terminar por sacarle un moretón grave, continúe este tratamiento con hielo cada par de horas durante las primeras 24 horas. Permita que su piel se vuelva a calentar naturalmente y no se aplique calor entre cada aplicación de hielo.

■ **LUEGO SIGA CON CALOR.** Después de 24 horas, aplíquese calor para dilatar los vasos sanguíneos y mejorar la circulación en el área. "Las compresas calientes ayudarán a acelerar los mecanismos naturales del organismo para retirar la sangre del moretón", dice el Dr. Randy Wexler.

■ **MANTÉNGALA CERRADA Y LIMPIA.** Deje intacta la piel que cubre el moretón, dice la Dra. Halem. "Si la piel ya se ha abierto, límpiela con agua y jabón y luego aplíquese algún ungüento o vaselina

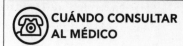 **CUÁNDO CONSULTAR AL MÉDICO**

A veces, un moretón (cardenal) puede ser indicativo de una enfermedad subyacente. Por ejemplo, un trastorno sanguíneo puede causar amoratamiento inexplicable, mientras que el amoratamiento que se presenta junto con sangrado nasal podría indicar un trastorno de coagulación. Por lo tanto, si usted es propenso a los moretones y no sabe su causa, hable con su médico.

Asimismo, comuníquese con su doctor si cualquier moretón va acompañado de dolor extremo o piel abierta con áreas enrojecidas, más calientes o sensibles. Estas podrían ser señales de una infección, dice la Dra. Monica Halem. "Si tiene moretones y entumecimiento en las extremidades, podría tener una afección llamada síndrome de compartimiento", dice.

con antibiótico que se venda sin receta", dice. Luego cubra la herida con una venda adhesiva.

■ **LEVANTE LOS PIES.** Los moretones son pequeños depósitos de sangre. La sangre, al igual que cualquier otro líquido, corre cuesta abajo. Si se queda de pie durante mucho tiempo, la sangre que se ha recolectado en un moretón se escurrirá hacia abajo a través de los tejidos blandos y encontrará otros lugares donde encharcarse. "La elevación también ayudará a bajar la hinchazón", dice la Dra. Halem.

■ **CONSUMA VITAMINA C.** Si usted se amorata fácilmente, existe la posibilidad de que tenga una deficiencia de vitamina C.

La vitamina C es vital para ayudar a sintetizar el tejido protector de colágeno que rodea los

Remedios rápidos

QUÉ ES: Árnica. "Yo he visto que el árnica funciona asombrosamente bien para los moretones (cardenales) —dice Ashley Smith de la ciudad de Nueva York—. Realmente acelera el proceso de curación".

POR QUÉ FUNCIONA: el árnica es un suplemento de origen vegetal y remedio homeopático que ha demostrado prevenir y minimizar el amoratamiento, dice la Dra. Monica Halem. Específicamente, el árnica funciona como tratamiento tópico para el amoratamiento porque actúa como antiinflamatorio y también ayuda a dilatar los capilares que están debajo de la piel, permitiendo que la sangre y otros líquidos salgan del área lesionada.

CÓMO USARLA: aplique gel de árnica al moretón tres o cuatro veces al día.

Curas culinarias

Siempre tenga un poco de vinagre de manzana a la mano para aliviar moretones (cardenales) al instante. El vinagre de manzana es un excelente antiinflamatorio natural. Ponga un poco de vinagre en una bolita de algodón y aplíqueselo directamente sobre el moretón. O bien, haga una pasta con vinagre de manzana y una clara de huevo o vaselina y frótesela sobre el área amoratada.

vasos sanguíneos de la piel, dice el Dr. Sheldon V. Pollack. Su rostro, sus manos y sus pies contienen menos colágeno que, digamos, sus muslos. Por ende, los moretones en esas áreas tienden a ser más oscuros.

Si usted se amorata fácilmente, el Dr. Pollack sugiere tomar 500 miligramos de vitamina C, tres veces al día, para ayudar a que su organismo forme más colágeno. O puede incrementar su consumo al comer alimentos ricos en vitamina C como frutas cítricas, verduras de hojas verdes y pimientos (ajíes, pimientos morrones).

■ **CONTRÓLELOS CON K.** La vitamina K disminuye el amoratamiento, tanto interno como externo, al ayudar a que la sangre coagule. Úntese un poco de crema de vitamina K (disponible en la farmacia de su localidad o por internet) sobre el moretón unas cuantas veces al día para ayudar a que desaparezca más rápido, dice la Dra. Halem. También puede minimizar el amoratamiento o disminuir la severidad de un moretón al aumentar su consumo de alimentos ricos en vitamina K. "Las verduras de hojas verdes, la alfalfa, el brócoli y las algas marinas son buenas fuentes alimentarias de vitamina K", dice.

■ **CUIDADO CON ALGUNAS MEDICINAS.** Las personas que toman aspirina para protegerse de las enfermedades cardíacas o aquellas que toman medicamentos anticoagulantes tienden a presentar moretones a la menor provocación. Ciertos fármacos, como los antiinflamatorios, los antidepresivos y los medicamentos para el asma pueden inhibir la coagulación debajo de la piel y causar la aparición de moretones más grandes. Los alcohólicos y los drogadictos también tienden a amoratarse fácilmente. Si está tomando algún fármaco que lo haga propenso al amoratamiento, hable con su médico al respecto.

■ **BÓRRELO CON BROMELINA.** Para ayudar a que un moretón sane más rápido, tome bromelina, que es un extracto de piña (ananá) que puede conseguir en la mayoría de las tiendas de productos naturales. La bromelina "digiere" las proteínas que causan inflamación y dolor, dice el Dr. Jay Zimmerman. "Tome uno o dos gramos con agua antes de cada comida".

(*Nota*: si encuentra en este capítulo términos que no entiende o que jamás ha visto, favor de remitirse al glosario en la página 604).

PANEL DE EXPERTOS

LA **DRA. MONICA HALEM** ES PROFESORA CLÍNICA ADJUNTA DE CIRUGÍA DERMATOLÓGICA DEL HOSPITAL PRESBITERIANO EN NUEVA YORK/COLUMBIA EN LA CIUDAD DE NUEVA YORK.

EL **DR. SHELDON V. POLLACK** ES PROFESOR ADJUNTO DE MEDICINA DEL DEPARTAMENTO DE DERMATOLOGÍA DE LA FACULTAD DE MEDICINA DE LA UNIVERSIDAD DE TORONTO Y DIRECTOR DEL TORONTO COSMETIC SKIN SURGERY CENTRE, INC.

EL **DR. RANDY WEXLER** ES PROFESOR ADJUNTO DEL DEPARTAMENTO DE MEDICINA FAMILIAR DEL CENTRO MÉDICO DE LA UNIVERSIDAD ESTATAL DE OHIO EN COLUMBUS.

EL **DR. JAY ZIMMERMAN** ES DERMATÓLOGO CON CERTIFICACIÓN PROFESIONAL E INSTRUCTOR CLÍNICO DEL DEPARTAMENTO DE DERMATOLOGÍA DE LA UNIVERSIDAD DE CALIFORNIA EN LOS ÁNGELES.

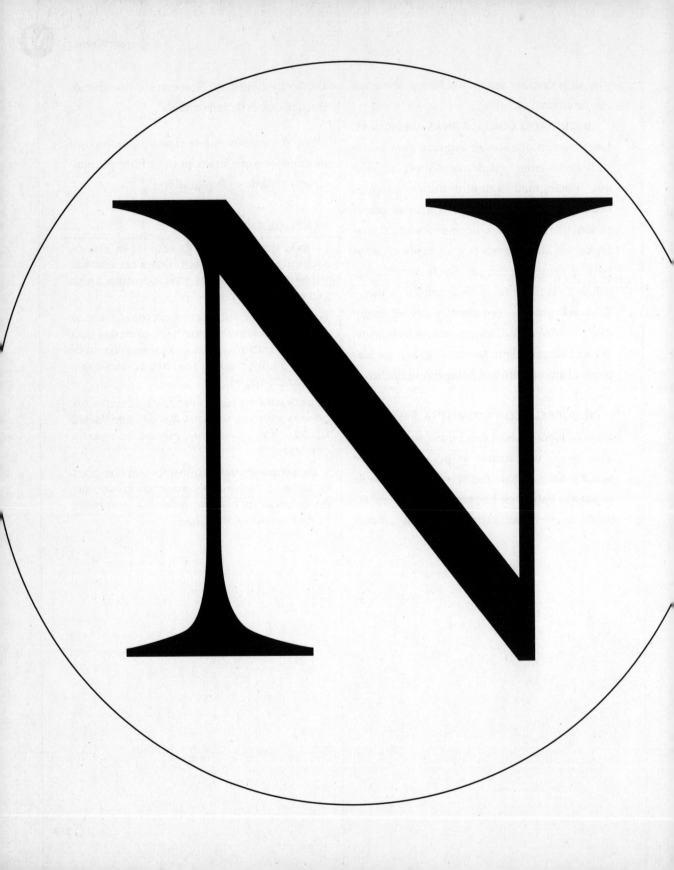

Náuseas matinales

13 maneras de minimizar el malestar

Los doctores no están completamente seguros de por qué las llamadas "náuseas matinales" ocurren durante el embarazo. Quizá se desarrollaron como una manera de evitar que las futuras mamás comieran alimentos que posiblemente pudieran dañar al bebé. También podrían deberse a cambios hormonales que ocurren durante el embarazo.

Muy bien, ¡pero usted probablemente tenga más interés en saber cómo hacerlas desaparecer! Aunque algunas mujeres sólo sufren una náusea leve, otras presentan síntomas tan intensos que tienen dificultades para sobrevivir durante el día.

"Náuseas matinales" en realidad es un término incorrecto para hacer referencia al vómito y náusea que afecta a más del 75 por ciento de las mujeres embarazadas. Por lo general desaparecen después de los tres primeros meses de gestación, pero a veces continúan a lo largo de todo el embarazo. Algunas mujeres sienten náusea a cualquier hora del día o la noche. Otras se sienten peor en la noche, después de un largo día de trabajo. Otras dicen que ciertos olores se las provocan.

Normalmente, las náuseas matinales se inician alrededor de la sexta semana de embarazo, que es más o menos el momento en que la placenta empieza a producir grandes cantidades de la hormona del embarazo, conocida como gonadotropina coriónica humana. En la mayoría de las mujeres, los síntomas llegan a su máximo nivel durante la octava o novena semanas y generalmente van disminuyendo después de la decimotercera semana.

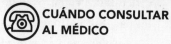 **CUÁNDO CONSULTAR AL MÉDICO**

Si tiene náuseas matinales, consulte a su médico cuando:

■ Note que ya ha perdido 1 ó 2 libras (0,5 ó 0,9 kg) de peso. Normalmente, debe seguir aumentando de peso durante el embarazo aunque no pueda mantener toda la comida en su estómago.

■ Se sienta deshidratada o no esté orinando.

■ Cuando no pueda comer o beber nada sin vomitarlo —ni agua, ni jugo, nada— durante un período de 4 a 6 horas.

Cuando son muy intensas, las náuseas matinales pueden convertirse en una afección que los doctores llaman hiperemesis gravídica. Si no se trata, esta afección puede alterar el equilibrio esencial de electrolitos en el organismo, causar irregularidades en el pulso y, en su forma más grave, ocasionar daños hepáticos y renales.

A las mujeres que presentan hiperemesis gravídica generalmente las hospitalizan una noche y las tratan con una solución intravenosa de glucosa, agua y vitaminas, así como algunos medicamentos.

Pero saber que es algo temporal no sirve de gran consuelo. Los estudios de investigación han descubierto que el 25 por ciento de las mujeres embarazadas tienen tanta náusea y vómito que necesitan ausentarse del trabajo. Más de la mitad se deprimen o empiezan a tener dificultades en su relación de pareja debido a las náuseas matinales.

La buena noticia es que la náusea y el vómito se relacionan con una mayor probabilidad de que el embarazo sea exitoso, según Tekoa King, C.N.M., M.P.H, una enfermera-partera certificada. En un estudio de investigación de 411 mujeres, aquellas que no presentaron náuseas matinales tuvieron más abortos espontáneos y bebés de bajo peso al nacer. En otro estudio de investigación que combinó los resultados de investigaciones extensas anteriores, se descubrió un riesgo significativamente menor de aborto espontáneo en mujeres que presentaban náusea y vómito.

Con esa buena noticia presente, pruebe los remedios siguientes para que llegue el día en que pueda decir que ya no se siente tan mal.

■ **EXPERIMENTE.** Lo que le funcionó a su hermana, mejor amiga o vecina puede no funcionarle a usted. "Hay tantos remedios como mujeres", dice Deborah Gowen, C.N.M., enfermera-partera certificada. Tal vez tenga que probar un par de estrategias antes de encontrar la correcta para usted.

■ **COMA COMO COME SU BEBÉ.** El bebé que está creciendo en su vientre se nutre extrayendo glucosa de su torrente sanguíneo las 24 horas al día. Si usted no tiene cuidado de reabastecer su suministro, sus niveles de azúcar en sangre pueden caer de manera pronunciada.

La mejor táctica, dice King, es cambiar su manera de comer de modo que se asemeje a la manera en que come su bebé, es decir, un poco a la vez. Suminístrele glucosa a su organismo rápida y fácilmente al consumir azúcares simples, como los que se encuentran en las frutas. Las uvas y el jugo de naranja (china) son opciones excelentes.

■ **EVITE LO FRITO.** Aunque se le antoje una hamburguesa a la parrilla, unas chuletas o frituras de bacalao, quizás no sea una buena idea consentirse. "A menudo cualquier cosa frita hace que las mujeres embarazadas sientan más náuseas", dice King. El organismo tarda más en

Curas culinarias

Aunque la cocina probablemente sea el último lugar donde desee estar una mujer embarazada que tiene náuseas, sí encontrará varias bebidas beneficiosas ahí. El Dr. Gregory J. Radio, FACOG, recomienda beber pequeñas cantidades de líquidos transparentes con frecuencia. Algunos buenos ejemplos son los caldos, jugos de fruta e infusiones herbarias, por ejemplo, las de jengibre, hojas de frambuesa y manzanilla. La infusión de jengibre es especialmente reconocida como un remedio maravilloso para las náuseas matinales del embarazo. "Sin ánimo de avalar un producto", dice, el *Gatorade* generalmente es excelente porque puede ayudarle a mantener sus electrolitos, unas sustancias que regulan el equilibrio electroquímico del organismo.

Un masaje al rescate

La próxima vez que su pareja se muestre compasivo por sus náuseas matinales, dígale que sí hay algo que puede hacer para ayudarla: un masaje de digitopuntura. El masaje de cuerpo entero es una estrategia preventiva ideal, dice Wataru Ohashi, maestra de *ohashiatsu*.

Pero si su pareja no le entra a eso, muéstrele las instrucciones de una técnica rápidita que le puede ayudar en un santiamén. ¡Adelante! Dele el libro ahora mismo.

Pídale a la mujer que se recline sobre su costado derecho. Siéntese detrás de ella de modo que su espalda quede apoyada sobre su pierna izquierda. Deslice su brazo izquierdo debajo del de ella y tómela por el hombro izquierdo.

Con la mano derecha, masajee todo su cuello tres veces. Luego, coloque la palma de la mano contra la base de su cráneo y jale su cabeza en sentido opuesto a los hombros.

Después, use su pulgar para hacer presión sobre los surcos que están entre el omóplato izquierdo y la columna y luego, alrededor del perímetro del omóplato hacia el lado. Mantenga la presión de 5 a 7 segundos en cada punto. Si encuentra un punto más sensible, presiónelo suavemente durante más tiempo. Meta el pulgar lo más profundo por debajo del omóplato cómo le sea cómodo a ella.

Empiece con una presión suave y pídale a su pareja que le diga si necesita más presión. Siempre use el peso de su cuerpo en vez de su fuerza muscular para hacer presión. "La sensación es completamente distinta", dice Ohashi.

"Si estimula lo externo, puede eliminar el malestar interno", dice Ohashi. Los puntos de digitopuntura que se usan en este ejercicio afectan el estómago y el sistema hormonal, dice.

---

digerir estos alimentos, dice, lo que significa que se quedan más tiempo en el estómago.

■ **ANDE CON ALMENDRAS.** Al comer almendras como merienda (refrigerio, tentempié), puede cumplir con el requisito de hacer comidas pequeñas y más frecuentes. Las almendras contienen algo de grasa y algo de proteínas y también son ricas en calcio y potasio. Además, son fáciles de llevar a todas partes y más sabrosas que las galletas saladas, dice Gowen.

■ **UNA MERIENDA A LA MANO.** Si las

almendras no le agradan o si acaso le dan náuseas en la mañana, siempre debe tener unas galletas saladas junto a su cama, quizás en la mesita de noche. Levantarse y caminar con el estómago vacío puede hacer que se sienta peor, dice King, quien considera que las náuseas matinales son "una de las muchas áreas que domina. Soy la 'mujer vómito' en acción". Por lo tanto, coma algo para que se eleve su nivel de azúcar en sangre antes de levantarse de la cama por la mañana o de madrugada.

■ **PRUEBE EL JENGIBRE.** Este remedio herbario es uno de los primeros métodos que King recomienda "cuando las mujeres tienen náusea pero no están vomitando y no están deshidratadas y tampoco quieren tomar medicamento". Ella ha observado que sí puede brindarles algo de alivio a algunas mujeres. Aunque puede conseguir el jengibre en forma de infusión o galletitas, el olor podría desagradarle cuando tiene náuseas. En su lugar, pruebe tomarlo en forma de cápsula. Tome 500 miligramos, dos veces al día, o 250 miligramos, cuatro veces al día, aconseja. Sin embargo, si hay riesgo de hemorragia, evite tomarlo.

■ **PRESIONE EL PUNTO CORRECTO.** Otro remedio natural que es útil para algunas mujeres es presionar un punto específico de digitopuntura que está en la muñeca llamado el punto P6, sugiere King. Quizá sólo funcione como placebo. . . pero si le funciona, qué más da.

Para encontrar el punto exacto, coloque la punta de su dedo en el centro de su muñeca, entre los dos tendones, a dos dedos de distancia del pliegue donde empieza la palma de su mano. Presiónelo y espere a sentir alivio. Otra alternativa es usar un dispositivo para los mareos causados por movimiento llamado *Sea Band* que hace presión sobre la parte interna de su muñeca.

■ **DELE UN DOBLE GOLPE.** Otra solución para la náusea es tomar media tableta de 25 miligramos de *Unisom*, un auxiliar para el sueño que se vende sin receta, en la mañana, junto con 10 miligramos de vitamina B_6. Por la noche, tome nuevamente una tableta junto con otros 10 miligramos de B_6, sugiere King. Esta combinación recrea el efecto de una medicina llamada *Benectin* que ya no está disponible en los Estados Unidos, dice. Antes de probar este remedio, pregúntele a su médico si podría servirle.

■ **VERIFIQUE SUS VITAMINAS.** En algunos casos, las vitaminas prenatales pueden causar malestar estomacal, dice Gowen. Quizás su doctor o partera puedan recomendarle una marca distinta o una vitamina masticable que no le caiga mal a su estómago.

■ **CONSIÉNTASE EN ALGO.** "Coma cualquier cosa que se le antoje, siempre y cuando no sea alimentos chatarra —dice Gowen—. Evite la cafeína, los edulcorantes artificiales y todos los fármacos. Pero si tiene un antojo incontrolable por comer pasta, entonces cómala. Realmente sí funciona que las mujeres escuchen a su organismo".

■ **MANTENGA LA CALMA.** Si sigue aumentando de peso y no está deshidratada, es probable que todo este perfectamente bien.

"Las mujeres no tienden a perder más allá de lo que las reservas de su organismo pueden manejar —dice King—. Yo creo que sencillamente no sabemos la magia de lo que ocurre dentro de la madre. Mi creencia es que las mujeres podemos sentirnos bastante mal por las náuseas matinales del embarazo y aun así, seguir nutriendo muy bien a nuestros bebés".

(*Nota*: si encuentra en este capítulo términos que no entiende o que jamás ha visto, favor de remitirse al glosario en la página 604).

PANEL DE EXPERTOS

DEBORAH GOWEN, C.N.M., ES ENFERMERA-PARTERA CON CERTIFICACIÓN PROFESIONAL QUIEN EJERCE EN ARLINGTON, MASSACHUSETTS.

TEKOA KING, C.N.M., M.P.H., ES ENFERMERA-PARTERA.

WATARU OHASHI ES MAESTRA RECONOCIDA INTERNACIONALMENTE DE OHASHIATSU Y FUNDADORA DEL INSTITUTO OHASHI, UNA ORGANIZACIÓN SIN FINES DE LUCRO EN LA CIUDAD DE NUEVA YORK.

EL **DR. GREGORY J. RADIO, FACOG,** ES PRESIDENTE DE ATENCIÓN PRIMARIA DEL DEPARTAMENTO DE GINECOLOGÍA Y OBSTETRICIA DEL HOSPITAL LEHIGH VALLEY EN ALLENTOWN, PENSILVANIA, Y PROFESOR CLÍNICO ADJUNTO DE GINECOLOGÍA Y OBSTETRICIA DE LA FACULTAD DE MEDICINA MILTON S. HERSHEY DE LA UNIVERSIDAD ESTATAL DE PENSILVANIA.

Náuseas y vómitos

15 aliados que asientan el estómago

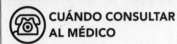

CUÁNDO CONSULTAR AL MÉDICO

"Hay al menos 25 enfermedades distintas que podrían causar náusea crónica", dice el Dr. Kenneth Koch. Si su náusea no desaparece en uno o dos días, es una buena idea que consulte al médico.

Por otra parte, el vómito puede ser indicativo de algo serio y si persiste o contiene sangre, busque atención médica. Asimismo, consulte al médico si ya ha pasado 24 horas sin poder tolerar alimentos y nada parece ayudarle, dice el Dr. Koch.

"Si tiene mucha sed y nota que no está orinando mucho, y especialmente si se marea cuando se pone de pie, la cual es una señal de deshidratación, consulte a su doctor —agrega—. Si sabe que tiene un virus estomacal o que algo que comió le cayó mal, puede esperar un poco antes de acudir al médico".

La náusea también puede ser una señal de un ataque al corazón. Si ese pudiera ser el problema, vaya al hospital de inmediato.

El mundo está lleno de cosas que nos revuelven el estómago. Dependiendo de la situación, cualquier cosa —desde comer ensalada de huevo hasta donar sangre o revisar el estado de cuenta de la tarjeta de crédito— puede dejarlo agarrándose el vientre en agonía.

Normalmente, el estómago se contrae tres veces por minuto, lo cual es ideal para moler los alimentos y hacerlos pasar por el sistema digestivo, dice Max Levine, Ph.D., un psicólogo que estudia los problemas mentales y emocionales relacionados con la náusea. Si su estómago se contrae más aprisa que eso, puede hacer un tipo de movimiento tembloroso, dice, similar a lo que ocurre cuando el corazón empieza a latir de manera irregular.

¿Y qué pasa cuando los giros y vuelcos del estómago son inaguantables? Lo adivinó: viene el vómito. "Si el estómago no se está contrayendo, es más fácil que los alimentos se muevan en la dirección incorrecta", dice. A continuación le damos sugerencias para controlar la náusea antes de que le haga vomitar. Y si ya es demasiado tarde, también puede tomar algunas medidas para que su estómago —y el resto de su organismo— recuperen la salud.

■ **REMÉDIESE SIN RECETAS.** Un producto llamado jarabe de cola (*cola syrup*), que contiene sirope de maíz, cafeína y saborizantes, es útil para tratar la náusea y el malestar estomacal. Los adultos deben tomar de 1 a 2 cucharadas, según sea necesario. Otro tratamiento que se puede conseguir sin receta médica es el *Emetrol*, que contiene los azúcares llamados dextrosa y fructosa. La dosis de *Emetrol* para adultos también es de 1 a 2 cucharadas cada 15 minutos durante una hora como máximo o hasta que sienta alivio.

Una alternativa a estos tratamientos es tomar un vaso de gaseosa de la marca *7UP* o de cola. Sírvase un vaso, déjelo reposar hasta que se le salga el gas y se entibie y luego tómeselo. Si empieza a sentir que no va a poder aguantar las ganas de vomitar, puede verter la bebida de un vaso a otro repetidamente para que se le salga más rápido el gas.

■ **ELIJA LOS LÍQUIDOS TRANSPARENTES.** Aunque tenga antojo por comer alimentos sólidos, es preferible que sólo tome líquidos transparentes como infusiones y jugos, dice el Dr. Kenneth Koch, un investigador de la náusea. Bébalos calientes o al tiempo, no fríos, para evitar que su estómago lo resienta aún más. Beba no más de 1 ó 2 (30 ó 60 ml) a la vez.

■ **MEJÓRESE CON MENTA.** La menta (hierbabuena) hace que su boca sea un lugar más agradable y también puede ayudar a que su estómago se sienta mejor. Las hojas de menta contienen mentol, el cual es un auxiliar digestivo. De tal modo, la infusión de menta puede aliviar la náusea y el vómito. Deje en infusión una cucharada de hojas de menta en una taza de agua caliente, déjela reposar, cuélela y tómesela.

■ **CUENTE CON LOS CARBOHIDRATOS.** Si necesita comer algo y la náusea no es muy fuerte, coma pequeñas cantidades de carbohidratos ligeros, como un pan tostado o galletas saladas, dice el Dr. Koch. A medida que se le va asentando el estómago, puede ir probando algunas proteínas ligeras, como pechuga de pollo o pescado. Los alimentos grasosos son lo último que debe agregar a su alimentación. Si su problema no es la náusea sino el vómito, empiece con gelatina. Luego, siga con el orden antes mencionado para ir introduciendo otros alimentos a su dieta.

■ **RELEGUE LA MEDICINA ROSA.** La medicina que alivia el malestar estomacal llamada *Pepto-Bismol*, así como el *Mylanta* y el *Maalox*, son para malestares estomacales causados por alguna enfermedad, no detiene la náusea. Sin embargo, si su náusea ha sido causada por inflamación o irritación, el Dr. Koch dice que es razonable empezar con estos medicamentos. Como dice el Dr. Samuel Klein, ninguno ha sido específicamente diseñado para la náusea. Probablemente deberá evitar estos productos por completo si ya está vomitando. A esas alturas, generalmente ya es demasiado tarde.

■ **ESTÉ PREPARADO.** Muchos estudios de investigación se han dedicado al problema de la náusea que provoca la quimioterapia. Un

Curas culinarias

La bebida de la marca *Hawaiian Punch* puede ser un gran remedio para la náusea o el malestar estomacal (aunque no es recomendable para las personas que tienen diabetes). Esta bebida dulce contiene fructosa, el mismo principio activo que se encuentra en el jarabe de cola, un remedio para la náusea. Además, el *Hawaiian Punch* no contiene cafeína y la puede conseguir hasta en la tienda de la esquina. Al igual que en el caso de los demás líquidos que puede tomar para aliviar la náusea, asegúrese de tomarse el *Hawaiian Punch* lentamente, bebiendo pequeños sorbos a la vez.

problema que ha surgido es que las personas pueden relacionar los alimentos que han comido recientemente con la náusea y, después de unas cuantas veces, cada vez que comen esos alimentos o que piensan en ellos, se empiezan a sentir mal, dice el Dr. Levine. Esta asociación resulta especialmente problemática para las personas con cáncer que están tratando de evitar perder peso. Si está recibiendo tratamientos de quimioterapia, lo mejor es evitar comer sus alimentos favoritos o los que está tolerando bien antes de ir a su tratamiento. De esa manera, no les tendrá aversión después.

■ **ALÍVIESE CON ULMARIA.** La ulmaria, una flor silvestre de sabor agradable, puede ser bastante eficaz para disminuir la náusea, dice la Dra. Lois Johnson. Para prepararse una taza calmante de infusión de ulmaria, mezcle 1 cucharada de la hierba seca por cada taza de agua hirviendo, deje la mezcla en infusión de 5 a 10 minutos y cuélela. Luego, bébasela lentamente a pequeños sorbos. El romero es otra hierba ideal que puede agregar a esta infusión.

■ **FRÓTESE LA MUÑECA.** Una idea potencialmente útil que apareció en las paginas de la revista médica *American Family Physician* en 2007 es usar la digitopuntura en un punto que se encuentra en la parte interna de la muñeca. Los investigadores descubrieron que la náusea y el vómito se pueden aliviar exitosamente al estimular el punto P6 en la parte interna de la muñeca usando una variedad de técnicas, entre ellas la digitopuntura. Frotar el punto también produjo buenos resultados en comparación con los fármacos antináusea.

Para encontrar el punto P6, deslice la punta de su dedo más o menos 2 pulgadas (5 cm) por la parte interna de la muñeca desde el pliegue que está al borde de la palma de su mano. El punto se encuentra entre los dos tendones.

■ **RELÁJESE PARA ALIVIARSE.** La ansiedad puede provocar náusea y vómito, porque el impulso de luchar o huir del organismo hace que sea más fácil para el estómago empezar a contraerse fuera de ritmo, dice el Dr. Levine. Cuando esté en una situación muy estresante y empiece a sentir que se le revuelve el estómago, practique la relajación muscular, los ejercicios de respiración profunda u otras técnicas para calmarse.

Otra cosa que puede servir es enfriarse el rostro, porque esto activa al sistema nervioso parasimpático, dice el Dr. Levine, el cual hace que la frecuencia cardíaca sea más lenta y fomenta la digestión. Quizá le sea útil remojar una toallita para la cara en agua fría y ponérsela sobre el rostro cuando el estrés le esté provocando náuseas.

■ **PREGUNTE PARA PREPARARSE.** Si se va a someter a algún tratamiento médico que pudiera causarle náusea, como quimioterapia o cirugía, pregúntele a su doctor si es probable que vaya a tener náusea después. Aunque los profesionales de la salud a menudo prefieren no decirles a los pacientes que cierta náusea es de esperarse, no se sentirá tan mal si no lo toma por sorpresa, dice el Dr. Levine.

■ **TERMINE CON ELLA DE UNA VEZ.** Una de las maneras más eficaces de deshacerse de la náusea es permitirse vomitar, dice el Dr. Koch. De tal modo por lo menos tendrá un descanso temporal de la sensación nauseabunda. Simplemente déjese vomitar, ya que él no recomienda provocárselo.

■ **RECUPERE LÍQUIDOS Y NUTRIENTES.** "Las metas principales para quien tiene mucho vómito son no deshidratarse y no perder peso", dice el Dr. Koch. Se pierden muchos líquidos al vomitar, de modo que lo mejor que puede hacer es tomar agua, infusiones y jugos diluidos para recuperarlos. El *Gatorade*, el *Pedialyte* y los jugos como los de manzana y arándano agrio también le ayudan a recuperar los nutrientes que pierde al vomitar.

■ **BEBA A SORBOS.** Beber los líquidos en pequeños sorbos permite que su estómago irritado se vaya ajustando, dice el Dr. Koch. Beba no más de 1 a 2 onzas (de 30 a 60 ml) a la vez. Además, los pequeños sorbos le permiten determinar cuánto líquido puede aguantar a la vez.

■ **GUÍESE POR EL COLOR.** Si su orina es de color amarillo oscuro, no está bebiendo suficientes líquidos. Entre más clara se ponga, mejor se estará hidratando.

(*Nota*: si encuentra en este capítulo términos que no entiende o que jamás ha visto, favor de remitirse al glosario en la página 604).

PANEL DE EXPERTOS

LA **DRA. LOIS JOHNSON** ES DOCTORA EN MEDICINA DE SEBASTOPOL, CALIFORNIA Y MIEMBRO PROFESIONAL DEL GREMIO DE HERBOLARIOS DE LOS ESTADOS UNIDOS.

EL **DR. SAMUEL KLEIN** ES PROFESOR WILLIAM H. DANFORTH DE MEDICINA Y CIENCIAS DE LA NUTRICIÓN Y DIRECTOR DEL CENTRO PARA LA NUTRICIÓN HUMANA DE LA FACULTAD DE MEDICINA DE LA UNIVERSIDAD DE WASHINGTON EN ST. LOUIS.

EL **DR. KENNETH KOCH** ES PROFESOR Y DIRECTOR MÉDICO DEL CENTRO DE SALUD DIGESTIVA DEL CENTRO MÉDICO BAUTISTA DE LA UNIVERSIDAD WAKE FOREST EN WINSTON-SALEM, CAROLINA DEL NORTE.

MAX LEVINE, PH.D., ES PROFESOR AUXILIAR DE PSICOLOGÍA DE LA UNIVERSIDAD SIENA EN LOUDONVILLE, NUEVA YORK, DONDE SE ESPECIALIZA EN ASUNTOS DE CUERPO Y MENTE RELACIONADOS CON LA NÁUSEA.

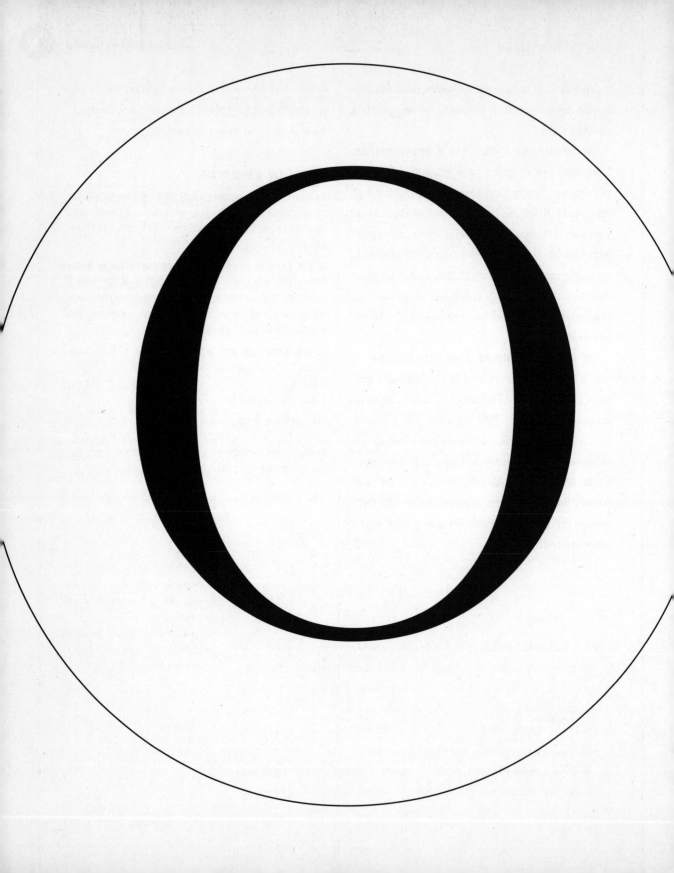

Ojo morado

10 posibilidades oculares

El término "ojo morado" es un tanto impreciso. "Ojo azul muy oscuro" u "ojo color arco iris" sería más exacto. Ya sea que se haya topado con el marco de una puerta o que le hayan propinado un buen golpe, lo que ocurrió fue que la sangre llenó instantáneamente ese espacio amplio que está debajo de su ojo. Debido a que la piel de esta área es muy fina, la sangre encharcada de color azul muy oscuro se puede apreciar fácilmente, explica la Dra. Audrey Kunin. Durante la semana que tardan la mayoría de los ojos morados en sanar, la sangre se va reabsorbiendo lentamente en el organismo, desplegando todo un caleidoscopio de colores que en realidad significan que está sanando.

A lo largo de los siglos, ha habido toda una serie de tratamientos descabellados y variados para los ojos morados, desde sanguijuelas hasta compresas de hígado y carne cruda. Todas comparten la misma meta: disminuir la hinchazón. Pero resulta que hay muchas maneras eficientes de lograr dicho objetivo de forma más placentera. A continuación están algunas que puede probar.

■ **APLÍQUESE HIELO Y LUEGO CALOR.** La compresa fría ayuda a controlar la hinchazón y al constreñir los vasos sanguíneos. También

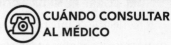
CUÁNDO CONSULTAR AL MÉDICO

Los ojos morados no se deben tomar a la ligera, dado que pueden implicar lesiones oculares internas serias, como desprendimiento de la retina y hemorragias internas que pueden no ser evidentes al principio.

Si está teniendo dificultades para ver, es necesario que busque atención médica de inmediato. Y si tiene dolor en el ojo, sensibilidad a la luz, visión borrosa o doble o la sensación de objetos flotando a través de su campo visual, también es necesario que lo revise un médico.

"Yo opino que todos los pacientes que tienen un ojo morado deben ser examinados en una sala de urgencias o por un oftalmólogo —dice la Dra. Anne Sumers—. Muchas veces, las complicaciones serias no producen síntomas".

contribuye a disminuir la hemorragia interna. Aplíquese hielo a intervalos durante las primeras 48 horas, dice el Dr. Randy Wexler. O si no tiene a la mano una compresa de hielo, utilice una bolsa de verduras congeladas. Luego, empiece a aplicarse compresas calientes.

■ **BORRE EL NEGRO CON BROMELINA.** "Yo solía decirles a mis pacientes que tenían un ojo morado que comieran piña (ananá) fresca —dice el Dr. Jay Zimmerman—. Pero ahora pueden comprar suplementos que contienen bromelina, el principio activo de la piña. Los suplementos son aún más eficaces que la aplicación tópica de esta sustancia".

Los suplementos de bromelina se venden en varias cantidades, pero el Dr. Zimmerman recomienda tomar de 1 a 2 gramos con agua antes de cada comida.

■ **PRUEBE EL PEREJIL CONGELADO.** El perejil es un antiguo remedio tradicional para el amoratamiento, dado que cuenta con propiedades antiinflamatorias y anestésicas. Combínelo con hielo, porque el frío hace que los vasos sanguíneos se constriñan, disminuyendo así la hinchazón. Para preparar este remedio, combine una taza de perejil fresco con alrededor de 2 cucharadas de agua, hágalo puré en la licuadora (batidora) y congele la mezcla en una charola para hacer cubitos de hielo. Envuelva los cubitos en un trapo suave antes de colocárselos debajo del ojo durante 15 a 20 minutos.

■ **CUENTE CON LA K.** Al incrementar su consumo de alimentos ricos en vitamina K, como brotes (germinados) de alfalfa, el moretón (cardenal) del ojo no se difundirá tan rápidamente.

"La vitamina K es un antiguo remedio chino para el ojo morado. Ayuda a que la sangre se coagule para que no cubra un área más extensa del rostro", dice Georgianna Donadio, Ph.D. Puede aumentar su consumo de esta vitamina al comer brotes de alfalfa o al tomar cientos de miligramos de vitamina K al día en la forma de una tableta de alfalfa, dice. No consuma vitamina K si está embarazada o si está tomando algún medicamento anticoagulante como warfarina (*Coumadin*).

■ **PIENSE EN ESTA PLANTA.** Los expertos en herbolaria recomiendan tanto las cremas como los geles hechos de las flores brillantes de la planta de árnica como remedio para los moretones. Puede encontrar estos productos en las tiendas de productos naturales.

■ **CONDIMÉNTELO CON CAYENA.** Unos días después de que le haya salido un ojo morado, la Dra. Donadio recomienda la aplicación de un remedio chino que se prepara al mezclar 1 parte de pimienta de Cayena con 4 a 6 partes de vaselina. "Caliente la vaselina, mezcle la pimienta de Cayena y aplíquesela alrededor del ojo morado una vez al día —recomienda—. Le ayudará a sacar la sangre estancada".

■ **DECOLÓRELO CON C.** La vitamina C ayudará a prevenir la decoloración estrambótica que a veces acompaña al ojo morado, dice la Dra. Donadio. Cuando se trata de vitamina C, ninguna cantidad es excesiva. Por lo tanto, tome mucho jugo de naranja (china) enriquecido y coma muchas naranjas y cantidades abundantes de verduras de hojas verdes y de cualesquiera otros alimentos que contengan mucha vitamina C, dice.

■ **TRÁTELO CON TÉ.** "Puede minimizar algo de la hinchazón de un ojo morado usando una bolsa de té negro como compresa tópica —explica la Dra. Kunin—. El té contiene una sustancia química que se llama galato de epigalocatequina, la cual actúa como antiinflamatorio, mientras que la cafeína es un diurético natural, por lo que también ayudará a bajar la hinchazón".

■ **TENGA PACIENCIA.** Una vez que le ha salido un moretón en el ojo, no hay mucho que pueda hacer salvo controlar la hinchazón. Ni siquiera el maquillaje servirá para ocultarlo completamente, aunque una buena base sí le será de utilidad una vez que cualquier cortada haya sanado, dice la Dra. Anne Sumers.

■ **ALÉJESE DE LA ASPIRINA.** Simplemente no es buena para los ojos morados. Como anticoagulante, la aspirina evita que la sangre se coagule y ayuda a que se esparza más fácilmente. Dependiendo de la razón exacta por la cual toma aspirina (si es por una enfermedad cardíaca, hable primero con su médico), quizá sea una buena idea que deje de tomarla unos cuantos días para que el moretón no se haga más grande, dice la Dra. Kunin.

(*Nota*: si encuentra en este capítulo términos que no entiende o que jamás ha visto, favor de remitirse al glosario en la página 604).

PANEL DE EXPERTOS

GEORGIANNA DONADIO, PH.D., ES LA DIRECTORA DEL INSTITUTO NACIONAL DE SALUD INTEGRAL, UN PROGRAMA DE CERTIFICACIÓN EN TRATAMIENTOS HOLÍSTICOS PARA PROFESIONALES DE LA MEDICINA.

LA **DRA. AUDREY KUNIN** ES UNA DERMATÓLOGA COSMÉTICA DE KANSAS CITY, MISSOURI Y FUNDADORA DE LA PÁGINA *WEB* EDUCATIVA SOBRE DERMATOLOGÍA WWW.DERMADOCTOR.COM.

LA **DRA. ANNE SUMERS** ES OFTALMÓLOGA PRIVADA DE LOS EQUIPOS DE LOS GIGANTES DE NUEVA YORK Y LOS NETS DE NUEVA JERSEY Y TIENE SU CONSULTA PRIVADA EN RIDGEWOOD, NUEVA JERSEY. TAMBIÉN ES PORTAVOZ DE LA ACADEMIA DE OFTALMOLOGÍA DE LOS ESTADOS UNIDOS.

EL **DR. RANDY WEXLER** ES PROFESOR ADJUNTO DEL DEPARTAMENTO DE MEDICINA FAMILIAR DEL CENTRO MÉDICO DE LA UNIVERSIDAD ESTATAL DE OHIO EN COLUMBUS.

EL **DR. JAY ZIMMERMAN** ES DERMATÓLOGO CON CERTIFICACIÓN PROFESIONAL E INSTRUCTOR CLÍNICO DEL DEPARTAMENTO DE DERMATOLOGÍA DE LA UNIVERSIDAD DE CALIFORNIA EN LOS ÁNGELES.

Ojos resecos

14 rutas para restaurar la humedad

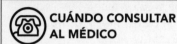

CUÁNDO CONSULTAR AL MÉDICO

Si nota que sus ojos están más resecos de lo normal durante más de uno o dos días, consiga la opinión de un profesional, dice Ted Belheumer, O.D. La solución podría ser algo tan simple como cambiar de marca de lentes de contacto. Su doctor puede ayudarle a determinar la causa de su resequedad ocular y si necesita tomar otras medidas.

Un tratamiento que podría recomendarle su médico es la inserción de un diminuto tapón de colágeno en el conducto lagrimal de cada ojo, dice la Dra. Anne Sumers. Este tapón ayuda a conservar las lágrimas que produce naturalmente y también hace que las lágrimas artificiales se queden en sus ojos durante más tiempo.

La resequedad ocular ocurre cuando el ojo no produce suficientes lágrimas para mantenerse húmedo y cómodo. Según el Instituto Nacional del Ojo, esta afección afecta a millones de estadounidenses y es más común en las mujeres, especialmente después de la menopausia. A medida que vamos envejeciendo, los ojos usualmente producen menos lágrimas.

"La resequedad ocular es un problema común", dice la Dra. Anne Sumers, particularmente en las mujeres. La mitad de todas las mujeres de más de 40 años de edad presentan algún tipo de resequedad ocular, ya sea intermitente o persistente. Los ojos resecos son una parte del envejecimiento, dice. "Es horrible y desafortunado, pero cierto".

Al parpadear, se crea una película de tres capas de agua, aceite y mucosidad. Alrededor de los 40 años de edad, las glándulas lacrimógenas empiezan funcionar con más lentitud, produciendo una menor cantidad de este líquido ocular calmante. El problema es aún peor para las mujeres después de la menopausia porque los cambios hormonales secan las secreciones, incluidas las lágrimas, dice la Dra. Sumers.

Resequedad ocular es un nombre simple que se usa para hacer referencia a una afección compleja e irritante caracterizada por enrojecimiento, ardor, comezón, sensación rasposa, lagrimeo y sensibilidad a la luz. Aunque generalmente es sólo otro aspecto del envejecimiento, la resequedad ocular también puede estar causada por exposición a condiciones ambientales, lesiones en los ojos o problemas generales de salud. El sol, el viento, el frío, la calefacción y el aire acondicionado, las pantallas de computadora muy brillantes e incluso las altitudes elevadas pueden provocar un mayor malestar en las personas que ya tienen resequedad ocular.

Además de las mujeres posmenopáusicas, las personas que son más propensas a los ojos resecos son las que usan lentes de contacto, las que se han sometido a la cirugía *LASIK* y las que padecen artritis y diabetes. Asimismo, toda una gama de medicamentos, —entre ellos los descongestionantes, los antihistamínicos, los diuréticos, los anestésicos, los antidepresivos, los fármacos para las enfermedades cardíacas, los remedios para la úlcera, las medicinas de quimioterapia y los fármacos que contienen betabloqueadores— pueden retrasar la producción de lágrimas y provocar un caso de ojos resecos.

¿La buena noticia? Si sigue los pasos indicados, es posible lograr que esas lágrimas vuelvan a fluir. A continuación nuestros expertos le explican cómo hacerlo.

■ **USE COMPRESAS CALIENTES.** Si sus ojos se resecan de vez en cuando, pruebe colocarse una compresa limpia, caliente y húmeda sobre los párpados de 5 a 10 minutos a la vez, dos o tres veces al día. El calor húmedo alivia los ojos resecos y puede estimular el lagrimeo.

■ **ÚNTESE UN UNGÜENTO.** Para combatir los casos en que la resequedad ocular se vuelve insoportable mientras duerme, antes de irse a acostar, aplíquese un ungüento que sirva como sustituto de lágrimas y que selle la humedad para aliviar el dolor, dice la Dra. Sumers. Estos ungüentos oculares ultraespesos que se venden sin receta contienen vaselina blanca y aceite mineral y duran más que las gotas.

Para aplicarse el ungüento, jale el párpado inferior hacia abajo, mire hacia arriba y aplique un poco del ungüento en el surco que queda entre el párpado y el ojo. Parpadee para esparcir el ungüento por todo el ojo. Estos ungüentos espesos pueden hacer que tenga la visión borrosa durante un rato, por lo que es mejor que se lo aplique cuando ya esté listo para irse a la cama, advierte la Dra. Sumers.

■ **ALÍVIELOS CON ÁCIDOS.** En un estudio de investigación, las mujeres que consumían alrededor de 2.350 miligramos de ácidos grasos omega-3 a la semana tuvieron una ocurrencia un 68 por ciento menor de resequedad ocular que aquellas que ingerían menos de 500 miligramos. "Estos ácidos grasos ayudan a manejar los síntomas al disminuir la inflamación", dice Linda Antinoro, R.D.

Para probar este remedio nutricional, tome al menos 500 miligramos al día de suplementos tanto de ácido docosahexaenoico (*DHA* por sus siglas en inglés) como de ácido eicosapentaenoico (*EPA* por sus siglas en inglés). Si le agrada el pescado, coma hasta tres raciones de 4 onzas

Curas culinarias

Esta "cura" proviene directamente de la llave de agua de su cocina. Si sus ojos parecen estar secos, es posible que el resto de su organismo también esté deshidratado. Haga su mejor esfuerzo por tomar más agua, aconseja el optometrista Ted Belheumer, O.D. Y reduzca su consumo de bebidas que tengan un efecto diurético, dice, como el café y el alcohol.

(112 gramos) de algún pescado grasoso, como salmón o atún ligero enlatado a la semana.

■ **DESE UN DESCANSO.** Si cotidianamente usa lentes de contacto y está presentando resequedad ocular, determine si sus lentes podrían ser el problema, dice Ted Belheumer, O.D. "Necesita determinar si tiene un problema físico o un problema mecánico relacionado con el uso de lentes de contacto durante muchas horas".

Por lo tanto, sáquese esos lentes de contacto y use sus anteojos (espejuelos) durante el resto del día. Es probable que note una mejoría. Si descubre que sus ojos se sienten mejor sin los lentes de contacto, quizá sea una buena idea que no se los ponga al menos un día a la semana o incluso más días. Cómprese un armazón que sea vea bien para que se sienta elegante cuando les tenga que dar un merecido descanso a sus ojos.

■ **USE LÁGRIMAS ARTIFICIALES.** Las lágrimas artificiales que se venden sin receta pueden ayudar a aliviar los ojos sensibles y rasposos, dice la Dra. Sumers. Estas lágrimas, que son una mezcla de solución salina y una sustancia que forma una película, como alcohol polivinílico o celulosa sintética, pueden usarse durante todo el día. Vienen en distintos espesores, entonces experimente hasta encontrar la marca que mejor le funcione, dice.

Es menos probable que las versiones menos espesas causen visión borrosa o dejen residuos en sus pestañas, pero también requieren aplicaciones más frecuentes.

Elija alguna marca que no contenga conservantes, ya que algunos pueden ser tóxicos y causar daños en la superficie del ojo, dice la Dra. Sumers. Dos buenas opciones son las marcas *GenTeal* y *Refresh Tears*.

Cualquiera que sea el tipo que elija, esta es la manera correcta de aplicarse las gotas. Jale suavemente el párpado inferior hacia abajo y aplíquese las gotas en la esquina del ojo que está cerca de la nariz. Mantenga el ojo cerrado durante un minuto para asegurarse de que las gotas se queden en el ojo.

Póngase las gotas de 1 a 10 veces al día, dependiendo de qué tan grave sea su problema de resequedad, dice la Dra. Sumers.

■ **TÁPELOS BIEN.** Debido a que el viento y el sol puede resecarle aún más los ojos, use lentes de sol que le cubran los lados de la cara, sugiere la Dra. Sumers.

■ **SÁLGASE DEL FLUJO.** Una ráfaga de aire caliente o frío quizás sea justo lo que el resto de su organismo necesita para que su recorrido matutino sea más soportable, pero el flujo directo de aire caliente o frío hacia los ojos puede irritarlos aún más. Si tiene los ojos resecos, dirija las ventilas de aire de su auto hacia abajo, dice la Dra. Sumers. De esa forma, podrá protegerse del clima sin causarles más molestias a sus ojos.

Según la Dra. Sumers, el mismo principio se aplica en casa. Dirija los conductos de calefacción y aire acondicionado lejos de las áreas donde pasa la mayor parte del tiempo. Esto es particularmente importante si tiene un sistema de calefacción por aire forzado, el cual provoca que sus ojos se sequen más rápidamente.

Cuando esté viajando en avión, asegúrese de que las ventilas de aire que están encima de su cabeza no estén echando aire directamente hacia sus ojos. "Los aviones son ambientes notoriamente secos, entonces no empeore las cosas para sus ojos haciendo que el aire frío sople directamente sobre su rostro", dice.

■ **REFRÉSQUESE.** Abra una venta y deje que entre un poco de aire fresco, dice la Dra. Sumers. Esto también permitirá que entre la humedad necesaria al cuarto, lo cual podría hacerles un mundo de bien a sus ojos resecos, dice.

■ **HUMEDEZCA EL AIRE.** Pruebe usar un humidificador de aire casero para humidificar el aire en su hogar, sugiere la Dra. Sumers.

■ **EVITE COMETER UN ERROR COMÚN.** Muchas personas toman un antihistamínico cuando tienen comezón y resequedad en los ojos. Esto hace que se resequen aún más, dice la Dra. Sumers.

■ **PARPADEE PARA ALIVIARSE.** Si parte de su trabajo implica pasar largas horas frente a la pantalla de una computadora, tómese descansos de vez en cuando para parpadear, dice el Dr. Phillip J. Calenda. Al mantener la mirada constantemente fija, usted no parpadea tanto como debería hacerlo, provocando que la humedad del ojo se evapore más rápido. Darse descansos para parpadear le ayudará a restaurar esa película de lágrimas tan necesaria para sus ojos. Para parpadear más, pase 5 minutos de cada hora mirando a la distancia en lugar de leyendo o haciendo alguna otra cosa que requiera que fije la mirada en un objeto cercano.

■ **DUERMA Y DELES DESCANSO.** El experto en sueño, Rubin Naiman, Ph.D., dice: "Mientras dormimos, ocurren cambios complejos en la película de lágrimas, una capa fina de mucosidad, aceite y agua que recubre el ojo, dándole humedad y protección. Dormir bien les da un descanso a los ojos y restaura esta película".

Fíjese la meta de dormir al menos 8 horas cada noche, sin que le esté soplando aire en la cara desde una venta abierta, ventilador, acondicionador de aire o calefactor. Si el aire de su recámara (dormitorio, cuarto) es seco (particularmente en el invierno, cuando están encendidos los sistemas de calefacción), use un humidificador de aire, dice la Dra. Sumers. Algunas personas abren ligeramente los ojos mientras duermen, por lo que puede ser muy útil mantener húmedo el aire de la recámara.

■ **AJUSTE SU ÁREA DE TRABAJO.** La Academia de Oftalmología de los Estados Unidos recomienda realizar los siguientes cambios al área de trabajo para minimizar la resequedad ocular y la vista cansada mientras se esté sentado frente a una computadora.

■ Distancia de la pantalla: siéntese más o menos a 20 pulgadas (50 cm) de la pantalla de la computadora, que es un poco más lejos que la distancia de lectura, y coloque la pantalla de modo que la parte superior de la misma esté al nivel de los ojos o por debajo de los mismos.

■ Equipo: elija un monitor que se incline o gire y que tenga controles de contraste y brillo.

■ Mobiliario: asegúrese de tener una silla ajustable.

- Material de referencia: coloque los papeles en un portapapeles de modo que no tenga que estar mirando de un lado a otro, reenfocando frecuentemente los ojos y girando el cuello.

- Iluminación: modifique la iluminación para eliminar los reflejos o el resplandor. Un filtro de malla muy fina para su pantalla puede ayudar a limitar los reflejos y el resplandor.

- Descansos: tómese descansos periódicos y asegúrese de parpadear frecuentemente para evitar que se le resequen los ojos.

(*Nota*: si encuentra en este capítulo términos que no entiende o que jamás ha visto, favor de remitirse al glosario en la página 604).

PANEL DE EXPERTOS

LINDA ANTINORO, R.D., ES NUTRIÓLOGA SÉNIOR DEL HOSPITAL BRIGHAM AND WOMEN'S EN BOSTON.

TED BELHEUMER, O.D., ES DOCTOR EN OPTOMETRÍA DEL TROY VISION CENTER EN TROY, NUEVA YORK. HA TENIDO SU CONSULTA PRIVADA DURANTE MÁS DE 30 AÑOS.

EL **DR. PHILLIP J. CALENDA** ES OFTALMÓLOGO EN SCARSDALE, NUEVA YORK.

RUBIN NAIMAN, PH.D., ES DIRECTOR DE PROGRAMAS DE SUEÑO DEL MIRAVAL RESORT EN TUCSON.

LA **DRA. ANNE SUMERS** ES OFTALMÓLOGA PRIVADA DE LOS EQUIPOS DE LOS GIGANTES DE NUEVA YORK Y LOS NETS DE NUEVA JERSEY, Y TIENE SU CONSULTA PRIVADA EN RIDGEWOOD, NUEVA JERSEY. TAMBIÉN ES PORTAVOZ DE LA ACADEMIA DE OFTALMOLOGÍA DE LOS ESTADOS UNIDOS.

Osteoartritis

25 formas de acabar con los achaques

La rigidez, el dolor y el deterioro articular que acompañan a la osteoartritis indudablemente han pasado la prueba del tiempo: los investigadores han encontrado pruebas que indican la presencia de esta afección en los restos fosilizados de dinosaurios que existieron hace 85 millones de años. Y si usted es uno de los 70 millones de estadounidenses que padecen esta afección dolorosa, sabe de sobra cómo se sentían esos pobres animales.

Parte de los casos comunes de osteoartritis en los Estados Unidos son provocados por el desgaste inevitable de las articulaciones. A medida que envejecemos, el cartílago que sirve de cojín a los huesos se va desgastando con el tiempo, dando por resultado rigidez y dolor. Sin embargo, hay otros factores que intervienen además del envejecimiento. La genética parece predisponer a algunas personas a la artritis más que a otras. Y las lesiones traumáticas pueden acelerar el desarrollo de la misma.

Pero cualquiera que sea la causa de su dolor artrítico, los remedios caseros pueden hacer mucho por disminuirlo o incluso prevenirlo. Siga leyendo para que averigüe cómo estos remedios le pueden ayudar a usted.

■ **LLEGUE A SU PESO IDEAL.** "Tener sobrepeso es como andar cargando maletas pesadas todo el tiempo —dice el Dr. Neal Barnard—. Lastima las rodillas, las caderas y literalmente todas las articulaciones del cuerpo. La regla básica es que por cada 10 libras

CUÁNDO CONSULTAR AL MÉDICO

Si el dolor de la artritis es persistente o si tiene más de 5 a 10 minutos de rigidez importante en las mañanas, consulte a su médico, aconseja el Dr. Theodore R. Fields. También consulte al doctor si tiene pérdida de movimiento o hinchazón en una articulación o si el dolor le impide realizar actividades que son importantes para usted.

Hable con su doctor si el acetaminofeno o algún otro analgésico que se venda sin receta no le ayuda a aliviar su dolor, dice el Dr. Justus Fiechtner.

(5 kg) adicionales de peso, su riesgo de presentar osteoartritis en las rodillas aumenta en un 30 por ciento".

Otra manera de enfocarlo, explica el Dr. Kevin Stone, es que no sólo es cuestión del peso adicional, sino de la presión adicional que este peso ejerce y sus efectos. "Cualquiera que sea su peso corporal, una fuerza de tres a cinco veces mayor que ese peso está haciendo presión sobre las articulaciones de sus rodillas", dice.

Sin embargo, no sólo corren riesgo sus rodillas y caderas. "Resulta que las personas más delgadas también presentan una menor probabilidad de desarrollar artritis en las manos", dice el Dr. Barnard. Esto le da una razón más para no aumentar de peso.

■ **ALIMÉNTESE ADECUADAMENTE.** Mientras que hay alimentos específicos que parecen desempeñar un papel en la artritis reumatoidea, la relación no es tan clara cuando se trata de la osteoartritis. Por esta razón, los consejos nutricionales generales en este caso se centran en aquellos alimentos que le ayudan a mantenerse en un peso saludable. "Los alimentos bajos en grasa y ricos en fibra pueden ayudarle —dice el Dr. Barnard—. Entre ellos encontramos las verduras, las frutas, los frijoles (habichuelas) y los cereales integrales. Estos alimentos normalmente provocan una pérdida de peso, alivianando así la carga de las rodillas y las caderas".

Las sugerencias de las Bases de la Artritis en cuanto a una alimentación adecuada son simples: procure tener una alimentación equilibrada y coma cantidades abundantes de verduras, frutas y cereales; consuma sólo cantidades moderadas de azúcar, sal y alcohol y limite su consumo de grasa y colesterol. También aconsejan tomar un suplemento multivitamínico y de minerales para cumplir con los requerimientos diarios de estas sustancias, especialmente de calcio.

■ **TOME MUCHA AGUA.** "La hidratación ayuda a prevenir la artritis", dice el Dr. Michael Loes. Al igual que una máquina bien aceitada, sus articulaciones necesitan lubricación para moverse de manera fluida. El Dr. Loes recomienda beber de 9 a 12 vasos de 8 onzas (240 ml) de agua al día para prevenir el dolor de la osteoartritis. Si bebe mucho café u otras bebidas cafeinadas, las cuales actúan como diuréticos y hacen que elimine agua del organismo, tome aún más agua.

■ **HAGA EJERCICIO AERÓBICO.** Ya sea caminar, andar en una bicicleta estacionaria o nadar, el ejercicio aeróbico diario puede ayudar a disminuir la rigidez y el dolor, conservando o mejorando la salud de sus huesos y articulaciones. Si apenas va a empezar a hacer ejercicio, el Dr. Barnard recomienda caminar media hora, tres veces a la semana.

■ **EJERCÍTESE CON PESAS O RESISTENCIA.** Tan importante como el ejercicio aeróbico es un régimen semanal de entrenamiento con pesas para fortalecer sus músculos, huesos y articulaciones. Cuando los músculos no están fuertes, las articulaciones tienden a desalinearse, causándole más dolor. Si tiene osteoartritis, hable con un fisioterapeuta antes de iniciar un régimen como estos.

■ **ESTÍRESE.** El tercer aspecto crucial de su

rutina de ejercicio es el estiramiento, el cual es importante para mantener la fuerza y agilidad de las articulaciones. "Los estiramientos tal vez no prevengan la artritis, pero sí ayudarán a reducir su impacto en el funcionamiento al mantener a las personas más flexibles y menos sujetas a los espasmos musculares", dice el Dr. Theodore R. Fields.

Empiece con ejercicios suaves. Estos incluyen simples rotaciones lentas de brazos, piernas y tronco a lo largo del mayor rango de movimiento posible sin que sienta dolor. El Dr. Loes recomienda usar un estirador *Thera-Band*, una pequeña banda elástica que ofrece resistencia mientras estira diversas partes de su cuerpo. Puede conseguir productos similares por internet y en las tiendas de artículos deportivos.

■ **EMPIECE SUAVE Y LENTO.** Si hace demasiado esfuerzo, puede empeorar el dolor de la osteoartritis. "Si el ejercicio le causa un dolor que dure más de media hora después de haber terminado, probablemente se esforzó demasiado. Haga menos y luego vaya aumentando gradualmente la intensidad", dice el Dr. Loes.

Si no sabe sus limitaciones, pídale a su médico que lo oriente mediante un diagnóstico de sus limitaciones físicas y pídale a su fisioterapeuta que le elabore una rutina especial que le permita hacer ejercicio lo suficientemente arduo dentro de dichas limitaciones.

■ **DÚCHESE ANTES DE EJERCITARSE.** El agua caliente le afloja los músculos, dice el Dr. Fields, de modo que así será menos probable que tenga dolor durante o después de hacer ejercicio.

■ **COMPRE CALZADO DE CALIDAD.**

Caminar es un gran ejercicio aeróbico para disminuir el dolor de la artritis. Si va a seguir una rutina de caminatas, el Dr. Loes recomienda comprarse un buen par de tenis para caminar. Busque tenis ligeros hechos de algún material que respire, que se sientan cómodos en la bola del pie, que tengan un buen soporte para el arco y un talón acolchonado.

■ **ELIJA SUPERFICIES SUAVES Y PLANAS.** Una superficie que da de sí debajo de sus pies minimiza el impacto que absorben las articulaciones y los pasos dolorosos que podrían irritarlas. Un campo de pasto suave o una pista para correr hecha de goma (hule) vulcanizado, como la que hay en la escuela preparatoria (liceo, colegio secundario) de su localidad, son opciones excelentes.

■ **HAGA AMISTAD CON EL AGUA.** "En las comunidades para personas retiradas, los golfistas no son los más saludables —dice el Dr. Loes—, sino los nadadores". Nuestros expertos concuerdan en que la natación es el mejor ejercicio aeróbico de bajo impacto para la artritis. El Dr. Loes recomienda las brazadas dorsales y laterales para acondicionar los músculos paraespinales, que son unos diminutos músculos repletos de nervios que rodean a la columna. El fortalecimiento de estos músculos le ayudará a aliviar el dolor de espalda, así como a mejorar su movilidad. Los ejercicios aeróbicos en agua también son una buena opción para aliviar y disminuir el dolor de la artritis.

■ **CUIDADO CON CORRER.** La buena noticia es que los estudios de investigación han demostrado que correr no causa osteoartritis, dice el

Dr. Fields. La mala noticia es que "en personas con una predisposición a la osteoartritis o en aquellas que no tienen bien alineadas las rodillas o los tobillos, correr puede contribuir a la osteoartritis —dice—. Si una articulación como la rodilla está lesionada, la acción de correr, especialmente sobre una superficie dura, puede hacer que la lesión avance".

■ **SÁLVESE CON SALES DE EPSOM.** Cuando se agregan al agua del baño, estos cristales de sulfato de magnesio le brindan un alivio extra calmante del dolor de la artritis porque ayudan a extraer el carbono, uno de los productos de desecho del organismo, a través de la piel.

■ **PÁRESE CON BUENA POSTURA.** Al igual que la mala alineación de las llantas (gomas, neumáticos) de un auto hace que se desgasten de manera dispareja, la mala postura ejerce una gran presión sobre las articulaciones, provocando el desgaste de los huesos y cartílagos. También puede causar mucho dolor adicional en las personas con artritis, dice el Dr. Alan Lichtbroun. Entonces, párese derecho desde ahora; podría salvar sus rodillas y caderas a la larga.

■ **OPTE POR CALOR O FRÍO.** Si siente que el dolor de la artritis va en aumento, el Dr. Fields recomienda aplicarse calor o hielo para calmarlo. Utilice hielo para ataques repentinos de dolor, dolor crónico o cuando las articulaciones estén inflamadas. Y reserve el tratamiento con calor —por ejemplo, un baño en agua caliente, una almohadilla térmica o una compresa caliente envuelta en una toalla— para cuando se sienta adolorido.

■ **ALÍVIESE CON ACETAMINOFENO.** La recomendación estándar para aliviar el dolor artrítico leve es tomar acetaminofeno a diario, ya que es un analgésico seguro y eficaz. "El *Tylenol* es el medicamento de elección —dice el Dr. Justus Fiechtner—. Evidentemente, no le funciona a todo el mundo, pero parece dar buen resultado si no se toma en cantidades excesivas".

"El problema de tomar muchos analgésicos que se venden sin receta está en que aumentan el riesgo de presentar úlceras estomacales", dice el Dr. Fiechtner. Él recomienda el acetaminofeno porque, a diferencia de la aspirina, el ibuprofeno y el naproxeno (*Aleve*), todos los cuales pueden causar úlceras, el acetaminofeno no ocasiona problemas estomacales.

■ **PRUEBE ESTOS SUPLEMENTOS.** A menudo vemos cómo la comunidad médica mira con escepticismo los suplementos. Pero la glucosamina y el sulfato de condroitina han funcionado tan bien una y otra vez para el tratamiento de la artritis que ahora los han aceptado como tratamiento para el dolor artrítico. "Hay suficientes estudios y pruebas positivos con respecto a la seguridad de la glucosamina y la condroitina; por lo tanto, las personas que padecen osteoartritis deberían probarlas", dice el Dr. Fields.

Para quienes desean probar la glucosamina y el sulfato de condroitina, el Dr. Fields recomienda seguir la dosis recomendada por los Institutos Nacionales de Salud: 500 miligramos de glucosamina y 400 miligramos de sulfato de condroitina en tabletas, tres veces al día durante dos meses, y posteriormente, dos veces al día. "Al cabo de 3 meses, puede suspender este suplemento si no le ha producido beneficio alguno", dice el Dr. Fields.

■ **CUÍDELAS CON JENGIBRE.** Algunos estudios de investigación han indicado que esta raíz asombrosa bloquea la inflamación tan bien como los fármacos antiinflamatorios (y sin sus efectos secundarios). Coloque unas cuantas rebanadas finas de jengibre fresco en una bola de malla, sumérjala en una taza de agua recién hervida y déjela en infusión durante 10 minutos. Deje entibiar la infusión y tómesela.

■ **TOME VITAMINA C A DIARIO.** Pruebe tomar una dosis diaria de vitamina C para conservar la salud de su colágeno y tejido conectivo. Tome al menos 100 miligramos al día.

■ **AGREGUE VITAMINA E.** Aunque la vitamina E ha recibido mala publicidad últimamente, el Dr. Barnard la sigue recomendando como un buen tratamiento para aliviar el dolor de la osteoartritis. "Una dosis normal es de 200 UI al día o 100 UI si tiene presión arterial alta", dice.

■ **MEJORE SU SUEÑO CON MAGNESIO.** Además de estos otros nutrientes, el Dr. Loes recomienda 60 miligramos de magnesio al día. "Aparte de ayudar a los huesos, el magnesio ayuda a prevenir los calambres y mejora el sueño", explica el Dr. Barnard.

■ **RECUERDE LA VITAMINA D.** Alguna vez se pensó que la deficiencia de vitamina D conducía directamente a la osteoartritis. Si bien es cierto que los estudios posteriores han demostrado que este no es el caso, esta vitamina sigue siendo crucial para mantener la fuerza muscular en general, razón por la cual el Dr. Fields recomienda tomar 800 UI de esta vitamina al día.

■ **INGIERA ÁCIDOS GRASOS OMEGA-3.** Los efectos antiinflamatorios de los ácidos grasos omega-3 parecen ayudar a disminuir el dolor artrítico, explica el Dr. Barnard. Agregue semillas o aceite de lino a su dieta. Trate de consumir 2 cucharaditas al día para obtener una dosis saludable de estos ácidos grasos.

■ **AGREGUE OTROS ÁCIDOS.** "Las investigaciones más recientes parecen indicar que combinar ácidos grasos omega-3 con ácidos grasos omega-6, como los que se encuentran en el aceite de borraja, el aceite de casis o en el aceite de prímula nocturna (primavera nocturna), los hace aún más eficaces", dice el Dr. Barnard. Trate de consumir 1,4 gramos de ácido gama-linolénico, el ácido graso omega-6 más beneficioso.

■ **COMPRE UNA CREMA DE CAPSAICINA.** La capsaicina, el componente activo de los chiles picantes, puede conseguirse sin receta en forma de crema tópica. (La marca de mayor disponibilidad se llama *Zostrix*). Untarse crema de capsaicina sobre las articulaciones inhibe la capacidad de las células nerviosas de transmitir los impulsos de dolor, eliminando eficazmente el dolor artrítico. Puede encontrar cremas de capsaicina en las farmacias.

(*Nota*: si encuentra en este capítulo términos que no entiende o que jamás ha visto, favor de remitirse al glosario en la página 604).

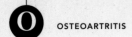

PANEL DE EXPERTOS

EL **DR. NEAL BARNARD** ES PRESIDENTE DEL COMITÉ DE MÉDICOS PARA LA MEDICINA RESPONSABLE EN WASHINGTON, D. C.

EL **DR. JUSTUS FIECHTNER** ES PROFESOR CLÍNICO DE MEDICINA OSTEOPÁTICA MANIPULATIVA DE LA FACULTAD DE MEDICINA HUMANA DE LA UNIVERSIDAD ESTATAL DE MICHIGAN EN EAST LANSING.

EL **DR. THEODORE R. FIELDS** ES REUMATÓLOGO DEL HOSPITAL DE CIRUGÍA ESPECIAL EN LA CIUDAD DE NUEVA YORK, PROFESOR ADJUNTO DE MEDICINA CLÍNICA DE LA FACULTAD DE MEDICINA WEILL DE LA UNIVERSIDAD COR-

NELL Y DIRECTOR CLÍNICO DEL CENTRO PARA LA ARTRITIS TEMPRANA H.S.S. GOSDEN ROBINSON.

EL **DR. ALAN LICHTBROUN** ES ESPECIALISTA EN INVESTIGACIÓN SOBRE REUMATOLOGÍA Y TEJIDO CONECTIVO DEL HOSPITAL UNIVERSITARIO ROBERT WOOD JOHNSON EN EAST BRUNSWICK, NUEVA JERSEY.

EL **DR. MICHAEL LOES** ES DIRECTOR DEL INSTITUTO DEL DOLOR DE ARIZONA EN PHOENIX.

EL **DR. KEVIN STONE** ES CIRUJANO ORTOPEDISTA EN LA CLÍNICA STONE EN SAN FRANCISCO.

Osteoporosis

19 estrategias para su esqueleto

El término osteoporosis significa "huesos porosos". Si comparamos dos radiografías, una de alguien con huesos saludables y otra de alguien con osteoporosis, se puede apreciar de inmediato por qué este nombre es apropiado.

En una radiografía, los huesos saludables se ven como formas blancas porque los rayos X rebotan en los mismos y no se capturan en la película. Sin embargo, en una radiografía de huesos con osteoporosis, se ven muchas sombras oscuras porque los huesos son tan porosos que los rayos X pasan a través de ellos.

En los Estados Unidos, alrededor de 10 millones de personas padecen osteoporosis, 8 millones de las cuales son mujeres, para quienes el riesgo global de desarrollar osteoporosis es mucho mayor. La Fundación Nacional de la Osteoporosis calcula que 44 millones de estadounidenses o el 55 por ciento de las personas que tienen 50 años de edad o más corren el riesgo de desarrollar esta enfermedad.

La razón por la cual las mujeres corren un mayor riesgo de desarrollar osteoporosis que los hombres es porque los huesos de los hombres en realidad son un poco más fuertes, explica el Dr. Theodore R. Fields. El estrógeno ayuda a mantener fuertes los huesos de las mujeres pero "después de la menopausia, las mujeres pierden el efecto protector del estrógeno, lo cual ocasiona una pérdida hasta del 5 por ciento de la densidad ósea," explica el Dr. Fields.

Lo preocupante de la osteoporosis es que es una enfermedad "silenciosa". Se va desarrollando a lo largo de décadas sin causar dolor ni otros síntomas. "No hay síntomas hasta que a la persona se le

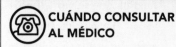

CUÁNDO CONSULTAR AL MÉDICO

Todas las personas de 65 años de edad o más deben hacerse un estudio de densidad ósea para determinar si corren el riesgo de desarrollar osteoporosis o confirmar que ya la tienen, dice el Dr. Robert R. Recker.

Las personas que presentan uno o más factores de riesgo para sufrir de osteoporosis, como antecedentes familiares de la enfermedad, antecedentes de alcoholismo o tabaquismo, uso de medicamentos que debiliten los huesos (como esteroides o fármacos anticonvulsivos) o menopausia temprana, deben empezar a hacerse este estudio desde los 50 años de edad, dice el Dr. Recker.

Su médico probablemente le aconsejará que se haga un estudio por absorciometría con doble haz de rayos X (*DEXA* por sus siglas en inglés), el cual mide la densidad ósea de la cadera y la columna. Si la densidad es menor a la que debería ser, su doctor quizás le indique que tome estrógeno u otros medicamentos para prevenir una pérdida ósea adicional y aumentar su densidad ósea.

fractura un hueso o se le colapsa una vértebra —dice el Dr. James Hubbard, M.P.H.—. La masa ósea se va perdiendo lenta y silenciosamente sin que uno lo sepa".

La buena noticia es que el hueso se regenera constantemente. Se van creando células nuevas a medida que se van eliminando las células más viejas. Hay muchas maneras de mejorar este proceso, entre ellas algunos medicamentos que se venden con receta, los cuales sirven para restaurar el hueso y al mismo tiempo ir retrasando la velocidad a la cual se va eliminando. Independientemente de que ya tenga osteoporosis o que quiera asegurarse de no desarrollarla nunca, a continuación nuestros expertos le dan algunas estrategias para hacer crecer y fortalecer su esqueleto.

■ **CUENTE CON EL CALCIO.** El calcio es como el cemento que hace que los huesos se mantengan fuertes. Aunque los huesos están repletos de calcio, unas células llamadas osteoclastos constantemente los descomponen y les "roban" calcio para usarlo en otras partes del cuerpo. Si no consume suficiente calcio en su alimentación, sus huesos tendrán que ceder su calcio para que se utilice en otras funciones del organismo.

La etapa en que más tejido óseo se produce llega a su fin aproximadamente cuando cumplimos 30. Después de esa edad, los huesos se pueden volver peligrosamente débiles, especialmente después de la menopausia, cuando el descenso en el nivel de estrógeno hace que las mujeres pierdan calcio a un ritmo acelerado. Hágase un estudio de densidad ósea al primer indicio de la menopausia. Y los hombres tampoco son inmunes

a la pérdida ósea. Pasan por un proceso similar al de las mujeres, aunque este no resulta tan drástico. "La testosterona protege los huesos de los hombres y el descenso en el nivel de esta hormona generalmente es más lento y más retrasado que el descenso en el nivel de estrógeno en las mujeres", dice el Dr. Fields. Aun así, los hombres también son susceptibles a la pérdida ósea y deben empezar a medir su densidad ósea alrededor de los 50 a 60 años de edad.

Si tiene 30 años de edad o menos, necesita 1.200 miligramos de calcio al día. De los 30 a los 50 años de edad, el requerimiento de calcio aumenta entre 1.200 y 1.500 miligramos al día y después de los 50 años de edad, necesita 1.500 a 2.000 miligramos de calcio cada día.

El calcio es uno de los nutrientes más fáciles de obtener a partir de los alimentos, especialmente si come productos lácteos, dice el Dr. Robert R. Recker. Por ejemplo, un vaso de leche semidescremada contiene alrededor de 300 miligramos de calcio. El yogur y el queso también le brindan cantidades sustanciales de este mineral. Tres o cuatro raciones al día de leche semidescremada u otros productos lácteos le brindarán todo o casi todo el calcio que sus huesos necesitan para estar saludables.

■ **EMPLEE LOS ENRIQUECIDOS.** Si no le agrada el sabor de los productos lácteos o si le cuesta trabajo digerirlos, hay muchas otras fuentes de calcio no lácteas. "Si no come productos lácteos, lo mejor es consumir alimentos enriquecidos", dice el Dr. Recker.

Muchos jugos y cereales fortificados contienen la misma cantidad de calcio que un vaso de leche. Diversos panes, cereales y barras energéticas vienen con calcio agregado.

■ **VÉNZALA CON VERDURAS.** Si no come productos lácteos, coma cantidades abundantes de frutas y verduras ricas en calcio alimentario. El Dr. Hubbard recomienda las verduras de hojas color verde oscuro, como las espinacas y las variedades oscuras de lechuga. Y el Dr. Steven Jepson, dice que el brócoli, los repollitos (coles) de Bruselas y la col rizada también son buenas opciones.

■ **PROTÉJASE CON PESCADO.** Además de otras sustancias beneficiosas, los pescados como las sardinas y el salmón contienen calcio, dice el Dr. Hubbard.

■ **SIGA CON LA SOYA.** Algunas marcas de alimentos de soya están enriquecidas con calcio, pero esa no es la única razón por la cual la soya protege los huesos. La soya contiene fitoestrógenos, unos compuestos químicos que las mujeres pueden incorporar a su alimentación, puesto que actúan como una forma más débil del estrógeno protector de huesos.

Los productos de soya, como el *tofu* y la leche de soya, son especialmente útiles para los vegetarianos, dado que estos dos alimentos a menudo pueden reemplazar a la carne y los productos lácteos en la alimentación, dicen nuestros expertos. Por supuesto, todo el mundo se puede beneficiar al comer más soya.

■ **SÁLVESE CON SUPLEMENTOS.** El estadounidense común no consume suficiente calcio diariamente para prevenir la osteoporosis. Incluso las mujeres que se alimentan de manera saludable pueden consumirlo en cantidades insuficientes porque el organismo absorbe muy poco de este mineral. Tiene sentido compensar la diferencia con suplementos, dice la Dra. Susan Kaib. "No les puedo decir a cuántos pacientes he atendido que están tomando medicamentos para la osteoporosis pero no están consumiendo suficiente calcio —dice—. Yo les explico que es como poner cemento en una barda, pero luego no poner los ladrillos. Además de los medicamentos, es necesario que tomen suplementos de calcio para formar más hueso".

Debido a que el organismo puede absorber sólo de 500 a 600 miligramos de calcio a la vez con eficiencia, es una buena idea tomar un suplemento en la mañana y otro en la noche, dice el Dr. Recker. Busque algún suplemento que contenga 500 miligramos de calcio y tómelo dos o tres veces al día. Otra opción más económica es comprar un frasco grande de *Tums*, una marca de antiácido hecho a base de calcio. Si va a complementar su ingesta de calcio con un antiácido, elija tabletas que estén libres de aluminio, dado que este mineral puede alterar la capacidad del organismo para fijar suficiente calcio en los huesos.

■ **TOME LOS SUPLEMENTOS AL COMER.** El calcio se absorbe de manera más eficaz en un ambiente ácido, por ejemplo, cuando el estómago está digiriendo la comida. Por este motivo, el Dr. Fields recomienda tomar los suplementos de calcio después de haber comido.

■ **NO OLVIDE LA D.** La vitamina D es un nutriente vital para la salud de los huesos porque ayuda a transportar el calcio desde la sangre hasta el esqueleto. Podemos obtener vitamina D en cantidades abundantes directamente del sol. Pero aun así, muchas personas no la obtienen en cantidades suficientes, dice el Dr. Fields. "La mayoría de las personas necesitan tomar un suplemento para mantener su nivel de vitamina D dentro del rango normal y la deficiencia de esta vitamina es muy habitual", dice.

La recomendación es de alrededor de 800 UI de vitamina D al día. "Los suplementos multivitamínicos generalmente contienen una dosis de 400 UI de vitamina D, por lo que necesitará consumir 400 UI más —dice el Dr. Fields—. Muchas personas obtienen la mayor parte de su vitamina D diaria en combinación con sus tabletas de calcio, las cuales a menudo contienen 200 UI de esta vitamina cada una".

Si ya está tomando un suplemento multivitamínico o de calcio, verifique la cantidad de vitamina D que contenga y ajuste su dosis de modo que cumpla con la recomendación de 800 UI al día.

■ **SALGA AL SOL.** Millones de personas evitan el sol para proteger su piel pero podrían estar dañando sus huesos. Cada vez que el sol le pega en la piel, el organismo produce vitamina D que le protege los huesos. Si está afuera sin filtro solar, aproximadamente 20 minutos de exposición al sol le darán alrededor de 200 UI de vitamina D. Los filtros solares bloquean la producción de vitamina D casi por completo.

Sin embargo, el Dr. Fields advierte que tampoco es bueno tomar demasiado sol. "La exposición al sol conlleva riesgos como cáncer de la piel —dice—. Además, el clima varía de un lugar a otro y a veces es difícil exponerse lo suficiente

al sol todos los días. Por estos motivos, la mayoría de las personas necesitan tomar un suplemento".

■ **PREPÁRESE UNA SOPA.** Se trata de una manera fácil y única de incorporar más calcio en su alimentación. Prepare un caldo concentrado de hueso. Agregue un poco de vinagre mientras lo esté preparando, ya que el vinagre disuelve el calcio de los huesos. Una pinta (237 ml) de esta sopa le brinda tanto calcio como 1 cuarto de galón (1 l) de leche.

■ **REDUZCA SU INGESTA DE SAL.** Los estadounidenses ingieren cantidades enormes de sodio y sus huesos son los que podrían estar pagando el precio. La sal agota las reservas de calcio del organismo de dos formas distintas. Por una parte, reduce la cantidad de calcio que se absorbe a partir de los alimentos o suplementos y por la otra, aumenta la cantidad de calcio que se excreta. "Entre mayor sea su consumo de sodio, mayor será la cantidad de calcio que pierda", dice el Dr. Recker.

La cantidad máxima de sodio que debe consumir es de 2.300 miligramos al día, pero menos es mejor. Puede espolvorear su comida con un poco de sal, pero trate de evitar los alimentos procesados y empacados, los cuales tienden a contener mucho sodio. Mejor aún, revise las etiquetas de los alimentos cuando esté en el supermercado y sólo compre los que sean bajos en sodio o sin sodio.

■ **BEBA CON MODERACIÓN.** Para los hombres, eso significa no más de dos bebidas alcohólicas al día; para las mujeres, el límite es una copa al día. El consumo excesivo de alcohol disminuye la formación de hueso y reduce la capacidad del organismo para absorber calcio.

El alcohol también puede ser nocivo de otro modo. Las personas que beben mucho tienden a tener una mala alimentación, lo cual da como resultado un menor consumo de calcio y un mayor riesgo de osteoporosis y fracturas.

■ **CONTROLE SU CONSUMO DE GASEOSAS.** Las gaseosas contienen dos sustancias que son nocivas para los huesos: fósforo y cafeína. Algunos estudios de investigación han sugerido que el fósforo que contienen las gaseosas puede conducir a una menor densidad ósea, sobre todo en las caderas. Y el consumo de cafeína puede hacer que se absorba menos calcio.

Aunque estos vínculos no se han demostrado de manera fehaciente, sí hay suficientes pruebas que indican que para las personas que están preocupadas sobre desarrollar osteoporosis, lo mas recomendable es que limiten su consumo de gaseosas y cafeína, dice el Dr. Fields. "Lo razonable es consumir una o dos latas de gaseosa de cola al día —dice—. En vez de gaseosa, tome un poco de leche. Esto también le ayudará a incrementar su consumo de vitamina D y calcio".

■ **SI FUMA, TRATE DE DEJARLO.** Además de todos los demás beneficios para la salud que obtiene al no fumar, aquí le damos otro: las personas que han fumado toda su vida tienen una probabilidad de 10 a 20 veces mayor de desarrollar osteoporosis que las personas que no fuman, dice el Dr. Recker.

■ **HAGA MUCHO EJERCICIO.** El ejercicio retrasa la tasa de pérdida ósea y puede provocar un aumento de la densidad ósea. Casi cualquier tipo de ejercicio es útil, pero los mejores son los ejercicios en los que tiene que sostener peso, como caminar, en el cual mueve su cuerpo en contra de la gravedad, y los ejercicios de resistencia, como levantar pesas, dice el Dr. Recker.

El ejercicio también le brinda otros beneficios. Dado que mejora el tono muscular, la coordinación y el equilibrio, puede disminuir drásticamente el riesgo de sufrir caídas, las cuales son la principal causa de fracturas en las personas de edad avanzada.

No tiene que ser un atleta profesional para fortalecer sus huesos con ejercicio. Ni siquiera tiene que inscribirse en un gimnasio. Cualquier actividad que lo mantenga de pie y moviéndose contra la gravedad durante 30 minutos, cuatro o cinco veces a la semana, le agregará cantidades significativas de hueso a su esqueleto. Incorpore una sesión de levantamiento de pesas de 15 minutos de duración y así sus huesos se fortalecerán aún más.

"El hueso es tejido vivo. Los ejercicios en los que tiene que soportar peso, de resistencia y de flexibilidad pueden ayudarle a combatir los efectos potencialmente incapacitantes de la osteoporosis —dice la Dra. Kaib—. Sin embargo, los ejercicios como la natación no son tan útiles porque el cuerpo está flotando en el agua, lo cual no somete a los huesos a tanto esfuerzo. Si va a ir de excursión, puede mejorar la densidad de su columna si carga una mochila con tan sólo 5 libras (2,2 kg) adicionales de peso".

¿Cuáles son los mejores ejercicios para los huesos? A continuación están algunas de sus opciones.

■ Caminar es un ejercicio en el que tiene que sostener su propio peso y que aumenta el esfuerzo al que se someten los huesos de las piernas y las caderas. Este esfuerzo estimula a las células formadoras de hueso a crear hueso nuevo, razón por la cual las mujeres que caminan con regularidad tienen una mayor densidad ósea y sufren menos fracturas que las sedentarias.

■ Correr, bailar, hacer ejercicios aeróbicos y otras actividades de alto impacto son aún mejores para el crecimiento de los huesos que caminar. Si ya tiene osteoporosis, pregúntele a su médico si sus huesos están lo suficientemente fuertes como para realizar ejercicios de alto impacto.

■ Flexionar las muñecas sosteniendo, por ejemplo, una lata de sopa en cada mano y doblando la muñeca hacia el antebrazo, fortalece no sólo los huesos de la muñeca sino que también disminuye el riesgo de sufrir fracturas y otras lesiones.

■ Realizar los quehaceres domésticos puede fortalecer los huesos tanto como las sesiones de ejercicio "formales", siempre y cuando las realice de manera vigorosa. El trabajo de jardinería es una buena opción porque hace necesario que realice muchos movimientos de empujar y jalar. Incluso las tareas de limpieza de la casa, como barrer, aspirar y subir y bajar por las escaleras, ayudan a mantener fuertes sus huesos.

(*Nota*: si encuentra en este capítulo términos que no entiende o que jamás ha visto, favor de remitirse al glosario en la página 604).

PANEL DE EXPERTOS

EL **DR. THEODORE R. FIELDS** ES REUMATÓLOGO DEL HOSPITAL DE CIRUGÍA ESPECIAL EN LA CIUDAD DE NUEVA YORK, PROFESOR ADJUNTO DE MEDICINA CLÍNICA DE LA FACULTAD DE MEDICINA WEILL DE LA UNIVERSIDAD CORNELL Y DIRECTOR CLÍNICO DEL CENTRO PARA LA ARTRITIS TEMPRANA H.S.S. GOSDEN ROBINSON.

EL **DR. JAMES HUBBARD, M.P.H.,** FUE MÉDICO FAMILIAR EN MISSISSIPPI DURANTE MÁS DE 25 AÑOS.

EL **DR. STEVEN JEPSON** ES DIRECTOR MÉDICO DE LA CLÍNICA DE PROCEDIMIENTOS DERMATOLÓGICOS Y MÉDICOS DE UTAH EN MURRAY, UTAH.

LA **DRA. SUSAN KAIB** ES DIRECTORA MÉDICA DE LA KRONOS OPTIMAL HEALTH COMPANY EN PHOENIX, ARIZONA.

EL **DR. ROBERT R. RECKER** ES DIRECTOR DEL CENTRO DE INVESTIGACIÓN SOBRE LA OSTEOPOROSIS DE LA FACULTAD DE MEDICINA DE LA UNIVERSIDAD CREIGHTON EN OMAHA, NEBRASKA.

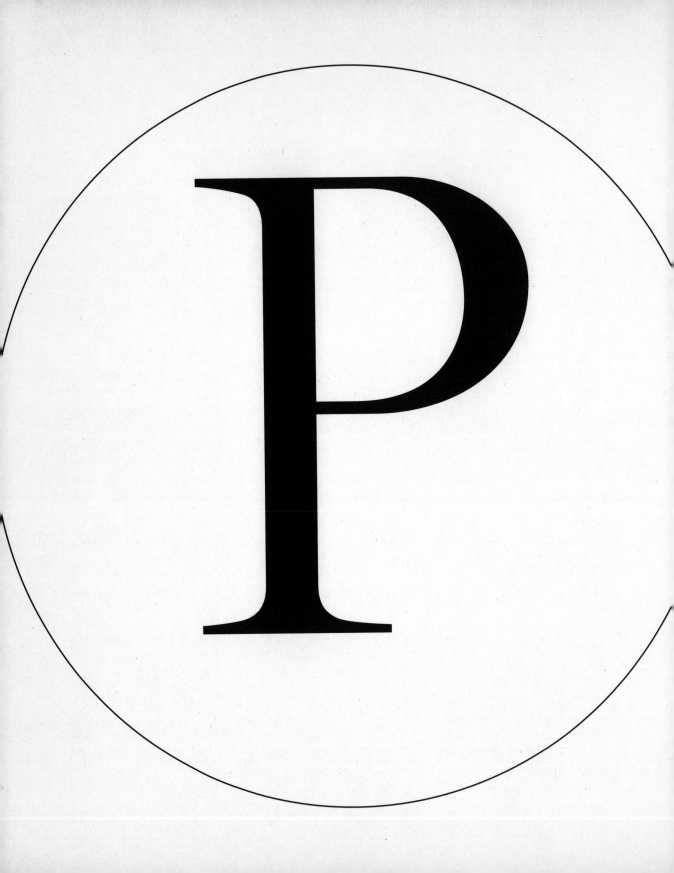

Pie de atleta

18 soluciones para estar bien parado

No tiene que ser un atleta para tener pie de atleta. Esta infección por hongos, que es causada por organismos que viven en la piel y proliferan mejor bajo condiciones cálidas y húmedas, la puede adquirir al dejar que sus pies descalzos toquen áreas húmedas en los vestidores, albercas (piscinas) y baños. Y a pesar de que estos ambientes húmedos alientan el crecimiento de los hongos, el calzado o los calcetines (medias) que hacen que suden mucho los pies, (entre ellos, los calcetines térmicos, las botas aisladas y los tenis apestosos) son los culpables más comunes.

El pie de atleta es la forma más común de tiña, la cual es una infección por hongos en las uñas, la piel, el cabello o el cuerpo. Esta infección provoca enrojecimiento, hinchazón, agrietamiento, ardor, descamación y comezón intensa entre los dedos de los pies y la piel también puede verse fruncida y arrugada.

Una vez que tiene este hongo, tardará al menos cuatro semanas en empezar a notar mejoría en un caso muy agudo. Lo que es peor aún es que regresará a menos que elimine las condiciones que hayan causado la infección. Por lo tanto, aquí le damos algunas sugerencias para lidiar con una infección activa y algunas maneras para evitar que se repita.

■ **AL PRINCIPIO, TÓMELA CON CALMA.** El pie de atleta puede aparecer repentinamente, acompañado de ampollas que supuran y ardor intermitente, dice el Dr. Frederick Hass. Cuando esté pasando

CUÁNDO CONSULTAR AL MÉDICO

¿Cómo puede saber si ese parche rojo que le da comezón entre los dedos de los pies es un verdadero caso de pie de atleta? ¿Y cuáles son los casos de tiña que ameritan una consulta con el médico? Si no ha mejorado su estado y tiene mucho dolor, es hora de consultar a su doctor, dice Suzanne M. Levine, D.P.M., P.C. Y tenga cuidado con las infecciones. No puede dar por hecho que el pie de atleta se resolverá por sí solo, dice la Dra. Levine. Una infección por hongos no tratada puede hacer que se agriete la piel y conducir a una infección bacteriana grave. Consulte a su médico si:

■ Su pie está hinchado y se siente caliente al tacto, especialmente si hay presencia de rayas rojas

■ La inflamación resulta ser incapacitante

■ Tiene diabetes y le da pie de atleta

■ Hay pus en las ampollas o en la piel agrietada

por esta etapa aguda, consienta a su pie. Déjelo descubierto y en reposo constante. Aunque la inflamación en sí no es peligrosa, sí puede conducir a una infección bacteriana si no tiene cuidado.

■ **CÚRESE CON COMPRESAS.** Use compresas para bajar la inflamación, aliviar el dolor, disminuir la comezón y resecar las llagas, dice el Dr. Hass. Disuelva un paquete de la marca *Domeboro* en polvo o 2 cucharadas de solución de Burow (ambos se venden sin receta en las farmacias) en 1 pinta (237 ml) de agua fría. Remoje un trapo de algodón blanco no tratado en el líquido y aplíqueselo tres o cuatro veces al día de 15 a 20 minutos.

■ **USE SOLUCIÓN SALINA.** Remoje su pie en una mezcla de 2 cucharaditas de sal por cada pinta (237 ml) de agua caliente, aconseja Suzanne M. Levine, D.P.M., P.C. Haga esto de 5 a 10 minutos a la vez y repita hasta que el problema haya desaparecido. La solución salina crea un ambiente inhóspito para el hongo y disminuye la transpiración excesiva. Además, suaviza la piel afectada de modo que los medicamentos antifúngicos puedan penetrar más profundamente, aumentando así su eficacia.

■ **SIGA MEDICANDO SU PIE.** Los medicamentos antifúngicos que se venden sin receta pueden contener nitrato de miconazol (por ejemplo, la marca *Micatin*), tolnaftato (*Aftate* o *Tinactin*) o ácidos grasos (*Desenex*). La Dra. Levine recomienda usar geles antifúngicos en lugar de cremas o lociones, dado que los geles contienen un agente secante. Aplíquese una cantidad pequeña del medicamento en el área afec-

tada y frótelo suavemente. Haga esto dos o tres veces al día durante 4 semanas (o durante dos semanas después de que el problema parezca haber desaparecido).

■ **OJO CON ESTE REMEDIO.** El cloruro de aluminio antes era un tratamiento popular para el pie de atleta, pero los expertos dicen que lo único que hace esta sustancia es eliminar el calor y la humedad del hábitat del hongo. No mata al hongo en sí, dice Neal Kramer, D.P.M.

■ **BÓRRELO CON BICARBONATO.** Si tiene una infección por hongos en los pies, especialmente entre los dedos, aplíquese una pasta de bicarbonato de sodio, sugiere la Dra. Levine. Agregue un poco de agua tibia a una cucharada de bicarbonato de sodio. Frote la pasta sobre el área infectada, luego enjuague y seque bien el pie. Termine el tratamiento espolvoreándose con maicena o talco.

■ **ELIMINE LA PIEL MUERTA.** Cuando haya pasado la fase aguda del ataque, remueva toda la piel muerta, aconseja el Dr. Hass. "Esta sirve de hogar a los hongos vivos que pueden volver a causarle otra infección. Cuando se bañe, cepille suave pero vigorosamente todo su pie con un cepillo de cerdas firmes. Preste especial atención a los espacios entre los dedos; en estos lugares, use un pequeño cepillo para botellas o para tubos de ensayo". Si se cepilla los pies en la bañadera (bañera, tina), dúchese después para eliminar cualquier pedacito de piel que pudiera haberse pegado a otra parte de su cuerpo, para que no empiece otra infección.

■ **SIGA APLICÁNDOSELA.** Una vez que haya desaparecido la infección, evite que regrese usando (con menor frecuencia) el mismo medicamento antifúngico que le haya curado el problema, dice la Dra. Levine. Esto resulta especialmente prudente durante climas cálidos. Debe seguir usando la crema durante la mitad del tiempo que haya tardado en desaparecer. Por ejemplo, una vez que la infección haya desaparecido, si tardó un mes en eliminar al hongo, siga usando el medicamento religiosamente durante dos semanas más para eliminarlo por completo.

■ **COMPRE LO CORRECTO.** Evite los zapatos de plástico y los calcetines (medias) tratados a prueba de agua (*waterproof socks*), dice la Dra. Levine. Estos atrapan el sudor y crean un ambiente cálido y húmedo para que crezca el hongo. Los materiales naturales como algodón y cuero brindan el mejor ambiente para los pies, mientras que la goma (hule) e incluso la lana pueden fomentar la sudoración y retener la humedad.

■ **CAMBIE SU CALZADO.** No utilice los mismos zapatos dos días seguidos, dice el podólogo Dean S. Stern, D.P.M. Los zapatos tardan al menos 24 horas en secarse completamente. Si le sudan mucho los pies, cámbiese los zapatos dos veces al día.

■ **SÁQUELOS A OREAR.** El Dr. Hass recomienda sacar los zapatos un rato al sol para que se oreen. Quíteles las agujetas, ábralos y déjelos a la luz del Sol. Incluso debe dejar sus sandalias afuera a secarse entre cada uso. Y limpie la parte interna de las tiras después de usarlos para eliminar la piel muerta infectada por hongos. La idea es eliminar hasta la más mínima posibilidad de que reaparezca la infección.

■ **MANTÉNGALOS SECOS Y LIMPIOS.** Aplique frecuentemente un polvo o aerosol antifúngico adentro de sus zapatos. Otra buena idea, dice el Dr. Kramer, es aplicar algún desinfectante en aerosol (como *Lysol*) en un trapo y usarlo para limpiar la parte interna de sus zapatos cada vez que se los quite. Esto mata las esporas del hongo.

■ **CAMBIE SUS CALCETINES.** Si los pies le sudan mucho, dice el Dr. Hass, cámbiese los calcetines tres o cuatro veces al día. Y sólo use calcetines limpios de algodón, no los que estén hechos de hilo sintético. Asegúrese de enjuagarlos bien cuando los lave, porque los residuos de detergente pueden agravar el problema. Para ayudar a matar las esporas de los hongos, dice el Dr. Kramer, lave sus calcetines dos veces en agua caliente.

■ **PÓNGALES TALCO.** Para mantener sus pies aún más secos, permita que se oreen de 5 a 10 minutos después de la ducha (regadera) y antes de ponerse sus calcetines y zapatos. Si elimina cualquier cosa caliente, oscura y húmeda, le irá mejor, dice el Dr. Kramer. Para acelerar el secado, sostenga una secadora de cabello a una distancia de más o menos 6 pulgadas (15 cm) de cada pie, mueva los dedos de los pies y seque el espacio entre los dedos. Luego aplíquese talco. Para evitar regar talco por todas partes, póngalo en una bolsa de plástico o papel, luego introduzca su pie en la bolsa y sacúdalo bien.

■ **EVITE ANDAR DESCALZO.** Puede disminuir su exposición al hongo usando chanclas o sandalias para la ducha en las áreas donde otras personas anden descalzas, dice la Dra. Levine.

Esto incluye gimnasios, *spas*, clubes deportivos, vestidores e incluso alrededor de las albercas (piscinas). Si es propenso a las infecciones por hongos, puede agarrarlas casi en cualquier lugar que esté húmedo, entonces sea prudente.

(*Nota*: si encuentra en este capítulo términos que no entiende o que jamás ha visto, favor de remitirse al glosario en la página 604).

PANEL DE EXPERTOS

EL **DR. FREDERICK HASS** ES MÉDICO GENERAL EN SAN RAFAEL, CALIFORNIA.

NEAL KRAMER, D.P.M., ES PODÓLOGO EN BETHLEHEM, PENSILVANIA.

SUZANNE M. LEVINE, D.P.M., P.C., ES CIRUJANA PODO-LÓGICA Y PODÓLOGA CLÍNICA DEL HOSPITAL DE NUEVA YORK-CENTRO MÉDICO CORNELL.

DEAN S. STERN, D.P.M., ES PODÓLOGO DEL CENTRO MÉDICO RUSH–PRESBYTERIAN–ST. LUKE'S EN CHICAGO.

Piel grasa

7 razones para dar la cara de nuevo

Cuando pensamos en "cutis graso", generalmente nos imaginamos a adolescentes pasando a través de esa fase tan embarazosa en la que hablan con gallos y tienen la cara llena de granos (barros). Pero si usted es un adulto y tiene el cutis graso, ya sabe que esto puede ser tan frustrante para las personas mayores como lo es para los adolescentes.

"El cutis graso es común en los adolescentes debido a los cambios hormonales que vienen con la pubertad. El aumento pronunciado en los niveles de hormonas sexuales puede estimular una mayor producción de grasa —dice el Dr. Steven Jepson—. Pero muchos adultos también tienen la piel grasa. Generalmente, esto también se debe a factores hormonales. En la veintena, hay una producción continuamente elevada de testosterona y estrógeno. En la treintena y la cuarentena, generalmente es causada por niveles decrecientes de progesterona y es mucho más común en las mujeres que en los hombres".

Otros factores que pueden intervenir son la herencia, el embarazo, el estrés e incluso el tipo de método anticonceptivo que emplee. Los productos cosméticos equivocados fácilmente pueden agravar un caso de cutis graso que de otro modo sería leve. Algunas de estas causas están dentro de su control, pero hay otras con las que tendrá que aprender a vivir.

A pesar del fastidio que nos causa, curiosamente los expertos en la piel creen que hay ciertas ventajas al tener la piel grasa. Dicen que la piel grasa envejece mejor a la larga y se arruga menos que la piel

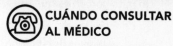

CUÁNDO CONSULTAR AL MÉDICO

Para mitigar el brillo de la piel grasa, el Dr. Neal B. Schultz recomienda rociarse con una mezcla casera hecha a base de vinagre de manzana. "Probablemente es lo mejor —dice—. Realmente no sabemos cómo funciona ni cómo alguien descubrió que funciona, pero sí funciona".

Esta es la receta: mezcle 2 onzas (60 ml) de vinagre de manzana con 2 onzas (60 ml) de agua destilada en un rociador común. Luego agregue una aspirina para adultos a la solución. Una vez que se haya disuelto la aspirina, simplemente rocíese la solución sobre el cutis recién lavado dos o tres veces al día para mantener la grasa bajo control.

La comida no tiene la culpa

Para disminuir los problemas del cutis graso, algunas revistas y libros sobre el cuidado del cutis recomiendan dietas especiales (las cuales generalmente eliminan los alimentos fritos o grasosos). Sin embargo, nuestros expertos dicen que estas recomendaciones son pura fantasía y esfuerzos malgastados.

"Realmente no hay ningún alimento que tenga que evitar comer —dice la Dra. Judith Hellman—. Un mito común es que hay alimentos que causan el cutis graso y el acné, pero esto no está basado en la realidad".

El Dr. Kenneth Neldner coincide con esto. "Yo no creo que la dieta tenga efecto alguno. Si lo tiene, no hay nada que le sea conocido a la comunidad médica. Si usted tiene la piel seca, no hay nada que pueda comer para que su piel se vuelva grasa, por lo que no hay motivo para pensar que lo opuesto podría ser cierto para la piel grasa".

seca o normal. Mientras tanto, aquí le damos algunas sugerencias para tener un rostro más limpio y terso.

■ **BORRE EL BRILLO CON ARCILLA.** "Vale la pena usar mascarillas de arcilla", dice el Dr. Howard Donsky. Las mascarillas limpian la grasa de la superficie y tonifican la piel, al menos por un rato. Sin embargo, es importante que tenga presente que sus efectos son temporales.

En general, entre más oscura sea la arcilla, mayor será la cantidad de grasa que pueda absorber. Sin embargo, las arcillas blancas o rosadas son más delicadas y funcionan mejor en personas con un cutis sensible.

■ **LÁVESE LA CARA DOS VECES AL DÍA.** Por fortuna, la limpieza del cutis graso no tiene que ser complicada, dice el Dr. Jepson. Él recomienda usar un limpiador que no contenga jabón que haya sido específicamente diseñado para el rostro y lavarse la cara con dicho producto dos veces al día, por la mañana y por la noche.

No es necesario que se lave la cara más de dos veces al día, dice la Dra. Judith Hellman. "El cutis graso no es el resultado de una limpieza inadecuada o de una mala higiene. Así que no es una buena idea que se haga una limpieza demasiado agresiva —dice—. En general, con tal que se lave el rostro dos veces al día debe de ser suficiente".

■ **HÁGASE UNA EXFOLIACIÓN.** Para algunas personas, puede ser una buena idea agregar un paso más a su rutina de limpieza, señala el Dr. Jepson. "Yo recomiendo la exfoliación diaria con un producto que contenga un beta-hidroxiácido (*beta-hydroxy acid*) o un alfa-hidroxiácido como ácido salicílico (*salicylic acid*), ácido glicólico (*glycolic acid*) o ácido láctico (*lactic acid*) —dice—. Piense en la exfoliación como un segundo paso de limpieza. Remueve la mugre y el aceite que deja atrás el limpiador y penetra al interior de los poros para remover la mugre y el aceite escondidos".

Sin embargo, la exfoliación no es para todos.

"Algunos limpiadores contienen un agente exfoliante y son adecuados para las personas con un cutis levemente grasoso —dice el Dr. Jepson—. Pero para las personas con un cutis graso moderado a grave, yo recomiendo que se exfolien con una solución ácida más concentrada una o dos veces al día, como un segundo paso en su rutina para el cuidado del cutis".

■ **ELIJA BIEN SU MAQUILLAJE.** "Hay dos categorías principales de productos cosméticos: los que están hechos a base de aceite y los que están hechos a base de agua. Si tiene el cutis graso, el Dr. Donsky recomienda que elija sólo aquellos productos que estén hechos a base de agua.

Otra posibilidad, agrega el Dr. Jepson, es probar el maquillaje mineral. "Un buen maquillaje mineral en realidad ayudará a absorber algo de grasa y no le tapará los poros —dice—. Yo recomiendo la marca *Colorescience*".

■ **TRATE CON TALCO.** Es decir, con talco para bebés. Para protegerse aún más del brillo, algunas mujeres han descubierto que los productos simples como el talco para bebés de la marca *Johnson's* sirven de maravilla como polvo para la cara cuando se aplica ligeramente sobre el maquillaje. Otra manera práctica de absorber el brillo es usar pañuelos faciales de papel de arroz. Estos vienen recubiertos con una capa ligera de maicena y son fáciles de llevar en la cartera (bolsa) para los retoques de medio día.

■ **PRUEBE LA PALMERA ENANA.** La palmera enana (palmito de juncia) generalmente se considera un tratamiento herbario para hombres, pero el Dr. Jepson dice que puede ayudar a todos los adultos que tienen la piel grasa. "La palmera enana puede ayudar a disminuir la producción de aceite en la piel tanto de los hombres como de las mujeres al bloquear los efectos que tienen las hormonas productoras de aceite en las glándulas sebáceas", dice. Asegúrese de hablar con su médico antes de tomar palmera enana o cualquier otra hierba.

■ **USE UN FILTRO CON INTELIGENCIA.** Los filtros solares contienen aceites, pero como indica la Dra. Hellman, el riesgo de desarrollar cáncer de la piel por exposición al sol es mucho mayor que cualquier riesgo que pueda estar corriendo por tener el cutis graso. "Si usa un filtro solar, lo cual debería hacer, lávese la cara tan pronto como vaya a estar bajo techo y ya no lo necesite", dice.

(*Nota*: si encuentra en este capítulo términos que no entiende o que jamás ha visto, favor de remitirse al glosario en la página 604).

PANEL DE EXPERTOS

EL **DR. HOWARD DONSKY** ES INSTRUCTOR CLÍNICO DE DERMATOLOGÍA DE LA UNIVERSIDAD DE ROCHESTER Y DERMATÓLOGO DEL CENTRO DE DERMATOLOGÍA Y COSMÉTICA DE ROCHESTER EN NUEVA YORK.

LA **DRA. JUDITH HELLMAN** ES PROFESORA DE DERMATOLOGÍA DEL HOSPITAL MOUNT SINAI EN LA CIUDAD DE NUEVA YORK.

EL **DR. STEVEN JEPSON** ES DIRECTOR MÉDICO DE LA CLÍNICA DE PROCEDIMIENTOS DERMATOLÓGICOS Y MÉDICOS DE UTAH EN MURRAY, UTAH.

EL **DR. KENNETH NELDNER** ES PROFESOR EMÉRITO DEL DEPARTAMENTO DE DERMATOLOGÍA DE LA FACULTAD DE MEDICINA DE LA UNIVERSIDAD TEXAS TECH EN LUBBOCK.

EL **DR. NEAL B. SCHULTZ** ES DERMATÓLOGO CON CERTIFICACIÓN PROFESIONAL Y TIENE SU CONSULTA PRIVADA EN LA CIUDAD DE NUEVA YORK.

Piel reseca y comezón invernal

10 posibilidades para parar la picazón

Con demasiada frecuencia, el invierno es sinónimo de piel reseca y con comezón. Pero no tiene por qué ser así. Incluso aunque viva en un clima frío y seco o aunque se tenga que quedar en casa con una calefacción de aire forzado y secante para estar calientito, usted puede mantener su piel suave y ligeramente humectada. Debido a que la resequedad proviene de la falta de agua, no de grasa, lo único que necesita hacer es reponer la humedad.

A continuación nuestros expertos le explican cómo lograrlo.

■ **LA RESEQUEDAD NO SE QUITA CON AGUA.** Muchos libros de belleza y revistas de moda recomiendan beber "al menos siete u ocho vasos de agua al día" para mantener la piel hidratada y prevenir la resequedad. Y aunque sí es cierto que tomar una cantidad adecuada de agua es esencial para la buena salud, esto no significa que observará resultados favorables en su piel.

"Si está totalmente deshidratado, su piel se resecará —dice el Dr. Kenneth Neldner—. Pero si está hidratado de manera normal, no es posible contrarrestar o corregir la piel seca tomando agua".

■ **SÉQUESE PERO NO DEMASIADO.** "Es mucho más eficaz aplicarse un humectante sobre la piel húmeda inmediatamente después de bañarse que aplicárselo sobre la piel completamente seca", dice el Dr. Neldner.

Esto no quiere decir que tenga que salirse de la bañadera (bañera, tina) o ducha (regadera) totalmente empapado y aplicarse la loción de inmediato. "Pero con tal que se dé pequeños golpecitos con una toalla, se secará lo suficiente para poder aplicarse la loción —dice—. Lo que necesita hacer es atrapar un poco de agua en la piel, pues esa es la regla fundamental para superar la resequedad".

■ **OPTE POR LA SOLUCIÓN SENCILLA.** "Como humectante, nada es mejor que la simple vaselina o el aceite mineral", afirma el Dr. Howard Donsky. De hecho, si no le importa la sensación grasosa, casi cualquier aceite vegetal (como aceite de girasol o aceite de cacahuate/maní) se puede usar para combatir la piel seca y la comezón invernal. Son lubricantes eficaces, seguros y puros para la piel, además de que son económicos.

Sin embargo, estos productos sí tienen una desventaja. Todos tienden a ser grasosos y no huelen a "limpio" ni lo hacen sentirse particularmente "limpio". Por lo tanto, si prefiere un humectante perfumado que se venda sin receta, adelante. Sólo recuerde que todos son esencialmente lo mismo.

■ **ALÍVIESE CON AVENA.** Algunos investigadores creen que los efectos calmantes de la avena se descubrieron por primera vez hace casi 4.000 años. Muchas personas siguen descubriéndola hoy en día. "La avena puede funcionar en un baño como agente calmante", dice el Dr. Donsky. Sólo vierta dos tazas de avena coloidal (como la de la marca *Aveeno*, que está disponible en las farmacias) en una bañadera llena de agua tibia. El término coloidal simplemente significa que la avena se ha molido hasta quedar como un polvo fino que permanece suspendido en el agua.

"También puede usar copos de avena como sustituto de jabón", dice. Coloque un poco de avena coloidal en un pañuelo de algodón, ate el pañuelo, sumérjalo en agua tibia, exprima el agua excedente y úselo como usaría una toallita para la cara normal.

■ **SELECCIONE CIERTOS JABONES.** Las personas que tienen la piel seca deben usar jabones "supergrasosos" como los de las marcas *Basis*, *Neutrogena* o *Dove*. Estos jabones contienen una mayor cantidad de sustancias grasosas —como crema, manteca de cacao, aceite de coco o lanolina— que se agregan durante el proceso de fabricación.

■ **SÓLO LAVE LO SUCIO.** Cualquier jabón puede limpiar demasiado la piel seca y esto podría ser innecesario. Cuando se esté bañando, use jabón o limpiador corporal para lavarse sólo las áreas que lo necesiten, como el rostro, las axilas, los pies, las ingles y el trasero. "Las demás áreas se pueden limpiar bien sencillamente enjuagándolas con agua y así evitará despojar a la piel de sus aceites naturales", dice la Dra. Amy Wechsler.

■ **MÓJESE ANTES DE LAVARSE.** Antes de enjabonarse, asegúrese de que su piel esté bien mojada. Cuando se aplica cualquier tipo de limpiador o jabón a la piel seca, especialmente los que hacen mucha espuma o los que vienen en gel, es más probable que su piel se irrite, dice la Dra. Mary Lupo.

■ **HUMÉCTESE EN LAS ALTURAS.** El aire de los aviones puede ser muy seco, con niveles de humedad de tan sólo el 5 por ciento, resecando hasta la piel más humectada, dice la Dra. Leslie

Baumann. Tome estas sencillas medidas para mantener su piel tersa tanto a 35.000 pies de altura como en tierra. Sáltese el maquillaje cuando vaya a viajar para que se pueda humectar con frecuencia, dice. Una vez que haya abordado el avión, rocíese la cara con un rocío facial cada hora y aplíquese su loción facial preferida para sellar la humedad.

■ **COMBÁTALA CON UNA CASA LIMPIA.** ¿Sabía que puede combatir la piel seca manteniendo limpia su casa? La exposición a los ácaros del polvo, unos insectos microscópicos que se alimentan de polvo y producen heces irritantes, hace que sea más difícil que la piel seca se sane. Para eliminar a este culpable, aspire los pisos y lave la ropa de cama cada semana en agua caliente que esté a una temperatura de cuando menos 130°F (54°C).

■ **HUMÉCTESE CON UN HUMIDIFICADOR.** Si usa un humidificador en su recámara (dormitorio, cuarto), dice el Dr. Neldner, cierre la puerta para que no se salga la humedad. También puede ser útil dejar la puerta del baño abierta mientras se ducha. "Cualquier cantidad de humedad, por poca que sea, ayuda", dice.

(*Nota*: si encuentra en este capítulo términos que no entiende o que jamás ha visto, favor de remitirse al glosario en la página 604).

PANEL DE EXPERTOS

LA **DRA. LESLIE BAUMANN** ES PROFESORA Y DIRECTORA DE DERMATOLOGÍA COSMÉTICA DE LA FACULTAD DE MEDICINA MILLER DE LA UNIVERSIDAD DE MIAMI.

EL **DR. HOWARD DONSKY** ES INSTRUCTOR CLÍNICO DE DERMATOLOGÍA DE LA FACULTAD DE MEDICINA Y ODONTOLOGÍA DE LA UNIVERSIDAD DE ROCHESTER. ES DERMATÓLOGO DEL CENTRO DE DERMATOLOGÍA Y COSMÉTICA DE ROCHESTER EN NUEVA YORK.

LA **DRA. MARY LUPO** ES ASESORA DE LA REVISTA *PREVENTION* Y PROFESORA CLÍNICA DE DERMATOLOGÍA DE LA UNIVERSIDAD TULANE EN NUEVA ORLEÁNS.

EL **DR. KENNETH NELDNER** ES PROFESOR EMÉRITO DEL DEPARTAMENTO DE DERMATOLOGÍA DE LA FACULTAD DE MEDICINA DE LA UNIVERSIDAD TEXAS TECH Y UN DERMATÓLOGO DE DERMATOLOGY ASSOCIATES, AMBOS EN LUBBOCK.

LA **DRA. AMY WECHSLER** ES PROFESORA CLÍNICA ADJUNTA DE DERMATOLOGÍA DEL CENTRO MÉDICO SUNY DOWNSTATE EN LA CIUDAD DE NUEVA YORK.

Presión arterial alta

26 ideas para darle la baja

La presión arterial alta a menudo se conoce como una enfermedad "silenciosa", porque no produce síntomas durante años o incluso décadas. De hecho, el 28 por ciento de los aproximadamente 73 millones de estadounidenses que tienen presión arterial alta no saben que la tienen.

Pero aun en la ausencia de síntomas, la presión arterial alta, también llamada hipertensión, puede dañar los vasos sanguíneos y elevar considerablemente el riesgo de sufrir derrames cerebrales, enfermedades renales y enfermedades cardíacas. Esto se debe a que las arterias sólo pueden resistir una cierta cantidad de fuerza. Cuando la sangre corre a través de ellas a gran presión, hace que las arterias se vayan engrosando y endureciendo con el tiempo. Esto, a su vez, somete al corazón a un mayor esfuerzo y aumenta el riesgo de que se formen coágulos que bloqueen el flujo sanguíneo, dice el Dr. Howard Weitz.

El tabaquismo, la obesidad y un estilo de vida sedentario son factores que contribuyen a la presión arterial alta, pero en la mayoría de casos, los doctores no saben con certeza qué es lo que la causa. Sin embargo, los estudios de investigación han demostrado claramente que la mayoría de las personas que tienen hipertensión pueden controlarla o eliminarla haciendo algunos cambios básicos en su estilo de vida, dice el Dr. Nilo Cater.

■ **MÍDASE LA PRESIÓN EN CASA.** La Asociación del Corazón de los Estados Unidos (*AHA* por sus siglas en inglés) alienta a las personas que tienen hipertensión y a quienes corren el riesgo de sufrirla a que se midan la presión arterial en casa, dice el Dr. Daniel W. Jones.

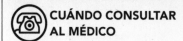

CUÁNDO CONSULTAR AL MÉDICO

Si le diagnostican presión arterial alta, debería consultar al médico de manera regular para someterse a pruebas de presión arterial. Lo ideal es que su nivel se encuentre por debajo de 120/80 mm Hg. Si cualquiera de las dos cifras permanece elevada a pesar de los cambios en el estilo de vida, su médico tal vez le recomiende algún medicamento.

Entre los principales tipos de fármacos para disminuir la presión arterial se encuentran los diuréticos, los cuales reducen los líquidos del organismo, los betabloqueadores, los cuales retrasan el ritmo cardíaco y los inhibidores de la ECA, los cuales dilatan los vasos sanguíneos. Los fármacos son bastante seguros, pero pueden causar diversos efectos secundarios, como mareo o deshidratación, explica el Dr. David M. Capuzzi, Ph.D. En algunos casos también pueden hacer que la presión arterial baje demasiado.

Comunique a su médico inmediatamente cualquier efecto secundario, aconseja el Dr. Capuzzi.

A continuación nuestros expertos indican lo que debe hacer y por qué debe hacerlo:

■ Conozca sus cifras reales. La presión arterial fluctúa todo el tiempo, pero es más probable que obtenga una lectura certera de su presión "normal" si se la mide en casa. Hasta el 20 por ciento de las personas a quienes les diagnostican presión arterial alta tienen lo que se conoce como hipertensión de bata blanca, que es una elevación temporal en la presión arterial ocasionada por el estrés de ir al médico.

■ Tome el control. Quienes se miden la presión arterial en casa tienen una mayor probabilidad de mantener la afección bajo control que los que no lo hacen, dice el Dr. Jones. De cada 100 personas hipertensas, 70 deberían estar tomando medidas para bajar su presión arterial. Mídase la presión arterial por la mañana y por la noche durante una semana y posteriormente, una o dos veces al mes.

■ Lleve un registro de su avance. Usted no puede sentir si su presión arterial está mejorando, por lo que al vigilarla en casa, podrá tomar medidas regularmente y obtener el conocimiento que necesita para seguir con su dieta, su rutina de ejercicio y su tratamiento con medicamentos, dice el Dr. Jones.

■ Elija la mejor máquina. Asegúrese de que su dispositivo para medir la presión arterial tenga un manguito para la parte superior del brazo que se infle automáticamente y registre la presión. Y compre el manguito del tamaño correcto; esto significa que la porción inflable deberá cubrir el 80 por ciento de su brazo superior. La AHA no recomienda los monitores de presión arterial caseros que se colocan en la muñeca o el dedo. "Yo generalmente les pido a mis pacientes que traigan cualquier dispositivo casero a mi consultorio para que pueda verificar su precisión", dice el Dr. Weitz.

■ Perfeccione su técnica. Si usa la técnica equivocada, puede obtener una lectura demasiado alta o demasiado baja. Para obtener una lectura precisa, siéntese en una silla con los pies planos sobre el piso, recargue su brazo sobre una almohada a nivel del corazón, colóquese el manguito sobre el brazo superior desnudo y siga las instrucciones que vengan con su máquina.

■ **SI ES NECESARIO, BAJE DE PESO.** Es lo más importante que puede hacer para manejar la presión arterial alta, dice el Dr. Cater. Si tiene sobrepeso, usted presenta una probabilidad de dos a seis veces mayor de desarrollar hipertensión. Entre más sobrepeso tenga, más se elevará su presión arterial.

Esto se debe a que entre más pesa, más sangre tiene que circular a través de sus arterias, causando un aumento de presión. Como resultado, tanto el corazón como el sistema circulatorio tienen que hacer un mayor esfuerzo para mover la sangre a lo largo de un cuerpo más grande.

No necesariamente tiene que perder mucho peso para que mejore su presión arterial. De hecho, los estudios de investigación sugieren que incluso perder tan sólo del 5 al 10 por ciento del peso puede ser suficiente para que la presión arterial baje a un rango más saludable.

Pese a la plétora de programas para bajar de peso que hay en el mercado, la técnica básica es bastante sencilla: consuma menos calorías de las que quema al controlar sus porciones, disminuya su consumo de alimentos ricos en grasa (y de alto contenido calórico) y haga ejercicio con regularidad.

Curas culinarias

Los ácidos grasos omega-3 del pescado tal vez reduzcan ligeramente la presión arterial y disminuyan el riesgo de que se formen coágulos sanguíneos en las arterias. ¿Pero y si no le gusta el pescado? Pruebe las semillas de lino (linaza). Tienen un agradable sabor a frutos secos y están retacadas de omega-3, además de fibra que reduce el colesterol.

Puede mezclar una cucharada o dos de semillas de lino molidas en un vaso de agua y tomárselo una vez al día. Una opción más sabrosa en espolvorear las semillas molidas sobre los cereales fríos para desayunar o agregarlas al pan de carne (salpicón, carne mechada), guisos (estofados) y otros platos.

Cuando compre semillas de lino, consiga la variedad molida o compre las semillas enteras y muélalas en casa. No se coma las semillas enteras porque atravesarán su tracto digestivo sin absorberse.

■ **EJERCÍTESE A DIARIO.** Hacer ejercicio con regularidad puede disminuir la presión arterial en un 5 a un 10 por ciento, dice el Dr. David M. Capuzzi, Ph.D. Esto a menudo es suficiente para no padecer hipertensión.

Los estudios de investigación sugieren que una persona puede obtener el máximo beneficio haciendo ejercicio durante 5 horas a la semana. Correr, andar en bicicleta y levantar pesas son ejercicios excelentes, al igual que las actividades cotidianas vigorosas, como caminar aprisa o hacer trabajos de jardinería.

■ **CANCELE LOS CIGARRILLOS.** Si fuma, este probablemente sea el último consejo que desea escuchar, pero sí marca una gran diferencia. Cada vez que fuma, su presión arterial sube y permanece elevada durante una hora o más. Dicho con otras palabras, incluso aunque nada más fume 10 cigarrillos al día, su presión arterial puede estar constantemente en la zona de peligro.

El tabaquismo probablemente sea uno de los vicios más difíciles de dejar. Algunas personas lo logran dejando de fumar de la noche a la mañana, pero es más probable que tenga éxito si, por ejemplo, asiste a algún taller para dejar de fumar, usa parches de nicotina u toma otros medicamentos para acabar con la adicción al tabaco. (Para obtener más sugerencias acerca de cómo vencer el tabaquismo, vea "Adicción" en la página 12).

■ **DISMINÚYALA CON UNA DIETA.** Además del uso de medicamentos, la dieta *DASH* (siglas en inglés de Recomendaciones Dietéticas para Detener la Hipertensión) es una de las maneras más eficaces de mantener la presión arterial dentro de un rango saludable. Esta dieta incluye lo siguiente:

- de 8 a 10 raciones diarias de frutas y verduras

- de 7 a 8 raciones diarias de cereales integrales

- de 2 a 3 raciones diarias de productos lácteos bajos en grasa

- 2 o menos raciones de carne

Las personas que siguen esta dieta a menudo pueden disminuir la presión sistólica (el primer número de la lectura de la presión arterial) más de 11 puntos y la presión diastólica (el segundo número) más de 5 puntos. Esto representa más o menos la misma mejoría que algunas personas logran al tomar medicamentos. Para muchas que la siguen, esta dieta es suficiente para mantener la presión arterial en el rango normal sin medicamentos.

"La dieta DASH es un poco difícil de seguir, pero es ideal para los pacientes que están motivados para cumplirla", dice el Dr. Weitz.

■ **SACÚDASE LA SAL.** Ha habido mucha controversia acerca del papel que desempeña el sodio en la presión arterial alta. Los doctores han sabido durante años que las personas que son "sensibles al sodio" presentan elevaciones pronunciadas en su presión arterial cuando consumen demasiada sal en su dieta. Pero, ¿ocurre lo mismo en el resto de las personas?

Resulta que casi todas las personas se pueden beneficiar de un menor consumo de sal. El sodio atrae agua, de modo que una cantidad excesiva de esta sustancia provoca un aumento drástico en el volumen de sangre (la cual, para empezar, está compuesta en gran medida de agua). Esto, a su vez, eleva la presión arterial. La AHA sugiere que todas las personas limiten su consumo de sal a no más de 2.400 miligramos al día al consumir alimentos procesados bajos en sodio o sin sodio y al envitar los pepinillos, chucrut y los otros alimentos salados.

■ **COCINE SIN SAL.** Los alimentos absorben mucha sal cuando se están cocinando, lo cual disminuye la intensidad de su sabor. Esto significa que tendrá que seguirles agregando sal para lograr el sabor que desea. Por lo tanto, agrégueles sal en la mesa, no en la cocina, para obtener el mayor sabor con la menor cantidad de sal.

■ **LEA LAS ETIQUETAS.** El sodio se oculta en lugares inesperados. Incluso los cereales para desayunar nutritivos y saludables pueden contener 100 miligramos (o más) de sodio por ración. Las meriendas como las papitas fritas son una categoría aparte: una bolsa de 8 onzas (224 g) de papitas puede contener 1.300 miligramos de sodio, lo cual equivale a más del 50 por ciento del límite máximo diario recomendado por la AHA. La mejor manera de mantenerse dentro del límite saludable es revisar las etiquetas y llevar la cuenta de su consumo diario de sodio.

■ **PREVÉNGALA CON POTASIO.** Piense en el potasio y el sodio como si estuvieran en los extremos opuestos de un subibaja (balancín, cachumbambé). A medida que se eleva el nivel de potasio, el nivel de sodio disminuye, reduciéndose la presión arterial. La mayoría de los estadounidenses consumen apenas la mitad de la cantidad recomendada de potasio, que es de 4.700 miligramos al día. Las frutas, las verduras, los frijoles (habichuelas) y algunas semillas son buenas fuentes de potasio. Una papa mediana al horno con cáscara contiene casi 1.000 miligramos y un plátano amarillo (guineo, banana) mediano, 425 miligramos. Puede que las personas que toman diuréticos, es decir, medicamentos para controlar la hipertensión, necesiten consumir un poco más de potasio, dice el Dr. Weitz.

■ **NO LIMITE LOS LÁCTEOS.** En el Estudio del Corazón de la Familia del Instituto Nacional del Corazón, Pulmones y Sangre, se descubrió que la presión arterial sistólica (la primera cifra) de las personas que consumían la mayor cantidad de productos lácteos bajos en grasa, es decir, más de tres raciones al día, era casi 3 puntos más baja que la de aquellas que comían menos de media ración al día. Estudios de investigación más recientes sugieren que comer productos lácteos también pueden prevenir la presión arterial alta. En un estudio de investigación de mujeres de edad madura, unos investigadores de la Universidad Harvard observaron que aquellas que comían la mayor cantidad de productos lácteos, de 2 a 9,6 raciones al día, presentaban una probabilidad un 11 por ciento menor de tener hipertensión.

■ **PRUEBE EL PESCADO.** El ácido graso omega-3 que se encuentra en el pescado puede ayudar a bajar la presión arterial, disminuir el riesgo de tener coágulos sanguíneos en las arterias y bajar la tasa de mortalidad en quienes ya han sufrido ataques al corazón, dice el Dr. Cater. Todos los pescados contienen ácidos grasos omega-3, pero los pescados grasosos, como el salmón, la caballa (escombro), el atún y las sardinas enlatadas, son las mejores fuentes de estos ácidos grasos.

■ **APROVECHE EL AJO.** Los resultados de numerosos estudios de investigación sugieren que el ajo puede reducir la presión arterial. Un estudio de investigación realizado en la Universidad de Alabama demostró que los compuestos del ajo interactúan con los glóbulos rojos de la sangre, haciendo que se relajen los vasos sanguíneos. Esta respuesta es un primer paso para bajar la presión arterial y obtener los beneficios cardioprotectores del ajo, dice David Kraus, Ph. D. Procure comer de uno a dos dientes de ajo crudo al día o tome un suplemento de 300 miligramos de ajo, dos o tres veces al día, o 7,2 gramos de extracto de ajo añejado.

■ **CONSIDERE LA COQ10.** La coenzima Q10 mejora el suministro de energía a las células musculares del corazón, ayudándolas a bombear sangre con más eficacia y menos esfuerzo. Eso, a su vez, ayuda a disminuir la presión arterial. Los expertos recomiendan tomar alrededor de 100 miligramos al día.

■ **ELIJA EL ESPINO.** Esta hierba tradicionalmente ha sido reconocida como un remedio para las afecciones del corazón. Los doctores europeos y chinos la usan para bajar la presión arterial. Tome de 400 a 600 miligramos al día.

■ **BEBA CON MODERACIÓN.** El alcohol, en pequeñas cantidades, no afecta la presión arterial e incluso puede ser bueno para el corazón. Sin embargo, en cantidades excesivas, hace que se eleve la presión arterial. Para los hombres, el límite máximo es de dos bebidas al día; las mujeres no deben tomar más de una bebida al día.

"A la gente que no bebe, no le recomendamos empezar a beber", agrega el Dr. Weitz. En el mejor de los casos, los beneficios cardioprotectores del alcohol son pequeños, mientras que sus riesgos potenciales son considerables.

■ **ELIMINE EL ESTRÉS.** El estrés emocional no causa una elevación a largo plazo en la presión arterial, pero sí puede hacer que suba temporalmente. El estrés también puede provocar ataques al corazón en personas con problemas cardiovasculares subyacentes, dice el Dr. Weitz.

Dese tiempo para relajarse con meditación, ejercicio, respiración profunda u otras técnicas para disminuir el estrés. "En la vida real, es difícil eliminar el estrés —dice el Dr. Weitz—. Esto a menudo hace necesaria la ayuda de un profesional o el uso de técnicas como la biorretroalimentación para obtener resultados adecuados".

■ **OPTE POR EL OPTIMISMO.** Se ha comprobado que el optimismo previene toda una gama de problemas del corazón. Según unos investigadores de la Universidad Harvard, los adultos sumamente pesimistas presentan una probabilidad hasta tres veces mayor de sufrir hipertensión que los que se sienten más alegres y las personas que tienen las emociones más positivas son las que presentan las lecturas más bajas de presión arterial.

■ **RESUELVA LOS RONQUIDOS.** Roncar frecuentemente puede ser un síntoma de apnea del sueño, la cual es una afección en la que la persona deja de respirar intermitentemente mientras duerme. "Esto definitivamente puede elevar la presión arterial y también puede provocar irregularidades cardíacas llamadas arritmias", dice el Dr. Weitz.

Además de roncar, entre los otros síntomas de la apnea del sueño encontramos dolores de cabeza, así como cansancio al despertar. "Si sospechamos que el paciente tiene apnea del sueño, generalmente lo derivamos a un laboratorio de sueño para que le realicen una evaluación", agrega el Dr. Weitz.

■ **MEJÓRESE CON MELODÍAS.** Según un estudio de investigación de la Universidad de Florencia en Italia, 30 minutos al día de las melodías correctas pueden ayudar a reducir su presión arterial. Estos investigadores observaron que las personas que estaban tomando medicamentos para la hipertensión pudieron disminuir su presión arterial aún más después de escuchar música durante 30 minutos al día mientras respiraban lentamente. Las lecturas sistólicas (la primera cifra) disminuyeron por 3,2 puntos en promedio al cabo de una semana; un mes después, las lecturas habían bajado por 4,4 puntos.

■ **CONTROLE EL COLESTEROL.** El colesterol alto no causa hipertensión, pero sí puede hacer que las arterias se vuelvan más estrechas y menos flexibles y también que sea menos probable que se dilaten mientras hace ejercicio o en otros momentos en que el corazón necesita más sangre, dice el Dr. Weitz. El colesterol alto también conlleva a la acumulación de depósitos de grasa o placa arterial en las paredes de las arterias. La hipertensión continua puede hacer que los depósitos se desprendan, aumentando el riesgo de que se formen coágulos peligrosos. "El 80 por ciento o más de los ataques al corazón son causados por el desprendimiento de placa arterial", dice el Dr. Weitz.

Como parte de su tratamiento global para la hipertensión, es probable que su médico le aconseje que mantenga su nivel de colesterol total por debajo de 200, pero entre más bajo sea este nivel, mejor. Los cambios en su alimentación, como ingerir más fibra y disminuir el consumo de grasa saturada, pueden hacer que el colesterol se reduzca significativamente. Otras medidas importantes para controlar el colesterol son hacer ejercicio con regularidad, bajar de peso y, en caso necesario, tomar medicamentos.

(*Nota*: si encuentra en este capítulo términos que no entiende o que jamás ha visto, favor de remitirse al glosario en la página 604).

PANEL DE EXPERTOS

EL **DR. DAVID M. CAPUZZI, PH.D.,** ES PROFESOR DE MEDICINA Y BIOQUÍMICA DE LA UNIVERSIDAD MÉDICA JEFFERSON EN FILADELFIA Y DIRECTOR DEL PROGRAMA DE PREVENCIÓN DE ENFERMEDADES CARDIOVASCULARES DEL CENTRO MYRNA BRIND DE MEDICINA INTEGRAL DE LA UNIVERSIDAD THOMAS JEFFERSON EN FILADELFIA.

EL **DR. NILO CATER** ES PROFESOR AUXILIAR DE MEDICINA INTERNA Y ACADÉMICO DE NUTRICIÓN DEL CENTRO PARA LA NUTRICIÓN HUMANA DEL CENTRO MÉDICO DE LA UNIVERSIDAD DE SUROESTE DE TEXAS EN DALLAS.

EL **DR. DANIEL W. JONES** ES VICECANCILLER DE ASUNTOS DE SALUD, RECTOR DE LA FACULTAD DE MEDICINA Y PROFESOR DE MEDICINA DEL CENTRO MÉDICO DE LA UNIVERSIDAD DE MISSISSIPPI EN JACKSON. TAMBIÉN ES EL ANTIGUO PRESIDENTE DE LA ASOCIACIÓN DEL CORAZÓN DE LOS ESTADOS UNIDOS Y AYUDÓ A ELABORAR LOS LINEAMIENTOS ACTUALES PARA LA HIPERTENSIÓN.

DAVID KRAUS, PH.D., ES PROFESOR ADJUNTO DE LOS DEPARTAMENTOS DE CIENCIAS DE LA SALUD AMBIENTAL Y BIOLOGÍA DE LA UNIVERSIDAD DE ALABAMA EN BIRMINGHAM.

EL **DR. HOWARD WEITZ** ES CODIRECTOR DEL INSTITUTO JEFFERSON DEL CORAZÓN DEL HOSPITAL UNIVERSITARIO THOMAS JEFFERSON Y VICEPRESIDENTE DEL DEPARTAMENTO DE MEDICINA DE LA UNIVERSIDAD MÉDICA JEFFERSON, AMBOS EN FILADELFIA.

Problemas con dientes postizos

20 motivos para sonreír de oreja a oreja

Los etruscos del centro de Italia inventaron los dientes postizos hace casi 3.000 años. Ellos hacían dentaduras con dientes de buey que mantenían juntos con bandas de oro muy visibles. Para los etruscos, el uso de dentaduras no era cosa para avergonzarse, sino que en realidad era un símbolo de estatus.

Los dientes postizos han evolucionado mucho desde aquella época. Hoy en día, con los millones de estadounidenses que usan dentaduras al menos parciales, hay un gran número de alternativas distintas. Hay dentaduras parciales y completas, así como removibles o las que se implantan en el hueso como dientes de verdad.

En el caso de las dentaduras, como con cualquier parte artificial del cuerpo, hay que acostumbrarse a ellas, dice George A. Murrell, D.D.S. Él y otros especialistas en dientes tienen algunas sugerencias útiles.

■ **VÉASE EN EL ESPEJO.** Sonría. Haga muecas. Ponga cara feliz. Ponga cara triste. Ponga cara seria. Practique mover sus dientes y labios en privado para que se sienta más seguro cuando esté delante de otras personas, dice el Dr. Murrell.

■ **PRACTIQUE LA PLÁTICA.** "Tener dentaduras es como tener una prótesis en una extremidad —dice Jerry F. Taintor, D.D.S.—. Tiene que practicar a usarlas para usarlas bien". Diga las vocales. Recite las consonantes. Lea en voz alta, dice. Escuche su pronunciación y su dicción y corrija lo que no le suene bien.

■ **EMPIECE SUAVE Y LENTO.** No, no está condenado a comer papilla por el resto de su vida, pero sí debe empezar con alimentos blandos, dice el Dr. Taintor. Vaya incrementando gradualmente la textura y dureza de los alimentos para que sus encías y su capacidad de usar dentaduras vayan aumentando con la experiencia.

■ **AYÚDESE CON UN ADHESIVO.** Si siente que sus dientes nuevos no le quedan perfectamente, no hay nada de malo con usar un adhesivo para dentaduras durante el período de ajuste, dice el Dr. Taintor. Sin embargo, si tiene que usar adhesivo todo el tiempo, entonces necesita que su dentista le vuelva a ajustar la dentadura. Puede conseguir adhesivos para dentaduras que se venden sin receta en cualquier farmacia. Estos adhesivos son un tipo de pasta suave que hace un vacío entre sus encías y sus dentaduras para que temporalmente se queden "pegadas" entre sí.

■ **PRUEBE UNA PASTILLA.** Una queja común que tienen las personas que usan dentaduras, dice el Dr. Murrell, es la salivación excesiva durante las primeras semanas que las usan. Resuelva este problema fácilmente chupando pastillas con frecuencia durante los primeros días. Esto le ayuda a tragar con más frecuencia y ayuda a eliminar algo de la saliva excedente.

■ **DELES UN DESCANSO A SUS ENCÍAS.** No se deje puestas las dentaduras demasiado tiempo, especialmente si son nuevas. Si le empiezan a doler las encías, quítese las dentaduras y no las use durante unos cuantos días hasta que sus encías sanen. Luego vuelva a tratar de usarlas, sugiere Flora Parsa Stay, D.D.S. Quítese las dentaduras durante al menos 6 horas al día, ya sea mientras duerma o cuando

esté en casa haciendo los quehaceres, dice la Dra. Stay.

■ **COMPROMÉTASE A LIMPIARLAS.** Si tiene implantes dentales, tendrá que seguir con su rutina de limpieza dos veces al día, igual que si estuviera cuidando sus dientes originales, dice el Dr. Murrell. "Nosotros podemos hacer dientes hermosos, pero no le durarán si no los cuida".

■ **NO OLVIDE LA LIMPIEZA NOCTURNA.** Quítese las dentaduras antes de irse a la cama, cepíllelas bien con un limpiador para dentaduras y luego déjelas en un vaso con agua durante toda la noche. Evite usar dentífricos normales, porque son demasiado abrasivos para la mayoría de las dentaduras, dice Kenneth Shay, D.D.S. Estas pastas pueden dañar las dentaduras al grado que ya no le queden bien, lo cual le causará dolor en las encías.

■ **ELIMINE LAS BACTERIAS DE SUS ENCÍAS.** "Los bebés nacen con placa dentobacteriana en la boca —dice Eric Shapira, D.D.S.—. Aunque no tenga dientes, es necesario que se lave las encías para eliminar la placa dentobacteriana". Use un cepillo suave y cepíllese suavemente las encías, sin aplicar demasiada fuerza para no lastimar la parte interna de su boca. Una buena limpieza disminuye la posibilidad de que tenga mal aliento y también ayuda a que sus encías se mantengan más saludables, dice.

■ **GRABE UN VIDEO.** Un video de usted mismo es valioso por varias razones, dice el Dr. Murrell. En primer lugar, así se puede ver usted mismo como lo ven los demás y en segundo lugar, le puede mostrar el video a su dentista, quien

Dentaduras y medicamentos

Los fármacos que causan resequedad de boca pueden contribuir al dolor que provocan las dentaduras, dice Gretchen Gibson, D.D.S. Si no hay suficiente saliva, sus dentaduras rozarán sus encías y le causarán molestias.

Los medicamentos que se emplean para controlar la presión arterial alta, como la prazosina (*Minipress*) y los antidepresivos, como la amitriptilina (*Elavil*), son algunos de los fármacos comunes que se les recetan a las personas de edad avanzada y que pueden resecar la boca y provocar molestias a quienes usan dentaduras, dice la Dra. Gibson. El dolor causado por las dentaduras también puede ser un efecto secundario de:

- Los diuréticos como la clorotiazida (*Diuril*) o la furosemida (*Lasix*)

- La nitroglicerina (*Nitrostat*) y otros fármacos empleados para controlar la angina

- La oxibutinina (*Ditropan*) y otros fármacos empleados para controlar la incontinencia urinaria

- Los esteroides orales que se emplean para el asma, como la beclometasona (*Beclovent*)

---

podrá mirarlo para descifrar si tiene problemas con los músculos de la quijada o los movimientos de los labios.

■ **CUIDADO CON LOS PALILLOS.** Esas pequeñas lanzas de madera son especialmente peligrosas para las personas que usan dentaduras, dice el Dr. Taintor. "Las dentaduras hacen que pierda gran parte de su sentido del tacto. Usted puede morder un palillo sin saberlo porque no lo sentirá y puede quedársele accidentalmente atorado en la garganta".

■ **DESE UN MASAJE DE ENCÍAS.** Coloque sus dedos pulgar e índice sobre sus encías (el índice por fuera) y deles un masaje. Esto promueve la circulación y le da una firmeza saludable a sus encías.

■ **ENJUÁGUESE CON AGUA SALADA.** Para ayudar a limpiar sus encías, enjuague su boca diariamente con una cucharadita de sal en un vaso de agua tibia, dice el Dr. Taintor.

■ **DISMINUYA EL DOLOR.** Quítese las dentaduras y luego enjuague su boca tres veces al día con ½ taza de un enjuague hecho con hidraste (sello dorado, acónito americano), un potente remedio herbario que ayuda a aliviar el dolor de las dentaduras, dice la Dra. Stay. Para preparar el enjuague, agregue ½ cucharada de hidraste seco y ½ cucharadita de bicarbonato de sodio a ½ taza de agua caliente. Deje enfriar la infusión y cuélela antes de usarla.

■ **ALÍVIESE CON ÁLOE VERA.** Aplique un poco de gel de áloe vera (sábila, acíbar, atimorreal) o aceite de eucalipto en un hisopo (escobilla, cotonete) de algodón y aplíqueselo en los puntos donde las dentaduras le estén lastimando las encías, sugiere la Dra. Stay. Estos productos ayudan a aliviar y sanar las encías adoloridas. Puede usarlos con la frecuencia necesaria, pero para obtener mejores resultados, evite comer durante al menos una hora después de cada aplicación.

■ **DESCARTE LAS ALERGIAS.** Algunas personas son alérgicas a los limpiadores y adhesivos para dentaduras, dice la Dra. Stay. Otras cuantas personas incluso son alérgicas a los materiales de los que están hechas las dentaduras en sí. Puede tener una sensación de ardor en la boca y las alergias pueden irritar las encías y causar úlceras (aftas) en la boca. Si sospecha que tiene una alergia, pregúntele a su dentista si hay otros limpiadores o adhesivos que pueda usar. Pruébelos uno por uno y vea si desaparece la irritación. Si no hay cambio alguno, deje de ponerse las dentaduras durante un tiempo y observe qué pasa. Si las dentaduras son la causa del dolor, tal necesite que le hagan unas nuevas con materiales diferentes, dice la Dra. Stay.

■ **ESPERE CAMBIOS.** Con el tiempo, es posible que sus dentaduras no le queden tan bien como antes, dice el Dr. Shay. Sin importar su edad, sus encías siguen cambiando a lo largo del tiempo y conforme van cambiando, las dentaduras que antes le quedaban como anillo al dedo empiezan desajustarse. Estas dentaduras tendrán que ser ajustadas o reemplazadas.

(*Nota*: si encuentra en este capítulo términos que no entiende o que jamás ha visto, favor de remitirse al glosario en la página 604).

PANEL DE EXPERTOS

GRETCHEN GIBSON, D.D.S., ES LA DIRECTORA DEL PROGRAMA DE ODONTOLOGÍA GERIÁTRICA DEL CENTRO MÉDICO DE LA ADMINISTRACIÓN DE VETERANOS EN DALLAS.

GEORGE A. MURRELL, D.D.S., ES ODONTÓLOGO PROTESISTA RETIRADO EN MANHATTAN BEACH, CALIFORNIA. TAMBIÉN HA SIDO PROFESOR DE LA FACULTAD DE ODONTOLOGÍA DE LA UNIVERSIDAD DEL SUR DE CALIFORNIA EN LOS ÁNGELES.

ERIC SHAPIRA, D.D.S., ES DENTISTA EN LA BAHÍA DE SAN FRANCISCO Y PORTAVOZ DE LA ACADEMIA DE ODONTOLOGÍA GENERAL.

KENNETH SHAY, D.D.S., ES EL JEFE DE SERVICIOS DENTALES DEL CENTRO MÉDICO DE ASUNTOS DE VETERANOS EN ANN ARBOR.

FLORA PARSA STAY, D.D.S., ES DENTISTA EN OXNARD, CALIFORNIA.

JERRY F. TAINTOR, D.D.S., ES EL ANTIGUO PRESIDENTE DE ENDODONCIA DE LA FACULTAD DE ODONTOLOGÍA DE LA UNIVERSIDAD DE TENNESSEE EN MEMPHIS Y DE LA FACULTAD DE ODONTOLOGÍA DE LA UNIVERSIDAD DE CALIFORNIA EN LOS ÁNGELES.

Problemas de la memoria

21 rutas del recuerdo

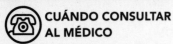

Aunque la gente a veces se ríe de que se le olvidan los nombres o de que no pueden acordarse de algo que tienen en la punta de la lengua, otras personas realmente tienen miedo de perder la memoria o sus capacidades mentales conforme van envejeciendo. Sin embargo, vale la pena tener presente que hay una enorme diferencia entre esos pequeños "lapsus mentales" y la pérdida de la memoria causada por afecciones como la demencia o la enfermedad de Alzheimer.

Muchos tipos de problemas, los cuales son relativamente menores en comparación con la enfermedad de Alzheimer, pueden contribuir a la pérdida de la memoria. Entre estos están la presión arterial alta, los efectos secundarios de algunos medicamentos, beber alcohol, el estrés, la depresión, la falta de sueño, algunas deficiencias nutricionales y el simple proceso normal del envejecimiento. Entre algunas de las causas más serias encontramos las lesiones en la cabeza y los derrames cerebrales.

Ser ocasionalmente olvidadizo rara vez es una señal de enfermedad. Pero tampoco es algo con lo que necesariamente tenga que aprender a vivir. Una combinación de ejercicios mentales y algunos cambios en su estilo de vida le darán una buena oportunidad de mejorar su memoria y mantenerla fuerte en los años venideros.

■ **EJERCITE SU MENTE.** El cerebro es como otras partes del organismo. Entre más lo ejercite y le presente retos, más fuerte se pondrá con el tiempo, dice el Dr. Gunnar Gouras.

Las personas mentalmente activas forman más conexiones neuronales, explica el Dr. Gouras. En otras palabras, tienen una mayor "reserva" de circuitos cerebrales, de modo que es más probable que mantengan su agudeza mental. Por ejemplo, en un estudio de investigación realizado con 678 monjas se descubrió que las monjas que tenían más educación y habilidades para los idiomas presentaban una menor probabilidad de desarrollar la enfermedad de Alzheimer más adelante en su vida.

En un estudio de investigación realizado en el año 2007, unos voluntarios que creían tener problemas leves de memoria siguieron ya sea su rutina normal durante dos semanas o un programa especial que consistía en estimulación mental, una alimentación sana rica en ácidos grasos omega-3 y antioxidantes, reducción del estrés y ejercicio. Al final del estudio, aquellos que siguieron el programa mostraron cambios positivos en la imagenología cerebral, lo cual parecía indicar que su cerebro estaba funcionando con mayor eficacia.

Por lo tanto, mantenga su mente ocupada. Haga crucigramas y rompecabezas de *Sudoku*. Lea libros complicados. Juegue sopas de letras. Prácticamente cualquier actividad que mantenga su mente activa puede ayudarle a disminuir el riesgo de presentar una pérdida de memoria relacionada con la edad.

■ **LLEVE UNA VIDA MÁS INTERESANTE.** Su organismo tiende a invertir recursos en las partes del mismo que se están usando, dice Keith Lyle, Ph.D. "Si no está ejercitando su cerebro, es como cuando no está usando mucho un músculo; su organismo no emplea recursos en ese órgano. Su organismo dice, 'No necesito hacerlo. Puedo hacerla con un nivel relativamente bajo de recursos ahí'". Conforme vamos envejeciendo, muchos de nosotros tendemos a seguir haciendo lo que siempre hemos hecho. Nos apegamos a las rutinas que nos son familiares, especialmente si hemos desarrollado limitaciones físicas que disminuyen nuestra capacidad de movernos, dice.

Por eso es importante que nos expongamos a nuevas situaciones. Cuando lo hacemos, esto contribuye a mantener un nivel más alto de funcionamiento cerebral. Lea libros acerca de temas que no conozca bien. Escuche nuevos tipos de música. Tome un camino distinto de regreso a casa en vez de tomar el camino que ya le es tan familiar que casi ni tiene que prestar atención. Aprenda habilidades nuevas, aunque no sean académicas, como coser colchas.

■ **FRACCIONE LA INFORMACIÓN.** Es fácil olvidar —o no aprender— información cuando es demasiada a la vez. Es mucho más fácil recordar las cosas cuando la separamos en unidades más pequeñas, dice Cynthia R. Green, Ph.D.

Los números de teléfono son un bueno ejemplo. Generalmente se dividen en tres unidades: el código del la zona, los primeros tres números y los últimos cuatro números. Son bastante fáciles de recordar porque se han dividido en pedacitos más pequeños y manejables de información.

Puede usar esta misma técnica para manejar todo tipo de información. Por ejemplo, cuando vaya de compras, divida su lista en secciones lógicas: frutas y verduras, productos congelados y productos lácteos.

■ **OBLÍGUESE A RECORDAR.** Los investigadores han encontrado que las personas que leen la misma información varias veces, como un capítulo de un libro, no la recuerdan mejor que las que la leen sólo una vez, dice el Dr. Lyle. La clave para recordar un hecho específico es seguir trayendo la información a la mente consciente. Recupérela de su memoria, póngala aparte y luego vuelva a recordarla más tarde.

Cuando estaba yendo a entrevistas de trabajo, el Dr. Lyle estaba conociendo a docenas de personas nuevas cada día y quería recordar sus nombres para hacer una buena impresión. "Cuando regresaba a mi hotel por la noche, pensaba en sus nombres —dice—. Si uno lo hace lo suficiente, puede retener la información durante mucho tiempo".

■ **FORME IMÁGENES MENTALES.** Es más fácil recordar cosas cuando tiene una imagen visual en su mente con la cual pueda relacionarlas. Suponga que le acaban de presentar a una mujer que se llama Rosa en una reunión. Repita el nombre unas cuantas veces en su mente y también fórmese una imagen mental de una rosa. La combinación de la repetición mental y la imagen visual le ayudarán a recordar este nombre en el futuro.

■ **HAGA ASOCIACIONES MENTALES.** Cuando estaba en la escuela, quizá haya aprendido a deletrear la palabra "hormigón" pensando en la palabra "hormiga". Era una manera eficaz de asociar la información nueva con algo que ya sabía. Es una manera fácil y rápida de darle significado a la información nueva, afirma la Dra. Green.

"En una ocasión en que estaba en una conferencia, conocí a una mujer que se llamaba Regina —dice la Dra. Green—. Tan pronto como escuché su nombre, asocié a esta mujer con una amiga mía que también se llamaba Regina, lo cual hizo que me fuera más fácil recordar su nombre".

Puede hacer asociaciones casi con cualquier cosa. Suponga que el lugar donde dejó su automóvil en el enorme estacionamiento del aeropuerto era el R88. Asócielo con algo que ya sepa, como el hecho de que Ronald Reagan era el presidente en el año 1988. Así pues, R88.

■ **CUENTE CON LOS CUENTOS.** Otra manera de recordar nombres u otros datos es crear un pequeño cuento mental con la información, dice la Dra. Green. Por ejemplo, si le presentan a alguien que se llama Franco Alba, puede pensar en algo como: "Para ser franco, este tipo no se ha de haber despertado al alba".

■ **ANÓTELO.** Cuando estudiaba en la Universidad Yale, el Dr. Lyle recuerda haber visto un letrero que habían pegado en la pared de un laboratorio que decía: "Una nota corta es mejor que una memoria larga". Hacer notas es una técnica "mal apreciada" para mejorar la memoria, pero cuando las personas de mayor edad pueden recordar las cosas con más éxito, tal vez no se deba a que tienen una mejor memoria, sino simplemente a que son más organizadas y escriben pequeñas notas para recordarlas. Por lo tanto, asegúrese de tener siempre a la mano libros de citas, calendarios y bloques de notas y úselos frecuentemente.

■ **ELIJA LUGARES ESPECÍFICOS.** Hay algunas cosas que siempre se nos pierden o se nos olvidan, como las llaves del automóvil o los anteojos (espejuelos), por ejemplo. Uno de los mejores auxiliares para la memoria es siempre poner estos artículos y otros que perdemos con frecuencia en el mismo lugar.

En cuanto entre por la puerta, ponga las llaves en la mesa que está junto a la puerta, sugiere la Dra. Green. Siempre tenga sus anteojos para leer junto al sofá o la cama. Siempre y cuando sea constante, nunca más volverá a olvidar dónde puso estos u otros artículos.

■ **PRACTIQUE CON ANTICIPACIÓN.** La memoria no sólo tiene que ver con recuperar información del pasado, sino que también implica recordar cosas que necesita hacer en el futuro. Si salió a almorzar y recuerda que necesita enviar un mensaje importante por correo electrónico cuando regrese a su oficina, visualícese haciéndolo, dice el Dr. Lyle. Imagínese sentado frente a la computadora, tecleando el asunto del mensaje, luego tecleando el texto del mensaje y luego haciendo clic en el botón de enviar. "Sólo tardará uno o dos segundos en imaginarlo, pero aun así será más probable que recuerde hacerlo", dice.

■ **DUERMA BIEN.** La falta de sueño deteriora su capacidad de recuperar recuerdos que ya ha guardado en su mente. En un estudio de investigación realizado en el 2008, ¡se descubrió que tener sueño incluso puede hacerle recordar cosas que ni siquiera ocurrieron! Los voluntarios memorizaron listas de palabras relacionadas entre sí y cuando les hicieron un examen más

tarde, aquellos que no habían dormido bien presentaban una mayor probabilidad de recordar palabras que no estaban en la lista.

Procure dormir al menos ocho horas cada noche. Si está teniendo problemas de memoria, quizá necesite dormir aún más para funcionar al máximo de su capacidad.

■ **VITALÍCESE CON UN MULTIVITAMÍNICO.** Las vitaminas del complejo B, especialmente la vitamina B_{12}, desempeñan un papel clave en la memoria y en las funciones mentales. "A medida que la gente va envejeciendo, se va dificultando la absorción de las vitaminas del complejo B que contienen los alimentos —dice la Dra. Green—. La deficiencia de vitamina B_{12} puede causar una pérdida significativa de la memoria".

Ella recomienda tomar un multivitamínico que le brinde el 100 por ciento del Valor Diario de vitaminas B_6 y B_{12} y ácido fólico. Los suplementos en forma de gel, líquido o polvo se absorben mejor que los suplementos sólidos, agrega.

■ **EMPLEE LA "E".** La vitamina E es un nutriente antioxidante que ayuda a bloquear los efectos nocivos de los radicales libres, los cuales son moléculas inestables de oxígeno que están en la sangre. Además, esta vitamina puede disminuir la acumulación de colesterol y otras sustancias grasosas en los vasos sanguíneos del cerebro y también parece disminuir la inflamación.

La vitamina E se encuentra principalmente en los frutos secos, el germen de trigo y los aceites comestibles, por lo que es difícil consumirla en cantidades suficientes exclusivamente a partir de los alimentos sin tomar suplementos. Aún no se ha establecido la dosis óptima, pero

Preste atención

Si su memoria no es tan buena como desearía que fuera, haga un esfuerzo especial por centrar su atención en las cosas que quiere recordar.

"La principal razón por la que olvidamos las cosas es porque no prestamos atención desde el inicio", dice Cynthia R. Green, Ph.D.

Una manera en que el cerebro clasifica la información es enviándola a la memoria de corto o de largo plazo. Los recuerdos de largo plazo tienden a quedarse con nosotros, mientras que los de corto plazo tienden a ser pasajeros. Si no se concentra en recordar cosas nuevas, tales cosas nunca harán la importante transición para llegar a su memoria de largo plazo.

"Mi técnica favorita para recordar nombres es la repetición, en la que le repito su nombre a la persona", dice la Dra. Green.

Puede usar la misma técnica para cualquier cosa. Por ejemplo, cuando vaya a guardar las llaves de su automóvil, simplemente repítase a sí mismo dónde las está guardando. Cuando conozca a una persona nueva, repita su nombre en su mente unas cuantas veces. Hacer el esfuerzo de recordar cosas le ayudará a asegurarse de que sí las recuerde.

---

es probable que una dosis de hasta 400 UI de vitamina E al día sea suficiente, dice el Dr. Gouras.

■ **MEDITE EN LO MEDITERRÁNEO.** En un estudio de investigación realizado en el 2008, en el cual unos investigadores combinaron los resultados de varios estudios que incluyeron a más de 1,5 millones de personas, se descubrió que la alimentación mediterránea puede ayudar a proteger la memoria. Estos investigadores encontraron que las personas que comían más de los alimentos que son comunes en la dieta mediterránea, como muchas frutas y verduras, pescado, legumbres y una cantidad moderada de vino tinto, pero menos productos lácteos y carnes rojas y procesadas, tenían una incidencia un 13 por ciento menor de enfermedad de Alzheimer y mal de Parkinson.

■ **SALGA GANANDO CON *GINKGO*.** Unos investigadores del Centro de Investigación Médica de la Universidad de Surrey en Guildford, Inglaterra, descubrieron que tomar 120 miligramos de *ginkgo* tres veces al día mejoró la memoria, la concentración y el estado de alerta en los sujetos estudiados. Esta hierba parece mejorar la circulación que ayuda a enriquecer las células del cerebro con los nutrientes que necesitan para mantenerse saludables.

■ **EJERCÍTESE CON REGULARIDAD.** Caminar, ir de excursión, andar en bicicleta y otros tipos de ejercicio son unas de las mejoras maneras de aumentar el flujo de sangre a lo largo de todo el cuerpo, incluido el cerebro. "Hacer ejercicio aeróbico con regularidad también nos protege de otras enfermedades como derrames cerebrales, diabetes y presión arterial alta, los cuales contribuyen a los problemas de memoria", dice la Dra. Green.

■ **CONTROLE EL ESTRÉS.** Las personas que frecuentemente están tensas o ansiosas tienden a tener niveles elevados de cortisol y otras hormonas del estrés. Con el tiempo, los niveles elevados de estas hormonas pueden afectar el hipocampo, que es la parte del cerebro que controla la memoria, dice la Dra. Green.

El estrés y la ansiedad también afectan la memoria de manera indirecta, agrega. Si usted está tenso todo el tiempo, es más probable que tenga dificultades para dormir y la fatiga resultante puede hacer que le sea más difícil recordar cosas.

"Uno no puede evitar el estrés por completo, pero sí puede equilibrarlo con actividades que le ayuden a relajarse —dice la Dra. Green—. Quizá sólo necesite tomarse un tiempo para colorear un rato con sus hijos, darse un baño o darse un masaje. Cualquier cosa que desvíe su atención de lo que lo esté estresando puede ser útil".

■ **CONTROLE EL COLESTEROL.** Los estudios de laboratorio han demostrado que los ratones a los que se les da una alimentación alta en colesterol y grasa tienen una mayor probabilidad de desarrollar la enfermedad de Alzheimer a una edad más temprana, dice el Dr. Gouras. Además, la investigación sugiere que los adultos que toman estatinas, unos medicamentos que se venden con receta para reducir el nivel del colesterol, podrían tener un riesgo significativamente menor de desarrollar esta enfermedad.

Se necesitan más estudios de investigación para demostrar de manera concluyente que reducir el colesterol, ya sea con fármacos o mediante cambios en la alimentación, pueda protegerle de la enfermedad de Alzheimer o la pérdida de la memoria, dice el Dr. Gouras. Pero si consideramos que una dieta más baja en grasa saturada y azúcares (que se pueden convertir en grasa) puede brindarle tantos beneficios diversos, como reducir el riesgo de derrames cerebrales o enfermedades cardíacas, bien vale la pena hacer el esfuerzo.

■ **BEBA MÁS AGUA.** Alrededor del 85 por ciento del cerebro consiste en agua. Las personas que no toman suficiente agua se pueden deshidratar, lo cual conduce a la fatiga y hace que les sea más difícil recordar cosas. Trate de tomar al menos ocho vasos de 8 onzas (240 ml) de agua al día.

■ **DERROTE A LA DEPRESIÓN.** La depresión dificulta la concentración y también hace que las personas se sientan cansadas y aletargadas. De hecho, entre los adultos de edad avanzada, la depresión a menudo se confunde con la enfermedad de Alzheimer u otras formas de demencia, dice el Dr. Gouras.

"La depresión puede ser causada por la enfermedad de Alzheimer y se ha observado que los pacientes mayores que se deprimen presentan un mayor riesgo de padecer esta enfermedad", dice el Dr. Gouras.

(*Nota*: si encuentra en este capítulo términos que no entiende o que jamás ha visto, favor de remitirse al glosario en la página 604).

PANEL DE EXPERTOS

EL **DR. GUNNAR GOURAS** ES PROFESOR DE NEUROLOGÍA Y NEUROCIENCIAS DE LA FACULTAD DE MEDICINA WEILL DE LA UNIVERSIDAD CORNELL Y PROFESOR ADJUNTO DEL CENTRO FISHER PARA LA INVESTIGACIÓN DE LA ENFERMEDAD DE ALZHEIMER DE LA UNIVERSIDAD ROCKEFELLER, AMBAS EN LA CIUDAD DE NUEVA YORK.

CYNTHIA R. GREEN, PH.D., ES PROFESORA CLÍNICA ADJUNTA DE PSIQUIATRÍA DE LA ESCUELA DE MEDICINA MOUNT SINAI EN LA CIUDAD DE NUEVA YORK, DONDE

FUNDÓ EL PROGRAMA PARA MEJORAR LA MEMORIA. TAMBIÉN ES LA PRESIDENTA DE MEMORY ARTS, UNA EMPRESA DE CONSULTORÍA QUE IMPARTE PROGRAMAS DE ENTRENAMIENTO DE LA MEMORIA A SUS CLIENTES.

KEITH LYLE, PH.D., ES PROFESOR DE LA UNIVERSIDAD DE LOUISVILLE, DONDE INVESTIGA ASUNTOS RELACIONADOS CON LA MEMORIA, ENTRE ELLOS CÓMO MEJORAR LA MEMORIA Y LA RELACIÓN QUE EXISTE ENTRE EL ENVEJECIMIENTO Y EL FUNCIONAMIENTO CEREBRAL.

Problemas de la próstata

18 aliados para acabar con el malestar

Muchas cosas empiezan a cambiar conforme uno va envejeciendo, pero uno de los cambios más frustrantes para los hombres es tener que levantarse a media noche para ir al baño y luego tener que volver a hacerlo unas cuantas horas después. Se llama micción nocturna frecuente y es una queja común de los hombres de más de 50 años de edad. Y el sospechoso usual de este síntoma molesto es una próstata agrandada.

¿Por qué tantos hombres tienen problemas de la próstata? La respuesta radica en la anatomía masculina. La próstata, que es la glándula responsable de producir la mayoría de los líquidos del semen, está situada directamente debajo de la vejiga. Aproximadamente del tamaño de un chícharo (guisante) al nacer un varón, la próstata empieza a crecer rápidamente durante la pubertad cuando se elevan los niveles de testosterona. En los adultos, adquiere la forma y el tamaño de una nuez. Cuando un hombre llega más o menos a la mitad de la cuarentena, su próstata a menudo empieza a crecer de nuevo, probablemente por cambios en sus niveles hormonales. ¿El resultado? Una afección llamada hiperplasia prostática benigna (HPB), el término técnico que se emplea para hacer referencia a una próstata agrandada.

Alrededor de la mitad de los hombres con HPB no presentan síntomas evidentes. En otros, la próstata hace presión contra la uretra, que es el conducto por el cual sale la orina del cuerpo. Esto crea toda una serie de dificultades urinarias, entre ellas micción frecuente,

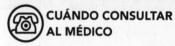

CUÁNDO CONSULTAR AL MÉDICO

Dos problemas relacionados con la próstata requieren tratamiento inmediato: la prostatitis aguda y la retención urinaria.

La prostatitis aguda ocurre cuando las bacterias de la uretra viajan a la próstata, causando una infección que debe ser tratada con antibióticos. A diferencia de otras formas de prostatitis, aparece repentinamente, produciendo los siguientes síntomas graves:

- Fiebre, escalofríos y síntomas similares a los de la gripe

- Dolor en la próstata, el escroto o la baja espalda

- Micción frecuente y sangre en la orina

- Eyaculación dolorosa

En el caso de la retención urinaria, la próstata se agranda y bloquea el flujo de orina, lo cual puede dañar a los riñones. Si usted nota que tiene un menor flujo de orina, no puede vaciar completamente la vejiga o tiene una urgencia continua de orinar pero sólo le sale un pequeño chorrito de orina, llame a su doctor de inmediato.

Hora de hacerse un examen

Todos los hombres deben ir al médico desde los 50 años de edad para que les hagan un examen anual para detectar cáncer prostático. Los estudios más comunes que se emplean son un estudio en sangre para revisar el nivel de antígeno prostático específico (*PSA* por sus siglas en inglés) y un tacto rectal. Aunque este examen puede ser ligeramente incómodo, es un precio bajo a pagar por prevenir el cáncer.

urgencia por orinar, disminución en el flujo de orina, dificultad para empezar a orinar, malestar al orinar y una sensación de que la vejiga no se vacía por completo.

La HPB no es la única dolencia que afecta a la próstata. En un momento u otro de su vida, alrededor del 50 por ciento de todos los hombres presentan prostatitis, una afección en la que la glándula prostática se inflama. La prostatitis es un término que se usa para describir tres afecciones distintas. Primero, la prostatitis bacteriana aguda, que es una infección seria. (Vea "Cuándo consultar al médico" en la página anterior). Segundo, la prostatitis bacteriana crónica, una infección de bajo grado persistente con síntomas urinarios intermitentes similares a los de la HPB, junto con dolor después de la eyaculación, dolor en la baja espalda y, posiblemente, semen con un poco de sangre. Generalmente es necesario tomar antibióticos para tratar la infección. Tercero, la llamada prostatitis crónica no bacteriana, que es una afección similar con síntomas idénticos, aunque no hay presencia de bacterias. Esta es la forma más común de prostatitis, aunque los doctores no conocen con certeza su causa.

Sin embargo, la posibilidad más atemorizante cuando hacemos referencia a la próstata es el cáncer prostático, uno de los cánceres más comunes en los hombres. Aunque afecta a alrededor de uno de cada seis hombres en los Estados Unidos, la buena noticia es que su detección y tratamiento han mejorado enormemente en años recientes. La clave es detectarlo temprano, lo cual puede hacer con la ayuda de su doctor.

Pero no todas las noticias acerca de la próstata son malas. A continuación nuestros expertos le enseñarán cómo puede ayudar a prevenir los problemas de la próstata y cómo tratar los síntomas si ya los tiene.

■ **PREVÉNGALOS CON PALMERA ENANA.** Uno de los remedios naturales mejor conocidos para la próstata es la palmera enana (palmito de juncia), que es un extracto de las bayas de un árbol que se encuentra en el sureste de los Estados Unidos. Aunque en algunos estudios recientes, entre ellos el ensayo publicado en el 2006 en la revista médica *New England Journal of Medicine*, se ha cuestionado la eficacia de esta hierba, nuestros expertos, incluidos Winston Craig, R.D., Ph.D., el Dr. Willard Dean y el Dr. Richard C. Sazama, dicen que vale la pena probarla.

¿Por qué funciona? "Aún no se sabe", dice el Dr. Craig. La palmera enana contiene fitoesteroles, unos compuestos similares al colesterol que se encuentran en las verduras y que se cree que producen beneficios para la salud, entre ellos aliviar las dificultades urinarias. Además, parece afectar la dihidrotestosterona (DHT), una sustancia que se encuentra en la testosterona. "Los niveles elevados de DHT se han relacionado con el agrandamiento de la próstata", explica el Dr. Craig. Los compuestos de la palmera enana inhiben la producción de la DHT y al disminuir el efecto de la DHT de hacer crecer la próstata, se alivian los síntomas urinarios y aumenta el flujo de orina, dice.

Debido a que la palmera enana es tan eficaz para tratar esta afección, antes de empezar a tomarla, es importante que consulte a su médico para que le haga un diagnóstico adecuado y para que lo supervise. Dos o tres cápsulas de 500 miligramos de palmera enana al día deberá de ser suficiente para que usted empiece a notar una mejoría en uno a tres meses.

■ **PRUEBE EL *PYGEUM* AFRICANO.** La fruta de este árbol africano perenne, que se usa ampliamente en Europa para el tratamiento de la HPB, es eficaz posiblemente porque disminuye la inflamación. "El extracto activo parece disminuir los síntomas de micción nocturna frecuente y dificultad para orinar", dice el Dr. Craig. El *pygeum* africano parece ser una hierba segura, pero hable con su médico para que le dé un diagnóstico adecuado y lo supervise antes de que la empiece a tomar para tratar una próstata agrandada. La dosis estándar normalmente es de 100 a 200 miligramos al día en forma de cápsulas.

■ **RESUÉLVALO CON RAÍZ DE ORTIGA.** El extracto de raíz de ortiga contiene propiedades esteroideas y antiinflamatorias que benefician a los hombres con HPB, dice el Dr. Craig. Tome hasta seis cápsulas de 300 miligramos al día o tome un suplemento combinado de esta hierba con palmera enana.

■ **CONSIDERE EL ZINC.** "El zinc es una prioridad en la terapia natural de la glándula prostática", dice el Dr. Dean. Debido a que el zinc es esencial en la producción de semen, la deficiencia de este mineral puede conducir a problemas de la próstata. Tome 30 miligramos al día. Pero tenga presente que el zinc y el cobre se encuentran ligados en el organismo, por lo que tomar zinc durante períodos prolongados puede alterar el equilibrio de estos compuestos. Para evitar un posible desequilibrio, tome una cápsula o tableta de 2 miligramos de cobre también.

■ **SOLUCIÓNELO CON SEMILLAS.** Las semillas de calabaza (pepitas) contienen niveles elevados de fitoesteroles y zinc, los cuales son compuestos cruciales para el bienestar de la próstata. El Dr. Craig recomienda tomar de 1 a 2 cucharaditas de semillas de calabaza molidas mezcladas con líquido dos veces al día. Si prefiere tomar un suplemento combinado con palmera enana y *pygeum* africano, siga la dosis recomendada en la etiqueta del producto.

■ **ALÍVIESE CON LICOPENO.** En años recientes, ha surgido una cantidad impresionante de pruebas que indican que el licopeno, el compuesto que les da su coloración roja a los tomates (jitomates), puede disminuir el riesgo de padecer cáncer prostático. De hecho, estas pruebas son tan sólidas que prácticamente todos los expertos que entrevistamos recomendaron incluir más productos de tomate en la alimentación. El licopeno está presente en concentraciones mucho mayores en los productos de tomate cocido que en el tomate crudo, entonces lo mejor es que consuma más sopas, jugos y salsas de tomate. "Un tomate contiene alrededor de 3 miligramos de licopeno, ¡pero una taza de sopa de tomate contiene 24 miligramos!", dice el Dr. William Dunn.

Aunque en general se considera que el licopeno previene el cáncer prostático, el Dr. Dunn reporta que un estudio de investigación reciente demostró que el licopeno también puede prevenir el agrandamiento de la próstata. Esta es otra razón más para empezar a comer más tomate. "El licopeno también se encuentra en la sandía, la papaya (fruta bomba, lechosa), la guayaba y la toronja (pomelo) roja", dice el Dr. Craig.

■ **ALIMÉNTESE BIEN.** Cuando hablamos de la alimentación, la comida que come parece desempeñar un papel importante en la prevención de todo desde la próstata agrandada hasta el cáncer prostático. En este caso, las recomendaciones no son muy distintas de las que ha escuchado para mantener la salud del corazón. "Los hombres que se están acercando a la edad madura deben empezar a tener una dieta más rica en frutas y verduras que contengan vitamina C, luteína y betacaroteno —dice el Dr. Dunn—. Un estudio de investigación publicado en la revista médica *Journal of Clinical Nutrition* apoyó el hallazgo de

que los hombres pueden evitar la HPB siguiendo una alimentación como esta".

Otra estrategia que parece ayudar a prevenir el cáncer prostático es evitar las grasas saturadas que se encuentran en la carne roja, los productos lácteos y los alimentos fritos.

■ **PÁRESE PARA PREVENIR PROBLEMAS.** Los hombres cuyo empleo hace necesario que pasen muchas horas sentados, especialmente las ocupaciones que constantemente hacen presión sobre el área de la próstata, como manejar camiones, son más propensos tanto a la prostatitis como a la HPB. "Periódicamente a lo largo del día, dese descansos para pararse de su asiento", recomienda el Dr. Dean. Pararse de su asiento ayuda a prevenir que la circulación se reduzca en esa región del organismo y alivia los síntomas.

■ **ELIJA EL EJERCICIO.** Muchísimos estudios de investigación indican que una mayor actividad física disminuye el riesgo de presentar problemas de la próstata. "Un ensayo realizado en la Universidad de California en Los Ángeles reportó que una dieta rica en fibra y baja en grasa, combinada con el ejercicio, disminuyó el crecimiento de células prostáticas en cultivo —dice el Dr. Dunn—. Y otro estudio de investigación reciente demostró una relación entre correr y la HPB. Entre mayor era la distancia recorrida por semana, más se reducía el riesgo de desarrollar HPB, sin importar el peso del sujeto. Por último, un estudio de investigación de la Universidad de Atenas reportó que los hombres con mayor actividad física ocupacional tenían una menor incidencia de HPB y una tendencia a presentar una menor incidencia de cáncer prostático, especialmente en aquellos de más de 65 años de edad".

■ **ADQUIERA UN ASIENTO DIVIDIDO.** Si su ejercicio preferido es andar en bicicleta, tenga cuidado, ya que el asiento hace presión en la próstata. Esto puede conducir a una prostatitis o empeorar una afección existente, dice el Dr. Martin K. Gelbard. "Cómprese un asiente dividido para su bicicleta", recomienda. Un asiento dividido está acolchonado a los lados, de modo que el peso descansa sobre los huesos de la pelvis, quitándole tensión a la próstata.

■ **OJO CON EL ALCOHOL.** El alcohol plantea una disyuntiva interesante cuando se trata de la salud de la próstata. Los estudios de investigación han demostrado con bastante claridad que el consumo moderado de alcohol parece ayudar a disminuir el riesgo de HPB. "Sin embargo, me cuesta trabajo recomendarles a los hombres que beban alcohol —dice el Dr. Dean—. Los riesgos del alcoholismo son demasiado grandes, además de que el alcohol hace estragos con el azúcar en sangre (glucosa), eleva el riesgo de sufrir diabetes y obesidad y genera otros problemas".

El mejor consejo, al igual que con muchas otras cosas, es la moderación, aconseja el Dr. Dean. "Probablemente esté bien tomarse una o dos bebidas cada noche —dice—. Pero cualquier cantidad más allá de esa, se vuelve problemática".

■ **AYÚDESE CON UN BAÑO DE ASIENTO.** El baño de asiento, en el que la mitad inferior de su cuerpo descansa en agua caliente, lleva calor a la glándula prostática y relaja los músculos abdominales inferiores. "Disminuye la inflama-

ción y también reduce el dolor y la urgencia por orinar", dice el Dr. Gelbard. Llene una bañadera (bañera, tina) de agua caliente hasta que quede más o menos a 30 cm de profundidad y remójese durante 15 minutos, una vez al día.

■ **COMPRE CALZONES HOLGADOS.** La ropa interior apretada restringe el flujo de sangre hacia el área que rodea a la próstata. "Un buen flujo de sangre lleva nutrientes a la glándula y ayuda a eliminar los productos de desecho", explica el Dr. Dean. Y que sean de algodón. Los calzones de material sintético atrapan el sudor, pero el algodón absorbe la humedad, permitiendo que la piel respire. Esto significa que se acumularán menos toxinas en la piel que está directamente por encima de la próstata, lo cual afecta a los órganos subyacentes, dice.

■ **HAGA MÁS EL AMOR.** "Debido a que la próstata desempeña un papel vital en la producción del semen, la eyaculación puede ser terapéutica", dice el Dr. Dean. Durante la eyaculación, los músculos que rodean a la próstata se contraen. "Es como ejercicio o gimnasia para la próstata —dice—. Es muy buena para aumentar el flujo sanguíneo". Los que más se pueden ver beneficiados son los hombres que no tienen relaciones sexuales con regularidad. No se preocupe de pasar las bacterias que causaron su prostatitis a su pareja. Esta infección no se transmite a través del contacto sexual.

■ **RECURRA A LA REFLEXOLOGÍA.** La reflexología es una terapia natural de sanación que puede ser eficaz para promover la salud en ciertos trastornos, entre ellos los trastornos prostáticos, dice el Dr. Dean. El principio que yace detrás de la reflexología es que las manos y los pies contienen sensores que se conectan a todas las demás partes del organismo. Al masajear ciertos puntos reflejos relacionados con la próstata, usted le envía señales a la glándula que estimulan su curación. El punto de la próstata se ubica en la base del talón de cualquiera de ambos pies. (Las gráficas que muestran la ubicación de estos puntos están a la venta en la mayoría de las tiendas de productos naturales).

Una vez que encuentre el punto, frótelo con su pulgar, una canica o la goma (borrador) de un lápiz. "Frótelo de 20 a 30 segundos un par de veces al día", dice el Dr. Dean. El punto puede quedar adolorido al principio, indicando que la glándula si está desequilibrada, explica. Conforme se lo siga frotando, se irá tornando menos sensible.

■ **EVITE LAS MEDICINAS PARA LA GRIPE.** Los descongestionantes y los antihistamínicos pueden hacer que se contraigan los músculos que controlan el flujo de orina, dificultando aún más la micción. En algunos casos, esto puede restringir el flujo de orina por completo, conduciendo a una afección que potencialmente podría poner en peligro su vida. Si tiene alergias, asegúrese de pedirle a su médico que le recete medicamentos para la gripe y las alergias que no contengan antihistamínicos.

■ **BEBA MÁS AGUA, NO MENOS.** Si está tentado a tomar menos agua porque está can-sado de tener que ir tantas veces al baño, no se deje llevar por la tentación, advierte el Dr. Gelbard. "La deshidratación genera más estrés", explica. Es importante que tome suficiente agua cada día para que sus riñones trabajen correctamente y para prevenir infecciones urinarias. Debe procurar tomar 6 vasos de 8 onzas (240 ml) de agua al día.

■ **PERO NO ANTES DE IR A LA CAMA.** ¿Quiere disminuir el número de visitas nocturnas al baño? No tome líquidos después de las 6:00 p.m., aconseja el Dr. Gelbard. Además, asegúrese de vaciar completamente la vejiga antes de meterse a la cama.

(*Nota*: si encuentra en este capítulo términos que no entiende o que jamás ha visto, favor de remitirse al glosario en la página 604).

PANEL DE EXPERTOS

WINSTON CRAIG, R.D., PH.D., ES PROFESOR DE NUTRICIÓN DE LA UNIVERSIDAD ANDREWS EN BERRIEN SPRINGS, MICHIGAN.

EL **DR. WILLARD DEAN** ES MÉDICO HOLÍSTICO EN GLORIETA, NUEVO MÉXICO.

EL **DR. WILLIAM DUNN** ES MÉDICO DE RADIOTERAPIA ONCOLÓGICA QUE ATIENDE A PACIENTES CON CÁNCER DE LA UNIVERSIDAD MÉDICA DE CAROLINA DEL SUR EN CHARLESTON.

EL **DR. MARTIN K. GELBARD** ES URÓLOGO Y TIENE SU CONSULTA PRIVADA EN BURBANK, CALIFORNIA.

EL **DR. RICHARD C. SAZAMA** ES URÓLOGO DEL HOSPITAL DEL SAGRADO CORAZÓN EN EAU CLAIRE, WISCONSIN.

Psoriasis

21 protectores de la piel

Nuestra piel es un órgano sorprendente. Además de ser el más grande del organismo, está renovándose constantemente, ya que reemplaza las células muertas de piel en la capa superior (la epidermis) con células nuevas de abajo. Si bien nosotros no podemos verlo, esto sucede a una velocidad de 30.000 a 40.000 células por minuto o cerca de 9 libras (4 kg) de células de piel muerta al año.

No obstante, si sufre usted psoriasis, es como si su piel tuviera un botón de avance rápido y alguien lo hubiera apretado. Normalmente la piel se renueva aproximadamente cada 30 días, pero con la psoriasis, ese proceso ocurre en sólo 3 días, como si el organismo estuviera sin frenos. El resultado son zonas protuberantes de piel llamadas placas, las cuales son rojas y a menudo dan comezón. Cuando las células llegan a la superficie, mueren como células normales, pero hay tantas que los parches abultados se vuelven blancos, con células muertas que se descaman.

Normalmente la psoriasis pasa por ciclos de erupciones y remisión, y lo más habitual es que los brotes se produzcan en invierno. Algunas veces desaparece durante meses o años. La afección puede mejorar o empeorar con la edad.

Los médicos están comenzando a comprender la psoriasis un poco mejor que en años anteriores. La dermatóloga Dra. D'Anne Kleinsmith afirma que al parecer hay un componente genético en la enfermedad. "En un tercio de los casos, hay antecedentes familiares de

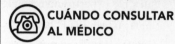

CUÁNDO CONSULTAR AL MÉDICO

El impacto de la psoriasis en las vidas de las personas puede variar desde ligeramente fastidioso a completamente debilitante. Si su enfermedad le causa malestar y dolor, si llevar a cabo tareas rutinarias se ha vuelto difícil, o si la apariencia de su piel le preocupa, vaya con su médico.

la afección", comenta. Otras investigaciones indican que, al igual que la diabetes, tal vez sea una enfermedad autoinmunitaria.

Si bien no existe una cura conocida para la psoriasis, hay muchas estrategias que pueden ayudarle a aliviar la comezón. A continuación nuestros expertos ofrecen algunas.

■ **TOME UN POCO EL SOL.** El 95 por ciento de las personas con psoriasis mejora con dosis regulares de sol intenso.

"Los dermatólogos odian recomendar exponerse a la luz solar en la mayoría de los casos, pero en la psoriasis, realmente ayuda", afirma el Dr. Richard Antaya. Al parecer las ondas ultravioleta combaten la psoriasis y los rayos UVB son los que actúan con mayor rapidez. Pero se produce un círculo vicioso: los rayos UVB también son los que provocan quemaduras solares y que elevan los riesgos de sufrir cáncer de piel. Además, pueden hacer que una persona con psoriasis tenga una erupción en zonas que antes no se habían visto afectadas.

El filtro solar es su arma para bloquear los mortíferos rayos solares. "Los beneficios de tomar el sol pueden ser mayores que los riesgos de sufrir cáncer de piel y de que se extienda la psoriasis si utiliza filtros solares en los lugares donde no la padece y solamente expone las zonas afectadas a la fuerza plena del Sol", explica el Dr. Laurence Miller. Asegúrese de consultar a su médico acerca de cuál es la cantidad de exposición solar adecuada para usted.

■ **ENCIENDA LA LÁMPARA.** Una alternativa más segura a la exposición solar es la fototerapia.

Durante este proceso usted expondrá la piel a los rayos ultravioleta con la ayuda de una máquina. Estas sesiones pueden realizarse en el consultorio de un médico o también puede comprar una unidad para su casa. Sin embargo, debe consultar a su médico para determinar cuál sería un régimen adecuado antes de utilizar la máquina por su cuenta. "Las personas que reciben fototerapia normalmente comienzan con dos o tres sesiones a la semana y después van disminuyendo la frecuencia", afirma el Dr. Antaya. "No es tan fuerte como la luz del Sol, de modo que ayuda a minimizar su riesgo de sufrir cáncer de piel".

■ **MÁS VALE PREVENIR.** Cuando nuestro sistema inmunitario está deprimido, tenemos muchas más probabilidades de sufrir un ataque de psoriasis, explica la Dra. Oanh Lauring. A menudo la psoriasis va acompañada por faringitis por estreptococos, resfriados (catarros), gripe e infecciones gastrointestinales. Esto significa que las personas con psoriasis deberían estar en guardia para prevenir enfermedades, sobre todo en invierno. Una vacuna contra la gripe es una buena medida preventiva.

El otro escenario que probablemente provoque psoriasis son los traumatismos, ya sean procedentes de la cirugía o de una lesión. Hace falta una vigilancia adicional en este sentido para las personas con psoriasis, al igual que para evitar infecciones.

■ **OJO CON ESTA ESTACIÓN.** De todas las temporadas del año, el invierno resulta ser la peor cuando se trata de la psoriasis. La Dra. Lauring dice que en esta estación es cuando hace falta realmente intensificar su régimen de lavarse correctamente, humectarse y utilizar fototerapia.

■ **"DESESTRÉSESE".** El estrés es otro factor desencadenante de la psoriasis. Por lo tanto, intente evitar situaciones estresantes y considere alguna técnica de relajación que crea que puede ayudarle. "No minimice las emociones o su nivel de estrés con este diagnóstico", recomienda el Dr. Jason R. Lupton.

■ **USE EL JABÓN ADECUADO.** Muchos jabones pueden resecar la piel, por lo tanto, escoja uno teniendo esto en cuenta, advierte la Dra. Lauring, quien recomienda los jabones corporales de las marcas *Dove* o *Cetaphil*.

■ **NUTRA SU PIEL.** Los emolientes se encuentran a la cabeza de las listas de los tratamientos que se venden sin receta de todos los dermatólogos. La piel psoriática está reseca y eso significa que puede empeorar la psoriasis y

---

Curas culinarias

La Dra. D'Anne Kleinsmith ofrece la siguiente cura culinaria si la psoriasis le está estropeando el cuero cabelludo.

En primer lugar, caliente aceite de oliva hasta que esté tibio, no caliente. Introduzca el aceite masajeando en su cuero cabelludo y déjelo durante 20 ó 30 minutos como mínimo o durante toda la noche con una gorra para la ducha (regadera). Elimine el aceite lavándose el cabello con un champú anticaspa. Haga esto todas las noches hasta que la piel mejore y luego, continúe el tratamiento una o dos veces por semana, según lo necesite.

---

aumentar la descamación y la comezón. Los emolientes ayudan a nuestra piel a retener el agua. "Generalmente, los emolientes realmente espesos y grasosos son los que mejor funcionan porque pueden reducir la aparición de las gruesas escamas", comenta el Dr. Antaya. "La vaselina es una buena elección".

Si desea una alternativa natural, tal vez quiera probar una crema herbaria balsámica hecha de caléndula (maravilla) y cera de abeja para retener la humedad. También puede ser útil una crema con base de áloe vera (zábila, sábila, atimorreal, acíbar).

■ **BRÍNDESE BREA.** Hay preparados a base de brea de hulla (*tar*) que se venden sin receta que son más débiles que las versiones que precisan receta médica. Sin embargo, según el Dr. Miller, estos pueden ser eficaces en el tratamiento de la psoriasis leve. Puede aplicar la brea directamente a las placas o sumergirse en un baño de aceite a base de brea y tratar su cuero cabelludo con un champú de brea. Ya que todos los tipos de brea pueden manchar la ropa y tener un olor desagradable, normalmente uno se los quita al enjuagarse después de cierto tiempo. Sin embargo, hay algunos tipos de preparados de brea que se pueden dejar sobre la piel para potenciar el efecto de los tratamientos con luz solar o rayos UVB. "La brea hace que seamos más sensibles al sol, así que debe tener cuidado", advierte el Dr. Miller.

El Dr. Miller indica que hay algunos productos nuevos a base de brea en forma de gel. No huelen a depósitos de alquitrán y se pueden utilizar a diario y enjuagar fácilmente. "Si cualquier

Tips para tapar escamas

Maurice Stein es un cosmetólogo y maquillista que trabaja en Hollywood. Ayuda a clientes que diferentes médicos de todo el país le derivan. Además, asesora a las estrellas que siempre tienen que lucir perfectas. A continuación están algunas de sus recomendaciones para ocultar las escamas.

■ En primer lugar, nunca intente tapar una lesión abierta, advierte Stein, haciéndose eco de lo que aconsejan los médicos.

■ "Hay una crema muy buena que se vende sin receta y se aplica con una esponja de maquillaje que se puede poner en el cuero cabelludo para tapar las escamas", explica Stein. "Obtenga la aprobación de su médico primero. Se llama *Couvré*, y viene en negro; marrón (café) oscuro, medio y claro; castaño rojizo, rubio, blanco y gris. Funciona al oscurecer el cuero cabelludo para igualarse al color del cabello".

■ Para los codos y las rodillas, Stein recomienda los polvos con pigmentos *Indian earth* (tierra india) mezclados con su emoliente preferido y extenderlos sobre las placas con una esponja de maquillaje. *Indian earth* se elabora moliendo una roca hasta alcanzar la consistencia de un polvo facial y se puede comprar en salones, almacenes (tiendas de departamentos), tiendas de productos naturales o por internet. "Una porción del tamaño de una monedita de 10 centavos es suficiente para todo el cuerpo", afirma el experto. El emoliente mantendrá humectadas las placas y los polvos *Indian earth* ocultarán su apariencia. "Si tiene que utilizar ropa encima de los polvos, séquelos dando unos golpecitos para eliminar el exceso", advierte Stein.

■ Si no encuentra *Indian earth*, busque una base cosmética con mucho pigmento, recomienda. "El mejor lugar para encontrar y probarlas es el salón de su cosmetólogo local".

producto a base de brea le produce ardor o irritación, deje de utilizarlo y nunca aplique brea sobre la piel en carne viva y abierta", afirma.

■ **PÓNGASE A ENFRIAR.** Si quiere aliviar la psoriasis, hay pocas cosas más sencillas y relajantes que un baño. "Agregue sales de Epsom al agua tibia y luego sumérjase durante 18 ó 20 minutos", recomienda el Dr. Antaya. "Esto ayudará a disolver algunas escamas y a exfoliar la piel". El Dr. Antaya advierte que el baño sea tibio,

no caliente, porque aumentaría la comezón. Y no se frote la piel; empeorará las cosas.

El Dr. Thomas N. Helm, dermatólogo, agrega que los baños de avena también pueden aliviar la comezón de la psoriasis.

■ **O MÓJESE Y ENFRÍESE.** Un baño de agua fría, tal vez agregándole una taza más o menos de vinagre de manzana, es excelente contra la comezón. "Otra cosa que realmente funciona es el hielo", afirma el Dr. Miller. "Ponga unos cubos de hielo en una bolsita de plástico y sosténgala contra la piel afectada".

■ **PRUEBE LA HIDROCORTISONA.** "Las cremas de hidrocortisona tópicas que se venden sin receta son más débiles que sus homólogas que precisan receta médica, pero vale la pena probarlas y son más seguras en la cara y en las zonas genitales", explica el Dr. Miller. "No obstante, si las utiliza todo el tiempo en estas zonas, perderán eficacia y cuando deje de usarlas, puede reaparecer la psoriasis. Utilícelas solamente hasta que perciba cierta mejoría y luego vaya reduciendo la cantidad paulatinamente hasta dejarlas totalmente".

■ **ENVUÉLVASE.** Los esteroides tópicos que se venden con receta son el tratamiento principal que utilizan muchas personas con psoriasis, pero hay algo que uno puede hacer en casa para aumentar su eficacia. "Hago que mis pacientes se envuelvan los pies con envoltura autoadherente de plástico después de aplicarse los esteroides para aumentar la penetración", explica la Dra. Lauring. "Ponerse guantes de plástico en las manos tiene el mismo efecto".

■ **ADOPTE UNA NUEVA ACTITUD.** El hecho de que no haya cura para la psoriasis la hace una afección especialmente frustrante para muchas personas. No obstante, el Dr. Antaya afirma que disponemos de muchos recursos. "La Fundación Nacional contra la Psoriasis tiene una página *web* excelente donde puede contactar con otras personas con psoriasis a través de *chat rooms* y tablones de mensajes", explica Antaya. "A algunas personas les ayuda saber que no están solas, otras necesitan apoyo adicional, como un psicó-

logo". Puede acceder a la página *web* de la Fundación Nacional contra la Psoriasis en www.psoriasis.org.

Otro punto importante es darse cuenta de que quizás no pueda acabar con todas las escamas. . . y eso está bien. "Quizá vea a algunos de mis pacientes con psoriasis dos veces al año", afirma. "No existe ninguna ley que diga que toda persona con psoriasis tiene que librarse de todas las escamas de su cuerpo. Yo separo mis manos unos 30 cm y les digo: 'Se necesita esta cantidad de esfuerzo para limpiarse un 80 por ciento'. Luego separo mis brazos lo máximo que puedo y digo: 'Para el 20 por ciento final, esto es lo que tienen ustedes que hacer'. Nunca digo: 'Aprendan a vivir con esta afección'. Cuando piense que ha agotado todos los tratamientos, todas las posibilidades, regrese al principio. La psoriasis leve puede controlarse totalmente si se siguen algunos de estos remedios".

■ **MUÉVASE MÁS, BEBA MENOS.** "Tanto el alcohol como el sobrepeso al parecer están relacionados con la psoriasis, pero no está totalmente claro si la relación es de causa o de efecto", explica el Dr. Helm. "Aun así, mantenerse en buena forma física y activo y evitar el exceso de alcohol es una medida prudente para permanecer saludable".

■ **AYÚDESE CON ALIMENTOS.** No hay ningún alimento específico que al parecer sea especialmente útil para la psoriasis, pero una inmunidad reducida parece aumentar las probabilidades de que se produzca un brote, de manera que la nutrición aún puede desempeñar un papel fundamental, comenta el Dr. Lupton. "Tener una dieta saludable y equilibrada ayuda al desempeño general del sistema inmunitario", explica el Dr.

■ **PRUEBE EL ACEITE DE PESCADO.** Algunos estudios revelan que el aceite de pescado tal vez ayude a tratar la psoriasis, si bien los resultados son contradictorios. No obstante, la Dra. Lauring comenta que al parecer estos suplementos tienen unos beneficios tan positivos en otras partes del cuerpo que tomar aceite de pescado seguro que no le hará daño.

(*Nota*: si encuentra en este capítulo términos que no entiende o que jamás ha visto, favor de remitirse al glosario en la página 604).

PANEL DE EXPERTOS

EL **DR. RICHARD ANTAYA** ES PROFESOR DE DERMATOLOGÍA Y DIRECTOR DE DERMATOLOGÍA PEDIÁTRICA EN LA FACULTAD DE MEDICINA DE YALE, UBICADA EN NEW HAVEN, CONNECTICUT.

EL **DR. THOMAS N. HELM** ES PROFESOR CLÍNICO ADJUNTO DE DERMATOLOGÍA Y PATOLOGÍA EN LA UNIVERSIDAD ESTATAL DE NUEVA YORK EN BUFFALO.

LA **DRA. D'ANNE KLEINSMITH** ES DERMATÓLOGA COSMÉTICA EN EL HOPITAL WILLIAM BEAUMONT, UBICADO EN ROYAL OAK, MICHIGAN.

LA **DRA. OANH LAURING** ES JEFE DE DERMATOLOGÍA EN EL HOSPITAL MERCY EN BALTIMORE, MARYLAND.

EL **DR. JASON R. LUPTON** ES DERMATÓLOGO CON CERTIFICACIÓN PROFESIONAL Y TIENE UN CONSULTORIO PRIVADO EN DEL MAR, CALIFORNIA.

EL **DR. LAURENCE MILLER** ES DERMATÓLOGO EN CHEVY CHASE, MARYLAND, MIEMBRO DEL CONSEJO ASESOR MÉDICO DE LA FUNDACIÓN NACIONAL CONTRA LA PSORIASIS Y ASESOR ESPECIAL DEL DIRECTOR DEL INSTITUTO NACIONAL DE LA ARTRITIS Y LAS ENFERMEDADES CUTÁTEAS Y MUSCULOESQUELÉTICAS DE LOS INSTITUTOS NACIONALES DE SALUD.

MAURICE STEIN ES COSMETÓLOGO Y MAQUILLISTA DE HOLLYWOOD. ES EL PROPIETARIO DE CINEMA SECRETS, UN PROVEEDOR DE PRODUCTOS DE BELLEZA PARA EL PÚBLICO EN GENERAL Y PROVEEDOR DE PRODUCTOS DE BELLEZA PARA LA INDUSTRIA DEL ENTRETENIMIENTO EN BURBANK, CALIFORNIA.

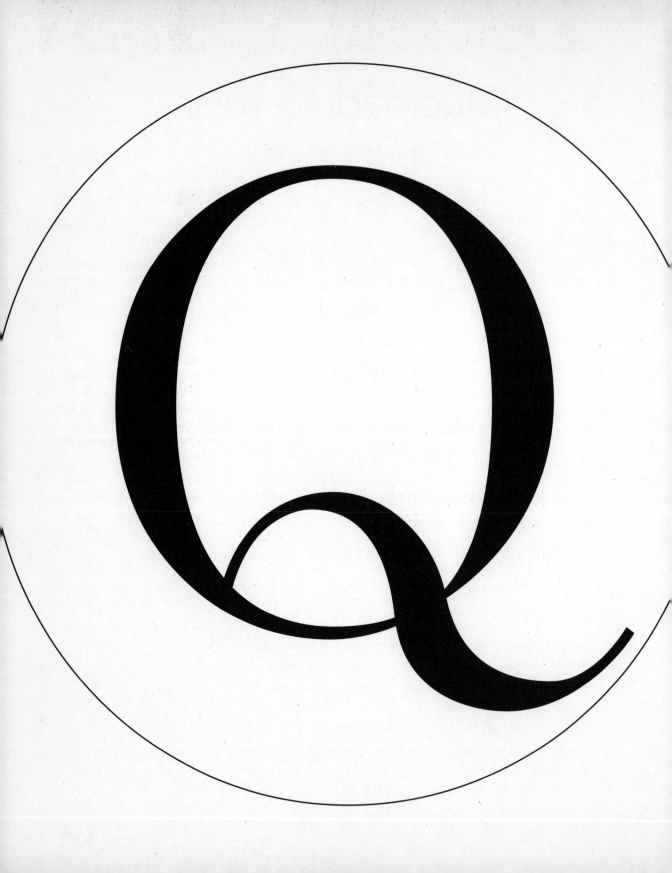

Quemadura solar

24 remedios refrescantes

Es divertido jugar bajo el sol, pero si no tiene cuidado, una exposición demasiado prolongada a los rayos ultravioletas (UV) puede producir quemaduras solares rojas y dolorosas. Si bien una quemadura leve tal vez parezca una molestia temporal, una quemadura solar grave puede provocar síntomas muy serios, como hinchazón, ampollas, fiebre y deshidratación. Aunque hoy la mayoría de la gente sabe que debería limitar el tiempo que pasa bajo el sol y utilizar filtro solar para evitar quemaduras y algunas formas de cáncer, el 42 por ciento de las personas encuestadas admitieron sufrir al menos una quemadura solar al año, según un reciente informe elaborado por la Fundación contra el Cáncer de Piel.

La cantidad de tiempo que pueda estar afuera bajo el sol antes de quemarse dependerá de su tono de piel. Las personas de tez blanca, ojos azules o verdes, pecas y cabello claro se queman en la menor cantidad de tiempo.

No obstante, sea cual sea su tono de piel, tal vez no se dé cuenta de que ha permanecido demasiado tiempo afuera hasta que haya dejado de tomar el sol, afirma el Dr. Norman Levine. Una quemadura solar deja sus células cutáneas dañadas e inflamadas. El dolor puede

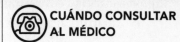

CUÁNDO CONSULTAR AL MÉDICO

Una quemadura grave puede dejarlo a uno agotado, afirma el Dr. Rodney Basler. Consulte a su médico si experimenta náuseas, escalofríos, fiebre, desfallecimiento, ampollas por todo el cuerpo, debilidad general, manchas moradas en la piel o una comezón intensa. Si al parecer la quemadura se está extendiendo, podría tener usted una infección agravando el problema.

empeorar en los próximos uno o dos días y la piel dañada quizás se despelleje en una semana aproximadamente.

La prevención es fundamental, pero si se llega a quemar, permanezca cómodo mientras su organismo se cura con los siguientes consejos y recomendaciones de nuestros expertos.

■ **APLIQUE COMPRESAS CALMANTES.**

Curas culinarias

Algunos ingredientes básicos culinarios pueden aliviar enormemente las quemaduras solares. Utilice los siguiente alimentos en caso de emergencia.

MAICENA. Agregue suficiente agua a la maicena para formar una pasta y aplique directamente sobre la quemadura solar.

LECHE DESCREMADA. Mezcle 1 taza de leche descremada con 4 tazas de agua, luego agregue unos cuantos cubos de hielo. Aplique compresas durante 15 ó 20 minutos; repita cada 2 ó 4 horas.

LECHUGA. Hierva unas hojas de lechuga en agua, cuele y deje que se enfríe el líquido durante varias horas en el refrigerador. Sumerja bolitas de algodón en el líquido y oprímalas suavemente o páselas sobre la piel irritada.

AVENA. Envuelva avena seca en manta de cielo (estopilla, bambula) o gasa. Deje que corra agua fría a través de ella. Deseche la avena y remoje compresas en el líquido. Aplique cada 2 ó 4 horas.

BOLSITAS DE TÉ. Si sus párpados están quemados, aplique bolsitas de té remojadas en agua fría para reducir la inflamación y aliviar el dolor. El té tiene ácido tánico, el cual al parecer calma el dolor de las quemaduras solares.

YOGUR. Aplique yogur a todas las zonas quemadas. Enjuáguese con una ducha (regaderazo) fría y luego séquese la piel con cuidado dándose golpecitos.

Después de una quemadura, la piel está inflamada. Enfríela aplicando compresas empapadas en agua helada, las cuales son calmantes y tal vez hagan que se cure la quemadura un poco más deprisa, explica el Dr. Levine. Agregue unos cuantos cubos de hielo al agua de la llave (grifo, canilla, pila), luego sumerja un paño en el líquido y póngalo sobre la quemadura. Repita a intervalos de unos minutos cuando el paño se caliente. Aplíquelo varias veces al día durante períodos de 10 a 15 minutos.

■ **VENZA EL DOLOR CON VINAGRE.** Si su quemadura solar es leve (sin ampollas), aplique vinagre blanco destilado a las zonas quemadas. "El ácido acético que contiene el vinagre actúa como un fármaco antiinflamatorio no esteroideo tópico", explica la Dra. Audrey Kunin.

■ **RECURRA AL REMOJO.** Si ha estado todo el día tomando el sol en un traje de baño brevísimo, necesitará refrescar todo su cuerpo. El Dr. Levine recomienda sumergirse en un baño frío. Agregue más agua cuando lo necesite para mantener una temperatura cómodamente fría. Para calmar el dolor y la comezón, agregue bicarbonato de sodio o avena coloidal *Aveeno* al agua del baño y remójese durante 15 ó 20 minutos.

Pero no se exceda con el jabón, ya que puede resecar e irritar la piel quemada. Si tiene que utilizarlo, que sea una marca suave y enjuáguelo muy bien. No se sumerja en agua con jabón. Del mismo modo, evite los baños de burbujas.

■ **HUMECTE SU PIEL.** Los baños y compresas brindan una agradable sensación y proporcionan un alivio temporal, explica el Dr. Rodney Basler. Pero pueden hacer que su piel se sienta más reseca que antes si no aplica un humectante inmediatamente después. Séquese dándose golpecitos y luego extienda sobre su piel un poco de aceite para baño. Deje que se absorba durante un minuto y después aplique una crema o loción humectante, como *Eucerin*. A algunas personas les gusta una crema tópica como *Wibi*, la cual contiene un poco de mentol refrescante, agrega Basler.

■ **ENFRÍESE.** Para obtener un alivio adicional, enfríe su humectante antes de aplicarlo.

■ **INHÍBALA CON HIDROCORTISONA.** Calme la irritación e inflamación de la piel con una loción, aerosol o pomada tópica que contenga un 1 por ciento de hidrocortisona, como *Cortaid* o *Cortizone-10* (disponibles en farmacias). La hidrocortisona tiene propiedades antiinflamatorias, lo cual significa que reducirá el enrojecimiento y aliviará el dolor de las quemaduras leves, explica Coyle S. Connolly, D.O. "Úsela 2 ó 3 veces al día".

■ **APLÍQUESE ÁLOE VERA.** "Hay también pruebas en la literatura médica en el sentido de que el áloe vera (zábila, sábila, atimorreal, acíbar) realmente puede ayudar a cicatrizar heridas", afirma el Dr. Basler. Sencillamente corte una hoja y aplique el jugo. Sin embargo, pruébelo primero en una zona pequeña, advierte, para asegurarse de que usted no sea alérgico a esta planta.

Si no tiene una planta de áloe vera a la mano, aplique gel de áloe vera puro refrigerado (enfriado), afirma el Dr. Connolly. Puede conseguirlo en frascos con dispensadores en la mayoría de farmacias. Aplíquelo con tanta frecuencia como necesite hasta que el enrojecimiento y el

Lo que hace el médico

Rit Sun Guard es un producto que protege su piel del sol y se lava con la ropa. Se puede comprar en algunos supermercados, farmacias, vendedores de artículos de consumo masivo y en línea en www.dermadoctor.com. "Este producto aumenta la capacidad de los tejidos de impedir que los rayos ultravioleta (UV) alcancen la piel y es el equivalente relativo a un factor de protección solar (o *SPF* por sus siglas en inglés) de 30", afirma la Dra. Audrey Kunin.

Solamente tiene que agregarlo al ciclo de lavado, enjuagar y secar su ropa como siempre. Un tratamiento de *Rit Sun Guard* permanece en la ropa durante más de 20 lavadas, explica la Dra. Kunin.

"Su playera (camiseta) normal tiene un factor de protección solar de 5, pero al agregar *Rit Sun Guard* al ciclo de lavado, ese factor aumenta hasta 30", comenta Kunin.

dolor disminuyan. "El truco es utilizar gel de áloe vera frío, no a temperatura ambiente", explica el Dr. Connolly.

■ **COMA BIEN E HIDRÁTESE.** Seguir una dieta equilibrada le proporcionará a su piel los nutrientes que necesita para regenerarse. Permanecer bien hidratado bebiendo mucha agua contrarrestará los efectos resecantes de una quemadura solar.

■ **ELEVE LAS PIERNAS.** Si sus piernas están quemadas y tiene los pies hinchados, eleve las piernas por arriba del nivel del corazón para detener la inflamación, recomienda el Dr. Basler.

■ **TENGA CUIDADO CON LAS AMPOLLAS.** Si aparecen ampollas significa que su quemadura está bastante mal. Si le molestan y sólo

¿Es usted fotosensible?

No le estamos preguntando si le gustaría tomarse una fotografía. La pregunta es si determinados fármacos aumentan su sensibilidad al sol y le producen una dermatitis parecida a una quemadura.

Los antibióticos, tranquilizantes y fármacos fungicidas pueden provocar reacciones, explica el Dr. Rodney Basler. Lo mismo puede suceder con los anticonceptivos orales, los diuréticos, los medicamentos para la diabetes e incluso los filtros solares que contienen PABA. Pregunte siempre a su médico sobre los posibles efectos secundarios de cualquier fármaco que esté tomando.

Incluso los alimentos habituales pueden provocar una reacción inesperada. "Dos mujeres jóvenes que conozco intentaron aclararse el cabello con jugo de limón verde (lima)", explica. "No se dieron cuenta de que puede ser un potente fotosensibilizante hasta que les apareció una terrible dermatitis en todos los lugares donde el jugo había tocado sus caras y brazos".

cubren una zona pequeña, puede drenarlas con cuidado, indica el Dr. Basler. Pero no quite la piel que cubre la ampolla; tendrá menos incomodidad y peligro de infección si el aire no contacta con las sensibles terminaciones nerviosas.

Para drenar el líquido, primero esterilice una aguja sosteniéndola sobre una llama. Luego perfore el borde de la ampolla y oprima suavemente por la parte superior para dejar que salga el líquido. Haga esto tres veces durante las primeras 24 horas, recomienda el Dr. Basler. Luego deje las ampollas en paz.

■ **TOME ASPIRINA.** Este viejo recurso puede ayudar a aliviar el dolor, la comezón y la hinchazón de una quemadura de leve a moderada. "Tome dos pastillas cada 4 horas", indica el Dr. Basler. El acetaminofeno y el ibuprofeno funcionarán igual de bien; siga las instrucciones de la etiqueta respecto a las dosis. Si usted sabe que tomó demasiado sol, ingiera la aspirina antes de que aparezca el enrojecimiento.

■ **NO COMETA EL MISMO ERROR.** Después de haberse quemado, su piel tardará de 3 a 6 meses en volver a la normalidad. Cuando uno se quema a causa del sol y pierde la capa superior de la piel, la piel recién expuesta es más sensible que nunca. Por lo tanto, eso quiere decir que si no tiene cuidado se quemará aún más pronto que la primera vez.

Mientras todavía está fresco el recuerdo de su quemadura, repase su sensatez solar con estos lineamientos.

■ Aplique un filtro solar aproximadamente 30 minutos antes de salir al exterior, aunque esté nublado. (Los rayos perjudiciales pueden penetrar la cubierta nubosa). No olvide protegerse los labios, las manos, las orejas y la nuca, advierte el Dr. Levine. Vuelva a aplicar el filtro cuando sea necesario después de nadar o transpirar profusamente.

- Escoja un filtro solar con un factor de protección solar (o *SPF* por sus siglas en inglés) de al menos 30, recomienda el Dr. Levine. Busque también los ingredientes óxido de zinc (*zinc oxide*), dióxido de titanio (*titanium dioxide*) o avobenzona (*avobenzone*) en el filtro solar, ya que todos estos bloquean los rayos ultravioleta A y B.

- Tenga especial cuidado entre las 10:00 a.m. y las 3:00 p.m. (11:00 a.m. y 4:00 p.m., horario de verano), cuando el Sol brilla con más intensidad.

- Utilice ropa protectora cuando no esté nadando. Los sombreros, las telas de trama cerrada y mangas largas le ayudarán a proteger su piel del sol.

- Cuidado con el hielo y la nieve. No baje la guardia en invierno; puede quemarse intensamente a causa de los rayos del Sol reflejados en el hielo y la nieve.

- Tome un suplemento solar. Su piel fabrica vitamina D a partir de los rayos ultravioleta, de manera que si evita estos rayos con diligencia puede sufrir una carencia. "La vitamina D actúa para proteger al organismo del cáncer, y la tendencia a alejarse de la exposición solar (para protegernos tanto del cáncer de piel como de los signos prematuros de envejecimiento) ha provocado una reducción de la vitamina D en muchas personas", afirma la Dra. Kunin.

- Protéjase con extracto de granada. Esta divertida fruta roja es rica en ácido elágico, el cual tal vez proteja la piel del daño celular provocado por los rayos UVA y UVB, según un estudio de 2008 realizado por el Departamento de Nutrición y Ciencias de los Alimentos en la Universidad A&M de Texas. Los investigadores especulan que la razón puede tener algo que ver con las propiedades antiinflamatorias y antioxidantes de la fruta.

Otros investigadores de Japón descubrieron que el extracto de granada tal vez atenúe levemente los cambios en la pigmentación, como las pecas y las manchas, provocados por los rayos UV.

(*Nota*: si encuentra en este capítulo términos que no entiende o que jamás ha visto, favor de remitirse al glosario en la página 604).

PANEL DE EXPERTOS

EL **DR. RODNEY BASLER** ES DERMATÓLOGO Y PROFESOR ADJUNTO DE MEDICINA INTERNA EN EL COLEGIO DE MEDICINA DE LA UNIVERSIDAD DE NEBRASKA, EN LINCOLN.

COYLE S. CONNOLLY, D.O., ES DERMATÓLOGO Y PROFESOR CLÍNICO ADJUNTO EN LA ESCUELA DE MEDICINA OSTEOPÁTICA DE FILADELFIA Y PRESIDENTE DE LA CLÍNICA DERMATOLÓGICA CONNOLLY EN LINWOOD, NUEVA JERSEY.

LA **DRA. AUDREY KUNIN** ES DERMATÓLOGA COSMÉTICA EN KANSAS CITY, MISSOURI Y FUNDADORA DE LA PÁGINA *WEB* EDUCATIVA SOBRE DERMATOLOGÍA WWW.DERMADOCTOR.COM.

EL **DR. NORMAN LEVINE** ES DERMATÓLOGO, TIENE UN CONSULTORIO PRIVADO EN TUCSON, ARIZONA Y FUE ANTIGUO PROFESOR DE MEDICINA EN EL DEPARTAMENTO DE DERMATOLOGÍA DEL COLEGIO DE MEDICINA DE LA UNIVERSIDAD DE ARIZONA, UBICADO EN TUCSON.

Quemaduras

15 sugerencias sanadoras

CUÁNDO CONSULTAR AL MÉDICO

Si tiene quemaduras de tercer grado, llame al 911 de inmediato. Mientras espera a que llegue la ayuda, eleve la zona quemada por arriba del nivel del corazón y cúbrala con una sábana limpia para reducir la pérdida de calor. Obtenga atención médica inmediata para quemaduras:

■ Que no pueda identificar con seguridad como de primer o de segundo grado

■ En la cara, manos, pies, zona pélvica o en los ojos

■ Químicas o eléctricas (no toque a la víctima hasta que la electricidad esté desconectada)

■ Que muestren signos de infección, como una ampolla llena de líquido verdoso o marrón, o las que se calientan de nuevo

■ Que no sanen en un plazo de 10 a 14 días

Si necesita ir con un médico por una quemadura, no aplique pomadas, antisépticos ni aerosoles. Cubra la zona afectada con un vendaje seco y estéril.

Cuando uno se quema la mano en el quemador por accidente, se salpica ácido de la batería del auto en el pecho o recibe una bocanada de vapor en la cara al levantar la tapa de una olla, necesita apagar el fuego... ¡deprisa! He aquí cómo hacerlo.

■ **APAGUE LA LLAMA.** Lo primero y más importante es detener el proceso de combustión. Lave sus quemaduras con mucha, mucha agua tibia (no fría) hasta que cese la sensación de ardor, recomienda Rebecca Coffey, R.N., C.N.P. Pero no utilice hielo o agua helada porque pueden empeorar la quemadura, agrega la experta.

"Si es una quemadura por contacto y cubre más del 10 por ciento de su cuerpo o está en las manos, los pies, la cara, el perineo o las articulaciones, cúbrala con un vendaje limpio y seco y busque ayuda médica inmediatamente", recomienda Coffey. Si se trata de grasa caliente o salpicaduras de un material caliente como ácido de batería, sopa o agua, sáquese primero la ropa empapada, limpie la grasa de la piel y remoje la quemadura en agua tibia, recomienda la experta. Si la ropa se pega a la quemadura, enjuague sobre la ropa y luego, vaya con el médico. No intente despegar la ropa de la piel.

Cuando haya apagado el fuego, estará a mitad de camino de la curación. El frescor impide que la quemadura se extienda por los tejidos y actúa como un analgésico temporal.

■ **DEJE LA MANTEQUILLA PARA EL PAN.** Este es un antiguo remedio popular erróneo: no debería calmar una quemadura con mantequilla, advierte Coffey. Después de todo, usted no intentaría sofocar un incendio con un pedazo gigantesco de mantequilla,

Conozca los tres grados

Normalmente usted mismo puede tratar las quemaduras de primer y segundo grado que sean más pequeñas que una moneda de dólar de plata. Las quemaduras de tercer grado están demasiado calientes —metafóricamente hablando— para manejarlas por sí mismo y necesitan atención médica. A continuación le indicamos cómo distinguir las quemaduras de primer, segundo y tercer grado.

■ Las quemaduras de primer grado, como la mayoría de las quemaduras solares y escaldaduras, son rojas y dolorosas.

■ Las quemaduras de segundo grado, como las quemaduras solares graves y las quemaduras causadas por contacto directo breve con superficies calientes como las hornillas de la estufa o una plancha, tienden a producir ampollas, rezuman y son dolorosas.

■ Las quemaduras de tercer grado están carbonizadas y de color blanco o cremoso. Pueden estar causadas por productos químicos, electricidad o un contacto prolongado con superficies calientes. Normalmente no son dolorosas porque las terminaciones nerviosas se han destruido, pero siempre precisan atención médica.

¿verdad? Pues lo mismo sucede con las quemaduras. De hecho la mantequilla puede empeorarlas al retener el calor en el tejido y posiblemente provocar una infección.

■ **RRECURRA AL AGUA.** Si se quema la boca probando una taza de café hirviendo u otra comida o bebida caliente, enjuague su boca y haga gárgaras con agua fría durante 5 ó 10 minutos. Evite los alimentos y las bebidas calientes durante varios días.

■ **CUBRA LA QUEMADURA.** Después de haber refrescado y limpiado la quemadura, cúbrala con cuidado con una tela limpia y seca, como un apósito grueso de gasa.

■ **LUEGO NO HAGA NADA.** Al menos durante las primeras 24 horas, deje la quemadura en paz. Debemos permitir que las quemaduras inicien su proceso de curación por sí mismas.

■ **CONSIENTA LAS AMPOLLAS.** Si la quemadura provocó ampollas que cubren sólo una zona pequeña, resista el impulso de reventarlas. "Las ampollas son un excelente vendaje natural para las quemaduras; lo mejor que puede hacer es dejarlas en paz y cubrirlas con una venda seca", advierte Coffey. "Si las ampollas se rompen solas o la piel quemada está húmeda, aplíquese una pomada antibiótica que se vende sin receta como *Neosporin* y siga las indicaciones de la etiqueta", recomienda la experta.

■ **OBTENGA ALIVIO CON ÁLOE VERA.** Dos o tres días después de su quemadura, corte un pedazo de áloe vera (zábila, sábila, atimorreal, acíbar) fresco y utilice la humedad cicatrizante natural de la planta o bien apliquese una crema de áloe vera que se vende sin receta. Ambas tienen una acción analgésica que mejorará su herida. O también puede curar la quemadura desde adentro bebiendo 8 onzas (240 ml) de jugo de áloe vera sin edulcorantes, recomienda el Dr. Jacob Teitelbaum, quien afirma: "El jugo de áloe vera sin edulcorantes acelerará espectacular-mente la velocidad de curación de las quema-duras y puede encontrarlo en Wal-Mart o Safeway".

■ **PREPARE SOLUCIONES CALMANTES.** Cuando su quemadura comience a sanar, abra una cápsula de vitamina E y frote el líquido sobre su piel adolorida. Además de sentirse mejor, tal vez evite las cicatrices. O busque un remedio que se vende sin receta como el de la marca *Solarcaine*, el cual refresca y alivia las quemaduras.

■ **USE UNA MEZCLA DE MENTA.** Para obtener un alivio instantáneo para las quema-

Curas culinarias

Si se quema mientras cocina, Janet Mac-caro, Ph.D., C.N.C., recomienda aplicarse cualesquiera de los siguientes remedios para obtener alivio instantáneo:

■ La parte interior de la cáscara de un plátano amarillo (guineo, banana)

■ Miel

■ Un pedazo de papa cruda

■ Bicarbonato de sodio o vinagre de manzana en agua tibia

Lo que hace el médico

"Estaba cocinando pasta el otro día, quité la tapa de la olla y me quemé terri-blemente con el vapor", relata Georgianna Donadio, Ph.D. "En primer lugar, puse agua fría en la quemadura y luego tomé un tubo de pomada de caléndula (maravilla) de mi botiquín homeopático y la apliqué a la zona afectada. El dolor nervioso me tenía loca y la caléndula me proporcionó un alivio increíble", comenta la experta.

duras, Janet Maccaro, Ph.D., C.N.C., recomienda combinar 10 gotas de aceite esencial de menta (hierbabuena) con ⅛ de taza de miel y aplicarlo de manera general a la quemadura para aliviar el dolor las veces que sean necesarias.

■ **APLÍQUESE UNA CREMA.** Una pomada antibiótica que se vende sin receta y contenga los ingredientes activos sulfato polimixina B (*polymyxin B sulfate*) o bacitracina de zinc (*bacitracin zinc*) combatirá la infección y acele-rará la curación. (Si desea consultar una lista que compara la eficacia de diversas pomadas que se venden sin receta, vea la página 117).

■ **EVITE ESCALDADURAS.** Las escalda-duras representan un tercio de las admisiones a los centros de quemados, afirma Coffey. Para protegerse, asegúrese de que el depósito de agua caliente no está a más de 120°F (49°C).

(*Nota*: si encuentra en este capítulo términos que no entiende o que jamás ha visto, favor de remi-tirse al glosario en la página 604).

PANEL DE EXPERTOS

REBECCA COFFEY, R.N., C.N.P., ES ENFERMERA MÉDICA ESPECIALIZADA EN QUEMADURAS EN EL CENTRO DE QUEMADOS DEL CENTRO MÉDICO DE LA UNIVERSIDAD ESTATAL DE OHIO EN COLUMBUS.

GEORGIANNA DONADIO, PH.D., ES LA DIRECTORA DEL INSTITUTO NACIONAL DE SALUD INTEGRAL, UN PROGRAMA DE CERTIFICACIÓN EN TRATAMIENTOS HOLÍSTICOS PARA PROFESIONALES DE LA MEDICINA.

JANET MACCARO, PH.D., C.N.C., ES NUTRIÓLOGA HOLÍSTICA CERTIFICADA Y ASESORA EN NUTRICIÓN EN SCOTTSDALE, ARIZONA, Y PRESIDENTA DE LA EMPRESA DR. JANET'S BALANCED BY NATURE PRODUCTS.

EL **DR. JACOB TEITELBAUM** ES INTERNISTA CON CERTIFICACIÓN PROFESIONAL Y DIRECTOR MÉDICO DE LOS CENTROS PARA EL TRATAMIENTO DE LA FIBROMIALGIA Y LA FATIGA, UBICADOS POR TODO EL PAÍS.

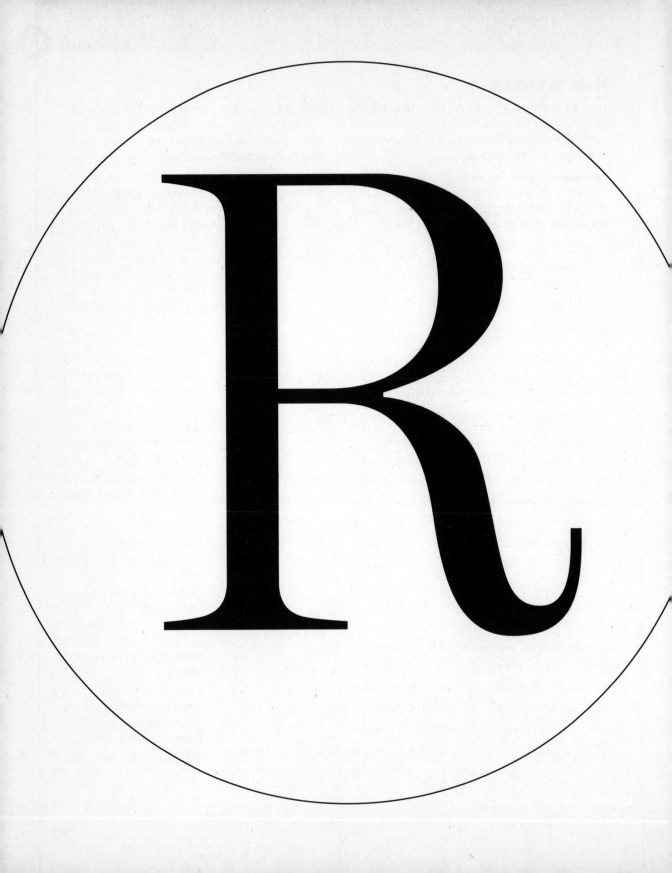

Resaca

19 conquistadores de la cruda

El ingrediente principal necesario para tener una resaca (cruda, mona, ratón) es beber hasta intoxicarse. La cantidad que uno toma es en realidad una parte menos importante de la ecuación. De hecho, diversos estudios sugieren que las personas que toman poco y moderadamente son más susceptibles de padecer resacas que los que beben mucho.

"Los síntomas de la resaca normalmente comienzan de 8 a 16 horas aproximadamente después de beber y pueden durar muchas horas", explica John Brick, Ph.D. Dependiendo de su biología, puede que sufra uno o muchos de los síntomas físicos que acompañan a la resaca: fatiga, dolor de cabeza, sed, mareo, descomposición de estómago, náuseas, vómitos, insomnio, presión arterial alta o baja, sensibilidad a la luz y temblor de manos. Algunas personas también experimentan síntomas psicológicos en forma de ansiedad, depresión, remordimiento o dificultad para concentrarse. A continuación nuestros expertos indican cómo recuperar el equilibrio.

■ **OBTENGA ALIVIO PARA EL DOLOR.** El dolor de cabeza casi siempre es parte de los síntomas que acompañan a una resaca. La aspirina tal vez sea su mejor aliada para obtener alivio, dice el Dr. Brick. Evite los analgésicos que no contengan aspirina y que tengan acetaminofeno. Combinar el acetaminofeno con el alcohol que aún se encuentra en el organismo puede hacer estragos en el hígado. Y si toma más de tres bebidas al día de manera regular, hable con su médico para ver cuál es el mejor analgésico para usted. La aspirina

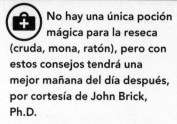

Lo que hace el médico

No hay una única poción mágica para la reseca (cruda, mona, ratón), pero con estos consejos tendrá una mejor mañana del día después, por cortesía de John Brick, Ph.D.

1. Beba menos: la prevención es el 99,9 por ciento de la cura.

2. Consuma un vaso de agua entre tragos.

3. Beba tanta agua como pueda de manera cómoda antes de irse a la cama.

4. Tome un complejo multivitamínico con *Gatorade* antes de darse una ducha (regaderazo) por la mañana para reponer las vitaminas, minerales y otros nutrientes perdidos.

5. Coma un tazón (recipiente) de fruta con miel para desayunar. Los plátanos amarillos (guineos, bananas) son excelentes, pero debe evitar los cítricos.

6. Continúe bebiendo una mezcla que consista en una mitad de agua y otra de *Gatorade* para hidratar sus células.

Cómo evitar una resaca

Un estudio de 2008 publicado en la revista médica *Addiction* descubrió que al parecer del 25 al 30 por ciento de las personas no sufren de resaca (cruda, mona, ratón) a pesar de lo que beban. . . pero la verdad es que la mayoría de nosotros la sufrimos cuando nos excedemos.

"Están apareciendo pruebas que indican que la causa principal de la resaca es una retirada brusca del alcohol", afirma el Dr. Mack Mitchell. "Las neuronas cambian físicamente para responder a la presencia del alcohol, y cuando este desaparece —cuando su organismo lo quema— usted sufre el síndrome de abstinencia hasta que esas células se acostumbran a estar sin él".

Si a eso unimos los efectos que el alcohol tiene en los vasos sanguíneos de la cabeza (pueden inflamarse considerablemente, dependiendo de la cantidad que haya bebido), terminamos viviendo un día siguiente que preferiríamos olvidar. ¿Y cómo puede evitar todo eso?

Beba lentamente. Entre más despacio beba, menos alcohol llegará al cerebro. . . aunque a la larga termine bebiendo más. Según el Dr. Mitchell, la razón es una cuestión de matemáticas elementales: su organismo quema el alcohol a un ritmo fijo; aproximadamente 1 onza (30 ml) a la hora. Si le da más tiempo para quemarlo, llegará menos a su sangre y cerebro.

Beba con el estómago lleno. "Tal vez esto sea lo mejor que puede hacer uno, además de beber menos, para reducir la intensidad de una resaca", afirma el Dr. Mitchell. "Los alimentos retrasan la absorción del alcohol, y entre más despacio lo absorba, menos llega al cerebro". El tipo de alimento que coma no importa mucho.

Evite las burbujas. Y no solamente las del champán. Cualquier bebida con burbujas —y un ron con cola es tan malo como el champán— constituye un peligro especial, afirman el Dr. Blum y el Dr. Mitchell. Las burbujas introducen el alcohol en el torrente sanguíneo mucho más rápidamente. El hígado intenta mantener el ritmo, pero no puede y el excedente de alcohol se vierte al torrente sanguíneo.

Tome las bebidas adecuadas. El tipo de bebida que tome puede ser fundamental a la hora de puede causar hemorragias estomacales a algunas personas.

■ **REPONGA LOS LÍQUIDOS PERDIDOS.** El alcohol aumenta la orina al inhibir una hormona que regula los riñones. "El alcohol hace que sus células corporales se deshidraten", afirma el Dr. Brick. "Beber bastante agua antes de irse a la cama y de nuevo al levantarse a la mañana siguiente puede aliviar el malestar que causa la deshidratación". El Instituto de Medicina recomienda que los hombres consuman aproximadamente 3 litros (unas 13 tazas) diarias de bebidas en total y que las mujeres ingieran 2,2 litros (unas 9 tazas) de bebidas en total al día.

■ **COMA.** El metabolismo del alcohol agota el azúcar en la sangre (glucosa) y nos deja débiles y temblorosos. Además, muchas personas olvidan comer cuando beben, con lo que se reduce su

cómo se sienta su cabeza a la mañana siguiente, según Kenneth Blum, Ph.D. Los malos de la película son los congéneres.

"Los congéneres son otros tipos de alcoholes (el etanol es lo que emborracha) que se encuentran en prácticamente todas las bebidas alcohólicas", afirma el Dr. Blum. "No se sabe cómo actúan, pero están estrechamente relacionados con la cantidad de malestar que uno experimenta después de beber".

El brebaje menos peligroso es el vodka y los peores son el coñac, el brandy, el whisky y el champán de todo tipo. El vino tinto también es malo, pero por un motivo diferente: contiene tiramina, una sustancia parecida a la histamina que produce un dolor de cabeza terrible. Todo el que haya pasado una velada disfrutando una botella de vino tinto sabe de lo que estamos hablando.

Prevenga con nopal. Unos investigadores de la Universidad Tulane descubrieron que los bebedores que tomaban 2 cápsulas de extracto de nopal 5 horas antes de beber sufrían un 50 por ciento menos de síntomas de resaca que los que tomaron un placebo. Una teoría es que los compuestos del nopal aumentan la producción de proteínas de choque término del organismo. Estas proteínas al parecer reducen la inflamación que causa el beber en exceso.

Tome su tamaño en cuenta. Con pocas excepciones, no hay manera de que una persona que pesa 110 libras (50 kg) pueda competir bebiendo con una de 250 libras (113 kg) y despertar como ganador. Por lo tanto, reduzca sus bebidas según su peso. Por ejemplo, el que pesa 110 libras puede tomar la mitad de alcohol aproximadamente que el de 250 libras.

Tome un cóctel de *Alka-Seltzer* a la hora de acostarse. "No hay datos científicos definitivos al respecto, pero mi experiencia clínica y la de muchas personas más indica que el agua y *Alka-Seltzer* antes de irse a la cama pueden mejorar mucho su resaca", afirma John Brick, Ph.D. Otras personas afirman que dos aspirinas (que son en realidad el *Alka-Seltzer* pero sin burbujas) también pueden ser útiles.

azúcar en la sangre aún más. Una comida equilibrada hace que los niveles vuelvan suavemente a la normalidad, explica Kenneth Blum, Ph.D. Pruebe estos alimentos curativos.

■ Los huevos brindan proteínas que estabilizan el azúcar en la sangre, mientras que la cistina que contienen tal vez ayude a descomponer las toxinas.

■ Las tostadas proporcionan combustible rápido procedente de los carbohidratos para aliviar la fatiga y asentar el estómago.

■ Los plátanos amarillos (guineos, bananas) reponen el potasio para la función muscular.

■ **TOME UNA BEBIDA PARA DEPORTISTAS.** A veces el agua no es suficiente. Las bebidas para deportistas como la de la marca *Gatorade* reponen los niveles de electrolitos —sodio, potasio y cloruro— del organismo y alivian esa sensación de debilidad y temblor. ¿Quiere un alivio más rápido? Bébala a temperatura ambiente; al organismo le cuesta más trabajo absorber los líquidos fríos.

■ **TOME VITAMINAS DEL COMPLEJO B.** El alcohol extrae del organismo estas valiosas vitaminas. Las investigaciones revelan que el organismo recurre a las vitaminas del complejo B cuando se encuentra bajo estrés. . . y abusar del organismo con demasiado alcohol, cerveza o vino sin duda se considera estrés, comenta el Dr. Blum. Al reabastecer su organismo con vitaminas del complejo B puede acortar la duración de su resaca.

■ **INGIERA AMINOÁCIDOS.** Los aminoácidos son los componentes básicos de las proteínas y al igual que las vitaminas y los minerales, el alcohol puede agotarlos. Según el Dr. Blum, para reparar los estragos de una resaca es importante reponer los aminoácidos perdidos. Consumir carbohidratos le ayudará a recuperarlos en el torrente sanguíneo. Además, usted puede conseguir aminoácidos en forma de cápsula o líquido en la mayoría de tiendas de productos naturales.

■ **BEBA JUGO DE FRUTAS.** "El jugo de frutas contiene una forma de azúcar llamada fructosa, la cual ayuda al organismo a quemar el alcohol más rápidamente", explica el Dr. Seymour Diamond. Un vaso grande de jugo de naranja (china) o de tomate (jitomate) acelerará la eliminación del alcohol que todavía se

encuentre en su organismo la mañana del día siguiente.

■ **PRUEBE GALLETAS Y MIEL.** La miel es una fuente muy concentrada de fructosa, y comer un poco a la mañana siguiente ayudará a su organismo a expulsar el alcohol que pueda quedar, explica el Dr. Diamond. Las galletas simplemente son el sistema de transporte de la miel.

■ **CONSUMA LA CORTEZA CALMANTE.** La corteza de sauce es una alternativa natural si prefiere un analgésico orgánico, según el Dr. Blue, quien explica: "Contiene una forma natural de salicilato, el ingrediente activo de la aspirina", y aconseja tomarlo en forma de cápsula.

■ **BEBA CONSOMÉ.** El consomé hecho con cubitos o la sopa casera ayudan a reemplazar la sal y el potasio que nuestro organismo pierde cuando bebemos, indica el Dr. Diamond.

■ **CONTROLE SU CONSUMO CAFEÍNICO.** Puesto que el alcohol, por lo general, hace que los vasos sanguíneos del cerebro se dilaten y la cafeína es un vasoconstrictor, una taza de café tal vez ayude. "Por otra parte, demasiada cafeína puede sensibilizar un sistema nervioso que ya está hecho polvo", recomienda el Dr. Brick.

Además, el café es un diurético, por lo que hace que nos deshidratemos más. Limite su consumo normal de café (o té) a la mitad.

■ **DEJE QUE EL TIEMPO LO SANE.** La mejor y única cura infalible para la reseca son que transcurran 24 horas. Trate sus síntomas de la mejor manera posible, duerma bien y al día siguiente, es de esperar, su resaca pertenecerá al pasado.

(*Nota*: si encuentra en este capítulo términos que no entiende o que jamás ha visto, favor de remitirse al glosario en la página 604).

PANEL DE EXPERTOS

KENNETH BLUM, PH.D., ES PROFESOR JUBILADO DE FARMACOLOGÍA EN EL CENTRO DE CIENCIAS DE LA SALUD DE LA UNIVERSIDAD DE TEXAS, EN SAN ANTONIO, Y ANTIGUO DIRECTOR DEL INSTITUTO NACIONAL DE ALCOHOLISMO Y ABUSO DEL ALCOHOL. TAMBIÉN ES EL PRESIDENTE DE LA EMPRESA SYNAPTAMINE, INC., UBICADA EN SAN DIEGO.

JOHN BRICK, PH.D., ES MIEMBRO DE LA ASOCIACIÓN PSICOLÓGICA DE LOS ESTADOS UNIDOS Y ANTIGUO JEFE DE INVESTIGACIÓN EN LA DIVISIÓN DE EDUCACIÓN Y FORMACIÓN DEL CENTRO DE ESTUDIOS SOBRE EL ALCOHOL EN RUTGERS, Y LA UNIVERSIDAD ESTATAL DE NUEVA JERSEY, EN PISCATAWAY. EN LA ACTUALIDAD ES EL DIRECTOR EJECUTIVO DE LA EMPRESA INTOXIKON INTERNATIONAL, UBICADA EN YARDLEY, PENSILVANIA.

EL **DR. SEYMOUR DIAMOND** ES DIRECTOR Y FUNDADOR DE LA CLÍNICA DIAMOND Y LA UNIDAD PARA EL DOLOR DE CABEZA PARA PACIENTES HOSPITALIZADOS EN EL HOSPITAL ST. JOSEPH DE CHICAGO. ES PRESIDENTE EJECUTIVO Y FUNDADOR DE LA FUNDACIÓN NACIONAL DEL DOLOR DE CABEZA Y HA ESCRITO VARIOS LIBROS SOBRE EL TEMA.

EL **DR. MACK MITCHELL** ES PRESIDENTE DE LA FUNDACIÓN DE INVESTIGACIONES MÉDICAS SOBRE LAS BEBIDAS ALCOHÓLICAS, UBICADA EN BALTIMORE, DIRECTOR DE GASTROENTEROLOGÍA EN EL CENTRO MÉDICO JOHNS HOPKINS BAYVIEW Y PROFESOR ADJUNTO DE MEDICINA EN LA FACULTAD DE MEDICINA DE LA UNIVERSIDAD JOHNS HOPKINS.

Resfriados

32 aliados para vencer el virus

 CUÁNDO CONSULTAR AL MÉDICO

Si su resfriado (catarro) está acompañado por uno o más de los siguientes síntomas, consulte a su médico. Su problema puede ser más grave que un resfriado común.

■ Fiebre que se mantiene superior a 101°F (38,3°C) durante más de 3 días o cualquier fiebre superior a 103°F (39,4°C)

■ Cualquier dolor intenso y febril, como dolor de oídos, amígdalas inflamadas, dolor de los senos paranasales o en los pulmones o pecho

■ Cantidades excesivas de esputo o esputo verdoso o sanguinolento

■ Dificultad extrema para tragar

■ Excesiva pérdida de apetito

■ Resuello

■ Falta de aliento

Si los resfriados (catarros) son tan comunes, ¿por qué no hay cura? La respuesta es una cuestión de matemáticas elementales: más de 200 virus son los responsables de los mil millones de resfriados que los estadounidenses sufren cada año, y eso obstaculiza la capacidad de la mayoría de científicos para preparar una "cura" que funcione contra todos ellos.

Está claro que los antibióticos, muy eficaces para acabar con las infecciones bacterianas, son inútiles contra los resfriados, ya que están causados por virus. De manera que la mayor parte de personas tenemos que lidiar con el moqueo y los dolores, tal vez tomemos un remedio o dos de los que se venden sin receta y esperamos que los síntomas desaparezcan en la semana de costumbre.

Pero según los médicos, podemos hacer mucho más para salir de un resfriado de manera más cómoda. Algunos remedios pueden incluso ayudarnos a superar un resfriado con más rapidez. A continuación nuestros expertos comparten varios que quizás le sean de ayuda.

■ **VENZA EL VIRUS CON VITAMINA C.** "En el organismo la vitamina C actúa como una barrendera. Es decir, recoge todo tipo de basura, incluida la basura viral", explica el Dr. Keith W. Sehnert.

La vitamina C también puede reducir la tos, los estornudos y otros síntomas, si bien diversos estudios científicos arrojan resultados contradictorios cuando se analiza la vitamina C. Un resumen de 30 estudios, publicado en el año 2000, reveló "un efecto terapéutico de beneficio constante pero modesto en general sobre la duración de los síntomas del resfriado". En promedio, la vitamina C redujo el número de días que las personas experimentaron síntomas de resfriado en un 8 ó 9 por ciento.

Si va usted a tomar vitamina C, los expertos recomiendan que ingiera de 100 a 500 miligramos al día. Y para mantener los niveles de esta vitamina a lo largo del día, consuma la mitad de la dosis recomendada por la mañana y la mitad por la noche.

■ **SUPÉRELO CON ZINC.** Chupar pastillas de zinc puede reducir la duración de los resfriados, desde un promedio de 8 días hasta un promedio de 4, según informan los investigadores de la Clínica Cleveland. Los sujetos del estudio chuparon de 4 a 8 pastillas al día y cada una contenía 13,3 miligramos de zinc. El zinc también puede reducir de manera espectacular síntomas como la irritación y resequedad de garganta, indica el Dr. Elson Haas. "No le funciona a todo el mundo, pero cuando lo hace, realmente actúa bien", afirma.

El inconveniente es que el zinc tiene un sabor desagradable. Afortunadamente, hay muchas marcas de pastillas de zinc que vienen en diferentes sabores. Pero antes de escoger una marca, recuerde revisar la etiqueta. Algunas pastillas contienen más zinc que otras. Siga siempre las instrucciones del paquete y no tome más de la cantidad recomendada. Además, no tome vitamina C y zinc al mismo tiempo, ya que los dos se unen y el zinc pierde eficacia. Puede tomar la vitamina primero o esperar media hora hasta que haya desaparecido la pastilla de zinc para tomar vitamina C.

Ingerir más de 40 miligramos diarios puede causar náuseas, mareos o vómitos. Además, tomar dosis elevadas durante períodos prolongados de tiempo puede dificultar su capacidad para absorber el cobre, otro mineral fundamental.

■ **PRUEBE ALGÚN REMEDIO NATURAL.** En las primeras etapas de un resfriado, pruebe esta receta del Dr. Brian Berman: coloque una toronja (pomelo) entera sin pelar, picada en cuatro pedazos, en una olla y cúbrala con agua; caliente hasta que apenas comience a hervir. Revuelva y agregue una cucharada de miel, luego beba el líquido como si fuera un té. "Al hervir la toronja a fuego lento se liberan al agua unas sustancias de la fruta que aumentan la inmunidad, entre ellas vitamina C y flavonoides ocultos que se encuentran entre la cáscara y la fruta", explica el Dr. Berman. "Esta bebida tiene más fuerza que el jugo de toronja comercial. Además, el calor alivia el dolor de garganta".

Para fortalecer la respuesta curativa del organismo, el Dr. Berman le tiene una fe ciega al extracto de hojas de olivo líquido (*liquid olive leaf*), el cual puede conseguir en las tiendas de productos naturales. Diversos estudios sugieren que sus propiedades antivirales ayudan a tratar los resfriados. "Uno acaba deshaciéndose de la mucosidad antes y también ayuda al sistema inmunitario a combatir la enfermedad".

■ **DESAYUNE.** Según un estudio actual realizado en el Reino Unido, un desayuno completo y equilibrado puede ser suficiente para mantener los resfriados a raya. Los investigadores descubrieron que las personas que toman el desayuno de manera regular tienen el número menor de resfriados y

El verdadero culpable

¿De modo que tiene usted un resfriado (catarro) que no desaparece y quiere saber a quién culpar? Elliot Dick, Ph.D., quien ha investigado durante más de 30 años cómo se transmiten los resfriados, dice que se ha acusado injustamente a muchos sospechosos, entre los que se encuentran:

■ Compartir comida o bebidas con alguien que tiene un resfriado

■ Besar a alguien que tiene un resfriado

■ Salir afuera con el cabello mojado

Desde luego, el verdadero culpable es un virus transmitido por el aire, explica el Dr. Dick. Uno puede contagiarse cuando alguien con un resfriado tose, estornuda o se suena la nariz sin cuidado, enviando el virus hacia usted.

---

enfermedades, quizás porque el desayuno es un indicador de un estilo de vida saludable.

■ **SEA POSITIVO.** Una actitud positiva acerca de la capacidad del organismo para curarse puede poner en movimiento las fuerzas del sistema inmunitario, afirma el Dr. Martin Rossman, quien enseña esta teoría haciendo que sus pacientes practiquen técnicas de visualización para combatir los resfriados. Después de lograr un estado de relajación profunda, "imagine un tornado blanco que descongestiona sus senos paranasales tapados", sugiere, "o un ejército de sirvientas microscópicas que limpian los gérmenes con cubos de desinfectante".

■ **DESCANSE Y RELÁJESE.** El descanso adicional le permite dedicar toda su energía a curarse, además de contribuir a evitar complicaciones como bronquitis y neumonía, explica el Dr. Samuel Caughron.

Deje de ir un día o dos a su trabajo si se siente realmente mal, recomienda. Como mínimo, sáltese alguna de sus actividades diarias y reprograme su tiempo. "Intentar mantener el ritmo de su rutina habitual puede ser agotador, ya que cuando uno no se siente bien, la concentración disminuye y seguramente necesitará el doble del tiempo normal para realizar las cosas", afirma el Dr. Caughron.

■ **QUÉDESE EN CASA.** Cuando uno está enfermo, las fiestas y otras actividades lúdicas pueden agotarnos físicamente, lo cual compromete el sistema inmunitario y hace que el resfriado permanezca más tiempo, explica el Dr. Timothy Van Ert. Quédese en casa y acurrúquese cómodamente.

■ **CALIÉNTESE.** Abríguese contra el frío, aconseja el Dr. Sehnert. De esta manera su sistema inmunitario se centrará en combatir el resfriado en lugar de desplazar la energía para protegerlo del frío.

■ **DÉ UN PASEO.** El ejercicio moderado mejora la circulación, lo cual ayuda al sistema inmunitario a hacer circular los anticuerpos que combaten la infección, explica el Dr. Sehnert, quien recomienda realizar ejercicios suaves dentro de casa o caminar rápidamente durante media hora, y advierte que debe evitar el ejercicio intenso porque podría agotarlo.

■ **SALGA SIN MIEDO.** A pesar de los mitos, el resfriado no se pesca por estar expuesto al frío. (En realidad su única causa es una infección viral). De hecho, un estudio clásico de 1968 publicado en la revista médica *New England Journal of Medicine* reveló que los resfriados no eran más frecuentes ni graves en las personas que habían estado expuestos al frío que en las que no.

■ **CUIDE BIEN LO QUE COME.** El mero hecho de que tenga usted un resfriado puede indicar que su dieta impone demasiado esfuerzo a su sistema inmunitario, comenta el Dr. Haas, quien recomienda contrarrestar ese problema comiendo menos alimentos grasosos, carnes y productos lácteos y más frutas y verduras frescas.

Además, puede que también importe cómo alimentamos nuestro sistema inmunitario; un estudio llevado a cabo por Simin N. Meydani, M.V.M., Ph.D., analizó el efecto de tomar vitamina E adicional (la cual se encuentra en las almendras, las avellanas, los cacahuates/maníes y el germen de trigo) para los resfriados. Si bien ingerir un suplemento diario de 200 U.I. de vitamina E no acortó de manera significativa la duración de los resfriados en el estudio, los par-

ticipantes que tomaron el suplemento sufrieron considerablemente menos resfriados que los que no tomaron la vitamina E.

■ **"DILÚYASE".** Beber de 6 a 8 vasos de agua, jugo, té y otros líquidos (asegúrese de que la mayoría de estos sean transparentes) ayuda a reemplazar importantes líquidos que se pierden durante un resfriado y a eliminar impurezas que pueda haber en el organismo. "Recuerde: la dilución es la solución a la contaminación", dice el Dr. Haas.

■ **APÁGUELOS PARA SIEMPRE.** Fumar agrava una garganta que ya se siente irritada por un resfriado, dice el Dr. Caughron. También obstaculiza la actividad combativa contra las infecciones de los cilios, los "dedos" microscópicos que sacan las bacterias de los pulmones y la garganta. De modo que si no puede dejar el vicio para siempre, al menos hágalo mientras tiene el resfriado.

■ **ALIVIE SU DOLOR DE GARGANTA.** Haga gárgaras por la mañana, a mediodía y por la noche —cuando le duela más— con agua salada, recomienda el Dr. Van Ert. Llene un vaso de 8 onzas (240 ml) con agua tibia y mézclela con 1 cucharadita de sal. El agua salada aliviará su dolor de garganta.

El Dr. Paul S. Anderson sugiere mezclar un clavo, el cual es antiséptico y combate la infección, con ¼ de cucharadita de jengibre en polvo (o 1 cucharadita de jengibre fresco rallado) y ⅛ de cucharadita de canela; las dos últimas por sus propiedades antiinflamatorias. Haga una infusión con el té en 2 tazas de agua hirviendo y por cada taza, agregue 2 cucharaditas de miel cruda. Beba a lo largo del día hasta que se alivie su garganta.

■ **TOME HIDRASTE Y EQUINACIA.** El hidraste (sello dorado, acónito americano) estimula el hígado, cuyo trabajo incluye acabar con las infecciones. También fortalece las membranas mucosas enfermas de la nariz, boca y garganta. La equinacia (equiseto) limpia la sangre y las glándulas linfáticas, lo cual contribuye a hacer circular anticuerpos que combaten las infecciones y a eliminar sustancias tóxicas. Puede comprar estas hierbas por separado o combinadas en cápsulas. "Recomiendo estas hierbas al primer síntoma de un resfriado", explica el Dr. Haas. Sea cual sea la que elija, tómelas siguiendo las indicaciones del frasco durante un máximo de 2 semanas.

■ **BEBA UN *HOT TODDY*.** Despeje su nariz tapada y logre una buena noche de sueño bebiendo un "*hot toddy*" (una bebida caliente que consiste en una bebida alcohólica, como ron, combinada

Curas culinarias

Un viejo remedio popular está comprobado por la ciencia. Una taza de sopa de pollo caliente puede ayudar a descongestionar las vías nasales. Unos investigadores del Centro Médico Mount Sinai en Miami Beach, descubrieron que la sopa de pollo aumenta el flujo de mucosidad nasal. Las secreciones nasales sirven como primera línea de defensa para eliminar gérmenes de su organismo, según indican los científicos.

También se sabe que el ajo y las cebollas tienen propiedades antivirales, además, al agregar algunas especies como pimienta de Cayena o chiles también se descongestionan las vías nasales.

con agua, azúcar y especias) antes de irse a la cama, recomienda el Dr. Caughron. Otra opción sería medio vaso de vino. Pero no consuma más de esa cantidad porque demasiado puede agobiar su organismo y dificultar su recuperación.

■ **BEBA TÉ A LA HORA DE IRSE A DORMIR.** Para dormir bien, prepare una taza de lúpulo, valeriana o té herbario de la marca *Celestial Seasonings Sleepytime*, todos los cuales tienen un efecto tranquilizante natural. Y para conseguir aún mejores resultados, el Dr. Van Ert recomienda agregar una cucharadita de miel, un carbohidrato simple que tiene efecto sedante.

■ **REMÉDIELO CON RAÍZ DE REGALIZ.** El té de raíz de regaliz (orozuz) tiene un efecto anestesiante que alivia las gargantas irritadas y calma la tos, explica el Dr. Van Ert. Aunque esta hierba se encuentra en bolsitas de té, él prefiere hacerse las suyas. Simplemente ponga la raíz en una bolita de té no metálica y déjela en infusión en agua caliente durante el tiempo deseado. Bébala a diario.

■ **RESPIRE VAPOR.** Darse una ducha (regaderazo) con mucho vapor puede aclarar la congestión, afirma el Dr. Kenneth Peters. O caliente una tetera u olla de agua hasta que hierva; apague el fuego y permanezca arriba de la tetera con una toalla sobre su cabeza, como si fuera una tienda de campaña; e inhale el vapor hasta que se acabe. El Dr. Peters afirma que esto también alivia la tos al humectar la garganta reseca.

El Dr. Woodson Merrell recomienda hervir una olla de agua, dejarla enfriar durante 1 minuto aproximadamente, y luego agregar una cucharadita de *VapoRub* medicinal. Inclínese sobre la olla con la cabeza a una distancia de un pie (30 cm) aproximadamente del vapor. De nuevo, forme una especie de tienda de campaña sobre su cabeza con una toalla e inhale durante 5 minutos.

Otra idea: ponga unas gotas de aceite de eucalipto en una ducha de agua caliente e inhale el vapor conforme se acumule, recomienda el Dr. Benjamin Kligler, M.P.H. (Cabe notar que este remedio quizás no sirva para niños porque la habitación puede volverse demasiado caliente para ellos).

Quizás también encuentre alivio con un humidificador cerca de la cama por la noche, agrega el Dr. Van Ert.

■ **ENJUAGUE SU NARIZ.** Su congestión nasal quizás también responda a medidas más saladas: el Dr. Merrell se lava las fosas nasales con una solución salina nasal comercial (o, si es necesario, disuelve una cucharadita de sal en una taza de agua) para eliminar el polen y la mucosidad no muy abundante.

El Dr. Kligler también sugiere irrigar la nariz con una solución salina para lentes de contacto y un rinocornio.

Por su parte, el Dr. Andy Spooner dice que sus dos hijos "se lavan la nariz" por propia voluntad cuando están enfermos echando un chorro de la solución en cada orificio nasal con una perilla de goma. "Compre solución salina en grandes cantidades y comience a utilizarla con sus hijos pronto. Alivia la congestión de manera instantánea sin efectos secundarios", agrega. "No acortará el resfriado, pero poder respirar por la nariz hace la espera más agradable".

■ **UTILICE VASELINA PARA LA NARIZ.** El Dr. Peters recomienda aliviar la nariz adolorida de tanto sonarse aplicando una capa lubricante de vaselina alrededor de las fosas nasales y un poco dentro de ellas con un hisopo (escobilla, cotonete) de algodón.

■ **TÓMELOS POR LA NOCHE.** No permita que los síntomas de su resfriado le impidan lograr una noche de sueño reparador. Hay muchos medicamentos para los resfriados que pueden conseguirse sin receta médica. Algunos tratan síntomas específicos, otros, como los de las marcas *NyQuil* y *Contac*, contienen una combinación de fármacos —además de alcohol, en algunos casos— destinados a tratar una gran variedad de síntomas. Sin embargo, estos fármacos combinados pueden tener muchos molestos efectos secundarios, como nauseas y somnolencia, explica el Dr. Van Ert. "Recomiendo que los tome de noche, ya que no sentirá los efectos secundarios mientras duerme".

Si necesita tomar medicamentos durante el día, el Dr. recomienda tomar sólo los que tratan los síntomas que padece y seguir cuidadosamente las indicaciones. Esto es lo que puede buscar.

■ Para aliviar los dolores corporales o la fiebre, tome aspirina o acetaminofeno.

■ Para detener los estornudos y secar la nariz que gotea y los ojos que lloran, tome un antihistamínico, que bloquea la producción de histamina (una sustancia química que provoca estos síntomas) por parte del organismo. Busque productos como *Chlor-Trimeton*, que se pueden

¿Qué hay detrás de ese estornudo?

A veces es difícil saber si la nariz tapada y los estornudos frecuentes anuncian un resfriado (catarro) o una alergia. Los resfriados y las alergias comparten algunos síntomas, pero no todos. Aquí explicamos cómo distinguirlos:

SÍNTOMA	RESFRIADO	ALERGIA
Comezón en los ojos	Casi nunca	A menudo
Fiebre	A veces	Nunca
Achaques y dolores	A veces	Nunca
Duración	De 7 a 10 días	Mientras esté presente el alérgeno

conseguir sin receta médica, aconseja Diane Casdorph, B.S., Pharm.D. Advertencia: los antihistamínicos con frecuencia provocan somnolencia, por ello tómelos cuando se vaya a la cama o cuando no maneje un vehículo ni haga nada que requiera reacciones rápidas. Si la somnolencia supone un problema, hable con su médico acerca de los antihistamínicos que no la causan, los cuales pueden conseguirse con receta médica.

■ Para destapar la nariz, tome un descongestionante. En primer lugar, busque en su botiquín para asegurarse de que no esté tomando un viejo producto que contiene fenilpropanolamina, el cual fue retirado voluntariamente por los fabricantes cuando la Dirección de Alimentación y Fármacos advirtió de que estaba relacionado con un mayor riesgo de sufrir derrames cerebrales, sobre todo en

mujeres. Entre los productos que hay actualmente en el mercado que no contienen fenilpropanolamina se encuentra *Sudafed*, *Actifed*, *Dristan* y *Contac*. Antes de tomar un antihistamínico o descongestionante que se vende sin receta, consulte a su médico o farmacéutico.

■ Los aerosoles y gotas nasales, como los de las marcas *Afrin* y *Neo-Synephrine*, también son descongestionantes eficaces, pero no deben utilizarse durante más de 3 días, advierte el Dr. Peters. El exceso puede producir un "efecto de rebote", es decir, que la nariz se congestione más que nunca y necesite más medicación.

■ Para aliviar la tos, pruebe pastillas y jarabes para la tos. Busque un producto que contenga antitusivos que inhiban la tos como el dextrometorfano, indica el Dr. Casdorph. Entre estos se incluyen las pastillas para la tos *Vicks* y el jarabe para la tos *Robitussin DM*, el cual también contiene un expectorante para soltar la flema.

■ Las pastillas para la los también pueden combatirla. Muchas de ellas contienen anestésicos tópicos que adormecen ligeramente la garganta adolorida, explica el Dr. Van Ert, lo cual alivia la necesidad de toser. Entre las pastillas para la tos descongestionantes para la garganta irritada se encuentran las marcas *Sucrets*, *Cepacol* y *Cepastat*.

■ Las fricciones con mentol o alcanfor tienen un efecto calmante y refrescante que puede aliviar la congestión y ayudarle a respirar más fácilmente, sobre todo para ir a dormir. Aplique *Vicks VapoRub* o un producto similar en el pecho, tápelo y vaya a dormir tranquilamente, recomienda el Dr. Van Ert.

■ **NO PROPAGUE SUS GÉRMENES.** Cuando necesite toser, hágalo. Cuando necesite sonarse la nariz, hágalo. Pero tosa y estornude en pañuelos de papel desechables en vez de mandar los gérmenes al aire, aconseja el Dr. Van Ert, luego tire esos pañuelos y lávese las manos. Sus amigos y familiares saludables que quieren permanecer así se lo agradecerán.

(*Nota*: si encuentra en este capítulo términos que no entiende o que jamás ha visto, favor de remitirse al glosario en la página 604).

PANEL DE EXPERTOS

PAUL S. ANDERSON, N.D., ES PROFESOR ADJUNTO DE MEDICINA NATUROPÁTICA EN LA UNIVERSIDAD BASTYR DE SEATTLE.

EL **DR. BRIAN BERMAN** ES PROFESOR DE MEDICINA FAMILIAR Y FUNDADOR Y DIRECTOR DEL CENTRO DE MEDICINA INTEGRAL EN LA FACULTAD DE MEDICINA DE LA UNIVERSIDAD DE MARYLAND, UBICADA EN BALTIMORE.

DIANE CASDORPH, B.S., PHARM.D., ES PROFESORA CLÍNICA ADJUNTA DEL DEPARTAMENTO DE FARMACIA CLÍNICA DE LA FACULTAD DE FARMACIA DE LA UNIVERSIDAD DE VIRGINIA OCCIDENTAL EN MORGANTOWN.

EL **DR. SAMUEL CAUGHRON** ES ANTIGUO PROFESOR CLÍNICO ADJUNTO DE MEDICINA FAMILIAR EN LA UNIVERSIDAD DE VIRGINIA. ADEMÁS, ES MIEMBRO DEL COLEGIO ESTADOUNIDENSE DE MEDICINA DEL TRABAJO Y AMBIENTAL Y DEL COLEGIO ESTADOUNIDENSE DE MEDICINA PREVENTIVA. TAMBIÉN ES MÉDICO DE MEDICINA FAMILIAR EN CHARLOTTESVILLE.

ELLIOT DICK, PH.D., FUE VIRÓLOGO Y PROFESOR DE MEDICINA PREVENTIVA EN LA UNIVERSIDAD DE WISCONSIN–MADISON. LLEVÓ A CABO INVESTIGACIONES SOBRE EL RESFRIADO (CATARRO) COMÚN DURANTE MÁS DE 30 AÑOS.

EL **DR. ELSON HAAS** ES DIRECTOR DEL CENTO DE MEDICINA PREVENTIVA DE MARIN, UN COMPLEJO DE ASISTENCIA MÉDICA INTEGRAL UBICADO EN SAN RAFAEL, CALIFORNIA, Y AUTOR DE SIETE LIBROS SOBRE SALUD Y NUTRICIÓN.

EL **DR. BENJAMIN KLIGLER, M.P.H.,** ES DIRECTOR DE INVESTIGACIÓN EN EL CENTRO CONTINUUM PARA LA SALUD Y LA SANACIÓN Y VICEPRESIDENTE DEL DEPARTAMENTO DE MEDICINA INTEGRAL EN EL CENTRO MÉDICO BETH ISRAEL, AMBOS EN LA CIUDAD DE NUEVA YORK.

EL **DR. WOODSON MERRELL** ES DIRECTOR EJECUTIVO DE MEDICINA INTEGRAL EN EL CENTRO CONTINUUM PARA LA SALUD Y LA SANACIÓN Y PROFESOR CLÍNICO ADJUNTO DE MEDICINA EN EL COLEGIO DE FÍSICOS Y CIRUJANOS DE LA UNIVERSIDAD DE COLUMBIA, AMBAS EN LA CIUDAD DE NUEVA YORK.

SIMIN N. MEYDANI, M.V.M., PH.D., ES DIRECTOR ADJUNTO DEL CENTRO JEAN MAYER DE INVESTIGACIONES

SOBRE NUTRICIÓN HUMANA ESPECIALIZADO EN EL PROCESO DEL ENVEJECIMIENTO DEL DEPARTAMENTO DE AGRICULTURA DE LOS ESTADOS UNIDOS EN LA UNIVERSIDAD TUFTS, UBICADA EN MEDFORD, MASSACHUSETTS.

EL **DR. KENNETH PETERS** ES DIRECTOR MÉDICO DE LA CLÍNICA PARA EL TRATAMIENTO DEL DOLOR DE CABEZA DEL NORTE DE CALIFORNIA Y PRACTICA LA MEDICINA INTERNA GENERAL EN EL HOSPITAL EL CAMINO, AMBOS EN MOUNTAIN VIEW. HA PUBLICADO NUMEROSOS ARTÍCULOS SOBRE EL MANEJO EFICAZ DEL DOLOR DE CABEZA Y HA LLEVADO A CABO AMPLIAS INVESTIGACIONES CLÍNICAS EN EL CAMPO DE LOS NUEVOS FÁRMACOS PARA EL DOLOR DE CABEZA.

EL **DR. MARTIN ROSSMAN** ES FUNDADOR Y DIRECTOR DEL CENTRO DE MEDICINA COLABORATIVA EN GREENBRAE, CALIFORNIA Y CODIRECTOR DE LA ACADEMIA PARA LA VISUALIZACIÓN DIRIGIDA EN MALIBU. ES UN MÉDICO AFILIADO AL DEPARTAMENTO DE MEDICINA DEL CENTRO MÉDICO DE LA UNIVERSIDAD DE CALIFORNIA, EN SAN FRANCISCO.

EL **DR. KEITH W. SEHNERT** FUE MÉDICO CON EL TRINITY HEALTH CARE EN MINNEAPOLIS.

EL **DR. ANDY SPOONER** ES DIRECTOR DE LA DIVISIÓN DE PEDIATRÍA GENERAL EN EL COLEGIO DE MEDICINA DEL CENTRO DE CIENCIAS DE LA SALUD DE LA UNIVERSIDAD DE TENNESSEE, EN MEMPHIS, Y MIEMBRO DE LA ACADEMIA ESTADOUNIDENSE DE PEDIATRÍA.

EL **DR. TIMOTHY VAN ERT** ES DIRECTOR MÉDICO DEL CENTRO DE SALUD Y ORIENTACIÓN PSICOPEDAGÓGICA PARA ESTUDIANTES EN LA UNIVERSIDAD WESTERN OREGON, UBICADA EN MONMOUTH, DONDE SE ESPECIALIZA EN AUTOCUIDADO Y MEDICINA PREVENTIVA.

Ronchas

10 recursos para dejar de rascarse

Las ronchas son una afección de la piel muy común consistente en bultos que dan comezón. Normalmente están rodeadas por piel roja e irritada. No deberían convertirse en ampollas ni provocar dolor y al apretarlas, deberían ser blancas, explica el Dr. Gary B. Carpenter.

Las ronchas pueden ser la primera señal de una alergia a un fármaco, alimento, picadura de insecto o algo que se ha inhalado, como polen, moho, ácaros del polvo, cucarachas o caspa de mascotas. Algunas ronchas aparecen después de tener contacto físico con un alérgeno. Una lamida de un simpático perro puede provocar unas feas ampollas en alguien alérgico a la saliva de los perros.

El calor, las emociones, el ejercicio y cualquier cosa que aumente el flujo sanguíneo a la piel puede agravar las ronchas, las cuales siempre se desplazan por el cuerpo y pueden aparecer en cualquier lugar. Desaparecen de manera espontánea y aparecen en otro lugar. Cuando el alérgeno o la infección se elimina del organismo, las ronchas desparecerán en unos días o semanas. Nuestros expertos ofrecen varios recursos que se pueden emplear para aliviar la comezón y la inflamación.

■ **ENVÍE ANTIHISTAMÍNICOS AL RESCATE.** Según el Dr. Carpenter, los antihistamínicos que se venden sin receta como la cetirizina (*Zyrtec*) y la loratadina (*Alavert, Claritin*) pueden aliviar eficazmente la comezón. La difenhidramina (*Benadryl*) también funciona bien, sobre todo cuando se toma antes de irse a la cama. Pueden causar somnolencia, de manera que absténgase de tomarlos si tiene que conducir.

 CUÁNDO CONSULTAR AL MÉDICO

Las ronchas casi nunca suponen un peligro para la vida, pero pueden formar parte de una reacción alérgica mayor llamada anafilaxis, explica el Dr. Gary B. Carpenter. La anafilaxis implica a todo el organismo y puede provocar desmayos, resuello, falta de aliento, una inminente sensación de muerte o cierre de las vías respiratorias. Si tiene usted cualquier síntoma de anafilaxis, llame al 911 de inmediato. Si es propenso a sufrir este tipo de reacciones, debería estar bajo vigilancia médica y llevar consigo epinefrina.

Si sólo tiene ronchas y la molestia no se alivia con medicamentos que se venden sin receta, consulte a su médico, quien le puede prescribir medicamentos como corticosteroides, explica el Dr. Carpenter. Si las ronchas se vuelven crónicas (más de 6 semanas de duración), tal vez necesite ir con un alergólogo o dermatólogo que pueda precisar la causa.

Las ronchas pueden matar si bloquean las vías respiratorias; si las tiene en la boca o la garganta, llame al 911 de inmediato.

■ **REFRÉSQUESE.** Las compresas frías pueden hacer desaparecer las ronchas al apagar las llamas del calor, el ejercicio y las emociones que las empeoran, explica el Dr. Carpenter. El frío encoge los vasos sanguíneos y eso reduce la circulación de sangre hacia la piel. Aplique una compresa fría durante el tiempo que sea cómodo para usted, normalmente de 10 a 30 minutos.

■ **UTILICE UNA LOCIÓN DE CALAMINA.** Este astringente es famoso porque elimina la comezón que provoca la hiedra venenosa, pero también puede aliviar temporalmente la comezón de sus ronchas. El Dr. Carpenter explica que al igual que las compresas frías, los astringentes reducen la circulación sanguínea hasta la piel. Otros astringentes que tal vez alivien las ronchas son el hamamelis (hamamélide de Virginia) y el óxido de zinc (*zinc oxide*).

■ **PRUEBE LA RESPUESTA ALCALINA.** Cualquier cosa alcalina por lo general alivia la comezón, por lo tanto aplique un poco de leche de magnesia en sus ronchas, recomienda el Dr. Carpenter.

■ **AYÚDESE CON HIDROCORTISONA.** Si sólo tiene unas cuantas ronchas pequeñas, una crema de hidrocortisona como la de la marca *Cortaid* aplicada directamente puede aliviar la comezón durante un rato, explica el Dr. Jerome Z. Litt.

■ **DESE UN BAÑO.** Sumergirse en una bañadera (bañera, tina) de agua tibia con avena coloidal puede brindarle alivio temporal, comenta el Dr. Carpenter. El agua tibia entre 70°F (21°C) y 95°F (35°C) es más fría que la temperatura corporal normal y, al combinarse con la evaporación de la piel, reducirá la circulación sanguínea y la comezón. La avena coloidal es una buena terapia general contra la comezón, afirma el Dr. Carpenter.

(*Nota*: si encuentra en este capítulo términos que no entiende o que jamás ha visto, favor de remitirse al glosario en la página 604).

PANEL DE EXPERTOS

EL **DR. GARY B. CARPENTER** ES ALERGÓLOGO-INMUNÓLOGO QUE CUENTA CON CERTIFICACIÓN PROFESIONAL Y PROFESOR CLÍNICO ADJUNTO DE MEDICINA INTERNA Y MEDICINA COMUNITARIA Y FAMILIAR EN LA FACULTAD DE MEDICINA DE LA UNIVERSIDAD SOUTHERN ILLINOIS. EN LA ACTUALIDAD TIENE SU CONSULTORIO EN EL GRUPO MÉDICO QUINCY, UBICADO EN QUINCY, ILLINOIS.

EL **DR. JEROME Z. LITT** ES DERMATÓLOGO Y PROFESOR CLÍNICO ADJUNTO DE DERMATOLOGÍA EN LA FACULTAD DE MEDICINA DE LA UNIVERSIDAD CASE WESTERN RESERVE, UBICADA EN CLEVELAND.

Ronquidos

13 soluciones silenciadoras

Los ronquidos han sido el tema de chistes, dibujos animados y episodios de comedias de televisión, pero en un considerable número de personas, no son motivo de risa. Roncar puede llegar a ser un problema grave que afecta los patrones de sueño normales y molesta a los compañeros de cama cuando intentan dormir a pesar del ruido.

Roncar es sumamente común. De hecho, afecta los hábitos de sueño y las vidas de 90 millones de adultos estadounidenses y sus parejas. El 67 por ciento de los adultos casados afirman que sus parejas roncan. Una encuesta británica descubrió que si su cónyuge ronca, para el 50 aniversario de boda, ¡usted habrá perdido unos 4 años de sueño!

Aparte del hecho de sentirse somnoliento todo el tiempo y el riesgo de quedarse dormido durante su programa favorito de televisión, las personas que no duermen lo suficiente pueden presentar problemas de memoria y del estado de ánimo y tienen más probabilidades de sufrir accidentes de auto. (Unos investigadores de Nueva Zelanda descubrieron que las personas que habían dormido menos de 5 horas la noche anterior aumentaban sus probabilidades de sufrir un accidente de auto en un 170 por ciento).

Clínicamente, los roncadores moderados son quienes roncan todas las noches pero quizás sólo cuando se encuentran boca arriba o sólo durante parte de la noche, indica el Dr. Philip Westbrook.

Un conjunto de viento ubicado en la parte posterior de la garganta orquesta el sonido que realiza una persona que ronca. "El tejido en la

 CUÁNDO CONSULTAR AL MÉDICO

La ciencia moderna está demostrando ahora lo que Shakespeare escribió hace mucho tiempo en *La tempestad*: "Son muy claros tus ronquidos. Es como si dijeran algo". En general, afirma el Dr. Philip Smith, entre más altos sean sus ronquidos, más probable es que estén relacionados con un problema médico.

"Si los remedios caseros no alivian sus ronquidos o si ronca y tiene congestión nasal crónica, o ronca y padece acidez (acedía, agruras), vaya con un médico", recomienda el Dr. James Herdegen.

vía respiratoria superior de la parte posterior de la garganta se relaja durante el sueño", explica el Dr. Philip Smith. "Cuando uno inhala, hace vibrar ese tejido, el efecto es muy similar a un instrumento de viento".

Un médico debería evaluar a las personas que roncan mucho para determinar si tienen un trastorno del sueño grave conocido como apnea del sueño. Para los ronquidos leves u ocasionales, nuestros expertos le ofrecen varias medidas para lograr una noche silenciosa.

■ **HAGA DIETA.** El Dr. Jacob Teitelbaum recomienda perder peso. Si tiene usted sobrepeso, probablemente también habrá engordado dentro del cuello. Si el tamaño de su cuello es de 17 o más, tal vez esté obstruyendo su vía respiratoria. Es como pellizcar un globo.

"No es necesario pesar 2 toneladas para comenzar a roncar; basta con un ligero sobrepeso para que comience el problema", afirma el Dr. Smith. Pero entre más excedido de peso esté, más probable será que su vía respiratoria colapse mientras duerme y provoque los ronquidos.

Una meta razonable es perder el 10 por ciento de su peso corporal.

■ **EVITE EL ALCOHOL.** Puesto que el alcohol relaja los músculos de la garganta, la campanilla y el paladar, empeora aún más los ronquidos. No beba durante al menos 3 horas antes de irse a dormir.

■ **NO DUERMA BOCA ARRIBA.** Según el Dr. Westbrook, dormir en decúbito supino casi siempre empeora los ronquidos.

Cosa un bolsillo en la espalda de una playera (camiseta) y ponga una pelota de tenis en el bolsillo. Utilice la playera como parte superior de la piyama y duerma así. Al rodar sobre la bola dura aprenderá a no dormir boca arriba, afirma el Dr. James Herdegen.

■ **ELÉVESE.** Intente elevar la cabeza con una almohada extra, así se abrirá más su vía respiratoria y aliviará los ronquidos. Además, elevar la cama puede ayudar a reducir los ronquidos. "Eleve el torso superior, no sólo la cabeza", recomienda el Dr. Westbrook. "Ponga un par de ladrillos debajo de las patas en la cabecera de la cama".

■ **PRUEBE ESTA ALMOHADA.** Hay una almohada cuyo nombre de marca es *Sona*. Fue desarrollada por un neurólogo formado en la Universidad Harvard y está especialmente diseñada para inclinar la cabeza y abrir las vías respiratorias. En un estudio realizado en el Hospital de Florida en Kissimmee, la almohada redujo o eliminó los ronquidos en casi cada paciente estudiado y redujo las interrupciones del sueño desde un promedio de 17 a la hora a menos de 5. *Sona* ha obtenido la aprobación de la Dirección de Alimentación y Fármacos de los EE. UU. Cuesta aproximadamente $70. Para mas información al respecto, vaya a www.sonapillow.com.

■ **DECONGESTIONE SU NARIZ.** Si tiene usted un resfriado (catarro), los ronquidos pueden llegar a ser muy fuertes, indica el Dr. Herdegen. Los descongestionantes pueden ayudarle, como los antihistamínicos que contienen hidrocloruro de cetirizina (*Zyrtec*) o aerosoles nasales como *Afrin*. Estos medicamentos encogen la mucosa nasal y mejoran la circulación del aire a fin de

Ojo con la apnea

Uno de los peores problemas relacionados con los ronquidos es una afección conocida como apnea del sueño, una enfermedad que puede poner en peligro la vida, en la cual la persona deja de respirar durante el sueño durante al menos 10 segundos y hasta un minuto o incluso más.

Esto puede suceder cientos de veces por la noche, y contribuye a padecer presión arterial alta (hipertensión), enfermedades cardiovasculares, problemas de memoria, aumento de peso, impotencia y dolores de cabeza. Los pacientes que padecen la apnea con falta de sueño tienen problemas relacionados con el trabajo y tal vez no sean seguros detrás del volante, según la Asociación Estadounidense de Apnea del Sueño con base en Washington, D. C.

Recientes investigaciones de la Universidad Yale demuestran que la apnea del sueño puede duplicar el riesgo de sufrir un derrame cerebral. También eleva la presión arterial y el riesgo de padecer coágulos sanguíneos, según afirman los investigadores.

La apnea del sueño afecta a más de 12 millones de estadounidenses, sobre todo hombres con sobrepeso mayores de 40 años. Pero las mujeres y los niños también padecen este mal.

Entre los síntomas de la apnea del sueño se encuentran los ronquidos fuertes, es decir, lo bastante como para que se oigan fuera de la recámara (dormitorio, cuarto); ronquidos interrumpidos por períodos de silencio, jadeos o ahogamiento; y cansancio extremo durante el día. Si esto le resulta familiar, consulte a su médico. Normalmente se trata con cambios en el estilo de vida, como hacer ejercicio y perder peso, o en casos más graves, con máscaras para respirar que mantienen abiertas las vías respiratorias.

Para averiguar la importancia de sus ronquidos, diríjase a su clínica del sueño local. Puede obtener la dirección de una clínica del sueño cercana contactando a la Academia Estadounidense de Medicina del Sueño, cuya dirección es American Academy of Sleep Medicine, One Westbrook Corporate Center, Suite 920, Westchester, IL 60154, o visitando la página *web* en www.aasmnet.org.

El Dr. James Herdegen recomienda grabar sus ronquidos durante la noche si no está seguro del volumen o la frecuencia de los mismos.

reducir los ronquidos. No obstante, si utiliza aerosoles nasales de manera crónica, pueden hacer que sufra usted más congestión, en lugar de menos. Pruébelos durante 3 días y luego descanse o vaya con su médico.

■ **HUMIDIFIQUE SU RECÁMARA.** Otra manera de descongestionar la nariz es poner un humidificador en la recámara (dormitorio, cuarto) por la noche, afirma el Dr. Herdegen. Esto hará que los senos paranasales drenen. Embadurnar su pecho con *Vicks VapoRub* por la noche también contribuirá a abrir los conductos nasales y aliviará los ronquidos.

■ **CONSIGA AYUDA PARA LA ACIDEZ.** "Algunas personas que roncan en realidad tienen reflujo esofágico; el ácido puede subir hasta la laringe y provocar irritación e hinchazón", explica el Dr. Herdegen. Si sus ronquidos están causados por el reflujo ácido, además de probar medicamentos antiácidos que se venden sin receta como el omeprazol (*Prilosec*), intente elevar la cabecera de la cama como mencionamos anteriormente. De este modo su cuerpo se inclinará un poco y el ácido no podrá subir tan arriba por la noche.

■ **ACABE CON LA TOS.** Si se está recuperando de un resfriado y tiene tos poscatarral, tal vez esté irritando las vías respiratorias superiores, provocando inflamación y agravando los ronquidos, afirma el Dr. Herdegen. Intente tomar un medicamento contra la tos que se vende sin receta. La guaifenesina (*Robitussin*), por ejemplo, aliviará la tos y soltará las secreciones nasales.

■ **TÁPESE CON UNA TIRITA.** Si usted ronca, pero no tiene problemas sinusales subyacentes o tos, tal vez pueda baja el volumen con una tira nasal que se vende sin receta, como la de la marca *Breathe Right*, afirma el Dr. Herdegen. Estas tiras adhesivas se colocan sobre la nariz y abren los conductos nasales para que no estén tan estrechos y se pueda proporcionar una mejor circulación del aire.

■ **TÁPESE LA BOCA.** Un dispositivo de avance mandibular, también conocido como un aparato oral, tiene la forma de un protector bucal que se usa por la noche. Mantiene la mandíbula inferior desplazada hacia afuera, con lo cual se ensancha la vía respiratoria y se reducen las turbulencias sonoras. Diversos estudios demuestran que tiene una eficacia del 90 por ciento en la reducción del ruido de los ronquidos. Cuesta entre $500 y $1.000 y dura 3 años como mínimo. Su dentista puede prepararle uno.

Si desea una opción menos cara, puede comprar un dispositivo que se vende sin receta conocido como *snore guard* (protector anti-ronquido), comenta el Dr. Herdegen. Se hierve el aparato y se coloca dentro de la boca para crear un molde de sus dientes y estructura dental. El objetivo consiste en adelantar la mandíbula inferior un poco para aumentar el espacio aéreo en la parte posterior de la garganta.

■ **APRENDA A TOCAR EL *DIDGERIDOO*.** En un estudio suizo que abarcó a 25 pacientes con apnea del sueño, los médicos pidieron a la mitad de ellos que practicaran el instrumento de viento de los aborígenes australianos durante 25 minutos, 6 días a la semana. Después de 4 meses, las personas que tocaron el *didgeridoo* comunicaron padecer menos síntomas, como somnolencia diurna. Además, sus compañeros de cama dijeron que experimentaban un tercio menos de ruido nocturno.

Resulta que el *didgeridoo* precisa una técnica respiratoria que fortalece los músculos de las vías respiratorias superiores. Los investigadores piensan que probablemente se obtendrán resultados similares con otros instrumentos de viento, como la flauta, el oboe o el clarinete.

■ **CONSIDERE UN AEROSOL.** Si todo lo demás falla, tal vez desee probar un aerosol antirronquido, dice el Dr. Herdegen. Estos aerosoles lubrican la parte posterior de la garganta, lo cual evita que los tejidos se peguen y permite que el aire pase más fácilmente.

(*Nota*: si encuentra en este capítulo términos que no entiende o que jamás ha visto, favor de remitirse al glosario en la página 604).

PANEL DE EXPERTOS

EL **DR. JAMES HERDEGEN** ES DIRECTOR MÉDICO DEL CENTRO DE CIENCIAS DEL SUEÑO EN LA UNIVERSIDAD DE ILLINOIS, EN CHICAGO.

EL **DR. PHILIP SMITH** ES PROFESOR DE MEDICINA Y MÉDICO EN LA DIVISIÓN DE NEUMOLOGÍA Y CUIDADOS INTENSIVOS, QUIEN SE ESPECIALIZA EN TRASTORNOS DEL SUEÑO, EN LA FACULTAD DE MEDICINA DE LA UNIVERSIDAD JOHNS HOPKINS, UBICADA EN BALTIMORE.

EL **DR. JACOB TEITELBAUM** ES INTERNISTA CON CERTIFICACIÓN PROFESIONAL Y DIRECTOR MÉDICO DE LOS CEN-TROS PARA EL TRATAMIENTO DE LA FIBROMIALGIA Y LA FATIGA, UBICADOS POR TODO EL PAÍS.

EL **DR. PHILIP WESTBROOK** ES PRESIDENTE DE LA JUNTA DIRECTIVA Y DIRECTOR MÉDICO DE ADVANCED BRAIN MONITORING, UNA EMPRESA UBICADA EN CARLSBAD, CALIFORNIA, LA CUAL DESARROLLA *SOFTWARE* Y TECNOLOGÍA QUE PUEDE INTEGRARSE EN UN DISPOSITIVO PORTÁTIL PARA GRABAR LOS RONQUIDOS Y LA APNEA DEL SUEÑO. TAMBIÉN ES MÉDICO JEFE MILITAR DE VENTUS MEDICAL, INC., UNA EMPRESA QUE HA DESARROLLADO UN TRATAMIENTO PARA LA APNEA DEL SUEÑO. FUE EL FUNDADOR Y ANTIGUO DIRECTOR DE LOS CENTROS PARA EL TRATAMIENTO DE LOS TRASTORNOS DEL SUEÑO EN LA CLÍNICA MAYO, UBICADA EN ROCHESTER, MINNESOTA, Y EL CENTRO MÉDICO CEDARS-SINAI, EN LOS ÁNGELES; PRESIDENTE DE LA ACADEMIA ESTADOUNIDENSE DE MEDICINA DEL SUEÑO Y EDITOR DE LA REVISTA MÉDICA *SLEEP MEDICINE REVIEWS*.

Rosácea

12 consejos para cuidar su cutis

 CUÁNDO CONSULTAR AL MÉDICO

Cuando una persona comienza a mostrar las primeras fases de la rosácea, lo sensato es ir con un dermatólogo cuanto antes, recomienda la Dra. Dee Anna Glaser.

"Un dermatólogo puede informar en detalle a la persona acerca de la rosácea: cómo lavarse adecuadamente la cara, cómo manejar las cosas que provocan los episodios, qué debería evitar, etc.", explica la Dra. Glaser. "Entre antes se entere de esas cosas, mejor".

Además, muchos otros problemas cutáneos, como los daños causados por el sol y el acné, remedan la rosácea, de manera que podría estar tratando una afección cuando realmente tiene otra.

Aparte de pasar muchísimo tiempo bajo la mirada pública, ¿qué tenían en común el antiguo presidente de los Estados Unidos, Bill Clinton, la difunta Princesa Diana y el difunto comediante, W. C. Fields?

Son tres de los personajes públicos más famosos que han tenido rosácea, una afección inflamatoria de la piel que a menudo produce un enrojecimiento en la nariz, las mejillas, la frente y la barbilla y afecta a más de 14 millones de estadounidenses, pero es más común en personas de tez blanca.

"La rosácea es una afección habitual, pero a menudo la persona común la confunde con el acné adulto o con una alergia cutánea", explica la Dra. Dee Anna Glaser. Tiende a ser cíclica. Puede que se active durante un tiempo, luego pierde intensidad y de repente aparece de nuevo.

Si no se trata, el enrojecimiento se vuelve más permanente y unos diminutos vasos sanguíneos se hacen más visibles. A menudo también aparecen bultos y granos (barros), y en casos avanzados, la nariz se puede abultar, enrojecer e inflamar. En algunos casos, los ojos pueden parecer acuosos o rojos, según la Dra. Glaser. Por ello es importante conseguir un diagnóstico precoz y realizar cambios en el estilo de vida necesarios para mantener esta afección bajo control.

"La clave consiste en saber qué provoca sus brotes y evitar esas cosas tanto como sea posible", afirma la Dra. Glaser.

Por lo general, cualquier cosa que haga que la cara de una persona que sufre rosácea se ponga roja o se sonroje puede provocar un episodio. Entre los culpables más comunes se encuentran el alcohol, el calor, las bebidas calientes, los alimentos picantes, la cafeína, el estrés y la exposición solar. Para evitar un episodio, realice los siguientes cambios en su estilo de vida.

■ **CUÍDESE LA CARITA.** Los filtros solares son útiles para reducir la rosácea, por ello, debe aplicar a su rostro uno de calidad siempre que salga al exterior durante un período prolongado de tiempo. Según la Dra. Glaser, un filtro solar de amplio espectro con un factor de protección solar (o *SPF* por sus siglas en inglés) de al menos 15 es lo mejor para utilizarlo durante todo el año. (Los filtros solares de amplio espectro nos protegen tanto de los rayos ultravioleta A como de los ultravioleta B). Puesto que la transpiración y el agua pueden eliminarlo, vuelva a aplicarlo a lo largo del día.

■ **CÚBRASE LA CABEZA.** Si va a ir a la playa o a pasar mucho tiempo bajo el sol del mediodía, utilice un sombrero con un ala de 4 pulgadas (10 cm) de ancho para proteger su rostro y cuello del sol, recomienda la Dra. Glaser. Las gorras de béisbol, cuando se utilizan con la visera hacia delante, no protegen del sol las orejas, la nuca ni incluso la mayor parte de la cara.

■ **VIGILE EL TIEMPO.** El tiempo inclemente, como el frío, el viento borrascoso o el sol abrasador, puede agravar la rosácea. Proteja su piel durante todo el año.

■ **EVITE LAS BEBIDAS CALIENTES.** Una taza de café o chocolate muy caliente puede ser un factor desencadenante para algunas personas con rosácea porque las bebidas calientes pueden hacer que la cara se sonroje. Tal vez lo único que necesite sea reducir la temperatura de su bebida, aunque sea un poco. "Lo que hace que se presente un episodio de rosácea puede ser diferente en dis-

tintas personas, por lo tanto, cada uno ha de averiguar cuáles son sus factores desencadenantes", explica la Dra. Glaser. "Si se trata del café caliente, intente beberlo un poco más frío o si toma 4 tazas al día, reduzca a una o dos o elimine el café por completo".

■ **VIGILE LO QUE COME.** Los alimentos picantes y muy condimentados —sazonados con pimienta roja y de Cayena, por ejemplo— son una causa común de rosácea. En algunos casos, otros alimentos causan problemas a las personas con rosácea, como los aguacates (paltas), los frijoles (habichuelas) y las vainas de hoja ancha, el queso (sobre todo el *Brie* y los quesos duros porque liberan histamina, una sustancia química que pone roja la piel), el chocolate, las frutas cítricas, la berenjena, el hígado, la crema agria, la salsa de soya, la espinaca, la vainilla, el vinagre, el extracto de levadura y el yogur.

"Lleve un diario o realice notas mentales de lo que come y cómo afecta su rosácea", recomienda la Dra. Glaser. "Y ajuste su dieta consecuentemente".

■ **EVITE EL EJERCICIO INTENSO.** El ejercicio es sano pero demasiado esfuerzo puede hacer que se presente un episodio de rosácea, comenta la Dra. Glaser. "Debe seguir haciendo ejercicio, pero con modificaciones. Ejercítese tres veces al día durante 15 minutos en lugar de 45 minutos seguidos para evitar sobrecalentarse. O en verano, ejercítese en una habitación o gimnasio con aire acondicionado, o espere al atardecer para hacer ejercicio al aire libre cuando el sol es menos intenso", recomienda la experta.

■ **ALÉJESE DE LA SAUNA.** El calor de las bañaderas (bañeras, tinas) calientes y saunas puede provocar enrojecimiento y agravar la afección, según explica el Dr. Larry Millikan.

■ **LÍMPIESE CON SUAVIDAD.** Comience cada día con una limpieza del rostro rigurosa pero suave, recomienda el Dr. Millikan. Opte por productos sencillos, ya que las personas con rosácea tienen problemas cuando comienzan a utilizar jabones sofisticados con fragancias, montones de conservantes o texturas ásperas, comenta el experto.

Extienda cuidadosamente un limpiador suave por toda su cara con las yemas de los dedos. Luego enjuague su cara con agua tibia, no caliente, para eliminar toda la suciedad y el jabón.

Deje que su cara se seque al aire durante unos minutos antes de aplicar medicamentos tópicos o productos para el cuidado de la piel. Luego deje que el producto se seque durante 5 ó 10 minutos antes de aplicar un humectante o base.

Repita el mismo proceso por la noche.

■ **OJO CON CIERTOS PRODUCTOS.** "Evite a como dé lugar los productos que incluyan alcohol u otros irritantes, los cuales pueden hacer que su cara se queme, escueza o enrojezca", afirma la Dra. Glaser.

Evite también productos que contengan ácido y cualquier cosa que produzca una sensación de calentamiento en la piel. Entre los mejores se encuentran las marcas *Cetaphil*, *Dove* y *CeraVe*. Los productos de la marca *Eucerin's Redness Relief* contienen extracto de regaliz (orozuz), el cual calma el enrojecimiento.

■ **REMÉDIELA CON TÉ ROJO.** Realmente esto es irónico: el té rojo, el cual se prepara con las hojas de un arbusto sudafricano, es rico en quer-

cetina, un antiinflamatorio que ayuda a aliviar el sonrojamiento, la irritación y la comezón facial relacionada con la rosácea. Como ventaja adicional, también impide el daño de los rayos UV que causan las líneas finas y las manchas de la edad. Puede conseguir té rojo comprando productos para el cuidado de la piel que se venden sin receta como *Jason Red Elements Red Clay Masque* ($13.60, www.jason-natural.com).

■ **DESESTRÉSESE.** La Sociedad Nacional contra la Rosácea informa que el 79 por ciento de las personas con rosácea afirman que el estrés mental y la ansiedad agravan sus síntomas. Considere caminar, practicar yoga o *tai chi*.

■ **CONSIENTA SU ROSTRO.** Las personas que sufrían de rosácea y tomaron una dosis baja de aspirina (81 miligramos) durante un mes experimentaron menos episodios de rosácea y más cortos. Los investigadores piensan que la aspirina estrecha los vasos sanguíneos y evita que la piel se vuelva roja.

(*Nota*: si encuentra en este capítulo términos que no entiende o que jamás ha visto, favor de remitirse al glosario en la página 604).

PANEL DE EXPERTOS

LA **DRA. DEE ANNA GLASER** ES PROFESORA DEL DEPARTAMENTO DE DERMATOLOGÍA EN LA FACULTAD DE MEDICINA DE LA UNIVERSIDAD DE ST. LOUIS EN MISSOURI.

EL **DR. LARRY MILLIKAN** ES PROFESOR EMÉRITO DEL DEPARTAMENTO DE DERMATOLOGÍA DE LA FACULTAD DE MEDICINA DE LA UNIVERSIDAD TULANE EN NUEVA ORLEÁNS.

Rozadura

12 calmantes para la piel irritada

Lo que empieza inocentemente cuando la piel se roza con otra cosa —ya sea más piel, unos pantaloncillos de correr o el interior de un sostén (brasier)— puede convertirse rápidamente en algo más desagradable. Tomemos el ejemplo de un maratonista a quien, cuando cruza la línea de meta, le duelen más sus pezones en carne viva por rozarse contra su camiseta que sus piernas. Con sólo unas cuantas fricciones —o en el caso del corredor, 26 millas (42 km) de ellas— un pequeño rozamiento puede hacer que la piel se ponga roja, caliente, inflamada y en casos graves, que incluso sangre. A continuación nuestros expertos ofrecen ideas para evitar o inhibir la irritación causada por la rozadura.

■ **OPTE POR FIBRAS NATURALES.** Sea cual sea el deporte que practique, los uniformes sintéticos tal vez sean más duraderos, pero en lo referente a las rozaduras, el algodón es la mejor elección.

■ **LÁVELAS ANTES DE PONÉRSELAS.** Lave todas las prendas deportivas nuevas antes de ponérselas. A veces el lavado suaviza la tela lo suficiente como para disminuir la abrasión.

■ **ENVUÉLVALO.** Las personas con sobrepeso o que tienen los muslos grandes, lo cual aumenta las probabilidades de que se produzcan rozaduras, tal vez encuentren alivio al envolver con vendas elásticas las partes de sus piernas donde hay fricción, comenta el Dr. Tom Barringer. Estas vendas protegerán la piel cuando los muslos se froten entre sí, y en lugar de que la piel se friccione contra la piel, será entre tela y tela. Pero asegúrese de que las vendas elásticas sean seguras y que no se desplacen por la piel.

■ **UTILICE MALLAS.** Las mallas deportivas o pantaloncillos de ciclista de *Lycra* son ajustados, pero se estiran y no causan fricción contra la piel, afirma el Dr. Barringer.

■ **ENGRASE EL ORGANISMO.** Si experimenta rozaduras por culpa de la ropa, la Dra. Audrey Kunin recomienda probar un gel de silicona o ciclometicona. Puede aplicarlo entre los muslos, bajo los brazos o bajo un sostén deportivo. . . en cualquier parte donde la ropa le produzca rozaduras, comenta Kunin.

■ **LUBRÍQUESE.** La mayoría de tiendas especializadas en productos para corredores (*runner shops*) venden barras de lubricante de bola (*roll-on lubricants*). Uno puede aplicarlos antes de realizar una actividad que le produzca rozaduras. "Funcionan bastante bien", afirma el Dr. Randy Wexler.

■ **MANTENGA SECA LA PIEL.** Si la causa de la irritación que está usted padeciendo es un exceso de humedad, intente mantener la zona lo más seca posible, afirma la Dra. Kunin. "Seque la zona que está sufriendo rozaduras, ya sean pliegues de piel o sus senos, con una secadora de pelo en frío para que circule el aire por la zona cuando sea posible", recomienda la experta.

■ **SUAVICE LAS COSAS.** La maicena actúa contra las rozaduras en dos frentes: mantiene seca la piel y ayuda a curar la zona irritada, explica Georgianna Donadio, Ph.D. De manera que para prevenir y tratar las rozaduras puede utilizar la maicena y para obtener más lubricación y protección, la Dra. Donadio recomienda untar un poco de vaselina sobre la maicena.

■ **TRÁTELA CON TALCO.** Tal vez su mamá utilizó este remedio cuando era usted niño. El talco para bebés es un antiguo tratamiento de probada calidad para las rozaduras que actúa como lubricante, al igual que la vaselina. La Dra. Kunin explica que ayuda a la piel a deslizarse sobre otras partes de la misma sin la fricción que podría causar un sarpullido.

Si no le gustan los pisos llenos de talco, espolvoréelo en medio de un pañuelo grande, suave y blanco y amarre sus bordes. Luego utilice el saco de talco como si fuera una borla para empolvar, con lo cual el talco quedará sobre su cuerpo y lo más importante de todo, no sobre el piso.

■ **BLOQUÉELA CON UNA VENDA.** Sencillamente bloquee la parte donde hay fricción con una venda adhesiva. Los corredores, por ejemplo, utilizan vendas sobre los pezones para impedir la fricción.

■ **COMBATA LAS LEVADURAS.** "Si se produce mucha fricción bajo los senos o en los muslos, podría tratarse de una infección por levaduras, la cual puede hacer que la piel se descomponga", afirma la Dra. Kunin. "Pruebe un talco medicinal antilevaduras que se venda sin receta para ver si se soluciona el problema", recomienda.

■ **PIERDA PESO.** Las personas con sobrepeso pueden descubrir que las rozaduras suponen un problema constante hasta que pierdan un poco de peso, explica la Dra. Kunin. "Este tipo de rozadura normalmente se produce cuando pesados pliegues de piel se frotan entre sí", afirma.

(*Nota*: si encuentra en este capítulo términos que no entiende o que jamás ha visto, favor de remitirse al glosario en la página 604).

PANEL DE EXPERTOS

EL **DR. TOM BARRINGER** ES MÉDICO DE MEDICINA FAMILIAR EN CHARLOTTE, CAROLINA DEL NORTE.

GEORGIANNA DONADIO, PH.D., ES LA DIRECTORA DEL INSTITUTO NACIONAL DE SALUD INTEGRAL, UN PROGRAMA DE CERTIFICACIÓN EN TRATAMIENTOS HOLÍSTICOS PARA PROFESIONALES DE LA MEDICINA.

LA **DRA. AUDREY KUNIN** ES DERMATÓLOGA COSMÉTICA EN KANSAS CITY, MISSOURI, Y FUNDADORA DE LA PÁGINA *WEB* EDUCATIVA SOBRE DERMATOLOGÍA WWW.DERMADOCTOR.COM.

EL **DR. RANDY WEXLER** ES PROFESOR ADJUNTO EN EL DEPARTAMENTO DE MEDICINA FAMILIAR DEL CENTRO MÉDICO DE LA UNIVERSIDAD ESTATAL DE OHIO EN COLUMBUS.

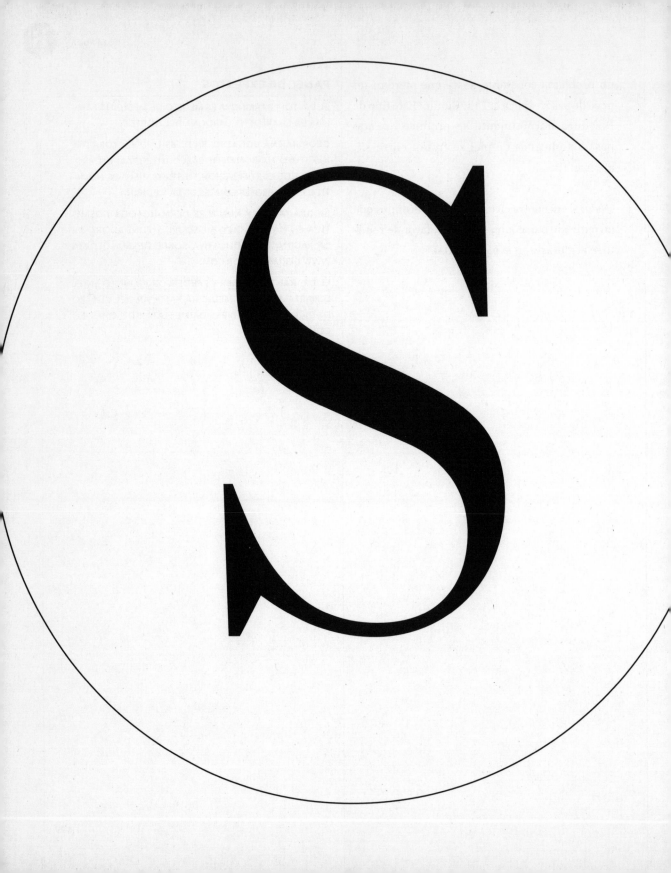

Sangrado nasal

15 directrices para detenerlo

Ya sea un boxeador en el cuadrilátero, un niño al que le dio la pelota en la nariz o un oficinista que chocó contra una puerta, el sangrado nasal siempre es alarmante y a menudo muy doloroso.

Por los capilares de la nariz circulan grandes cantidades de sangre. Por lo tanto, el sangrado puede ser abundante cuando se rompen los vasos sanguíneos. El sangrado nasal también se puede dar cuando las membranas mucosas se irritan a causa del frío o del calor interior seco del invierno. Las personas con la presión arterial alta o arteroesclerosis (endurecimiento de las arterias) son especialmente vulnerables a los sangrados nasales, así como los que toman ciertos medicamentos, como anticoagulantes, antiinflamatorios y aspirina. Sonarse, meterse el dedo en la nariz, estornudar en exceso, las alergias y los objetos extraños en la misma también pueden provocar una hemorragia.

Al parecer los sangrados nasales son muy comunes entre los niños, en gran parte debido a su manera de jugar, que a veces puede ser agresiva. "La mayoría de las hemorragias nasales en los niños son el resultado de sonarse con demasiada fuerza, un manotazo en la nariz accidental durante uno de sus juegos bruscos o meterse el dedo imprudentemente con una uña afilada", explica la Dra. Sally Robinson.

Sea cual sea la causa, la mayoría de sangrados nasales no son motivo de alarma y puede hacer muchas cosas para detenerlos. A continuación está lo que los expertos recomiendan.

■ **TRANQUILICE A SU HIJO.** Si a un niño le sangra la nariz el primer paso es permanecer tranquilo, ya que así su hijo también estará tranquilo y será mucho más fácil manejar la hemorragia. "Explique a su hijo en un tono tranquilo que el sangrado nasal no es

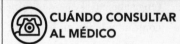

CUÁNDO CONSULTAR AL MÉDICO

Los sangrados nasales casi nunca son graves, pero hay situaciones que requieren atención médica inmediata. Diríjase a la sala de emergencias si:

■ Ha aplicado presión durante 10 ó 15 minutos, pero su nariz aún sangra.

■ La nariz le sangra como consecuencia de una herida en la cabeza.

■ Le han diagnosticado arteroesclerosis o presión arterial alta, y su nariz lleva sangrando más de 10 minutos.

■ Su nariz expulsa sangre o le sale de ambos orificios nasales.

■ Tiene dificultad para respirar.

■ Se hace moretones (cardenales) con facilidad o tiene antecedentes familiares de coágulos sanguíneos.

Por último, si le sangra la nariz con demasiada frecuencia y al parecer no está relacionado con un resfriado (catarro) o una irritación de las membranas mucosas, programe una cita con su médico.

grave y que puede detenerlo rápidamente con su ayuda", indica la Dra. Robinson.

■ **SUÉNESE PARA SACAR EL COÁGULO.** Antes de intentar detener el sangrado nasal, suénese bien y con fuerza, recomienda el Dr. Alvin Katz. Así se eliminará cualquier coágulo que mantenga abierto el vaso sanguíneo. Un coágulo actúa como una "cuña en la puerta", explica. Los vasos sanguíneos tienen fibras elásticas. Si se expulsa el coágulo, puede hacer que las fibras elásticas se contraigan alrededor de esa diminuta abertura.

■ **LLENE EL VACÍO CON ALGODÓN.** Una vez que el coágulo se expulsa, el Dr. Katz aconseja poner un poco de descongestionante nasal en una bolita de algodón e introducirla $\frac{1}{2}$ pulgada (1 cm) aproximadamente en el orificio nasal que sangra. De esta manera se absorbe la sangre que quede y se detiene la hemorragia.

■ **PELLIZQUE SU NARIZ.** Cuando el algodón esté en su sitio, utilice el pulgar y el índice para pellizcar la parte carnosa de la nariz cerrándola con un pañuelo de papel o toallita de baño limpia. Aplique presión continua durante 10 minutos y luego quite el algodón. Si el sangrado no se detiene, pellizque de nuevo durante otros 5 ó 7 minutos. La hemorragia debería haber cesado para cuando termine esta segunda operación.

■ **MIRE EL RELOJ.** Diez minutos tal vez le parezcan muchísimo tiempo mientras está sentado y pellizcando la nariz de un niño, pero la Dra. Robinson dice que es importante continuar. "No lo deje demasiado pronto", advierte. "Si no sostiene la nariz el tiempo suficiente, volverá a sangrar poco después de dejar de pellizcarla".

■ **SIÉNTESE DERECHO.** Esto es importante, ya que si se echa para atrás mientras le sangra la nariz, la sangre le bajará por la parte posterior de la garganta, explica el Dr. Keith Bly. "No sólo sabe mal y puede provocar un ataque de tos, sino que también la sangre puede irritar el estómago y producir vómitos", afirma Bly.

■ **ENFRÍESE.** Mientras está pellizcando la nariz para que se mantenga cerrada, ponga una toallita de baño o toalla fría contra la nuca o el puente de la nariz para proporcionar alivio adicional y frenar la hemorragia. "De esta manera se estrechan los vasos sanguíneos y se contiene la hemorragia", explica el Dr. Bly.

■ **CÁLMELO CON CONVERSACIÓN.** Sentarse quieto durante 10 minutos no suele suponer un problema para un adulto, pero puede ser desesperante para un niño. Por este motivo la Dra. Robinson recomienda hablar con su hijo y mantenerlo calmado durante ese tiempo. Explíquele exactamente lo que está haciendo y por qué lo está haciendo.

■ **OPTE POR UN AEROSOL.** En casi todos los casos, las medidas anteriores son suficientes para detener un sangrado nasal, pero si no lo son, un último recurso puede ser un aerosol nasal que se vende sin receta como el de la marca *Afrin*, el cual estrecha los vasos sanguíneos y ayuda a que se forme una costra.

■ **EVITE QUE VUELVA.** Cuando haya cesado, aún hay algunas medidas que puede tomar para evitar nuevas hemorragias, explica la Dra. Robinson. "Después de que la nariz haya dejado de sangrar, puede humectar el interior de los orificios nasales con vaselina y poner un humidificador en la habitación para que el delicado tejido no se reseque ni se raje", comenta la experta. "Además, el aerosol *Afrin* tal vez resulte útil en este momento para que no se produzca otra hemorragia".

■ **LAS MANITOS ATRÁS.** Un vaso sanguíneo que se rompe y provoca sangrado nasal necesita de 7 a 10 días para sanar. La hemorragia cesa cuando se forma el coágulo, pero este se convierte en una costra mientras el proceso de curación continúa. Si se mete el dedo en la nariz durante la siguiente semana y acaba con la costra, volverá a sangrar, explica el Dr. Jerold Principato.

■ **HUMIDIFIQUE EL AIRE.** Cuando uno respira, el revestimiento húmedo de la nariz actúa para que el aire que llegue a los pulmones esté bien humectado. Por lo tanto, cuando el ambiente está seco, la nariz tiene que trabajar más arduamente. Un humidificador de vapor frío que funcione cuando el aire esté seco, humectará las vías respiratorias y los revestimientos de los tejidos. "El tejido húmedo tiene más resistencia y menos reactividad que el seco", explica el Dr. Katz.

El Dr. Katz recomienda llenar el humidificador con agua destilada para evitar las impurezas del agua de la llave (grifo, canilla, pila). Además, limpie la unidad adecuadamente, siguiendo las instrucciones del fabricante, al menos una vez por semana.

■ **VIGILE SU CONSUMO DE ASPIRINA.** La aspirina puede afectar la coagulación. Si es usted propenso a sufrir hemorragias nasales, no tome aspirina innecesariamente.

■ **OJO CON LOS ANTICONCEPTIVOS.** El estrógeno influye en el riego sanguíneo y en la producción de mucosidad. Cualquier cosa que cambie el equilibrio estrogénico de su organismo —lo cual incluye la menstruación— puede hacerla propensa a sufrir sangrados nasales. Determinados anticonceptivos orales también alteran el equilibrio. Si sufre hemorragias nasales y sospecha de la hormona estrógeno, hable con su médico sobre ello cuando escoja su píldora anticonceptiva.

■ **NO FUME.** Junto con las otras 2.001 cosas malas que hace al organismo, fumar reseca mucho la cavidad nasal, explica el Dr. Mark Baldree. Puede hacerle más propenso a sufrir hemorragias nasales.

(*Nota*: si encuentra en este capítulo términos que no entiende o que jamás ha visto, favor de remitirse al glosario en la página 604).

PANEL DE EXPERTOS

EL **DR. MARK BALDREE** ES MIEMBRO DEL PERSONAL DE LA DIVISIÓN DE OTORRINOLARINGOLOGÍA EN EL DEPARTAMENTO DE CIRUGÍA DEL CENTRO MÉDICO GOOD SAMARITAN, UBICADO EN PHOENIX.

EL **DR. KEITH BLY** ES PROFESOR ADJUNTO DE PEDIATRÍA EN LA SALA DE EMERGENCIAS INFANTIL DEL CENTRO MÉDICO DE LA UNIVERSIDAD DE TEXAS EN GALVESTON.

EL **DR. ALVIN KATZ** ES OTORRINOLARINGÓLOGO EN EL HOSPITAL DE LOS OJOS, EL OÍDO, LA NARIZ Y LA GARGANTA DE MANHATTAN, EL HOSPITAL LENOX HILL Y EL HOSPITAL PRESBITERIANO EN LA CIUDAD DE NUEVA YORK. ES ANTIGUO PRESIDENTE DE LA SOCIEDAD RINOLÓGICA ESTADOUNIDENSE.

EL **DR. JEROLD PRINCIPATO** ES OTORRINOLARINGÓLOGO EN BETHESDA, MARYLAND.

LA **DRA. SALLY ROBINSON** ES PROFESORA CLÍNICA DE PEDIATRÍA EN EL HOSPITAL INFANTIL DEL CENTRO MÉDICO DE LA UNIVERSIDAD DE TEXAS EN GALVESTON.

Sarpullido

15 soluciones para salvarse el pellejo

 CUÁNDO CONSULTAR AL MÉDICO

Llame al médico si tiene un sarpullido que:

■ **No muestra signos de sanar después de 5 ó 6 días**

■ **Aparece después de tomar un medicamento**

■ **Está presente en más de una persona de la casa**

La Dra. Dee Anna Glaser recomienda llevar consigo todos sus medicamentos al consultorio, incluso los que se consiguen sin receta, como gotas oculares, vitaminas, suplementos y productos como ibuprofeno.

Los sarpullidos escuecen, arden, aparecen y desaparecen y sus causas pueden dejarle rascándose la cabeza. . . por no mencionar el resto del cuerpo.

Los materiales con los que nuestra piel entra en contacto todos los días son la causa más común de los sarpullidos, razón por la cual los dermatólogos se refieren a los sarpullidos como dermatitis de contacto. Pero si el sarpullido está causado por una sustancia concreta, entonces la frase es "dermatitis de contacto alérgica" y los factores desencadenantes se conocen como "alérgenos".

Según el Dr. Larry Millikan, los cinco alérgenos que producen sarpullidos más comúnmente son los siguientes:

■ El níquel, un metal que a menudo se mezcla con otros metales para hacer alhajas de fantasía

■ El cromato, una sustancia química que se encuentra en los productos diarios de mejoras para el hogar, como cemento, pinturas y productos antioxidación

■ Los conservantes o aditivos de fragancia, que se encuentran en las cremas y lociones para las manos

■ La goma (hule), que se encuentra en productos como los guantes de látex, cinturillas elásticas y zapatos

■ El urushiol, el aceite que se encuentra en plantas como la hiedra venenosa, el roble venenoso y el zumaque venenoso

Estos son simplemente los alérgenos más comunes. No obstante, casi cualquier cosa puede causar un sarpullido, incluidos los alimentos y los medicamentos. Por lo tanto, para averiguar lo que ha causado el suyo tal vez usted y su médico tengan que convertirse en detectives.

"El sarpullido está enviando un mensaje de que el organismo no está feliz con algo", explica la Dra. Dee Anna Glaser. La clave consiste en ir con su dermatólogo provisto de una lista completa de sustancias con las que ha estado en contacto y que podrían haber causado el sarpullido. Cuando el médico determine la causa, puede ayudarle a deshacerse de él.

Mientras tanto, nuestros expertos le ofrecen algunas causas y curas comunes para lo que le da comezón.

SARPULLIDO POR CONTACTO CON NÍQUEL

El níquel es un metal que a menudo se mezcla con otros metales para fabricar anillos, collares y brazaletes. Las alhajas de fantasía son, con mucho, la causa más común de reacciones al níquel. Las buenas noticias son que la alergia al níquel es fácil de diagnosticar porque el sarpullido aparece donde el níquel toca la piel. Por ejemplo, tal vez le aparezca un sarpullido en las orejas si utiliza pendientes que contengan níquel. No obstante, puesto que tantas cosas de uso diario contienen níquel —como monedas, utensilios de cocina, sujetapapeles, bolígrafos y llaves— puede estar usted expuesto al níquel decenas de veces al día. A continuación se indica lo que tiene que hacer.

■ **OPTE POR EL ORO.** Antes del siguiente evento en el que se dan regalos, lance indirectas a su ser querido para que le regale un collar o brazalete de oro puro para sustituir el de fantasía que le está dando problemas. "Nunca he oído de nadie que sea alérgico al oro, eso desde luego", afirma el Dr. Millikan.

Además, entregue alhajas que contengan níquel como pago parcial por piezas hechas con acero inoxidable sin níquel, titanio o acero inoxidable de uso quirúrgico. Si sospecha que la correa del reloj le está dando problemas, cámbiela por una hecha de cuero (piel), tela o plástico.

■ **CÁLMELO CON CREMA.** Pruebe aplicar una crema de hidrocortisona al 1 por ciento que se vende sin receta, aconseja el Dr. Jerome Z. Litt. Las marcas que se venden con receta, como *Cortaid*, y las genéricas deberían ser idénticas, según la Dirección de Alimentación y Fármacos.

No obstante, el Dr. Litt advierte que debe saber primero lo que le está causando el sarpullido antes de aplicarse la crema de hidrocortisona. Si el sarpullido es fúngico, como pie de atleta o tiña, o bien una infección por levaduras, este tipo de crema empeorará mucho el sarpullido.

Curas culinarias

Para aliviar un sarpullido que provoca ardor y comezón, mezcle a partes iguales miel, aceite de oliva y cera de abeja. Diversos estudios descubrieron que esta combinación cura los sarpullidos más rápidamente que la cortisona sola.

También puede acelerar la curación desde adentro hacia afuera comiendo más pescados ricos en ácidos grasos omega-3, nueces y semillas de lino (linaza).

Si bien hay millones de cosas que pueden causar sarpullidos, los tratamientos son bastante similares. A continuación está lo que nuestros expertos sugieren.

Considere los antihistamínicos. Ya no son solamente para la alergia al polen, los antihistamínicos aliviarán algo su irritación cutánea y si toma una de las formas antiguas, incluso pueden ayudarle a dormir.

Alivie su piel. Pruebe una compresa de paño remojada en agua o en talco *Domeboro*, un astringente que se consigue sin receta y que se mezcla con agua, para aliviar la comezón y la inflamación. También puede sumergirse en un baño con un producto especial de avena para el baño diseñado para aliviar la piel inflamada.

Evítelo. Lo mejor que puede hacer es reducir al mínimo el contacto —o mejor aún, evitarlo— con los alérgenos e irritantes que provocarán un sarpullido. Si entra en contacto con un irritante usted o su ropa, lávelo lo antes posible con jabón y agua tibia.

■ **ALIVIE SU PIEL.** Un sarpullido por contacto con níquel puede dar muchísima comezón. Tal vez una loción como la calamina le alivie, pero también puede preparar una solución con 1 parte de vinagre blanco y 16 partes de agua. Remoje un paño suave y limpio en la mezcla y aplique compresas a su sarpullido.

SARPULLIDO POR CONTACTO CON CROMATO

Esta es la causa más común de dermatitis de contacto en el lugar de trabajo, explica el Dr. Millikan. Esta sustancia química se encuentra en el cemento, las pinturas y los productos antioxidación. "Las personas con determinados trabajos manuales están expuestas al cromato todo el tiempo, al igual que las que hacen trabajos de reparaciones del hogar durante los fines de semana", comenta.

■ **UTILICE GUANTES.** Si no puede evitar la sustancia química, al menos impida que toque sus manos. Utilice guantes de trabajo resistentes e impermeables para mantener el cromato alejado de su piel.

■ **LÁVESE.** Asegúrese de lavarse las manos a menudo para eliminar cualquier cantidad de cromato que pudiera haber en su piel. Y puesto que lavarse tanto puede resecar la piel, utilice después una crema o loción humectante.

■ **USE ENCENDEDORES.** Algunos fósforos (cerillos) contienen cromato y tocar los que no se han prendido puede contaminar los dedos. Incluso poner un librito de fósforos en el bolsillo de su pantalón lo contaminará. Cuando mete las manos a los bolsillos, así de fácil puede darle un sarpullido. Lo mejor es que utilice un encendedor.

SARPULLIDO POR ADITIVOS

Según el Dr. Millikan, la exposición a ingredientes conservantes y de fragancias que se utilizan en cremas, lociones para las manos y otros productos para el cuidado de la piel causa sarpullidos a muchas personas.

Entre los culpables habituales se encuentran:

- La neomicina, un ingrediente que se encuentra en muchas cremas, pomadas, lociones, gotas para los oídos y para los ojos antibióticas que se venden con receta y sin ella.

- Conservantes, como la etilenediamina, la cual se agrega a cremas para que no se pongan rancias

- Sustancias químicas que contienen determinados detergentes para la ropa y suavizantes, como el silicato de sodio, fosfato de sodio y carbonato de sodio

Esto es lo que debe hacer:

- **PRESTE ATENCIÓN.** "Recuerde los productos que estaba usted utilizando cuando los sarpullidos comenzaron y comuníqueselo a su dermatólogo", dice el Dr. Millikan. "Eso ayudará a su médico a llegar al fondo del origen más rápidamente".

- **LEA LAS ETIQUETAS.** Cuando advierta que un aditivo le causa problemas, examine las etiquetas de otros productos y evite ese aditivo.

SARPULLIDO POR CONTACTO CON GOMA

Los aditivos químicos que contienen los productos de goma, sobre todo los guantes de látex, a menudo pueden causar sarpullidos y reacciones alérgicas, entre ellas comezón, ardor e incluso verdugones. Son habituales entre las personas que utilizan guantes de goma ajustados, como los trabajadores médicos. Puede probar las siguientes medidas.

- **PRUEBE UN GUANTE DIFERENTE.** A veces los guantes de goma sin talco pueden ser menos alérgenos, los de vinilo (u otra fibra sintética) se pueden utilizar como sustitutos.

- **EVITE LO ELÁSTICO.** La ropa interior con cinturillas elásticas de goma son factores desencadenantes habituales de sarpullidos por contacto con la goma. Pruebe ropa interior hecha con elastano en su lugar y busque prendas sin cierres ni orillas con refuerzo de goma.

- **REVISE SU CALZADO.** Muchos casos de dermatitis alérgicas de contacto están causados por ingredientes que se utilizan para fabricar zapatos, como el cuero, algunos tintes, adhesivos, y, por supuesto, la goma. Pero puesto que son muchas las partes del zapato que podrían estar causándole el sarpullido en el pie, vaya con su dermatólogo para que le haga una prueba cutánea para determinar a qué es alérgico exactamente antes de comprar zapatos nuevos. Y ya que los zapatos hipoalergénicos son difíciles de encontrar y suelen ser bastante caros, pida a su dermatólogo una lista de tiendas o páginas *web* que vendan este tipo de calzado para que pueda comprarlos con facilidad.

SARPULLIDO POR PLANTAS VENENOSAS

"Si tiene un sarpullido que es una línea derecha perfecta, es del exterior", afirma el Dr. Jacob

Teitelbaum. "El organismo no trabaja en líneas rectas. Usted entró en contacto con una toxina, como la hiedra venenosa". Consulte "Urticaria por plantas" en la página 576.

(*Nota*: si encuentra en este capítulo términos que no entiende o que jamás ha visto, favor de remitirse al glosario en la página 604).

PANEL DE EXPERTOS

LA **DRA. DEE ANNA GLASER** ES PROFESORA DEL DEPARTAMENTO DE DERMATOLOGÍA DE LA FACULTAD DE MEDICINA DE LA UNIVERSIDAD DE ST. LOUIS.

EL **DR. JEROME Z. LITT** ES DERMATÓLOGO Y PROFESOR CLÍNICO AUXILIAR DE DERMATOLOGÍA EN LA FACULTAD DE MEDICINA DE LA UNIVERSIDAD CASE WESTERN RESERVE EN CLEVELAND.

EL **DR. LARRY MILLIKAN** ES PROFESOR EMÉRITO EN EL DEPARTAMENTO DE DERMATOLOGÍA DE LA FACULTAD DE MEDICINA DE LA UNIVERSIDAD DE TULANE, UBICADA EN NUEVA ORLEÁNS.

EL **DR. JACOB TEITELBAUM** ES INTERNISTA CON CERTIFICACIÓN PROFESIONAL Y DIRECTOR MÉDICO DE LOS CENTROS PARA EL TRATAMIENTO DE LA FIBROMIALGIA Y LA FATIGA, UBICADOS POR TODO EL PAÍS.

Síndrome del intestino irritable

19 vencedores viscerales

Muchas personas con el síndrome del intestino irritable (SII) desarrollan un sexto sentido acerca de los baños públicos. Saben dónde encontrar uno aprisa y están acostumbrados a dejar la mesa llena de amigos durante una cena o una venta especial en Macy's para correr al baño.

Los médicos no están seguros de qué causa el SII, pero muchos piensan que es una combinación de factores, entre ellos las contracciones musculares o alteraciones de la "motilidad" y una mayor sensibilidad de los nervios del tracto digestivo. Las paredes de los intestinos están recubiertas por capas de músculos que se contraen y relajan conforme desplazan los alimentos desde el estómago a través del tracto intestinal. En las personas que no padecen este síndrome, los músculos se contraen y relajan a un ritmo constante, pero en las personas que padecen el SII, las contracciones musculares de los intestinos pueden ser más fuertes, produciendo diarrea o estreñimiento y, además, los nervios emiten señales con más fuerza y eso produce dolor.

Otra teoría culpa a un sobrecrecimiento de bacterias intestinales. Se pensaba que algunos pacientes del SII tenían una afección conocida como "sobrecrecimiento bacteriano en el intestino delgado", en el cual las bacterias que viven normalmente en el colon de alguna manera consiguen llegar hasta el intestino delgado, el cual es relativamente estéril. Ahora sabemos que no tiene que haber necesariamente un sobrecrecimiento de bacterias tanto como un reemplazo de bacterias "buenas" por "malas", lo cual puede afectar la motilidad y sensibilidad de los nervios.

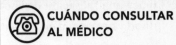 **CUÁNDO CONSULTAR AL MÉDICO**

La diarrea, el estreñimiento y el abotargamiento, sobre todo cuando van acompañados por dolor abdominal que al parecer se agrava en situaciones estresantes y se alivia al hacer de vientre, son las características fundamentales del síndrome del intestino irritable.

Si bien estos síntomas pueden producirse en muchos individuos de forma habitual, cuando usted piense que están limitando sus actividades o haciéndole sentir deprimido o ansioso, consulte al médico. Hay otros síntomas que pueden indicar una afección más grave:

- Sangre en las heces

- Pérdida de peso inexplicable

- Diarrea o incontinencia urinaria que le hace despertarse por la noche

- Diarrea o incontinencia urinaria que le hace tener "accidentes"

- Estreñimiento, diarrea, dolor abdominal o una combinación de los tres tan fuerte que no puede usted trabajar durante varios días ni participar en actividades sociales

El manejo del SII consiste en identificar los alimentos, bebidas o acontecimientos estresantes que provocan episodios alternos de diarrea, estreñimiento y dolor abdominal. A veces las personas que padecen este mal sufren las tres cosas al mismo tiempo. También se quejan de tener una sensación de abotargamiento o plenitud y mucosidad en las heces.

Algunos médicos piensan que el SII tal vez sea la segunda queja médica más generalizada de los Estados Unidos, sólo por detrás del resfriado (catarro) común. Aun así le tenemos muchas buenas noticias: por lo pronto, el síndrome del intestino irritable al parecer no eleva el riesgo de sufrir cáncer colorrectal, tampoco provoca cambios en el tejido intestinal ni causa inflamación. Tras el diagnóstico, los siguientes lineamientos pueden aliviarle los síntomas y el malestar.

■ **TOME LAS NOTICIAS CON CALMA.** "Existe una fuerte conexión entre el estrés y un intestino irritable", afirma el Dr. Douglas A. Drossman. Según un estudio publicado en la revista médica *British Medical Journal*, las personas demasiado ansiosas y tenaces son propensas a sufrir SII. Los investigadores estudiaron a más de 600 individuos que sufrían gastroenteritis (una afección que puede provocar SII). Seis meses después los que habían presentado SII tenían bastantes más probabilidades de comunicar altos niveles de estrés y una visión de la enfermedad más pesimista que aquellos que no presentaron dicho síndrome.

Lo que no debería hacer es estresarse porque tiene el intestino irritable, lo cual crea un círculo vicioso. Es importante respirar profundamente, particularmente durante los episodios de dolor abdominal. "Piense en lo que está sucediendo, reconozca que ha sucedido antes y que pasará. Cuando un médico le haya revisado y le dé un diagnóstico de SII, abandone sus temores de padecer cáncer u otras enfermedades graves. La gente no muere de un intestino irritable y estos síntomas son mucho más típicos del SII que de otra cosa", explica el Dr.

■ **TRANQUILÍCESE CON TERAPIA.** Todo lo que haga para relajarse debería ayudarle a aliviar sus síntomas, explica el Dr. Drossman. Usted puede beneficiarse de técnicas de relajación, como meditación, autohipnosis o biorretroalimentación. Si el estrés en su vida es especialmente problemático, considere la terapia psicológica. La clave es encontrar lo que mejor le funcione a usted.

■ **LLEVE UN DIARIO DE SU ESTRÉS.** Las personas con el intestino irritable tienen un sistema intestinal que reacciona de forma exagerada a los alimentos, al estrés y a los cambios hormonales. "Piense que su intestino irritable es como un barómetro incorporado y utilícelo para determinar las cosas de su vida que son más estresantes", recomienda el Dr. Drossman. Si, por ejemplo, le duele el estómago cada vez que habla con su jefe, interprételo como una señal de que necesita mejorar esa relación (quizás pueda buscar soluciones al hablar con su jefe, un amigo, un familiar o un terapeuta). Lleve un registro escrito de sus síntomas durante una semana o dos y tome notas de lo que estaba sucediendo justo antes de que comenzara el dolor para ver si aparece algún patrón.

■ **ANOTE LO QUE COME Y BEBE.** Ciertos alimentos y bebidas, al igual que el estrés, pueden activar un intestino irritable, de manera que registre también en su diario los alimentos y las bebidas que más problemas le causan, afirma el Dr. Drossman.

Tome nota de lo que come durante el día, los síntomas que tiene, cuándo ocurren estos síntomas y qué alimentos le hacen sentirse enfermo. Realizar un seguimiento de su dieta le ayudará a identificar los alimentos que le provocan el SII.

■ **AGREGUE FIBRA A SU DIETA.** Muchas personas que padecen este síndrome mejoran mucho simplemente al agregar fibra a sus dietas. La fibra es más eficaz en personas que tienen estreñimiento. Una dieta alta en fibra mantiene el colon ligeramente dilatado, lo cual evita los espasmos. Además, algunos tipos de fibra llevan agua a las heces y esto hace que estas sean más suaves. Los expertos recomiendan una dieta que mantenga las evacuaciones intestinales suaves y sin dolor. El mejor tipo de fibra que puede agregar a su dieta es la insoluble, que se encuentra en el salvado, los cereales integrales, la fruta y las verduras. Los alimentos altos en fibra pueden causar abotargamiento y gases, pero para algunas personas esos síntomas desaparecerán en unas cuantas semanas. Según el Centro Nacional de Información sobre las Enfermedades Digestivas, aumentar el consumo de fibra 2 ó 3 gramos debería aliviar esos problemas.

■ **CONSUMA PSILIO.** Si tiene que tratar los síntomas del estreñimiento que acompañan el SII, puede aumentar su consumo de fibra al consumir productos que llevan semillas machadas de psilio, afirma el Dr. Drossman. El psilio es un laxante natural que se vende en farmacias, supermercados y tiendas de productos naturales. A diferencia de los laxantes químicos que se encuentran en las mismas estanterías, los que llevan semilla de psilio, como los de las marcas *Metamucil* y *Konsyl*, no crean hábito y por lo general resultan seguros, incluso cuando se toman durante largos períodos. Tenga en cuenta que los laxantes solamente tratan el estreñimiento, no el dolor, el cual se puede manejar normalmente. En algunos casos tal vez necesite ir con su médico para conseguir medicamentos para el dolor, advierte el Dr. Drossman.

■ **BEBA MUCHOS LÍQUIDOS.** Para hacer que sus evacuaciones sean suaves, no sólo necesita fibra sino también líquidos, sobre todo si tiene diarrea. Necesitará más en los días de agosto en que juega tenis que en los días de diciembre en que sea más probable que no pase tanto tiempo afuera. Como norma general, debería beber entre 6 y 8 vasos de líquidos al día.

■ **RECURRA AL YOGUR.** Los científicos saben desde hace mucho tiempo que las bacterias desempeñan un papel importante en el mantenimiento de la salud. Los probióticos, o los alimentos que contienen bacterias beneficiosas, algún día serán reconocidos como "un nuevo grupo de alimentos fundamental", predice Gary Huffnagle, Ph.D. "Pienso que con el tiempo tendremos asignaciones dietéticas recomendadas de probióticos basadas en la investigación", afirma, "al igual que las tenemos para muchas vitaminas y minerales". Agregar un probiótico, como el yogur, a su dieta tal vez alivie algunos de los

Visualícese sin dolor

Es normal dejar que cunda el pánico durante un episodio de dolor abdominal, pero irónicamente, el estrés empeora el dolor al tensar el intestino.

¿Cómo se puede romper este círculo vicioso?

Quizás la visualización sea la solución. Según afirma Donna Copeland, Ph.D, la visualización es una táctica muy eficaz para manejar el dolor y la ansiedad. Probablemente lo mejor sea aprender las técnicas de visualización con un profesional, pero también puede usted probarla por su cuenta.

La Dra. Copeland recomienda lo siguiente: si siente dolor, deje lo que esté haciendo, encuentre un lugar cómodo para sentarse o recostarse, cierre los ojos y —en lugar de centrarse en el dolor— véase a sí mismo:

■ Buceando como un experto en un cálido océano lanzándose desde una bella playa tropical de arena blanca

■ De pie sobre una elevada montaña con la cima nevada, respirando el aire fresco y escuchando el crujido de la nieve bajo sus pies

■ Sentado en una gran bañadera (bañera, tina) caliente, charlando ociosamente con varios de sus mejores amigos

■ Caminando por un exuberante jardín en una lejana y exótica tierra

síntomas del SII. Las investigaciones revelan que las bacterias que se encuentran en muchos tipos de yogur pueden reducir los gases, el dolor y el abotargamiento que produce el SII. Los lactobacilos (*Lactobacilli*) y las bifidobacterias (*bifidobacteria*) son los que más prometen. Por lo tanto, busque yogures que contengan estas bacterias en las tiendas de productos naturales. Si sufre de intolerancia a la lactosa o a la leche, pruebe un suplemento de probióticos, advierte el Dr. Huffnagle. Si bien los probióticos por lo general se consideran seguros, discútalo con su médico antes de tomarlos para tratar su afección.

■ **OJO CON LOS PRODUCTOS LÁCTEOS.** Un líquido cuya ausencia puede serle beneficiosa es la leche. "Muchas personas que afirman padecer el síndrome del intestino irritable en realidad son intolerantes a la lactosa", afirma el Dr. William J. Snape Jr. Eso quiere decir que a su organismo le resulta difícil absorber la lactosa, una enzima que se encuentra en la leche. Pida a su médico que le haga pruebas de intolerancia a la lactosa o también puede dejar de consumir productos lácteos durante un par de días para ver cómo le va. En ambos casos, tal vez descubra que este único cambio dietético puede solucionar todos sus problemas.

■ **SUPRIMA LAS GRASAS.** Le ofrecemos una buena razón más para seguir una dieta baja en grasa. "La grasa es un importante estímulo para las contracciones del colon", afirma el Dr. Snape. En otras palabras, puede empeorar el SII. Una buena manera de comenzar a reducir la grasa de su dieta es eliminando las salsas muy grasosas, los alimentos fritos y los aceites para ensaladas, recomienda Snape.

■ **CUIDADO CON LOS ALIMENTOS PICANTES.** Algunas personas que padecen el SII son sensibles a los alimentos cargados de chiles y otras especias. De hecho, investigaciones preliminares revelan que las fibras nerviosas de las personas con SII envían más señales de dolor al cerebro cuando comen chiles y otros alimentos picantes que las de las personas que no padecen este mal.

■ **CUIDADO CON EL CAFÉ.** El café es una causa importante de problemas para las personas con SII, explica el Dr. Snape. En cierta medida, el culpable puede ser la cafeína, pero quizás también sean las resinas que contiene la semilla del café. Tal vez obtenga algo de alivio si cambia al descafeinado. Si no es así, pruebe a eliminar el café.

■ **ALÉJESE DEL ALCOHOL.** Las bebidas alcohólicas pueden agravar sus problemas, pero es probable que no se trate del propio alcohol, afirma el Dr. Snape. Más bien la causa quizás sean los carbohidratos complejos que contiene la cerveza y los taninos del vino tinto. El Dr. reco-

mienda a las personas que padecen el SII que eviten estas dos bebidas.

■ **TERMINE CON EL TABAQUISMO.** "Muchas personas experimentan problemas propios del síndrome del intestino irritable cuando fuman", comenta el Dr. Snape. El culpable más probable es la nicotina de los cigarrillos. Por lo tanto, si está intentando dejar el vicio con la ayuda de chicles de nicotina, tal vez no perciba ninguna diferencia en sus problemas estomacales.

■ **CONTRÓLESE CON EL CHICLE.** Los chicles y los caramelos con edulcorantes artificiales como el sorbitol no se digieren con facilidad y pueden empeorar el SII, afirma el Dr. Drossman. Si bien no es probable que la cantidad de sorbitol que contiene un chicle o un caramelo le afecte mucho, si engulle 10 o más al día, es hora de reducir la cantidad.

■ **TOME COMIDAS REGULARES.** No es solamente lo que come, sino cómo lo come lo que puede irritar el intestino, afirma el Dr. Snape. Digerir mucha comida que se ha tomado de una sola vez sobreestimula el sistema digestivo. Por eso es mucho mejor tomar comidas pequeñas y frecuentes que comidas más abundantes con poca frecuencia.

■ **SALGA A CORRER.** El ejercicio fortalece todo el cuerpo, lo cual incluye el intestino. Además, ayuda a aliviar el estrés y libera endorfinas que contribuyen a controlar el dolor. En general, el ejercicio regular es más que probable que calme el intestino irritable. No obstante, tenga cuidado y no se exceda, ya que curiosamente, demasiado ejercicio puede provocar diarrea.

■ **USE UNA BOLSA DE AGUA CALIENTE.** Si experimenta dolor abdominal, lo mejor que puede hacer es sentarse o acostarse, respirar profundamente e intentar relajarse. Algunas personas han descubierto que les ayuda poner una bolsa de agua caliente o una almohadilla térmica directamente sobre sus pancitas, señala el Dr. Snape.

(*Nota*: si encuentra en este capítulo términos que no entiende o que jamás ha visto, favor de remitirse al glosario en la página 604).

PANEL DE EXPERTOS

DONNA COPELAND, PH.D., ES PROFESORA JUBILADA DE PEDIATRÍA (PSICOLOGÍA) Y JEFA DE LA SECCIÓN DE MEDICINA CONDUCTUAL DEL CENTRO PARA EL TRATAMIENTO DEL CÁNCER M. D. ANDERSON DE LA UNIVERSIDAD DE TEXAS, EN HOUSTON. TAMBIÉN ES PSICÓLOGA CLÍNICA Y ANTIGUA PRESIDENTA DE LA DIVISIÓN DE HIPNOSIS PSICOLÓGICA DE LA ASOCIACIÓN PSICOLÓGICA DE LOS ESTADOS UNIDOS.

EL **DR. DOUGLAS A. DROSSMAN** ES PROFESOR DE MEDICINA Y PSIQUIATRÍA Y CODIRECTOR DEL CENTRO PARA EL TRATAMIENTO DE TRASTORNOS DIGESTIVOS FUNCIONALES Y DE LA MOTILIDAD GASTROINTESTINAL DE LA UNIVERSIDAD DE CAROLINA DE NORTE EN CHAPEL HILL.

GARY HUFFNAGLE, PH.D., ES PROFESOR DE MEDICINA INTERNA EN LA ESCUELA DE MEDICINA DE LA UNIVERSIDAD DE MICHIGAN EN ANN ARBOR Y UN DESTACADO INVESTIGADOR SOBRE LOS PROBIÓTICOS.

EL **DR. WILLIAM J. SNAPE JR.** ES EL DIRECTOR DE NEUROGASTROENTEROLOGÍA Y MOTILIDAD EN EL CENTRO MÉDICO PACIFIC DE CALIFORNIA, UBICADO EN SAN FRANCISCO.

Síndrome del túnel carpiano

17 medidas para mimar sus muñecas

El síndrome del túnel carpiano, que en un tiempo fue la pesadilla de meseros, carpinteros y periodistas que utilizaban máquinas de escribir, en la actualidad es una de las enfermedades más comunes de la era de las computaras y los teléfonos celulares. Es un doloroso recordatorio de cuánto dependemos muchos de nosotros de nuestras manos para comunicarnos y ganarnos la vida. Al principio, entre los síntomas se incluye sensación de hormigueo, cosquilleo, pérdida de la fuerza o la flexibilidad y dolor. Sin embargo, el síndrome del túnel carpiano puede progresar con el tiempo y un porcentaje muy reducido de pacientes presentará una lesión permanente. Por ello lo mejor es abordar los síntomas cuanto antes.

Las buenas noticias son que la mayoría de personas con el síndrome del túnel carpiano se recuperan totalmente y no vuelven a lesionarse porque cambian su manera de trabajar. Y lo que es más, estas personas pueden realizar otros cambios que alivian el dolor.

El síndrome del túnel carpiano no es algo que se produce de la noche a la mañana; es un trastorno por trauma acumulado que se desarrolla a lo largo del tiempo cuando las manos y muñecas realizan movimientos repetitivos.

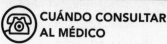

CUÁNDO CONSULTAR AL MÉDICO

El dolor de muñeca y mano no siempre es resultado del síndrome del túnel carpiano y en realidad podría ser un síntoma de una enfermedad más grave, advierte la fisioterapeuta Susan Isernhagen. "Si tiene la sensación de que algo cruje o crepita en su muñeca cuando la ejercita, no es un síntoma del síndrome del túnel carpiano", señala la experta. "Puede ser un síntoma de osteoartritis". Consulte a su médico.

La controversia en torno a la vitamina B$_6$

Hace 30 años los médicos recomendaban suplementos de vitamina B$_6$ para el síndrome del túnel carpiano. Pero a medida que pasaron los años, el debate sobre la inutilidad de la vitamina se intensificó.

Varios libros recomendaban tomar de 100 a 200 miligramos de vitamina B$_6$ cada día para aliviar los síntomas, ya que había algunos estudios que sugerían que tener niveles bajos de vitamina B$_6$ podía aumentar el riesgo de padecer este mal.

Los críticos afirman que tomar grandes cantidades de vitamina B$_6$ no sólo es inútil en el tratamiento del síndrome del túnel carpiano, sino que también puede ser peligroso. La vitamina B$_6$ puede ser tóxica a niveles elevados y solamente debería tomarse como suplemento bajo la supervisión de un médico, ya que un exceso puede provocar daños nerviosos. El Valor Diario es de 2 miligramos.

Olvide los suplementos y aumente su ingesta de B$_6$ al comer alimentos ricos en dicha vitamina, como los plátanos amarillos (guineos, bananas), la carne de res, el arroz integral, el pollo, los cacahuates (maníes) y las nueces.

Considere el Túnel de Holanda de la ciudad de Nueva York. Imagine lo molesto que es intentar recorrerlo a la hora de más tránsito de vehículos cuando múltiples carriles de automóviles tratan de meterse en tubos de dos carriles. Su muñeca, conocida como el túnel carpiano, es muy parecida al túnel que pasa bajo el río Hudson durante una hora pico. Cuando utiliza la mano en movimientos repetidos —como escribir, escribir en un teclado o dar martillazos— los tendones, que son como carriles que recorren la muñeca, se inflaman y comprimen el nervio medio que va hacia la mano.

A veces la mano afectada se siente entumecida o con sensación de hormigueo o como si estuviera "dormida".

Cuando se presenta esa sensación, es hora de buscar alivio. Nuestros expertos explican cómo hacerlo.

■ **TRACE CÍRCULOS CURATIVOS.** "Cuando comiencen los síntomas como el cosquilleo, le ayudará corregir las posturas a través del ejercicio", explica la fisioterapeuta Susan Isernhagen. Estirar el cuello, las muñecas y los dedos mediante suaves ejercicios de hacer círculos restablecerá la circulación y el flujo de oxígeno, según Isernhagen. "El ejercicio también elimina los productos de desecho y restablece el movimiento normal. Los músculos, los nervios y las articulaciones obtienen alivio", afirma la experta.

Uno de ellos es un ejercicio sencillo de círculos que hace girar la muñeca. Mueva sus manos con cuidado trazando círculos durante unos 2 minutos. "Esto ejercita todos los músculos de la muñeca, restablece la circulación y hace que sus muñecas dejen de estar en la posición flexionada que normalmente produce los síntomas del síndrome del túnel carpiano", explica Isernhagen.

■ **ARRIBA LAS MANOS.** Despegue las manos del teclado y levántelas al aire. "Estire las manos e intente tocar el techo", dice Isernhagen. "Estire totalmente el cuello, los hombros y los codos. Mantenga ambos brazos arriba durante 5 segundos, girando suavemente cada articulación. Sentirá cómo desaparece el estrés y la tensión", explica.

■ **TOME ASPIRINA.** "Para reducir el dolor y la inflamación, tome un medicamento antiinflamatorio no esteroideo como la aspirina o el ibuprofeno", recomienda el Dr. Stephen Cash. Pero no tome acetaminofeno. "El acetaminofeno reduce el dolor", dice, "pero no hace nada contra la inflamación".

■ **AUMENTE SU INGESTA DE B₆.** Hay algunas pruebas que indican que la hinchazón y la falta de elasticidad de la envoltura que rodea al nervio de la muñeca pueden estar causadas por una deficiencia de vitamina B_6. Otras investigaciones revelan que la B_6 interrumpe la capacidad del nervio irritado para transmitir señales de dolor. Por lo tanto, aumente su consumo comiendo más alimentos ricos en B_6, como aguacates (paltas), plátanos amarillos (guineos, bananas), carne de res, arroz integral, pollo, huevos, avena, cacahuates (maníes), frijoles (habichuelas) de soya, nueces y trigo integral, recomienda Janet Maccaro, Ph.D., C.N.C.

■ **EMPIECE CON EL CUELLO.** Para reducir el síndrome del túnel carpiano, Isernhagen recomienda trabajar desde el cuello hacia abajo. "En primer lugar, relaje el cuello e incline la cabeza hacia delante. Luego gírela hacia la izquierda, hacia atrás y hacia la derecha, realizando círculos completos. Hágalo despacio y repítalo cinco veces". Entrelace los dedos de las manos y póngalas por detrás del cuello, manteniendo las muñecas derechas. "Entonces mueva los codos hacia adelante y hacia atrás para estirar suavemente las muñecas, dedos y hombros".

■ **RELÁJESE EN EL TRABAJO.** "Aproveche un buen respaldo de silla", recomienda Isernhagen. "Reclínese ligeramente hacia atrás y mantenga el cuello erguido. Esta postura es la más relajada para el cuello y la espalda y dejará que el peso descanse sobre la silla, en vez de sobre sus músculos", afirma.

■ **NO SEA UN JOROBADO.** Ya sea que nos apresuremos a terminar un trabajo o por la tensión general, tendemos a encorvar los hombros y eso puede hacer que se pincen los nervios y las arterias. "Para combatirlo, relaje conscientemente los hombros", afirma Isernhagen. "Con los brazos a los costados, mueva los hombros hacia abajo y lejos de las orejas; les dará un descanso a los músculos tensos", añade.

■ **APLÍQUESE ACEITE DE RICINO.** Prepare y aplique una compresa caliente de aceite de ricino (higuerilla) en su muñeca en noches alternas, recomienda la Dra. Maccaro. Puede preparar una compresa de aceite de ricino del siguiente modo: necesitará aceite de ricino prensado en frío, un paño de franela de lana, un trozo de plástico y una almohadilla térmica. Doble el paño formando un cuadrado y empápelo con aceite de ricino. Envuelva su muñeca con el paño, cúbralo con el plástico y luego aplique la almohadilla térmica, en modo mediano o caliente. Tal vez necesite aplicarse las compresas durante 3 ó 7 días para realmente obtener resultados. Pero una vez que comience a funcionar, la compresa puede ser muy eficaz.

■ **REALICE UN *PLIÉ* CON LAS MANOS.** El *plié* es un movimiento del ballet clásico que quizás puede ayudarle a prevenir el síndrome del túnel carpiano. "Una las manos suavemente como si estuviera rezando", explica Isernhagen. "Luego eleve los codos y sienta el suave estiramiento que se produce en las muñecas y los dedos", añade. "Mantenga el estiramiento durante 5 segundos".

■ **PÓNGASE DERECHO.** Inclinar continuamente el cuello supone mucha presión para los nervios de las muñecas y otras articulaciones, explica Isernhagen. "Así que en casa, en el trabajo e incluso cuando esté durmiendo, sostenga el cuello derecho sobre los hombros, relaje los hombros y codos y mantenga las muñecas y los dedos derechos".

■ **UTILICE UNA TABLILLA.** Para aliviar los síntomas del síndrome del túnel carpiano, utilice una tablilla para la muñeca a fin de mantenerla recta. "Las tablillas alivian la presión del nervio", explica el Dr. Cash, quien recomienda una tablilla que tenga piezas metálicas y cierres de *Velcro*, las cuales dan apoyo sin ser totalmente rígidas.

"Las que se hacen de plástico suelen ser duras, calientes y pegajosas", advierte Isernhagen. "Pero sea cual sea la tablilla que consiga, debe ajustarse a la palma de su mano y dejar libres el pulgar y los demás dedos".

Tal vez desee considerar que le hagan una tablilla a medida. "Debería consultar a un profesional, como un fisioterapeuta o un terapeuta ocupacional, para que le tomen las medidas y se aseguren de que la tablilla se ajusta a su mano a la perfección", comenta Isernhagen.

■ **NO LA APRIETE DEMASIADO.** No querrá paralizar completamente el tráfico en su muñeca. No envuelva su muñeca con una venda elástica, porque podría apretarla demasiado y cortar la circulación, explica Isernhagen.

■ **USE LA ASIDERA APROPIADA.** Si tiene que transportar cualquier cosa con un asa, asegúrese de que el mango se ajuste a su mano. Si el mango es demasiado pequeño, refuércelo con cinta o tubo recubierto de goma (hule). Si es demasiado grande, consiga otra asa, recomienda Isernhagen.

■ **EMPINE EL CODO.** "No concentre la presión en la base de la muñeca cuando trabaje con herramientas manuales. Utilice el codo y el hombro todo lo que pueda", advierte Isernhagen.

■ **ELIMINE EL ÁCIDO.** Algunos estudios de investigación revelan que tener niveles elevados de ácido en el organismo puede contribuir al dolor y la inflamación. Para combatir las molestias relacionadas con el síndrome del túnel carpiano, la Dra. Maccaro sugiere reducir sus niveles de ácido al evitar los alimentos que producen ácido, como las gaseosas, la cafeína y las bebidas alcohólicas fuertes. Además, la Dra. Maccaro recomienda beber un vaso de jugo de limón y agua todos los días para mantener el organismo alcalino. (El jugo de limón es ácido, pero se vuelve alcalino cuando se metaboliza en el organismo).

(*Nota*: si encuentra en este capítulo términos que no entiende o que jamás ha visto, favor de remitirse al glosario en la página 604).

PANEL DE EXPERTOS

EL **DR. STEPHEN CASH** ES CIRUJANO ORTOPÉDICO EN EL CENTRO MAIN LINE HAND SURGERY, P.C., UBICADO EN WYNNEWOOD, PENSILVANIA.

SUSAN ISERNHAGEN ES FISIOTERAPEUTA Y PRESIDENTA DE DSI WORK SYSTEMS, EN DULUTH, MINNESOTA. TRABAJA COMO CONSULTORA PARA DIVERSAS INDUSTRIAS CON EL FIN DE AYUDARLES A REDUCIR LAS LESIONES LABORALES Y REHABILITAR A LOS TRABAJADORES LESIONADOS.

JANET MACCARO, PH.D., C.N.C., ES NUTRIÓLOGA HOLÍSTICA Y ASESORA CERTIFICADA EN NUTRICIÓN EN SCOTTSDALE, ARIZONA, Y PRESIDENTA DE LA EMPRESA DR. JANET'S BALANCED BY NATURE PRODUCTS.

Síndrome premenstrual

26 formas de sobrellevar los síntomas

CUÁNDO CONSULTAR AL MÉDICO

Los síntomas del síndrome premenstrual casi nunca precisan intervención médica, pero las circunstancias drásticas requieren medidas drásticas. Si ha probado usted todo lo que le sugerimos en este capítulo y al parecer nada le funciona, consulte a su médico la posibilidad de que le recete algún medicamento. Además, si los síntomas del síndrome premenstrual están afectando gravemente su salud y otras actividades diarias, vaya con su médico cuanto antes. Tal vez sufra usted el trastorno disfórico premenstrual (TDMP), una complicación más grave de los síntomas del síndrome premenstrual.

Considérelo como una guerra biológica en la que sus batallas se llevan a cabo en los campos del organismo y la mente de la mujer. Una vez al mes, unas 2 semanas antes de que comience a menstruar, los ejércitos enemigos —el estrógeno y la progesterona— comienzan a agruparse. Estas hormonas femeninas, las cuales regulan el ciclo menstrual y afectan al sistema nervioso central de la mujer, normalmente trabajan en equipo. Sólo cuando una de ellas intenta superar a la otra es que comienzan los problemas.

Algunas mujeres escapan por completo del conflicto: sus hormonas alcanzan un equilibrio pacífico antes de que salga una sola espada. Otras tienen menos suerte. En el caso de una mujer, sus niveles de estrógeno pueden aumentar mucho, dejándole una sensación de ansiedad e irritabilidad. En el caso de otra, puede ser que predomine la progesterona, lo cual la deja deprimida y agotada.

Las batallas pueden durar varios días. Tal vez se sienta abotagada y aumente de peso, o bien sufra dolores de cabeza, de espalda, acné, alergias o una terrible sensibilidad en los senos. Puede que se le antoje el helado y las papitas fritas. Su estado de ánimo puede cambiar sin razón, pasando de la euforia a la depresión. Y luego, de repente, las tropas desaparecen y vuelve a reinar la serenidad justo cuando comienza su período.

Aunque se manifiestan de las más diversas maneras, los más de

150 síntomas que pueden producirse durante este período se clasifican como síndrome premenstrual o SPM. Y si bien la causa exacta no se conoce, los síntomas son muy reales y afectan a la mayoría de mujeres de un modo o de otro.

"Aproximadamente el 85 por ciento de las mujeres que menstrúan padecen uno o más síntomas premenstruales, pero no todas estas mujeres tienen un diagnóstico de SPM", afirma la Dra. Rallie McAllister, M.P.H. "Cuando los síntomas emocionales y físicos interfieren con la vida diaria, normalmente se diagnostica el SPM. Afecta a casi el 40 por ciento de las mujeres estadounidenses en algún momento de sus vidas. Este mal se da más a menudo en mujeres en la veintena o la treintena, pero puede producirse en adolescentes y en mujeres mayores".

En cerca del 3 al 8 por ciento de las mujeres, los síntomas son tan graves que la afección se clasifica como TDPM, o trastorno disfórico premenstrual. "Es una forma grave de síndrome premenstrual que se caracteriza por graves alteraciones del estado de ánimo, normalmente irritabilidad, pero también cambios de humor, ánimo deprimido y ansiedad que provoca un deterioro de la capacidad funcional", explica la Dra. Susan G. Kornstein.

Sin tener en cuenta el alcance y la gravedad de los síntomas de su SPM, nuestros expertos le tienen algunas sugerencias que la pueden ayudar.

■ **HAGA EJERCICIO.** Muchos expertos coinciden en que el ejercicio puede ser la mejor receta para el SPM. "No solamente reduce los efectos negativos del estrés emocional, sino que también aumenta los niveles de las endorfinas que levantan el ánimo, regula los niveles fluctuantes de azúcar en la sangre (glucosa), controla el apetito y evita subir de peso", explica la Dra. McAllister.

El tipo de ejercicio que escoja no es realmente tan importante, agrega la Dra. McAllister. La clave es moverse. "Las mujeres deberían realizar actividades que disfruten", afirma. "El principal objetivo es poner su cuerpo en movimiento durante al menos 30 minutos al día, la mayoría de los días de la semana", dice la experta.

■ **CONFÍE EN LA RELAJACIÓN.** Además del ejercicio, el Dr. Steven Jepson dice que hay varias técnicas de relajación que también ayudan a aliviar los síntomas. "Los ejercicios de respiración profunda, la meditación y el yoga también pueden reducir algunos de los síntomas anímicos relacionados con el SPM, como los cambios de humor, la ansiedad y la irritabilidad", comenta el Dr. Jepson.

■ **PREPÁRESE.** Los síntomas del síndrome premenstrual quizás no sean agradables, pero si se prepara mentalmente para su llegada cada mes, le resultará mucho más fácil manejarlos, explica la Dra. Kornstein. "He descubierto que si las pacientes son conscientes de dónde se encuentran en su ciclo menstrual y pueden anticiparse a la aparición del SPM en lugar de que las agarre desprevenidas, eso las ayuda", comenta la experta. "Luego, cuando se producen los síntomas del síndrome premenstrual, si son capaces de calificarlos como SPM, tal vez les ayude a no reaccionar de forma exagerada a las situaciones".

■ **SIGA ATENTAMENTE SUS SÍNTOMAS.** Desde luego, el primer paso es darse cuenta y aceptar el hecho de que realmente usted sufre del síndrome premenstrual y según la Dra. Kornstein, la manera más fácil de hacerlo es "registrar los síntomas a diario durante dos ciclos menstruales para confirmar que tiene el SPM. Si aprende el patrón exacto de sus síntomas concretos, podrá intentar planear su vida en torno a ellos".

■ **SEA REALISTA.** Tener una actitud positiva y hacer suficiente ejercicio puede ayudar, pero la Dra. McAllister subraya que no hay motivo para la desesperación si sigue sintiéndose mal durante este período. "Una actitud positiva es beneficiosa para la salud y la sanación, pero eso solamente casi nunca constituye una cura", admite la experta. "En muchos casos, los estados de ánimo deprimidos y las emociones negativas más bien son el resultado del síndrome premenstrual, no la causa. Las fluctuaciones en la serotonina y otros neurotransmisores que levantan el ánimo —más que una mala actitud— es lo que hace que las mujeres con el SPM anden con el ánimo por el piso o se sientan irritables".

■ **EVITE LOS ELEMENTOS ESTRESANTES.** La Dra. Kornstein afirma que una de las tácticas más fáciles que puede emplear durante este momento del mes es también la más práctica: simplemente evite a como dé lugar todas las actividades que realmente la estresan. "Intente evitar acontecimientos o decisiones estresantes durante el período premenstrual", recomienda la Dra. Kornstein.

■ **"DESESTRESE" SU ENTORNO.** Las mujeres con el SPM al parecer son especialmente sensibles al estrés ambiental, explica la Dra. Susan Lark. Rodearse de colores relajantes y música suave puede contribuir a que se sienta más calmada en este y otros momentos del mes.

■ **RESPIRE PROFUNDAMENTE.** La respiración superficial, que muchas de nosotras realizamos inconscientemente, reduce nuestros niveles de energía y nos hace sentirnos tensas, empeorando aún más el SPM, comenta la Dra. Lark. Para aliviar las molestias, intente inhalar y exhalar lenta y profundamente.

■ **DESE UN BAÑO.** Consiéntase con un baño de minerales para relajar los músculos de la cabeza a los pies, recomienda la Dra. Lark. Agregue 1 taza de sal marina y 1 taza de bicarbonato de sodio al agua tibia de la bañadera (bañera, tina) y permanezca en ella durante 20 minutos.

■ **APROVECHE EL AGNOCASTO.** Considere agregar agnocasto (sauzgatillo) a su arsenal de tratamientos contra el SPM. La mayoría de expertos lo recomiendan como el mejor remedio herbario para los síntomas del SPM. Puede encontrarlo en té, tintura u otras preparaciones en las tiendas de productos naturales. Beba una taza de té de agnocasto o tome de 5 a 15 gotas de tintura, mezclada con unas cuantas onzas de agua, tres veces al día.

■ **RECURRA AL ROMERO.** Según los expertos en hierbas, determinados compuestos que se encuentran en el romero tal vez equilibren los niveles hormonales y reduzcan los síntomas. Para preparar un té de romero, deje que rompa a hervir 1 taza de agua y viértala sobre 1 cucharadita de hojas de romero. Tape y deje en infusión durante 10 ó 15 minutos, luego bébaselo caliente. Durante la semana que espera su período, beba una taza antes de comer y una taza antes de cenar durante 3 días.

■ **PONGA A PRUEBA OTRAS HIERBAS.** Según la Dra. McAllister, hay otros suplementos herbarios, sobre todo la cimifuga negra (cohosh negro), el barbasco y el aceite de prímula (primavera) nocturna, que también pueden ser útiles para aliviar el dolor, los retortijones y los cambios de humor habituales en el SPM. Al igual que con todos los tratamientos herbarios, debe discutir estas opciones con su médico antes de tomarlos.

■ **ACUÉSTESE MÁS TEMPRANO.** Si el insomnio forma parte de su síndrome premenstrual, prepárese para el mismo yéndose a la cama más temprano unos cuantos días antes de que llegue su síndrome premenstrual, recomienda la Dra. Lark. Tal vez le ayude a aliviar el cansancio y la irritabilidad que acompañan al insomnio.

■ **NO OCULTE LA VERDAD.** Hablar sobre los problemas que le ocasiona el síndrome premenstrual con su esposo, amigos o compañeros de trabajo ayuda, afirma la Dra. Lark. Tal vez incluso encuentre un grupo de autoayuda para el síndrome premenstrual donde pueda compartir sus experiencias con otras mujeres que también lo padezcan. Para encontrar uno cerca de usted, pregunte a su médico o llame a algún centro médico para mujeres.

■ **EVITE LAS CALORÍAS VACÍAS.** Muchas mujeres sienten antojos de dulces mientras luchan contra el síndrome premenstrual, pero la Dra. McAllister afirma que estos carbohidratos simples inician un círculo vicioso. "Los antojos de azúcar hacen que consumamos carbohidratos muy refinados, lo cual provoca un rápido aumento en el nivel del azúcar en la sangre. Eso a su vez causa una sobreestimulación del páncreas y una liberación de insulina, lo cual baja los niveles de azúcar en la sangre más de lo normal, produciendo sensación de hambre, fatiga, irritabilidad y antojos de más azúcar. A la larga, una termina ganando peso", explica la experta.

■ **LLÉNESE DE FIBRA.** Por fortuna, hay una manera sencilla de romper este círculo vicioso, agrega la Dra. McAllister. Sólo tiene que sustituir los alimentos nutricionalmente vacíos por cereales integrales y carbohidratos complejos llenos de fibra, que se encuentran en las verduras, los frijoles (habichuelas) y el pan integral. "Cuando las mujeres satisfacen sus antojos de carbohidratos con carbohidratos complejos altos en fibra, como un *muffin* de salvado con un puñado pequeño de frutos secos, pueden satisfacer sus antojos sin activar el círculo vicioso destructivo".

■ **LIMITE LOS LÁCTEOS.** Los productos lácteos ofrecen muchas ventajas para la dieta estadounidense. Sin embargo, mientras esté sufriendo del síndrome premenstrual, tal vez deba obtener esos beneficios de un alimento diferente. "La inmensa mayoría de las mujeres estadounidenses tiene algún grado de intolerancia a la lactosa, y para esas mujeres, consumir productos lácteos puede causarles mucho abotargamiento y malestar abdominal", afirma la Dra. McAllister. "Además, los productos lácteos tal vez empeoren la inflamación en los organismos de muchas mujeres".

Supere el SPM con suplementos

Numerosas vitaminas, minerales y otros suplementos pueden ayudar a aliviar los síntomas del síndrome premenstrual (SPM), según afirman algunos médicos. A continuación le ofrecemos una lista de soluciones nutricionales.

Vitamina B$_6$. Las investigaciones sobre la vitamina B$_6$ y el SPM han revelado que un aumento en la ingesta de este nutriente puede aliviar síntomas como los cambios de humor, la retención de líquidos, la sensibilidad de los senos, el abotargamiento, los antojos de azúcar y la fatiga, comenta la Dra. Susan Lark. No obstante, advierte que no debe usted experimentar con la vitamina por su cuenta. La B$_6$ es tóxica en altas dosis. Su médico debería supervisar cualquier vitamina que esté tomando, lo cual incluye la B$_6$.

Aceite de pescado o de lino. La inflamación es una causa fundamental de dolor y otros síntomas del SPM, y los ácidos grasos omega-3 que se encuentran en el aceite de pescado y el de lino (linaza) son unos potentes agentes antiinflamatorios que —según se ha demostrado en diversos estudios— reducen esta inflamación, explica la Dra. Rallie McAllister, M.P.H. Además, la mayoría de personas no consume estos nutrientes esenciales tanto como debería.

Calcio y vitamina D$_3$. Al parecer diversos estudios sugieren que estos dos nutrientes pueden actuar conjuntamente para frenar los síntomas del SPM. "En un estudio del 2005 publicado en la revista médica *Archives of Internal Medicine*, unos investigadores descubrieron que las mujeres que consumían 1.200 miligramos de calcio y 400 U.I. de vitamina D reducían su riesgo de padecer el síndrome premenstrual en un 40 por ciento", afirma la Dra. McAllister. "Al parecer la vitamina D$_3$ se absorbe mejor y el organismo la utiliza mejor que la vitamina D$_2$", indica la experta.

Magnesio. El magnesio acompaña al calcio, ya que al parecer las cosas andan mejor cuando estos dos minerales están en equilibrio. "Cuando los niveles de calcio y de magnesio están equilibrados en el organismo, los antojos por carbohidratos tienden a disminuir", afirma la Dra. McAllister. Este mineral también facilita el sueño reparador, reduce los calambres musculares, regula los niveles de azúcar en la sangre (glucosa) y minimiza las migrañas.

Un suplemento especialmente formulado. Su mejor opción para tratar el síndrome premenstrual con suplementos nutricionales es tomar un suplemento equilibrado a diario, explica la Dra. Lark. Puede que la farmacia de su barrio (colonia) incluso venda productos especialmente formulados para tratar los síntomas de este síndrome.

■ **RESTRINJA LA SAL.** La Dra. McAllister dice que la sal es otro producto que hay que reducir. "La sal aumenta las probabilidades de sufrir retención de líquidos y abotargamiento y las mujeres que padecen el SPM deberían tomarla con moderación", indica la experta.

■ **INGIERA PROTEÍNAS Y GRASAS BUENAS.** Mientras reduce los productos lácteos y la sal, agregue proteínas y grasas buenas a su dieta, recomienda la Dra. McAllister. Los ácidos grasos esenciales son especialmente importantes, ya que, según la Dra. McAllister, la mayoría de mujeres no obtiene los suficientes. "Entre las buenas fuentes de estos nutrientes se encuentra el pescado graso como el salmón, el atún y la caballa (escombro), los aguacates (paltas), los frutos secos y las semillas".

■ **TENGA CONTROL CON LA CAFEÍNA.** Quizás desee reducir un poco el café matutino mientras tenga síntomas del síndrome premenstrual, comenta la Dra. Mcallister. "La cafeína puede estimular las glándulas suprarrenales y desencadenar la producción y la liberación de hormonas del estrés, empeorando los síntomas de este síndrome".

■ **"LIQUÍDESE".** Mientras recorta la cafeína, tal vez desee considerar sustituirla por agua y té verde. "El agua ayuda a eliminar toxinas del organismo y controla el apetito. Beber suficiente agua en realidad puede reducir el abotargamiento", explica la Dra. Mcallister. "El té verde es rico en antioxidantes y tal vez ayude a reducir el dolor y la inflamación relacionados con el síndrome premenstrual".

(*Nota*: si encuentra en este capítulo términos que no entiende o que jamás ha visto, favor de remitirse al glosario en la página 604).

PANEL DE EXPERTOS

EL **DR. STEVEN JEPSON** ES EL DIRECTOR MÉDICO DE LA CLÍNICA DE PROCEDIMIENTOS MÉDICOS Y DERMATOLÓGICOS DE UTAH.

LA **DRA. SUSAN G. KORNSTEIN** ES PROFESORA DE PSIQUIATRÍA Y OBSTETRICIA-GINECOLOGÍA EN LA UNIVERSIDAD COMMONWEALTH DE VIRGINIA EN RICHMOND. ADEMÁS, ES DIRECTORA EJECUTIVA DEL INSTITUTO PARA LA SALUD DE LA MUJER EN LA MISMA UNIVERSIDAD.

LA **DRA. SUSAN LARK** ES UNA DISTINGUIDA MÉDICA CLÍNICA, CONFERENCIANTE Y EXPERTA EN LA SALUD DE LA MUJER. MANTIENE LA PÁGINA *WEB* WWW.DRLARK.COM Y ES AUTORA DE VARIOS LIBROS.

LA **DRA. RALLIE MCALLISTER, M.P.H.,** ES MÉDICO DE MEDICINA FAMILIAR CON CERTIFICACIÓN PROFESIONAL Y EJERCE EN KINGSPORT, TENNESSEE.

Sinusitis

13 combatientes contra infecciones

CUÁNDO CONSULTAR AL MÉDICO

Si se ha tratado usted mismo durante 3 ó 4 días y todavía tiene dolor, presión y congestión en los senos paranasales, necesita consultar al médico para que le ayude a combatir la infección y drenar sus senos, aconseja el Dr. Terence M. Davidson. "De lo contrario, sus senos paranasales podrían producir abscesos en los ojos, o peor aún, en el cerebro".

Puede que también tenga sinusitis crónica, la cual puede llegar a ser un trastorno recurrente o prolongado que dure meses e incluso años. Dependiendo de la causa, tal vez tenga que seguir un tratamiento más largo de antibióticos que para la sinusitis aguda, o someterse a un procedimiento de drenaje sinusal o una cirugía para resolver la obstrucción. Un especialista en los senos paranasales puede tomarle radiografías o realizar otras pruebas para descubrir qué está causando la congestión, ya sean bacterias, una obstrucción como pólipos, alergias, una sinusitis aguda sin tratar o sensibilidad a medicamentos, como a la píldora anticonceptiva o a la aspirina.

Los senos paranasales son cavidades llenas de aire que actúan como pequeños centros de control de la calidad del aire bajo los pómulos, arriba de los ojos y la nariz y detrás de las cuencas de los ojos. Su trabajo consiste en calentar, humectar, purificar y en términos generales, acondicionar el aire que respiramos antes de que llegue a los pulmones. Cuando los senos funcionan correctamente, las bacterias que entran son atrapadas y filtradas hacia el exterior por la mucosidad y los diminutos vellos nasales llamados cilios.

No obstante, este pequeño sistema de flujo de aire puede taponarse si algo obstaculiza los cilios, si un resfriado (catarro) obstruye las aberturas de los senos o si un alérgeno inflama la mucosa de los mismos. Entonces el aire queda atrapado, aumenta la presión, la mucosidad se estanca y proliferan las bacterias u otros organismos. Comienza la infección y la inflamación de los senos, una afección conocida como sinusitis.

Cuando intenta dormir, es como si hubiera destapado una lenta gotera. Toda la noche el goteo constante de líquido nasal baja por la garganta y le provoca espasmos de tos.

Las características distintivas de la sinusitis aguda son presión y dolor alrededor de la cara, los dientes o los ojos y a menudo dolor de cabeza con mucosidad espesa verde o amarilla. Quizás también tenga fiebre. La sinusitis aguda está causada normalmente por virus o bacterias y puede durar un mes o más.

Si el taponamiento nasal se produce demasiadas veces, puede terminar con un engrosamiento permanente de las membranas de los senos y una nariz tapada crónica. La sinusitis crónica, menos común que la aguda, está provocada por alergias —sobre todo al polvo, el moho, el polen y algunos hongos— u otras afecciones y normalmente dura más de 8 semanas.

Curas culinarias

Según el Dr. Howard M. Druce, puede obtener alivio a sus problemas de sinusitis a través del estómago; es decir, comer alimentos que hagan que le lloren los ojos o le gotee la nariz acabará con su obstrucción nasal. A continuación están los que él recomienda.

AJO. Esta planta acre contiene la misma sustancia química que se encuentra en un fármaco que hace que la mucosidad sea menos pegajosa, explica el Dr. Druce.

RÁBANO PICANTE (RAÍZ FUERTE). Esta raíz de sabor picante contiene una sustancia química similar a una que se encuentra en los descongestionantes, afirma. La variedad embotellada funciona perfectamente.

SAZONADOR DE ESPECIAS TIPO *CAJUN*. Probablemente no esté mal si ordena comida estilo *Cajun*. Estos platos picantes están hechos con pimienta de Cayena, que contiene capsaicina, una sustancia que estimula las fibras nerviosas y actúa como un descongestionante nasal natural. Hay otros chiles que también contienen este potente compuesto. Busque las variedades más pequeñas; normalmente son más picantes y tienen más capsaicina que las grandes. . . o utilice al cocinar pimienta de Cayena molida u otros chiles en polvo.

Los médicos por lo general prescriben antibióticos para acabar con la infección si es bacteriana. Sin embargo, a menudo sugieren esperar una semana. Después de 7 días, cerca del 75 por ciento de las infecciones sinusales mejorará sin medicamentos que se venden con receta, sobre todo si la afección es leve, sólo da dolor moderado y fiebre de menos de 100°F (38°C). Si los síntomas siguen igual o peor, o si al principio mejoran pero luego empeoran, es una buena señal de que la infección es bacteriana.

Mientras tanto, puede tomar numerosas medidas para sentirse mejor. A continuación indicamos lo que los médicos recomiendan para destapar los senos paranasales, reducir el dolor y la presión y hacer que el aire circule libremente.

■ **IMPROVISE UNA INHALACIÓN.** Si se le congestiona la nariz durante el día cuando está en el trabajo o en sus actividades diarias, consiga una taza de café, té o sopa caliente, ahueque las manos sobre la taza e inhale, recomienda el Dr. Howard M. Druce. No será tan eficaz como un baño de vapor, pero le proporcionará algo de alivio.

■ **HUMIDIFIQUE SU HOGAR.** El Dr. Bruce W. Jafek afirma que poner un humidificador en la recámara (dormitorio, cuarto) evita que se resequen los conductos nasales y sinusales. Pero asegúrese de limpiarlo una vez a la semana para que ningún hongo pueda invadirlo.

Puede utilizar un humidificador de vapor frío o caliente. El Dr. Jafek sugiere comenzar con uno de vapor frío y explica que si bien la recámara no se calentará como lo haría con uno de vapor caliente, los de vapor frío son más seguros porque no provocarán una quemadura si por casualidad se vuelca.

■ **PRUEBE UNA DUCHA DE VAPOR.** Ponga unas cuantas gotas de aceite de eucalipto sobre el piso de una ducha (regadera) por la que salga agua caliente. Inhale el vapor; la humedad le ayudará a que circule la mucosidad y se drenen los senos paranasales.

Nota: ya que el piso podría estar resbaloso, tenga cuidado al entrar y salir de la ducha. Además, puede que el baño esté demasiado caliente para los niños.

■ **BAÑE A SUS FOSAS NASALES.** Para extraer las secreciones nasales estancadas, el Dr. Jafek recomienda utilizar aerosoles o gotas nasales salinas, como las de las marcas *Breathe Right* o *Ayr*. También puede preparar una solución casera mezclando 1 cucharadita de sal de mesa con 2 tazas de agua tibia y una pizca de bicarbonato de sodio. Vierta el líquido en un atomizador o un gotero (cuentagotas), incline la cabeza hacia atrás, cierre un orificio nasal con el dedo pulgar y rocíe la solución en el orificio abierto mientras inhala. Luego suénese ese orificio suavemente y repita con el otro lado. También puede utilizar un rociador para aplicar la solución en sus orificios nasales, pero mantenga la cabeza erguida.

■ **HUMÉCTESE.** El goteo posnasal no es una enfermedad, explica el Dr. Hueston King. Su nariz proporciona casi toda la humedad que necesitan sus pulmones y sistema respiratorio. Una nariz saludable produce entre 1 y 3 cuartos de galón (1 y 3 l) de mucosidad acuosa y transparente cada día, pero ésta se reduce conforme

envejecemos. Cuando disminuye uno nota más el otro tipo de mucosidad nasal, la pegajosa que recoge contaminantes y los lleva a la garganta donde se tragan y son destruidos por el ácido del estómago. Esa mucosidad es lo que llamamos goteo posnasal.

Para reemplazar la mucosidad humectante perdida, pruebe *Ponaris Nasal Emollient*. Viene en forma de gotas nasales, pero funciona mucho mejor como aerosol. Por lo tanto, viértalo a un atomizador nasal y utilícelo cuando lo necesite, recomienda el Dr. King.

■ **OJO CON LOS AEROSOLES NASALES.** Puede utilizar aerosoles o gotas nasales medicinales, como los de las marcas *Neo-Synephrine* o *Afrin*, si no queda más remedio, pero un uso frecuente de los mismos podría prolongar la afección o incluso empeorarla, afirma el Dr. Terence M. Davidson. Es lo que los especialistas llaman el "efecto rebote".

Al principio, los aerosoles encogen las mucosas nasales, explica el Dr. Davidson. "Pero entonces la mucosa reacciona inflamándose todavía más que antes, lo cual crea un círculo vicioso de aplicaciones. Pueden pasar semanas antes de que por fin ceda la inflamación después de dejar de utilizar el aerosol".

■ **RECURRA A ESTOS REMEDIOS.** Pruebe descongestionantes que se venden sin receta como el de la marca *Sudafed*, analgésicos como el acetaminofeno (como el de la marca *Tylenol*) y enjuagues de irrigación nasal (como el de la marca *SinuCleanse*) para sentirse mejor.

■ **APLIQUE PRESIÓN.** Al friccionar los senos paranasales adoloridos se atrae gran cantidad de sangre fresca a la zona y se obtiene un alivio calmante, sugiere el Dr. Jafek. Apriete los pulgares con firmeza a ambos lados de la nariz y manténgalos durante 15 ó 30 segundos. Repita.

■ **UTILICE EL CALOR.** Aplique calor húmedo a los senos paranasales irritados para aliviar el dolor, recomienda el Dr. Druce. Coloque una toallita de baño caliente sobre los ojos y los pómulos y déjela en el lugar hasta que sienta que disminuye el dolor. Puede que esto ocurra en unos pocos minutos.

■ **SIGA UNA DIETA ANTIINFLAMATORIA.** Los alimentos que come desempeñan un papel fundamental en la salud, afirma la Dra. Martha Howard. Evite el trigo y los productos lácteos cuanto pueda y céntrese en el pescado, el pollo y las frutas y las verduras frescas. Como ventaja adicional, este tipo de dieta le mantiene alejado de los productos químicos alimentarios, como los colorantes y los aditivos. Esta dieta antiinflamatoria reducirá la inflamación sistemática que está contribuyendo a sus problemas sinusales.

(*Nota*: si encuentra en este capítulo términos que no entiende o que jamás ha visto, favor de remitirse al glosario en la página 604).

PANEL DE EXPERTOS

EL **DR. TERENCE M. DAVIDSON** ES PROFESOR DE CIRUJÍA DE LA CABEZA Y EL CUELLO Y DIRECTOR DE LA CLÍNICA DE DISFUNCIÓN NASAL DEL CENTRO MÉDICO DE LA UNIVERSIDAD DE CALIFORNIA EN SAN DIEGO.

EL **DR. HOWARD M. DRUCE** ES PROFESOR CLÍNICO DE MEDICINA EN LA DIVISIÓN DE ALERGIA E IMMUNOLOGÍA DE LA ESCUELA DE MEDICINA DE NUEVA JERSEY DE LA UNIVERSIDAD DE MEDICINA Y ODONTOLOGÍA DE NUEVA JERSEY EN NEWARK.

LA **DRA. MARTHA HOWARD** ES DIRECTORA MÉDICA DE WELLNESS ASSOCIATES DE CHICAGO, UN CENTRO DE MEDICINA INTEGRAL.

EL **DR. BRUCE W. JAFEK** ES PROFESOR EN EL DEPARTAMENTO DE OTOLARINGOLOGÍA DE LA FACULTAD DE MEDICINA DE LA UNIVERSIDAD DE COLORADO EN DENVER. FUE JEFE DEL DEPARTAMENTO DURANTE 22 AÑOS ANTES DE REGRESAR AL EJERCICIO CLÍNICO Y A LA ENSEÑANZA.

EL **DR. HUESTON KING** ES PROFESOR CLÍNICO DE OTORRINOLARINGOLOGÍA EN LA ESCUELA DE MEDICINA DE LA UNIVERSIDAD DE FLORIDA EN GAINESVILLE. TAMBIÉN ES ESPECIALISTA JUBILADO EN OTORRINOLARINGOLOGÍA EN VENICE, FLORIDA.

Sobrepeso

34 opciones para librarse de las libras de más

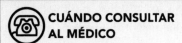
CUÁNDO CONSULTAR AL MÉDICO

Es buena idea hablar con su médico si usted piensa que necesita perder peso. Es especialmente importante si usted ha llegado o está cerca de la menopausia o si tiene factores de riesgo de enfermedades crónicas relacionadas con el sobrepeso y la obesidad, como el hábito de fumar, un estilo de vida sedentario, azúcar en la sangre (glucosa) elevada o grasas sanguíneas anormales. Bajar de peso durante la menopausia tal vez aumente la velocidad a la que se pierde también densidad ósea. Háblele a su médico sobre sus esfuerzos por perder peso; tal vez necesite un suplemento de calcio.

Durante un día cualquiera, cerca de la mitad de mujeres y un tercio de los hombres que viven en los Estados Unidos están intentando deshacerse de las libras de más. En total, ¡se trata de 106 millones de personas a dieta!

Y seamos sinceros: planificar las comidas, controlar las porciones, hacer ejercicios con pesas, aeróbicos. . . todo eso parece requerir tremendísimo esfuerzo. Bien, pero si su objetivo es perder peso de manera saludable, más adelante tendrá que reconocer que valió la pena hacer dicho esfuerzo. ¿Está preparado para intentarlo? Los siguientes consejos de nuestros expertos, así como su apoyo, seguramente le motivarán y harán que todos sus esfuerzos actúen a su favor de manera eficiente y eficaz.

Las siguientes páginas le muestran cómo utilizar su mente, su boca y sus músculos para controlar su peso.

UTILICE LA MENTE

Muchos de los esfuerzos por bajar de peso fracasan por culpa de nuestra inadecuada manera de pensar, afirma Gary Foster, Ph.D., quien enfoca el proceso de perder peso desde un punto de vista psicológico. Así es cómo puede utilizar la mente para perder peso.

■ **NO SE DEJE ENGAÑAR.** A pesar de todas las promociones de adelgazamiento rápido que ve usted por internet y que escucha en los otros medios, la mejor manera de perder peso y no volver a recuperarlo es realizar cambios permanentes en sus hábitos alimenticios y de ejercicio, explica Marsha D. Marcus, Ph.D.

Sin lugar a dudas, las soluciones fáciles a una tarea difícil como perder peso y no recuperarlo son muy atractivas. Pero si una publicidad para adelgazar le parece demasiado buena para ser cierta —sin importar lo convincente que sea— entonces lo es.

■ **ESCOJA LAS METAS CON SENSATEZ.** A pesar de los inspiradores avisos de personas flacuchas sosteniendo la enorme ropa que solían traer puesta, el mejor objetivo para adelgazar es perder el 10 por ciento de su peso corporal, comenta el Dr. Foster.

Es difícil pensar a pequeña escala en nuestra cultura que valora lo grande sobre todas las cosas. En uno de los estudios del Dr. Foster, un grupo de mujeres obesas tenían que dar su opinión sobre lo satisfactorio que consideraban diferentes cantidades de peso perdido. Afirmaron que no estarían contentas con un adelgazamiento del 25 por ciento, y que no considerarían un éxito en absoluto uno del 17 por ciento. Unas expectativas tan poco razonables pueden minar gravemente la motivación y la capacidad para mantener un adelgazamiento a largo plazo, afirma el Dr. Foster.

Las personas que socavan sus esfuerzos al ponerse una meta demasiado difícil de lograr, como perder 100 libras (45 kg), lo hacen de una de dos maneras. Pueden emprender conductas sobrehumanas, comiendo aún menos y realizando aún más ejercicio, lo cual hace que perciban posteriormente que han fracasado porque nadie puede continuar viviendo de ese modo a largo plazo. La segunda manera es darse por vencido desde el principio, diciendo: "Al diablo con ello si esto es lo mejor que puedo hacerlo".

En su lugar, el Dr. Foster recomienda calcular cuánto es el 10 por ciento de su peso corporal y aspirar a eso. Por ejemplo, si usted pesa 150 libras (68 kg), tendría que esforzarse por perder 15 libras (7 kg). La mayoría de la gente necesitaría unos 6 meses para lograr este objetivo inicial, explica el Dr. Foster.

■ **RECUERDE QUE CON POCO ALCANZA.** Cuando haya calculado cuánto peso total tiene que perder, al principio planee perder de ½ a 1 libra (de 227 g a 0,5 kg) a la semana, recomienda Joanne Larsen, R.D. "Cuando seguimos una dieta muy baja en calorías o hacemos demasiado ejercicio y perdemos más de 2 libras (1 kg) a la semana, nuestro organismo entra en "modo inanición" y cuando el organismo está en este modo, quema menos calorías", afirma la experta, y se resiste a los esfuerzos por perder más peso.

■ **REDUZCA EL ESTRÉS.** Uno de los principales factores del aumento de peso es el estrés. Cuando nos encontramos bajo estrés, nuestro organismo acumula grasa, y no cesará hasta que lo entrene a hacer otra cosa, explica G. Frank Lawlis, Ph.D. Busque maneras positivas de manejar el estrés. Por ejemplo, tome clases de yoga, dese un baño o escuche música relajante. Pero evite automedicarse con la comida, indica el Dr. Lawlis.

Un entorno de trabajo con grandes niveles de estés puede hacerle desear agarrar una merienda (refrigerio, tentempié) de comida rápida y alta en calorías o una comida precocinada y procesada, sobre todo a última hora de la tarde y primera de la noche, afirman los investigadores del Centro Monell Chemical Senses, ubicado en Filadelfia.

En su lugar, tenga a la mano meriendas saludables, como apio con mantequilla de maní.

■ **CONTROLE SUS ANTOJOS.** Comer por motivos emocionales es un problema muy importante porque aprendemos a hacerlo desde el día en que nacemos. "Cuando somos bebés lloramos y nos dan leche", afirma el Dr. Lawlis. "Cuando estamos alterados, nos dan comida". En lugar de prohibirse los alimentos que le encantan, opte por alternativas más saludables que tengan las mismas propiedades sensoriales. Por ejemplo, si se le antojan alimentos crujientes y salados cuando está enfadado, satisfaga sus antojos con palomitas (rositas) de maíz (cotufo) o zanahorias con un poco de sal antes de atiborrarse de frituras de maíz y pollo frito.

También es más probable que se le antojen más calorías de alimentos grasos la semana antes de su período menstrual, según un reciente estudio del Instituto Psiquiátrico y el Departamento de Psiquiatría del Estado de Nueva York. Por lo tanto, es mejor que planifique sus comidas cuidadosamente de antemano.

■ **CAMBIE SU IMAGEN CORPORAL.** Si piensa en sí mismo siempre con sobrepeso u obeso, siempre lo estará, dice el Dr. Lawlis. Por ello, para cambiar su cuerpo, primero tiene que cambiar su imagen corporal. "No va a volver a ser adolescente de nuevo con una cinturita de 18 pulgadas (46 cm), pero es realmente importante mantener una imagen de uno mismo realista", afirma el Dr. Lawlis.

■ **DISFRUTE SU ÉXITO.** Cuando han perdido 20 libras (9 kg) o así, muchos clientes le dicen al Dr. Foster que duermen mejor, que pueden subir escaleras más fácilmente y que tienen más energía para jugar con sus nietos.

Tómese tiempo para advertir y celebrar estos triunfos, luego, salga y consiéntase con un nuevo vestido o una manicura.

■ **HAY QUE SABER MANTENERSE.** Una vez que haya alcanzado su meta de perder el 10 por ciento de su peso corporal, su siguiente objetivo debería ser simplemente mantener ese peso durante un tiempo.

"Intente mantener ese peso durante al menos otros 6 u 8 meses o un período más largo de tiempo del que necesitó para perder esa cantidad inicial. Sienta realmente lo que es vivir la vida con ese peso", dice el Dr. Foster. Si es el momento adecuado y usted está preparado y dispuesto a realizar aún más esfuerzos para continuar perdiendo peso, comience a perder otra cantidad razonable.

"Estará en una posición mucho mejor para saber lo que se necesita para adelgazar cuando haya mantenido la pérdida. Si no estoy golpeándome la cabeza contra la pared para mantener mi peso, entonces la posibilidad de perder más es un poco más atractiva", afirma el experto.

■ **REALICE CAMBIOS PRÁCTICOS.** Aunque pudiera eliminar totalmente la comida rápida, las papitas grasosas y los otros alimentos tentadores mientras está adelgazando, tendrá que aprender que usted puede disfrutar todos los alimentos, incluidos esos, con moderación durante el resto de su vida.

"Pienso que para las personas con problemas de peso, es una cuestión de autogestión para toda la vida. Pero eso no significa que uno tiene que

¿Cuánto es demasiado?

La mayoría de los profesionales de la salud utilizan una herramienta llamada índice de masa corporal (IMC) para determinar si alguien entra en la categoría de "sobrepeso" o en la de "obesidad". El IMC mide el peso corporal en relación con la altura, el cual normalmente guarda correlación con el de grasa corporal. Las personas que tienen un IMC de 30 o más se clasifican como obesas; lo que significa, en la mayoría de los casos, al menos un sobrepeso de 30 libras (14 kg). Esta categoría incluye una persona que mida 5 pies y 4 pulgadas (1,62 m) y pese 174 (79 kg), o una persona que mida 5 pies y 10 pulgadas (1,78 m) y pese 209 libras (95 kg).

Las personas con un IMC de 25 a 30 se consideran con sobrepeso, ya que pesan más que el estándar para su estatura. El exceso de peso puede proceder de los músculos, los huesos o el agua corporal, además de la grasa. Esto significa que determinados individuos, como un fisicoculturista o una persona con un cuerpo grande, pueden tener sobrepeso pero no demasiada grasa. Los valores del IMC abajo de 25 y hasta 18,5 se consideran como peso normal o saludable.

Puede calcular su IMC dividiendo su peso en libras entre su altura en pulgadas cuadradas y luego multiplicando el resultado por 703. También puede dirigirse a la página *web* del Instituto Nacional del Corazón, los Pulmones y la Sangre y utilizar el calculador automático de IMC que se encuentra allí. También encontrará tablas con el IMC ya calculado.

Otra herramienta clave para determinar el sobrepeso es la circunferencia de la cintura, que es un obvio indicador de grasa abdominal. Puede determinar la circunferencia de su cintura permaneciendo de pie y poniendo una cinta métrica bien ajustada alrededor de la cintura. Los riesgos para la salud se elevan conforme aumentan las medidas de la cintura, sobre todo si es mayor de 35 para las mujeres o de 40 para los hombres.

---

estar a dieta durante toda su vida; tenemos que decirnos que sí y disfrutar nuestra comida, pero también debemos aprender a decir no", afirma el Dr. Marcus.

■ **COMA DE MANERA CONSCIENTE.** Para poder cambiar su conducta alimentaria, primero tiene que comprender esa conducta. Es un proceso en dos fases, explica el Dr. Marcus. En primer lugar, comience a prestar atención a qué, cuándo, dónde y con quién está comiendo, cómo se siente y qué tipo de actividades está haciendo a lo largo del día. A continuación, considere los factores que lo provocan a comer. Si tiene hambre, desde luego, comer es la respuesta adecuada, pero hay muchas cosas aparte del hambre que nos hacen comer, como por ejemplo, la visión o el olor de determinados alimentos, el aburrimiento o el estrés, explica el Dr. Marcus.

■ **RECURRA AL REFLEJO.** Cuelgue un espejo de cuerpo entero en su hogar, recomienda Larsen. Muchas personas excedidas de peso prefieren espejos que solamente muestran su rostro y no ven la imagen completa que las demás personas observan.

Puede encontrar espejos de cuerpo entero en almacenes (tiendas de departamentos) por menos de $20. Mírese bien en él de manera regular.

■ **PÉSESE TODOS LOS DÍAS.** Si utiliza la báscula (pesa, balanza) de manera sensata, sabrá cuando ha engordado 5 libras (2 kg). Entonces puede comer menos y hacer más ejercicio, explica Larsen. "Es más fácil advertir una pequeña subida de peso que tener que manejar una más grande".

UTILICE LA BOCA

Desde luego es fácil decir que el secreto para perder peso es consumir menos calorías de las que se queman. Lamentablemente, debido a nuestro estilo de vida acelerado y sedentario, comer bien no es tan sencillo en la vida diaria.

■ **TOME AL MENOS 3 COMIDAS AL DÍA.** Al menos empiece el día con un buen desayuno. "Si se salta las comidas, tendrá demasiada hambre y comerá grandes cantidades de cualquier alimento que pueda tomar rápidamente, con lo que consumirá en poco tiempo más calorías de las que necesita. El mensaje que va desde el estómago hasta el cerebro indicando que uno está lleno tarda unos 20 minutos en llegar", explica Larsen.

■ **DESHÁGASE DE LO DIETÉTICO.** Desde luego, puede comprar versiones de grasa reducida de alimentos, pero cocinar uno mismo le ayudará a determinar cuánta grasa y sal contienen sus comidas. "Cocinar uno mismo en casa también nos ayuda a ahorrar dinero, ya que los alimentos procesados y preparados son más caros", indica Larsen.

■ **NO SE PRIVE.** Cuando alguien nos dice que no comamos algo, es probable que se saboteen nuestros esfuerzos por adelgazar. Hay que reconocer que tarde o temprano vamos a permitirnos comer el alimento "prohibido" y probablemente nos excederemos para compensar por sentirnos privados. El problema no está solamente en comer alimentos "malos", sino en comer porciones más grandes de las que necesitamos, explica Larsen. Reduzca las porciones de *todos* los alimentos y coma más cereales integrales, frutas, verduras y lácteos, recomienda la experta.

■ **CALCULE CUÁNTO NECESITA.** Un cálculo aproximado de cuántas calorías debería consumir diariamente para perder peso de manera segura es 10 calorías por libra de peso corporal al día. Si usted pesa 180 libras (82 kg), intente consumir 1.800 calorías diarias.

No obstante, puede que sus necesidades individuales difieran de esto, dependiendo en parte de la composición de su cuerpo y su nivel de actividad. El género y la genética influyen enormemente en cómo utiliza y almacena el organismo los alimentos. Por ejemplo, las hormonas femeninas tienden a facilitar el almacenamiento de grasa. Un dietista puede ayudarle a calcular un número de calorías más preciso, comenta Larsen. Para encontrar un dietista, pregunte en su hospital local o visite la página *web* de la Asociación Dietética de los Estados Unidos, en www.dietitian.com y haga clic en *Find a Dietitian* (Encuentre un dietista). Para calcular las calorías usted mismo, haga clic en el *Healthy Body Calculator* de la página *web*.

■ **SIGA UNA DIETA EQUILIBRADA.** Desde hace algún tiempo han sido muy populares las dietas altas en proteínas y bajas en carbohidratos, en las cuales predomina la carne y se reduce el pan, la pasta y la fruta.

Si bien la gente puede perder peso mientras disfrutan bistecs, huevos y cecina de res, esto se debe en parte a una pérdida de líquidos cuando sus organismos convierten los alimentos en energía, y en parte porque están ingiriendo menos calorías. Sin embargo, utilizar tantas proteínas como combustible puede dejarnos fatigados y estreñidos, además de imponer más exigencias sobre los riñones, ya que ellos filtran el exceso de proteínas, lo cual a su vez supone un riesgo especial para los diabéticos, explica Mary Friesz, R.D., Ph.D.

Una dieta sumamente baja en grasa tampoco es buena. En cantidades razonables, la grasa de los alimentos nos hace sentirnos llenos y desear dejar de comer. Por ejemplo, cuando uno escoge helado sin grasa, puede terminar comiendo más porque es menos llenador. . . y consumiendo más calorías de las que ingeriría si hubiera tomado un poco de helado normal. Al final, son las calorías lo que importa, afirma la Dr. Friesz.

La dieta equilibrada que recomiendan los expertos para perder peso o mantenerlo es sencilla. Cada día, procure que aproximadamente la mitad de sus calorías sean procedentes de los carbohidratos. Entre las buenas fuentes de carbohidratos se encuentran las frutas, las verduras, los panes de cereales integrales, la pasta,

el arroz y la leche. Intente incluir al menos 5 porciones de verduras y 2 de frutas al día en lugar de llenarse de pan y pasta, recomienda la Dra. Friesz. Y opte por los cereales integrales y las legumbres en lugar de la harina refinada y los azúcares simples.

Cerca de una cuarta parte de sus calorías debería proceder de las proteínas. Entre las buenas fuentes se encuentran los cortes magros (bajos en grasa) de carne de res, la pechuga de pollo, el pescado y los frijoles (habichuelas). Si usted es vegetariano, coma arroz junto con frijoles durante el mismo día para asegurarse de que obtenga proteínas completas.

La última cuarta parte de sus calorías debería proceder de las grasas y los aceites. Los mejores son los aceites de oliva y de *canola*. Son los más saludables para el corazón, pero siguen conteniendo muchas calorías. Por lo tanto, no se exceda con ellos.

■ **REGISTRE SUS CALORÍAS.** Larsen sugiere utilizar un diario de alimentos, siempre que sea posible, para registrar lo que uno come cada día, cuántas calorías contiene el alimento, junto con los otros detalles de su conducta alimentaria.

"Llevar registros de alimentos es la única manera de saber si uno está bien encaminado o no. Aquí le va una comparación", dice la experta. Imagine que usted escribe cheques y deposita dinero en su cuenta corriente, pero no escribe la cantidad del cheque y nunca cuadra la cuenta. Usted no tendrá ni idea de su situación financiera. Sucede lo mismo al perder peso.

■ **COMA CON FRECUENCIA.** En vez de tomar toda la comida en dos o tres sentadas, realice de 4 a 6 comidas más pequeñas a lo largo del día, recomienda la Dra. Friesz. Cuando uno toma comidas más pequeñas y frecuentes cada día en lugar de un par de comilonas, es más probable que el organismo utilice las calorías en lugar de almacenarlas como grasa, explica. También se asegurará de que no estará muerto de hambre cuando llegue a la mesa, lo cual aumenta las probabilidades de comer demasiado.

Es importante que las calorías totales de sus comidas pequeñas no excedan la cantidad de calorías que usted debe consumir cada día.

■ **SEA CREATIVO EN LOS RESTAURANTES.** Usted sabe que cuando come fuera es probable que el mesero deje caer una bomba calórica sobre su mesa que puede expandir la circunferencia de su cintura y suponer un problema durante los próximos meses. "Si está lleno cuando se levanta de la mesa, comió demasiado. Es el modo en que su organismo dice: 'Esto es demasiado para digerirlo de una vez'", comenta la Dra. Friesz. Tiene que parar antes de eso, cuando aún hay sitio para más comida pero no tiene esa sensación de hambre. En lugar de comer hasta "reventar":

■ Divida el plato fuerte con su cónyuge o amigo.

■ Pida un plato fuerte de tamaño infantil.

■ Pida a la mesera que meta en una cajita la mitad de la comida y llévela a casa para disfrutarla después.

■ Pida la pasta por separado. Las porciones de pasta como guarnición son normalmente de 1½ tazas, pero las porciones

principales pueden ser el doble de esa cantidad.

■ Pida la mantequilla, la crema agria y otros aderezos como guarnición, y agregue sólo lo suficiente para darle sabor. Si se come una papa al horno rellena, por ejemplo, y todavía puede percibir su sabor, lo está haciendo bien.

■ **ASPIRE A 25.** Consumir al menos 25 gramos de fibra al día es especialmente importante si está intentando adelgazar. Los alimentos ricos en fibra suelen ser opciones nutritivas, llenadoras y con menos calorías, explica Larsen.

Usted puede acumular un total de 25 gramos de fibra al día tomando una taza de copos de salvado (*bran flakes*) con leche baja en grasa en el desayuno, un *muffin* inglés tostado de trigo integral para su descanso matinal, ½ taza de garbanzos con su ensalada del almuerzo, una manzana grande como merienda y ½ taza de brócoli sofrito al estilo asiático para cenar.

■ **ACUDA AL AGUA.** Beba 8 vasos de 8 onzas (240 ml) de agua cada día. Larsen dice que si mantiene algo de agua en el estómago la mayor parte del tiempo puede engañarlo para que crea que está lleno.

UTILICE LOS MÚSCULOS

Más importante que lo que uno come es cómo se mueve. Si sigue una dieta realmente baja en calorías y no hace ejercicio, se arriesga a perder músculo, advierte el Dr. Rob Huizenga.

"La gente confía demasiado en las dietas y abusan muchísimo de ellas, cuando en realidad no suponen la solución para lograr salud, buen aspecto o una constitución corporal óptima", explica el Dr. Huizenga, quien basa estas opiniones en su trabajo con atletas profesionales, mujeres atletas y personas que intentaban perder peso en el programa de TV *The Biggest Loser*.

"Hay que perder grasa, no peso, y es necesario estar saludable haciendo ejercicio para perder grasa", comenta el Dr. Huizenga.

A continuación nuestros expertos explican cómo aprovechar el poder del ejercicio.

■ **CUENTE CON UNA COMBINACIÓN.** El mejor programa de ejercicio combina el aeróbico, los ejercicios con pesas y los estiramientos. El ejercicio aeróbico que es continuo, como andar en bicicleta, caminar y nadar, fortalece el corazón y es el mejor para reducir el riesgo de padecer muchas enfermedades crónicas. Las actividades en las que se para y arranca bruscamente, como el *racquetball*, no son tan beneficiosas.

El ejercicio de fortalecimiento en el que se realiza calistenia o levantamiento de pesas fortalece los músculos y ayuda a mantener la masa muscular. Esto adquiere más importancia conforme envejecemos, ya que nuestra masa muscular comienza a disminuir a principios de la veintena. Si uno no utiliza los músculos, se vuelven más pequeños. El tejido muscular quema más calorías, por lo tanto, entre más masa muscular tenga, más calorías gastará aun sin hacer nada. La diferencia diaria no es grande, pero con el tiempo llega a ser enorme.

■ **NO DIGA "TODO O NADA".** Al principio, planifique hacer ejercicio durante 20 minutos durante un mínimo de 3 días a la semana. Vaya aumentando hasta lograr ejercitarse de 30 a 40 minutos a la vez. Entre más días haga ejercicio, mejor, pero 3 días es un buen punto de partida si no ha hecho ejercicio últimamente.

Si su tamaño o nivel de buena forma física le impide hacer ejercicio durante 20 minutos diarios, comience con 15 minutos solamente y vaya aumentando paulatinamente. No deje de hacer ejercicio si tiene problemas de tiempo; incluso ejercitarse de manera intermitente durante 10 ó 15 minutos a lo largo del día contribuye a fortalecer el corazón. Además, unos cuantos minutos de ejercicio hechos de manera regular al final le facilitarán el conseguir hacer períodos más largos.

■ **ENCUENTRE EJERCICIOS QUE DISFRUTE.** Haga una lista de todas las actividades que disfrute, luego alterne entre ellas siempre que lo desee. Si tiene variedad, le resultará más fácil adherirse al programa.

■ **SEA CAPAZ DE HABLAR.** Mientras hace ejercicio aeróbico, haga un esfuerzo a un nivel de intensidad moderado. Usted debería poder mantener una conversación interrumpida por una respiración moderadamente jadeante, pero no cómoda.

■ **SIGA LAS SIGUIENTES CIFRAS.** Los adultos logran los mayores aumentos de fuerza y resistencia muscular utilizando pesas que pueden levantar cómodamente durante una serie de 8 a 12 repeticiones. Si no puede levantar una pesa 8 veces, reduzca el peso. Si la puede levantar fácilmente 12 veces, aumente el peso unas cuantas libras.

Lo ideal sería que levantara pesas tres veces por semana. Si puede ir al gimnasio o hacerlo en casa con esa frecuencia, tiene que realizar cada serie de repeticiones solamente una vez. Si levanta pesas 2 días por semana, haga dos o tres series de cada ejercicio.

■ **BUSQUE AYUDA.** Es una buena idea hablar con un entrenador cualificado para asegurarse de que está escogiendo los ejercicios adecuados a fin de ejercitar de manera segura todos los principales músculos del cuerpo. Si no pertenece a un gimnasio, contrate a un entrenador personal durante unas cuantas sesiones para comenzar. Busque alguien que cuente con certificación de la Asociación Nacional de Ejercicio de Fortalecimiento y Cardiovascular (o *NSCA* por sus siglas en inglés) como especialista en entrenamiento de fortalecimiento y cardiovascular certificado o entrenador personal con certificación.

■ **PRIORICE EL EJERCICIO.** Si no está acostumbrado a hacer ejercicio de manera regular, prográmelo de antemano como una cita en su calendario o agenda electrónica, recomienda la Dra. Friesz. De lo contrario, lo olvidará o encontrará una excusa para no hacerlo. Después de 3 meses, debería de convertirse en un hábito.

(*Nota*: si encuentra en este capítulo términos que no entiende o que jamás ha visto, favor de remitirse al glosario en la página 604).

PANEL DE EXPERTOS

GARY FOSTER, PH.D., ES DIRECTOR CLÍNICO DEL PROGRAMA PARA EL TRATAMIENTO DE LOS TRASTORNOS DE PESO Y DE LA CONDUCTA ALIMENTARIA DE LA UNIVERSIDAD DE PENSILVANIA EN FILADELFIA.

MARY FRIESZ, R.D., PH.D., ES CONSULTORA DE NUTRICIÓN Y BIENESTAR E INSTRUCTORA CERTIFICADA EN NUTRICIÓN PARA DIABÉTICOS EN BOCA RATON, FLORIDA.

EL **DR. ROB HUIZENGA** ES PROFESOR ADJUNTO DE MEDICINA EN LA UNIVERSIDAD DE CALIFORNIA EN LOS ÁNGELES Y ES EL MÉDICO QUE COLABORÓ EN EL EXITOSO PROGRAMA DE TELEVISIÓN *THE BIGGEST LOSER*.

JOANNE LARSEN, R.D., HA TRABAJADO EN CENTROS SANITARIOS, HA ENSEÑADO EN LA UNIVERSIDAD Y HA DISEÑADO *SOFTWARE* SOBRE NUTRICIÓN. CREÓ LA HERRAMIENTA ASK THE DIETITIAN (PREGUNTE AL DIETISTA) EN WWW.DIETITIAN.COM Y DISEÑÓ Y EDITÓ EL MANUAL DIETÉTICO EN LÍNEA DE LA ASOCIACIÓN DIETÉTICA DE LOS ESTADOS UNIDOS.

G. FRANK LAWLIS, PH.D., ES PSICÓLOGO, INVESTIGADOR Y COFUNDADOR DE LOS CENTROS LAWLIS AND PEAVEY PARA EL CAMBIO PSICONEUROLÓGICO UBICADOS EN LEWISVILLE, TEXAS. ES ASESOR PRINCIPAL DE CONTENIDOS PARA EL PROGRAMA DEL DR. PHIL.

MARSHA D. MARCUS, PH.D., ES PROFESORA DE PSIQUIATRÍA Y PSICOLOGÍA Y JEFA DEL PROGRAMA DE MEDICINA CONDUCTUAL Y TRASTORNOS ALIMENTARIOS EN EL DEPARTAMENTO DE PSIQUIATRÍA DE LA FACULTAD DE MEDICINA DE LA UNIVERSIDAD DE PITTSBURGH.

Sofocos

13 conquistadores de calentones

Quizás las quejas más habituales acerca de la menopausia giran en torno a los temidos sofocos (bochornos, calentones): olas de calor que comienzan en el pecho y se extienden por el cuello y la cabeza, dejando a las mujeres sudorosas, acaloradas, enrojecidas e irritables.

Según la Dra. Mary Jane Minkin, casi el 75 por ciento de las mujeres experimenta sofocos. Un solo sofoco puede durar desde 30 segundos hasta 30 minutos, pero lo normal es que sea de 2 a 3 minutos. Las mujeres normalmente los padecen durante 3 ó 5 años.

Y por si los sofocos no fueran lo suficientemente molestos, aún lo son más en las horas del crepúsculo. Los sofocos nocturnos, o sudores nocturnos, despiertan a las mujeres a cualquier hora de la noche, empapándolas en charcos de sudor. Puesto que los sudores nocturnos afectan los ciclos del sueño, tal vez resulte más difícil manejarlos que los sofocos diurnos. Pueden dejar a una mujer fatigada, agotada y suplicando por una buena noche de sueño.

Los sofocos y los sudores nocturnos son el resultado de un descenso en el nivel de estrógeno que las mujeres experimentan durante la perimenopausia (los 2 a 8 años antes de la menopausia) y la menopausia, la cual llega, estrictamente hablando, después de 12 meses sin períodos. Esta carencia de estrógeno, así como otros cambios hormonales, afectan el modo en que el organismo regula el calor.

Si siente demasiado calor para soportarlo, los siguientes consejos pueden ayudarle a manejar tanto los sofocos diurnos como los nocturnos.

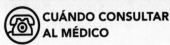

CUÁNDO CONSULTAR AL MÉDICO

Los sofocos (bochornos, calentones) y los sudores nocturnos casi nunca son lo suficientemente graves como para precisar atención médica. Aun así, si se siente usted fatal o lleva semanas sin dormir bien, no debería aguantarlos, afirma la Dra. Mary Jane Minkin. "Su médico puede ayudarle".

■ ELIMINE ESTAS BEBIDAS DE SU VIDA.
Las bebidas calientes con cafeína empeoran los sofocos. "Puede beber gaseosas o un té herbario caliente si lo desea", indica la Dra. Minkin. "Al parecer no es el calor ni la cafeína en sí lo que provoca los sofocos, sino la combinación de los dos hace que sean muy fuertes".

■ PIERDA PESO. La grasa actúa como un aislante que evita que el calor se propague por todo el organismo. Cuando hay demasiada grasa, el organismo puede sobrecalentarse. Según los investigadores, puede que los sofocos sólo sean el modo en que el organismo intenta disipar el calor, ya que han descubierto que las mujeres que más pesan tenían más sofocos y sudores nocturnos que sus homólogas más delgadas.

■ CONFÍE EN EL EJERCICIO. El ejercicio regular, además de fortalecer el corazón y los huesos, también reduce la incidencia de sofocos y sudores nocturnos. "Creo profundamente en el ejercicio", afirma la Dra. Minkin. El ejercicio reduce los síntomas de la menopausia, ayuda a dormir, mantiene fuertes los huesos y el corazón. La Dra. Minkin recomienda realizar ejercicio de tres a cinco veces a la semana durante 30 ó 45 minutos a la vez.

■ ENCUENTRE EJERCICIOS SIN SUDOR.
Sólo hay un problema al recomendar hacer ejer-

Lo que hace el médico

Para mantenerse fresquita y hacer su dosis diaria de ejercicio al mismo tiempo, la Dra. Larrian Gillespie camina sobre una estera mecánica (caminadora) situada directamente bajo un ventilador de techo.

---

cicio a las mujeres menopáusicas. "Cuando las mujeres tienen problemas hormonales, lo último que desean es sudar", señala la Dra. Larrian Gillespie. Sin embargo, la verdad es que el ejercicio moderado puede mantenerla fresca. Un estudio realizado por la Universidad de Illinois descubrió que las mujeres en la cuarentena y la cincuentena que caminaban o practicaban yoga durante 3 horas por semana tenían menos sofocos y sudores nocturnos.

La Dra. Gillespie recomienda un ejercicio en el que se sude poco como la natación, el yoga y Pilates, el cual mejora la flexibilidad y la fuerza sin ponerse musculosa.

■ CONSIDERE LA TERAPIA HORMONAL.
Hay un mito respecto a que es peligroso realizar intermitentemente la terapia de reemplazo hormonal (TRH). "No sé cómo comenzó", dice la Dra. Minkin. La verdad es que la TRH es muy flexible. Por lo tanto, si los sofocos y los sudores nocturnos le amargan los días y las noches, la Dra. Minkin recomienda al menos probar la TRH durante un par de meses. Si no le gusta, siempre puede dejarla cuando lo desee. Si decide que quiere volver a tomarla, también puede hacerlo.

■ CONSULTE SU CALENDARIO. "Una cosa que animo a que hagan las mujeres si van a dejar de tomar el estrógeno es que lo hagan en un mes frío", indica la Dra. Minkin. Si lo deja en julio, descubrirá que una tarde de verano de 90°F (32°C) es un momento realmente malo para tener sofocos.

■ PRUEBE CIMIFUGA NEGRA. "La cimifuga negra (cohosh negro) es misteriosa", afirma la Dra. Minkin. La hierba no es un estrógeno vegetal, como los fitoestrógenos que se encuentran en la soya y el lino (linaza) y nadie sabe realmente por qué funciona tan bien. No obstante, la Dra. Minkin admite que decenas de estudios y sus propias pacientes la han convencido de que la cimifuga negra es una planta legítima para aliviar los sofocos. La marca que más fácilmente podrá encontrar es *Remifemin*, la cual se vende en farmacias. Siga las indicaciones de la etiqueta.

■ **SUMINÍSTRESE SEMILLA DE LINO.** En un estudio preliminar realizado en la Clínica Mayo, unos investigadores descubrieron que las semillas de lino pueden reducir los sofocos. Veinticinco mujeres que comunicaron sufrir 14 sofocos a la semana o más tuvieron una reducción de los mismos del 50 por ciento después de comer 4 cucharadas de semillas de lino al día durante 6 semanas. No obstante, son necesarios estudios más amplios para confirmar estos efectos.

Mientras tanto, deje saber a su médico si desea usted tratar sus sofocos con semillas de lino. Si quiere probarlas, los investigadores recomiendan espolvorear 2 cucharadas de semillas molidas sobre el cereal, el yogur o la fruta una vez al día durante 3 semanas. Luego aumente la cantidad a 2 cucharadas una vez al día. Asegúrese de beber mucha agua a lo largo del día; si aumenta la cantidad de manera gradual tal vez evite algunas de las descomposiciones gastrointestinales que pueden provocar estas semillas.

■ **ESTUDIE SUS OPCIONES DE SOYA.** Según la Dra. Gillespie, agregar más alimentos de soya a su dieta puede que sea bastante útil para acabar con los sofocos y otros síntomas menopáusicos.

Los investigadores han observado que las

Curas culinarias

Prepárese un té de salvia. Esta hierba culinaria tan común a menudo es la favorita de los herbolarios para reducir o eliminar los sudores nocturnos. Para preparar una taza de té de salvia, ponga 4 cucharadas colmadas (copeteadas) de salvia seca en 1 taza de agua caliente. Tápela bien y deje en infusión durante 4 horas. Luego, cuando lo necesite, cuele la mezcla, vuelva a calentarla y bébasela.

---

mujeres que viven en países asiáticos donde se consume la soya de manera habitual tienen menos sofocos que las mujeres que viven en los Estados Unidos. En un estudio realizado en el Centro Médico Beth Israel Deaconess, ubicado en Boston, las mujeres que tomaron un suplemento de soya sufrieron un 52 por ciento menos de sofocos después de 12 semanas que las que tomaron un placebo. Los investigadores dicen que el grado de mejora es similar al de tomar un medicamento que se vende con receta pero sin ningún efecto secundario.

Otra ventaja de la soya, la cual está cargada de fitoestrógenos, es que se puede encontrar muy fácilmente. Lo mejor es que aspire a tomar una o dos raciones diarias (las cantidades que se encuentran en una dieta asiática típica). Puede encontrar una gran variedad de productos de soya en su tienda de comestibles, como *edamame*, *tofu* y *miso*. Tal vez también pueda preguntarle a su médico acerca de alguna forma de terapia de reemplazo hormonal basada en la soya.

■ **PRUEBE LA RESPIRACIÓN PROFUNDA.** En algunas mujeres, solamente la respiración desde el estómago puede ayudarles a reducir la intensidad de un sofoco. Para probarla, acuéstese boca arriba con las manos sobre el abdomen. Imagine que su abdomen es un globo que llena de aire cuando inhala y se desinfla cuando exhala, indica la Dra. Gillespie. Repita este ejercicio de seis a ocho veces por minuto siempre que experimente sofocos.

■ **OPTE POR EL ALGODÓN.** Si los sudores nocturnos son un problema constante, las sábanas y las fundas de almohada de puro algodón "respirarán" y expulsarán la humedad de su piel, explica la Dra. Minkin. Evite la franela, el satén (raso) o las mezclas de algodón/ poliester, las cuales atrapan la humedad alrededor de su organismo. Puede que también le resulte útil tener un edredón ligero de algodón a los pies de su cama y si siente frío después de un sofoco nocturno, écheselo encima para estar más cómoda. Otras prendas de algodón que debe tener a la mano mientras combate los sudores nocturnos son un camisón de manga corta hecho de puro algodón y que le llegue hasta las rodillas; ropa interior hecha de puro algodón y una toalla pequeña de algodón para limpiarse el sudor. Evite los camisones largos y ropa interior hecha de telas mixtas (como poliéster y algodón), ya que atraparán el calor y le harán sentirse incómoda.

■ **IMAGÍNESE A SÍ MISMA DESNUDA.** A veces el poder del pensamiento positivo puede superar todas las demás formas de intervención. Realice unas cuantas respiraciones profundas y largas e imagínese desnuda, rodando suavemente por la nieve fría de una montaña. Si todo lo demás falla, vale la pena intentarlo.

(*Nota*: si encuentra en este capítulo términos que no entiende o que jamás ha visto, favor de remitirse al glosario en la página 604).

PANEL DE EXPERTOS

LA **DRA. LARRIAN GILLESPIE** ES PROFESORA CLÍNICA ADJUNTA JUBILADA DE UROLOGÍA Y UROGINECOLOGÍA EN LOS ÁNGELES Y PRESIDENTA DE LA EDITORIAL HEALTHY LIFE PUBLICATIONS.

LA **DRA. MARY JANE MINKIN** ES PROFESORA CLÍNICA EN LA FACULTAD DE MEDICINA DE LA UNIVERSIDAD DE YALE Y GINECOBSTETRA EN NEW HAVEN, CONNECTICUT.

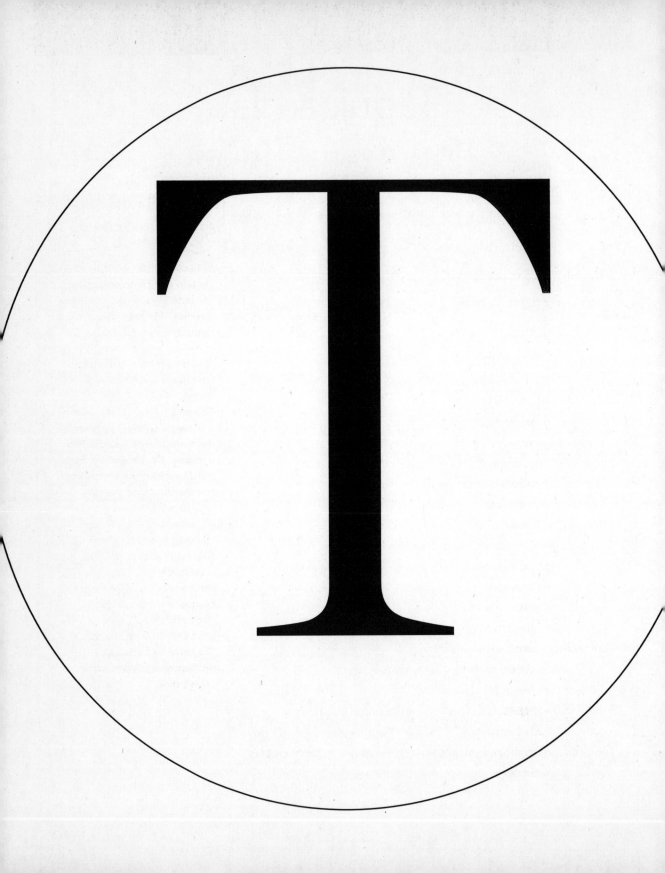

Taquicardia

13 maneras de regularse el ritmo

Aparece de repente. Sus 72 latidos por minuto se convierten en 120, luego 180 y finalmente en 200 pulsaciones en cuestión de segundos. El rápido latido de su corazón le dificulta respirar y le provoca náuseas y abundante sudor.

Se trata de taquicardia —más específicamente, taquicardia auricular paroxística— lo cual significa que su corazón late aceleradamente, a más de 100 latidos por minuto. Esto se produce cuando las aurículas —las cámaras que se encuentran en el corazón y reciben sangre de las venas y la bombean a los ventrículos— pierden un poco el control. Las aurículas aún mantienen un ritmo estable, pero este puede ser tres veces más rápido de lo normal.

La taquicardia es más común en las mujeres, pero también se produce en los hombres. Incluso las personas jóvenes pueden experimentar esta alteración del ritmo cardíaco a causa de la ansiedad o el agotamiento. Si bien la taquicardia por lo general no es grave y no equivale a enfermedad cardíaca, puede, sin embargo, provocar complicaciones graves e incluso de vida o muerte en personas que ya padecen cardiopatías. Los síntomas varían pero por lo general comienzan y terminan rápidamente.

A continuación nuestros expertos le indican cuáles tácticas emplear para frenar la taquicardia.

■ **DESACELERE.** Considere que su corazón acelerado es como una luz roja intermitente que le indica: "Deja de hacer lo que estás haciendo, tranquilízate, descansa". Según el Dr. Dennis S. Miura, Ph.D., descansar es realmente el mejor mecanismo para detener un

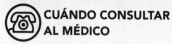

CUÁNDO CONSULTAR AL MÉDICO

Si su corazón ha perdido el sentido de la sincronización, consulte al médico. . . lo antes posible. "También debería notificarle a su médico si padece alguna cardiopatía, falta de aliento o problemas para hacer ejercicio", recomienda el Dr. Stephen R. Shorofsky, Ph.D. Si se desmaya o se siente como si se fuera a desmayar, llame a su médico, agrega el Dr. Shorotsky. Esto puede indicar una arritmia o una afección más grave.

"Si su médico ha descartado una enfermedad grave, pero continúa experimentando síntomas recurrentes de taquicardia que le molestan física o emocionalmente, busque la evaluación de un electrofisiólogo", recomienda el Dr. Dennis S. Miura, Ph.D. "Hay nuevos fármacos y técnicas que pueden serle útiles", dice.

ataque. Si tiene dificultades para relajarse, pruebe técnicas de respiración profunda o utilice un sistema de biorretroalimentación casero.

■ **PRUEBE LA MANIOBRA VAGAL.** La rapidez a la que late su corazón y la fuerza con que se contrae están reguladas por los nervios simpáticos y parasimpáticos (o nervios vagos). Cuando su corazón late con fuerza, está dominando la red simpática. (Es el sistema que le indica fundamentalmente a su organismo que se acelere). Lo que deberá hacer es ceder el control a la red parasimpática, la cual es más sosegada. Si se estimula el nervio vago, se inicia un proceso químico que afecta el corazón del mismo modo que si pisara con fuerza el freno de su auto.

"Las maniobras vagales aumentan el tono vagal, lo cual retrasa la conducción desde las cámaras superiores del corazón hasta las inferiores", explica el Dr. Stephen R. Shorofsky, Ph.D. "Si la arritmia está utilizando esta vía como circuito, un latido interrumpido concluirá este circuito".

Los médicos recomiendan estas maniobras vagales para acabar con la taquicardia supraventricular (TSV), una forma habitual de taquicardia que se origina en las cámaras superiores del corazón.

- Apretar o frotar los globos oculares.

- Friccionar el cuello donde se siente el pulso. Pida a su médico que le muestre cómo y dónde hacerlo.

- Aguantar la respiración y pujar todo lo que pueda y durante el máximo tiempo posible como si estuviera haciendo de

vientre. Esta maniobra vagal se conoce como una valsalva.

"Todo el mundo ha estado estreñido y si se puja realmente fuerte, uno se marea. La razón de que nos mareemos es porque se retarda el ritmo cardíaco y la presión arterial desaparece", explica el Dr. Miura.

■ **CONFÍE EN EL REFLEJO DE BUCEO.** Cuando los mamíferos marinos se sumergen en las regiones más frías del agua, su ritmo cardíaco se reduce de manera automática. Es la manera en que la Madre Naturaleza preserva sus cerebros y corazones. Usted puede poner en acción su reflejo de buceo llenando una tina (palangana, jofaina) con agua helada y sumergiendo en ella su cara durante un segundo o dos.

"Algunas veces, eso interrumpirá la taquicardia", concluye el Dr. Miura.

■ **REDUZCA LA CAFEÍNA.** El Dr. Miura afirma que demasiado café, gaseosas de cola, té, chocolate, pastillas para adelgazar o estimulantes de cualquier tipo puede provocar taquicardia. Evite también las llamadas bebidas energéticas. La taquicardia es un efecto secundario habitual derivado del consumo de cafeína en las cantidades que contiene la mayoría de bebidas energéticas, junto con insomnio, nerviosismo y dolor de cabeza, según un estudio citado en la revista médica *Journal of the American Pharmacists Association*.

■ **AHUYENTE EL ALCOHOL.** Beber alcohol —vino tinto, en concreto— puede desencadenar la TSV. Intente dejar de beber durante varias semanas y vea si sus síntomas mejoran.

■ **DEJE EL VICIO.** Los cigarrillos también provocan taquicardia. Si no fuma, no comience y si fuma y tiene síntomas de taquicardia, considérelo como una razón más para dejarlo.

■ **CONSUMA MAGNESIO.** En las células musculares del corazón, el magnesio ayuda a equilibrar los efectos del calcio, el cual estimula contracciones musculares dentro de la célula misma. El magnesio crea una contracción y relajación rítmicas y ayuda a las enzimas de las células a bombear el calcio al exterior, y esto hace que el corazón tenga menos probabilidades de irritarse. El magnesio se encuentra en alimentos como los frijoles (habichuelas) de soya, los frutos secos, los frijoles y el salvado.

■ **MANTENGA ALTO SU NIVEL DE POTASIO.** El potasio es otro de los minerales que ayuda a disminuir la actividad cardíaca y reduce la irritabilidad de las fibras musculares. Se encuentra en las frutas y las verduras, por lo que no es difícil obtener la cantidad suficiente de este. Pero es posible que lo agote si su dieta es alta en sodio, toma diuréticos o abusa de los laxantes.

■ **EJERCÍTESE CON MODERACIÓN.** Mejorar su forma física haciendo ejercicio aeró-bico moderado tiende a restaurar su ritmo cardíaco a un nivel más bajo. El ejercicio también le ayuda a sacar su agresividad de una manera saludable.

No obstante, debe consultar a su médico antes de comenzar un programa nuevo de ejercicio, ya que algunas personas pueden experimentar lo que se conoce como taquicardia ventricular inducida por el ejercicio, una forma más grave de taquicardia, explica el Dr. Miura.

(*Nota*: si encuentra en este capítulo términos que no entiende o que jamás ha visto, favor de remitirse al glosario en la página 604).

PANEL DE EXPERTOS

EL **DR. DENNIS S. MIURA, PH.D.,** ES PROFESOR CLÍNICO ADJUNTO DE MEDICINA EN EL COLEGIO DE MEDICINA ALBERT EINSTEIN DE LA UNIVERSIDAD YESHIVA Y DIRECTOR DE CARDIOLOGÍA EN EL GRUPO MÉDICO BRONX-WESTCHESTER, AMBOS EN BRONX, NUEVA YORK.

EL **DR. STEPHEN R. SHOROFSKY, PH.D.,** ES DIRECTOR DEL LABORATORIO DE ELECTROFISIOLOGÍA EN EL CENTRO MÉDICO DE LA UNIVERSIDAD DE MARYLAND EN BALTIMORE Y PROFESOR DE MEDICINA EN LA FACULTAD DE MEDICINA DE LA UNIVERSIDAD DE MARYLAND.

Tendinitis

10 tratamientos para los tendones

 CUÁNDO CONSULTAR AL MÉDICO

Si sólo siente el dolor de la tendinitis durante o después de hacer ejercicio, y si no es muy intenso, quizá esté pensando que podría echar una carrera o nadar unas cuantas vueltas con ese dolor, si tuviera que hacerlo. O tal vez ya lo haya hecho.

En cualquiera de ambos casos, sería prudente que reconsiderara. Evite hacer ejercicio cuando tenga dolor, salvo que su médico o fisioterapeuta le indique lo contrario.

Si el dolor es intenso y sigue abusando del tendón, este podría romperse. Eso podría hacer necesaria una cirugía o incluso provocar una incapacidad temporal o permanente.

En otras palabras, hacer ejercicio mientras tiene dolor en un tendón puede dar por resultado que tenga que quedarse sentado en la banca durante el resto de sus días. Para prevenir en lugar de lamentar, evite el ejercicio si tiene dolor y consulte al médico si su dolor persiste.

Al igual que un músculo adolorido por usarlo demasiado, la tendinitis —una inflamación de un tendón o del área alrededor del mismo— puede ser dolorosa. Pero mientras que un simple dolor muscular es temporal, la tendinitis es tenaz. Es un dolor que no desaparece con unas cuantas horas de reposo y unas compresas de hielo.

Las lesiones de los tendones a menudo están relacionadas con algún problema preexistente en el tendón, dice Terry Malone, Ed.D. Con cada lesión adicional, la recuperación del tendón se vuelve más limitada y aumenta el riesgo de lesionarse más. "Realmente nunca regresamos a la normalidad después de la primera lesión, razón por la cual los doctores frecuentemente usan el término tendonosis (que se refiere a un proceso degenerativo) en lugar de tendinitis (que se refiere a un proceso inflamatorio)", explica la Dra. Malone.

No es una situación irremediable. Pero si sigue usando el tendón para hacer el mismo movimiento repetitivo que causó el problema desde un inicio, difícilmente mejorará. Esto le puede suceder a todo el mundo, desde maratonistas de categoría mundial hasta personas que lavan ventanas y oficinistas.

No obstante, sí es posible disminuir los efectos de la tendinitis y prevenir episodios de dolor intenso. La clave es abrir su mente a la posibilidad de cambiar sus viejas costumbres.

■ **REPÓSELO UN RATO.** Eso es difícil de hacer para algunas personas. Pero un corredor con tendinitis de Aquiles, por ejemplo, no puede esperar mejorar si no deja de correr cuando menos un par de días.

Trate de recorrer distancias menores o de realizar alguna otra actividad en la que no tenga que soportar su propio peso, como natación o levantamiento de pesas trabajando sólo la parte superior del cuerpo, siempre y cuando dichas actividades no agraven el dolor. Evite caminar o correr cuesta arriba, porque esto hace que se estire más el tendón, irritándolo y debilitándolo, dice Teresa Schuemann, P.T., S.C.S., A.T.C., C.S.C.S.

Los estiramientos normales de las pantorrillas pueden ayudar a prevenir la tendinitis de Aquiles, dice Michael J. Mueller, P.T., Ph.D.

Cuando vuelva a caminar, mantenga el pie en una posición neutra. Camine sólo sobre superficies planas y luego vaya incrementando gradualmente la distancia y la intensidad.

Por supuesto, tal vez se le dificulte mucho reposar si la actividad que le causó la tendinitis es parte de su trabajo. Si tiene tendinitis ocupacional, quizá no sea una mala idea que guarde uno o dos días de vacaciones para cuando el dolor de la tendinitis se vuelva más intenso.

■ **PERO NO REPOSE DEMASIADO.** La inactividad puede hacer que empeore un dolor musculoesquelético leve porque evita que la sangre fluya hacia esa área. Y si deja de hacer ejercicio y empieza a aumentar de peso, el sobrepeso someterá a su sistema musculoesquelético a un esfuerzo adicional.

Disminuya la intensidad, pero no la frecuencia de sus sesiones de ejercicio, aconseja el Dr. Willibald Nagler. De hecho, lo mejor es que haga ejercicio con más regularidad para acondi-

cionar todos sus grupos de músculos y evitar que se pongan aún más rígidos.

Es mejor que se acondicione un poco cada día en lugar de hacer un esfuerzo titánico una vez por semana, dice el Dr. Nagler. Por ejemplo, los estiramientos diarios hacen que los músculos se vuelvan más flexibles y en efecto les confiere las mismas propiedades que tenían en años anteriores cuando eran más resistentes.

■ **CONSIDERE UN CAMBIO.** Si su tendinitis fue provocada por hacer un tipo de ejercicio, quizá un tipo nuevo de ejercicio sea justo lo que necesite su tendón inflamado. Por ejemplo, si usted es un corredor con problemas en los tendones de la parte inferior de las piernas, podrá seguir ejercitándose si está dispuesto a montarse en una bicicleta, con lo cual seguirá logrando ejercitar la parte superior de sus piernas.

■ **REMÓJELO PARA CALENTARLO.** Sumergirse en un *jacuzzi* o simplemente en una bañadera (bañera, tina) llena de agua caliente es una buena manera de elevar la temperatura corporal y aumentar el flujo de sangre. Calentar el tendón antes de realizar una actividad estresante disminuye el dolor relacionado con la tendinitis.

■ **FAVOREZCA LO FRÍO.** Cuando tenga un episodio de dolor muy intenso causado por tendinitis, limite o suspenda su actividad y cólóquese compresas de hielo sobre el área lesionada de 15 a 20 minutos, hasta tres o cuatro veces al día, para disminuir la inflamación y el dolor, dice el Dr. Mueller.

En general, es útil aplicarse hielo después de hacer ejercicio para controlar tanto la hinchazón como el dolor. Sin embargo, las personas que padecen enfermedades cardíacas, diabetes o problemas vasculares deben tener cuidado al usar hielo porque el frío constriñe los vasos sanguíneos y podría causar dificultades serias.

■ **ENVUÉLVALO CON UNA VENDA.** Otra alternativa para disminuir la hinchazón es envolver el área adolorida con una venda elástica. Sólo tenga cuidado de que no quede muy apretada y de no dejársela puesta durante mucho tiempo, al grado que le empiece a incomodar o que interfiera con la circulación. (Para más información acerca de cómo ponerse una venda elástica, vea "Torceduras" en la página 552).

■ **ELEVE LA PARTE LESIONADA.** Elevar el área afectada por encima del nivel del corazón también sirve para controlar la hinchazón.

Lo que hace el médico

Normalmente no relacionamos las ondas de choque con algo beneficioso, sino con los terremotos o las explosiones que los produce. Sin embargo, hoy día se les está sacando provecho. Un nuevo tratamiento aprobado por el gobierno estadounidense utiliza las ondas de choque para tratar la tendinitis, en particular el codo de tenista.

En un estudio de investigación realizado con 114 personas cuya tendinitis no había respondido a otras terapias, el 64 por ciento de las personas tratadas con *Sonocur Basic* reportaron un dolor significativamente menor. Durante tres sesiones semanales de 15 a 20 minutos, este dispositivo envía ondas de choque que estimulan el flujo sanguíneo y la liberación de sustancias químicas que inician el proceso de curación. Esta terapia sin fármacos ni cirugía, ampliamente utilizada en Europa y Canadá, se está volviendo cada vez más popular en los Estados Unidos.

■ **ALÍVIESE CON UN ANALGÉSICO.** La aspirina, el ibuprofeno y el naproxeno (el cual se encuentra en la marca *Aleve*), todos los cuales son fármacos antiinflamatorios no esteroideos que se venden sin receta, son analgésicos temporales eficaces para la tendinitis. También bajan la inflamación y la hinchazón, dice la Dra. Malone.

■ **COMIENCE CON UN CALENTAMIENTO.** El calentamiento incluye algo más que sólo elevar su temperatura, dice la Dra. Malone. Siempre haga movimientos lentos y controlados antes de hacer movimientos a toda velocidad. "El objetivo no sólo es elevar la temperatura, sino también estirar la unidad músculo-tendón en el rango de movimiento que se requiere para la actividad", explica. Esto minimiza la probabilidad de que se lesione y le ayuda a hacer ejercicio con seguridad. La idea es elevar la temperatura (a menudo haciendo ejercicios generales de baja intensidad), luego hacer estiramientos y luego empezar a realizar la actividad de manera progresiva.

"Curiosamente, algunos datos recientes han sugerido que hacer demasiados estiramientos justo antes de la actividad en realidad puede hacer que sea más bajo el nivel máximo de rendimiento", dice la Dra. Malone.

Pero no se salte los estiramientos por completo. Algunos estudios indican que las personas que son menos flexibles son más propensas a desarrollar tendinitis. Por lo tanto, es importante que siempre incluya estiramientos en su rutina.

■ **TÓMESE DESCANSOS EN EL TRABAJO.** Una manera sencilla de aliviar el estrés físico en el trabajo, al menos temporalmente, es tomándose descansos frecuentes para moverse, estirarse o cuando menos, cambiar de posición. Si trabaja en una posición antinatural, podría desarrollar tendinitis fácilmente, especialmente en los brazos o en las muñecas si trabaja en un teclado todo el día.

(*Nota*: si encuentra en este capítulo términos que no entiende o que jamás ha visto, favor de remitirse al glosario en la página 604).

PANEL DE EXPERTOS

TERRY MALONE, ED.D., ES PROFESORA DE FISIOTERAPIA DE LA UNIVERSIDAD DE KENTUCKY EN LEXINGTON.

MICHAEL J. MUELLER, P.T., PH.D., ES PROFESOR ADJUNTO DE FISIOTERAPIA Y DIRECTOR DEL LABORATORIO DE BIOMECÁNICA APLICADA DE LA FACULTAD DE MEDICINA DE LA UNIVERSIDAD DE WASHINGTON EN ST. LOUIS.

EL **DR. WILLIBALD NAGLER** ES PROFESOR DE MEDICINA DE REHABILITACIÓN DEL CENTRO MÉDICO WEILL CORNELL DE NUEVA YORK EN LA CIUDAD DE NUEVA YORK.

TERESA SCHUEMANN, P.T., S.C.S., A.T.C., C.S.C.S., ES LA DIRECTORA DEL DEPARTAMENTO DE FISIOTERAPIA Y MEDICINA DEL DEPORTE Y DIRECTORA DEL PROGRAMA DE RESIDENCIA EN FISIOTERAPIA DEPORTIVA DEL HOSPITAL SKYLINE EN WHITE SALMON, WASHINGTON.

Torceduras

17 recomendaciones para recuperarse rápido

Los ligamentos son bandas duras de tejido que envuelven a los tobillos y otras articulaciones, dándoles soporte y estabilidad. Tienen cierta flexibilidad pero sólo un poco. Si se estiran más allá de su límite normal, se pueden dañar o inflamar, provocándole lo que se conoce como torcedura o esguince.

"Una torcedura normalmente tarda alrededor de seis semanas en sanar, pero sólo si se trata correctamente —dice el Dr. John M. McShane—. Las personas tienden a ignorar las torceduras, lo cual puede ocasionar problemas crónicos".

Muchas torceduras se pueden tratar en casa sin atención médica, agrega el Dr. McShane. A continuación nuestros expertos indican lo que necesita hacer.

■ **REPOSE LA ARTICULACIÓN.** Las torceduras no necesariamente duelen mucho al principio y la gente da por hecho que puede seguir realizando la misma actividad que les ocasionó el problema. Pero si esfuerza demasiado una articulación lesionada, el daño será peor.

"Las torceduras menores requieren un par de días de reposo", dice el Dr. McShane. No tiene que limitar sus movimientos diarios por completo, pero sí debe evitar actividades vigorosas que sometan al área lesionada a un esfuerzo indebido.

■ **APLIQUE HIELO DE INMEDIATO.** La aplicación de compresas frías mitiga el dolor de una torcedura y disminuye la hemorragia interna o la acumulación de líquidos en el área lesionada. Es importante aplicar hielo a cualquier torcedura de inmediato porque es difícil revertir la hinchazón una vez que ya ha comenzado.

"Use cubitos de hielo o hielo triturado —dice el Dr. McShane—. Ponga el hielo en una bolsa con cierre hermético, ciérrela, envuélvala en una toalla fina y póngasela sobre la parte que le duela. Sígase aplicando hielo sobre el área mientras le siga doliendo, especialmente si hay hinchazón".

Si no tiene hielo, abra su congelador y saque una bolsa de verduras congeladas. Las bolsas de chícharos (guisantes) o maíz (elote, choclo) congelados son lo suficientemente moldeables para adaptarse a la articulación y aplicar frío justo donde se necesita, dice el Dr. Michael Osborne.

■ **O USE UNA COMPRESA DE GEL.** Las compresas de gel, que se venden en las farmacias y en las tiendas de artículos deportivos, se mantienen flexibles aun cuando están congeladas y se moldean a los contornos de la articulación. "Las compresas de gel se enfrían más que el hielo y pueden causar quemaduras por frío si se colocan directamente sobre la piel", dice el Dr. McShane. Por lo tanto, cuando esté usando una de estas compresas, asegúrese de colocar un trapo entre la compresa y su piel y no se la deje puesta durante más de 15 minutos a la vez.

■ **ENVUÉLVASE UNA VENDA.** Comprimir el área con una venda elástica ayuda a evitar que se acumule líquido, disminuyendo así la hinchazón y el dolor. Vendarse la articulación también restringe el movimiento, lo cual ayuda a que sanen los ligamentos lesionados.

No se ponga la venda tan apretada que le corte la circulación, agrega el Dr. McShane. Si el área que está más allá de la torcedura se siente

entumecida o fría o si la venda en sí se siente demasiado apretada, aflójela un poco.

"Debe poder deslizar un dedo por debajo de la venda", dice el Dr. McShane.

■ **USE UNA TOBILLERA** *AIRCAST.* Estas tobilleras, que están disponibles en algunas farmacias y en ventas por catálogo, se inflan de aire para ejercer una presión uniforme sobre el tobillo. "Ayudan a controlar la hinchazón y evitan que la articulación se mueva demasiado", dice el Dr. McShane.

Otra opción es una venda elástica "tubular", la cual se puede conseguir en algunas farmacias y en la mayoría de las tiendas de artículos médicos. Las vendas tubulares vienen en diferentes tamaños para diferentes articulaciones. Ayudan al proceso de curación al aplicar una presión uniforme alrededor de la articulación, explica el Dr. Osborne. La desventaja es que se pueden mover de lugar cuando las está usando, lo cual puede hacer que se hinchen algunas áreas.

■ **APROVECHE LA GRAVEDAD.** Durante uno o dos días después de haberse torcido una articulación, eleve el área durante el mayor tiempo posible. Por ejemplo, si se torció el tobillo, coloque unas cuantas almohadas debajo de su pantorrilla. Si se torció la muñeca, mantenga su mano por encima del nivel del pecho. Elevar la articulación favorece el drenaje linfático en el área lesionada y minimiza la hinchazón, dice el Dr. Osborne.

■ **AYÚDESE CON UN ANTIINFLAMATORIO.** La aspirina, el ibuprofeno y otros fármacos antiinflamatorios no esteroideos (AINE) que se venden sin receta inhiben la producción de prostaglandinas en el organismo. Las prostaglandinas son sustancias químicas inflamatorias que causan hinchazón y prolongan el tiempo de recuperación. A menudo se usan como el primer tratamiento para las lesiones causadas por uso excesivo.

"El acetaminofeno se utiliza para aliviar el dolor, pero no tiene efecto alguno en la hinchazón", dice el Dr. McShane. Obtendrá mejores resultados con aspirina, ibuprofeno o naproxeno (*Aleve*). Estos fármacos funcionan igual de bien, pero el naproxeno es más práctico porque sólo tiene que tomarlo dos veces al día.

Una advertencia: si la lesión es grave, espere hasta que el sangrado haya parado o hasta que la hinchazón se haya estabilizado antes de tomar un AINE, porque estos fármacos también inhiben la coagulación sanguínea y pueden complicar el tiempo de recuperación.

■ **RESUELVA LA RIGIDEZ CON CALOR.** No debe tratar una torcedura con una almohadilla térmica o una bolsa de agua caliente durante las primeras 48 a 72 horas después de haberse lesionado, porque el calor aumenta la circulación y puede incrementar la hinchazón. Pero después de varios días, cuando la hinchazón haya bajado, la aplicación de calor —o remojar el área en una tina de hidromasaje o de agua caliente— puede ayudarle a sentirse mejor, dice el Dr. Osborne.

El calor también mejora el flujo de nutrientes al área lesionada, al mismo tiempo que elimina productos derivados del metabolismo que causan dolor.

■ **CÚRESE CON CONSUELDA.** Vaya a una tienda de productos naturales y compre un tubo de ungüento de consuelda. La consuelda es una hierba de hojas peludas que crece en los pantanos. Esta hierba, cuyo uso data del año 400 a. C., se ha empleado para tratar moretones (cardenales) y huesos fracturados. De hecho, su nombre científico (*Symphytum officinale*) se deriva de la palabra griega *symphytum*, que significa "entretejer". En el siglo XVII, los herbolarios usaban consuelda para curar heridas, llagas, quemaduras e hinchazón.

Hoy sabemos que la consuelda es rica en alantoína, la cual disminuye la inflamación y estimula el crecimiento de tejido sano. En un estudio, unos investigadores aplicaron ungüento de consuelda a unas personas con torceduras de tobillo y a otro grupo de personas aplicaron un gel antiinflamatorio tradicional de diclofenaco que se vende con receta. Al cabo de una semana, los que usaron la consuelda habían sanado mejor y reportaron un 92 por ciento menos de dolor. Las personas que usaron el gel de diclofenaco sólo tuvieron un 84 por ciento menos de dolor.

Algunas buenas marcas son *Nature's Way* y *Herbalist & Alchemist*. Siga las instrucciones que aparezcan en la etiqueta. Y use consuelda sólo en forma de ungüento. La Dirección de Alimentación y Fármacos ha advertido que los suplementos de consuelda pueden causar daños hepáticos.

■ **LUEGO, EJERCÍTESE SUAVEMENTE.** Es normal que los ligamentos estén algo tensos después de una torcedura. Para prevenir la rigidez y recuperar la movilidad de la articulación, es útil hacer ejercicios en el rango de movimiento de la articulación una vez que haya pasado la fase inicial más dolorosa.

Quizá le duela mover la articulación al principio, pero no hay problema. De hecho, es bueno que trate de mover la articulación un poco más allá de lo que le sea cómodo, dice el Dr. McShane. "Los ligamentos en realidad sanan mejor cuando se someten a un esfuerzo ligero", explica.

Por ejemplo, si se está recuperando de una torcedura de tobillo, utilice ese pie para "trazar" todo el alfabeto una o dos veces al día. Imagine que su dedo gordo es la punta de una pluma, dice. Use el tobillo para mover el pie y trace cada letra del alfabeto, de la A a la Z, en el aire.

"Eso ayuda a recuperar el rango de movimiento y también disminuye la hinchazón", dice el Dr. McShane.

■ **TRATE CON UNA TOBILLERA.** Si ya tiene todo un historial de torceduras de tobillo, considere usar una tobillera. Las tobilleras se venden en las farmacias y le dan soporte y protección a la articulación, lo cual puede acelerar la curación y disminuir el riesgo de torceduras posteriores. Algunas personas que son propensas a torcerse los tobillos usan tobilleras cada vez que van a realizar alguna actividad "de riesgo", como jugar tenis o baloncesto.

■ **COMPRE EL CALZADO CORRECTO.** Si ya se ha torcido el tobillo una vez, es posible que corra un mayor riesgo de volvérselo a torcer. Una manera de prevenir problemas es comprando tenis que hayan sido diseñados para las actividades que más realiza. "No utilice tenis para correr cuando vaya a jugar baloncesto o *racquetball* —dice el Dr. McShane—. No le brindan estabilidad al tobillo y en realidad pueden crear una tendencia a que el tobillo ruede hacia adentro o hacia afuera".

■ **FORTALEZCA LA ARTICULACIÓN.** Una vez que haya mejorado la torcedura, vale la pena tomarse el tiempo para fortalecer y acondicionar la articulación, lo cual disminuye el agobio que sufren los ligamentos. Las torceduras de tobillo son tan comunes que quizá quiera centrarse en esa parte del cuerpo tanto para aliviar la rigidez como para prevenir problemas en el futuro. El riesgo de torcerse el tobillo aumenta con la edad, pero estos ejercicios pueden ayudar a prevenirlo.

"El tobillo puede quedar débil después de una torcedura, entonces deberá empezar con ejercicios en el rango de movimiento de la articulación y luego avanzar hacia los ejercicios de fortalecimiento", dice el Dr. Osborne. A continuación están algunos ejemplos de los ejercicios que puede probar.

■ Ponga unas cuantas latas de sopa o verduras en una bolsa de plástico del supermercado, deslice su pie a través de las asas y levante los dedos de los pies hacia el techo. Sostenga el peso durante unos tres segundos y luego bájelo.

■ Ponga su pie contra una pared u otro objeto inmóvil y flexione y relaje los músculos. Este tipo de ejercicio isométrico mejora el flujo de sangre y somete a los ligamentos y otros tejidos a un esfuerzo beneficioso.

■ Siéntese con las piernas rectas hacia el frente y flexione la parte superior del pie hacia su cuerpo. Mantenga esta posición durante un momento y luego relaje el pie.

■ Siéntese y coloque una toalla o cordel elástico alrededor de su pie. Luego, flexione los músculos en varias direcciones en sentido opuesto a la resistencia.

(*Nota*: si encuentra en este capítulo términos que no entiende o que jamás ha visto, favor de remitirse al glosario en la página 604).

PANEL DE EXPERTOS

EL **DR. JOHN M. MCSHANE** ES PROFESOR CLÍNICO ADJUNTO DE MEDICINA FAMILIAR DE LA UNIVERSIDAD MÉDICA JEFFERSON DE LA UNIVERSIDAD THOMAS JEFFERSON Y DIRECTOR DE MEDICINA DEL DEPORTE DEL HOSPITAL UNIVERSITARIO THOMAS JEFFERSON, AMBOS EN FILADELFIA.

EL **DR. MICHAEL OSBORNE** ES PROFESOR AUXILIAR DE MEDICINA FISIOTERAPÉUTICA Y DE REHABILITACIÓN DE LA CLÍNICA MAYO EN ROCHESTER, MINNESOTA.

Tos

21 armas para acabar con los accesos

No es por casualidad que la tos persistente acompañe a las alergias, los resfriados (catarros) y otros problemas respiratorios que al parecer nunca se curan. La acción de toser es el mecanismo que tiene el organismo para eliminar sustancias irritantes de las vías respiratorias. Sin embargo, la tos muy intensa puede hacer que le sea imposible dormir o incluso relajarse. Algunas personas hasta sufren fracturas de costillas durante un acceso agudo de tos.

La tos con flemas o "tos productiva" generalmente es causada por alergias, resfriados (catarros) u otras infecciones del tracto respiratorio. La acumulación de flema en las vías respiratorias dificulta la respiración y el organismo responde tratando de eliminarla. Por otra parte, la tos "seca" es causada por irritación, debida, por ejemplo, al tabaquismo, o por inhalar vapores, polvo u otros irritantes transmitidos por el aire.

La mayoría de los casos de tos se resuelven por sí solos en un plazo de 1 semana a 10 días. Mientras tanto, nuestros expertos le ofrecen algunas recomendaciones para disminuir el malestar y ayudar a que la tos desaparezca con mayor rapidez.

■ **PRUEBE LAS PASTILLAS DE OLMO.** Disponible en las farmacias y las tiendas de productos naturales, el olmo (olmo americano, olmedo) está repleto de una sustancia que alivia la garganta y ayuda a disminuir la tos. Estas pastillas inclusive tienen un sabor bastante

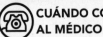

CUÁNDO CONSULTAR AL MÉDICO

Si tiene tos con sangre o si su tos dura más de dos semanas, consulte a su médico, dice el Dr. Robert Sandhaus, Ph.D.

Tanto el cáncer como la acidez (agruras, acedía) son causas comunes de tos persistente, dice. También lo son el asma, la enfermedad pulmonar obstructiva crónica y otras enfermedades respiratorias.

"Es importante que descarte una neumonía, especialmente si la tos va acompañada de dolores punzantes en el pecho, escalofríos o fiebre de más de 101°F (38,3°C)", dice el Dr. Sandhaus.

Entre las otras señales de advertencia están la respiración sibilante, la falta de aliento y la hinchazón de las piernas. Cuando van acompañados de una tos persistente, estos síntomas podrían ser una señal de insuficiencia cardíaca, la cual requiere atención médica inmediata.

Pídale a su doctor que le haga un exudado de la garganta (*throat culture*) para descartar una infección de la garganta, en cuyo caso tendrá que tomar un antibiótico, dice el Dr. Stuart Ditchek.

agradable, según indica el pediatra Dr. Stuart Ditchek. Chupe un máximo de cinco o seis pastillas al día.

■ **SOLUCIÓNELA CON ESTA SOLUCIÓN.** La próxima vez que tenga una tos muy intensa, pruebe esta fórmula. Agregue 1 cucharadita de olmo en polvo o líquido a 2 tazas de agua caliente. Mezcle la solución con 1 cucharada de azúcar y una pizca de canela y tómesela, sugiere el Dr. Ditchek. Si usa extracto líquido de olmo, utilice ½ cucharadita para niños de 2 a 4 años de edad y 1 cucharadita para niños de 5 años de edad en adelante, aconseja.

■ **INCLUYA UNA INFUSIÓN.** El jengibre actúa como un potente antiinflamatorio herbario natural. La mayoría de las personas toman infusión de jengibre para aliviar el dolor de garganta, aunque el jengibre fresco que puede encontrar en la sección de frutas y verduras de su supermercado también es bueno.

■ **CUENTE CON EL ZINC.** Los estudios de investigación no son concluyentes, pero algunos sugieren que chupar pastillas de zinc puede disminuir el malestar de una garganta rasposa. La mayoría de las pastillas de zinc contienen 22 miligramos del mineral, pero no todo se absorbe, dice el Dr. Ditchek. No tome más de la cantidad

recomendada por su doctor. El zinc puede ser tóxico en dosis elevadas.

■ **TOME MUCHA AGUA.** El organismo naturalmente pierde líquidos cuando tiene un resfriado o una gripe. Además, la congestión que los acompaña lo obliga a respirar por la boca, lo cual aumenta la resequedad de la garganta y la tos, dice el Dr. Robert Sandhaus, Ph.D. Por lo tanto, trate de tomar al menos ocho vasos de 8 onzas (240 ml) de agua cada día. Esto humectará sus tejidos y ayudará a calmar la tos.

Otra razón por la que debe tomar más agua es que las membranas mucosas que se mantienen húmedas tienen una mejor capacidad de resistir los virus que causan el resfriado, dice el Dr. Sandhaus. "Si la mucosidad es muy espesa, esta barrera no funciona tan bien".

■ **CONSIDERE LA VITAMINA C.** Nada previene el resfriado ocasional, pero los estudios de investigación han demostrado que tomar vitamina C al primer indicio de una infección puede disminuir la gravedad de los síntomas, entre ellos la tos, en aproximadamente un 50 por ciento, dice el Dr. Ditchek. Sin embargo, comúnmente ya no se recomiendan las megadosis que se usaban en años pasados, agrega. Mientras que el Valor Diario de vitamina C es de 60 miligramos, las dosis de 100 a 500 miligramos al día pueden ser beneficiosas.

La dosis para un niño pequeño al inicio de un resfriado debe ser de 100 miligramos al día, dice el Dr. Ditchek. A niños mayores, deles 200 miligramos. "Los alimentos ricos en vitamina C, como las frutas cítricas, la fresa, el brócoli,

---

Curas culinarias

"Una cosa que puede provocar tos es la irritación de la garganta", dice el Dr. Robert Sandhaus, Ph.D. Chupar caramelos aumenta el flujo de saliva. La combinación de la saliva con los ingredientes de los dulces alivia los tejidos irritados, dice.

La causa de la tos crónica

Después de un resfriado (catarro), usted ya se siente bien pero sigue con tos. ¿Le ha sucedido alguna que otra vez? No sería el único: cada año, las personas hacen 30 millones de citas para ir a ver al médico debido a la tos crónica (la que perdura más de tres semanas). A menudo, los doctores no pueden hacer mucho por ayudar, pero en un estudio de investigación realizado en la Clínica Mayo, se descubrió que en una tercera parte de los casos, es posible que haya una cura rápida.

Cuando los investigadores examinaron las tomografías computarizadas de los senos nasales de 132 pacientes con tos crónica, descubrieron que el 37 por ciento de estos pacientes en realidad tenían sinusitis crónica, que es una infección o inflamación que puede causar tos y estornudos. La sinusitis se puede tratar con antibióticos, descongestionantes o esteroides nasales en aerosol.

los pimientos (ajíes, pimientos morrones) y el melón, también son una buena opción", dice.

■ **EQUILÍBRESE CON EQUINACIA.** La equinacia (equiseto), que está disponible en las tiendas de productos naturales y en la mayoría de las farmacias, ayuda al sistema inmunitario a combatir los virus del resfriado. También puede disminuir la duración y la intensidad de la tos y otros síntomas del resfriado, dice el Dr. Ditchek. Si bien es cierto que los estudios clínicos han demostrado resultados diversos en cuanto a la eficacia de la equinacia, muchas personas incluyen esta hierba en su régimen invernal.

Para niños, el Dr. Ditchek aconseja de 6 a 7 gotas del extracto líquido estandarizado en un poco de agua o jugo. Esta dosis se puede tomar con seguridad de tres a cinco veces al día. "Para niños mayores, con 8 a 15 gotas deberá ser suficiente", dice.

Tome 12 gotas de tintura de equinacia, cuatro veces al día. En forma de cápsulas, tome una o dos cápsulas, tres o cuatro veces al día, de 10 días a 2 semanas. Las personas con enfermedades autoinmunitarias o que son alérgicas a la ambrosía no deben tomar equinacia, dice el Dr. Ditchek.

■ **CUENTE CON ALGO CALIENTE.** Una taza de infusión de manzanilla funciona bien, especialmente si le agrega miel y limón. "Los líquidos calientes son calmantes cuando tiene tos", dice el Dr. Sandhaus. Agregarle miel a la infusión puede brindarle un alivio adicional porque este edulcorante espeso alivia los tejidos irritados y los receptores de tos en la garganta, dice. Tomar muchos caldos, infusiones u otras bebidas calientes es particularmente útil para aliviar la tos "seca".

■ **ALÍVIESE CON AJO.** El ajo es rico en compuestos químicos que ayudan a inhibir los virus que causan tos en el tracto respiratorio, afirma el Dr. Ditchek. El ajo es un antibiótico natural maravilloso que puede ayudarle a combatir resfriados e infecciones comunes de las vías respiratorios altas. "También puede usar extractos añejados de ajo", dice.

Trate de comer de dos a cuatro dientes de ajo al día, dice el Dr. Ditchek. O tome suplementos de ajo, siguiendo las instrucciones que aparezcan en la etiqueta del producto. Sin embargo, evite tomar suplementos de ajo al menos de 7 a 10 días antes de cualquier cirugía, ya que estos suplementos pueden aumentar el riesgo de hemorragia, especialmente cuando se toman durante períodos prolongados, dice.

■ **CONSIÉNTASE CON CALDO DE POLLO.** Y asegúrese de agregarle muchos condimentos picantes y pungentes, como pimienta, ajo y polvo de *curry*. El líquido caliente y los condimentos pungentes ayudarán a desprender la flema estancada en sus pulmones abatidos y estos expectorantes naturales le ayudarán a sacar la flema.

■ **VALORE LAS VÍAS.** Una o dos veces al día, dúchese o báñese un largo rato en agua cliente. O conecte un vaporizador o humidificador. Respirar vapor disminuye la irritación de las vías respiratorios y facilita la expectoración de flema.

Humidificar el aire es una buena manera de prevenir los resfriados y otras infecciones que causan tos, dice el Dr. Ditchek. El aire seco le quita humedad a la nariz, la garganta y los pulmones, facilitando las infecciones virales.

■ **ENJUÁGUESE LA NARIZ.** El uso de una solución de agua y sal para enjuagar la cavidad nasal puede obrar maravillas para aliviar una tos productiva. Una opción popular es el *neti pot*, una pequeña olla de cerámica que parece una mezcla entre una pequeña tetera y una lámpara de Aladino. La solución salina se coloca dentro del *neti pot* y se drena hacia el interior

de cada fosa nasal. Esta técnica de irrigación nasal ha existido durante siglos. Tiene su origen en la medicina ayurvédica.

"Los niños mayores y los adolescentes pueden usar un *neti pot* para enjuagar sus fosas nasales y aliviar la congestión", dice el Dr. Ditchek. Los *neti pots* se pueden conseguir en la mayoría de las farmacias.

■ **HÚYALE AL HUMO.** Aunque usted no fume, ser un fumador pasivo casi le garantizará que tendrá la garganta irritada. Los fumadores a menudo tienen una tos persistente porque el organismo responde a la irritación produciendo cantidades enormes de flema, dice el Dr. Sandhaus.

Si fuma, lo mejor que puede hacer es dejar de fumar. Insista a sus amistades y familiares que no fumen en su presencia.

■ **SUPRÍMALA CON UN SUPRESOR.** Las medicinas que se venden sin receta y que contienen dextrometorfano (como las marcas *Triaminic DM* o *Robitussin DM*) no curan la tos, pero sí ayudan a disminuir el "reflejo de la tos" en el cerebro. Los doctores recomiendan estos productos sólo para un alivio temporal, por ejemplo, cuando la tos no lo deje dormir.

Los supresores de tos sólo se deben usar si la tos es seca, dice el Dr. Sandhaus. La tos productiva se debe alentar, no suprimir, porque es importante sacar las secreciones de las vías respiratorias.

■ **EMPLEE UN EXPECTORANTE.** Una manera de lograr que una tos productiva sea aún más productiva es tomando un expectorante que se venda sin receta y que contenga guaifenesina (como la marca *Robitussin*). Los expectorantes

Alivie su tos con esta flor africana

Desde hace mucho tiempo, las tribus del sur de África han usado la flor del geranio (*Pelargonium sidoides*) para tratar la tos y la congestión. Conocida como *umckaloabo*, que en zulú significa "resfriado y dolor de pecho", este miembro de la familia del geranio tiene flores de color vino intenso y hojas en forma de corazón.

Los estudios de investigación han demostrado que el geranio acorta la intensidad y duración del dolor de garganta y la bronquitis aguda. En un estudio de investigación realizado por unos científicos estadounidenses, rusos y alemanes, al cabo de una semana, los síntomas desaparecieron por completo o casi por completo en el 85 por ciento de las personas que tomaron esta hierba. El geranio contiene compuestos polifenólicos conocidos por su capacidad de estimular el sistema inmunitario, ayudándolo a combatir virus y bacterias.

Para probar este remedio natural, busque el producto llamado *Umcka ColdCare* de la marca *Nature's Way*, que está disponible en las tiendas de productos naturales y en la página de internet www.naturesway.com. Siga las indicaciones de dosificación que aparecen en la etiqueta del producto.

---

hacen que la flema se vuelva más líquida, haciéndola más fácil de expeler, dice el Dr. Sandhaus.

■ **SUÉNESE LA NARIZ.** Cuando tiene tos productiva, sonarse la nariz frecuentemente ayuda a eliminar la mucosidad antes de que tenga oportunidad de estimular el reflejo de la tos, dice el Dr. Ditchek. "El goteo postnasal es, por mucho, la causa más común de tos persistente en niños pequeños", dice. Y este tipo de tos empeora cuando se queda recostado. "Enséñeles a sus hijos desde una edad temprana a sonarse la nariz para ayudar a aliviar muchos episodios de tos", dice el Dr. Ditchek. La gravedad también ayuda, entonces trate de elevar la cabecera de la cama.

■ **CONTROLE LA ACIDEZ.** Es una causa común de tos persistente, dice el Dr. Ditchek. Los mismos ácidos estomacales que causan la acidez (agruras, acedía), también conocida como reflujo gastroesofágico, pueden provocar accesos de tos cuando irritan el esófago o las vías respiratorias. Si tose principalmente en la noche, después de comer o cuando está recostado, es bastante probable que los ácidos estomacales sean los culpables.

Una de las estrategias más sencillas para mantener los ácidos estomacales en su lugar es elevar la cabecera de la cama unas cuantas pulgadas, colocando unos bloques de madera debajo de las patas. También es útil hacer cuatro o cinco comidas pequeñas al día en vez de dos o tres comidas grandes. Por último, quédese de pie, o al menos bien sentado con la espalda recta, durante al menos dos horas después de comer. Evite los alimentos que agraven los síntomas, como los productos lácteos.

Si quiere probar un remedio herbario para la acidez, chupe pastillas de regaliz (orozuz). Siempre use regaliz desglicirricinado (*DGL licorice*), el cual generalmente no eleva la presión arterial. También revise su presión arterial cuando esté tomando pastillas de regaliz durante más de unos cuantos días, dice el Dr. Ditchek. Las pastillas de regaliz DGL contienen una dosis estándar de 380 miligramos de regaliz. Chupe dos pastillas al día antes de comer. Algunas saben mejor que otras, entonces pruebe diferentes marcas. *Nota*: el regaliz DGL no ha sido aprobado como un suplemento seguro para niños.

■ **TAL VEZ SEA SU ANTIHIPERTENSIVO.** Si usted toma un inhibidor de la enzima convertidora de angiotensina (como la marca *Vasotec*) para la presión arterial alta y tiene una tos persistente, la causa podría ser su medicamento. Los inhibidores de la enzima convertidora de angiotensina (*ACE inhibitors*) pueden causar tos. Hable con su médico acerca de la posibilidad de probar algún otro medicamento antihipertensivo, dice el Dr. Sandhaus.

■ **CONTROLE SUS ALERGIAS.** Si es sensible al polen, moho u otros alérgenos, incluso una exposición breve a los mismos puede estimular la producción de mucosidad, seguida de días o semanas de tos conforme su organismo trata de eliminarlo, dice el Dr. Ditchek.

"Los purificadores de aire en su hogar u oficina son muy importantes —dice—. Después de pasar el día en la escuela o unas cuantas horas jugando afuera, los niños deben bañarse o ducharse de inmediato para eliminar el polen. Esto será de gran ayuda".

Una vez que sepa cuál alergia está causando su tos, lo mejor que puede hacer es evitar el alérgeno. Por ejemplo, si usted sufre de fiebre del heno, quédese adentro durante la mañana y la noche, cuando la concentración de polen es más elevada. Para conseguir un alivio rápido de los síntomas, tome un antihistamínico que se venda sin receta, como difenhidramina (*Benadryl*), loratadina (*Claritin*) o hidrocloruro de cetirizina (*Zyrtec*). "El medicamento que se vende con receta llamado montelukast sódico (*Singulair*) es un tratamiento seguro y eficaz para las alergias estacionales", dice el Dr. Ditchek.

De todos estos medicamentos, la difenhidramina es el único que puede causar somnolencia o hiperactividad, por tanto úselo con precaución. Los niños menores de 8 años de edad no deben tomar descongestionantes que se vendan sin receta.

"El alivio rápido que brindan los antihistamínicos es útil cuando está teniendo un mal día —dice el Dr. Ditchek—. A mí, en realidad, me encanta recomendar la ortiga. A menudo es tan eficaz o incluso más que los medicamentos y no provoca somnolencia o efectos secundarios conductuales. Simplemente tarda más en alcanzar su efecto terapéutico".

■ **ASEGÚRESE DE QUE NO SEA ASMA.** Una de las causas más comunes de tos inexplicable es el asma no detectada, dice el Dr. Sandhaus. "El asma a menudo se presenta como una tos que dura semanas después de que una infección respiratoria menor se ha resuelto", explica. La inflamación persistente de las vías respiratorias que causa el asma se puede tratar con esteroides inhalados para calmar las cosas. ¿La buena noticia? "Ya sabrá qué causó su tos y también sabrá qué hacer al respecto. Además, los esteroides inhalados producen muy pocos o ningún efecto secundario cuando se toman según las indicaciones", dice el Dr. Sandhaus.

■ **REPOSE UN RATO.** Este es el consejo más antiguo y probablemente el más ignorado para combatir los síntomas del resfriado como la tos. "Las personas quieren seguir activas, pero es importante que trate de reposar un poco", dice el Dr. Sandhaus. De otro modo, ese resfriado y tos "menores" pueden avanzar hasta convertirse en algo mucho más serio, como una neumonía.

(*Nota*: si encuentra en este capítulo términos que no entiende o que jamás ha visto, favor de remitirse al glosario en la página 604).

PANEL DE EXPERTOS

EL **DR. STUART DITCHEK** ES PEDIATRA Y PROFESOR CLÍNICO ADJUNTO DE PEDIATRÍA DE LA FACULTAD DE MEDICINA DE LA UNIVERSIDAD DE NUEVA YORK EN LA CIUDAD DE NUEVA YORK. ES EL FUNDADOR DE WWW.DRDITCHEK.COM, UNA PÁGINA *WEB* PARA PADRES.

EL **DR. ROBERT SANDHAUS, PH.D.,** ES ESPECIALISTA EN NEUMOLOGÍA, DIRECTOR DE LA CLÍNICA ALPHA-1 Y PROFESOR DE MEDICINA DE SALUD JUDÍA NACIONAL EN DENVER. TAMBIÉN ES EL VICEPRESIDENTE EJECUTIVO Y DIRECTOR MÉDICO DE LA FUNDACIÓN ALPHA-1 EN MIAMI Y WWW.ALPHANET.ORG.

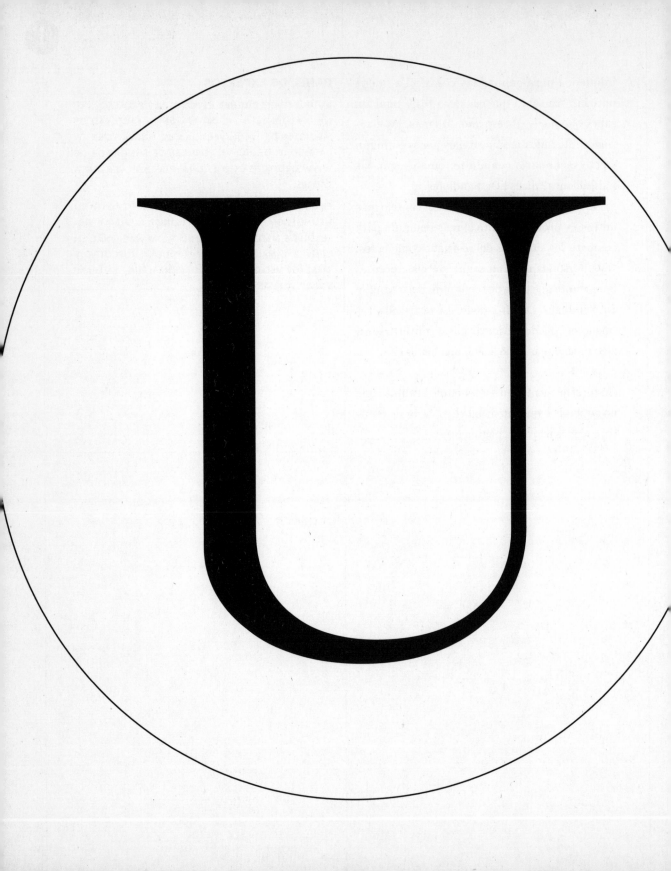

Úlceras

12 estrategias estomacales esenciales

Lo más sorprendente de las úlceras no es lo comunes que son, con alrededor de 4 millones de adultos estadounidenses afectados y 350.000 casos nuevos diagnosticados cada año. Lo sorprendente es que no nos den úlceras con más frecuencia.

Cada vez que comemos, el estómago baña los alimentos con ácidos para continuar con el proceso de digestión que empezó en la boca. Estos mismos ácidos que descomponen las proteínas y las grasas en realidad son lo suficientemente fuertes para dañar el estómago y el duodeno, la parte del intestino delgado que está más cerca del estómago. La única razón por la cual no los daña es que estos tejidos están cubiertos de un revestimiento mucoso protector, similar a una esponja, que resiste el ataque de estos ácidos.

Sin embargo, a veces los tejidos se dañan y se pueden llegar a formar úlceras dolorosas, más o menos del tamaño de la goma (borrador) de un lápiz.

Una causa común de úlceras es una infección en el estómago causada por la bacteria *Helicobacter pylori*, también conocida como *H. pylori*. Esta bacteria tiene forma de sacacorchos y hace hoyos en el revestimiento del duodeno o del estómago, permitiendo que los ácidos dañen el delicado tejido subyacente.

Otra causa común es el uso excesivo de fármacos antiinflamatorios no esteroideos (AINE), como la aspirina y el ibuprofeno. Estos fármacos pueden destruir el revestimiento protector del estómago y causar problemas similares. Por fortuna, las úlceras gástricas y duodenales causadas por los AINE a menudo desaparecen por sí solas al

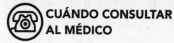

CUÁNDO CONSULTAR AL MÉDICO

Si tiene síntomas de úlcera, como dolor estomacal, una sensación de que se le está "carcomiendo" el estómago entre comidas o en la noche, una sensación de ardor debajo del esternón o heces negras, similares al chapopote, pídale a su doctor que le haga un análisis para detectar la presencia de bacterias *Helicobacter pylori*. La infección se puede detectar mediante análisis de sangre o de aliento. Si el resultado es positivo, es probable que su doctor le recete antibióticos durante una a dos semanas. En alrededor del 97 por ciento de los casos, la úlcera nunca reaparece.

Es común que las personas que padecen úlceras tengan "aliento a caño" mucho antes de que empiecen a presentar otros síntomas. Si su aliento tiene un olor inusualmente desagradable, podría tener infección por bacterias *H. pylori*. Llame a su médico.

cabo de una a tres semanas, una vez que se suspenden los medicamentos que dañan el tejido, dice el Dr. Samuel Meyers. Él recomienda una terapia simultánea con antibióticos y otro medicamento para disminuir la acidez estomacal.

"Las úlceras debidas al *H. pylori* pueden recurrir esporádicamente a menos que se erradiquen las bacterias —dice el Dr. Meyers—. Dicha erradicación disminuye la tasa de recurrencia a menos del 3 por ciento. Sin embargo, el dolor puede ser intenso mientras tanto".

A continuación nuestros expertos ofrecen consejos para aliviar el dolor y evitar que una úlcera vuelva a aparecer.

■ **NIÉGUESE NARANJA.** Aunque los doctores no están seguros de la razón, la naranja (china), junto con el tomate (jitomate) y posiblemente la toronja (pomelo), pueden provocar la liberación de mensajeros químicos o neurotransmisores que causan dolor en las personas con

Curas culinarias

Los sanadores tradicionalmente han aconsejado que las personas con úlceras tomen jugo de repollo (col) durante un ataque de dolor. Quizá valga la pena probar este remedio, ya que el repollo contiene un aminoácido llamado glutamina, el cual se cree que sirve para acelerar la curación del intestino.

Algunos expertos en medicina alternativa recomiendan hacer jugo con media cabeza de repollo y beberlo una vez al día. Comer la misma cantidad de repollo crudo producirá efectos similares, pero no se moleste en comer repollo cocido, dado que el calor cancela sus efectos beneficiosos.

úlceras. Si cree que alguno de estos alimentos pudiera estar contribuyendo a su úlcera, pruebe eliminarlo de su alimentación durante unas cuantas semanas. Luego, vuelva a incorporarlo lentamente para ver si nota alguna diferencia.

■ **LIMITE LA LECHE.** Durante mucho tiempo, los doctores alentaban a las personas que tenían úlceras a tomar leche. Pensaban que la textura suave de la leche recubriría y aliviaría las úlceras dolorosas. Sin embargo, los estudios de investigación han demostrado que las proteínas y el calcio que contiene la leche estimulan la producción de ácido en el estómago y pueden empeorar las úlceras, dice el Dr. Meyers.

■ **AYÚDESE CON YOGUR.** Aunque la leche puede agravar una úlcera, el yogur puede aliviarla. Una revisión de estudios sugirió que aunque estas bacterias amigables no eliminan el *H. pylori*, sí pueden ayudar a bajar los niveles de este último en el estómago, mientras que sus propiedades antioxidantes y antiinflamatorias pueden ayudar a sanar la mucosa gástrica.

Los probióticos o bacterias beneficiosas que contiene el yogur, como los *Lactobacillus bulgaricus* y *L. acidophilus*, podrían ser su componente terapéutico.

■ **ANIQUÍLELAS CON AJO.** Algunos expertos en medicina alternativa sospechan que el ajo, que desde hace mucho tiempo se ha conocido como un antibiótico natural, también podría inhibir el crecimiento del *H. pylori*. En un estudio de investigación de laboratorio, un extracto equivalente a dos dientes de ajo fue capaz de impedir el crecimiento de esta bacteria causante de úlceras.

■ **RECURRA AL REGALIZ.** El regaliz (orozuz) es un remedio tradicional para las úlceras y existen algunas pruebas que demuestran su eficacia. El regaliz contiene ácido glicirrízico, un compuesto que alivia y fortalece el revestimiento intestinal y ayuda a que las úlceras sanen más rápido.

La dosis diaria promedio es de 1,5 a 3 gramos, dice el Dr. Meyers, pero hable con su médico antes de tomar esta cantidad de regaliz porque puede elevar su riesgo de desarrollar presión arterial alta. El regaliz no se debe tomar regularmente durante períodos prolongados. Por lo tanto, no lo tome durante más de cuatro a seis semanas.

■ **COMA CON MÁS FRECUENCIA.** Aunque la producción de ácido en el estómago aumenta durante y después de las comidas, la presencia de alimentos en el estómago ayuda a amortiguar sus efectos corrosivos. Al comer, también aumenta el flujo de sangre hacia el estómago, lo cual ayuda a protegerlo de los ácidos digestivos. En lugar de hacer dos o tres comidas grandes al día, haga cinco o seis comidas pequeñas al día.

■ **ELIMINE EL ESTRÉS EN SU VIDA.** Durante mucho tiempo, se pensó que el estrés emocional era una de las principales causas de úlceras. Los doctores ahora saben que el estrés no causa úlceras, pero la ansiedad, la tensión y un enfoque negativo hacia la vida pueden aumentar la percepción de dolor en el cerebro, dice el Dr. Meyers. Si ya tiene una úlcera o ha tenido una el pasado, tiene sentido incluir alguna técnica para disminuir el estrés en su plan de tratamiento integral.

Todos controlan el estrés de manera diferente. El ejercicio vigoroso, por ejemplo, caminar,

Lo que hace el médico

Para aliviar el dolor de una úlcera, los doctores recomiendan tomar un antiácido. Durante un brote de dolor, la manera más rápida de aliviarlo es tomando un antiácido, dice el Dr. Samuel Meyers.

Los antiácidos contienen calcio, aluminio, magnesio o una combinación de estos compuestos. El aluminio causa estreñimiento en algunas personas, mientras que el magnesio puede producir diarrea. "Yo les aconsejo a mis pacientes que evalúen sus hábitos intestinales generales y que elijan un antiácido con base en dicha evaluación, así como en su requerimiento global de calcio", dice el Dr. Meyers.

correr o andar en bicicleta, es una manera excelente de disipar la tensión al final de un día muy ajetreado. Otros recurren a estrategias más formales para reducir el estrés, como la meditación, la oración o la respiración profunda.

■ **SUELTE EL CIGARRILLO.** Las personas que fuman presentan una probabilidad mucho mayor de desarrollar úlceras que las personas que no fuman, dice el Dr. Meyers. Fumar prolonga el tiempo que tardan en sanar las úlceras, aumenta el riesgo de recaídas y también puede hacer que el organismo sea más susceptible a las bacterias que causan infecciones.

■ **TOME CON MODERACIÓN.** El alcohol puede erosionar el revestimiento protector del estómago, dando por resultado inflamación y hemorragia. Es aún más probable que cause problemas si también fuma o toma aspirinas con regularidad, dice el Dr. Meyers. En el caso de los hombres, el consumo máximo de alcohol debe ser de dos bebidas al día; en el caso de las mujeres, el límite máximo es de una bebida al día. Si las úlceras le siguen causando problemas, quizá sea una buena idea que se olvide del alcohol por completo.

■ **CONTRÓLESE CON EL CAFÉ.** Tanto el café normal como el descafeinado aumentan el nivel de ácidos estomacales. Es poco probable que el café le cause una úlcera, pero sí puede hacer que le aumente el malestar mientras su úlcera esté sanando, dice el Dr. Meyers.

■ **BEBA MUCHA AGUA.** Tome al menos 2 cuartos de galón (2 litros) de agua al día mientras sus úlceras estén "activas", y tome un vaso completo de agua siempre que tenga malestar. "Beber agua ayuda a diluir el ácido del estómago —dice el Dr. Meyers—. A diferencia de la leche, no estimula la producción de más ácido".

(*Nota*: si encuentra en este capítulo términos que no entiende o que jamás ha visto, favor de remitirse al glosario en la página 604).

PANEL DE EXPERTOS

EL **DR. SAMUEL MEYERS** ES GASTROENTERÓLOGO Y PROFESOR CLÍNICO DE MEDICINA DE LA FACULTAD DE MEDICINA MOUNT SINAI DE LA UNIVERSIDAD DE NUEVA YORK EN LA CIUDAD DE NUEVA YORK.

Uñas encarnadas

7 pasos para estar en buen pie

Pocas cosas tan pequeñas son capaces de llevarnos al borde de la locura como una uña encarnada. El dolor puede transformar en energúmeno hasta a la persona más tranquila. ¿Cómo puede doler tanto un problema tan chiquito?

Las uñas encarnadas normalmente empiezan cuando una uña, generalmente la del dedo gordo del pie, crece o se mete al tejido suave y sensible que la rodea. Las personas que tienen uñas convexas en los dedos de los pies son un poco más susceptibles, pero a cualquiera se le puede encarnar una uña. El resultado: un dedo enrojecido, adolorido y sensible.

Aunque la meta a largo plazo es prevenir las uñas encarnadas en el futuro, la necesidad inmediata de la mayoría de la gente es aliviar el dolor. Aquí nuestros expertos le indican cómo lograr ambas cosas.

■ **PRUEBE PRODUCTOS QUE SE VENDEN SIN RECETA.** Hay toda una variedad de productos que se venden sin receta que pueden suavizar la uña y la piel que la rodea. Muchos contienen agentes antiinflamatorios, como aceite de melaleuca, mentol y otras sustancias botánicas, dice la Dra. Wilma Bergfeld. Otros productos que se venden sin receta contienen sustancias químicas, como el ácido salicílico, que suavizan la placa de la uña y alivian el dolor. Dos productos que pueden ayudar son *Dr. Scholl's Ingrown Toenail Relief Strips* y *Outgro Solution*. Asegúrese de leer y seguir las indicaciones al pie de la letra. No use estos productos si tiene diabetes, mala circulación o una infección.

■ **ALÍVIESE CON ALGO DE ALGODÓN.** Su misión es ayudar a que la uña enterrada crezca y se salga de la piel que la rodea. Empiece

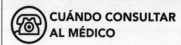

CUÁNDO CONSULTAR AL MÉDICO

Si el dedo del pie se le infecta, será necesario que consulte al médico. Las señales que le indicarán la presencia de una infección son hinchazón, enrojecimiento, dolor y calor al tacto. También pueden formarse ampollas llenas de pus. Lo más probable es que el doctor trate la infección con remojos, removiendo la piel infectada y antibióticos, dice la Dra. Wilma Bergfeld.

Es muy problemático dejar que una uña encarnada se salga de control. Si tiene mala circulación, una infección de uña puede terminar en gangrena.

A veces, al lado de la uña se desarrolla un crecimiento lleno de sangre llamado tejido granulado. Este tejido blando inflamado se puede volver muy sensible cuando se extiende hacia la estría ungueal. Es posible que el doctor le corte una pequeña porción de la uña encarnada durante una cirugía menor y que le recete antibióticos para combatir la infección.

Proteja sus dedos contra accidentes

Aunque las uñas encarnadas generalmente son causadas por cortar incorrectamente las uñas, también pueden ser el resultado de diversos tipos de accidentes, por ejemplo, cuando uno de sus dedos pega contra un mueble o cuando deja caer un objeto pesado encima de su dedo.

Utilice zapatos firmes y cómodos cuando esté haciendo los quehaceres domésticos. Si constantemente manipula objetos pesados, como maquinaria o cajas de embalaje en el trabajo, proteja sus dedos de los pies con zapatos de trabajo que tengan punta de acero.

por remojar el pie en agua caliente para suavizar la uña (agregue una cucharadita de sal de mesa por cada pinta/237 ml de agua). Séquelo cuidadosamente y luego inserte suavemente un pequeño pedacito de algodón estéril debajo del borde encarnado de la uña. El algodón ayudará a levantar ligeramente la uña para que pueda crecer más allá de la piel adolorida. Aplíquese un antiséptico para protegerse de una infección. Asegúrese de cambiar el pedazo de algodón todos los días hasta que la uña haya crecido más allá del punto problemático.

■ **CORTARLA EN "V" NO SIRVE.** Haga lo que haga, no se crea ese viejo remedio tradicional de cortar una cuña en forma de V en el centro de la uña. La gente piensa que una uña encarnada es demasiado grande y que si se hace un corte en forma de cuña en el centro de la misma, los lados crecerán hacia el centro y lejos del borde encarnado. Sin embargo, esto simplemente no es cierto. Todas las uñas crecen de atrás hacia adelante.

■ **DEJE QUE SUS DEDOS RESPIREN.** En términos sencillos, el calzado que no queda bien puede causar uñas encarnadas, especialmente si sus uñas tienden a curvarse. Por esta razón, es importante que evite usar zapatos puntiagudos o apretados que opriman las uñas de los dedos de los pies. En su lugar, opte por las sandalias, si son apropiadas para la ocasión, o por los zapatos de punta ancha. Si es necesario, modifique los zapatos que le queden apretados cortando la porción que oprima sus dedos. Quizá esto le parezca un poco drástico, pero una uña encarnada lo pondrá de un humor drásticamente malo. Asimismo, aléjese de los calcetines (medias) apretados.

■ **CUIDADO AL COMPRAR CALZADO.** Comprar zapatos que le queden bien puede ayudarle a evitar las uñas encarnadas. Sea amigable con sus pies y no olvide estos lineamientos:

1. Compre zapatos por la tarde, cuando los pies están más grandes. Si compra zapatos por la mañana cuando sus pies aún no están hinchados, es posible que le queden demasiado apretados más adelante en el día.

2. Use calcetines suaves y absorbentes que le queden holgados y cómodos.

3. Elija calzado hecho con algún material que respire, como lona o piel (cuero).

4. Elija una suela que absorba el impacto para disminuir la presión en los dedos de los pies.

■ **CÓRTESE LAS UÑAS CON PRECISIÓN.** Nunca se las deje demasiado cortas. Suavícelas primero en agua caliente para evitar que se resquebrajen y luego córtelas en línea horizontal con un cortaúñas grueso, afilado y de borde recto. Nunca se corte una uña de modo que quede de forma ovalada, ya que esto hace que el borde de la misma se curvee hacia la piel a los lados. Siempre deje los bordes externos paralelos a la piel. Y no se la corte más abajo de la punta del dedo; es importante que la uña quede lo suficientemente larga como para proteger el dedo de la presión y la fricción.

Si sus uñas son muy gruesas y le es difícil cortarlas bien, aplíquese una crema que contenga urea o ácido láctico. (Su farmacéutico le podrá recomendar alguna). Estos ingredientes hacen que la uña se suavice y sea más fácil cortarla.

■ **CORRIJA BIEN LOS ERRORES.** Si accidentalmente se deja una uña muy corta o si se le rompe, lime los bordes de la misma con una lima para que no queden bordes afilados que puedan penetrar la piel. No use tijeras, sin importar cuán pequeñas sean. Simplemente no hay suficiente espacio para que pueda manipularlas bien y a menudo dejan bordes afilados.

(*Nota*: si encuentra en este capítulo términos que no entiende o que jamás ha visto, favor de remitirse al glosario en la página 604).

PANEL DE EXPERTOS

LA **DRA. WILMA BERGFELD** ES DERMATÓLOGA SÉNIOR DE LOS DEPARTAMENTOS DE DERMATOLOGÍA Y PATOLOGÍA DE LA CLÍNICA CLEVELAND EN OHIO.

Uñas frágiles

14 motivos para sacar las uñas

 CUÁNDO CONSULTAR AL MÉDICO

El Dr. Paul Kechijian sugiere que consulte a un dermatólogo si se ha estado aplicando un humectante durante dos semanas y sigue teniendo las uñas frágiles o si sus uñas le duelen o afectan el funcionamiento habitual de sus manos.

El Dr. Paul Kechijian dice que las uñas de una persona son como una pared de ladrillos. Las células que conforman las uñas son los ladrillos y el material que está entre las células de las uñas es como el cemento que los mantiene unidos.

Pero incluso las paredes sólidas de ladrillos se pueden desmoronar con el tiempo. Del mismo modo las uñas pueden dañarse y volverse quebradizas. Las causas principales de las uñas frágiles o quebradizas son el envejecimiento, seguido del lavado y secado frecuente de las manos y la exposición a productos de limpieza, dice. Todas estas causas conducen a una menor humectación de las manos. La exposición a los productos cosméticos para las uñas también puede contribuir a este problema.

Hay dos tipos de uñas quebradizas: las duras y las suaves, dice el Dr. C. Ralph Daniel III.

Las uñas duras y quebradizas son causadas por deshidratación, es decir, una falta de humedad en y alrededor de las uñas. Por otra parte, las uñas suaves y quebradizas ocurren cuando hay demasiada humedad en y alrededor de las uñas. Un tipo no es más común que el otro, comenta el Dr. Daniel. "Yo he visto que la proporción es más o menos mitad y mitad —dice—. Pero ambos tipos son tratables".

En el caso de las uñas duras y quebradizas, el problema puede empeorar con el tiempo. Las uñas naturalmente se ponen más duras y más quebradizas a medida que uno va envejeciendo porque pierden parte de su humedad natural. Si no se repone la humedad perdida, pueden llegar a romperse.

Los endurecedores no son eficaces

La farmacia de la esquina a menudo es el primer lugar al que acuden las personas con uñas frágiles. Recurren a los endurecedores de uñas con la esperanza de que sus uñas se vuelvan irrompibles. Pero nuestros expertos dicen que estos endurecedores de uñas no cumplen lo que prometen.

Los endurecedores de uñas supuestamente contienen un ingrediente que se liga a las uñas dañadas para hacerlas más gruesas. Pero no se puede cambiar la calidad de la uña simplemente aplicándole algo en la superficie, dice el Dr. Paul Kechijian. En vez de corregir el problema, dice, sólo disfrazan su fragilidad.

Por otra parte, las uñas se vuelven suaves y frágiles cuando están constantemente sumergidas en agua, lo que las deja llenas de agua. El agua hace que las uñas se expandan y luego se encojan, volviéndolas frágiles con el tiempo.

A continuación nuestros expertos ofrecen consejos para tratar su uñas con ternura.

■ **CUENTE CON LA CREMA.** Después de cada vez que se lave y se seque las manos, aplíquese una crema humectante para manos y uñas. La crema para manos atrapa la humedad, evitando que sus manos y uñas se resequen, dice el Dr. Kechijian.

Debido a que sus uñas se expanden como un acordeón cuando absorben agua y luego se contraen cuando el agua se evapora, los productos que atraen y atrapan la humedad en las uñas, tanto de día como de noche, son los más eficaces. Las cremas que se venden sin receta y que contienen un 5 por ciento de ácido láctico, como la de la marca *Lac-Hydrin Five*, son las que mejor cumplen con esta descripción. "También puede probar una loción con ácido glicólico (por ejemplo, *Total Skin Care Glycolic Gel*) o cualquier buen humectante que esté disponible en la farmacia de su localidad. Pídale a su farmacéutico que le recomiende alguna o pruebe unas cuantas hasta que encuentre una que le agrade", dice el Dr. Kechijian.

■ **PRUEBE VARIOS.** Los humectantes que se venden sin receta vienen en muchos aromas y texturas diferentes. La Dra. Dee Anna Glaser sugiere que pruebe varios productos hasta que encuentre el que tenga el aroma y la sensación que más le agrade. ¿Por qué? Porque es más probable que use un producto que le guste usar.

La Dra. Glaser también alienta a las personas que tienen las uñas frágiles a que siempre tengan a la mano un pequeño tubo de humectante para que se lo puedan aplicar después de cada vez que se laven las manos. Siempre tenga tubos de humectante cerca de todos los lavabos de su casa, así como en la guantera de su auto y en el cajón de su escritorio en su centro de trabajo.

■ **EVITE EL ALCOHOL.** Algunas lociones para manos perfumadas contienen alcohol. Si tiene las uñas quebradizas, evite este tipo de lociones. El alcohol sólo hace que empeoren las uñas frágiles porque tiene un efecto secante, dice el Dr. Daniel.

■ **MANTÉNGALAS CORTAS.** Las uñas más largas están más sujetas a golpes y es más probable que se rompan o que se atoren en algo y se rasguen. El Dr. Kechijian también propone que se corte las uñas después de ducharse, cuando están más suaves y es menos probable que se rompan.

■ **ELIJA UNA DIETA EQUILIBRADA.** Usted podría tener uñas frágiles como resultado de algo que esté o no esté comiendo, dice la Dra. Glaser. "Es importante que se alimente bien y que tome un suplemento multivitamínico y de minerales a diario para obtener la cantidad recomendada de los nutrientes que necesita. Cualquier dieta de moda que sólo incluya unos cuantos alimentos o que excluya ciertos grupos de alimentos puede producir problemas con las uñas", agrega.

Curas culinarias

Para mejores resultados, frótese aceite o crema espesa para manos en las uñas al mismo tiempo que se esté aplicando su humectante para manos, dice la Dra. Audrey Kunin. Puede usar las cremas costosas que se venden en las tiendas o ir a su cocina para tomar un poco de aceite o manteca vegetales.

La Dra. Dee Anna Glaser recomienda este tratamiento nocturno extra calmante. Antes de irse a la cama, aplíquese aceite vegetal en las manos, luego póngase unos guantes de vinilo o envuelva sus manos con envoltura plástica para evitar que el aceite manche las sábanas y las fundas de las almohadas. Los guantes hacen que el aceite penetre en la piel, evitando que sus manos se resequen demasiado.

■ **USE DOBLE GUANTE.** Si todos los días lava los platos (trastes), el Dr. Kechijian sugiere que se compre varios pares de guantes de algodón para que los pueda usar debajo de sus guantes para lavar los platos. El exterior de vinilo de los guantes para lavar los platos evita que el agua y el detergente entren en contacto con las uñas, mientras que los guantes de algodón absorben el sudor para que las uñas y manos no se empapen adentro del guante.

■ **DELEGUE CIERTAS TAREAS.** Aunque está completamente de acuerdo en que las personas con uñas frágiles deben usar guantes mientras hacen los quehaceres domésticos, la Dra. Audrey Kunin tiene una mejor manera de limitar su exposición al agua: pídale a otra persona que lave los trastes.

■ **OPTE POR EL ACETATO.** Asegúrese de usar quitaesmaltes que contengan acetato. "Los quitaesmaltes que contienen acetona son más fuertes, pero pueden quitarle la humedad que tanto necesitan sus uñas y volverlas quebradizas", señala el Dr. Daniel.

■ **EVITE DESCARAPELAR EL ESMALTE.** Evite descascarar o descarapelar el esmalte de uñas, ya que esto hace que se desprenda la capa superior protectora de las uñas.

■ **CONSIDERE EL CALCIO.** La falta de calcio en la alimentación es otra causa de uñas frágiles, dice la Dra. Kunin. Los suplementos de calcio pueden funcionar de maravilla para fortalecer las uñas. Si no consume tres raciones de leche, queso o yogur cada día, tome un suplemento de 500 miligramos de calcio al día si tiene menos de

50 años de edad o de 1.000 miligramos de calcio al día si tiene más de 50 años de edad.

■ **SOLUCIÓNELO CON SOYA.** La Dra. Boni Elewski dice que tan sólo 5 gramos de proteínas de soya al día ayudará a endurecer sus uñas frágiles. Puede probar *tofu*, *tempeh*, leche de soya o *edamame*, todos los cuales están disponibles en la mayoría de los supermercados. Cada ración de 8 onzas (240 ml) de leche de soya le brinda 6 gramos de proteínas de soya y no contiene colesterol.

■ **VÉNZALAS CON ESTA VITAMINA.** Hace años, unos investigadores suizos demostraron que la vitamina del complejo B llamada biotina aumentaba la dureza de los cascos (vasos, pezuñas) de los caballos, dice el Dr. Daniel. En la actualidad, los doctores recomiendan esta vitamina para endurecer las uñas humanas.

"La biotina no funciona en todos los casos, pero yo he observado que es eficaz desde una tercera parte hasta la mitad de todos los casos que he visto", dice el Dr. Daniel.

La coliflor es una fuente rica de biotina, al igual que las legumbres como los cacahuates (maníes) y las lentejas; sin embargo, tendría que comer estos alimentos en cantidades muy grandes para obtener suficiente biotina. En su lugar, tome un suplemento de 3 miligramos de biotina al día, dice la Dra. Elewski. La biotina normalmente viene en dosis de 600 microgramos, lo que haría necesario que tomara cinco tabletas. Si no quiere tomar tantas, hay un tipo de suplemento llamado *Biotin Forte* que viene en dosis de 3 miligramos. Esta dosis podría incrementar el grosor de sus uñas en un período de seis meses.

■ **A LO MEJOR SON SUS MEDICINAS.** Algunos fármacos comunes, como los diuréticos, pueden causar deshidratación y podrían empeorar un caso preexistente de uñas frágiles. Hable con su médico si cree que sus medicamentos podrían estar contribuyendo a su problema.

(*Nota*: si encuentra en este capítulo términos que no entiende o que jamás ha visto, favor de remitirse al glosario en la página 604).

PANEL DE EXPERTOS

EL **DR. C. RALPH DANIEL III** ES PROFESOR CLÍNICO DE DERMATOLOGÍA DEL CENTRO MÉDICO DE LA UNIVERSIDAD DE MISSISSIPPI Y PROFESOR CLÍNICO ADJUNTO DE DERMATOLOGÍA DE LA UNIVERSIDAD DE ALABAMA EN BIRMINGHAM.

LA **DRA. BONI ELEWSKI** ES PROFESORA DE DERMATOLOGÍA DE LA UNIVERSIDAD DE ALABAMA EN BIRMINGHAM.

LA **DRA. DEE ANNA GLASER** ES PROFESORA DE DERMATOLOGÍA DE LA FACULTAD DE MEDICINA DE LA UNIVERSIDAD DE ST. LOUIS EN MISSOURI.

EL **DR. PAUL KECHIJIAN** ES ANTIGUO PROFESOR CLÍNICO ADJUNTO DE DERMATOLOGÍA Y JEFE DE LA SECCIÓN DE UÑAS DEL CENTRO MÉDICO DE LA UNIVERSIDAD DE NUEVA YORK EN GREAT NECK. ACTUALMENTE TIENE SU CONSULTA PRIVADA EN GREAT NECK.

LA **DRA. AUDREY KUNIN** ES DERMATÓLOGA COSMÉTICA EN KANSAS CITY, MISSOURI Y FUNDADORA DEL LA PÁGINA *WEB* EDUCATIVA SOBRE DERMATOLOGÍA WWW.DERMADOCTOR.COM.

Urticaria por plantas

15 recursos para que le deje de picar

CUÁNDO CONSULTAR AL MÉDICO

En la mayoría de los casos, el sarpullido causado por una planta venenosa no es serio. Sólo tendrá que emplear los remedios antes mencionados para aliviar el dolor y la comezón hasta que el sarpullido desaparezca (generalmente en un par de semanas). No obstante, hay ciertos casos en los que el sarpullido requiere atención médica, quizás inmediata. Consulte la lista siguiente para ver cuándo es necesario que busque ayuda.

■ La reacción es grave o muy extensa o afecta áreas sensibles como los ojos, la boca o los genitales.

■ El sarpullido dura más de tres semanas.

■ Las ampollas empiezan a rezumar.

■ Le da fiebre de más 100°F (37,8°C).

■ Tiene áreas infectadas que siguen empeorando.

■ Tiene dificultades para dormir en la noche.

Si alguna vez ha tenido un encontronazo con la hiedra venenosa (o su pariente, el roble venenoso), lo más probable es que recuerde el evento con lujo de detalles. Ese sarpullido de ampollas rojas que dan comezón es molesto en el mejor de los casos e insoportable en el peor de los casos. La única buena noticia es que no está solo: más del 85 por ciento de las personas reaccionan de la misma manera a esta planta ponzoñosa.

Lo que la mayoría de las personas no saben es que una erupción causada por hiedra venenosa en realidad es una alergia, o para ser más precisos, una dermatitis por contacto. Y el alérgeno es un aceite que secretan estas plantas llamado urushiol. Algunas personas son más sensibles al urushiol que otras. Ahora bien, algunos cuantos afortunados no son sensibles a él en absoluto; literalmente se pueden revolcar en el aceite y no presentar reacción alguna. Pero nuestros expertos no aconsejan esto. Una persona puede volverse sensible al urushiol en cualquier momento. "No estamos exactamente seguros de por qué algunas personas son sensibles a este aceite y por qué otras personas no lo son, pero parece tener relación con la exposición a ciertas sustancias químicas —explica el Dr. Richard Antaya—. Si no se expone mucho al aceite, su probabilidad de desarrollar una alergia al mismo baja de manera drástica".

Otra creencia errónea común acerca de las alergias a plantas venenosas es que rascarse hará que se extienda el sarpullido. En realidad, el aceite tiene que entrar en contacto directo con la piel para causar un sarpullido. Y lo que ocurre es que el aceite se le puede meter debajo de las uñas y propagarse así. No obstante, lo mejor es no desafiar a la suerte al rascarse y así irritar más su piel.

■ **ESTUDIE AL ENEMIGO.** Idealmente, lo mejor que puede hacer es evitar que le salga un sarpullido por plantas venenosas. Si las puede identificar, puede tratar de evitar la hiedra venenosa, el roble venenoso y el zumaque venenoso simplemente al no pasar junto a ellos.

Las plantas de hiedra venenosa tienen grupos de tres hojas brillantes, de donde viene el dicho: "Si las hojas vienen de tres en tres, no deberás acercárteles". Puede crecer como enredadera o como arbusto, pero siempre tiene pelitos en el tronco. La hiedra venenosa crece en casi todas las regiones de los Estados Unidos.

La razón por la cual la hiedra venenosa se ha cobrado tantas víctimas es que le gusta crecer donde nos gusta estar: "A los lados de los senderos, en las partes boscosas de los campos de golf, detrás del garaje o a las orillas de los bosques —dice el Dr. Thomas N. Helm—. A estas plantas les gusta la transición del bosque al campo abierto y a menudo se encuentran a las orillas de lugares con gran densidad de árboles".

El roble venenoso puede ser una enredadera que trepa muy alto, o bien, un arbusto. Sus hojas dentadas se parecen a las del roble blanco común de América. Sus bayas crecen en racimos y son verdes en el verano y de color hueso en el invierno. El roble venenoso crece principalmente en el oeste y el sureste de los Estados Unidos.

Los tallos del zumaque venenoso tienen de 7 a 13 hojas pequeñas cada uno. Esta planta crece como un arbusto alto y tiene bayas verdes en el verano que se tornan de color amarillo-blancuzco en el invierno. Esta planta se puede encontrar en la región norte y a veces también en el sur de los Estados Unidos.

■ **AHUYENTE EL ACEITE.** Si sabe que va a estar en un lugar donde hay hiedra venenosa, como cuando vaya a quitarla de su jardín, prepárese primero. *IvyBlock* es una loción que en realidad impide que el urushiol penetre su piel. Esta loción deja una película ligeramente visible en la piel para que pueda ver exactamente dónde está protegido. Puede conseguir *IvyBlock* y otros productos similares en las farmacias.

■ **LÁVESE BIEN.** Si pese a su mejor esfuerzo, ha entrado en contacto con una de estas plantas, no hay tiempo que perder. "No sé cuál es el punto de quiebre exacto, pero sí sé que puede detener una erupción si actúa con suficiente rapidez", dice el Dr. Antaya. Si tiene agua y jabón a la mano, lávese cualquier área expuesta lo antes posible. O viértase alcohol para frotar sobre la piel de inmediato. Sin embargo, no use una toallita para la cara, porque sólo recogerá el aceite urushiol y lo esparcirá por todo su cuerpo.

■ **ECHE MANO DE LO QUE HAYA.** Si no tiene agua, jabón o alcohol para frotar a su disposición, use varias toallitas húmedas (como las que se usan para limpiar a los bebés), si las tiene. Si tiene una hielera a la mano, frótese el área afectada con hielo.

Y si de verdad no tiene ningún implemento de la vida moderna, el Dr. Helm tiene unas cuantas sugerencias para que pueda lidiar con el sarpullido. "Si está acampando y no hay mucho a su disposición, báñese en un lago o arroyo cada 2 a 3 horas y aplíquese una capa fina de lodo, lo cual ayudará a secar algunas ampollas", dice.

■ **LAVE TODO.** Estas plantas venenosas tienen la horrible tendencia de esparcir su aceite por todas partes, por lo que no será suficiente que sólo se lave la piel, dice el Dr. Antaya. "Tendrá que lavar todo lo que haya entrado en contacto con la planta, incluida su ropa, sus mascotas, todo —dice—. Yo tengo pacientes que han vuelto a tener urticaria por hiedra venenosa por usar la misma camisa unos cuantos días después".

■ **CUÍDESE EN EL INVIERNO.** Sólo porque las plantas ya no tengan hojas no quiere decir que sean menos peligrosas, ya que sigue habiendo veneno al acecho en sus raíces y tallos, esperando a aterrizar. "Yo tuve un paciente que le salió una urticaria en todo el cuerpo a mitad del invierno —dice el Dr. Antaya—. Resulta que estaba cortando árboles con una sierra eléctrica y le salpicó encima el aceite de una hiedra durmiente".

■ **PRUEBE UNA PASTILLA.** El sarpullido, junto con la comezón enloquecedora que lo acompaña, tarda de unas horas a unos días en aparecer después de haber entrado en contacto con estas plantas. Los antihistamínicos orales encabezan la lista de remedios para el sarpullido causado por plantas venenosas del Dr. Robert Rietschel. Dos marcas populares que se venden sin receta son *Chlor-Trimeton*, el cual contiene maleato de clorfeniramina como principio activo, y *Benadryl*, el cual contiene hidrocloruro de difenhidramina como principio activo. "Incluso podría tomarse su medicina para la fiebre del heno, si resulta ser un antihistamínico", agrega.

■ **CONSIDERE LA CALAMINA.** El tratamiento más antiguo para el sarpullido por plantas venenosas es la loción de calamina, que es un popular protector de la piel que tiene un efecto refrescante y calmante y que sirve para disminuir la sensación de comezón, dice el Dr. Rietschel.

Con la hiedra, el roble y el zumaque venenosos, los vasos sanguíneos desarrollan huecos por los que se fuga líquido a través de la piel, causando ampollas que rezuman, explica. "Al refrescar la piel, los vasos sanguíneos se constriñen y no se fuga tanto líquido", dice.

La mayoría de las lociones de calamina contiene sólo alrededor de un 5 por ciento de calamina, la cual es una forma cristalizada de zinc. A medida que la loción se va secando después de aplicada, deja un residuo polvoso que absorbe el líquido rezumado, formando una costra y evitando que la piel se pegue a la ropa, dice el Dr. Rietschel. Él recomienda aplicarse loción de calamina tres o cuatro veces al día. Para evitar que el sarpullido se reseque demasiado y empeore así la comezón, deje de usar la loción cuando ya no estén rezumando las ampollas, dice.

■ **CUÍDESE CON UNA COMPRESA.** Otra manera sencilla de conseguir alivio es humedeciendo una sábana o funda de almohada y colocándola sobre el área afectada. "Esto produce un efecto refrescante y calmante —dice el Dr. Antaya—. Yo les digo a mis pacientes que se la dejen puesta hasta que se seque".

Para conseguir aún más alivio, el Dr. Helm recomienda agregar un poco de té negro. "Cualquier té negro común contiene taninos que son de gran ayuda —dice—. Deje que se enfríe, sumerja un trapo en el té y aplíqueselo durante 10 minutos cada tres a cuatro horas".

■ **CONTRAATAQUE CON CORTISONA.** Las cremas de cortisona que se venden sin receta son demasiado débiles y "absolutamente inservibles para aliviar un sarpullido importante —dice el Dr. Rietschel—. Pero sí pueden aliviar la comezón menor". Empiece a usarlas cuando ya lleve más o menos dos semanas con el sarpullido, es decir, cuando la piel se esté curando y descamando y cuando tenga comezón.

■ **AYÚDESE CON AVENA.** La avena coloidal seca las ampollas que rezuman. "Funciona de maravilla y es muy calmante", dice el Dr. Helm. *Aveeno* es la marca más popular de avena comercial para la piel y viene con instrucciones fáciles de seguir. Use un trapo para aplicar la avena en

---

Curas culinarias

Si no tiene un producto de avena de la marca *Aveeno* a la mano, los copos de avena normales pueden funcionar igualmente bien. Prepare un poco de avena con bastante agua para que no quede muy espesa y déjela enfriar. Luego, meta la mezcla en un calcetín (media) viejo y cuele el líquido. Puede usar el calcetín como compresa para aplicárselo sobre el sarpullido durante 10 minutos cada 2 horas.

Si no quiere usar sus calcetines buenos, sólo cuele la mezcla de avena y embadúrnese el líquido sobre el sarpullido cinco veces al día. Haga esto hasta que los síntomas desaparezcan.

---

las ampollas o agréguela a una bañadera (bañera, tina) llena de agua.

■ **EMBALSÁMESE CON BALSAMINA.** El tratamiento herbario más popular es la balsamina del monte. James Duke, Ph.D., un experto en hierbas medicinales y autor de *La nueva farmacia natural*, dice que él usa la balsamina del monte para impedir que aparezca un sarpullido. "Hago una bola con la planta entera y hago como una especie de trapo para lavar con ella para quitar la savia venenosa", dice. La balsamina del monte salvaje es bastante fácil de encontrar en la naturaleza, si sabe lo que está buscando. Esta planta suculenta tiene flores de color anaranjado y amarillo, que florecen de junio a septiembre en áreas húmedas y sombreadas. Quizá tenga dificultades para encontrar esta hierba en las tiendas de productos naturales, pero puede ordenar un frasco de varios proveedores por internet. Úntesela en la piel para calmar la comezón.

■ **PRUEBE OTRAS HIERBAS.** Los herbolarios recomiendan lavar el área infectada con tintura de grindelia para aliviar la comezón. Asimismo, lavarse con equinacia (equiseto) ayuda a combatir la inflamación en la piel ampollada e irritada. Mezcle una parte de tintura de equinacia con tres partes de agua y enjuague las áreas afectadas con la mezcla varias veces al día.

■ **ALÍVIESE CON LODO.** Compre una "compresa de lodo" de arcilla de bentonita en la tienda de productos naturales y mézclela con agua hasta que forme una pasta espesa. Úntesela sobre la piel infectada para secar las ampollas y controlar la comezón, y luego retírela cuando se empiece a descamar o le empiece a dar comezón.

Para obtener un mayor alivio, agregue de ¼ a ½ cucharadita de raíz de mahonia en polvo a la cataplasma (emplasto) de arcilla para combatir la infección. Si el sarpullido se siente caliente al tacto, agregue una gota de aceite de lavanda (alhucema, espliego) para producir un efecto refrescante.

■ **NO LAS QUEME.** No trate de deshacerse del urushiol quemando las plantas venenosas en su jardín, ya que el fuego hace que el urushiol salga disparado hacia el aire. Podría inhalar pequeñas gotas del aceite y contraer una infección pulmonar seria, acompañada de fiebre y un sarpullido en todo el cuerpo.

(*Nota*: si encuentra en este capítulo términos que no entiende o que jamás ha visto, favor de remitirse al glosario en la página 604).

PANEL DE EXPERTOS

EL **DR. RICHARD ANTAYA** ES PROFESOR DE DERMATO-LOGÍA Y DIRECTOR DE DERMATOLOGÍA PEDIÁTRICA DE LA FACULTAD DE MEDICINA DE YALE EN NEW HAVEN, CONNECTICUT.

JAMES DUKE, PH.D., DESEMPEÑÓ DIVERSOS CARGOS DURANTE MÁS DE TRES DÉCADAS CON EL DEPARTA-MENTO DE AGRICULTURA DE LOS ESTADOS UNIDOS, ENTRE ELLOS JEFE DEL LABORATORIO DE RECURSOS DE PLANTAS MEDICINALES. ES EL AUTOR DE *LA NUEVA FARMACIA NATURAL*.

EL **DR. THOMAS N. HELM** ES PROFESOR CLÍNICO ADJUNTO DE DERMATOLOGÍA Y PATOLOGÍA DE LA UNI-VERSIDAD ESTATAL DE NUEVA YORK EN BUFFALO.

EL **DR. ROBERT RIETSCHEL** ES DERMATÓLOGO DE LA ADMINISTRACIÓN PARA VETERANOS DEL SUR DE ARI-ZONA EN TUCSON.

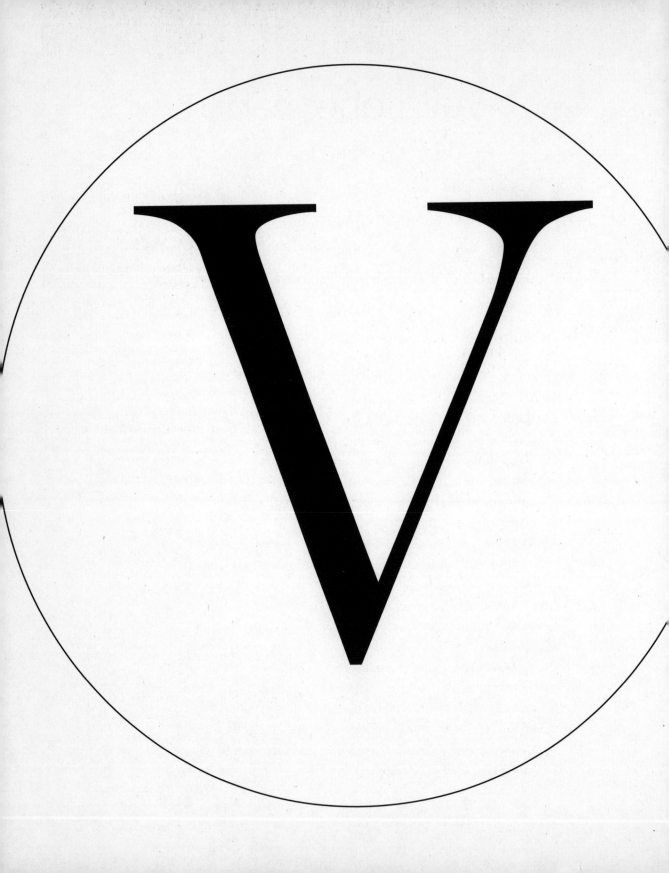

Vello enconado

11 formas de afeitarse al ras

El vello enconado es el vello que en lugar de crecer hacia afuera, crece hacia adentro, enterrándose en la piel. Cuando la punta del vello perfora la piel, puede causar inflamación y dolor. Los vellos que son naturalmente rizados, especialmente los de la barba de los hombres negros, comúnmente se enconan.

Si la inflamación también es un problema, muchos expertos recomiendan dejar que crezca el vello, si es posible. Cuando los vellos son más largos, no se retuercen ni perforan la piel.

Los dermatólogos dicen que las pinzas para depilar son lo único que sirve para deshacerse de un vello enconado, pero hay otros métodos para asegurarse de que no se encone. A continuación nuestros expertos ofrecen sugerencias para aliviar las molestias.

■ **APLÍQUELE PINZAS.** Si ve un vello enconado debajo de la piel, apliquese una compresa caliente y húmeda durante un par de minutos para suavizar la piel, dice el Dr. Rodney Basler. Luego, esterilice una aguja o unas pinzas para depilar y sáquese el vello. Después, apliquese algún antiséptico como peróxido de hidrógeno o alcohol para frotar.

■ **SÁQUELO A LA SUPERFICIE.** Si no puede ver el vello enconado, no se empiece a hurgar para tratar de encontrarlo, dice el Dr. Basler, "porque podría no ser un vello enconado". En su lugar, trátelo con una compresa caliente hasta que pueda ver el vello debajo de la superficie de la piel. Luego, utilice una aguja o pinzas para depilar esterilizadas y sáquelo, y después apliquese algún antiséptico.

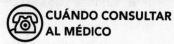 **CUÁNDO CONSULTAR AL MÉDICO**

Si no se tratan, la mayoría de los vellos enconados se resuelven por sí solos. Si usted parece ser especialmente propenso a los vellos enconados o si el dolor que le produce un vello enconado le dura más de unos cuantos días, consulte a un dermatólogo. Es posible que tenga una infección que deba ser tratada con antibióticos.

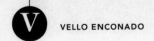

■ **CONSIDERE DEJARSE LA BARBA.** "Entre más rizado tenga el vello, mayor será la probabilidad de que se le enconen los vellos", dice el Dr. Basler. Si los vellos enconados se han convertido en un verdadero problema para usted, considere dejarse crecer la barba.

■ **SUAVICE SUS VELLOS.** Si no hay modo de que pueda dejarse crecer la barba, puede ayudar a prevenir los vellos enconados preparando su barba de la manera correcta. Lávese bien el rostro con agua y jabón durante dos minutos, dice el Dr. Jerome Z. Litt. Eso suaviza el vello. Luego, enjuáguese bien, aplíquese crema o gel para afeitar y déjeselo puesto durante dos minutos para suavizar el vello aún más.

■ **EVITE ESTIRAR LA PIEL.** Muchos hombres tienden a jalar y estirar la piel para poderse afeitar más al ras. Una vez que sueltan la piel, los vellos cortos se retraen y quedan debajo de la superficie de la piel. La punta filosa de estos vellos puede volver a penetrar la piel y provocar un vello enconado, dice el Dr. Litt.

■ **RASÚRESE, PERO NO AL RAS.** Confórmese con la idea de no estar perfectamente afeitado todo el tiempo, dice el Dr. Basler. No se rasure al ras. La mejor manera de lograr esto es usando una máquina para afeitar.

■ **OPTE POR UNA NAVAJA.** Los rastrillos con 3, 4 y 5 navajas son problemáticos. La primera navaja corta y afila el vello; la segunda navaja corta debajo de la piel, dice el Dr. Litt. El resultado: el vello afilado se curvea y se vuelve a enterrar en la piel. En vez, use un rastrillo de una sola navaja y confórmese con una rasurada no tan al ras.

■ **ENTRENE SU BARBA.** ¿La barba le crece en varias direcciones? El Dr. Litt aconseja que la entrene para que crezca derecha. Puede lograr esto si se afeita en dos direcciones: hacia abajo en el rostro y hacia arriba en el cuello (para evitar cortarse la piel). No se afeite en todos sentidos ni de un lado al otro. "Al principio no quedará perfectamente afeitado —dice—, pero si sigue afeitándose hacia abajo en el rostro y hacia arriba en el cuello, la barba deberá empezar a crecer derecha en cuestión de unos meses".

■ **CONSIÉNTASE CON UNA COMPRESA.** Póngase una toalla húmeda sobre el rostro durante unos cuantos minutos después de afeitarse, dice el Dr. Basler. "Esto suaviza los vellos, haciendo que sea menos probable que vuelvan a penetrar la piel". Utilice una loción cremosa para después de afeitar en lugar de la típica loción en aerosol atiborrada de alcohol. "Es calmante y mantiene el vello humectado", dice.

■ **COMBATA LA INFECCIÓN.** Si, pese a su mejor esfuerzo, se le llega a enterrar un vello, puede disminuir la cantidad de bacterias que lleve consigo. Una solución al 10 por ciento de peróxido de benzoilo tiene cierto efecto antibiótico, dice el Dr. Basler, y probablemente le ayudará si la utiliza como loción para después de afeitar. Las lociones típicas para después de afeitar contienen mucho alcohol y también pueden ayudar a disminuir la carga bacteriana.

■ **DAMAS, CAMBIEN DE DIRECCIÓN.** "Las mujeres normalmente se rasuran las piernas del tobillo a la rodilla", dice el Dr. Litt. Esto va en contra del sentido en el que crece el vello y puede hacer que se encone el vello. En su lugar, rasúrese hacia abajo, de la rodilla al tobillo.

(*Nota*: si encuentra en este capítulo términos que no entiende o que jamás ha visto, favor de remitirse al glosario en la página 604).

PANEL DE EXPERTOS

EL **DR. RODNEY BASLER** ES DERMATÓLOGO Y PROFESOR ADJUNTO DE MEDICINA INTERNA DE LA FACULTAD DE MEDICINA DE LA UNIVERSIDAD DE NEBRASKA EN LINCOLN.

EL **DR. JEROME Z. LITT** ES DERMATÓLOGO Y PROFESOR CLÍNICO AUXILIAR DE DERMATOLOGÍA DE LA FACULTAD DE MEDICINA DE LA UNIVERSIDAD CASE WESTERN RESERVE EN CLEVELAND.

Venas varicosas

16 vencedores de várices

 CUÁNDO CONSULTAR AL MÉDICO

Hace cien años, los doctores solían sacar las venas varicosas usando ganchos. Por fortuna, el tratamiento que se emplea en la actualidad es mucho más humano y también más útil. Hoy en día, se emplea la terapia con inyecciones con un éxito contundente en el tratamiento hasta de las venas varicosas más enrolladas.

¿Pero cuándo ameritan una consulta médica? Cuando presentan dos complicaciones importantes: coagulación y ruptura de las venas.

Los coágulos generalmente se ven como bolas rojas en las venas que no disminuyen de tamaño ni siquiera al elevar las piernas. El área que rodea al coágulo dolerá y estará sensible.

Las venas varicosas que están alrededor de la región de los tobillos son más propensas a romperse y sangrar. Esto es mucho más peligroso que la coagulación porque puede perder sangre con mucha rapidez. Si esto ocurre, presiónese para detener hemorragia y consulte al médico.

Esas venas azules, boludas e hinchadas —y sus primas, las "arañas vasculares" coloradas— son sólo las señales más evidentes de una enfermedad conocida como venas varicosas. Las que han sufrido esta afección saben de sobra que estas venas visibles a menudo vienen acompañadas de piernas adoloridas, cansadas y con poca energía.

Se ha dicho que las venas varicosas salen por cruzar las piernas, usar tacones altos y pararse sobre pisos de concreto, pero hay pocas pruebas médicas que respalden esto, dice el Dr. Mark N. Isaacs. Por mucho, los factores más importantes son las hormonas y la genética. "Cuando la gente me pregunta qué puede hacer para prevenir las venas varicosas, mi mejor respuesta es: 'Escoja a padres distintos la próxima vez'", dice el Dr. Isaacs.

Aunque sí podemos señalar a la herencia y las hormonas como causas, la edad, ocupación, peso, número de embarazos e incluso los zapatos pueden hacer que esta afección empeore. Las mujeres presentan una mayor probabilidad de desarrollar venas varicosas que los hombres. De hecho, según una encuesta realizada por la Sociedad de Cirugía Dermatológica de los Estados Unidos, se realizan casi 300.000 procedimientos quirúrgicos relacionados con las venas cada año y el 86 por ciento de los mismos se realizan en mujeres.

Esta afección generalmente no pone en peligro la vida, por lo que no hay razón para entrar en pánico o salir corriendo a consultar al médico. Sin embargo, si tiene venas varicosas, usted y sus piernas estarán mejor si sabe cómo manejarlas.

A continuación está lo que sugieren nuestros expertos.

■ **APROVECHE LA GRAVEDAD.** Las venas varicosas son venas debilitadas que carecen de la fuerza que tenían en el pasado para regresar la sangre al corazón. Las venas de las piernas son las más susceptibles porque son las que están más lejos —y cuesta abajo— del corazón. Al elevar las piernas, se les facilita el trabajo. "Al elevar las piernas, está usando la gravedad para ayudar a disminuir la presión en las venas; por desgracia, sólo funciona mientras sus piernas estén elevadas", dice el Dr. Isaacs.

■ **MEJÓRESE CON MEDIAS ELÁSTICAS.** Estas medias pueden ayudar a brindarle alivio. Disponibles en las farmacias y en almacenes (tiendas de departamentos), estas medias de soporte resisten la tendencia de la sangre a estancarse en los vasos capilares que están más cercanos a la piel. (En su lugar, la sangre se impulsa hacia las venas más grandes y más profundas, desde donde se puede bombear más fácilmente de regreso al corazón).

■ **PRUEBE LAS MEDIAS DE COMPRESIÓN.** Estas medias generalmente se venden en las tiendas de artículos médicos más que en las farmacias. Son la versión "más fuerte" de las medias elásticas. "Ejercen más presión en el tobillo y menos presión en el muslo. Esto ayuda a impulsar la sangre por las venas y pasarla a través de las válvulas que ya no funcionan", dice el Dr. Tej M. Singh. Mídase las piernas para comprarse unas de buena calidad.

■ **COMPRE EL CALZADO CORRECTO.** Evite usar zapatos con tacón de más de 1 pulgada (2,5 cm) de alto. "Los tacones altos hacen que camine con los músculos del trasero, pero los músculos de la pantorrilla son los que hacen que se reduzcan las venas varicosas", dice el Dr. Mitchel P. Goldman.

■ **CUIDE ESOS KILITOS.** Al mantenerse en un peso saludable, eliminará la presión excesiva que tendrán que soportar sus piernas y que hacen que las venas se boten hacia la superficie, dice el Dr. Robert Weiss. De hecho, perder peso puede ayudar a evitar que se formen las venas varicosas y las arañas vasculares, agrega.

■ **AFLÓJESE LA ROPA.** La ropa apretada puede atrapar la sangre y provocar la formación de coágulos. La ropa que queda ceñida a partes específicas del cuerpo, como la cintura, las piernas y el área de las ingles, puede restringir la circulación y conducir a la aparición de arañas vasculares y venas varicosas, dice el Dr. Weiss.

■ **ALÉJESE DE LOS ANTICONCEPTIVOS.** Los desequilibrios hormonales, los cuales a veces se presentan al tomar pastillas anticonceptivas, pueden ser una causa de arañas vasculares. Si su problema apareció después de empezar a tomar anticonceptivos, podría haber una conexión.

■ **CÓRTELE AL CIGARRILLO.** Un reporte del importante Estudio Framingham del Corazón de indicó que existe una correlación entre el tabaquismo y la incidencia de venas varicosas. Los investigadores concluyeron que el tabaquismo podría ser un factor de riesgo para el desarrollo de venas varicosas.

■ **MANTÉNGALAS EN MOVIMIENTO.** "Caminar, andar en bicicleta y nadar ayudan a que la sangre siga circulando en las piernas y disminuyen la presión y el estancamiento de sangre", dice el Dr. Weiss. Él también aconseja cambiar de posición cada 30 minutos mientras esté sentado para ayudar a que fluya la sangre y mantener sus venas saludables. Cuando esté detrás de su escritorio o cuando esté haciendo un viaje largo en automóvil o avión, flexione frecuentemente los músculos de las pantorrillas para mantener la circulación, agrega.

Los músculos de las piernas actúan como bombas para las venas de las piernas. Por lo tanto, es muy importante hacer ejercicios que tonifiquen los músculos de las pantorrillas y los muslos, señala el Dr. Isaacs. Caminar es el ejercicio para piernas más simple que puede hacer para tonificar estos músculos, dice.

De hecho, en el Estudio Framingham se des-

Curas culinarias

Curiosamente, parece que seguir una dieta rica en fibra podría ser la clave para prevenir las venas varicosas. Hacer esfuerzo para evacuar el intestino ejerce presión en las venas de la parte inferior de las piernas. Con el tiempo, esta presión promueve el desarrollo de venas varicosas.

Una alimentación rica en fibra puede impedir este desarrollo gradual antes de que sea demasiado tarde. La fibra hace que las heces se muevan libremente a través del sistema digestivo, con lo que se evita que tenga que hacer esfuerzo y se previenen así las venas varicosas a la larga. Trate de consumir alrededor de 25 gramos al día a partir de fuentes como cereales con salvado, frijoles (habichuelas) y cereales integrales.

---

cubrió que los adultos sedentarios presentaban una mayor probabilidad de tener venas varicosas que los activos.

■ **ELÉVELAS MIENTRAS DUERME.** "Duerma con dos o tres almohadas debajo de sus pantorrillas para que sus pies estén más arriba que su corazón", aconseja el Dr. Singh.

■ **ALÍVIESE CON AGUA.** Usted puede encontrar alivio para las venas varicosas en la ducha (regadera) de su propia casa. Mientras se esté duchando, aplíquese alternadamente agua caliente y fría en las piernas. Cambie la temperatura a intervalos de 1 a 3 minutos y repita el cambio tres veces. La temperatura cambiante hace que empiece a circular la sangre al expandir y contraer los vasos sanguíneos.

■ **PERO NO SE SOBRECALIENTE.** No exponga sus piernas al calor excesivo. Todos disfrutamos ocasionalmente de un baño en agua caliente o en un *jacuzzi*, pero es importante que lo haga lo menos posible, dice el Dr. Weiss. "El calor relacionado con los baños y las tinas de hidromasaje aumentará la hinchazón de las venas y hará que se le estanque más la sangre".

(*Nota*: si encuentra en este capítulo términos que no entiende o que jamás ha visto, favor de remitirse al glosario en la página 604).

PANEL DE EXPERTOS

EL **DR. MITCHEL P. GOLDMAN** ES DIRECTOR MÉDICO DE LA JOLLA SPA MD, EN LA JOLLA, CALIFORNIA, Y PROFESOR CLÍNICO INVITADO DE LA FACULTAD DE MEDICINA DE LA UNIVERSIDAD DE CALIFORNIA EN SAN DIEGO.

EL **DR. MARK N. ISAACS** ES FLEBÓLOGO EN WALNUT CREEK, CALIFORNIA, QUE SE ESPECIALIZA EXCLUSIVAMENTE EN EL TRATAMIENTO NO QUIRÚRGICO DE LAS VENAS. ES MIEMBRO DEL PERSONAL DOCENTE DEL COLEGIO DE FLEBOLOGÍA DE LOS ESTADOS UNIDOS Y EDITOR DEL BOLETÍN DEL COLEGIO, *VEIN LINE*.

EL **DR. TEJ M. SINGH** ES CIRUJANO ENDOVASCULAR DE PALO ALTO, CALIFORNIA, Y DIRECTOR CLÍNICO EN CIRUGÍA VASCULAR DEL HOSPITAL EL CAMINO EN MOUNTAIN VIEW, CALIFORNIA.

EL **DR. ROBERT WEISS** ES DERMATÓLOGO EN HUNT VALLEY, MARYLAND, PROFESOR ADJUNTO DE DERMATOLOGÍA DE JOHNS HOPKINS EN BALTIMORE Y PRESIDENTE DE LA SOCIEDAD DE CIRUGÍA DERMATOLÓGICA DE LOS ESTADOS UNIDOS.

Verrugas

20 armas para aplanarlas

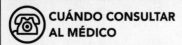
Después del acné, las verrugas son la queja dermatológica más común de la mayoría de la gente.

En cualquier momento dado, alrededor del 10 por ciento de la gente tiene una verruga, dice Robert Garry, Ph.D., y a alrededor del 25 por ciento de las personas les saldrá una en algún momento de su vida.

Las verrugas son tumores benignos de la piel que pueden presentarse aisladas o en grupos, prácticamente en cualquier parte del cuerpo. Vienen en diferentes variedades, cada una con su propio nombre especial, cada una causada por una cepa distinta de papilomavirus. Este virus engaña magistralmente al organismo para que le dé alojamiento y alimentación gratis en una "casa" resguardada, es decir, en una verruga.

Por desgracia, los tratamientos médicos estándares, entre ellos quemarlas, rasparlas, cortarlas, congelarlas, inyectarlas o eliminarlas con láser, a menudo son algo violentos. . . o dolorosos. Algunos incluso dejan cicatrices. Lo irónico es que estas tácticas no siempre son eficaces. Por si esto fuera poco, las verrugas frecuentemente vuelven a aparecer, sin importar el tratamiento que se haya usado.

Dicho lo anterior, quizás quiera probar algunos remedios caseros antes de consultar al médico. Pero tenga cuidado de no lastimarse con los tratamientos para verrugas. Pruebe estas técnicas sencillas durante varias semanas antes de recurrir a medidas más drásticas.

Salvo que se indique lo contrario, los siguientes consejos son eficaces tanto para las verrugas comunes como para las verrugas plantares (las que se encuentran en el pie).

■ **DÉJELAS EN PAZ.** Según un cálculo, con el tiempo del 40 al 50 por ciento de todas las verrugas desaparecen por sí solas, normalmente dentro de un plazo de dos años. En los niños, en particular, las

verrugas a menudo desaparecen espontánea-
mente.

Sin embargo, las verrugas constantemente
están propagando virus infecciosos, advierte
Marc A. Brenner, D.P.M. Si no se tratan, pueden
crecer de tamaño o esparcirse a otras áreas. Por
lo tanto, si su verruga se empieza a multiplicar,
tome medidas.

■ **APLÍQUESE LA A.** El Dr. Garry ha tenido
un gran éxito aplicando vitamina A directamente sobre las verrugas. Simplemente rompa

---

Curas culinarias

Dicho todo lo anterior, uno nunca sabe
qué es lo que curará una verruga en particular. El remedio que tan hábilmente despachó a
una verruga puede dejar a otra completamente
intacta. Por lo tanto, es posible que su arma más
poderosa en la batalla contra las verrugas sea
una mente abierta. Por esto no debe pasar por
alto el potencial curativo de los llamados remedios tradicionales, que son tratamientos que
nunca se han sometido al escrutinio científico
formal pero que han funcionado a la perfección
para muchas personas. A continuación están
algunos que la gente jura que funcionan.

■ Aplíquese aceite de clavo de olor o el jugo
lechoso de higos no maduros directamente sobre
la verruga.

■ Remoje rebanadas de limón en vinagre de
manzana con un poco de sal. Deje reposar la
mezcla durante dos semanas. Luego frote la
verruga con las rebanadas de limón.

■ Frote la verruga con un pedazo de gis (tiza) o
una papa cruda.

■ Con cinta adhesiva, pegue la parte interna de
una cáscara de plátano amarillo (guineo, banana)
sobre la verruga.

---

una cápsula que contenga 25.000 UI de vitamina A natural de aceite de pescado o de aceite
de hígado de pescado, exprima un poco del
líquido sobre la verruga y frótelo hasta que se
absorba. Haga esto una vez al día. Él hace hincapié en que la vitamina sólo debe aplicarse en la
piel. En dosis elevadas por vía oral, la vitamina A
puede ser tóxica.

Distintas verrugas responden de manera
diferente a este tratamiento. Las verrugas juve-
niles pueden desaparecer en un mes, otras en dos
a cuatro meses, pero las verrugas plantares
pueden tardar de 2 a 5 meses más, dice.

El Dr. Garry recuerda a una mujer que tenía
más de 200 verrugas en la mano. Al persistir con
la terapia de vitamina de 7 a 8 meses, fue capaz
de deshacerse de todas menos una sola verruga
terca debajo de su uña.

■ **PRACTIQUE LA BUENA HIGIENE.** Las
verrugas pueden ser contagiosas. Por lo tanto,
mantenga los pies limpios, evite caminar descalzo y use calcetines (medias) con sus zapatos,
de preferencia algunos que absorban la humedad
y la lleven lejos de la piel, dice Glenn Gastwirth,
D.P.M. "Y evite estarse hurgando las verrugas
con los dedos", agrega.

■ **CONSÉRVESE SIEMPRE SECO.** Las
verrugas proliferan en ambientes húmedos. Por
ende, si mantiene los pies muy secos, esto puede
ayudar a eliminar las verrugas plantares. Séquese
los pies con una pistola de aire para el cabello,
dice el Dr. Brenner. "Muchas personas que tienen
verrugas plantares tienen hiperhidrosis (pies
sudorosos). Si puede controlar la sudoración,
quizás pueda controlar las verrugas —agrega—.

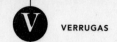

Cómo evitar las verrugas

Las verrugas son causadas por un virus. Alguien que tiene una verruga deja el virus sobre una superficie húmeda (en un vestidor, baño o salón de belleza) y usted se contagia del mismo modo del que se contagia de cualquier infección viral. Si usted es susceptible al virus y tiene una cortada o grieta en la piel para que se agarre de ahí, entonces le saldrá una verruga. Es así de simple. No obstante, hay unas cuantas cosas que puede hacer para disminuir la probabilidad de que esto le suceda.

No ande descalzo. El virus de las verrugas prolifera en los ambientes muy húmedos, dice Suzanne M. Levine, D.P.M., P.C. Por lo tanto, siempre use sandalias cuando esté en albercas (piscinas), clubes deportivos, gimnasios y vestidores para evitar que su pie entre en contacto con el virus. Al no andar descalzo, también evita hacerse esas pequeñas grietas o cortadas en los pies que el virus necesita para entrar.

Cámbiese constantemente el calzado. Debido a que el virus de las verrugas se multiplica en lugares húmedos, es importante que se cambie los zapatos con frecuencia y que deje que se sequen entre cada uso, dice la Dra. Levine.

Limpie con _Lysol_. "Cuando esté en el gimnasio o club deportivo, quizás sea una buena idea que limpie la ducha (regadera) primero con un producto como _Lysol_ —dice la Dra. Levine—. Incluso el blanqueador normal que usa para la ropa sirve para matar virus y bacterias".

Véala pero no la toque. "Las verrugas se propagan fácilmente —dice Marc A. Brenner, D.P.M.—. Por lo tanto, si tiene una en la planta del pie, por ejemplo, trate de no tocarla con la mano. Incluso aunque tenga tan sólo una cortada pequeña en el dedo, se estará arriesgando a que le salga una verruga ahí".

Consienta a sus cutículas. Si el virus de las verrugas entra por una cortada o un padrastro alrededor de la cutícula, puede causar un tipo particularmente molesto de verruga. Estas verrugas, llamadas verrugas periungueales, son muy difíciles de tratar, dice la Dra. Levine. "Si se hace una cortada en la cutícula, póngase alguna crema antibiótica tópica (como bacitracina) y cúbrala con un vendaje hasta que sane".

Procure que sus pies estén secos. Asegúrese de que sus pies estén secos, incluida el área entre los dedos de los pies, ya que esto le ayudará a prevenir infecciones por hongos, bacterias y virus, dice la Dra. Levine. Si va al salón de belleza a hacerse una pedicura, asegúrese de que usen instrumentos esterilizados y palanganas bien lavadas.

Mantenga la calma. "Yo en lo personal creo que las personas parecen ser más susceptibles a las verrugas cuando están bajo estrés y alimentándose mal —dice la Dra. Levine—. Y las verrugas también parecen propagarse más bajo estas circunstancias". Por lo tanto, trate de llevársela con más calma.

Puede probar un antitranspirante para pies, como *Lavilin*".

Para eliminar una verruga plantar sin usar sustancias químicas, cámbiese los calcetines al menos tres veces al día, dice el Dr. Brenner. Al mismo tiempo, aplíquese frecuentemente un talco medicinal para pies como *Zeasorb-AF*, hasta 10 veces al día si es necesario.

■ **PRUEBE ESTOS PRODUCTOS.** Probablemente los remedios comerciales para verrugas más populares son los preparados de ácido salicílico que se venden sin receta. Se cree que el ácido salicílico funciona al suavizar y disolver las verrugas. Estos productos vienen en forma de líquido, gel, parche y ungüento.

Los productos líquidos como el de la marca *Compound W* son eficaces para verrugas pequeñas. Una cosa buena del *Compound W* es que contiene un poco de aceite, lo cual lo hace menos irritante para la piel que otros productos con ácido salicílico, dice Suzanne M. Levine, D.P.M., P.C.

Sin embargo, el Dr. Brenner advierte que los productos que vienen en forma de líquido y gel, los cuales normalmente contienen sólo alrededor de un 17 por ciento de ácido salicílico, podrían no ser lo suficientemente fuertes para eliminar las verrugas plantares, las cuales están cubiertas por callos gruesos.

Siga estas reglas para usar cualquiera de estos productos que se venden sin receta, dice el Dr. Gastwirth. "Primero, asegúrese de que sea una verruga lo que esté tratando (vea "Cuándo consultar al médico" en la página 590). Segundo,

siga al pie de la letra las instrucciones que aparezcan en el empaque. Y tercero, si la verruga no responde al cabo de un plazo razonable de tiempo, digamos, una o dos semanas, vaya al médico". Si tiene diabetes, algún problema circulatorio o cardiovascular o una infección activa en la piel, entonces no utilice un compuesto cáustico en sus pies, dice el Dr. Gastwirth.

Tenga cuidado con los aerosoles que congelan o evite usarlos, dice Coyle S. Connolly, D.O. "Cuando no se usan correctamente, estos productos pueden causar lesiones en la piel".

■ **CUENTE CON LA CINTA.** Según un estudio de investigación publicado en la revista médica *Archives of Pediatrics and Adolescent Medicine*, cubrir las verrugas con cinta plateada (*duct tape*) para embalaje las elimina mejor que la crioterapia (congelamiento). En este estudio de investigación, el método de la cinta eliminó el 85 por ciento de las verrugas después de dos meses, en comparación con el 60 por ciento obtenido con el método de congelamiento.

Para usar la cinta con preparados que se venden sin receta, siga este procedimiento, dice el Dr. Connolly:

■ Remoje el área en agua caliente durante al menos 10 minutos para suavizar el callo grueso que esté cubriendo la verruga.

■ Lime el área de manera delicada pero vigorosa usando una lima. Esto hace que el ácido salicílico pueda penetrar el callo con más facilidad.

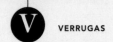

Ahuyéntelas con autohipnosis

Considerando lo difícil que es curar las verrugas con medicina, ¿no sería maravilloso si pudiéramos hacerlas desaparecer con tan sólo desearlo? Resulta que hay pruebas científicas reales que indican que las personas pueden deshacerse de sus verrugas con un poco de ayuda de la autohipnosis. Según una revisión científica reciente de estudios de investigación, el tratamiento psicoterapéutico con y sin hipnosis es una manera eficaz de reducir o eliminar las verrugas virales. Este método emplea la imaginación guiada y sugestiones hipnóticas para fortalecer el sistema inmunitario.

En un estudio de investigación, unos psicoterapeutas hipnotizaron a 17 personas que tenían verrugas en ambos lados de su cuerpo durante una serie de cinco sesiones y les dijeron que sus verrugas desaparecerían sólo de un lado. Otras 7 personas no fueron hipnotizadas y les dieron instrucciones de que se abstuvieran de usar remedios contra las verrugas. Tres meses más tarde, más de la mitad de las personas del grupo que recibió hipnosis había perdido al menos el 75 por ciento de las verrugas en el lado sugerido. Las personas que no habían sido hipnotizadas todavía tenían sus verrugas.

Imagínese libre de verrugas. El poder de la sugestión en sí, sin hipnosis, puede ser igualmente eficaz para eliminar las verrugas, dicen los investigadores. Para probar esto en casa, imagine que sus verrugas se encogen, que puede sentir un cosquilleo a medida que sus verrugas se van disolviendo y que su piel queda suave y tersa. Haga esto durante cinco minutos todos los días.

Tenga fe. El poder de la sugestión es un fenómeno bien conocido entre los doctores. De hecho, creer en la cura es el poder del efecto placebo. Una fuerte creencia en una cura también puede explicar la popularidad continua de algunos remedios tradicionales completamente irracionales como frotar la verruga con una moneda de un centavo y luego enterrar la moneda debajo del portal de la casa.

Para probar esto en casa, simplemente crea que sus verrugas desaparecerán igual que lo hicieron en aquellas personas que participaron en el estudio de investigación de hipnosis. Después de todo, al igual que soñar, creer no cuesta nada.

- Aplíquese el líquido de ácido salicílico una vez por el día y una vez por la noche.

- Corte un pedazo de cinta plateada para embalaje del tamaño adecuado (ligeramente más grande que la verruga) y déjesela puesta toda la noche.

- Repita esta secuencia durante 10 noches, descanse 10 noches, y luego aplíquese el producto y la cinta durante 10 noches más, aunque sí deberá seguirse aplicando el ácido en el día durante el período completo de 30 días. Recuerde, las verrugas son difíciles de eliminar y el tratamiento puede tardar semanas.

■ **PRUEBE UNOS PARCHES.** Los parches de *Compound W* funcionan bastante bien para eliminar las verrugas plantares y también pueden ser eficaces en las verrugas de las manos, aunque es más difícil que el parche se quede en su lugar en la mano.

"La desventaja principal de los parches—dice la Dra. Levine—, es que a menudo las personas usan un pedazo demasiado grande, lo cual expone la piel circundante a una irritación seria. Y además, se ponen un parche nuevo cada día. Al cabo de poco tiempo, tienen una úlcera alrededor de la verruga que es mucho peor que la verruga original. Lo mejor es seguir las instrucciones que aparezcan en la etiqueta".

Para asegurar un buen ajuste, corte una pequeña plantilla de cartón en la forma y dimensión exactas de su verruga. Luego use la plantilla para precortar un buen número de parches del emplasto adhesivo. Cubra ligeramente la piel normal que está alrededor de la verruga con vaselina para evitar que el medicamento entre en contacto con ella.

■ **ÚNTESE UN UNGÜENTO.** El arsenal de productos con ácido salicílico consiste en un 60 por ciento de ungüentos. Para obtener mejores resultados, dice la Dra. Levine, remoje el área donde tiene la verruga en agua tibia durante alrededor de 10 minutos antes de aplicarse el ungüento para permitir que penetre mejor. Seque bien el área y luego aplique una gota del ungüento sobre la verruga. Cúbrala con un vendaje. Si está tratando una verruga plantar, haga esto a la hora de irse a acostar para que no tenga que andar caminando sobre la verruga y embarrándose el ungüento. A la mañana siguiente, remoje el área nuevamente y frótesela ligeramente con una piedra pómez para remover la piel ablandada.

(*Nota*: si encuentra en este capítulo términos que no entiende o que jamás ha visto, favor de remitirse al glosario en la página 604).

PANEL DE EXPERTOS

MARC A. BRENNER, D.P.M., ES FUNDADOR Y DIRECTOR DEL INSTITUTO PARA LA INVESTIGACIÓN DEL PIE DIABÉTICO EN GLENDALE, NUEVA YORK. ES ANTIGUO PRESIDENTE DE LA SOCIEDAD DE DERMATOLOGÍA PODOLÓGICA DE LOS ESTADOS UNIDOS Y AUTOR Y EDITOR DE VARIOS LIBROS.

COYLE S. CONNOLLY, D.O., ES DERMATÓLOGO Y PROFESOR CLÍNICO ADJUNTO DE LA UNIVERSIDAD DE MEDICINA OSTEOPÁTICA DE FILADELFIA Y PRESIDENTE DE CONNOLLY DERMATOLOGY EN LINWOOD, NUEVA JERSEY.

ROBERT GARRY, PH.D., ES PROFESOR DE MICROBIOLOGÍA E INMUNOLOGÍA DE LA FACULTAD DE MEDICINA DE LA UNIVERSIDAD DE TULANE EN NUEVA ORLEÁNS.

GLENN GASTWIRTH, D.P.M., ES DIRECTOR EJECUTIVO DE LA ASOCIACIÓN MÉDICA PODOLÓGICA DE LOS ESTADOS UNIDOS.

SUZANNE M. LEVINE, D.P.M., P.C., ES CIRUJANA PODOLÓGICA Y PODÓLOGA CLÍNICA DEL HOSPITAL DE NUEVA YORK–CENTRO MÉDICO CORNELL.

Primeros auxilios para emergencias médicas

CUANDO LE CAE UN RAYO

En la mayoría de los desastres, la práctica común del personal de emergencia es ignorar temporalmente a los que no muestran señales de vida y atender a los lesionados en su lugar. Pero según el Dr. Robin Peavler, los rayos son harina de otro costal.

"Digamos que está en un evento deportivo y cae un rayo en la sección de las gradas de metal —dice el Dr. Peavler—. Contrario a lo que podría pensar, a los primeros que hay que tratar es a los que no estén respirando. El rayo causa un espasmo en el diafragma y a menudo, lo único que se necesita para que la persona reviva es darle un poco de respiración de boca a boca".

Como se ha indicado en este libro, usted puede tratar un gran número de lesiones y enfermedades menores por su cuenta, en muchos casos usando remedios que ya tiene a la mano. Sin embargo, una emergencia médica requiere de otro tipo de medidas. En este caso, los cuidados que le brinde a la persona afectada mientras espera a que llegue el personal médico puede marcar una gran diferencia en el resultado final. Prepararse lo mejor posible con anticipación le puede ayudar a mantener la calma y actuar con seguridad, sin importar las circunstancias.

De hecho, una de las mejores cosas que puede hacer para prepararse para una emergencia médica —y todo nuestro equipo de expertos concuerdan con esto— es tomar un curso de primeros auxilios. Nada supera a la capacitación práctica para aprender las habilidades necesarias. Si desea obtener información sobre los cursos que están disponibles en su área, comuníquese con el hospital o la Cruz Roja de su localidad.

Con las siguientes estrategias, podrá navegar a través de la mayoría de las emergencias médicas sin problemas. Sólo tenga presente que está lidiando con una emergencia real que requiere atención médica urgente. Debe llamar al número para reportar emergencias (9-1-1) o pedirle a alguien que llame por usted mientras esté brindando la atención necesaria. Su labor es estabilizar la enfermedad o lesión y luego vigilar la situación hasta que los paramédicos o el personal del hospital puedan hacerse cargo.

HERIDAS

Incluso a los más fuertes de nosotros no nos gusta ver sangre, lo cual usualmente es el mayor problema con cualquier tipo de herida en la piel. La persona puede marearse y desmayarse, lo cual complicaría las cosas aún más, dice el Dr. Robin Peavler. Por esta razón, el primer consejo que nos ofrece el Dr. Peavler para tratar una herida es mantener a la persona relajada. Aliéntelo a mantener la calma respirando profundamente. Si está de pie y se empieza a marear, pídale que se siente.

Para tratar la herida en sí, siga estas sugerencias.

■ **APLIQUE PRESIÓN.** Con un trapo limpio y seco, aplique presión firme directamente sobre la herida durante 10 minutos, aconseja el Dr. Mark Levine. Esto debe detener el sangrado. "No presione tanto que lastime a la persona —dice el Dr. Levine—. Y asegúrese de mantenerla durante 10 minutos completos. La gente tiende a revisar la herida cada 30 segundos más o menos, lo cual realmente no ayuda a detener la hemorragia".

■ **REVISE LA HERIDA.** Después de 10 minutos, retire el trapo y revise la herida. "Si sigue brotando sangre, cúbrala y llame al servicio de emergencia para pedir ayuda", dice el Dr. Peavler. Esta vez, agrega, trate de dejar el trapo sobre la herida durante 30 minutos.

■ **LIMPIE LA HERIDA.** Si la herida ya dejó de sangrar, el siguiente paso es enjuagarla con agua, dice el Dr. Levine. Si hay cualquier suciedad que pueda remover fácilmente, hágalo con unas pinzas para depilar que haya esterilizado con alcohol.

■ **DIRÍJASE AL HOSPITAL.** Si no sabe si la herida es lo suficientemente grave como para requerir atención médica, más vale prevenir que lamentar, dice el Dr. Peavler. En general, cualquier herida que tenga más de ¼ de pulgada (0,625 cm) de profundidad, que tenga bordes irregulares o que se le esté saliendo músculo o grasa, necesitará puntadas para sanar apropiadamente. "Otra señal que preocupa es la presencia de cosquilleo o entumecimiento lejos del sitio de la cortada —dice el Dr. Levine—. Por ejemplo, si la persona dice que no puede sentir los dedos después de haberse cortado el brazo, definitivamente necesita atención médica".

■ **NO USE TORNIQUETES.** Muchas personas dan por hecho, incorrectamente, que las heridas más serias requieren un torniquete. La realidad es que los torniquetes pueden dañar el tejido circundante al cortar la circulación, comenta el Dr. Peavler. "Yo sólo usaría un torniquete si estuviera lidiando con una extremidad cercenada", dice. En tal situación, tiene que envolver un trapo limpio —incluso una camiseta o pañuelo funcionará— cerca de la herida y retorcerlo hasta que quede muy apretado. En el curso de primeros auxilios le darán instrucciones más detalladas sobre cómo actuar en estos casos.

FRACTURAS

Las fracturas de hueso son la causa de casi 7 millones de visitas al doctor o al hospital cada año, lo que significa que hay una probabilidad bastante elevada de que tenga que lidiar con una en algún momento de su vida. Pero la fractura no siempre es obvia. Por ejemplo, las fracturas de cadera son comunes en las personas de edad avanzada, pero a menudo no se detectan. Si una persona mayor se cae, revísele las caderas y las piernas. "Si las caderas están ladeadas y las piernas tienen diferentes longitudes, entonces la cadera está rota", dice el Dr. Peavler. En este caso, debe llamar para pedir ayuda de inmediato.

Cualquier hueso fracturado requiere atención médica inmediata. A continuación se indica lo que debe hacer mientras espera a que llegue la ayuda.

■ **APLIQUE HIELO.** En el caso de una fractura menos grave, una bolsa de hielo puede obrar maravillas para aliviar el dolor y la hinchazón. Deje puesto el hielo sobre la fractura durante el mayor tiempo que le sea cómodo a la persona lesionada.

■ **EVALÚE SI DEBE MOVER A LA PER-SONA.** La sabiduría convencional nos dice que no debemos tratar de mover a alguien que se ha fracturado un hueso. En realidad, hay que usar el sentido común, explica el Dr. Peavler. Si, por ejemplo, la persona se ha fracturado un brazo pero por lo demás está bien, entonces probablemente pueda tolerar que lo lleve en su auto al hospital. Pero una pierna, cadera, espalda o cuello fracturado es harina de otro costal; en este caso, será necesario que inmovilice a la persona mientras espera a que llegue la ayuda.

■ **TRATE DE ENTABLILLARLO.** Un hueso fracturado en el brazo o la pierna puede causar un dolor tremendo si se permite que se esté moviendo. Puede impedir que esto ocurra ingeniándose un entablillado para la extremidad. "Incluso una

revista enrollada puede funcionar en un dos por tres", dice el Dr. Peavler. Puede atar el entablillado en su lugar con tiras de tela colocadas por encima y por debajo de la fractura.

PÉRDIDA DE CONSCIENCIA

Da mucho miedo cuando una persona se desmaya o pierde la consciencia, porque a menos que tenga una afección médica conocida, no se puede estar seguro de qué fue lo que causó el episodio. Esta es una situación en la que es absolutamente necesaria la atención médica, incluso si la persona recupera la consciencia al cabo de unos cuantos minutos. Usted puede ayudar al hacer lo siguiente.

■ **SI ES POSIBLE, PONGA A LA PERSONA EN LA POSICIÓN CORRECTA.** El objetivo aquí es mantener el flujo de sangre hacia el cerebro. Esto significa que tiene que recostar a la persona boca arriba, con los pies ligeramente elevados sobre una almohada o una toalla enrollada, dice el Dr. Peavler. Por supuesto, sólo debe hacer esto si usted vio a la persona colapsarse y está razonablemente seguro de que no tiene ningún hueso fracturado. De otro modo, podría hacerle más daño que beneficio.

■ **VERIFIQUE SUS SIGNOS VITALES.** Asegúrese de que la persona esté respirando y que tenga pulso. Puede hacer esto escuchando y observando para detectar cualquier señal de que esté respirando y sintiendo la arteria carótida a cualquiera de ambos lados del cuello. (Trate de encontrar la suya ahora mismo, usando los dedos índice y medio de cualquier mano para presionar suavemente el lado de su cuello). Aquí es donde puede ser muy útil haber recibido capacitación en respiración de rescate y resucitación cardiopulmonar.

■ **QUIZÁS SEA UN ATAQUE AL CORAZÓN O UN DERRAME CEREBRAL.** Si la persona tiene antecedentes de problemas cardíacos, estos podrían ser los culpables de la crisis médica actual. Pregúntese, ¿la persona se ha estado quejando de otros síntomas? El síntoma clásico de un ataque al corazón es un dolor o constricción prolongados en el pecho (que dure de 5 a 10 minutos), acompañado de falta de aliento y sudoración, señala el Dr. Peavler. Un dolor cosquilleante en un lado del cuerpo puede predecir un derrame cerebral.

Asegúrese de informar a los paramédicos o al personal de la sala de urgencias de cualquier otro síntoma que haya presentado la persona antes de su colapso, así como de cualquier problema médico subyacente. Pero no se sorprenda si la causa del colapso resulta ser algo enteramente diferente. "Los síntomas de un ataque al corazón o un derrame cerebral pueden ser muy difíciles de interpretar —dice el Dr. Stephen Schenkel—. Por desgracia, los ataques al corazón no leen libros de texto".

■ **VIGILE QUE NO VOMITE.** Si la persona empieza a vomitar mientras está recostada boca arriba, el vómito puede obstruir sus vías respiratorias y la persona se puede ahogar. En esta situación, "ruede con mucho cuidado el cuerpo de la persona como si fuera una sola unidad hasta que quede de lado —dice el Dr. Peavler—. Luego límpiele la parte interna de la boca y verifique si sigue respirando".

DIFICULTADES PARA RESPIRAR

Cuando alguien está teniendo dificultades para respirar, lo mejor es adoptar una actitud de "esperar a ver qué pasa". Llame para pedir ayuda y luego quédese vigilando a la persona. En este caso también, si averigua unos cuantos hechos, puede ayudar a los paramédicos a elegir la respuesta más apropiada una vez que lleguen al sitio. Usted puede empezar a buscar pistas en el historial clínico de la persona.

■ **EN UN BEBÉ O NIÑO PEQUEÑO, CONSIDERE EL CRUP COMO CAUSA.** El crup, que es una enfermedad común en niños de menos de 5 años de edad, se caracteriza por una tos áspera que se asemeja al ruido que hace una foca. "El sonido asusta a los padres, pero usualmente no es tan grave —dice el Dr. Peavler—. A veces los padres se alistan para llevar a su hijo al hospital y tan pronto como salen al aire frío, la tos desaparece". También puede ser útil prender un humidificador o sostener al niño de modo que quede vertical. Si la tos no desaparece en unos cuantos días, entonces será necesario que lo lleven al médico.

■ **PRESTE ATENCIÓN A LAS PICADURAS DE INSECTOS.** Las picaduras de abeja o avispa son dolorosas para cualquiera. Pero para algunas personas, estas picaduras pueden provocar el choque anafiláctico, en el cual el sistema inmunitario hiperreacciona, inundando el organismo con anticuerpos. Esta hiperreacción puede provocar dificultades para respirar e hinchazón grave, entre varios otros síntomas alarmantes.

Si la persona ha sido picada y se sabe que es alérgica a las picaduras, pregúntele si tiene un *EpiPen*. Este dispositivo le administra una pequeña inyección de epinefrina que puede prevenir un cuadro grave de anafilaxis. En la ausencia de un *EpiPen*, un antihistamínico como *Benadryl* puede ser un sustituto eficaz.

Si se puede decir que la anafilaxis tiene un aspecto positivo, es que el primer episodio puede no ser tan grave, dado que el organismo todavía está tratando de deducir cómo reaccionar a la picadura, dice el Dr. Schenkel. No siempre sucede así, agrega, pero es una posibilidad. Si la persona se queja de otros síntomas además de dificultad para respirar, como cosquilleo en los oídos o una sensación de malestar general, es importante que consulte a un alergólogo una vez que haya pasado la crisis médica actual. La próxima vez, la reacción podría ser mucho peor.

■ **AVERIGÜE SI ES ASMA.** El asma que se inicia en la edad adulta se está volviendo cada vez más común y el primer episodio puede ser especialmente atemorizante para alguien que nunca antes lo ha experimentado. Si la persona no tiene antecedentes de asma, es importante que consulte a un médico para que le haga un diagnóstico y le indique un tratamiento adecuado.

ENVENENAMIENTO

El envenenamiento es más común en niños que en adultos. Pero un niño podría sentirse demasiado mal o demasiado asustado como para decirle lo que está sucediendo. Esté alerta a síntomas tales como un olor inusual proveniente de la boca del niño, enrojecimiento o irritación alrededor de la boca, vómito y confusión o somnolencia. Dicho lo anterior, si usted tiene cualquier motivo para sospechar que ha habido una intoxi-

cación, no dude de usted mismo en la ausencia de síntomas. Esta es una situación en la que más vale prevenir que lamentar.

■ **LLAME PARA PEDIR AYUDA.** Antes de hacer cualquier otra cosa, tome el teléfono y llame al 1-800-222-1222, que es la línea nacional sin costo de la Asociación de Centros de Control de Venenos de los EE. UU. "Su llamada será automáticamente dirigida al centro de su localidad —dice el Dr. Schenkel—. En estos centros trabajan profesionales capacitados que saben cómo irlo guiando en lo que tiene que hacer".

■ **LEA LA ETIQUETA.** Si ve un frasco abierto o vacío, es posible que en la etiqueta vengan instrucciones de qué hacer en caso de ingestión. Lea cuidadosamente esta información.

■ **RETIRE EL VENENO.** Si puede, retire cualquier veneno que quede todavía en la boca, teniendo cuidado de no empujarlo hacia la garganta del niño. Si la sustancia se ha derramado en la piel u ojos del niño, enjuáguelo con agua fría abundante. También puede ser útil sacar al niño al aire fresco.

■ **PERO NO INDUZCA EL VÓMITO.** Como explica el Dr. Peavler, algunos venenos —como gasolina y barnices para madera— pueden causar más daño subiendo que bajando. Por esto nunca debe inducir el vómito. En este mismo sentido, no le dé jarabe de ipecacuana al niño, ya que es un emético (o inductor de vómito).

ATRAGANTAMIENTO

Quizás haya escuchado algo acerca de la señal universal que indica que alguien se está atragantando: los brazos cruzados sobre el pecho, las manos agarrando la garganta. Por supuesto, a alguien que se está atragantando se le puede olvidar usar la señal. Por eso, es importante que esté alerta para detectar otras señales de advertencia, como incapacidad para hablar, toser o respirar, todas las cuales indican que las vías respiratorias están obstruidas, o bien, una coloración azulada en los labios o rostro.

Por mucho, la mejor técnica para desatorar una vía respiratoria obstruida es la maniobra de Heimlich. Pero necesita hacerla correctamente para garantizar su propia seguridad y la de la persona que está tratando de ayudar. Esto es lo que necesita saber.

■ **DE CINCO EN CINCO.** La mayoría de los expertos recomiendan alternar entre la maniobra de Heimlich y golpes en la espalda. Para dar los golpes en la espalda, párese detrás de la persona y golpéela entre los omóplatos con el talón de la mano. Repita esto cinco veces y luego siga con cinco maniobras de Heimlich. Continúe con la secuencia de cinco y cinco hasta que el alimento u objeto se desatore de la vía respiratoria.

■ **UTILICE LA TÉCNICA APROPIADA.** Para que la maniobra de Heimlich sea eficaz, necesita hacerla correctamente. La persona debe doblarse ligeramente hacia adelante, mientras usted permanece parado detrás de ella. Haga un puño con una mano y colóquela justo por encima del ombligo de la persona. Coloque su otra mano encima de su puño y luego empuje hacia adentro y hacia arriba. "Empujar hacia arriba impulsa ligeramente el aire hacia afuera", explica el Dr. Peavler.

Por cierto, puede hacerse la maniobra de Heimlich usted mismo, si no hay nadie alrededor que le ayude. Sólo inclínese sobre un mostrador, mesa u otra superficie dura con el puño en el abdomen como se explicó anteriormente. Al presionar contra la superficie, su puño se moverá hacia adentro y hacia arriba.

■ **CAMBIE DE ESTRATEGIA.** Si la persona pierde la consciencia mientras le está dando golpes en la espalda y le está haciendo la maniobra de Heimlich, bájela cuidadosamente al piso. Luego, trate de desatorar el alimento y objeto haciéndole compresiones en el pecho, como si le estuviera dando resucitación cardiopulmonar. (Si se inscribe en un curso de resucitación cardiopulmonar, también aprenderá a manejar emergencias en caso de atragantamiento).

"Una persona que pierde la consciencia tiende a relajarse, lo cual puede hacer que sea más fácil retirar lo que esté obstruyendo la vía respiratoria", dice el Dr. Peavler. Mire el interior de la boca de la persona para ver si hay alimentos o algún objeto; si lo puede ver, trate de engancharlo con un dedo, teniendo cuidado de no empujarlo hacia la garganta.

PANEL DE EXPERTOS

EL **DR. MARK LEVINE** ES MÉDICO DE LA SALA DE URGENCIAS DEL HOSPITAL JUDÍO BARNES EN ST. LOUIS, MISSOURI.

EL **DR. ROBIN PEAVLER** ES MÉDICO DE URGENCIAS CON CERTIFICACIÓN PROFESIONAL QUIEN EJERCE EN EL HOSPITAL REGIONAL EPHRAIM MCDOWELL EN DANVILLE, KENTUCKY.

EL **DR. STEPHEN SCHENKEL** ES JEFE DE MEDICINA DE URGENCIAS DEL CENTRO MÉDICO MERCY EN BALTIMORE.

Botiquín casero de primeros auxilios

Un botiquín lleno de vendajes, ungüento, pinzas y otras cosas básicas es justo lo que querrá tener a la mano para atender emergencias médicas menores. (Para obtener más información sobre cómo armar su propio botiquín de primeros auxilios, consulte la página *web* de *Ready America* en www.ready.gov). Pero un botiquín menos convencional, con cosas como cayena en polvo y vinagre de manzana, puede ser útil en ciertas situaciones.

Con la orientación de Gayle Eversole, Ph.D., N.D., fundadora y directora del Creating Health Institute y The Oake Centre para la educación en salud natural en Moscú, hemos armado un botiquín "casero" de primeros auxilios que servirá para complementar su botiquín convencional. Esto es lo que deberá incluir.

■ **CAYENA EN POLVO.** Tan sólo un poco de cayena en polvo mezclada con agua caliente puede ayudar a detener una hemorragia, aliviar úlceras, combatir resfriados (catarros) y gripe y descongestionar el pecho. La Dra. Eversole recomienda cayena en polvo no irradiada de 35.000 unidades de calor.

■ **ACEITE DE LAVANDA O MELALEUCA.** Tanto el aceite de lavanda (alhucema, espliego) como el de melaleuca tienen propiedades antivirales, antibacterianas y antifúngicas. Puede usar cualquiera de ambos para aliviar raspones y quemaduras, así como para disminuir el ardor y la hinchazón de las picaduras de insectos. Sólo aplique el aceite no diluido directamente sobre la piel.

■ **VINAGRE DE MANZANA.** Puede mezclar una cucharadita en un vaso de agua para aliviar el malestar estomacal, preparar una solución en una proporción 50/50 con agua y rociarla sobre la piel quemada por el sol, o bien, remojar una venda en la misma solución y envolverla alrededor de un tobillo torcido.

■ **INFUSIÓN DE MENTA.** Una taza de infusión de menta (hierbabuena) puede aliviar el dolor de cabeza, calmar el malestar estomacal y disminuir la tensión. Diluida, esta infusión hasta puede aliviar el cólico de un bebé.

■ **JENGIBRE.** El jengibre es famoso por su capacidad de aliviar el malestar estomacal. Es maravilloso para casi cualquier síntoma gastro-intestinal, incluidos los mareos causados por movimiento y las náuseas matinales del embarazo. Prepare una infusión dejando una cucharada de jengibre fresco rallado en agua caliente durante 10 minutos y luego colándola.

■ **ALGARROBO EN POLVO.** Una cucharada de este polvo puede calmar los síntomas de la diarrea. Sólo agregue una pizca de canela y mézclela con agua o leche.

■ **JABÓN LÍQUIDO DELICADO.** Es importante que siempre tenga a la mano un jabón delicado y natural que no sea antibacteriano para limpiar cortadas y raspones. La Dra. Eversole recomienda *Dr. Bronner's Baby Mild Liquid Soap* (www.drbronner.com).

Glosario

Algunos de los términos usados en este libro no son muy comunes o se conocen bajo distintos nombres en diferentes países de América Latina. Por lo tanto, hemos preparado este glosario para ayudarle. Esperamos que le sea útil.

Aceite de borraja. Un tipo de aceite rico en ácido gama-linolénico (AGL), una sustancia que parece ayudar con afecciones inflamatorias como la artritis. Se consigue en las tiendas de productos naturales. En inglés: *borrage oil*.

Aceite de *canola*. Este aceite proviene de la semilla de la colza, la cual es baja en grasa saturada. Sinónimo: aceite de colza. En inglés: *canola oil*.

Aceite de grosella negra. Un tipo de aceite rico en ácidos grasos como el ácido gama-linolénico (AGL), una sustancia que parece ayudar con afecciones inflamatorias como la artritis. Se consigue en las tiendas de productos naturales. En inglés: *black currant seed oil*.

Aceite de melaleuca. Un tipo de aceite esencial de color claro que se extrae de una planta oriunda de Australia. Cuenta con propiedades antifúngicas y antibacterianas y se cree que puede aportar beneficios cosméticos. En inglés: *tea tree oil*.

Aceite de prímula nocturna. Un aceite derivado de una planta que también se conoce como primavera nocturna. Es rico en ácidos grasos como el ácido gama-linolénico (AGL), una sustancia que parece ayudar con afecciones inflamatorias como la artritis. Se consigue en las tiendas de productos naturales. En inglés: *evening primrose oil*.

Aceite de ricino. Un aceite extraído de la semilla del ricino que normalmente se usa para problemas digestivos y molestias en los senos. En inglés: *castor oil*.

Ácido gama-linolénico. Vea **AGL**.

AGL. Siglas de una sustancia llamada aceite gama-linolénico, la cual ayuda a reducir la inflamación en las articulaciones. Se encuentra en ciertos tipos de aceites, entre ellos el aceite de borraja (*borage oil*), el aceite de prímula nocturna (*evening primrose oil*) y el aceite de grosella negra (*black currant seed oil*), todos los cuales se venden en las tiendas de productos naturales. En inglés, se conoce como *gamma-linolenic acid* o *GLA* y es probable que aparezca su nombre completo o siglas inglesas en las etiquetas de los productos que lo contienen.

Agnocasto. Una hierba medicinal que se recomienda para los síntomas del síndrome premenstrual. Sinónimo: sauzgatillo. En inglés: *chasteberry*.

AINE. Siglas de los fármacos "antiinflamatorios no esteroideos", como la aspirina, el ibuprofeno y el *Celebrex*. En inglés se llaman "*Nonsteroidal Anti-Inflammatory Drugs*" o NSAID.

Alimentos chatarra. Una gama de alimentos populares con poco valor nutritivo. Entre los ejemplos comunes de comida chatarra están las papitas, las frituras de maíz, los totopos preempaquetados, las tabletas de chocolate, el helado, las gaseosas, la mayoría de las galletas y las galletitas, los pasteles (bizcochos, tortas, *cakes*), la comida rápida, etc. Muchos de los alimentos chatarra se preparan con harina refinada y son altos en calorías y grasa, por lo que no es recomendable que formen una parte significativa de nuestra alimentación.

Aliño. Un tipo de salsa, muchas veces hecha a base de vinagre y de algún tipo de aceite, que se les echa a las ensaladas para darles más sabor. Sinónimo: aderezo. En inglés: *salad dressing*.

Arándano. Una baya azul pariente del arándano agrio con un sabor dulce, no agrio. En inglés: *blueberry*.

Arándano agrio. Una baya roja de sabor agrio usada para elaborar postres y bebidas. Sinónimo: arándano rojo. En inglés: *cranberry*.

Arándano negro. Una baya rica en antocianinas, unas sustancias antioxidantes. En inglés: *bog whortleberry*.

Balsamina del monte. Una hierba medicinal que se recomienda para la urticaria provocada por plantas. En inglés: *jewelweed*.

Barbasco. Una hierba medicinal que se utiliza para males menopáusicos y el síndrome premenstrual. Se consiguen extractos de esta hierba en las tiendas de productos naturales. En inglés: *wild yam*.

Bardana. Una hierba que se recomienda para limpiar el organismo si acaso se sufre de herpes. Sinónimo: cadillo. En inglés: *burdock*.

Batatas dulces. Tubérculos cuyas cáscaras y pulpas tienen el mismo color amarillo-naranja. No se deben confundir con las batatas de Puerto Rico (llamadas "boniatos" en Cuba), que son tubérculos redondeados con una cáscara rosada y una pulpa blanca. Sinónimos de batata dulce: boniato, camote, moniato. En inglés: *sweet potatoes*.

Berza. Un tipo de repollo que no tiene forma de cabeza, con hojas largas y rectas. Sinónimos: bretones, posarnos. En inglés: *collard greens*.

Biorretroalimentación. Una forma de terapia en que se mide el ritmo cardíaco, la presión arterial, la temperatura de la piel y otras funciones corporales con el fin de ayudar a las personas a controlar dichas funciones. Para aprovechar la biorretroalimentación uno debe acudir a un profesional capacitado.

Bromelina. Una enzima que se extrae de la piña (ananá); se usa para la inflamación y los moretones. Sinónimo: bromelaína. En inglés: *bromelain*.

Butternut squash. *Véase* **Squash.**

Caballa. Un tipo de pescado proveniente del Mar Atlántico con un cuerpo delgado y una forma cilíndrica. Su carne es blanca y aceitosa. Sinónimo: escombro, macarela. En inglés: *mackerel*.

Cacahuate. Sus sinónimos son cacahuete y maní. En inglés: *peanut*.

Cacerola. Una comida horneada en un recipiente hondo tipo cacerola. Sinónimo: guiso. En inglés: *casserole*. También puede ser un recipiente metálico de forma cilíndrica que se usa para cocinar. Por lo general, no es muy hondo y tiene mango o asas. Sinónimos: cazuela, cazo. En inglés: *saucepan*.

Calabacín. Un tipo de calabaza con forma de

cilindro un poco curvo y que es un poco más chico en la parte de abajo que en la parte de arriba. Su color varía entre un verde claro y un verde oscuro, y a veces tiene marcas amarillas. Su pulpa es color hueso y su sabor es ligero y delicado. Sinónimos: calabacita, hoco, zambo, zapallo italiano. En inglés: *zucchini*.

Cannellini. *Véase* **Frijoles cannellini.**

Carbón activado. Un tipo de carbón muy procesado que se vende en forma de tabletas en las tiendas de productos naturales. Se usa para problemas digestivos, entre ellos flatulencia. En inglés: *activated charcoal*.

Cardo bendito. Una hierba medicinal que se recomienda para problemas digestivos. En inglés: *blessed thistle*.

Cardo de leche. Una hierba medicinal que se recomienda para los problemas menopáusicos. Sinónimo: cardo de María. En inglés: *milk thistle*.

Castaña de la India. Una hierba medicinal que se recomienda para la flebitis. En inglés: *horse chestnut*.

Cebollín. Una variante de la familia de las cebollas. Tiene una base blanca que todavía no se ha convertido en bulbo y hojas verdes que son largas y rectas. Ambas partes son comestibles. Son parecidos a los chalotes, y la diferencia está en que los chalotes tienen el bulbo ya formado y son más maduros. Sinónimos: escalonia, cebolla de cambray. En inglés: *scallion*.

Cebollino. Una hierba que es pariente de la cebolla cuyas hojas altas y finas dan un ligero sabor a cebolla a los alimentos. Uno de sus usos comunes es como ingrediente de salsas cre-

mosas. También se agrega a las papas horneadas. Debido a las variaciones regionales entre los hispanohablantes, a veces se confunde al cebollino con el cebollín. Vea las definiciones de estos en este glosario para evitar equivocaciones. Sinónimo: cebolleta. En inglés: *chives*.

Chalote. Una hierba que es pariente de la cebolla y de los puerros (poros). Sus bulbos están agrupados y sus tallos son huecos y de un color verde vívido. De sabor suave, se recomienda agregarlo al final del proceso de cocción. Es muy utilizado en la cocina francesa. En inglés: *shallots*.

Chícharos. Semillas verdes de una planta leguminosa euroasiática. Sinónimos: alverjas, arvejas, guisantes, *petit pois*. En inglés: *peas*.

Chile. *Véase* **Pimiento.**

Chili. Un tipo de guiso (estofado) oriundo del suroeste de los Estados unidos que consiste en carne de res molida, chiles picantes, frijoles (habichuelas) y otros condimentos.

Cimifuga negra. Una hierba medicinal que se recomienda para problemas menopáusicos. Sinónimo: cohosh negro. En inglés: *black cohosh*.

Colesterol. Una sustancia cerosa que se encuentra en el torrente sanguíneo. Se utiliza para producir membranas (paredes) de células, así como algunas hormonas, y también ayuda en otras funciones corporales. El cuerpo fabrica cierta cantidad de colesterol y el resto lo obtiene de los alimentos. Tener demasiado colesterol en el torrente sanguíneo puede ser dañino, ya que impide la circulación y puede provocar enfermedades cardíacas o un derrame cerebral. El colesterol como tal es transportado por el torrente sanguíneo por dos sustancias: las lipo-proteínas de baja densidad y las lipoproteínas de alta densidad. Comúnmente se conocen las lipoproteínas de baja densidad por el nombre de colesterol LBD; también se le dice "colesterol malo", porque puede obstruir las arterias e incrementar el riesgo de sufrir un ataque al corazón. Por su parte, las lipoproteínas de alta densidad o colesterol LAD se conocen como "colesterol bueno" porque los niveles elevados de este se relaciona con menores posibilidades de sufrir un ataque al corazón o un derrame cerebral. En inglés, el colesterol LBD se llama *"LDL cholesterol"* y el colesterol LAD se llama *"HDL cholesterol"*.

Collinsonia. Una hierba medicinal que se reco-mienda para las hemorroides. En inglés: *collin-sonia* o *stoneroot*.

Comelotodos. Legumbres con vainas delgadas de color verde brillante que contienen semillas pequeñas que son tiernas y dulces. Sinónimo: arveja china. En inglés: *snow peas*.

Consuelda. Una hierba medicinal que se reco-mienda para las torceduras. En inglés: *comfrey*.

Coquito del Brasil. Un tipo de fruto seco (vea la página siguiente) que ofrece ciertos beneficios para la salud. Sinónimo: castaña de Pará. En inglés: *Brazil nut*.

Corazoncillo. Una hierba medicinal que se reco-mienda para la depresión leve, entre otros males. Sinónimos: hipérico, yerbaniz, campa-suchil. En inglés: *St. John's wort*.

Cúrcuma. Una especia hindú de color amarillo fuerte. Sinónimo: azafrán de las indias. En inglés: *turmeric*.

Curry. Un condimento muy picante utilizado para sazonar varios platos típicos de la India. *Curry* también puede referirse a un plato pre-parado con este condimento. En este libro se recomienda como un remedio para la tos.

Dip. Una salsa o mezcla blanda (como el guaca-mole, por ejemplo), en que se mojan los ali-mentos para picar, como por ejemplo frituras de maíz, papitas fritas, totopos (tostaditas, nachos), zanahorias o apio.

Donut. Un pastelito con forma de rosca que se prepara con levadura o polvo de hornear. Se puede hornear pero normalmente se fríe.

Edamame. Un plato preparado con frijoles de soya que han sido cosechados durante una etapa inmadura cuando aún están verdes y que se hierven y se sirven con la vaina.

Ejotes. *Véase* **Habichuelas verdes**.

Equinacia. Una hierba medicinal que se reco-mienda para resfriados (catarros) y otros tipos de infecciones. Sinónimo: equiseto. En inglés: *echinacea*.

Espino. Una hierba medicinal que se recomienda para la presión arterial alta. En inglés: *hawthorn*.

Fárfara. Una hierba medicinal que se puede usar para la tos. Sinónimo: tusílago. En inglés: *colts-foot*.

Fenogreco. Una hierba medicinal que se reco-mienda para molestias en los senos y problemas de amamantamiento. Sinónimo: alholva. En inglés: *fenugreek*.

Frijoles. Frutos de las variedades de plantas del género *Phaselous*. Vienen en muchos colores: rojos, negros, blancos, etcétera. Sinónimos: alubia, arvejas, caraotas, fasoles, fríjoles, habas, habichuelas, judías, porotos, trijoles. En inglés: *beans*.

Frijoles *cannellini*. Frijoles de origen italiano de color blanco que normalmente se utilizan en ensaladas y en sopas. Se consiguen en la mayoría de los supermercados y en las tiendas de productos *gourmet*.

Frutos secos. Alimentos comunes que consisten en una semilla comestible encerrada en una cáscara. Entre los ejemplos más comunes de este alimento están las almendras, las avellanas, los cacahuates (maníes), los pistachos y las nueces. Aunque muchas personas utilizan el término "nueces" para referirse a los frutos secos en general, en realidad "nuez" significa un tipo común de fruto seco en particular.

Galletas y galletitas. Tanto "galletas" como "galletitas" se usan en Latinoamérica para referirse a dos tipos de comidas. El primer tipo es un barquillo delgado no dulce (en muchos casos es salado) hecho de trigo que se come como merienda (refrigerio, tentempié) o que acompaña una sopa. El segundo es un tipo de pastel (véase la página 611) plano y dulce que normalmente se come como postre o merienda. En este libro, usamos "galleta" para describir los barquillos salados y "galletita" para los pastelitos pequeños y dulces. En inglés, una galleta se llama "*cracker*" y una galletita se llama "*cookie*".

Gordolobo. Una hierba medicinal que se recomienda para las infecciones del oído. Sinónimo: verbasco. En inglés: *mullein*.

Granola. Una mezcla de copos de avena y otros ingredientes como azúcar morena, pasas, cocos y frutos secos. Se prepara al horno y se sirve en pedazos o en barras.

Guiso. Su sinónimo es estofado.

Habas. Frijoles (véase la página anterior) planos de color oscuro y de origen mediterráneo que se consiguen en las tiendas de productos naturales. En inglés: *fava beans*.

Habas blancas. Frijoles planos de color verde pálido, originalmente cultivados en la ciudad de Lima, en Perú. Sinónimos: alubias, ejotes verdes chinos, frijoles de Lima, judías blancas, porotos blancos. En inglés: *lima beans*.

Habichuelas verdes. Frijoles verdes, largos y delgados. Sinónimos: habichuelas tiernas, ejotes. En inglés: *green beans* o *string beans*.

Hamamelis. Sinónimo: hamamélide de Virginia. En inglés: *witch hazel*.

Hidraste. Una hierba medicinal que se recomienda para resfriados y para problemas con los dientes postizos. Sinónimos: sello dorado, acónito americano. En inglés: *goldenseal*.

Hinojo. Una hierba medicinal que se recomienda para problemas digestivos. Normalmente se preparan remedios usando las semillas de la planta en su estado natural o bien se consiguen las semillas confitadas (*candied fennel seeds*). En inglés: *fennel*.

Hongo. Una planta talofita que no tiene clorofila. Su tamaño es muy variado y su reproducción es preferentemente asexual. Existe una gran variedad de hongos, desde los pequeños blancos (conocidos como champiñones o setas) hasta los grandes como los *portobello*.

Hongo *shiitake*. Un tipo de hongo de origen asiático que es grande y carnoso, con un sabor intenso. Se consigue en la mayoría de los supermercados (colmados) y en las tiendas de productos asiáticos.

Hummus. Una pasta hecha de garbanzos aplastados mezclados con jugo de limón, aceite de oliva, ajo y aceite de sésamo (ajonjolí). Es muy común en la cocina del Medio Oriente, donde se come con pan árabe (véase la página siguiente).

Integral. Este término se refiere a la preparación de los cereales (granos) como arroz, maíz, avena, pan, etcétera. En su estado natural, los cereales tienen una capa exterior muy nutritiva que aporta fibra dietética, carbohidratos complejos, vitaminas del complejo B, vitamina E, hierro, zinc y otros minerales. No obstante, para que tengan una presentación más atractiva, muchos fabricantes les quitan las capas exteriores a los cereales. La mayoría de los nutriólogos y médicos recomiendan que comamos los cereales integrales (excepto en el caso del alforjón o trigo sarraceno) para aprovechar los nutrientes que nos aportan. Estos productos se consiguen en algunos supermercados y en las tiendas de productos naturales. Entre los productos integrales más comunes están el arroz integral (*brown rice*), pan integral (*whole-wheat bread* o *whole-grain bread*), cebada integral (*whole-grain barley*) y avena integral (*whole oats*).

LAD. *Véase* **Colesterol.**

LBD. *Véase* **Colesterol.**

Loción de calamina. Un líquido cuyos ingredientes activos son el óxido de zinc y el óxido férrico. Se recomienda para las ronchas y otros males. Se consigue en la mayoría de las farmacias. En inglés: *calamine lotion.*

Mahonia. Una hierba medicinal que se recomienda para infecciones y problemas de la piel. En inglés: *Oregon grape.*

Mantequilla de maní. Sinónimo: crema de cacahuate. En inglés: *peanut butter.*

Melaleuca. *Véase* **Aceite de melaleuca.**

Melocotón. Fruta originaria de la China que tiene un color amarillo rojizo y cuya piel es velluda. Sinónimo: durazno. En inglés: *peach.*

Melón amargo. Un tipo de melón originario de la China, el cual se parece más bien a un pepino. Se conoce por su sabor amargo y algunas personas consideran que tiene propiedades medicinales, en particular para ayudar con la diabetes. Se consigue en las tiendas de productos naturales. En inglés: *bitter melon.*

Menta. Una hierba conocida por su refrescante sabor y ciertas propiedades medicinales. Sinónimo: hierbabuena. En inglés: *peppermint.* No se debe confundir con la menta verde, la cual se llama *spearmint* en inglés.

Merienda. En este libro, es una comida entre las comidas principales del día, sin importar ni lo que se come ni a la hora en que se come. Sinónimos: bocadillo, bocadito, botana, refrigerio, tentempié. En inglés: *snack.*

Milenrama. Una hierba medicinal que se recomienda para la gota. Sinónimos: real de oro, alcaína, alcanforina. En inglés: *yarrow.*

Mirtillo. Una baya azul —pariente de los arándanos— que algunos naturópatas y herbolarios recomiendan para los problemas de la vista. Fuera de Europa es difícil de conseguir mirtillos frescos, por lo que se recomienda tomar extractos de esta fruta cuando se trata de fines medicinales. Por lo general estos extractos se consiguen en las tiendas de productos naturales. En inglés: *bilberry*.

Miso. Una pasta que se prepara al moler arroz al vapor (o cebada), frijoles de soya cocidos y sal. Se fermenta la mezcla molida en salmuera. El *miso* es de origen asiático y se usa para preparar sopas y otros alimentos. Se consigue en la sección de productos asiáticos en el supermercado (colmado) y en tiendas que venden alimentos asiáticos.

Muffin. Un tipo de panecillo que se puede preparar con una variedad de harinas y que muchas veces contiene frutas y frutos secos. La mayoría de los *muffins* norteamericanos se hacen con polvo de hornear en vez de levadura. El *muffin* es una comida de desayuno muy común en los EE. UU.

Naranja. Su sinónimo es china. En inglés: *orange*.

Nébeda. Una hierba medicinal que se recomienda como repelente de insectos y como calmante cuando uno está bajo estrés. Sinónimos: yerba de los gatos, hierba gatera, calamento. En inglés: *catnip*.

Nuez. *Véase* **Frutos secos.**

Nuez de la India. Un tipo de fruto seco cuya forma es parecida a la de un riñón y cuyo sabor es mantecoso. Sinónimos: anacardo, semilla de cajuil, castaña de cajú. En inglés: *cashew*.

Olmo. Una hierba medicinal que se recomienda para la tos y los problemas de la garganta, entre otros males. Sinónimos: olmo americano, olmedo. En inglés: *slippery elm*.

Omelette. Un plato a base de huevos con relleno. Para prepararlo se baten huevos hasta que tengan una consistencia cremosa y después se cocinan en un sartén, sin revolverlos, hasta que se cuajen. El *omelette* se sirve doblado a la mitad con un relleno (como jamón, queso o espinacas) colocado en el medio. Algunos hispanohablantes usan el término "tortilla" para referirse al *omelette*. Una *frittata* es un tipo de *omelette* en que el relleno se agrega a los huevos batidos antes de que se cocinen. Normalmente esta se hornea y no se sirve doblada.

Ortiga. Una planta perenne con cilios diminutos. Cuando se tocan, dichos cilios se convierten en agujas que inyectan la piel con varias sustancias químicas que provocan ardor y urticaria. La ortiga común se llama *nettle* en inglés, mientras que la ortiga mayor se llama *stinging nettle*.

Palmera enana. Una hierba medicinal que se recomienda para problemas de la próstata y piel grasa, entre otros males. Sinónimos: palmita de juncia. En inglés: *saw palmetto*.

Pan árabe. Pan plano originario del Medio Oriente que se prepara sin levadura. Sinónimo: pan de *pita*. En inglés: *pita bread*.

Pan de carne. Un plato norteamericano de origen alemán que consiste en carne molida condimentada que se moldea en forma de una hogaza de pan. Se le echa salsa de tomate o *ketchup* y se hornea. Sinónimo: salpicón, carne mechada. En inglés: *meat loaf*.

Panqueque. Un tipo de pastel (véase la definición de este más abajo) plano generalmente hecho de alforjón (trigo sarraceno) que se dora por ambos lados en una plancha o en un sartén engrasado.

Papas a la francesa. Tiras largas de papas que se fríen en cantidades abundantes de aceite. En muchos países se conocen como papitas fritas y por lo general se sirven como acompañantes para las hamburguesas. En inglés: *French fries*.

Papitas fritas. Rodajas redondas u ovaladas de papas que se fríen en cantidades abundantes de aceite y que se venden en bolsas en las tiendas de comestibles. En inglés: *potato chips*.

Pastel. El significado de esta palabra varía según el país. En Puerto Rico, un pastel es un tipo de empanada que se sirve durante las fiestas navideñas. En otros países, un pastel es una masa de hojaldre horneada rellena de frutas en conserva. En este libro, por lo general usamos "pastel" para referirnos a un postre horneado generalmente preparado con harina, mantequilla, edulcorante y huevos. Sinónimos: bizcocho, torta, *cake*. En inglés: *cake*.

Pay. Una masa de hojaldre horneada que está rellena de frutas en conserva. Sinónimos: pie, pastel, tarta. En inglés: *pie*.

Perrito caliente. Un sándwich (emparedado) que lleva una salchicha de Frankfurt o vienesa (hervida o frita) en un pan alargado que suele acompañarse con algún aderezo como *catsup*, mostaza o chucrut. Sinónimos: pancho, panso. En inglés: *hot dog*.

Pesto. Una salsa italiana hecha de albahaca machacada, ajo, piñones y queso parmesano en aceite de oliva. Se puede preparar en casa o bien conseguirse ya preparado en la mayoría de los supermercados (colmados).

Pimiento. Fruto de las plantas *Capsicum*. Hay muchísimas variedades de esta hortaliza. Los que son picantes se conocen en México como chiles picantes, y en otros países como pimientos o ajíes picantes. Por lo general, en este libro nos referimos a los chiles picantes o a los pimientos rojos o verdes que tienen forma de campana, los cuales no son nada picantes. En muchas partes de México, estos se llaman pimientos morrones. En el Caribe, se conocen como ajíes rojos o verdes. En inglés, estos se llaman *bell peppers*.

Placebo. Una sustancia sin valor medicinal que puede producir efecto curativo si el enfermo la toma creyendo que es un medicamento eficaz.

Plátano. Fruta cuya cáscara es amarilla y que tiene un sabor dulce. Sinónimos: banana, banano, cambur y guineo. No lo confunda con el plátano verde, que si bien es su pariente, es una fruta distinta.

Ponche de huevo. Una bebida preparada con huevos, leche, crema, azúcar, nuez moscada y canela molida; a veces se le agrega brandy o ron. Sinónimo: rompope. En inglés: *eggnog*.

Psilio. Un producto derivado de las semillas de una planta euroasiática llamada pulguera, también conocida como coniza, zaragozana y llantén de perro. Cuando se ingiere, el psilio se vuelve gelatinoso y pegajoso al entrar en contacto con el agua que se encuentra en los intestinos. Durante el proceso de digestión, el psilio es descompuesto en el intestino grueso por las bacterias saludables que viven en el colon. A su vez estas bacterias, al descomponer el psilio, les dan volumen a las heces, volviéndolas más grandes y blandas, así como más faciles de excretar, lo cual ayuda a las personas que experimentan estreñimiento. Debido a esto, el psilio se incluye en productos con fines laxantes aunque realmente el psilio de por sí no es un laxante.

Pygeum. El extracto de un árbol africano. Se recomienda para problemas de la próstata.

Quiche. Un tipo de pay (vea la página anterior) de origen francés que consiste en una concha rellena de una mezcla de huevos, flan, carne picada, verduras o queso.

Rábano picante. Una hierba de origen europeo cuyas raíces se utilizan para condimentar los alimentos. Se vende fresco o bien embotellado en un conservante como vinagre o jugo de remolacha (betabel). Sinónimo: raíz fuerte. En inglés: *horseradish*.

Raíz de mahonia. *Véase* **Mahonia.**

Regaliz. Una hierba medicinal que se recomienda para problemas digestivos, entre ellos úlceras. Se encuentra en las tiendas de productos naturales en una presentación llamada desglicirrinizada o *DGL licorice*. Esto significa que se le ha eliminado un componente llamado glicirrizina que puede causar retención de líquidos y elevar la presión arterial. Sinónimo: orozuz. En inglés: *licorice*.

Repollo. Planta verde cuyas hojas se agrupan en forma compacta y que varía en cuanto a su color. Puede ser casi blanco, verde o rojo. Sinónimo: col. En inglés: *cabbage*.

Salvado de avena. La cáscara exterior de la avena. Se recomienda comerlo por su alta cantidad de fibra y porque ciertos estudios indican que el salvado de avena reduce el nivel de colesterol. Se consigue en las tiendas de productos naturales. En inglés: *oat bran*.

Semillas de lino. Durante años sus usos eran más bien industriales. Se extraía aceite de estas semillas para elaborar pintura y tintes. Sin embargo, hoy en día se reconoce que cuentan con mucho valor nutritivo. Las semillas de lino son una fuente de minerales como calcio, hierro y vitamina E, así como de ácidos grasos omega-3, los cuales promueven la salud cardíaca. Se consiguen en las tiendas de productos naturales. Sinónimo: linazas. En inglés: *flaxseed*.

Sirope de maíz. Un edulcorante común que se agrega a muchos de los alimentos preempaquetados vendidos en los EE. UU. Se recomienda para la diarrea. En inglés: *corn syrup*.

Squash. Nombre genérico de varios tipos de calabaza oriundos de américa. Los *squash* se dividen en dos categorías: el veraniego (llamado *summer squash* en inglés, y el invernal (*winter squash*). Los veraniegos tienen cáscaras finas y comestibles, una pulpa blanda, un sabor suave y requieren poca cocción. Entre los ejemplos de estos está el calabacín (calabacita, zambo). Los invernales tienen cáscaras dulces y gruesas, su pulpa es de color entre amarillo y naranja y más dura que la de los veraniegos. por lo tanto, requieren más tiempo de cocción. Entre las variedades comunes de los *squash* invernales están el cidrayote, el *acorn squash*, el *spaghetti squash* y el *butternut squash*. Aunque la mayoría de los *squash* se consiguen todo el año en los EE. UU., los invernales comprados en el otoño y en el invierno tienen mejor sabor. Los *squash* se preparan al picarlos, quitarles las semillas y hervirlos. También se pueden picar a la mitad y hornearse o bien cocinarse al vapor.

Tabletas de carbón activado. *Véase* **Carbón activado.**

Tempeh. Un alimento parecido a un pastel (vea la definición de este en la página 611) hecho de frijoles de soya. Tiene un sabor que recuerda tanto los frutos secos como la levadura. Es muy común en las dietas asiáticas y vegetarianas. Se consigue en las tiendas de productos naturales y en algunos supermercados en la sección de los alimentos asiáticos.

Tintura. Un líquido concentrado elaborado al mezclar una hierba con un líquido como alcohol o glicerina, el cual extrae las propiedades medicinales de la hierba. Las tinturas se consiguen en las tiendas de productos naturales en botellitas de 1 onza/30 ml. En inglés: *tincture.*

Tirabeque. Una variedad de chícharos (véase la definición de estos en la página 606) en vaina que se come completo, es decir, tanto la vaina como las semillas (los chícharos). Es parecido al comelotodo (véase la página 607), pero su vaina es más gorda que la de este y su sabor es más dulce. Sinónimo: arveja mollar. En inglés: *sugar snap peas.*

Tofu. Un alimento un poco parecido al queso que se hace de la leche de soya cuajada. Es insípido, pero cuando se cocina junto con otros alimentos adquiere el sabor de estos.

Toronja. Esta fruta tropical es de color amarillo y muy popular en los EE. UU. como una comida en el desayuno. Sinónimos: pamplemusa, pomelo. En inglés: *grapefruit.*

Toronjil. Una hierba que se recomienda para el estrés, entre otros males. Sinónimo: melisa. En inglés: *lemon balm.*

Trigo *bulgur.* Un tipo de trigo del Medio Oriente cuyos granos han sido cocidos al vapor, secados y molidos. Tiene una textura correosa. Se consigue en las tiendas de productos naturales. En inglés: *bulgur wheat.*

Ulmaria. Una hierba medicinal que se recomienda para las náuseas. En inglés: *meadowsweet.*

Valor Diario. La cantidad general recomendada de consumo diario para los nutrientes, sean estos vitaminas, minerales u otro elemento dietético. Los Valores Diarios, conocidos en inglés como *Daily Values* o por las siglas inglesas *DV,* fueron establecidos por el Departamento de Agricultura de los Estados Unidos y la Dirección de Alimentación y Fármacos de los Estados Unidos. Hay referencias a los Valores Diarios en las etiquetas de la mayoría de los productos alimenticios preempaquetados en los Estados Unidos. Por lo general se indica de la siguiente forma: cada etiqueta contiene una tabla con un análisis nutricional de una ración del alimento, indicando las cantidades de los diversos nutrientes encontrados en cada ración. También se indica el porcentaje del Valor Diario que representa cada cantidad indicada bajo un encabezado que dice "% DV". De tal modo uno puede determinar si la ración ofrece las cantidades de nutrientes que están cerca de lo recomendado. Entonces, si nota que en una etiqueta de una bolsa de arroz dice que cada ración aporta 40 mg de potasio y bajo % DV dice "2%", sabrá que esa ración de arroz sólo le aporta el 2% de la cantidad de potasio que necesita para mantener la buena salud. Por lo tanto, el arroz no es una buena fuente de potasio. De tal modo, el Valor Diario sirve como una guía para ayudarnos a comer mejor, seleccionando los alimentos más nutritivos y evitando los que aportan poco a nivel nutricional. Ahora bien, cabe señalar que los Valores Diarios corresponden a las necesidades nutritivas de adultos que consumen unas 2.000 calorías al día. Si usted desea averiguar sobre las necesidades específicas de niños, consulte a su médico o a un nutriólogo. En inglés: *Daily Value* o *DV*.

Valeriana. Una hierba medicinal que se recomienda para el insomnio. En inglés: *valerian*.

Vinagre de manzana. Un tipo de vinagre que se elabora al fermentar la sidra de manzana. Durante este proceso, bacterias y levadura descomponen el azúcar de la sidra para convertirlo primero en alcohol y luego en vinagre. Se recomienda para varios males, entre ellos la acidez. En este caso se debe buscar el vinagre de manzana no filtrado, el cual se vende en las tiendas de productos naturales. En inglés: *unfiltered apple cider vinegar*.

Wasabi. Un tipo de rábano picante (vea la página 612) japonés. Esta pasta verde normalmente se usa para condimentar *sashimi* (mariscos crudos) o *sushi* pero también se usa para muchos otros platos y se consigue en la sección de productos asiáticos en los supermercados (colmados).

Zanahorias cambray. Zanahorias pequeñas, delgadas y tiernas que son más o menos 1½ pulgadas (4 cm) de largo. En inglés: *baby carrots*.

Zarzamora. Una baya cultivada principalmente en los EE. UU. que cuenta con muchos antioxidantes. En inglés: *blackberry*.

Índice de términos

Las referencias de páginas subrayadas indican que el tema se trata en un recuadro en la página indicada.

D

Pulidor dental, 162
Purificadores de aire, 3, 57, 58, 562
Purinas, 269
Purpose, 134
Pygeum, 612
Pygeum africano, 451

Q

Queilitis actínica, <u>333</u>
Queloides, 117
Quemadura solar, <u>463</u>, 463–67, <u>464</u>, <u>465</u>
Quemaduras, <u>468</u>, 468–71, <u>469</u>, <u>470</u>
Quercetina, 59
Queso, 102, 338, 414, 495
Quiche, 612
Quimioterapia, 395–96
Quinidina, 155
Quistes dérmicos, 6
Quitaesmaltes, 574

R

Rábano picante, <u>185</u>, <u>527</u>, 612. *Véase también*
      Raíz fuerte
Rábanos, 248
Rabia, <u>379</u>
Radicales libres, <u>317</u>
Raíz de astrágalo, 74
Raíz de diente de león, 227
Raíz de genciana, <u>4</u>
Raíz de jengibre, 377
Raíz de mahonia. *Véase* Mahonia
Raíz de malvavisco, 186
Raíz de ortiga, 451
Raíz de piedra, 282
Raíz de regaliz, 74, 482
Raíz fuerte, <u>185</u>. *Véase también* Rábano
      picante
Ranitidina, 61
Rascarse, 281, 487–88
Raspar la lengua, 265, 266
Rasurarse, 584–85
Rayos, <u>596</u>
Ready America, 602

Real de oro. *Véase* Milenrama
Recaldent, 68
Recámara, 321, 322–23, 334, 430
Reclinarse, 5
Reclusa marrón, <u>383</u>
Recordar, 444, <u>446</u>
Red Zinger, <u>135</u>
Reemplazo hormonal, 540
Reflexología, 308, 453–54
Reflujo ácido, 302, 322
Reflujo esofágico, 491–92
Refresh Tears, 404
Refrigerio. *Véase* Merienda
Regaliz, 612
   para la bronquitis, 74
   para los callos y callosidades, 85
   para el dolor de garganta, 186
   para las manchas de la edad, 349
   para la tos, 562
   para las úlceras, 566–67
Rehidratantes, <u>156–57</u>, 158
Reírse, 49, 128, 217–18, 225
Relaciones sexuales
   disfunción eréctil, 164–67
   evitar la transmisión de herpes genital, 287
   para el hipo, 301–2
   y las infecciones de las vías urinarias, 307
   para la infertilidad, 317, 318–19
   para los problemas de la próstata, 453
   sexo seguro, 287
Relajación
   para la acidez, 5
   para la ansiedad, 48–49
   para el cabello graso, 83
   para la caspa, 92
   curas culinarias, <u>46</u>
   discos compactos (CD) de, 150, 233
   para la disfunción eréctil, 167
   para la diverticulosis, 169
   para el dolor muscular, 211–12
   para los dolores de cabeza, 217, 219
   para el estreñimiento, 225
   para el estrés, 231, 233
   para evitar las arrugas, 52
   para las fobias y miedos, 255

V

Vacaciones, 130, 229–30
Vacuna
  contra la gripe, <u>274</u>
  contra el tétanos, <u>63</u>, 118–19, 381
  de varicela, <u>296</u>
Vainilla, 495
Valaciclovir (*Valtrex*), <u>284</u>, 285, 287
Valeriana, <u>324</u>, 482, 614
Valor Diario, 613–14
Vapor, 73–74, 185, 482–83, 528
Vaporizadores, 70, 73–74, 185
Varicela, <u>296</u>
Várices, 587–89
Varivax, <u>296</u>
Vaselina
  para las hemorroides, 280
  para el herpes labial, 291
  para los labios agrietados, 334
  para la nariz adolorida, 483
  para la otitis del nadador, <u>313</u>
  para la piel reseca, 429
  para el sarpullido de babear, 125
Vaseline Dermatology Formula, 137
Vasotec, 562
Vegetales, 415. *Véase también* Verduras
Vello enconado, <u>583</u>, 583–85
Venas varicosas, 192, <u>586</u>, 586–89, <u>588</u>
Vendajes, 381, 468, 498
Vendajes adhesivos, 38–39, 118, <u>118</u>
Vendas elásticas, 553
Ventilación, 56–57, 404–5
Ventolin, <u>73</u>
Verbasco. *Véase* Gordolobo
Verduras
  para la boca reseca, 68–69
  para la bronquitis, 74, <u>74</u>
  para el colesterol alto, 104
  consejos cardioprotectores, 42, <u>43</u>
  para la depresión, 131
  para los dientes manchados, <u>161</u>
  para la diverticulosis, 169
  para el estreñimiento, 224
  para la flebitis, 252
  para el mal aliento, <u>338</u>

  para las molestias en los senos, 374–75
  para la osteoporosis, 415
  para la presión arterial alta, 433–34
  prevenir la intoxicación alimentaria de, 330
  para prevenir los problemas de la próstata, 452
  para la producción de leche, 33
  reducir las probabilidades de intoxicarse, <u>329</u>
Verduras crudas, <u>157</u>, 266
Verduras de color verde, 198, 415
Verduras de hoja verde, <u>144</u>, 386–87
Verduras frescas, <u>317</u>, 529
Verduras marinas, 33
Verrugas, <u>352</u>, <u>590</u>, 590–95, <u>591</u>, <u>592</u>
Verrugas comunes, 590
Verrugas plantares, 590, 591–93
Vértigo, <u>358</u>
Viagra, <u>164</u>
Viajar de noche, 364
Vías urinarias, infecciones de las, 305–8
Vibración, 109
Vicks pastillas para la tos, 485
Vicks VapoRub, 74, 485, 491
Videos, <u>108</u>
Viento, 292
Vigor, 235–41
Vinagre, 18, 79, <u>81</u>, 346, 495
Vinagre blanco, 86, 123, <u>313</u>, 464
Vinagre de manzana, 342, <u>386</u>, <u>425</u>, <u>470</u>, 603
Viniyoga, 183
Vino, 2, <u>157</u>
Vino tinto, <u>43</u>, 103–4, 546
Viparita karani, <u>238</u>
Vista cansada, 405–6
Visualización dirigida
  para el dolor de espalda crónico, 183
  para los dolores de cabeza, 217
  para el estrés, 150, 229–30
  para el intestino irritable, <u>512</u>
  para las verrugas, <u>594</u>
Vitamina A, <u>51</u>, 70, 270–71, <u>350</u>, 591
Vitamina B, 445
Vitamina B$_2$, 218–19
Vitamina B$_3$, 105
Vitamina B$_6$
  para la depresión, 131, 132

X

Y